Monthly Book
Medical Rehabilitation
編集企画にあたって………

　目の前の患者様をどのように診て，どのように判断し，どのように対応するかは，臨床家にとって最も根源的かつ永遠のテーマである．先輩医師の背中を見ながら身につけていくところも多いが，基本的には毎日の臨床の中で，自ら試行錯誤を繰り返し，自らの頭で考え，そして謙虚に学びながら，身につけていくべきスキルであろう．

　リハビリテーション(リハ)医学は，疾病，外傷，加齢などの要因により心身機能に「変化」が生じ，その結果，日常生活上の支障がもたらされた方を対象にする．言い換えると「変化」を的確に診断・評価して，さまざまな治療手段を駆使しながら，新たな状態への「適応」を創造的に支援する．すなわち，「変化に対する適応をデザインする」のがリハ医学であり，「変化への適応のデザイナー」がリハ専門医と言えよう．

　リハ臨床においては，対象者が抱える問題が複雑かつ多岐に渡ることが多く，的確なマネジメントと適切なサービスの提供を行うためには，疾病やその病態だけでなく，結果としてもたらされた障害および対象者の潜在能力を多面的に捉えることが不可欠となる．したがって，「評価」への習熟こそが，優れたリハ臨床家になるための重要なステップになると言えよう．

　このように，リハ臨床において，評価はきわめて重要な位置を占めているが，多種多様な疾患・障害を前に，必要とされる評価項目は非常に膨大である．実際の臨床現場では，それらの多くの評価項目を，どの時点で，どのように活用するのか，限られた時間のなかで優先度をどこに置き，どのように予後予測やリハ処方に結び付けていくのか，他職種・他科との連携をどのように進めていくのか，特に初学者にとっては，迷い，苦労するところではないかと思われる．

　そこで，ライブ感のある症例を通して，実際の診療の流れに沿った評価の進め方を押さえることが重要と考え，本特集を企画した．既存の評価に関する良書は多数出版されているが，このように，リハ診療の流れに沿って「評価」を展開した書籍は少なく，本特集の意義はそこにあるものと考えている．

　「総論」ではリハ診療でまず押さえるべき，評価，診察，処方の出し方などの基本についての解説をお願いした．また，「各論」では，経験豊富な著者の方々に，臨床現場で遭遇する機会の多い症例および稀ではあるが，是非，評価と対応のポイントを身につけておくべき症例のエッセンスを提示していただき，評価計画の立て方，スクリーニングのための評価，それに基づいて行われる詳細な評価，評価結果のまとめと解釈，そのリハ処方への活用という流れで展開していただいた．

　限られた執筆期間で，企画趣旨を汲んだ素晴らしい原稿をお寄せいただいた著者の方々に心からの感謝の意を表するとともに，それぞれの著者の経験や想い，後進に対するメッセージが込められた貴重な100症例がぎっしりと詰まった本特集により読者が基本的な評価のロジックを身につけ，多様な症例を前に，自信を持って診療にあたっていただくためのスキルを磨く一助となれば，望外の喜びである．

2013年10月
里宇明元　辻川将弘　杉山　瑶　堀江温子

執筆者一覧

編集企画

里宇　明元	慶應義塾大学医学部リハビリテーション医学教室，教授
辻川　将弘	慶應義塾大学医学部リハビリテーション医学教室，助教
杉山　　瑶	済生会神奈川県病院リハビリテーション科
堀江　温子	慶應義塾大学医学部リハビリテーション医学教室，助教

執筆者（執筆順）

里宇　明元	慶應義塾大学医学部リハビリテーション医学教室，教授
正門　由久	東海大学医学部専門診療学系リハビリテーション科学，教授
辻　　哲也	慶應義塾大学医学部リハビリテーション医学教室，准教授
園田　　茂	藤田保健衛生大学七栗サナトリウム，病院長
新藤恵一郎	慶應義塾大学医学部リハビリテーション医学教室
山田　　深	杏林大学医学部リハビリテーション医学教室，講師
杉山　　瑶	済生会神奈川県病院リハビリテーション科
辻川　将弘	慶應義塾大学医学部リハビリテーション医学教室，助教
鈴木幹次郎	けいめい記念病院リハビリテーション科
近藤　　健	だいなリハビリクリニック，院長
蜂須賀明子	産業医科大学医学部リハビリテーション医学講座，助教
新藤　悠子	慶應義塾大学医学部リハビリテーション医学教室
菊地　尚久	横浜市立大学学術院医学群リハビリテーション科，准教授
伊藤　　修	東北大学大学院医学系研究科機能医科学講座内部障害学分野，准教授
松浦　大輔	東京湾岸リハビリテーション病院リハビリテーション科
武原　　格	東京都リハビリテーション病院リハビリテーション科，医長
鄭　　健錫	神奈川リハビリテーション病院リハビリテーション科第二，リハ局長
數田　俊成	東京湾岸リハビリテーション病院リハビリテーション科，診療技術部部長
水野　勝広	国立療養所多磨全生園リハビリテーション科，医長
渡邉　　修	東京慈恵会医科大学附属第三病院リハビリテーション科，教授
原　　寛美	相澤病院脳卒中脳神経センター副センター長，リハビリテーション科統括医長
伊藤　真梨	川崎市立川崎病院リハビリテーション科，副医長

石合　純夫	札幌医科大学医学部リハビリテーション医学講座，教授	
先崎　　章	埼玉県総合リハビリテーションセンター，東京福祉大学社会福祉学部，教授	
大田　哲生	旭川医科大学病院リハビリテーション科，教授	
根本　明宜	横浜市立大学附属病院医療情報部／リハビリテーション科，准教授	
問川　博之	島田療育センターリハビリテーション科	
谷口　　洋	浜松市リハビリテーション病院リハビリテーション科，東京慈恵会医科大学附属柏病院神経内科，講師	
藤島　一郎	浜松市リハビリテーション病院，病院長	
藤谷　順子	国立国際医療研究センター病院リハビリテーション科，医長	
安藤　牧子	慶應義塾大学病院リハビリテーション科，言語聴覚士	
川上　途行	慶應義塾大学医学部リハビリテーション医学教室，助教	
伏屋　洋志	日本医科大学千葉北総病院リハビリテーション科，助教	
笠井　史人	昭和大学医学部リハビリテーション医学講座，准教授	
渡邊　友恵	中部労災病院リハビリテーション科	
田中宏太佳	中部労災病院リハビリテーション科，部長	
吉川　真理	北九州市立総合療育センターリハビリテーション科	
和田　　太	産業医科大学医学部リハビリテーション医学講座，准教授	
中村　　健	和歌山県立医科大学リハビリテーション医学講座，准教授	
森　　俊樹	済生会神奈川県病院リハビリテーション科，副部長	
横山　　修	神奈川リハビリテーション病院リハビリテーション科第一，統括部長	
植村　　修	村山医療センターリハビリテーション科，医長	
内川　　研	済生会横浜市東部病院リハビリテーション科，部長	
松本真以子	慶應義塾大学医学部リハビリテーション医学教室	
阿部　玲音	東京都リハビリテーション病院リハビリテーション科，医長	
水落　和也	横浜市立大学附属病院リハビリテーション科，准教授	
正岡　智和	昭和大学医学部リハビリテーション医学講座，助教	
水間　正澄	昭和大学医学部リハビリテーション医学講座，教授	
松村　　昇	慶應義塾大学医学部整形外科学教室，助教	
佐藤　和毅	慶應義塾大学医学部整形外科学教室，講師	
中村　俊康	慶應義塾大学医学部整形外科学教室，講師	
大髙　洋平	慶應義塾大学医学部リハビリテーション医学教室，助教	
小林　龍生	防衛医科大学校看護学科，教授	
三村　聡男	慶友整形外科病院リハビリテーション科，部長	

村岡　香織	川崎市立川崎病院リハビリテーション科，医長
阪口　　純	関西医科大学附属枚方病院リハビリテーション科，作業療法士
長谷　公隆	関西医科大学附属枚方病院リハビリテーション科，診療教授
田邊　亜矢	慶應義塾大学医学部リハビリテーション医学教室
江端　広樹	済生会神奈川県病院リハビリテーション科，部長・副院長
赤星　和人	市川市リハビリテーション病院リハビリテーション科，部長
小川　真司	浜松赤十字病院リハビリテーション科，部長
近藤　国嗣	東京湾岸リハビリテーション病院，院長
興津　太郎	鉄道弘済会義肢装具サポートセンター，付属診療所長
陳　　隆明	兵庫県立リハビリテーション中央病院ロボットリハビリテーションセンター，センター長
小林由紀子	市川市リハビリテーション病院リハビリテーション科，医長
阿部　　薫	慶應義塾大学病院リハビリテーション科，作業療法士
藤原　俊之	慶應義塾大学医学部リハビリテーション医学教室，講師
宮﨑　博子	京都桂病院リハビリテーションセンターリハビリテーション科，部長
堀江　温子	慶應義塾大学医学部リハビリテーション医学教室，助教
牧田　　茂	埼玉医科大学国際医療センター心臓リハビリテーション科，教授
鈴木　文歌	東北大学大学院医学系研究科機能医科学講座内部障害学分野
上月　正博	東北大学大学院医学系研究科機能医科学講座内部障害学分野，教授
栢森　良二	帝京大学医学部リハビリテーション科，教授
中馬　孝容	滋賀県立成人病センターリハビリテーション科，部長
生駒　一憲	北海道大学病院リハビリテーション科，教授
大塚　友吉	国立病院機構東埼玉病院機能回復部門部長，リハビリテーション科
安西　敦子	国立病院機構東埼玉病院機能回復部門，リハビリテーション科
古野　　薫	国立病院機構東京医療センターリハビリテーション科，医長
荒巻　晴道	国立病院機構箱根病院リハビリテーション科，医長
羽飼富士男	慶應義塾大学病院リハビリテーション科，課長，言語聴覚士
大高　恵莉	永生病院リハビリテーション科
花山　耕三	川崎医科大学リハビリテーション医学教室，教授
相場　彩子	順天堂大学医学部附属浦安病院リハビリテーション科，助教
林　　明人	順天堂大学医学部附属浦安病院リハビリテーション科，教授
田中　尚文	東北大学大学院医学系研究科機能医科学講座肢体不自由学分野，准教授
補永　　薫	東京湾岸リハビリテーション病院リハビリテーション科
宮田知恵子	慶應義塾大学医学部リハビリテーション医学教室

田沼　　明	静岡県立静岡がんセンターリハビリテーション科，部長
石川　愛子	慶應義塾大学医学部リハビリテーション医学教室，助教
髙橋　秀寿	埼玉医科大学国際医療センター運動・呼吸器リハビリテーション科，教授
山口　朋子	福井県立病院リハビリテーション科，医長
芳賀　信彦	東京大学大学院リハビリテーション医学分野，教授
牛場　直子	東京都リハビリテーション病院リハビリテーション科
三森由香子	慶應義塾大学病院リハビリテーション科，理学療法士
青木　朝子	さいたま市総合療育センターひまわり学園リハビリテーション科
梶縄　広輝	よこはま港南地域療育センター診療課，言語聴覚士
半澤　直美	よこはま港南地域療育センター，センター長
佐竹　恒夫	横浜市総合リハビリテーションセンター
井口　陽子	東京都立小児総合医療センターリハビリテーション科
和田　勇治	東京都立小児総合医療センターリハビリテーション科，医長
橋爪　紀子	横浜市総合リハビリテーションセンターリハビリテーション科
小池　純子	横浜市総合リハビリテーションセンター，センター長
若林　秀隆	横浜市立大学附属市民総合医療センターリハビリテーション科，助教
堀田富士子	東京都リハビリテーション病院地域リハビリテーション科，科長
原　　行弘	日本医科大学大学院医学研究科リハビリテーション学分野，教授
長田麻衣子	済生会横浜市東部病院リハビリテーション科
黒川真希子	立川共済病院リハビリテーション科，医長
新城　吾朗	済生会神奈川県病院リハビリテーション科，医長

CONTENTS

MB Med Reha No. 163 2013 増刊

もう悩まない！100症例から学ぶ リハビリテーション評価のコツ

編集企画／里宇明元　辻川将弘　杉山　瑶　堀江温子

総論

Ⅰ．評価のポイント	里宇　明元	1
Ⅱ．診察のポイント	正門　由久	4
Ⅲ．処方のポイント	辻　哲也	9
Ⅳ．ADL・IADL の評価	園田　茂	15
Ⅴ．QOL の評価	新藤恵一郎	19

各論

Ⅰ．脳血管障害

症例 1	急性期（軽度例）	山田　深	24
症例 2	急性期（重度例）	杉山　瑶	28
症例 3	回復期（ゴールが歩行レベル）	辻川　将弘	32
症例 4	回復期（ゴールが車いす介助レベル）	鈴木幹次郎	38
症例 5	生活期（介護度が非常に高い例）	近藤　健	42
症例 6	生活期（ゴールが復職）	蜂須賀明子	46
症例 7	慢性期の上肢麻痺例	新藤　悠子	50
症例 8	複合障害例	菊地　尚久	54
症例 9	併存疾患（透析例）	伊藤　修	58
症例 10	排尿障害例	松浦　大輔	62
症例 11	自動車運転の可否の判断を要する例	武原　格	67

Ⅱ．高次脳機能障害

症例 12	前頭葉症状	鄭　健錫	72
症例 13	失語症	數田　俊成	76
症例 14	半側空間無視	水野　勝広	80
症例 15	注意障害	渡邉　修	85
症例 16	記憶障害	原　寛美	89
症例 17	失認（視覚失認）	伊藤　真梨	94
症例 18	失行（limb apraxia）	石合　純夫	100
症例 19	低酸素脳症（意欲発動性低下例）	先崎　章	104

Ⅲ．痙　縮

症例 20	脳卒中上肢	大田　哲生	108
症例 21	脳卒中下肢	辻川　将弘	112
症例 22	脊髄損傷(ITB)	根本　明宜	116
症例 23	脳性麻痺例	間川　博之	120

Ⅳ．嚥下障害

症例 24	ワレンベルグ症候群(延髄外側梗塞)	谷口　洋, 藤島　一郎	124
症例 25	高齢者の肺炎	藤谷　順子	128
症例 26	頭頸部腫瘍術後	安藤　牧子, 川上　途行	132
症例 27	胃瘻の適応となる例	伏屋　洋志	136

Ⅴ．脊髄損傷

症例 28	高位頚髄損傷例(呼吸器管理)	笠井　史人	141
症例 29	C6 頚髄損傷例	渡邊　友恵, 田中宏太佳	145
症例 30	対麻痺例(車いすレベル)	吉川　真理, 和田　太	150
症例 31	対麻痺例(歩行レベル)	中村　健	154
症例 32	高齢の不全頚髄損傷例	森　俊樹	158
症例 33	自律神経過反射	横山　修	163
症例 34	排尿障害(核上性)	植村　修	167
症例 35	排便障害	内川　研	172
症例 36	褥　瘡	松本真以子	176
症例 37	異所性骨化	阿部　玲音	180

Ⅵ．運動器疾患等

症例 38	関節リウマチ(初期例)	水落　和也	184
症例 39	関節リウマチ(進行例)	水落　和也	188
症例 40	肩関節周囲炎	正岡　智和, 水間　正澄	192
症例 41	肩関節スポーツ外傷	松村　昇	198
症例 42	肘関節スポーツ障害(上腕骨小頭離断性骨軟骨炎)	佐藤　和毅	202
症例 43	手指屈筋腱損傷	中村　俊康	206
症例 44	慢性腰痛	大高　洋平	210
症例 45	膝関節スポーツ外傷	小林　龍生	214
症例 46	変形性膝関節症	小林　龍生	219
症例 47	骨粗鬆症	大高　洋平	223
症例 48	脊椎圧迫骨折	三村　聡男	227
症例 49	多発外傷	村岡　香織	232
症例 50	熱　傷	阪口　純, 長谷　公隆	236
症例 51	肩手症候群	田邊　亜矢	240
症例 52	全身性硬化症(PSS)	松本真以子	244
症例 53	多発性筋炎	川上　途行	248

| 症例 54 | 大腿骨頸部骨折 | 江端　広樹 | 252 |
| 症例 55 | 腕神経叢麻痺 | 赤星　和人 | 256 |

VII．高齢者

| 症例 56 | 高齢者の廃用症候群 | 小川　真司 | 261 |

VIII．切断・義肢

症例 57	大腿切断	近藤　国嗣	266
症例 58	下腿切断	興津　太郎	270
症例 59	上肢切断：前腕切断（極短断端）例	陳　　隆明	274
症例 60	小児切断（筋電義手）：先天性前腕欠損例	陳　　隆明	278

IX．装　具

| 症例 61 | 下肢装具の選択 | 小林由紀子 | 282 |
| 症例 62 | 上肢スプリントの選択 | 阿部　薫，藤原　俊之 | 286 |

X．呼　吸

| 症例 63 | 慢性閉塞性肺疾患（COPD） | 宮﨑　博子 | 289 |
| 症例 64 | 間質性肺疾患 | 堀江　温子 | 294 |

XI．循環器

| 症例 65 | 急性心筋梗塞 | 牧田　　茂 | 298 |
| 症例 66 | 心不全 | 鈴木　文歌，上月　正博 | 302 |

XII．顔面神経麻痺

| 症例 67 | 顔面神経麻痺 | 栢森　良二 | 307 |

XIII．神経筋疾患

症例 68	パーキンソン病（Hoehn-Yahr stage Ⅰ・Ⅱ）	中馬　孝容	311
症例 69	パーキンソン病（Hoehn-Yahr stage Ⅲ・Ⅳ）	生駒　一憲	316
症例 70	筋ジストロフィー（歩行可能レベル）	大塚　友吉	320
症例 71	筋ジストロフィー（車いすレベル）	安西　敦子	324
症例 72	ギラン・バレー症候群	古野　　薫	328
症例 73	筋萎縮性側索硬化症（ALS）	荒巻　晴道	332
症例 74	電気式人工喉頭例	羽飼富士男，辻　　哲也	336
症例 75	脊髄小脳変性症（SCD）／多系統萎縮症（MSA）（軽症〜中等度例）	堀江　温子	340
症例 76	脊髄小脳変性症（SCD）／多系統萎縮症（MSA）（重症例）	大高　恵莉	344
症例 77	呼吸管理例	花山　耕三	348
症例 78	ジストニア（体幹）	相場　彩子，林　　明人	352
症例 79	痙性斜頚	田中　尚文	357
症例 80	書　痙	補永　　薫	361

XIV. がん・リンパ浮腫

- 症例 81　骨転移 …………………………………………………… 宮田知恵子　366
- 症例 82　リンパ浮腫 ………………………………………………… 興津　太郎　370
- 症例 83　食道がん周術期 …………………………………………… 田沼　　明　373
- 症例 84　造血幹細胞移植例 ………………………………………… 石川　愛子　376

XV. 小児

- 症例 85　脳性麻痺（成長後の歩行困難例）……………………… 高橋　秀寿　380
- 症例 86　脳性麻痺（座位保持困難例）…………………………… 山口　朋子　384
- 症例 87　二分脊椎 …………………………………………………… 芳賀　信彦　388
- 症例 88　外反扁平足 ……………………………………… 牛場　直子, 高橋　秀寿　392
- 症例 89　特発性側弯症 …………………………………… 三森由香子, 大高　洋平　395
- 症例 90　運動発達遅滞 ……………………………………………… 青木　朝子　399
- 症例 91　言語発達遅滞 …………………………… 梶縄　広輝, 半澤　直美, 佐竹　恒夫　402
- 症例 92　発達障害 …………………………………………………… 井口　陽子　406
- 症例 93　NICU 例 …………………………………………………… 和田　勇治　410
- 症例 94　ダウン症候群 …………………………………… 橋爪　紀子, 小池　純子　415

XVI. 栄養

- 症例 95　低栄養例 …………………………………………………… 若林　秀隆　420

XVII. 在宅・退院

- 症例 96　退院に必要な評価（家屋評価など）…………………… 堀田富士子　424

XVIII. その他

- 症例 97　遷延性意識障害 …………………………………………… 原　　行弘　428
- 症例 98　抑うつが問題となった例 ………………………………… 長田麻衣子　432
- 症例 99　転換症状例 ………………………………………………… 黒川真希子　436
- 症例 100　透析例 …………………………………………………… 新城　吾朗　439

索　引 …………………………………… 443〜446
バックナンバー ………………………………… 451
次号予告 ………………………………………… 454

全日本病院出版会からのお知らせ

全日本病院出版会
ホームページ リニューアルオープン!!

http://www.zenniti.com

（アドレスは従来のホームページと変更ございません。）

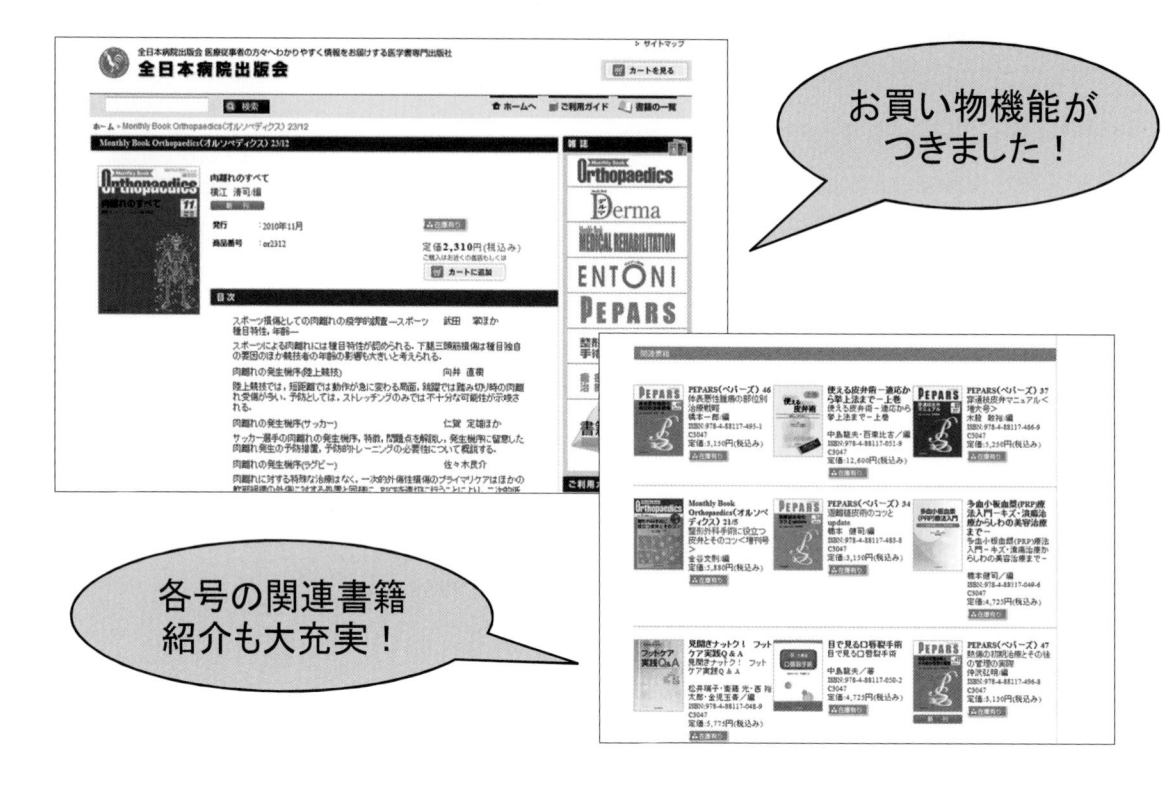

お買い物機能がつきました！

各号の関連書籍紹介も大充実！

新たにお買い物機能をつけ、リニューアル!!
定期購読のお申し込みも承っております。
雑誌各号の目次、キーポイントも閲覧できます！

全日本病院出版会の書籍、雑誌バックナンバーのご購入は
お近くの医学書専門書店、医学書取り扱い書店、
または弊社ホームページまで！

(株)全日本病院出版会　〒113-0033　東京都文京区本郷 3-16-4
TEL：03-5689-5989　FAX：03-5689-8030

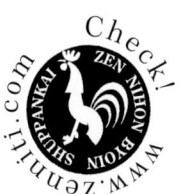

特集 もう悩まない！100症例から学ぶリハビリテーション評価のコツ

〈総　論〉
I．評価のポイント

里宇明元*

評価はなぜ重要か

　リハビリテーション（以下，リハ）の対象者が抱える問題は，複雑かつ多岐にわたることが多く，適切なリハ医療を提供するためには，疾病やその病態だけでなく，結果としてもたらされた障害および対象者の潜在能力を多面的に評価することが重要である．さらに，evidence-based medicine の流れのなかで，これまで経験的に行われてきた治療の効果を客観的に示すことが求められており，人間の機能，行動，心理など，定量化しにくい領域を扱うリハ医学においても，適切な評価尺度を用いて障害状況や帰結を可能な限り客観的に記述することが必要である．

評価における医師の役割は

　リハ医学は，疾病，外傷，加齢などの要因により心身機能に「変化」が生じ，その結果，日常生活上の支障がもたらされた方を対象にする．換言すると「変化」を的確に診断・評価して，様々な治療手段を駆使しながら，新たな状態への「適応」を創造的に支援する，すなわち，「変化に対する適応をデザインする」のがリハ医学であり，「変化への適応のデザイナー」がリハ専門医である．
　リハ医療に携わる医師には，問診，診察，機能評価，臨床検査，画像診断などを通して，疾病，病態，障害像およびリハに伴うリスクを評価する責任がある．さらに，各専門職に，目的やポイントを明示して評価を依頼するとともに，得られた評価結果を総合的に判断して，患者の全体像のなかで有機的に位置づけることも重要な役割である．

評価の方法は

　評価の方法は，その手段により3つに分けられる．第1は，評価者の五感を最大限に活用する直感的評価で，客観性や定量性には欠けるが，リハ臨床上，必ず身につけるべき重要なスキルである．様々な尺度や機器を用いて分析的に評価するよりも，はるかに短時間で問題の本質を捉えられる場合も少なくない．経験とともに培われていく部分が大きいが，常に意識してスキルアップに努めることが大切であり，それがリハ医としての大きな財産となる．
　第2に尺度を用いた評価がある．これは，人間の機能や行動を測定するために開発された尺度を用いて，障害の様々な局面を客観的に記述するもので，職種内・間，施設間での情報交換，変化の追跡，予後予測などに役立つ．尺度には，疾患や障害を問わず用いられる共通尺度と，個別の疾患や障害に特異的な尺度がある．共通尺度は，異なった疾患や障害を同じ物差しで比較することにより，それぞれの特徴を抽出したり，施設や地域のリハ対象者全体を捉えたりする際に有用である．一方，特異的尺度は，汎用性には欠けるものの，疾患特有の障害状況をより詳細かつ鋭敏に捉えられる利点がある．実際に評価に用いる尺度は，妥当性，信頼性，反応性，感度，特異度，実用性を考慮して選択する（**表1**）．
　第3に機器を用いた評価があり，運動学，運動生理学，神経生理学，画像診断学，病理学などの立場から各種の評価が試みられている．客観性，定量性に優れ，統計学的扱いが容易になる利点があるが，測定にかかる費用や時間，測定値の質の保証，再現性，妥当性などの問題もあり，必ずしも最良の評価とは限らない．利点と限界を踏まえ，適切に用いることが重要である．

---

* Meigen RIU, 〒160-8582 東京都新宿区信濃町35　慶應義塾大学医学部リハビリテーション医学教室，教授

表1. 尺度の条件

妥当性	測定しようとするものをどの程度測れているか(額面妥当性,内容妥当性,基準関連妥当性,構成妥当性)
信頼性	尺度がどの程度一致した結果を与えるか(検者間信頼性,テスト再テスト信頼性,内的整合性)
反応性	どれだけ重要な変化を反映するか
感度	問題のある患者をどれだけ正確に見いだせるか
特異度	問題のない患者を誤って判定することをどれだけ防げるか
実用性	評価に要する時間,労力など
統一性	異なった施設,国で共通して使えるか

表2. 評価の諸相(筋力の評価を例に)

直感的(主観的評価)	上肢・手指動作の観察
	座位・立位の観察
	起き上がり・移乗動作の観察
	歩行の観察
	日常生活活動(ADL)場面の観察
尺度を用いた評価	徒手筋力テスト(MMT)による評価
機器を用いた評価	握力計による測定
	把持式筋力測定器による測定
	外的負荷(重り)による測定
	等運動性筋力測定器による測定

実際には,以上の3つを必要に応じて組み合わせて評価する.筋力を例に評価の諸相を**表2**にまとめた.

評価の進め方は

1 診断・評価のプロセス

医学的診断とは,病気の種類,病態,重症度,経過や予後を判断することであり,的確な診断・評価は,適切なリハ治療を提供するための出発点となる.診断は,疾病の経過や病状の聴取(問診),身体所見の観察(診察),各種検査を通して,効率良く,かつ患者の負担が最小限になるように配慮して進める.運動障害の軽減と機能の向上を目標とするリハ医学では,運動に深くかかわる神経・筋・骨関節系およびエネルギー供給系としての呼吸・循環系に重点を置いて診断・評価を行う.さらに,機能の発揮に大きな影響を及ぼす心理・認知面および生活環境の評価も忘れてはならない.どのような環境でどのように生活しているかをイメージしながら診療にあたることにより,目の前の問題(例えば痛み)がなぜ起こっているのか,解決には何が必要かのヒントが得られる.

1) 病 歴

患者や家族が語る話のなかにこそ,問題発見・解決の鍵が隠されていることが少なくない.じっくりと傾聴しながら,何に困っているのか,何を辛いと感じているのか,何を不安に感じているのか,何を求め受診されたのか,ことばに現れない部分も含め,想像力を働かせながら相手の気持ちに共感し,信頼関係を築くことがすべての診療の出発点になる.

問診では,主訴,現病歴に加え,家庭や職場での活動状況の把握が重要で,特に日常生活活動(ADL)に関して聴取する.臓器別の聞き取りは,全身の医学的問題点の見落としを防ぐために行う.また,既往歴,家族歴と併せて,患者の社会・職業歴の聴取も重要である.

2) 身体所見の取り方

近年は,検査技術の進歩が目覚ましく,診察所見より検査結果を重視する傾向があるが,詳細な問診と診察のみで70%の診断がつくとされ,身体所見を的確にとることは極めて重要である.

診察の進め方は,まず,意識レベルとバイタルサインを素早くチェックし,この段階で緊急処置を要する病態を発見したら,詳しい診察の前にまず全身状態の安定を優先する.次に身長,体重,栄養状態,表情,気分など,患者の全体的な様子を捉えながら,局所の診察に進む.

神経系では,意識状態,見当識や記憶,脳神経障害,言語機能,失認・失行,随意運動・不随意運動,失調,巧緻性,反射,感覚障害などに加え,患者の意欲も確かめておく.筋・骨格系では,筋萎縮,痙縮の評価,徒手筋力テスト(MMT)と握力計による筋力測定を行う.MMTの評価にあたっては代償運動に注意する.骨関節では奇形,変形,腫脹,圧痛,拘縮等の有無を確認する.関節可動域(ROM)の測定は,MMTとならびリハにおける最も基本的な評価の1つであり,測定上の注意事項を踏まえて丁寧に計測する.呼吸・循環器系では,呼吸や脈拍の状態,血圧,心音・呼吸音,四肢の循環,浮腫の有無がポイントとなる.

さらに,リハの立場からは,以下の評価が重要である.

(1) **姿勢**:座位,立位,臥位の各姿勢を観察する.

(2) **動作**:歩行や移動,上肢動作,ADLの様子をよく観察する.特に代償運動に注目する.

表3. リハにおける障害の評価と対応

障害のレベル	内　容	対　応
疾患		
原疾患	障害の直接の原因となった疾患	治療，悪化の予防，リスク管理，新たな疾病の発生予防
併存疾患	原疾患とともに存在し，予後や機能に影響を与えうる疾患	病態，重症度，治療内容，コントロール状況を把握
機能障害	体の構造や機能の何らかの喪失もしくは異常	機能障害の内容，程度，予後を理解
一次的機能障害	病気の直接的な結果として起こった生体機能の障害(片麻痺，失語症など)	機能回復訓練
二次的機能障害	不動や活動量の減少に伴って心身に生じるマイナスの変化(廃用症候群)	予防，機能回復訓練
能力低下	日常生活活動(ADL)の障害	ADL訓練，代償動作の習得，自助具，装具等の工夫
社会的不利	機能障害／能力低下の結果として生じた家庭生活，社会生活上の不利益	住宅改造，サービス・制度利用，教育・職業リハ
心理的側面	障害受容や生活の質(QOL)	カウンセリング，薬物療法，余暇活動，仲間づくり

なお，姿勢と動作については，診察場面では限られた情報しか得られないことが多いので，実際の生活場面での写真や動画があると非常に参考になる．最近は携帯電話やスマートフォンでも簡単に撮影できるので，受診者や家族に撮影を依頼し，活用すると良い．

(3) 痛み：痛みの訴えは非常に多く，日常生活の支障となる場合も少なくないので，痛みをしっかりと理解・把握することは重要である．痛みの部位・性質・程度・誘因，日常生活上の支障，これまでの治療とその効果，圧痛点の部位，関連痛の有無と分布，痛みの増悪／軽減をもたらす姿勢や動き，などをポイントに問診・診察を行う．特に，四肢や体幹を各方向に動かし，どのように痛みが起こるかをみながら，関節周囲や筋を丁寧に触診して圧痛点をみつけることは，治療のヒントを得るうえで重要である．

3) 臨床検査の進め方

問診・診察でリストアップされた問題点をもとに，スクリーニング検査の計画を立て，その結果によりさらに詳しい検査を行い，確定診断に至る．検査は機械的に行うのではなく，臨床家の目でふるいにかけ，目的を考えながら，必要なものを選ぶ．通常の血液・生化学検査，X線・CT・MRIなどの画像検査，心電図や超音波などの生理検査に加え，リハ医療では，神経・筋組織検査，筋電図・大脳誘発電位などの電気生理学的検査，歩行などの動作分析，運動負荷試験，神経心理学的検査，言語機能検査，摂食・嚥下機能検査，膀胱機能検査，尿路系造影検査なども重要であり，リハ専門医は，これらの検査手技に習熟する必要がある．検査結果の正しい解釈は，診断，病態の把握，経過観察および治療効果や予後の判定に役立つ．

2 障害評価の枠組み

リハ対象者が抱える問題は，多岐にわたることが多いので，国際障害分類(ICIDH)を基本に整理するとわかりやすい．最近，WHOは，ICIDHに代わるものとして国際生活機能分類(ICF)を推奨しており，リハ医学領域でも徐々に浸透しつつある．ここではICIDHに基づく障害の捉え方と対応のポイントを表3に示す．

評価結果をまとめる

評価結果は単に数値で表されたものだけに意味があるのではなく，患者の全体像のなかに適切に位置づけられて初めて意味を持つ．評価だけに終わることなく，患者・家族を中心としたリハチームの共通認識の醸成，具体的なプログラムの立案のために活用することが大切である．各専門職が，問題点を明確に共有し，それぞれの専門能力を最大限に発揮して，最良のリハ治療を効率良く患者に提供することが可能になる．

文　献

1) 里宇明元：第4章 各種アプローチ A．リハビリテーション・マネジメント 1．基本的アプローチ，2．医師の役割，上田　敏(監)，伊藤利之ほか(編)，標準リハビリテーション医学，pp.172-179，医学書院，2012．

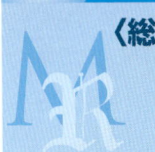

特集／もう悩まない！100症例から学ぶリハビリテーション評価のコツ

〈総論〉

Ⅱ. 診察のポイント

正門由久[*]

はじめに

　リハビリテーション（以下，リハ）医療のなかで，最も重要なものの1つが診察・評価である．十分に評価がされ，それによってリハ処方がなされ，さらに訓練が行われ，再び評価がなされるとの繰り返しののちに，リハ医療は進んでいく．治療とともに変化する患者の状態を定期的に診察・評価し，再検討し，処方や治療手段などを場合によっては変更し，適切なものへとしていく．これによって効率的，効果的，つまりより短期間でのゴール達成が果たされ，家庭復帰，社会復帰となる．

　他科の診療においても，診察および評価が行われているが，そのほかに例えば採血などによって，生化学などのデータを計測することができる．計測するとは標準化されたものと比較して，その程度を決め，定量化することである．しかしながら，リハ医療のなかで純粋に計測できるものは限られており，診察することでの評価が必要となる．

　診察のポイントであるが，基本的には面接および問診の方法，さらに診察についてはどの診療科でも同じであると考えられるが，リハ科の診察として，どの点に重きを置いて臨むべきかについて述べたい．ポイントは「いつから，どんなきっかけで，症状や疾病ばかりでなく，生活や活動の制限，いわゆる障害が出現し，それはどのような経過であったのか，その後いつ，どれくらいの経過をもって，生活や活動に変化をきたしたのか？　他にも何かをきっかけとして，生活や活動に変化がなかったのか．今回，疾病などが起こる直前はどのような生活をされていたのか」，すなわち疾病や傷害などによって，どのような機能障害，能力低下，社会的不利等の問題が生じ，変わってきたのかを，できれば時間的に正確に把握することが必要である．

面接

　医療における面接の目的としては，以下のことが考えられる．

1 信頼関係の確立

　まずは信頼関係の確立である．それには親しみやすい雰囲気を作ることが重要である．患者を確認し，自己紹介をする．その際には患者の表情，体格，栄養状態，皮膚の色なども観察する．患者の緊張をほぐしながら，主訴を聞いていく．特にリハを受けることを想定され，他科から依頼される患者は障害を持っている患者が多くあり，その点も心しておかなければならない．

2 情報収集

　必要十分な情報を患者から収集することである．情報不足は，信頼性を欠く評価をしてしまうこととなる．しかし，急性期意識障害がある時期，認知症や失語症等がある場合には，患者からの情報収集が困難な場合もある．そのような場合には，家族，あるいは依頼文書や紹介状，過去のカルテなどから情報を得る場合もある．家族等が同席すれば，患者の現在までの普段の日常生活，動作や認知能力の状態を聴くことができる．

3 治療的な側面

　訴えを聞いてもらう，ということで精神的な負担が軽くなる場合がある．それによっても良好な信頼関係を築くことができる．

4 情報提供

　医者側からの情報提供，例えば介護保険制度の情報，身体障害者手帳の作成など，困ったことを

---

[*] Yoshihisa MASAKADO, 〒259-1193 神奈川県伊勢原市下糟屋143　東海大学医学部専門診療学系リハビリテーション科学，教授

どのようにすれば解決できるかなどを話すことは，患者の家庭復帰，社会復帰に役立つ．また，MSWなどが詳しく相談に応じることもできることを伝えるのも重要である．これらも信頼関係の確立に役立つ．

問　診

1　主　訴

リハ科での医療面接の場合，「今日はどのようなことでいらっしゃいましたか？」というように，来院理由を聞くことから始めることもあるが，入院患者では急性期にベッドサイドで診察をする場合や診察室でする場合においても，診断名や障害名などがリハ科への依頼文書に書かれている場合も多い．しかしながら，患者が一番困っていることは何かを聴くこと，これが主訴であり，できれば患者自身の言葉でカルテに記載する．面接は医療者と患者の回答の仕方を患者にゆだねる開放型質問を行う．上述したように，患者自身からの情報が得られない場合もあるので注意が必要である．

2　現病歴の聴取

次に，現病歴の聴取を行う．今回発症された疾患，または今回の入院あるいは外来に来られた理由は大変重要である．しかしながら，その疾病ばかりでなく，過去の疾病や手術歴なども重要である．いつ，どのような症状がどの程度だったか？疾病の期間がどれくらいであったのか？などが重要である．

さらにはそれと同時に，上述したように今回の発病までの障害，機能障害，活動や生活状況はどのような状態であったのかをたずねることがリハ医療では特に重要である．すなわち，疾病によるものばかりでなく，傷害や加齢なども加わって，機能，活動や生活がいつからどのように変化してきたのかを聴くことが必要である．手段的日常生活動作（IADL）はどうであったか？外へは出かけていたのか？買い物は誰がしていたのか？食事はどなたが作っていたのか？日常生活動作（ADL）では，コミュニケーション，食事，整容，更衣，トイレ，入浴など，さらには，基本動作，移乗，移動などの自立度・介護度を知ることが重要である．歩行などではどれくらいの時間，どの程度の距離を，例えば休みながら歩いていたのかなどをたずねる．また，杖や装具などの使用の状況も聴くと良い．

また，機能障害が重篤である場合でも，寝返りや起き上がり等の基本動作の聴取は重要である．それによって，皮膚に褥瘡や傷はないか，拘縮はどの程度か，介護度を軽減できないかを考える必要がある．

以上のように，現在に至るまでの疾患ばかりでなく，徐々に低下していく機能の状態，活動や日常生活能力の変化を詳しく聞くことが大変重要である．

さらにこのようなやり取りのなかから，認知機能やコミュニケーション能力なども，どのような状態であるのかは推し量ることができる．さらにどの問題点について，詳細に評価する必要があるのかもわかることとなる．

3　併存疾患，既往歴

過去に罹患した疾患，外傷，手術歴，入院歴などを聴取する．また，最も重要なのは現在治療中の疾患の聴取である．これらは，併存疾患と呼ばれるが，その管理状況によっては，現疾患の悪化や再発にもつながるばかりでなく，リハ治療にも大きく影響を及ぼし，訓練などが進まない可能性がある．現在までの治療状況，現在の状況を詳しくチェックすることが奨められる．また既往歴，つまりinactiveな疾患だと考えていたものがactiveになる場合もあり（例えば結核など），注意を要する．

また以上については，患者もしくは家族から聴取するが，患者は必ずしも年代順に話してくれるとは限らない．また，意識障害や認知症，失語症などがあれば，患者からの聴取は困難である．記載は年代順に（年齢順に）並べておくことが重要である．

また，併存疾患である心肺系，筋骨格系，神経系，リウマチなど，それぞれの疾患の状態が機能を制限するような場合もあり，それらの聴取や診察が必要である．

4 薬剤などの服用

現在，服用している薬剤名と量，用法については必ず確認し，記載する．常用薬とこちらで処方した薬が相互作用を起こしたりする可能性がある．実際，患者に何か病気で治療されていますか？また何か病気で病院に通っていますか？とたずねると「ない」と答えるものの，薬は何か飲んでいますか？とたずねると，「高血圧や糖尿病などの薬は飲んでいる」と答える場合が少なくない．ましてや「漢方薬」「市販薬」は薬と認識されていないこともあり，注意が必要である．お薬手帳などを持っていれば，それからどのような薬を服用していたのか？疾患はどうであったかを推測できる．

5 アレルギー

アレルギーの聴取は，今後の治療管理に大変重要である．

6 家族歴

現病と類似した疾患を持つかどうかの確認，あるいは家族性を有する疾患を鑑別するための情報として重要である．

7 社会歴，職業歴，生活環境，家族状況

職業歴，生活スタイルなどの聴取も重要である．職業特有の疾患がある場合や普段の生活状況や生活スタイルが疾患の原因となることもある．喫煙，飲酒などについても確認すべきである．

生活環境，在住している家はどのようであるか？持ち家あるいは賃貸のアパートなのか？階段は？何階か？エレベーターはあるのか？車いすでのアクセスはできるか？部屋の間取り，寝室やトイレはどのようになっているか？居室は？などは必ずたずねる必要がある．

家族のサポートはどのようであるか？IADLはどのようにしていたのかなどは，家族構成やその状況などにも影響される．つまり，家族の構成を聞き，それぞれの健康状況，就業などの状態やそれぞれの役割，今後実際にどの程度の手伝いが期待できるのかなどを把握しておくことが必要である．例えば家族内に介護を必要とする人がすでにいる場合，患者の状態によっては，2人を介護することとなり，より困難となるだろう．家族，それぞれの健康状態，今までの役割，近隣に在住か？お仕事をされているか(つまりどの時間帯にご自宅にいらっしゃるのか)などを知ることは，退院後の体制について考えるうえで重要である．医療者側から退院後の支援体制についての情報提供を行ううえでも，初診時，入院時から把握しておくべきことである．これらの生活環境を改善することによって，自宅退院が達成できることもある．

また，患者が中高年者である場合には，職業は収入源としてばかりでなく，QOLにもかかわる重要なことである．それゆえ職業歴，その職業が実際はどのようなものか？その職業をするための能力を把握しておく必要がある．また，疾患や障害によっては仕事に支障をきたし，収入など生活に大きな影響を及ぼす場合も多く，将来の生活上の問題点に対して入院時から対処すべく，MSWなどと相談をすることが望まれる．また，心理社会的な側面への配慮も必要である．

8 Review of Systems

以前に疾患として認識されていないことがないかどうかをチェックする．これによって見逃されていたことや病気などが見つかる可能性もある．つまり，問題点を把握する際にそれを見逃さないためのものであり，これらの聴取は必要である．

診察

患者を診察し，所見を取る．まずは一般的な理学的所見を取る．意識，精神状態，脈拍，血圧，呼吸，体温など，頭頚部，胸腹部，背部，四肢の所見を診察する．

次に，リハ医学において扱う疾患で多い神経学的診察，骨関節系の診察などを行う．筋力，反射，筋緊張，協調運動，感覚などを診察する．また知的評価，高次脳機能(注意，見当識，記憶，言語など)，脳神経，歩行，関節可動域，筋骨格系などの診察をする．

診察のポイントについて，過去の経験，自ら行っていることを述べたい．しかし，長い経験でほぼ自動的に行っており，思いつくままに書くことをお許しいただきたい．下記を参考に，自分の診察スタイルを確立することが望まれる．

1 病室で診察する場合

急性期,あるいは全身状態が思わしくない場合,病室で診察することも多い.

急性期などではベッドサイドでまず診察する項目としては意識障害がある.意識障害がある場合,その重症度を評価することは,その疾病の重症度をみることと同じであり,初期評価として大変重要である.通常,意識障害があれば,疾病は重度の状態である.意識障害が軽度であれば,またなければ,軽度であると判断できる.

意識障害があっても骨折などがなければ,関節可動域,皮膚の状態などは評価できる.また,意識障害が改善されれば,ベッドサイドでも簡易的な評価を各側面から行うことができる.

また,診察では全身状態,意識状態や疾患の診察とともに,人工呼吸器,酸素吸入,点滴や栄養などのラインがどこに入っているのか? 訓練として何が可能であるのかを見極める必要がある.さらには,リスクを常に考えておくことが必要である.そのリスクに対して,注意点は必ず処方に含まれる必要がある.つまり,何をすべきで,何はしてはならないかをしっかりと処方すべきである.

意識障害などが改善すれば,ベッドサイドからリハ科での診察および評価が必要となる.それに際しては,リハ科で車いすなどに座れる座位耐久性が通常は 30 分以上必要である.診察や机上検査ばかりでなく,広いリハ科での歩行などの粗大動作などが評価できる可能性がある.

2 診察室

まずは,診察室にどのように患者が入室してくるのか? その観察から診察が始まる.歩行ができていれば,そのときに評価するそれらの動作から,どのような疾患なのか? 何が歩行に問題であるのかがわかる.また円背,側弯などの筋骨格系の問題も視診によって明らかになる.車いすであれば,常時車いすを使用しているのか,自分用のものか? 病院内で移動のために使用している場合もあり,たずねると良い.

診察室に入ってくるのが患者だけか,他の人も一緒か? その人と患者との関係は? などを質問する.家族であれば,患者とその家族との会話によって,家族との関係と状況が読み取れる.さらにその介助の状況などもわかるだろう.

リハ医学は dysmobility を扱う学問であるので,動作がどのように障害されているのか? さらにその動作がどのように代償されているのか? を観察することが必要である.できれば自然な動作での観察が重要である.つまり,例えば「歩いてください」と改めて言うときよりも,入室前あるいは退室後の歩行中にどこが問題なのかがわかる場合がある.つまり,動作からどこを診察すべきなのかがわかる.疾病ばかりではなく,どこに機能障害があるのか? どの機能障害が能力低下に影響しているのか? などの重要な問題が推測される.また逆に,動作・能力低下と機能障害が一致し,考えられうるものなのか? つまり機能障害から能力低下が十分に推測されうるものなのか? 乖離していないのかどうかによって疾病も推測されることとなる.

また,問診における応答からもどのような点を重点的に診察・評価すべきであるのかが明らかとなっているだろう.それゆえにすべての患者を同じような手順で同じように診察をすることは必要ではなく,しかもすべてのことを短時間ではできない.また,いわゆる反射,筋力,関節可動域,筋緊張など項目別に順番に診察する必要もない.紋切り型ではなく,患者の状況に応じて臨機応変に診察の流れを組み立てていくことにより,スムーズかつ効率の良い診察が可能になる.

患者を座位で診察できることは座位で行い,頭頚部や体幹,上肢は上肢で診察し,下肢は下肢で診察するほうが患者にとっても楽である.姿勢を変えてベッド上で診察しなければならないことは,座位で診察できることをすべて行ってから,ベッド上でできる診察を行うほうが患者の負担も少なく時間もかからない.このような配慮が必要である.

入院患者では,また外来患者でも場合によっては,日常している実際の動作や ADL を観察することが診察や評価につながる.行っている日常生活や歩行などはほとんどが自動的に行われてい

る．つまり，障害が自然なかたちで表れる場合が多い．無意識下に行われているこのような動作には現在患者に生じている高次脳機能，運動，感覚など，様々な面での機能障害が総合的な結果として表れているものと考えられ，通常の診察とはまた異なった側面が観察できる可能性がある．それゆえに日常生活などの様々な場面における行動，活動を様々な側面から評価することはその患者の全体像を知る際に重要である．外来場面でそれをみることは難しいかもしれないが，問診，視診，触診などによって，患者のどの点を重点的に診察するべきなのかがわかる．

以上の問診，診察による情報から，疾患ばかりでなく，リハ医学・医療における機能障害，能力低下，社会的不利，それぞれのレベルにおける問題点を挙げることとなる．それぞれの問題から患者や家族の状態を総合的に考え，ゴールなどを決めていく．各障害の問題点は診察によって明らかになる．詳細な評価は外来や病棟では短時間では行えないが，簡易的な評価は行え，ある程度把握しておく必要がある．そののち別の機会を設けて，評価を行う場合や処方に際し，どのような評価を詳細にすべきかの必要性を書くことも重要であろう．

診察室でできる机上検査は，通常は座位耐性が十分である場合に行われる．評価によっては，時間がかかる場合があり，そのような場合には2～数回に分けて評価を行うことも必要である．特に患者の状態によっては，診察室で診察する際に，患者が疲労してしまう場合も多く，入院患者などでは翌日にまた診察することも考慮する必要がある．

おわりに

診察は医師が五感を用いて患者を調べる．基本は視診，触診，聴診，打診である．つまり，話を十分に聞き問題がある思われるところは必ず，よく観察する，触ってみる，聴いてみる，手や器具で叩いて音を聴くことである．患者を診ずして，触らずにはわからない，気がつかないことがあってはならない．医師は，患者と良いかたちのコミュニケーションを取りながら，五感を研ぎ澄ませて，問題点を的確に捉える sense と technique を持つ必要がある．

文　献

1) 木村彰男（編），里宇明元ほか（編集協力）：リハビリテーションレジデントマニュアル，第3版，医学書院，2010.
2) 正門由久（編著）：リハビリテーション評価ポケットマニュアル，医歯薬出版，2011.

特集　もう悩まない！100症例から学ぶリハビリテーション評価のコツ

〈総論〉
III. 処方のポイント

辻　哲也*

問題点を中心とした
カルテ記載法（POMR）

　リハビリテーション（以下，リハ）医療を必要とする患者では，疾病や障害に関する多種多様な問題を抱えている．それらの問題点を見落とすことなく治療を行っていくためには，問題点を的確に抽出する必要がある．そのために，リハの分野では，問題点を中心としたカルテ記載法もしくは問題志向型診療記録（POMR；Problem-Oriented Medical Record）が利用される[1]．POMRを用いることの利点は，第1に医師にとって患者の医学上の問題点を取りこぼしなく把握できること，第2にリハの専門職（リハ科医，理学療法士，作業療法士，言語聴覚士，義肢装具士，看護師，医療ソーシャルワーカー等）が問題点を明確に共有することで，それぞれの専門能力を最大限に発揮できることにある．

　問題点を中心としたカルテ記載は4つのステップから成り立つ（表1）．第1は情報の収集（data base）である．リハ医療では，現病歴，身体的所見，神経学的所見，臨床検査，画像診断はもとより，日常生活動作（ADL；activities of daily living），家族関係，社会経済的背景などの情報が含まれる．

　第2は問題点の列挙（problem list）である．患者のdata baseから得られた問題点を，その重要な順に記載する．問題点が同じものであっても，その記載方法が記録者によってまちまちであると，リハチームのなかで混乱をきたしてしまう可能性がある．リハ医療では国際障害分類（ICIDH；International Classification of Impairments, Disabili-

表1．POMRの4つのステップ

1．情報の収集（Data base）
2．問題点の列挙（Problem list）
3．治療方針（Plan）
4．経過記録（Progress note）
1）主観的（subjective）
2）客観的（objective）
3）評価（assessment）
4）方針（plan）

（文献1より引用）

ties and Handicaps）もしくは国際生活機能分類（ICF；International Classification of Functioning, Disability and Health）に基づいて（本誌p.1〜3，〈総論〉I．評価のポイントを参照），表2に示す問題点リストにより，患者のリハ上の主な問題点を整理する．これらの問題点はそれが始まった年月日（problemがactiveになった）と問題点が解決した年月日（problemがinactiveになった）も記載しておく．

　第3は治療方針（plan）である．すなわち，列挙した個々の問題点を解決するために最初に立てる治療方針である．これには，医学的な検査，疾病に対する薬物療法，リハ・プログラムや個々の問題点に対する治療目標などが含まれる．

　第4は経過記録（progress note）である．原則として問題点の番号順に記載し，個々の問題点に対してSOAP法（subjective, objective, assessment, plan）を用いて記録する．

　診療録に記載された患者情報は，関係する様々なメディカルスタッフが閲覧し，情報共有をすることを念頭に置き，和文主体でできるだけ略語を避け，平易な文章でわかりやすく記載することが望ましい．多職種チームが前提となるリハ医療では，診療録への記載は治療の一環として重要な役

---

* Tetsuya TSUJI，〒160-8582　東京都新宿区信濃町35　慶應義塾大学医学部リハビリテーション医学教室，准教授

表2. 問題点リスト

機能障害		能力低下	社会的不利
1. 痛み(部位)	20. 褥瘡(部位)	1. 歩行障害	1. 家族関係
2. 拘縮(部位)	21. 呼吸障害	2. ADL障害(具体的項目)	2. 経済的問題
3. 筋力低下(部位)	22. 視覚障害	3. 運動負荷	3. 住居(改造など)
4. 片麻痺(右, 左)	23. 聴覚障害	4. 自発性低下	4. 職業
5. 骨折(部位)	24. 意識障害	5. 行動異常	5. 通勤・通学
6. 対麻痺	25. 痙攣発作	6. 義肢	6. 対人関係
7. 四肢麻痺	26. 発達遅滞	7. 装具	7. 教育
8. 巧緻障害	27. 肥満	8. 自助具	8. 退院準備
9. 麻痺(部位)	28. 膀胱障害	9. 障害の受容(適応)	9. 退院後のサポート
10. 痙直または痙縮(部位)	29. 直腸障害	10. その他	10. その他
11. 全身衰弱	30. 性機能障害		
12. 筋萎縮(部位)	31. 記憶障害		
13. 失語	32. 失認・失行		
14. 構音障害	33. 情動障害		
15. 不随意運動(部位)	34. 視空間認知障害		
16. 変形(部位)	35. 起立性低血圧		
17. 浮腫(部位)	36. 内科的問題		
18. 切断(部位)	37. 外科的問題		
19. 嚥下障害(部位)	38. その他		

(文献1より引用)

図1. リハ・プログラム

割を持つので, リハチームの専門職すべてが患者評価, 治療計画および治療内容を丁寧に記載しなければならない.

情報共有の手段として, 総合医療管理システム(電子カルテシステム)は大きな武器となる.

リハ・プログラム

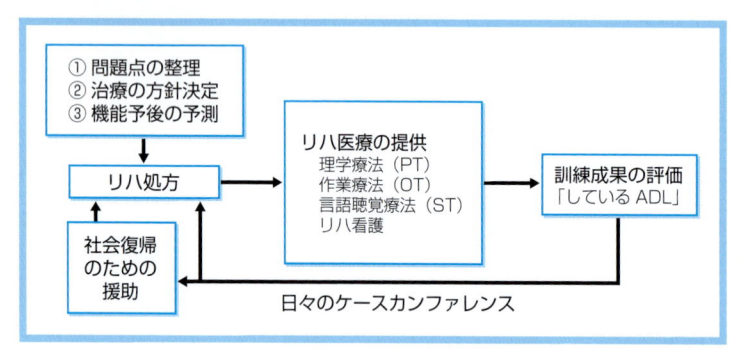

1 リハ・プログラム作成のポイント

図1に示すように, リハ・プログラムの作成にあたっては, POMRを利用して抽出・整理された問題点に対して, 治療の方針(内容・期間)の決定, 機能予後の予測(達成すべき目標)を行い, リハ治療・訓練処方(therapy referrals, prescription)を作成し, 多面的かつ効率的なリハ医療を提供する. リハ・プログラムの内容は, ①医学的管理, ②標準化された手法を用いた機能評価, ③患者のニーズに基づいたリハ治療・訓練処方, ④明確な治療計画に基づいたリハ医療の提供, ⑤社会復帰のための援助, から構成される[2]. また, 定期的にケースカンファレンスを開催し, リハチームの専門職の連携をはかることで, 治療方針に齟齬が生じないようにする. リハ治療・訓練処方は必要に応じて更新する必要がある.

2 リハ治療・訓練処方にあたっての注意点

リハ治療・訓練処方には, 医学的な判断と治療方針, 治療ゴール, 適切な訓練内容や訓練に際しての注意事項や禁忌事項などを記載する必要がある. リハチームの専門職が処方の内容を十分に理解できないと, 処方箋の内容とは異なる治療が進められる危険性があるので注意が必要である. 治療場面を巡回し, 処方の内容が適切であったかどうかを確認することや, 理解できなかった処方の内容や治療方針をわかりやすく伝え, 指導するように心がける[3].

リハ科医はチーム医療におけるリーダーとして, リハ医療に関して幅広い知識を習得し, 治療

表3.

a. 一般的な理学療法の処方項目

治療項目
1. 運動療法(therapeutic exercise)
    1) 関節可動域訓練(range of motion(ROM) exercise)
        ・自動運動(active ROM exercise)
        ・他動運動(passive ROM exercise)
        ・自動介助運動(active-assistive ROM exercise)
        ・持続伸張法(prolonged stretching)
    2) 筋力増強運動(muscle strengthening exercise)
        ・等張性運動(isotonic exercise)
            漸増性抵抗運動(PRE;progressive resistance exercise)
            短時間最大運動(brief maximal exercise)
            求心性運動(concentric exercise)
            遠心性運動(eccentric exercise)
        ・等尺性運動(isometric exercise)
            徒手抵抗運動(MRE;manual resistive exercise)
        ・等運動性運動(isokinetic exercise)
    3) 持久力訓練(endurance exercise)
        ・全身調整運動(GCE;general conditioning exercise)
    4) 協調性運動(exercises to neuromuscular coordination)
        ・巧緻性訓練(training control)
        ・神経筋再教育(ファシリテーション)(neuromuscular re-education(facilitation))
        ・バランス訓練(balance exercise)
        ・筋弛緩法(relaxation exercise)
    5) マット運動(基本動作訓練)(mat exercise)
    6) 歩行訓練(gait exercise)
    7) 治療体操(calisthenics)
    8) マッサージ(massage)
        モビリゼーション(mobilization)
        マニピュレーション(manipulation)
2. 物理療法(physical medicine)
    1) 温熱療法(heat therapy)
        ・表在性温熱(superficial heating)
            ホットパック(hot pack)
            パラフィン浴(paraffin bath)
            赤外線(infrared heat lamps)
            電気温熱パッド(electric heating pads)
        ・深達性温熱(deep heating)
            超短波(SWD;short wave diathermy)
            極超短波(microwave diathermy)
            超音波(US;ultrasound)
    2) 寒冷療法(cold therapy)
    3) 水治療法(hydrotherapy)
        ・渦流浴(whirlpool bath)
        ・ハバードタンク(Hubbard tank)
        ・運動プール(therapeutic pool)
        ・交代浴(contrast bath)
    4) 牽引療法(頚椎・腰椎)(traction(cervical・lumbar))
    5) 電気治療法(低周波治療)(cloctrotherapy(low frequency current therapy))
        ・治療的電気刺激法(TES;therapeutic electrical stimulation)
        ・経皮的電気刺激療法(TENS;transcutaneous electrical nerve stimulation)
        ・鍼類似経皮的神経刺激法(acupuncture-like TENS)
    6) 低エネルギーレーザー(low energy laser)
    7) バイブレーション(vibration)
    8) 紫外線療法(UV;ultraviolet therapy)
    9) バイオフィードバック療法(biofeedback)

評価項目:
1) 関節可動域評価(assessment of ROM)
2) 徒手筋力検査法(manual muscle testing)
3) 運動機能(中枢性麻痺)の評価(evaluation of motor function)
4) 歩行評価(analysis of gait)

(文献4より引用)

b. 一般的な作業療法の処方項目

治療項目
1. 機能的作業療法(functional occupational therapy for improving)
    1) 可動域改善(mobilizing)
    2) 筋力増強(strengthening)
    3) 協調性改善(coordinating)
2. 日常生活動作訓練・生活関連動作訓練(training in ADL and APDL)
3. 自助具・スプリントの作製と装着(construction and training of devices and splints)
4. 義手の装着・操作訓練(training in functional use of upper extremity prosthesis)
5. 嚥下機能訓練(management of dysphagia)
6. 指示的(心理的)作業療法(supportive activities)
7. リクリエーション療法(recreational activities)
8. 気晴らし訓練(diversional occupational therapy)
9. 職業前訓練(prevocational training)
10. 家屋改造指導(suggesting modifications to provide a barrier-free environment)

評価項目:
1) 知覚機能評価(sensory assessments)
2) 運動機能(中枢性麻痺)の評価(evaluation of motor function)
3) 協調性の評価(evaluation of coordination)
4) 日常生活動作の評価(assessment of ADL)

(文献4より引用)

c. 一般的な言語聴覚療法の処方項目

1) 聴理解(単語・短文・口頭命令)
2) 状況理解
3) 言語表出(自発話・動作説明・正答の選択・「はい・いいえ」の選択・呼称・復唱)
4) 読解(仮名・漢字・短文)
5) 音読(仮名・漢字・短文)
6) 写字(仮名・漢字・短文)
7) 書き取り(仮名・漢字・短文)
8) 構音・発声(明瞭度・音量・発声持続)
9) 非言語的伝達手段
10) 嚥下機能

(文献4より引用)

患者氏名：○山○男　　（52歳）　　（男・女）　　カルテ No. ○○○○		
病　名：脳出血(左被殻)　　　　　　　　発症日：平成10年○月○日		
合併症：高血圧，糖尿病　　　　リハビリテーション科入院日：平成10年○月○日		
Problem List	Active	Inactive
#11　右片麻痺	平成10年○月○日	
#12　関節拘縮(右肩関節・右足関節)	平成10年○月○日	
#13　疼痛(右肩関節)	平成10年○月○日	
#14　右肩関節亜脱臼	平成10年○月○日	
#15　筋力低下(健側下肢・体幹)	平成10年○月○日	
#16　持久力低下	平成10年○月○日	
#17　言語障害(失語症)	平成10年○月○日	
#18　観念運動失行	平成10年○月○日	
#21　歩行障害	平成10年○月○日	
#22　ADL	平成10年○月○日	
#31　家屋(改造)	平成10年○月○日	
#32　職業・経済的問題	平成10年○月○日	
処方内容(理学療法例)		
#11・#14　→　片麻痺機能評価，筋再教育訓練(右上下肢)，治療的電気刺激法 TES(右肩関節)，EMG バイオフィードバック療法(右足関節背屈)		
#12・#13　→　関節可動域評価，経皮的電気神経刺激法 TENS(右肩関節)　関節可動域訓練(持続伸張法；右肩関節・右足関節)		
#15　→　筋力増強運動(漸増性抵抗運動；左大腿四頭筋を含む左下肢主筋・腹筋)		
#16・#21　→　座位・立位訓練(バランス・耐久性)　平行棒内より歩行訓練の開始，下肢装具の評価		
#22　→　マット運動(基本動作訓練)		
処方内容(作業療法例)		
#11・#14　→　片麻痺機能評価，右上肢運動機能改善を目的とする機能的作業療法		
#12・#13　→　関節可動域評価，右肩関節可動域改善を目的とする機能的作業療法		
#14　→　アームスリングの作製・装着の指導		
#15・#16　→　座位のバランス・耐久性改善を目的とする機能的作業療法　起立台を利用した機能的作業療法		
#18・#22　→　高次脳機能評価，ADL 評価，ADL 訓練		
#31　→　家屋の調査		
処方内容(言語療法例)		
#17　→　失語症の評価，言語表出(自発話，呼称)の改善を目的とする言語治療　聴理解(長文・複雑な内容)の改善を目的とする言語治療　書き取りを中心とした書字訓練		
#22　→　コミュニケーション ADL の評価・訓練		
治療方針・ゴール	右片麻痺の改善については，…．予測される機能的到達度は，FIM にて…．歩行能力は，…．入院治療期間は○か月，自宅への退院，復職(配置転換)の予定である．	
注意事項・禁忌事項など	訓練の前後に血圧測定が必要で，…．右半身は知覚障害を伴うため，局所の温熱療法は禁止する．障害の説明は，患者には…．家族には…．	
処方日：平成10年○月○日　　　医師名：○○○○		

図2．
リハ治療・訓練処方の例
(文献1より引用)

内容に精通することと同時に，各リハチームの専門職の技量を把握し，適切な判断を下す能力を備えることも重要である．さらに，処方内容に関する各専門職からの疑問，問題点の指摘ならびに建設的な提案を積極的に受け入れ，より良い処方を作り上げていく姿勢も大切である．訓練処方は治療開始時1回限りで終わることはありえず，治療過程のなかで変化する患者の状態に対応すべく，処方内容を繰り返し更新していく(図1)．

3　リハ治療・訓練処方の実際

1) 理学療法(表3-a)

直接的に種目を指示するのではなく目的を明示するようにする．治療の詳細な内容については，日々の患者の状態によって変化するため，密なフィードバックを得ながら，ある程度は理学療法士に一任する．また，治療効果の判定や予測には定期的な評価が必要であるので，訓練項目とあわせて訓練処方箋に明示する．これは理学・作業・言語聴覚療法に共通する[4]．

2) 作業療法(表3-b)

木工，陶芸など直接的に種目を指示するのではなく，例えば「上肢筋力増強のための機能的作業療法」というように目的を指示する．

3) 言語聴覚療法(表3-c)

「開鼻声を改善するための構音訓練」とか「聴覚的理解力を向上させるための言語治療」というように，直接的に種目を指示するのではなく目的を明示する．

4) 義肢装具

義肢や装具の作製は，治療・訓練処方の場合と同様に，装具の処方に関しても医師が責任を持つ．処方すべき義肢装具の種類は，あらかじめ義肢装

具士を含むリハチームの専門職とともに十分な評価を行ってから決定する．処方に際しては，装着の部位，義肢装具の型，材質，関節の種類，医学的禁忌などを記載する．さらに，作製の目的や使用する時間と場所(屋内・外の別)，治療用装具と更生装具の別，支給体系などについても記載することが望ましい．さらに仮合わせ，適合判定，その後のフォローアップをリハ科医が責任を持って行う必要がある．

4　リハ治療・訓練処方の実際

図2にリハの処方例として，脳卒中の症例を示した．リハ上の問題点リストを作成し，それに基づいて処方を行う．診断名や治療方針，注意事項の記載もあわせて行う．片麻痺に対しては神経筋再教育訓練を行う必要があること，疼痛を伴う関節拘縮には温熱療法と他動的な関節可動域(ROM)訓練が適応になることなど，問題点と処方内容とを結びつけて記載すると，医師の意向が伝わりやすくなる．

文　献

1) 千野直一：問題点を中心としたカルテ記載法(POMR)．千野直一(編)，現代リハビリテーション医学，pp. 17-18，金原出版，2009.
2) 長谷公隆，千野直一：脳卒中臨床評価システムの応用　リハビリテーションにおける応用. Clinical Neuroscience, 20：919-922, 2002.
3) 辻　哲也，里宇明元：プライマリケア医のためのリハビリテーション入門　プログラムの立て方とその評価の基本．治療，85：1625-1633, 2003.
4) 椿原彰夫：リハビリテーション治療・訓練処方．千野直一(編)，現代リハビリテーション医学，pp. 535-541，金原出版，2009.

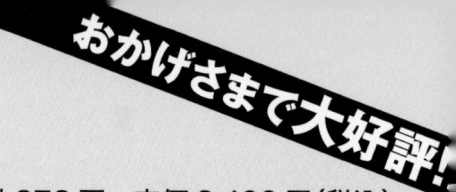

MB Orthopaedics 誌 **25** 周年記念書籍

おかげさまで大好評！

達人が教える外傷骨折治療

B5 判・2 色刷 272 頁　定価 8,400 円(税込)

執筆者には論文中に【コツ】、【落とし穴・注意すべき点】、【ワンポイントアドバイス】といった見出しの内容を盛り込んでいただきました．達人目線に近づける秘技が満載の書です！

項　目

A. 骨折治療総論
1. 骨折治療とバイオメカニクス ……………………… 渡部　欣忍
2. 開放骨折の評価と初期治療 ………………………… 吉田　健治
3. 骨折の急性期合併症とその対策
    1) 全身的合併症：肺血栓塞栓症、脂肪塞栓症候群 ……………… 新藤　正輝
    2) 局所の合併症：神経血管損傷、コンパートメント症候群 ……………… 平野　貴章, 別府　諸兄
4. 高齢者の脆弱性骨折治療における問題点 ……… 中野　哲雄

B. 部位別治療の実際
1. 鎖骨骨折 ……………………………………… 内野　正隆, 糸満　盛憲
2. 上腕骨骨折
    1) 上腕骨骨折（近位部、骨幹部、遠位部） ……… 長野　博志
    2) 肘関節周囲の小児上腕骨折 ……………………… 金　郁喆
    3) 高齢者の上腕骨近位部骨折
        ① 保存療法 ………………………………… 石黒　隆
        ② 手術療法 ………………………………… 井上　尚美
3. 前腕骨骨折
    1) 前腕骨骨折・脱臼 ……………………………… 中村　俊康
    2) 高齢者の橈骨遠位骨折
        ① 保存療法 ………………………………… 高畑　智嗣
        ② 手術療法 ……………… 高井　盛光, 長田　伝重, 玉井　和哉
4. 手根骨・中手骨の骨折 ……………………………… 長田　伝重
5. 高齢者の脊椎椎体骨折
    1) 保存療法 ………………………………………… 浦山　茂樹
    2) 手術療法 ………………………………………… 豊根　知明
6. 骨盤輪骨折 …………………………………………… 白濱　正博
7. 寛骨臼骨折 …………………………………………… 澤口　毅
8. 高齢者の大腿骨近位部骨折
    1) 大腿骨頚部骨折 ………………………………… 南澤　育雄
    2) 大腿骨転子部骨折 ……………………………… 市村　和徳
9. 大腿骨骨幹部骨折
    1) 大腿骨転子下・骨幹部骨折 …………………… 生田　拓也
    2) 人工股関節ステム周囲骨折 ………… 馬場　智規, 一青　勝雄
10. 顆部・顆上部骨折 ………………………… 大塚　誠, 田中　正
11. 人工膝関節周囲骨折 ………………………………… 佐藤　徹
12. 膝蓋骨骨折 ………………………………………… 森川　圭造
13. 脛骨プラトー骨折 ………………………………… 南里　泰弘
14. 脛骨骨幹部骨折
    1) 保存療法 ………………………………………… 日下部虎夫
    2) 手術療法 ………………………………………… 土田　芳彦
15. 足関節部骨折（果部、脛骨天蓋骨折） …………… 長谷川　惇
16. 踵骨・距骨骨折 ………………………… 瀬戸信一朗, 椎木　栄一
17. 足部の脱臼・骨折 ………………………………… 白仁田　厚

2013 年日整会総会・骨折治療学会
上位売上好評書!!

編集
糸満盛憲（九州労災病院院長）
戸山芳昭（慶應義塾大学教授）

（株）全日本病院出版会

http://www.zenniti.com
（刊行後は，各項目のキーポイントを閲覧できます．）

〒133-0033　東京都文京区本郷 3-16-4　電話(03)5689-5989　FAX(03)5689-8030
お求めはお近くの書店または弊社ホームページまで！

〈総論〉
Ⅳ．ADL・IADL の評価

園田　茂*

はじめに

リハビリテーション(以下，リハ)を行う際，その治療方法を選択するために，また，その治療方法が効果的であったのかを判定するために，患者の状況を客観的に評価・記録しなければならない．

リハでは，疾病そのもの，疾病・事故の引き起こした病理をある程度，または完全に改善させることができるなら，まずはそのように行う．障害が残存することが想定されるなら，障害の状態に応じたリハを行う．そのため，評価は機能障害，能力低下，社会的不利[1]のいずれの段階においても必要である．

ADL・IADL の評価としての特徴

ADL(日常生活活動(動作))は能力低下の範疇である．機能障害，能力低下，社会的不利の評価の特徴を**表1**にまとめる．ADL は機能障害の評価法と対照的に疾患特異性が低く，ほとんどの疾患でも同じ評価法を使って採点可能である．そして，社会的不利や QOL の評価法と異なり，採点者・患者に起因する採点誤差も少ない．すなわち，多彩な状況で精度良く評価できるのが ADL なのである．

ADL 評価表の推移

現在も用いられている各種の ADL 評価表が発表されてきたのは 1960 年代である．Barthel index[2]，Katz index[3]，Kenny self-care index[4]など枚挙にいとまがない．Barthel index は現在も FIM(Functional Independence Measure)[5〜7]と並んで頻用されており，後述する．Katz index は入

表1．機能障害，能力低下，社会的不利の評価の特徴

	機能障害	能力低下	社会的不利
疾患特異性	高い	低い	低め
個人差	小さい	小さい	大きい

浴，更衣，トイレに行く，移乗，排泄，食事という難しさの順が固定していると仮定した分類(入浴ともう 1 項目が介助なら C，入浴と更衣ともう 1 項目が介助なら D など)が特徴的であり，時に治験研究などで見かけることがある．

FIM

FIM は，ADL 評価を検討したアメリカのタスクフォース(1983〜1984 年)から生まれた評価表である[5)7]．その会議では Barthel index など既存の評価法を検討し，結局新たな ADL 評価法を作成することになり，FIM が作られた．ニューヨーク州立大学バッファロー校の Granger を中心としたグループが，入退院 ADL や疾患分類，生活情報など各種 demographic data を Uniform data set for medical rehabilitation というデータベースにまとめた．FIM はその ADL 部分である[6]．

日本では FIM version 3 が千野らにより翻訳され，1991 年に FIM 利用の手引き[6]が出版された．この version 3 の表紙には「COPY FREELY-BUT NOT CHANGE」と明記されている．アメリカでの FIM の version は上がっているものの，現在の FIM 日本語版はこの version 3 であり，これを学術使用するのであれば知的財産権上の問題は発生しないと考えられる[7]．

FIM の項目(運動 13 項目，認知 5 項目)，採点の原則を**表2**に示す．FIM はありのままの「している」ADL を評価する．7 点，6 点は 1 人で行って

---

* Shigeru SONODA，〒514-1295 三重県津市大鳥町 424-1　藤田保健衛生大学七栗サナトリウム，病院長

表2. FIM

a. 評価項目

セルフケア	食事 整容 清拭 更衣・上半身 更衣・下半身 トイレ動作
排泄コントロール	排尿管理 排便管理
移乗	ベッド・椅子・車いす トイレ 浴槽・シャワー
移動	歩行・車いす 階段
コミュニケーション	理解 表出
社会的認知	社会的交流 問題解決 記憶

b. 採点基準

運動項目	
7:完全自立	
6:修正自立	時間がかかる,補助具必要,安全性配慮
5:監視・準備	監視,指示,促し
4:最小介助	75%以上自分で行う
3:中等度介助	50%以上,75%未満自分で行う
2:最大介助	25%以上,50%未満自分で行う
1:全介助	25%未満しか自分で行わない
認知項目	
5:監視・準備	監視,指示,促し 90%より多く自分で行う
4:最小介助	75%以上,90%以下自分で行う

他の点数は運動項目と同じ基準

いる場合であり,誰かが何らかの理由でADL場面に同席しているなら,採点は5点以下となる.採点の詳細は成書[7]を参考にされたい.

Barthel index

Barthel index[2]は10項目からなる比較的シンプルなADL評価であり(表3),各項目が自立の場合の得点が統一されておらず,15点から5点まで重みづけられている.重みは臨床経験に基づいて決められている.原著には詳細な定義が記載されており,「車輪なし歩行器は良いが,車輪の歩行器は不可」など不可思議と思える部分もある.

Barthel indexが「している」ADLなのか,「できる」ADLなのかは少々混乱している.原著の序段に「必要とされた『実際の』身体介助の時間と量に基づいて」との記載がある一方,各項目の採点記載では「can(できる)」が使われている[2].

原著は自立が100点,全介助が0点の5点刻みである.Wade一派は20点満点すなわち,原法を5で割ったかたちで表現している[8]ので注意されたい.

表3. Barthel index

	自立	部分介助	内容
食事	10	5	食べ物を取って口にいれるまで.自己装着の装具・自助具は減点せず.普通の時間内でなければならない.きざむ必要があれば部分介助
椅子ベッド移乗	15	10 5	ベッドから起き上がることも含める.部分介助の10点は最小介助または監視の場合.5点は起き上がって座れるが移れない
整容	5	0	洗顔,整髪,髭剃り,歯磨きを含む.手すりは減点せず.差し込み便器なら空にしてきれいにできて10点
トイレ動作	10	5	乗り移り,服の上下,拭く,流す
入浴	5	0	浴槽,シャワーまたはスポンジバス
平地歩行	15	10 5	基準は50ヤード(46メートル).義肢・装具,杖,車輪なし歩行器は良いが,車輪の歩行器は不可.10点は軽介助,監視の場合.5点は歩けないが車いす操作可能
階段	10	5	手すり,杖を使っても良いが,杖は持ち歩けなければならない
更衣	10	5	靴紐,ファスナーも含める
排便コントロール	10	5	失敗しないかどうかと,座薬や浣腸を自分で管理できるか.5点は座薬・浣腸の介助か,時々の失敗
排尿コントロール	10	5	失敗しないかどうかと,集尿器を自分で管理できるか.5点は時々の失敗または集尿器の介助

ADL 評価の活用

ADL 評価はどう活用すべきなのだろうか. 障害の程度表現の共通語として使う, 個々の患者の経時変化の確認に使うのみならず, 患者群の ADL 得点の平均などを用いて群間比較を行うといった使い方も大切である.

日本でどの ADL 評価表が使われているかをうかがい知るための資料として, 回復期リハ病棟協会(旧:全国回復期リハ病棟連絡協議会)の実態調査[9]がある. 2012 年度の回収率が, 全回復期リハ病床の 69.6%にも及ぶ実情を反映している調査である. ADL 状況の回答を FIM で行った, すなわち FIM を使っている割合は年々増加し, 2012 年度には 80%を超えている(図1).

ADL の変化を変化期間(日数)で割って求める ADL 効率は, 群間比較の際に便利な指標である. ただし, その値が治療内容だけでなく, 患者の状態によって変化することを知っておくべきである. 例えば, 脳卒中患者の回復期リハにおいては, 発症後早期に回復期リハ病棟に転院してきて中等度レベルの ADL 能力の患者の FIM 効率が一番高くなる[10].

IADL

IADL(Instrumental ADL;手段的 ADL)は別名 APDL(Activities Parallel to Daily Living;生活関連動作)と呼ばれ, ADL よりももう少し動作の目的が広がったもので, 自らに関することのみならず, 周囲の人とかかわりのある動作である. 具体的には買い物, 調理, 洗濯, 電話, 薬の管理などが挙げられる.

IADL には定番の評価法がなく, 評価する場合には Lawton の評価法(電話の使用, 買い物, 食事の支度, 家屋維持, 洗濯, 外出時の移動, 服薬, 家計管理)[11], FAI(Frenchay Activity Index[12];食事の用意, 食事の後片付け, 洗濯, 掃除や整頓, 力仕事, 買い物, 外出, 屋外歩行, 趣味, 交通手段の利用, 旅行, 庭仕事, 家や車の手入れ, 読書, 勤労, 各 0~3 点, 日本でも標準化されている[13]), 老研式活動能力指標[14](はい 1 点, いいえ 2 点の 2 択採点)などから選ぶことになる.

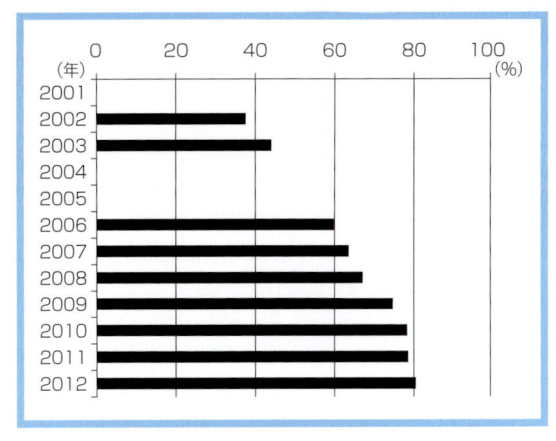

図 1. 実態調査返送者における FIM 採点率
回復期リハビリテーション病棟協会の実態調査では, ADL 得点に関し, 2001, 2004, 2005 年度は Barthel index でのみ回答を依頼し, 他の年度は少なくとも FIM または Barthel index での回答を依頼した.

文 献

1) WHO:International classification of impairments, disabilities and handicaps. WHO, Geneva, 1980.
2) Mahoney FI, Barthel DW:Functional evaluation; the Barthel index. *Md Med State J*, 14:61-65, 1965.
3) Katz S, et al:Studies of illness in the aged. *JAMA*, 185:914-919, 1963.
4) Schoening HA, et al:Numerical scoring of self-care status of patients. *Arch Phys Med Rehabil*, 46:689-697, 1965.
5) Granger CV, et al:Advances in functional assessment for medical rehabilitation. *Top Geriatr Rehabil*, 1:59-74, 1986.
6) 千野直一(監訳):FIM:医学的リハビリテーションのための統一データセット利用の手引き, 原書第 3 版, 慶應義塾大学医学部リハビリテーション科, 1991.
7) 千野直一ほか(編著):脳卒中の機能評価—SIAS と FIM [基礎編], 金原出版, 2012.
8) Wade DT, Collin C:The Barthel ADL index:a standard measure of physical disability? *Int Disabil Stud*, 10:64-67, 1988.

9) 全国回復期リハビリテーション病棟連絡協議会実態調査員会：2001 年〜2008 年全体調査の経年集計報告書，全国回復期リハビリテーション病棟連絡協議会，2009.
10) 園田　茂：高密度・高強度リハビリテーション：いかに行うか．リハ医学，43：739-742，2006.
11) Lawton MP, Brody EM：Assessment of older people：self-maintaining and instrumental activities of daily living. *Gerontologist*, 9：179-186, 1969.
12) Holbrook M, Skilbeck CE：An activities index for use with stroke patients. *Age Ageing*, 12：166-170, 1983.
13) 蜂須賀研二ほか：応用的日常生活動作と無作為抽出法を用いて定めた在宅中高年齢者の Frenchay Activities Index 標準値．リハ医学，38：287-295，2001.
14) 古谷野　亘ほか：地域老人における活動能力の測定；老研式活動能力指標の開発．日本公衆衛生雑誌，34：109-114，1987.

〈総 論〉
V. QOLの評価

新藤恵一郎*

QOLとは

近年の医学・医療の進歩は，単に疾病を治療・予防するだけでなく，患者の視点に立ったQOL(quality of life)の向上を求める方向へ向かっており，アウトカム研究の指標としてQOLは重要視されている．QOLに決まった定義はないが，「"健康"に生きること」と定義する考え方がある．これは，世界保健機関(WHO)による，「健康とは，単に病気ではないことではなく，身体的，精神的，および社会的に良好な状態を指す」という概念に基づいている．

QOL評価の目的

医療の分野でQOLが使われる際は，疾患によって影響を受け，医療によって変化していく患者の身体的・精神的・社会的な側面が着目される．そのため，個人の健康に由来するQOLに限定されたものを健康関連QOL(HRQOL；Health-Related QOL)と呼ぶ．HRQOLの特性として共通していることは，HRQOLは患者が感じるアウトカムである，ということである．患者が感じるQOLを測定するために，第三者が評定するのではなく，患者自身が自己判定し報告することが原則とされる．

QOL評価

QOL研究でよく用いられている代表的なQOL評価尺度を，**表1**に示す．QOL評価尺度には，選好に基づく尺度(効用型)と，健康を多次元的に測定するプロファイル型と呼ばれる尺度の2種類があり，さらには，プロファイル型には，包括的尺度と疾患特異的尺度がある．

選好に基づく尺度は，疾患にかかわらず，健康状態を0点(死)から1点(完全な健康)までの点数で一元的に算出(＝効用値)することが特徴的である．さらに，ある健康状態の効用値とその状態で生存した期間から，生命の質と延命の両面を考慮した「質調整生存年(QALY；Quality-Adjusted Life Year)」を求め，医療経済上の方針決定や治療選択に役立てられている[2]．

包括的尺度は，一般に健康といわれる人から様々な疾患を持つ人々まで共通して有する要素によって構成され，健康な状態から病気までのQOLを連続的に測定可能で，異なった疾患間での比較も可能である．SF-36(The 36-item short form of the Medical Outcome Study questionnaire)[3]が代表的である．SF-36は，8つの健康概念，すなわち「身体機能」「日常役割機能(身体)」「体の痛み」「全体的健康感」「活力」「社会生活機能」「日常役割機能(精神)」「心の健康」からなり，36の項目から構成されている．

疾患特異的尺度は，ある疾患に特異的な症状や変化を，より詳細に測定することを目的としている．**表1**に挙げた疾患特異的尺度の例をみると，「呼吸困難」や「疲労」(慢性閉塞性肺疾患；COPD)，「(がんやその治療に伴う)症状」(がん)，「手指機能」「家族・友人からの支援」(関節リウマチ)といった，各疾患によって生じうる症状などに特徴的な項目が設けられている．そのため，疾患特異的尺度は，包括的尺度と比べてQOL予測因子の検討，治療介入の効果判定，軽症患者のQOL低下の検出に優れているとされる[8]．なお，新しいQOL測定尺度を作成する手間を考えれば，既存のものをまず使用することが勧められる．

一方で，QOL評価尺度は，患者一人一人の

---

* Keiichiro SHINDO, 〒160-8582 東京都新宿区信濃町35 慶應義塾大学医学部リハビリテーション医学教室

表1. HRQOL測定尺度の例

		特徴		評価尺度	質問	領域
選好に基づく尺度		単一指標(効用値)算出		EuroQol (EQ-5D)[1]	5	5領域：移動，身の回りの管理，ふだんの活動，痛み／不快感，不安／ふさぎこみ
				HUI Mark Ⅲ[2]	12	8領域：視覚，聴覚，発話，意欲，痛み，移動，手先の使用，認知
プロファイル型	包括的尺度	標準値があり，健常者や他疾患との比較が可能		SF-36[3]	36	8領域：身体機能，日常役割機能 身体，体の痛み，全体的健康感，心の健康，日常役割機能 精神，社会生活機能，活力
	疾患特異的尺度	感度(反応性)に優れる，臨床的意義	脳卒中	SSQOL[4]	49	12領域：元気さ，家族生活，言語，移動，気分，性格，セルフケア，社会生活，思考・記憶，上肢機能，視覚，仕事
			COPD	CRQ[5]	20	4領域：呼吸困難，感情，疲労，病気による支配感
			がん	EORTC QLQ-C30[6]	30	機能：身体，役割，認知，情緒，社会，全般的QOL 症状：嘔気嘔吐，倦怠感，呼吸困難，痛み，睡眠障害，食欲不振，下痢，経済
			関節リウマチ	AIMS 2[7]	57	12領域：移動能，歩行能，手指機能，上肢機能，身の回り，家事遂行能，社交，家族・友人からの支援，痛み，仕事，精神的緊張，気分

HUI：Health Utilities Index
SF-36：The 36-item short form of the Medical Outcome Study questionnaire
SSQOL：Stroke specific QOL
COPD：慢性閉塞性肺疾患
CRQ：Chronic Respiratory Disease Questionnaire
EORTC QLQ-C30：The European Organization for Research and Treatment of Cancer QLQ-C30
AIMS 2：Arthritis Impact Measurement Scales 2

QOL評価には必ずしも十分ではないことが指摘されている[9]．つまり，「QOL評価＝QOL評価尺度で評価すること」ではない．QOL評価が患者の主観を重視するのならば，数値データだけでなく，患者それぞれの物語(narrative)に耳を傾け，それを記録することも重要なQOLの評価となる．また，「最近，変わったことがありましたか？」「いま，楽しいことは何ですか？」「目標にしていることは何ですか？」といった質問により，患者のQOLを知る手がかりが得られるであろうし，疾患特異的QOL評価尺度にみられる特徴的な領域を利用するのも良いだろう．さらに，Muldoonら[10]は，主観的な評価だけでなく，客観的な機能状態をあわせて，QOLを測定することを提唱している．すなわち，QOLは多面的に測定される必要があり，上で述べたQOL評価尺度は，その主観的評価に相当する．そのため，QOL評価は，目的とするQOLに感度の良いQOL評価尺度と，他の評価尺度(例えば日常生活動作；ADL)を組み合わせて使用することが勧められる．

留意点

QOL評価の留意点を表2に挙げる．QOLは，個人の価値観，社会，文化，環境などに影響を受け，時間経過によっても個体内での価値観が変化しうることから，QOL評価の結果の解釈は容易ではない．また，QOL評価尺度には，他のADLや抑うつの評価尺度などと似た項目が含まれるため，お互いに関連しやすいことに注意を要する．

筆者らが行った在宅脳卒中患者40例を対象とした，SSQOL(Stroke Specific QOL)[4]によるQOL研究を紹介する[12]．SSQOLは，脳卒中特異的な疾患特異的尺度で，12領域に分類され，各領域は3〜6個の質問，全部で49個の質問から構成されている．脳卒中に特異的な領域として，「言語」「性格」「思考・記憶」「上肢機能」「視覚」が含まれている．各項目を，1点(悪い)から5点(良い)まで1点刻みで採点し，その平均点を総スコアとする．結果，SSQOLの総スコアは，SIAS-motor合計点とは有意な相関がなく，FIM運動項目合計点と中等度の

表2. QOL 測定の留意点

QOL 全般	・研究者によって QOL の定義が異なる ・個人の価値観, 社会, 文化, 環境などに影響を受ける
QOL 測定尺度	・測定範囲が限られる(短時間で行えるように項目が選定) ・回答時の気分や心理状態に左右される ・感度と特異度 ・個人間での質問項目のとらえ方の違い ・時間経過による個体内での価値観の変化 ・代理者による回答ができないものが多い(代理者による回答に議論あり) ・他の客観的評価との関連が不明 ・データ欠測の取り扱いが困難 ・スコア変化の解釈や, 群間比較する意味 ・版権があるものが多い ・日本で開発された尺度は日本人に感度が高い反面, 外国と比較が困難
日本の特徴	・医師や看護師への信頼が厚い (悪い回答をすることによる不利益を避けるため, 真の回答をしない可能性がある) ・中間回答を好む ・家族との絆が, 友人や近隣の人より非常に強い ・宗教的なかかわりが少ない ・在宅での支援体制が不十分

(文献 10, 11 を基に作成, 一部改変)

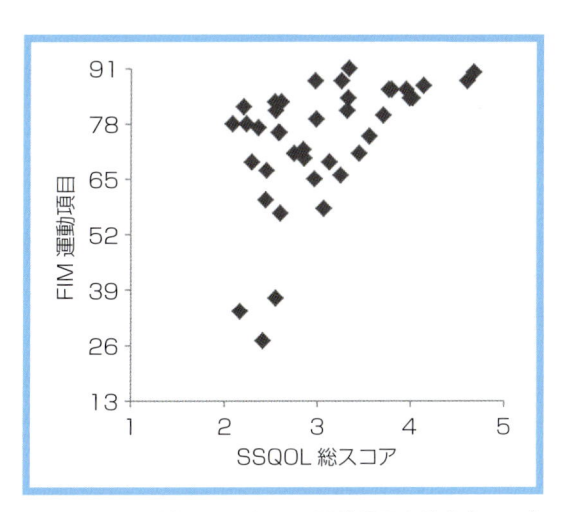

図1. SSQOL 総スコアと FIM 運動項目合計点(n=40) 中程度の正の相関を認めた(Spearman's rho=0.56, $p<0.01$).

(文献 12 より許可を得て引用, 改変)

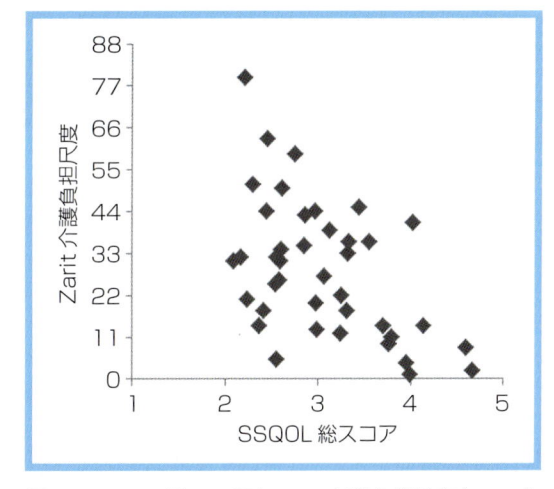

図2. SSQOL 総スコアと Zarit 介護負担尺度(n=40) 中程度の負の相関を認めた(Spearman's rho=−0.44, $p<0.01$).

(文献 12 より許可を得て引用, 改変)

正の相関(図1), 介護負担度と中等度の負の相関(図2)を認めた. すなわち, 在宅脳卒中患者のQOLは, 片麻痺の重症度とは相関せず, ADLの自立度および主介護者の介護負担と有意な相関があることが示された. この理由として, SSQOLには,「歩くのが難しかったですか?」「食事をするとき, 助けが必要でしたか?」のようなADLに関連する質問や,「自分が家族の重荷になっていると感じていました」のような介護に関する質問が含まれていることが影響したと考えられる.

リハプログラムにおける活用方法

QOL は, 患者が感じるアウトカムであるため, 機能障害や能力低下のような客観的な変化がみられにくい時期における変化や, 長期的アウトカムをとらえる尺度として有用である可能性がある. 上に紹介した在宅脳卒中患者の SSQOL に関する研究[12]においても, ADL の自立度が高くても SSQOL が低い症例や, SSQOL が低いにもかかわらず介護負担が重いとはいえない症例が幅広く分布しているのがみられた. そのような症例では,

QOLに寄与する可能性のある要因を個々に検討することで，QOLに対するアプローチを見いだせる可能性がある．また，QOLの予後予測因子として，脳卒中患者では，ADL，抑うつ，中枢性疼痛，経済状況が報告されているように[13]，身体・精神・社会的要因それぞれに対してリハ介入することは，結果としてQOL向上につながることが期待される．QOLの改善がみられた際に，例えばADLの改善を伴っていた場合は，ADL改善がQOLに与えた影響を考慮する必要があるため，QOL評価をする際には，他の評価もあわせて実施しておくことが重要である．

おわりに

患者の視点で効果を評価することと，EBM(evidence-based medicine)の両者を重視する流れから，研究の帰結としてQOLが測定される機会が増えている．しかし，QOLを評価するためには，QOL評価尺度だけにとらわれず，患者一人一人の物語りにも耳を傾ける必要がある．

文 献

1) 日本語版EuroQOL開発委員会：日本語版EuroQolの開発．医療と社会，8：109-123，1998.
2) 池田俊也，上村隆元：効用値測定尺度，萬代 隆(監)，QOL評価法マニュアル，pp.56-65，インターメディカ，2001.
3) 福原俊一，鈴鴨よしみ：SF-36 v2日本語版マニュアル，NPO健康医療評価研究機構，2004.
4) Williams LS, et al：Development of a Stroke—Specific Quality of Life Scale. *Stroke*, 30：1362-1369, 1999.
5) Guyatt GH, et al：A measure of quality of life for clinical trials in chronic lung disease. *Thorax*, 42：773-778, 1987.
6) 下妻晃二郎：がん，池上直己ほか(編)，臨床のためのQOL評価ハンドブック，pp.52-61，医学書院，2001.
7) Meenan RF, et al：AIMS2. The content and properties of a revised and expanded Arthritis Impact Measurement Scales Health Status Questionnaire. *Arthritis Rheum*, 35：1-10, 1992.
8) 岡崎哲也ほか：リハビリテーションにおけるQOL脳卒中．総合リハ，29：709-713，2001.
9) 出江紳一，鈴鴨よしみ：健康関連QOLとリハビリテーション．総合リハ，33：997-1002，2005.
10) Muldoon MF, et al：What are quality of life measurements measuring？ *BMJ*, 316：542-545, 1998.
11) 新藤恵一郎：QOL，越智隆弘(総編)，最新整形外科学大系 4リハビリテーション，pp.169-172，中山書店，2008.
12) 間川博之ほか：脳卒中特異的QOLスケールに関する検討．臨床リハ，14：684-689，2005.
13) Choi-Kwon S, et al：Factors that Affect the Quality of Life at 3 Years Post-Stroke. *J Clin Neurol*, 2：34-41, 2006.

Monthly Book MEDICAL REHABILITATION

好評タイトル一覧!!

<編集主幹>
宮野佐年(健貢会総合東京病院リハビリテーション科センター長)
三上真弘(帝京大学名誉教授)

各号定価 2,625円(税込)

ボツリヌス治療の各種疾患への応用　No.144

編集/木村彰男(慶應義塾大学教授)

Ⅰ．ボツリヌス毒素
　　構造，作用機序，種類
　　治療(総論)
Ⅱ．各種疾患に対するボツリヌス治療
　　眼瞼痙攣
　　顔面痙攣
　　痙性斜頸
　　小児脳性麻痺(上肢痙縮)
　　小児脳性麻痺(下肢痙縮)
　　脳卒中(上肢痙縮)
　　脳卒中(下肢痙縮)
Ⅲ．ボツリヌス治療とリハビリテーション
Ⅳ．ボツリヌス治療の将来
　　―今後の他疾患への応用の可能性

注目のボツリヌス治療のリハへの応用を解説!!

装具処方のポイント　No.142

編集/浅見豊子(佐賀大学診療教授)

装具処方における最近の話題
頚部痛に対する装具処方の適応
腰痛症の装具療法のエビデンス
上肢術後の装具療法―手外科手術後のセラピストが作製するスプリントを中心に―
リウマチの上肢装具
長下肢装具の種類と適応
脳卒中歩行病態と3D下肢装具療法
膝疾患に対する膝装具の選択について
小児の外反扁平足に対する足底板装具療法
靴型装具の構造と適応

装具をより適正に処方するために読んでほしい1冊!!

人工関節のリハビリテーション　No.139

編集/石田健司(高知大学病院教授)

肩関節人工骨頭・人工関節のリハビリテーション―早期運動療法，肩関節周囲筋の運動療法の工夫点やポイントを中心に―
人工肘関節のリハビリテーション
人工指関節置換術後のリハビリテーション
股関節人工骨頭・人工関節のリハビリテーション
人工膝関節のリハビリテーション
人工足関節のリハビリテーション
人工膝関節術後の疼痛管理
人工関節術前後の静脈血栓塞栓症予防とリハビリテーション
人工関節とスポーツ

上肢・下肢ともに機能改善のポイントがわかる!

腰痛予防とリハビリテーション　No.134

編集/志波直人(久留米大学病院教授)

総　論
腰痛予防に必要なバイオメカニクスの基礎知識
腰痛の診断
腰痛をきたす疾患
腰痛予防と理学療法
腰痛予防と作業療法
腰痛予防と腰痛体操
脳卒中片麻痺と腰痛予防
骨粗鬆症と腰痛予防
スポーツと腰痛予防

基礎的な内容から臨床まで網羅!

リハビリテーション医に必要な関節疾患みかたのコツ　No.130

編集/久保俊一(京都府立医科大学教授)

手指，手関節疾患
肘関節疾患
肩関節疾患
脊椎疾患
股関節疾患
スポーツに関連する膝関節疾患
加齢に伴う膝関節疾患(変形性膝関節症)
足，足関節疾患
RA上肢
RA下肢

それぞれの部位での診察のポイントがわかる!!

足部疾患のリハビリテーション　No.128

編集/芳賀信彦(東京大学教授)

リハビリテーション診療の理解に必要な足の構造と機能
リハビリテーション診療の理解に必要な足の画像診断
糖尿病足病変の理学療法
関節リウマチにおける足部病変とリハビリテーション―装具療法を中心に―
外反母趾の病態と保存的治療
足部のスポーツ障害と理学療法
足部の絞扼性神経障害の病態と保存的治療
脳性麻痺の足部病変の病態と治療
二分脊椎の足部病変の病態と治療
外反扁平足の病態と治療

病態・診断から装具治療や運動療法までわかりやすく解説!!

(株)全日本病院出版会

〒113-0033　東京都文京区本郷3-16-4
TEL：03-5689-5989　FAX：03-5689-8030

おもとめはお近くの書店または弊社ホームページ(http://www.zenniti.com)まで！

特集 もう悩まない！100症例から学ぶリハビリテーション評価のコツ

〈各論〉
Ⅰ．脳血管障害
症例1 急性期（軽度例）

山田　深*

ポイント

- 軽度例といえども，脳卒中の病型，発症機序を常に念頭に置き，症状が増悪するリスクを把握しておく．
- 患者の訴えを適切に理解しつつ，機能障害とそれに伴う能力低下を見逃さない．
- 発症前の ADL や IADL，職業や学業に関する情報は，やはりゴールの設定に不可欠である．
- 外来リハ通院（場合によっては，回復期リハ病棟・病院への転床・転院）が必要となるかの見通しを常に意識して対応する．
- リハの実施にかかる説明と同意に基づき，処方を行う．

症例

62歳，男性．突然に出現した左手の動かしにくさを主訴として，徒歩で来院した．右中心前回に限局する脳梗塞と診断され，精査加療目的で入院となる．翌朝の脳卒中科カンファレンスでの検討を経て，リハ医の診察となった．

さぁ，どうする？

1 情報共有

問診・診察の前に，病型や発症機序も含めた脳卒中の具体的診断に至った経緯，併存疾患についての情報を入手しておく．特に画像所見の理解は重要であり，梗塞あるいは出血の部位，慢性虚血性変化や陳旧性梗塞巣の有無，また，頚部を含めた血管の評価を押さえておく必要がある．さらに，血圧コントロールの状況，不整脈や心不全徴候の有無，虚血の進行や塞栓の再発を予防するための治療内容にも留意する．出血等の合併のために抗血小板療法や抗凝固療法を行えていないこともある．軽症といえども症状が増悪する場合があり，これらの情報はリハビリテーション（以下，リハ）を実施するうえでのリスクを総合的に判断する材料となる．

2 問診のポイントは？（表1）

意識障害の有無を確認しつつ，発症から入院までの経緯（現病歴）を照合し，患者の訴えを聞くことから問診は始まる．

表1．問診のポイント

1．現病歴	意識障害，高次脳機能障害のスクリーニングも兼ねて内容をチェック
2．自覚症状	病巣から予測される症状については特に詳しく
3．既往歴	運動に影響を及ぼす既存の機能障害の有無も含めて
4．病前の日常生活	ADL，IADL，歩行など
5．職業，学業，余暇の活動	具体的な作業内容，必要となる運動量や巧緻動作など
6．住環境	外来通院リハになった場合の交通アクセス

自覚症状とともに，具体的に生活のうえで困ることを聞き取る．動かしにくいという訴えがどのように動かしにくいのか，振戦などの不随意運動を伴うものなのか，症状の局在，感覚障害の有無と性状など，障害像を理解するために必要な情報を把握する．特に病巣から予測される症状，機能障害については念入りに聞き取るようにする．家族などの付き添いから情報を得ることも重要である．そして脳血管疾患の既往のみならず，運動器

* Shin YAMADA，〒181-8611 東京都三鷹市新川6-20-2　杏林大学医学部リハビリテーション医学教室，講師

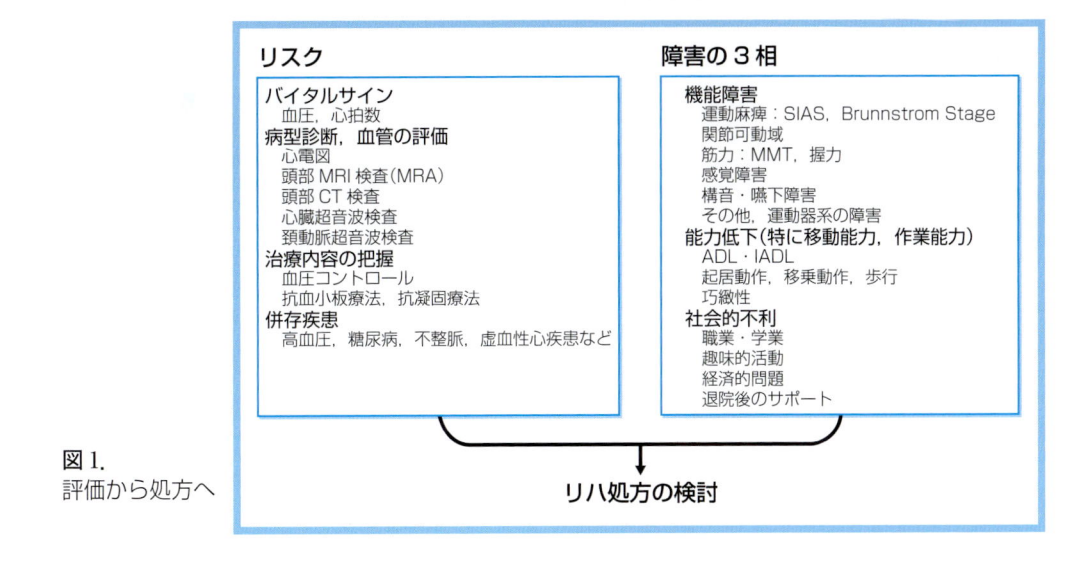

```
┌─────────────────────────────────────────────────────────────┐
│  リスク                      障害の3相                        │
│    バイタルサイン              機能障害                        │
│      血圧, 心拍数                運動麻痺：SIAS, Brunnstrom Stage │
│    病型診断, 血管の評価           関節可動域                     │
│      心電図                      筋力：MMT, 握力                │
│      頭部 MRI 検査（MRA）          感覚障害                     │
│      頭部 CT 検査                構音・嚥下障害                  │
│      心臓超音波検査               その他, 運動器系の障害          │
│      頸動脈超音波検査           能力低下（特に移動能力, 作業能力）  │
│    治療内容の把握                ADL・IADL                      │
│      血圧コントロール             起居動作, 移乗動作, 歩行         │
│      抗血小板療法, 抗凝固療法       巧緻性                       │
│    併存疾患                   社会的不利                        │
│      高血圧, 糖尿病, 不整脈, 虚血性心疾患など  職業・学業          │
│                                趣味的活動                     │
│                                経済的問題                     │
│                                退院後のサポート                │
│                                                              │
│  図 1.                                                       │
│  評価から処方へ            ⟶ リハ処方の検討                    │
└─────────────────────────────────────────────────────────────┘
```

系や呼吸循環器系など，運動に影響を及ぼす機能障害の有無についても聴取する．

さらに，発症前の生活の様子，住環境，職業・学業の状況を確認するとともに，家事動作などのIADLや，余暇の活動等を行ううえで生じうる問題点についても共通の認識を持つようにする．当然ながら，利き手の確認も必須である．リハ医としての症状の理解を患者に伝えながら，問診を進める．

3 診察のポイントは？

診察では，問診で得た身体にかかわる情報を実際に確認し，医学的観点から診断と治療に必要となる所見を得る．

まずはじめに，バイタルサインとして血圧，心電図モニターを必ず確認する．次に，脳神経所見，四肢体幹の運動・感覚障害といった機能障害レベルの評価を進め，さらに能力低下という視点から起居動作，歩行動作，上肢を使った動作などをチェックする．麻痺がごく軽度であっても，安静度の制限がない限り，必ず歩行の様子は確認する．離床の際は点滴などのラインの管理に留意しつつ心電図モニターにも注意を払い，四肢の動きのみならず，表情の変化も観察することが重要である．

4 本症例の概要

- 脳梗塞発症2日目．塞栓症の疑いで抗凝固療法を実施中
- もともとADLは自立しており，歩行も問題はなかった
- 高血圧および糖尿病で内服加療中
- 訪室時はベッド上で臥床，左前腕より持続点滴を留置
- 意識は清明で，見当識障害なし．構音・嚥下障害なし
- 左上肢に運動麻痺と感覚障害を認める．利き手は右側
- 妻，娘家族と同居．金融系の事務職

5 何を評価するか？

脳卒中急性期においても，機能障害，能力低下，社会的不利に分けて障害を捉える手法は変わらない．リスクを確認し，問題点を抽出したうえで，リハの適応を検討する（図1）．

これだけは外せない!!

1 リスク評価

- 脳卒中急性期では特にリスクの評価と管理が重要である．症状の増悪が予想されうるかどうか，病型診断，発症機序，画像所見，治療内容，併存疾患などから判断する．
- 脳梗塞の原因として動脈の解離を疑う所見はないか，動脈の高度狭窄等により脳血流が不安定になっていないか等を確認する．これらの場合，不用意に立位をとらせてはならない．

2 運動障害の評価

- 麻痺症状はSIAS（Stroke Impairment Assessment Set）運動項目[1]などの標準化された尺度や，Brunnstrom Stage[2]などを使って評価する．Barré徴候は錐体路障害の存在の有無を判断するために有用である．クローヌスやBabinski反射の存在，腱反射，筋緊張の左右差なども参考になる．

- 関節可動域，筋力についても，既存の障害がないかをチェックする．

3 感覚障害の評価

- 表在感覚だけではなく，位置覚などの深部感覚も巧緻運動の遂行に重要である．
- 視覚情報を遮断した状態で，手指や足趾の位置を回答させる．触圧覚も肢位の手がかりとなるので，診察手技には留意する．

4 移動能力・作業能力の評価

- 徒歩で来院した症例であっても，歩行の様子は必ず確認する．
- 臥位からの起き上がり，端座位保持，立ち上がり，立位保持（閉眼，開眼），タンデム立位，片側立脚，歩行の評価へと進める．歩容のチェックは左右の対称性に着目すると良い．
- 起き上がり方や手すりの使い方が適切でないと障害を重たく評価してしまうことがあるので，基本的な動作の介助方法は習得しておく必要がある．
- 書字，キーボードの使用，携帯電子機器の操作，箸の使用，ボタンの掛け外し，ファスナーの開閉，ペットボトルのキャップを開ける，財布からコインを取り出すなど，生活のなかの具体的な課題がうまくできているかを聴取する．

5 社会的背景

- 職業や学業，趣味の活動等，ライフスタイルに応じて必要となる具体的能力について，支障がないかを確認する．
- 退院後に外来でもリハを継続するかどうか，症状の経過を追って判断する必要がある．通院が必要となりそうな場合は，交通手段の確保や職務や学業との兼ね合いも検討事項となる．

- 左手指で温痛覚・触覚は軽度鈍麻．位置覚は正常
- 症状は軽度であり，短期での回復が十分に見込める

2. 移動能力・作業能力
- 起居動作は問題なく行うことができる．歩容は対称的で，バランスを崩すことなくスムーズに歩くことが可能である．すでに病棟内歩行を許可されており，持続点滴の管理が必要である以外に移動能力には問題なし
- 細かい作業は利き手である右手を中心に行い，左手も補助手としての使用が可能であったため，ADL は自立している．ただし，食事の際にお椀を左手で持ち上げることが難しいなど，不自由な点もある

3. 社会的背景
- 金融系企業で事務職を担当している．文書を作成することはあまりなく，キーボード入力についても必要性は高くない．書類等を持って移動することが多く，手荷物等を運搬する作業については非利き手である左手を使用する必要があり，耐久性の向上が求められる
- 市内在住で当院までの通院はバスで約 20 分を要する．職場まではバスと電車を乗り継ぎ，所要時間は約 1 時間である．なるべく早く仕事に戻りたいとの希望あり

4. リスク評価
- 血圧 141/71 mmHg，心拍数 82/分，脈の不整なし
- 頭部 MRI 検査：拡散強調画像で右中心前回に限局する高信号領域を認める．MRA では血管の明らかな狭窄，壁不整を認めない
- 頸動脈超音波検査：狭窄所見および不安定プラークなし
- 心電図検査：洞調律，虚血性変化を示唆する所見なし
- 心臓超音波検査：壁運動の異常なし．明らかな血栓なし
- 塞栓源は確定していないが，抗凝固療法を開始されている．易出血性に配慮を要する
- 心原性塞栓症である可能性を踏まえ，発作性心房細動などの不整脈の出現に注意する

評価をまとめよう!!

1. 運動・感覚障害
- 左上下肢運動機能
  SIAS 運動項目：上肢近位 4，上肢遠位 4，下肢近位 股関節 5，膝関節 5，下肢遠位 5
  握力：右 32 kg，左 19 kg
  四肢関節に明らかな可動域制限なし
  クローヌス，Babinski 反射は認めず．膝蓋腱反射およびアキレス腱反射は両側とも低下

いざ処方へ!!

適切な再発予防策がとられており，離床を進めるにあたっては一般的なリハの中止基準を適応すれば良いと判断した．左上肢の機能回復を促す目的で作業療法を実施することについて患者から同意を得たうえで，下記を処方した．

< OT >
- 上肢機能評価（簡易上肢機能検査；STEF[3] など）
- 関節可動域訓練（拘縮予防）
- 巧緻動作訓練（分離運動の促通，耐久性の向上，両手動作など）

※症状の回復に合わせて自主訓練を指導する．

※自宅退院の方向で調整を検討する．必要に応じて外来でもリハを継続する．

結果

急性期治療を終え，第 15 病日に自宅退院となった．上肢機能の回復は良好で STEF は 71 点から 90 点まで改善した．ごく軽度の症状は残存していたが，職務および生活上は大きな支障とはならず，患者からも要望がなかったために外来でのリハは行わないこととし，退院をもって介入を終了とした．

> **知っ得　サイドメモ**
>
> 麻痺症状が軽度である場合は，自然経過での回復もある程度期待できる．特に，非利き手の軽度の麻痺に対する急性期における機能訓練の必要性については，画一的な判断は難しい．それぞれの患者のニーズも踏まえた対応が求められる．一方，もともとの認知機能に問題があるケースなどでは症状自体に気づいていなかったり，生活上の支障に思考が及ばないこともあるので，ADL の低下につながりかねない場合は積極的な介入を検討する必要がある．いずれにせよ，正しいリスク評価のもとで問題点を抽出し，症状の変化を追い，目標を正しく設定すること，そして必要に応じて長期的なフォローにつなげることが脳卒中急性期リハの役割である．

文　献

1) 千野直一ほか（編著）：脳卒中の機能評価—SIAS と FIM［基礎編］，金原出版，2012.
2) Brunnstrom S：Movement therapy in hemiplegia, Harper & Row Publ, 1970.
3) 金子　翼：簡易上肢機能検査（STEF）—検査者の手引き，酒井医療，1986.

特集 もう悩まない！100症例から学ぶリハビリテーション評価のコツ

〈各 論〉
Ⅰ．脳血管障害
症例2 急性期（重度例）

杉山　瑶*

ポイント

・脳卒中急性期には，意識状態，バイタルサイン，神経症候の経時的評価が不可欠である．
・意識障害や高次脳機能障害による指示理解の障害は，その後のすべての評価や訓練の方針に影響を及ぼすため，他の項目に先立って評価する．
・全例で嚥下障害の存在を疑って嚥下機能評価を行い，経口摂取開始の判断や食形態選択を行う．
・患者の疲労等を考慮し，必要最小限の評価により的確に問題点を捉えることが望ましい．
・生活背景，病型・病巣部位，機能障害の評価結果などに基づき，患者の全体像を把握したうえで予後予測を行い，慎重かつ速やかに適切な転帰先を決定する．

症例

突然発症の左片麻痺で2時間後に救急搬送された70歳，女性．右中大脳動脈領域の広範な脳梗塞と診断され血栓溶解療法を施行されたが，症状が残存し，入院翌日にリハが依頼された．病前は独居でADL自立していたが，依頼時には重度の左片麻痺を認めている．

さぁ，どうする？

1 診察前のポイントは？（表1）

　脳卒中急性期の患者は意識障害を呈し，本人からの十分な病歴聴取は困難な場合が多い．ベッドサイドに診察に行く前に，まずは主科の依頼状やカルテからの情報収集を行う．特に病型や病巣部位は今後のリハビリテーション（以下，リハ）方針にも大きくかかわってくるため，画像検査結果は自分の目でしっかりと確認する習慣をつける必要がある．カルテを読んだだけでは足りないと感じた情報は，主治医や担当看護師に積極的に質問し，現状を把握したうえで診察に向かう．

2 診察のポイントは？（表2）

　病室に入った瞬間から診察が始まる．患者に話しかける前に，意識状態，表情や姿勢，挿入されているライン類などを大まかに確認しておくことが重要である．病室に入ってきたあなたに気づいて患者が会釈をしてくれたなら，それだけでも大切な所見である．意識障害のため意思疎通が難し

表1．診察前の情報収集のポイント

1．	病棟（集中治療室／Stroke Unit／一般病棟）
2．	依頼科（救急科／神経内科／脳神経外科／その他の科）
3．	発症日
4．	診断名，病型，病巣部位 ・脳出血／脳梗塞（アテローム血栓性／心原性／ラクナ）／くも膜下出血
5．	現病歴，治療経過 ・症状進行の有無 ・安静度指示と実際の活動度 ・飲水・摂食の状況 ・排泄管理の状況
6．	既往歴，併存疾患 ・高血圧，糖尿病の有無とコントロール状況 ・運動に影響を及ぼし得る心臓・呼吸器疾患の有無 ・腰痛やその他の骨関節疾患の有無
7．	発症前の生活状況，家族構成，家屋状況，経済状態 ・歩行の状態，認知症の有無，外出頻度 ・キーパーソン・介護者の有無 ・介護保険利用歴，身体障害者手帳の有無

くても，開眼していれば視線が合うか，痛み刺激への反応に四肢の左右差はあるか，評価できるポイントは少なくない．

---

* Haruka SUGIYAMA，〒221-0821　神奈川県横浜市神奈川区富家町6-6　済生会神奈川県病院リハビリテーション科

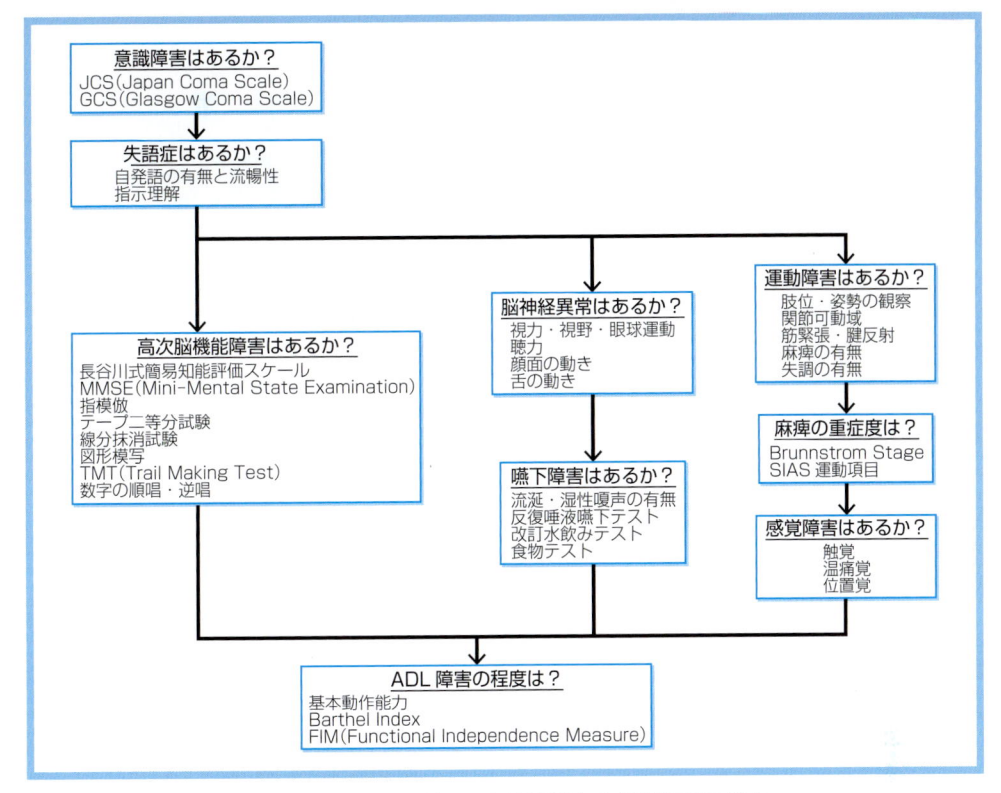

```
意識障害はあるか？
  JCS (Japan Coma Scale)
  GCS (Glasgow Coma Scale)
        ↓
失語症はあるか？
  自発語の有無と流暢性
  指示理解
        ↓
高次脳機能障害はあるか？     脳神経異常はあるか？      運動障害はあるか？
  長谷川式簡易知能評価スケール   視力・視野・眼球運動      肢位・姿勢の観察
  MMSE (Mini-Mental State      聴力                    関節可動域
    Examination)              顔面の動き               筋緊張・腱反射
  指模倣                       舌の動き                麻痺の有無
  テープ二等分試験                                      失調の有無
  線分抹消試験                      ↓                       ↓
  図形模写                                           麻痺の重症度は？
  TMT (Trail Making Test)    嚥下障害はあるか？         Brunnstrom Stage
  数字の順唱・逆唱              流涎・湿性嗄声の有無      SIAS 運動項目
                              反復唾液嚥下テスト              ↓
                              改訂水飲みテスト         感覚障害はあるか？
                              食物テスト                触覚
                                                      温痛覚
                                                      位置覚
                              ↓
                    ADL障害の程度は？
                      基本動作能力
                      Barthel Index
                      FIM (Functional Independence Measure)
```

図1. ベッドサイドでの急性期脳卒中初期評価の流れ

表2. 診察のポイント

1.	意識状態
2.	バイタルサイン
3.	高次脳機能 ・注意，失語，失行，失認，記憶
4.	嚥下機能
5.	運動機能 ・麻痺，失調，関節可動域，筋緊張，健側筋力
6.	感覚機能 ・触覚，温痛覚，位置覚
7.	基本動作能力 ・姿勢，バランス

- 訪室時はベッド上で臥床，経鼻胃管・膀胱内バルーンカテーテル留置
- 開眼しているが，顔は右の真横を向き，左側から声をかけても気付かない
- 右側から声をかけると視線が合い，自分の名前と年齢を答えられる
- 流涎はなく，唾液や喀痰の吸引もしていないが，湿性嗄声がある
- 右上下肢は指示に従い随意運動が可能
- 左上下肢は筋緊張が低下し，痛み刺激にも反応しない

3 本症例の所見のまとめ

- 発症2日目の右中大脳動脈領域の広範な脳梗塞
- 来院時心房細動があり，画像所見と合わせ心原性脳塞栓と診断
- 血栓溶解療法，抗浮腫療法が行われている
- 既往は高血圧のみ，病前の血圧コントロール状況は不明
- もともと屋内外独歩で家事自立，自宅は団地4階，エレベーターなし
- キーパーソンは徒歩圏内に暮らす長女

4 何を評価するか？（図1）

　まず意識状態を評価し，そのうえで指示理解が可能か否かを評価する．意識障害や失語症はその後の評価・訓練の進め方に大きく影響するため，適切に評価することが特に重要である．また，急性期には症状は刻一刻と変化していくため，繰り返し評価を行う必要がある．脳卒中による機能障害を総合的に評価する方法としては，NIHSS (National Institutes of Health Stroke Scale)，SIAS (Stroke Impairment Assessment Set)，FMA (Fugl-Meyer Assessment) などがあり，経時的評価にも有用である．

これだけは外せない!!

1 高次脳機能障害の評価

- スクリーニングとしては，① 口頭指示，② 模倣，③ 運動誘導の順に指示理解を評価．
- ナースコールが適切に押せていれば知的機能は概ね良好．

2 嚥下障害の評価

- 急性期には病巣部位にかかわらず全例で嚥下障害があると考える．
- まずは安全な姿勢(ギャッジアップ30°)，安全な食形態(とろみ付き水分，ゼリー)から評価を開始する．

3 運動機能の評価

- 発症からの麻痺の経時的な評価は機能予後の予測に極めて重要．
- 一般的な「離床許可(座位訓練開始)」の基準は，意識障害軽度(JCS 1桁)でバイタルサインと神経症候の悪化がないこと．
- ただし，離床の時期について現状ではガイドライン等で確立された基準はなく，病型に応じた再発・増悪リスクの評価に基づき，症例ごとに個別に検討を行う必要がある．

4 排尿・排便障害の評価

- 全身状態が安定した時点で可及的速やかに留置カテーテルを抜去し，自排尿を評価する．
- 急性期には低活動膀胱を呈することが多く，徐々に過活動膀胱へと変化する．
- 高次脳機能や運動機能の変化に伴い，① おむつ，② 尿器/差し込み便器，③ ポータブルトイレ，④ トイレのいずれの排泄手段が適切か，病棟看護スタッフの協力を得て評価する．

5 リスク管理

- 再発，増悪，出血性変化，てんかん，血圧・脈拍・血糖の変動など．

6 予後予測

- 改善の見通しについて患者・家族へ情報提供．
- 転帰先として，① 直接自宅退院，② リハ目的での転院，③ 療養目的での転院，④ 施設入所のいずれが適切かを総合的に判断する．

評価をまとめよう!!

1. **高次脳機能**
   - 指示理解：複雑な口頭指示にも従えるが，ムラがあり，注意が持続しない
   - 見当識障害あり，MMSE 17点
   - 病識：脳梗塞の診断は理解しているが，左片麻痺の病識はなし
   - 顔は常に右を向いており，誘導しても左は向けず正中までしか戻らない
   - テープ二等分試験：50 cmのテープで中央から右へ19 cmのずれ，SIAS視空間認知項目は0点
2. **嚥下機能**
   - 禁飲食で経鼻胃管留置中，湿性嗄声あり
   - 反復唾液嚥下テスト：30秒で1回
3. **運動・感覚機能**
   - 左片麻痺，SIAS運動項目(仰臥位での評価)はすべて0点
   - 左上下肢は痛み刺激にも反応しない
   - 四肢の関節可動域に制限はなし
   - 健側握力8 kg
4. **排尿・排便機能**
   - 膀胱内バルーンカテーテル留置中
   - 排便管理はおむつ使用，便意の訴えなく便失禁

いざ処方へ!!

　脳卒中急性期の重症例では，原則としてベッドサイドで臥床した状態から評価・訓練が始まる．離床許可後に座位の評価・訓練を行い，30分以上の車いす乗車が可能となった時点で初めて訓練室への移動が可能となる．しかし，特に上肢機能評価や高次脳機能評価は座位で行うことが前提となっているものが多く，複雑な指示や長時間の集中を要するものは結果の信頼性が低くなるおそれもあり，急性期には行いづらい．患者の疲労等を考慮し，行動観察を含めた必要最小限の評価で的確に問題点を捉え，処方を組み立てる必要がある．

～本症例の問題点～

#11 左片麻痺　#12 感覚障害　#13 高次脳機能障害(病態失認，半側空間無視など)　#14 嚥下障害　#15 排尿・排便障害　#21 ADL障害　#31 転帰先

＜PT＞

- 離床許可まで：関節可動域訓練，良肢位保持，

健側筋力訓練,体位交換
- 離床許可後:ベッドから車いすへの移乗,車いす自走訓練

<OT>
- 関節可動域訓練,良肢位保持,健側筋力訓練,ADL評価・訓練

<ST>
- 嚥下機能・食形態の評価,高次脳機能障害の評価・訓練
- 耐久性が向上したら,半側空間無視の評価としてBIT(Behavioral Inattention Test)などを検討

結果

本症例では左片麻痺,高次脳機能障害がともに重度であり,当面の目標として,基本動作の介助量軽減,車いすへの離床支援,座位耐久性の向上,3食経口摂取を挙げた.また,特に半側空間無視のある症例では頚部の関節可動域維持が姿勢や嚥下機能改善のためにも重要であり,本症例でも訓練に加え,病棟でのポジショニングの指導を行った.幸い出血性変化や脳浮腫の増悪等の大きな問題なく経過し,発症から1.5か月で上記目標を達成し,回復期リハ病院へ転院した.

知っ得 サイドメモ

脳卒中は現代日本においてなお生命にかかわる重大な疾患であり,まずは救命が最優先されることは言うまでもない.急性期からのリハや早期離床の重要性が一般に知られてきているとはいえ,患者・家族ともに「こんなに早くから体を動かすのは心配」「リハはもう少し状態が落ち着いてから」と訴えることも珍しくない.リハに伴うリスクについては十分説明するとともに,過度の安静は廃用につながり,関節拘縮,褥瘡,深部静脈血栓症,肺炎などの危険が高まることについても理解を促す必要がある.

文献

1) 脳卒中合同ガイドライン委員会:脳卒中治療ガイドライン2009.日本脳卒中学会ウェブページ(http://www.jsts.gr.jp/jss08.html)ダウンロード可能.
2) 日本リハビリテーション病院・施設協会ほか(編):脳卒中急性期治療とリハビリテーション,南江堂,2006.
3) 原 寛美ほか:脳卒中急性期に活用可能な評価スケール(連載).総合リハ,39(5〜8),2011.

特集 もう悩まない！100症例から学ぶリハビリテーション評価のコツ

〈各論〉
I. 脳血管障害
症例3 回復期（ゴールが歩行レベル）

辻川将弘*

ポイント

- 回復期病院入院時は家族からの情報収集の貴重な機会であり，問診に十分時間をかける．
- 入院時診察では，まず患者の様子をしっかり観察し，機能障害を予測する．
- 少なくとも高次脳機能障害，嚥下障害，片麻痺のレベル，感覚障害，体幹機能障害，基本動作能力はしっかり評価する．
- 診察結果から抽出した問題点に対し，さらに詳細な評価オーダーおよびリハ処方を出す．
- 退院時の予後を入院時点でしっかり予測することで，早期から自宅退院の準備ができ，退院までスムーズに進められる．

症例

右中大脳動脈領域の脳梗塞を発症した70歳，男性．急性期病院で加療され，4週間後に当院（回復期病院）へリハ目的に転院．患者や家族（60歳の妻）は自宅退院希望．

さぁ，どうする？

1 問診のポイントは？（表1）

脳卒中患者からの情報は，高次脳機能障害のため正確性に欠けることも多く，家族からの情報収集が重要である．診察は入院中いつでもできるが，家族はなかなか来院できないことも多く，家族が付き添う入院時は貴重な機会である．

1）発症時および転院時の機能・日常生活動作（ADL）

発症時や転院時の様子は，予後予測に重要である．転院時の機能が発症時に比べ回復傾向ならばその後も改善が期待できる．

2）発症前のADL

原因にもよるが，発症前のADL以上に戻すのは困難なことが多く，予後予測に重要である．

3）家族背景

表1に示す家族状況を聴取し，退院後に見守りや介助が必要な場合，家族がその役割を担えるかを推測する．

表1．問診のポイント

1.	発症時および転院時の機能・ADL
2.	発症前のADL
3.	家族背景 ・同居家族や，近隣に住んでいて介護可能な家族が何人いるか ・家族の仕事状況（出勤時間の把握） ・家族の健康状況（認知機能はどうか，介助が可能な体か，仕事や通院で家を離れる時間があるか） ・病前からの患者との関係性 ・経済状況
4.	家屋環境 ・マンションか一戸建てか（マンションの場合，エレベーターがあるかどうか） ・持ち家か賃貸か（改修ができるかどうか） ・階段など大きな段差があるかどうか ・トイレは洋式か和式か ・布団生活であったか，ベッド生活であったか

4）家屋環境

細かくは家族でもすぐに思い出せないことが多いが，表1のような大まかな内容を聴取し，自宅復帰に障害となるところを調べる．

2 診察のポイントは？（表2）

本格的な診察の前に，患者の様子を観察して機能障害を予測する．

---

* Masahiro TSUJIKAWA, 〒160-8582 東京都新宿区信濃町35 慶應義塾大学医学部リハビリテーション医学教室，助教

表2. 診察のポイント

1.	意識障害・失語 ・覚醒状態，ぼんやりさ加減，あいさつなどの会話
2.	高次脳機能障害 ・注意障害：診察中の落ち着き ・半側空間無視：顔の向き，麻痺側に対する反応 ・認知障害：指示理解，危険行動
3.	嚥下障害 ・湿性嗄声，痰がらみ
4.	感覚障害 ・麻痺側上下肢の管理
5.	体幹機能 ・車いす座位時の姿勢
6.	基本動作能力・ADL ・車いすの乗り換え ・病院到着時の更衣動作

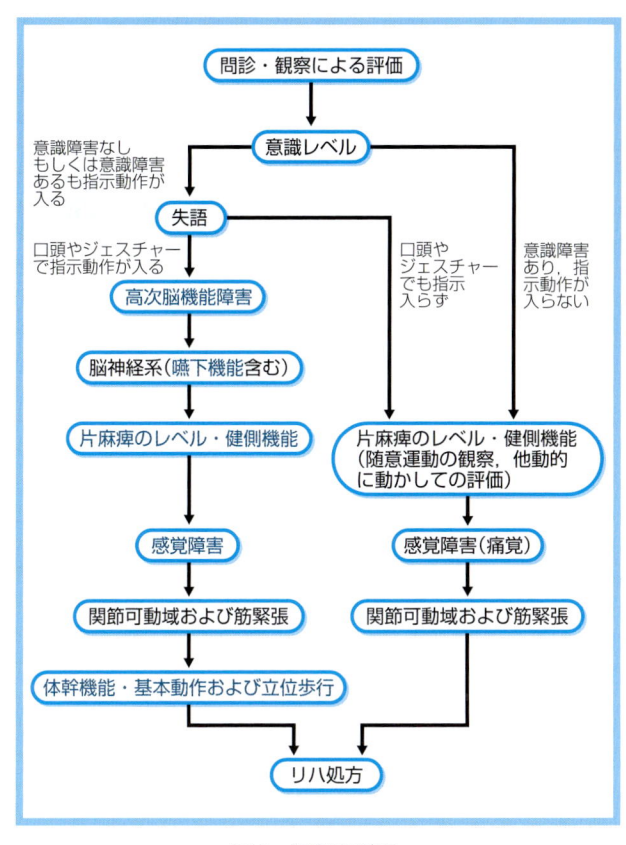

図1. 評価の流れ

1）意識障害・失語

意識障害や失語は診察結果の正確性に影響するため，その後の診察方法や内容を工夫する必要がある（図1）．意識障害はしっかり目を覚ましているか，ぼんやりしていないか，失語は挨拶や会話がしっかりできるかを判断の一助とする．

2）高次脳機能障害

注意障害や半側空間無視，およびそれらを内包する認知障害があると動作時の安全確認が不十分となり，院内での転倒リスクとなるとともに，家族の見守りなど介護負担となる．注意障害は話をしっかり聞いていられるか，キョロキョロして落ち着きがないか，半側空間無視は一方だけに顔を向けていないか，麻痺側にある物や人に気づけるか，認知障害は指示理解力，ブレーキ忘れなどの危険行動を観察する．なお，認知障害とは，失語・失行・失認・遂行機能障害のうち1つ以上と記憶障害があり，社会的・職業的機能の著しい低下，病前の機能水準からの著しい低下がある状態を指す[1]．

3）嚥下障害

嚥下障害があると，入院中は誤嚥性肺炎のリスク因子となり，退院後は胃瘻などの管理や特殊な形態の食事の準備など，家族への介護負担となる．湿性嗄声や痰がらみに注意する．

4）感覚障害

深部覚は歩行での足の位置や接地面の認識に重要である．重度障害では上下肢がどこにあるかわからず，管理が不十分となる．上下肢の位置が適切か，体や車いすに挟まれていないかを確認する．

5）体幹機能障害

体幹筋力やバランスは基本動作や歩行に重要である．車いす座位での麻痺側への傾き，自分で直そうとする様子の有無を観察する．

6）基本動作能力・ADL

入院時に基本動作能力やADL能力を観察する．例えば，外用の車いすから院内用に乗り換える際，立ち上がりや移乗動作をみられる．また，院内で外出用の衣服を脱ぐ際に，更衣動作を観察できる．診察で再度みようとしても，患者は転院搬送で疲れてできないことも多く，見逃さないようにしたい．

3　本症例の問診・診察所見のまとめ

- 発症時，左上下肢は全く動かなかった．転院時，ある程度動くようになったが，ADLは更衣，トイレ動作など全般に介助を要した
- 発症前ADLは自立し，屋外歩行も可能であった

- 妻と2人暮らし．妻は健康で認知も問題なく，1日6時間（9〜15時まで）パートに出る
- 持ち家，一戸建て．改修可能．居室は1階で，大きな段差なし．トイレ洋式．布団生活
- 診察時，しっかり覚醒しており，受け答えも可能．意識障害や著明な失語はなさそう
- 危険行動はないが，指示理解はやや悪く，認知障害の可能性あり
- 診察中，周りの雑音に気を取られることが多く，集中力に欠け，注意障害の可能性あり
- 麻痺側にあまり顔を向けず，麻痺側の物に気づかないことが多い．半側空間無視の可能性あり
- 痰がらみはなく，声もしっかり出ており，著明な嚥下障害はなさそう
- 麻痺側上下肢は適切な位置にあり，重度な感覚障害はなさそう
- 車いす座位での姿勢は傾くことはなく正中で，バランスは悪くなさそう
- 看護師1人での介助で車いすに移乗可能で，立ち上がり・移乗動作は軽介助．更衣動作は麻痺側上肢がうまく脱げず，背中からの衣服の引き抜きが困難で，中介助

4 何を評価するか？（図1）

- 意識レベル
- 失語
- 高次脳機能障害
- 脳神経系（嚥下機能含む）
- 片麻痺のレベルおよび健側機能
- 感覚障害
- 関節可動域および筋緊張
- 体幹機能
- 基本動作および歩行

これだけは外せない!!

SIAS（Stroke Impairment Assessment Set）[2]やFugl-Meyer 脳卒中後感覚運動機能回復度評価法[3]，NIHSS（National Institutes of Health Stroke Scale）[3]などが脳卒中総合評価尺度として多く用いられ，全体像の把握に有用である．しかし実際はそれらの所見すべてをとる時間がなかったり，またそれらの尺度のみでは必要な所見が不足してしまったりする．そのため，以下に示すような短時間でとれる所見を優先的に得ていく．

1 高次脳機能障害

＜認知障害＞

- 改訂長谷川式簡易知能評価スケール（HDS-R）[1]：20点以下で認知障害の疑い．
- MMSE（Mini-Mental State Examination）[1]：23点以下で認知障害の疑い．

＜注意障害＞

- 数唱

   順唱：6桁以上が正常，4桁がボーダーライン，3桁以下が異常．

   逆唱：順唱より3桁以上少ない場合，若年で3桁以下は異常．

- TMT（Trail Making Test）[1]

   Part A：注意の持続・維持・選択性の検査．64歳以下の平均84.5秒，65歳以上の平均218.0秒．

   Part B：注意の分配性・転換性の検査．64歳以下の平均117.0秒，65歳以上の平均326.6秒．

＜半側空間無視＞

- 模写・描画試験[1]：図形模写，時計描写，花の絵など．
- 線分抹消試験[1]：BIT（Behavioral Inattention Test）の基準では2本見落とせば異常．
- 線分二等分試験[1]：200 mmの線分で左右8 mm以上の偏りで異常．
- SIASの視空間認知項目：患者の前方に出された50 cmの巻尺の中央をつまませる．2回行って中央からのずれが大きいほうを採用し，ずれが15 cmより大きいと0点，15〜5 cmで1点，5〜2 cmで2点，2 cmより小さいと3点．

2 嚥下障害

- 反復唾液嚥下テスト（RSST；Repetitive Saliva Swallowing Test）：口腔内を湿らせたあと，空嚥下を繰り返す．30秒で2回以下が異常．
- 改訂水飲みテスト[4]（MWST；Modified Water Swallowing Test）：冷水3 mlを嚥下する．嚥下できるか，むせ，湿性嗄声，呼吸変化，追加嚥下が何回できるかを確認する．

3 片麻痺のレベル

下肢の片麻痺レベルは歩行能力の予後予測に重要であり，必須の評価項目である．指示動作を十分理解できていないと不十分な動きになるため，

非麻痺側も同様に動かしてもらって確認する．

＜SIAS の麻痺側運動機能項目＞

- **上肢近位テスト（Knee-Mouth Test）**：座位で麻痺側上肢を対側膝（大腿）上より挙上，肩を90°外転し，手を口まで運び，膝上に戻す．この課題が遂行できれば3～5点．これらをスムーズさで区別し，非麻痺側と同程度にスムーズなら5点，手が口に届かない場合，乳頭まで届けば2点，上腕二頭筋に収縮がなければ0点．

- **上肢遠位テスト（Finger-Function Test）**：母指から小指の順に屈曲，小指から母指の順に伸展する．3～5点は上肢近位テストと同様．全指の分離運動可能だが，屈曲伸展が不十分なら2点，わずかな動き，あるいは集団屈曲のみなら1A，集団伸展可能なら1B，ごくわずかな分離運動が可能なら1C，手指の随意性を完全に失っていれば0点．

- **下肢近位テスト（Hip-Flexion Test）**：座位で股関節を90°より最大屈曲する．3～5点は上肢近位テストと同様．足部がかろうじて床から離れれば2点，随意的な股関節屈曲が全くなければ0点．

- **下肢近位テスト（Knee-Extension Test）**：座位で膝関節を90°屈曲位から十分（-10°程度まで）伸展する．3～5点は上肢近位テストと同様．足部は床から離れるが，十分に膝関節を伸展できなければ2点，大腿四頭筋の収縮が全くなければ0点．

- **下肢遠位テスト（Foot-Pat Test）**：座位で踵を床につけたまま，背屈・底屈を3回繰り返す．3～5点は上肢近位テストと同様．前足部は床から離れるが，十分に背屈できなければ2点，前脛骨筋の収縮が全くなければ0点．

- **Brunnstrom Stage[3]**：上肢，下肢，手指をⅠ～Ⅵで評価する．Ⅰ：随意運動なし，Ⅱ：連合反応，Ⅲ：共同運動，Ⅳ：分離運動一部可能，Ⅴ：分離運動可能，Ⅵ：ほぼ正常．

- **Fugl-Meyer 脳卒中後感覚運動機能回復度評価法の上下肢随意運動項目**：上肢機能（肩／肘／前腕，手関節，手，協調性／スピード），下肢機能（股／膝／足，協調性／スピード）を評価する．

- **Barré試験・Mingazzini試験**：軽い麻痺をみるのに有効．Barré試験は手掌を上にして前方に水平挙上し，閉眼して保持する．麻痺があると回内，落下する．Mingazzini試験は仰臥位，股関節90°，膝関節90°屈曲位で両下肢を保持する．麻痺があると落下する．

4 感覚障害

患者によっては返答に一貫性がない場合もあり評価が難しいが，下記の評価項目を用いて軽度か重度かという程度には調べる．

- **SIAS の感覚機能項目（位置覚）**：上肢は示指か母指で，下肢は母趾で評価する．全可動域の他動運動でも動いていることがわからなければ0点，動いていることはわかるが，全可動域の他動運動でも正しい方向がわからなければ1点，中等度の他動運動で正しく方向がわかれば2点，わずかな他動運動でも方向がわかれば3点．

5 体幹機能障害

下記項目を用いて評価を行う．

- **SIAS の体幹機能項目（垂直性テスト）**：患者が座位を維持できなければ0点，常に側方に傾き，指示しても垂直位に修正することができなければ1点，指示して垂直位に座れれば2点，正常に座位をとれれば3点．

6 基本動作および歩行

起き上がり，座位保持，立ち上がり，立位保持，歩行能力をチェックする．介助量に合わせ，FIM（Functional Independence Measure）[2] like scale（7：自立，6：修正自立，5：監視，4：最少介助，3：中等度介助，2：最大介助，1：全介助）で表すとわかりやすい．

その他，診察しておくことが望まれるものとして，以下が挙げられる．

（1）**関節可動域**：肩関節，足関節は拘縮をきたしやすく，重要である．他動的関節可動域，痛みの有無・程度を評価する．

（2）**痙縮**：痙縮が強いと，歩行時にクローヌスを引き起こし，不安定性の原因となりうる．MAS（modified Ashworth scale）[3]などを用いて評価する．

（3）**併存疾患**：Comorbidity index[5]などでリハビリテーション（以下，リハ）の阻害因子となりうる疾患を把握しておく．循環器疾患や呼吸器疾患

は運動負荷やリハ中のリスク管理の観点から重要である。糖尿病は，リハ中の低血糖発作など，その加療がリスク要因であると同時に，インスリン自己注射の手技を患者や家族ができるかが自宅復帰に重要なポイントとなる．泌尿器系疾患は排尿，失禁，尿道バルーンに関連するため，家族への介護負担に直結する．

評価をまとめよう!!

1. **高次脳機能障害**
   - 認知障害：HDS-R 18点＝認知障害の疑いあり
   - 注意障害：数唱：順唱6桁，逆唱2桁＝注意障害あり
   - 半側空間無視：線分二等分試験：中央から5cm右へずれ＝左半側空間無視あり
2. **嚥下障害**
   - 改訂水飲みテスト：5(嚥下あり，むせなし，呼吸変化・湿性嗄声なし，追加嚥下運動が30秒以内に2回可能)＝嚥下障害なし
3. **片麻痺のレベル**
   - SIASの麻痺側運動機能項目：左片麻痺 Knee-Mouth Test 4, Finger-Function Test 4, Hip-Flexion Test 3, Knee-Extension Test 3, Foot-Pat Test 3＝中等度の麻痺
4. **感覚障害**
   - SIASの感覚機能項目(位置覚)：上肢2, 下肢2＝軽度の位置覚障害
5. **体幹機能障害**
   - SIASの体幹機能項目(垂直性テスト)：垂直性2＝軽度の体幹機能障害
6. **基本動作および歩行**
   - 立ち上がりや立位保持は手すりを用いてFIM like scale 5，歩行はFIM like scale 4

いざ処方へ!!

問題点をまとめると，以下のようになる．
#11 左片麻痺　#12 体幹機能障害　#13 感覚障害　#14 高次脳機能障害(注意障害・左半側空間無視・認知障害)　#21 歩行障害　#22 ADL障害　#31 家屋　#32 家族の介護力

これらの問題点に対し，焦点を絞ったより詳細な評価のオーダーとリハ処方を行う．

<PT>
- Trunk Control Test[6]による体幹機能評価
- 基本動作訓練・歩行訓練(左片麻痺・体幹機能障害・歩行障害に対する訓練)

<OT>
- STEF (Simple Test for Evaluating Hand Function)[3]による両側上肢機能評価
- 静的2点識別覚検査[3]・Semmes-Weinstein Monofilaments[3]による感覚障害評価
- 上肢機能・巧緻性訓練(左片麻痺に対する訓練)
- 基本動作訓練・ADL訓練(左片麻痺・体幹機能障害・高次脳機能障害・ADL障害に対する訓練)
- 家屋環境に関する情報収集

<ST(病院によってはOT)>
- RCPM (Raven Colored Progressive Matrices)[7]・コース立方体組合せテスト[7]・WAIS-Ⅲ (Wechsler Adult Intelligence Scale-Third Edition)[7]による認知障害評価・訓練

※このうちWAIS-Ⅲは時間がかかり，患者や療法士にかかる負担が大きい検査である．RCPMやコース立方体組み合わせテストを優先して行う．

- CAT (Clinical Assessment for Attention)[7]による注意障害評価・訓練
- BITによる左半側空間無視評価・訓練

これらに加え，看護師にADL評価を依頼する．特に夜間の排尿は大きな介護負担となるため重要である．ADLの評価にはFIMやBarthel Index[3]が用いられる．

結果

体幹機能はTrunk Control Testで87点／100点と比較的保たれており，退院時の身体機能面では歩行修正自立レベルが見込めた．しかしRCPMで軽度認知障害，CAT・BITにて重度注意障害および左半側空間無視を認めたため，歩行やADLで見守りを要すると考えられた．このため，リハや病棟生活での高次脳機能障害へのアプローチとともに，早期から家族への介助指導，家屋環境調整を行い，スムーズに自宅退院につなげることができた．

> **知っ得 サイドメモ**
>
> ＜自宅退院に向けての進め方のコツ＝家族の退院後の生活イメージを確認すべし＞
>
> 　家族のなかには，患者の状況を理解できず，不十分な介護イメージのまま，ただ漠然と「自宅でなきゃ」と考えている家族もいる．その場合，退院間際に実際の介護量を前にして「やっぱり自宅は無理，そんなに大変だと思ってなかった」となることも多い．まずは入院時に「自宅生活でどういう介護が必要となりそうか」などたずね，介護イメージが作れているか，予測される予後と介護イメージとの乖離を確認する．イメージが不十分ならば病棟やリハでの様子を見せ，実際に介助してもらい，必要な介護を実感させると良い．

文　献

1) 田川皓一(編)：神経心理学評価ハンドブック，西村書店，2004.
2) 千野直一ほか(編著)：脳卒中の機能評価—SIAS と FIM［基礎編］，金原出版，2012.
3) 岩﨑テル子ほか(編)：標準作業療法学　専門分野　作業療法評価学，第2版，医学書院，2011.
4) 聖隷三方原病院嚥下チーム：嚥下障害ポケットマニュアル，第3版，医歯薬出版，2011.
5) 里宇明元：併存疾患のとらえかた，浅山　滉ほか(編)，脳卒中外来リハビリテーション外来診療，臨床リハ別冊，pp.45-49，医歯薬出版，1997.
6) 田中正一，蜂須賀研二：評価と訓練—片麻痺；脳卒中を中心に—．総合リハ，30：615-619，2002.
7) 河村　満(編)：認知症　神経心理学的アプローチ，中山書店，2012.

〈各論〉
I. 脳血管障害
症例4 回復期(ゴールが車いす介助レベル)

鈴木幹次郎*

ポイント

- 回復期リハ病院入院時は，家族からの情報収集を詳細に行う．家族間で意見が異なる場合もあり，それぞれの意見をよく聴いて話し合ったうえで方針を決める．
- 嚥下障害が重度の場合は，今後の栄養摂取経路を適切に選択する必要があり，注意が必要である．
- 入院時の診察をしっかりと行ったうえで，重度の場合は4〜8週間後までの改善の推移を把握することが重要である．
- 初期に立てた目標やアセスメントからの変更点を吟味し，リハ内容の再検討を行う．
- 本人の気持ち，家族の気持ちをよく聴いたうえで，無理のない在宅生活が送れるように入院リハや退院準備を進める．

症例

くも膜下出血を発症した72歳，女性．急性期病院で手術加療され(左中大脳動脈動脈瘤に対する開頭クリッピング術)，胃瘻造設術を施行された後，発症後2か月に当院(回復期リハ病院)へ転院した．その後，水頭症を発症し，急性期病院へ転院してシャント術を施行後，再度当院へ入院した．右片麻痺，失語症，嚥下障害を呈している．78歳の夫と48歳の長女は施設入所を希望，45歳の次女は自宅退院を希望．

さぁ，どうする？

1 問診のポイントは？

脳卒中後の機能障害や日常生活動作(ADL)障害が重度の場合は，本人や特に家族の精神的ダメージが大きく，回復への大きな期待を持っている場合が多い．急性期病院での意識障害が重度であり，意識レベルが改善してくることで回復への希望を持ち，そのまま機能やADLが完全に回復していくものと期待していることが多い．

1) 発症時および転院時の機能・ADL

発症時や転院までの意識状態やvital signの推移の把握を行う．肺炎のエピソード，胃瘻造設時の様子などを把握する．

2) 発症前のADLや生活の様子

発症前のADL以上に戻すのは困難なことが多いが，趣味活動や関心事項などは聞いておく必要がある．

3) 家族背景

家族の状況を聴取し，退院後に多くの介助を要する場合に，家族がその役割を担えるか推測する．家族のなかで意見が異なることもあり，慎重に評価を行う．

4) 家屋環境

患者・家族が高齢の場合は，すでに介護保険を利用していたり，家屋改修を行ったことがある場合があり，現在の家屋の環境を聴取する．車いすでの生活が可能かどうか，家の周囲，家への出入り口，屋内の段差の様子などを念頭に置く必要がある．

2 診察のポイントは？

回復期リハビリテーション(以下，リハ)病棟入院の時点では，発症からの期間が短い場合も多く，また全身状態不良の状態がしばらく続いた後にようやく回復し始めたという場合もあり，発症直後から転院に至るまでの状態の変化をできるだけ考慮したうえで診察を行う．診察の項目・ポイントとしては，本誌p.33(〈各論〉I．脳血管障害 症例3 回復期(ゴールが歩行レベル))の図1，表2を参

---

* Kanjiro SUZUKI, 〒880-1111 宮崎県東諸県郡国富町大字岩知野字六江762 けいめい記念病院リハビリテーション科

照．意識障害，高次脳機能障害は，今後の予後予測の際にも重要である．また，胃瘻が造設された状態であっても，現在の嚥下機能をしっかりと評価し，今後の経口摂取の可能性について探る必要がある．転院時の評価で機能が不良の場合であっても，廃用の要素が強く，しばらくリハを行えば機能や ADL の改善を認めることも少なくない．

3 本症例の所見のまとめ

- くも膜下出血発症直後は意識レベルも保たれていたが，翌日に意識レベルが低下し，約 2 週間覚醒しなかった．その間に左中大脳動脈領域の脳梗塞を発症していた
- 右片麻痺は重度．意識レベルが回復したときは全失語の状態であったが，転院時は単語での指示理解が若干可能なレベルであった
- 端座位は不能で，移乗も全介助．セルフケアもほぼ全介助であった
- 喀痰は時々吸引の必要あり．随意的な嚥下は可能
- 尿意・便意は訴えなく，尿，便ともおむつ対応
- 夫と次女(独身，日中は仕事)との 3 人暮らし．長女は同市内在住で高校生と中学生の子どもを持つ
- 持ち家，一戸建て，改修可能．駐車場から玄関に上がるには 15 段の階段があり，ガレージの上に住居がある構造．居室は 1 階で，トイレ洋式，屋内には段差なし
- 同居の次女は在宅生活を希望しており，介護のために仕事を辞めて，自分が主介護者となるつもりである．ただし，本人が自分で排泄ができるくらいでないと，自宅では介護できないと考えている
- 夫は介護に対しては消極的である．長女も，夫(父)への負担が大きいことを考えると，在宅生活に関しては消極的

4 何を評価するか？

評価の流れは，本誌 p.33(〈各論〉I．脳血管障害 症例 3 回復期(ゴールが歩行レベル))の図 1 参照．

- 意識レベル
- 失語
- 高次脳機能障害
- 脳神経系(嚥下機能を含む)
- 片麻痺のレベルおよび健側機能
- 感覚障害
- 関節可動域および筋緊張
- 体幹機能
- 基本動作

これだけは外せない!!

回復期では，SIAS(Stroke Impairment Assessment Set)[1]，Fugl-Meyer 脳卒中後感覚運動機能回復度評価法[2]などが脳卒中総合評価尺度として多く用いられる．回復期リハ病棟では，数か月入院することができ，機能や ADL の予後予測が重要である[3]．退院後の移動手段は歩行か車いすか，ADL はどの程度まで改善するかなどを適宜予測しながら，リハ計画の立案や修正を繰り返す必要がある．嚥下障害の予後予測も詳細に検討されているが[4]，長期の嚥下リハにより経口摂取が可能となった例もあり[5]，個々の状態に合わせてアプローチすることが重要である．ADL の介助量が多く FIM(Functional Independence Measure)の点数が低い場合でも，環境調整や介護力の工夫で自宅退院できる場合もあり，FIM の点数に表れない病態・障害像も評価していく必要がある．

評価項目は本誌 p.34〜35(〈各論〉I．脳血管障害 症例 3 回復期(ゴールが歩行レベル))と同様である．嚥下機能評価で水飲みテスト[6]の際に，とろみ付きの水であったり，ゼリーなどの食物を用いる場合もある(フードテスト[6])．その際には経皮的酸素飽和度(SpO_2)の測定も行う．基本動作の診察の際には，長期臥床が続いている場合に座位をとらせると起立性低血圧を起こすことがあり，自他覚症状をチェックしながら血圧を測定する．栄養状態の評価も必要である．

評価をまとめよう!!

1. **高次脳機能**
   - 簡単な口頭指示には従えるが，複雑な指示は理解できない．自発語は聞かれない
   - 注意が持続しなかったり，注意が散漫になったりすることがある
2. **嚥下機能**
   - 反復唾液嚥下テスト(RSST；Repetitive Saliva Swallowing Test)[7] 1 回／30 秒
   - フードテスト(ゼリー小さじ 1 杯) 3b(嚥下あり，むせあり，湿性嗄声あり)
     SpO_2 は 97％で，嚥下後の SpO_2 の低下なし
3. **片麻痺のレベル**
   - 右片麻痺：SIAS 運動項目はすべて 1 点
   - 左手握力 4 kg

4. 体幹機能
   - SIAS の体幹機能項目：腹筋力，垂直性テストともに0（座位をとれない）
5. 排尿・排便機能
   - 尿意，便意ともになし．出た後もナースコールを押すことはできない

いざ処方へ!!

問題点をまとめると，以下のようになる．
#11 右片麻痺　#12 体幹機能障害　#13 感覚障害　#13 失語　#14 高次脳機能障害（注意障害）　#15 摂食・嚥下障害　#16 栄養不良状態　#17 排尿・排便障害　#21 基本動作能力低下（座位不能，歩行不能）　#22 ADL 障害（セルフケア全般）　#31 家族の介護力（家族の思い）　#32 家屋

これらの問題点に対し，評価とリハ処方を行う．

<PT>
- 基本動作（座位，体幹機能を含む）の評価および訓練
- 健側筋力強化訓練
- 関節可動域の維持・改善
- 呼吸機能の改善（痰の喀出）

<OT>
- 上肢機能・巧緻性訓練
- 基本動作，ADL 訓練
- 認知機能訓練（注意機能など）
- 家屋環境に関する情報収集

<ST>
- 失語症の評価および訓練
- 適切なコミュニケーションの方法をチーム全体へ伝える．
- 嚥下機能の継続評価および訓練

これらに加え，看護師に ADL 評価を依頼する．排尿，排便チャートの記入を行い，また排尿後の残尿の有無をチェックする．栄養不良の状態に対し，活動性と考え合わせて栄養サポートを行う．

忘れてはならないのは，本人・家族のそれぞれの思いを傾聴することである．スタッフ全体として，家族への介護指導，本人・家族に対する精神的サポートをするように意思統一をはかる．また，家屋環境として，実際に車いすで生活できる状況かどうかを家族から詳しく聴取する．

結果

本症例は入院時には，片麻痺，失語が重度であり，胃瘻造設状態，ADL 全介助の状態であったため，在宅生活は困難と感じるスタッフが多かった．家族の意見もまとまっていないため，入院時には自宅退院か施設入所かは決めることはできず，入院リハを開始した．時間がかかることを予想し，入院期間は 5〜6 か月を想定して，入院後 2 か月頃に退院先を決定することとした．

<入院 2 か月後の状況>
(1) 高次脳機能
- 複雑な指示も理解可能．単語での発語が可能．笑顔も多くみられるようになった．
- FIM 認知項目のコミュニケーションは 1 点から 2 点に改善した．

(2) 嚥下機能
- RSST 2 回／30 秒．間接および直接嚥下訓練を施行し，嚥下造影検査にて評価したうえで，ゼリー 1 個／日の摂取が可能になった．胃瘻からの経管栄養は継続

(3) 片麻痺のレベル
- SIAS 運動項目 1 レベルで依然重度

(4) 体幹機能
- 数秒間の端座位が可能．車いす乗車が 1 時間程度可能となった．

(5) 排尿・排便機能
- 尿意，便意が出現したが，曖昧でおむつへ排泄

(6) 家屋環境
- 居室を変更し，縁側から昇降機を使って車いすで出入りできることは確認できた．しかし，駐車場から 15 段の階段を昇降する手段をどのようにするか，検討を要した．

自宅退院への決断：家族は改善を感じてはいるものの，自宅退院は難しいのではないかと感じていた．次女も気持ちとしては家に帰してあげたいけれど，自分が希望していたほどの改善は得られず，消極的であった．ここで主治医がこれまでの回復の程度をみていると，あと 2〜3 か月後にはさらなる改善が見込め，自宅退院も可能ではないかと説明した．その後も家族内で話し合いが行われ，また後日，夫，長女，次女へと個別に話す機

会を設け，不安な気持ちを傾聴しつつ，これまでの経過と現在の病状，今後も改善が見込めることを繰り返し説明した．看護師や医療ソーシャルワーカーからも介護の状況や退院後に利用できるサービスなど，具体的に退院後の生活を想定して説明し，対処法を一緒に考える姿勢を伝えた．この頃，本人の意思表示が具体的にできるようになり，「家に帰りたい」という切実な思いを訴えた．そこで，家族も決断し，自宅退院を目指す方針となった．

自宅退院を決めたものの，夫は介護へは消極的．次女も自分は仕事を辞めずに夫（父）が介護できるのでは，と考えるようになった．結局，いずれも胃瘻の注入手技や排泄介助などの在宅介護の練習をしようとせず，再度長女も含めて，夫，次女へも意思を確認しながら自宅生活への準備を行った．

入院4か月後には，さらに改善を認めており，昼食（嚥下食）も介助での摂取が可能となり，移乗も1人の介助者で可能となった．2語文程度での会話も可能となり，夫も介護への自信がつき積極的に参加するようになった．

退院後のサポート検討：玄関前の段差に関しては，可搬型階段昇降機のレンタルを計画し，専門の業者より指導を受け，病院内の階段で繰り返し練習を行った．病棟でも看護師が熱心に介護指導を行い，胃瘻からの経管栄養注入，口腔ケア，排泄の介護などが可能となった．

経過中，誤嚥性肺炎を認めたものの治療により改善した．その後も禁食とはせず，楽しみ程度の経口摂取は継続ができた．家族および本人を含めた連帯感が感じられるようになり，再入院後6か月（発症後1年）で自宅へ退院した．訪問看護，訪問介護，訪問リハを導入し，次女は仕事を辞めずに，家族が協力して介護にあたることとなった．

入院時FIMは18点（運動13点，認知5点），退院時FIMは32点（運動20点，認知12点）．

退院後数か月で他院へ入院し，残念ながら亡くなった．その後に家族が訪ねてこられ，次のようにお話しされた．「本当にあのときに家に帰ることができて良かったです．母も本当に喜んでおり，家にいる間は幸せそうでした」．

知っ得 サイドメモ

<家族の思い，本人の思い>

退院後の生活をイメージさせようと思っても，なかなかスムーズにいかないことも多い．本人としては家族に迷惑をかけたくないと思うことも多い．在宅生活をあきらめかけていても，適切な予後予測[3]を行い，スタッフ間でのディスカッションを行ったうえで，今後の可能性や様々な選択肢を示してあげることにより，思い直すこともある．家族のなかでも個人で考えが異なることもあるので，単に「家族の意見をまとめてきてください」というのではなく，まず本人がどのように思っているのか，家族のそれぞれがどう思っているのか，何が不安なのか，などについて丁寧に傾聴しながら対応策などを提案し，本人・家族の意見をまとめる手助けができるようにしたい．

文献

1) 千野直一ほか（編著）：脳卒中の機能評価—SIASとFIM［基礎編］，金原出版，2012．
2) Fugle-Meyer, AR：The post stroke hemiplegic patient. 1. A method for evaluation of physical performance. *Scand J Rehab Med*, 7：13-31, 1975.
3) 道免和久（編著）：脳卒中機能評価・予後予測マニュアル，医学書院，2013．
4) Oto T, et al：Predicting the chance of weaning dysphagic stroke patients from enteral nutrition：a multivariate logistic modeling study. *Eur J Phys Rehab Med*, 45：355-362, 2009.
5) 里宇明元ほか（監修）：摂食・嚥下リハビリテーション 50症例から学ぶ実践的アプローチ，医歯薬出版，2008．
6) 才藤栄一：平成13年度厚生科学研究補助金（長寿科学研究事業），「摂食嚥下障害の治療・対応に関する統合的研究」総括研究報告書，pp.1-17，2002．
7) 小口和代ほか：機能的嚥下障害スクリーニングテスト「反復唾液のみテスト」(the Repetitive Saliva Swallowing Test：RSST)の検討．リハ医学，37：375-388, 2000.

〈各論〉
I. 脳血管障害
症例5 生活期（介護度が非常に高い例）

近藤 健*

ポイント

- 介護度が非常に高いと予測される患者においては，在宅介護の可否をできるだけ早めに判断し，生活期リハおよび介護計画を立案し準備する．
- 在宅介護を選んだ場合も，機能障害，能力障害，社会的不利，QOL を評価する．
- 在宅生活期リハは，終末期リハ，そして患者の死まで続く長い時間軸に沿って逐次評価が必要であり，自宅や通所施設，短期入所施設など生活の場が同時に多数存在することが多く，時空的な多次元の評価が必要である．
- リハ関連職だけでなく，家族，介護関連職など多くの人々の協働チームで支援する必要があり，多職種担当者の評価情報の収集が必要である．
- 生活期リハにおいて，リハ提供者側は脇役であり，主な舞台は自宅でかつ主役は患者・家族であり，その意向を最も尊重して評価すべきである．

症例

50歳，男性．脳出血（右皮質下から基底核）となり，血腫除去術を施行し2か月後，温泉地に立地する回復期リハ病院に転院した．しかし，2か月間半のリハを行ったものの麻痺が重度で，経鼻経管栄養，意思疎通はうなずく程度で ADL が全介助状態のままであり，妻が自宅介護を希望し，その可否を検討するため，自宅に近くて回復期リハ，在宅医療を行っている当有床診療所に転院となった．

さあ、どうする？

在宅生活期には，多種多様な医療・リハビリテーション（以下，リハ）・介護サービスがあり，環境によって大きな影響を受ける．まず，当院の関連事業を提示しておく．当院は小さいながらも，表1で示す各種の在宅医療・リハ・介護に必要なサービスを自ら提供して支援しており，PT，OT，ST は，合計20数名が在籍している．当院自前の支援チームの存在を前提として，以下述べることにする．

1 問診のポイントは？（表2）

介護度が非常に高い患者の在宅生活期を見据えた準備期においては，本人に問診し，希望，意向を確認することが重要であるが，本人に問診することが不可能なことが多く，家族からの情報が重要である．しかし，必要な様々な情報を医師が自らすべてを収集することは不可能である．また，

表1. 当院の関連事業

- 在宅医療（在宅支援診療所）
- 外来リハ（脳血管障害I，運動器I）
- 入院リハ（有床診療所19床，短期療養生活介護としても利用）
- 訪問看護（訪問看護ステーション）
- 訪問リハ
- 通所リハ
- 通所介護
- 居宅介護支援事業（ケアマネージャー）
- 訪問介護
- 短期入所生活介護（ショートステイ）
- 福祉機器レンタル
- 介護付き有料老人ホーム（特定施設入所者生活介護48床）

各関係職種の担当者が同じことを患者・家族に何度も問いただすことは，非効率であり，かつ失なったもの，できなくなったこと何度も聞くことにもなり，精神的に苦しめることになりかねず，分担して問診し情報収集をはかる．また，個人・家族

* Ken KONDO，〒324-0058 栃木県大田原市紫塚3-2633-10 だいなリハビリクリニック，院長

表 2. 問診で収集すべき情報

- 本人・家族の希望, 意向
- 体調, 合併症, 精神状態, 認知機能
- 家族関係, 経済的状況, 介護力
- 生活歴, 学歴, 職業歴
- 価値観, 人生観
- 性格
- 家屋, 居住環境
- 介護保険, 福祉資源の利用可能状況

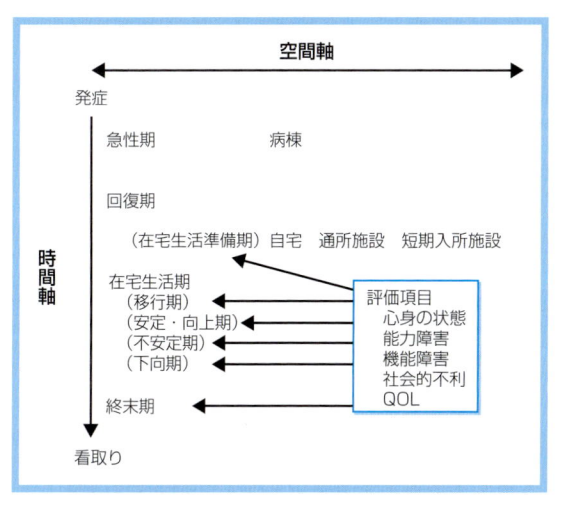

図 1. 介護度が非常に高い患者の評価の流れ

である. また, 患者・家族が発する言語と自らも気がつかない深層心理とに乖離があったり, 建前を言い本音を隠していることもあり, リハ医は態度, 口調, 表情など非言語的コミュニケーションで本心を読み評価する技術も必要となる.

3 本症例の所見のまとめ

ここでは時間軸を固定して準備期として, 空間軸も固定して当有床診療所入院時における病棟での所見をまとめる.

- 心身の医学的状況
  - 時折喘鳴があるが, 吸引にて消失・発熱なく全身状態は落ち着いている
  - 降圧薬, 抗てんかん薬を服用しているが, リハに支障となるような合併症はない
  - 患者が自分の障害についてどのように考えているかは詳細不明で, 認知機能はかなり低下していると推察され, 表情, 非言語的訴え等からうつ状態ではなさそう
- 機能障害
  - 左半身の自動運動困難, 足クローヌス(+)
  - 左上下肢の関節に拘縮がある
  - 右下肢の随意運動可能だがスムーズな運動が困難
- 能力障害
  - FIM はすべての項目で 1 点
  - 構音, 嚥下障害が重度で経鼻経管栄養
  - 寝返りは全介助
  - 端座位は中等度介助, 20 分程度可能
  - 立ち上がりは中等度介助
- 社会的不利
  - 奥さんと 2 人暮らしで奥さんとの愛情関係は良好
  - 奥さんは介護休暇で休職中
  - 居住環境は当院から 10 km の持ち家で田園地域
  - 当面経済的には苦しくなさそう
  - 身体障害者手帳申請済み

関連情報は信頼関係によって聞けること聞けないことがあり, 信頼関係の構築が重要である. 収集した情報は院内イントラネットに入力し, 情報を共有できるようにしており, 毎週行う入院患者カンファレンスにおいて情報を検討し, 分析している.

2 診察のポイントは?

準備期を含めて在宅生活期においては, 患者の心身の状況を常に診察する必要がある. そのうえで機能障害, 能力障害, 社会的不利という基本的リハ評価法を念頭に置いて, その結果としての生活の質(QOL)の評価を行うのが現実的と思われる. 当症例は比較的若い患者であり, リハに支障をきたすような合併症はないが, 高齢者においては, 内科的合併症, 整形外科的合併症, もともとの認知能力低下などのために在宅介護が困難な状況も多い. 在宅生活期には長期にわたる評価が必要であり, 時間軸に沿った経時的評価が大きな意味を持つ. さらに生活期の生活の場は自宅だけではなく, 通所施設, ショートステイなど短期入所施設であったりと, 時空的な多次元の評価が必要

4 何を評価するか? (図1)

介護度が非常に高い患者において, 回復期リハから在宅生活期リハに移行するための評価は, 医学, 介護, 社会環境的因子まで多岐にわたる. 在宅介護が可能と判断することができたなら十分な準備を行い, 実際に在宅生活に移行しその生活に患者・家族が適応するための生活調整の支援, さらに生活維持期の向上期, 長期の在宅生活期が幸運にも可能であったとしても徐々に日常生活動作(ADL)が低下する不安定期, 下向期, 終末期となり, 在宅看取りとなることを考慮して機能障害,

能力障害，社会的不利，QOLを評価し，患者・家族の気持ちを逐次評価し，最善の対応を検討するのがリハ医の理想であろう．QOLの評価は，標準化した評価表を用いて個々の患者・家族の生活満足度を評価しきれるものではなく，生活満足度を自分自身でも自覚がなかったり，言葉として表せなかったり，医療・介護支援者に本当の気持ちを言えない人も多く，長い付き合いのなかで本音を話してもらえる信頼関係を築くことが重要であり，心理を推察することも必要である．

これだけは外せない!!

介護度の重度の患者在宅生活期にリハ的に放置すれば，寝たきり状態になるのは時間の問題である．在宅生活期を支えていくためには，在宅医療，在宅リハ（通所リハ，訪問リハなど），在宅介護の他方方面からの支援が必要である．できればリハ医が自ら在宅医療を行い，患者の状況を評価し家族，各職種担当者からの評価情報を収集し，回復期リハ期以上の多職種でチームでのリハ・介護チームの協働が必要である．

評価をまとめよう!!

当院入院時における在宅介護に向けての評価をまとめよう．

- 機能障害，能力障害ともに重度でありADL上，常に介助が必要である
- 発症後4か月半を経過して，経管栄養でADL全介助である
- 50歳と年齢が若く，長期的には改善の余地は残されているものの短期間での改善は不可能である
- 自宅退院後の主介護者は妻であり，介護施設入所か在宅介護かを悩んでいるが，在宅介護を希望しており，覚悟さえあれば在宅介護は可能と思われる
- 在宅介護になれば長期の生活期リハが必要である
- 介護者が妻1人であり，介護負担軽減のために介護保険などによる介護支援が必要である

いざ処方へ!!

在宅生活期リハは長期戦であり，医療，リハ関連職，介護，福祉職域を超えた知識・技術を持った専門職が一体となってかかわるべきものであり，リハ専門医が現場監督のごとく，すべてを把握してすべてのリハ処方を指示監督することは不可能であり，リハ的支援は専門職以外の関係者を含めて情報共有し現状を分析し，正しい方向性を出し，責任の所在を明確にし，リハ支援チームを導くという姿勢が肝要である．

結果

当院に転院後，発語が徐々に多くなり，ADLの介助量がわずかであるが軽減し，妻が仕事を辞めて介護に専念するとの覚悟を決め，在宅生活期の準備を進めた．転院1か月後，胃瘻造設目的に近くの病院にて胃瘻造設を行い，その1か月後，自宅退院となった．当院より在宅医療を行い，通所リハを週に2回，訪問リハを週に1回利用した．退院後，本人が経口摂取の希望が強くなり，自宅退院2か月後，嚥下支援センターのある病院の耳鼻科で内視鏡嚥下検査を行い，誤嚥の危険性が高く経口摂取は不可能との評価であった．しかし，経口摂取の希望が強く，危険性を納得していただき，まずは少量からの嚥下リハを行うことにしたところ，経口での摂取量が徐々に増えて，通所リハでも全量経口摂取するようになり1年後，胃瘻ボタンを除去した．その他の身体機能も徐々に改善があり，集中的リハの希望が妻よりあり，半年に1回程度，2週間限定の入院リハを当院にて行っている．発症後5年間経過した現在，支柱付き短下肢装具を使用し，排便は妻の介助でトイレまでなんとか連れて行けるようになっている．最近，足関節の尖足，痙性が悪化しボツリヌスの注射目的に1週間ほどの入院リハを行った．

> **知っ得 サイドメモ**
>
> 患者・家族にとっては，回復期リハはたとえれば全速力で駆け抜ける100m程度の助走にすぎず，退院はゴールではない．さらに，入院から在宅介護の移行期に飛び越えなければならないクリークが存在し，クリークを無事に飛び越え，スタートラインに立てたとしても，その後に長い在宅リハのマラソンコースが待っており，サポートするのが在宅生活期リハの使命である．また，生活期のADLは生活のほんの一部に過ぎず，多くの時間を余暇の時間，家族とともに人生をそれなりに楽しむ時間として使えるのであり，単にADLの良い悪いで自宅生活期の良し悪しを評価できる単純なものでもない．

> **押さえ得 サイドメモ**
>
> 機能障害，能力障害，社会的不利は1980年にWHOが提唱した障害者分類であり，臨床的に利用しやすい．2001年に障害者分類ではなく生活機能分類の分類法が提唱されたが，臨床的には利用しづらい．

文 献

1) 日本リハビリテーション病院・施設協会ほか（編）：地域リハビリテーション白書3，三輪書店，2013．
2) 大田仁史：リハビリテーション入門，IDP出版，2012．
3) 日本リハビリテーション病院・施設協会ほか（編）：維持期リハビリテーション，三輪書店，2009．

〈各論〉
Ⅰ. 脳血管障害
症例6 生活期（ゴールが復職）

蜂須賀明子*

ポイント

- 早いタイミングから，自宅退院のみでなく，社会復帰や復職を問題点として挙げる．
- 作業内容や作業環境，傷病期間，復職条件など情報収集を行う．
- 高次脳機能や自動車運転の評価を行う．
- 退院時は，本人や家族，職場の上司，産業医・産業保健師，リハ関係者による復職支援ミーティングを開催する．

症例

右放線冠の脳梗塞（BAD；Branch atheromatous disease）を発症した49歳，男性．左下肢筋力低下の症状出現後，2日目に大学病院を受診し緊急入院．翌日（発症後3日）リハ依頼．ごく軽度の左片麻痺のみ，今後は警備員として復職を希望．

さぁ，どうする？

1 問診のポイントは？（表1）

復職が目標となる症例は，麻痺は軽度で，回復期病院を経ずに直接自宅退院や社会復帰となるケースも多い．早期の日常生活動作（ADL）自立が見込める場合，急性期から自宅退院に加え，復職を含めた社会復帰についても検討する．一般的な病歴と，職業歴（作業内容や作業環境を含む），自動車運転歴に関しても聴取する．

1）家族背景や家屋環境

同居家族や，ベッドやトイレなどの家屋環境について確認する．自宅退院や復職を見据え，家族のサポート体制や，住宅改修の必要性，立地（坂道，階段，公共交通機関からのアクセス）なども考慮して聴取する．

2）発症前の職業歴

発症前の職業，雇用形態，作業内容，作業環境，傷病期間，休職中の収入，通勤手段（駐車場からデスクまでの経路もチェック）を確認する．不足情報は，早めに本人や家族に調べてもらう．発症前

表1．問診のポイント

1．家族背景や家屋環境
・同居家族の有無，家族構成
・玄関のアプローチ（段差の有無），居室，階段，ベッド，トイレ，立地（坂道，階段，公共交通機関からのアクセス）など
2．発症前の職業歴
・発症前の職業，雇用形態，役職，作業内容，作業環境，通勤手段，勤務態度
・傷病期間，休職中の収入
3．発症前の自動車運転歴
・自動車運転免許の有無，運転歴，事故歴，今後の運転希望，運転の必要性

の性格や勤務態度もわかるとなお良い．

3）発症前の自動車運転歴

自動車運転免許の有無，運転歴，事故歴，今後の運転希望やその必要性を把握しておく．

2 診察のポイントは？（表2）

ADLが自立するか，また社会復帰は可能か，難易度の異なる2つの視点で評価する必要がある．

1）失語や構音障害

失語症や構音障害の有無，日常生活での口頭コミュニケーション能力をみる．社会復帰では，電話応対が可能であれば合格レベルといえる．

---

* Akiko HACHISUKA, 〒807-8555 福岡県北九州市八幡西区医生ヶ丘1-1 産業医科大学医学部リハビリテーション医学講座，助教

表2. 診察のポイント

1. 失語症・構音障害	・日常生活における口頭コミュニケーション（挨拶, 基本的欲求, 応用的会話） ・社会生活における電話対応
2. 視野・半側空間無視	・眼球運動, 対座法での視野検査, 線分二等分検査, 顔の向き, 食事の食べ残し, 移動など
3. 高次脳機能障害	・失語, 失行, 失認など（古典的） ・記憶障害, 注意障害, 遂行機能障害, 社会的行動障害（行政的） ・社会技能が保たれているか, 注意の集中や維持, 自発性の欠如, 易怒性の有無
4. 身体機能	・麻痺の程度, 移動の自立度とその方法, 床からの立ち上がり
5. 日常生活動作	・食事, 整容, 更衣, トイレ動作, 入浴など ・書字, 病棟での時間の過ごし方（趣味などへの取り組み）

2）視野, 半側空間無視

視力異常や視野欠損, 半側空間無視の有無を確認する. 軽度の障害でも, 復職や自動車運転に影響する可能性がある. 眼球運動や対座法での視野検査, 線分二等分検査, 食事の食べ残し, 車いす操作や歩行など入院生活の観察を行い, 病変部位とあわせて慎重に判断する. 必要時は, 眼科で視野検査など精査を行う.

3）高次脳機能障害

古典的には失語・失行・失認などが知られている. 近年, 厚生労働省の規定する高次脳機能障害は, 特に記憶障害, 注意障害, 遂行機能障害, 社会的行動障害の4症状を指し, 外傷や脳血管障害後の日常生活や社会生活に支障をきたし, 適切な診断やリハビリテーション（以下, リハ）介入の必要性が注目されている[1)2)]. まず, 社会技能が保たれているか, 注意の集中や維持ができるか, 自発性や易怒性の有無などを観察する.

4）身体機能

麻痺の程度や, ADL, 応用動作を確認する. 特に, 床からの立ち上がりや片脚起立, 継ぎ足歩行は, 限られた場所や時間でも簡便に応用的な能力を知ることができる.

5）ADL

診察室だけでなく, 病棟の様子を観察することで, 他患者との交流や食事, 入浴, 書字や趣味への取り組みなど, ADLおよびIADLにかかわる能力について多くの情報を得ることができる.

3 本症例の所見のまとめ

- 妻と長女の3人暮らし. 自宅はアパート5階でエレベーターあり, ベッド生活
- 職業は, 民間警備会社警備員（正社員）. 警備会社を拠点とし, 契約施設の定時巡視や, 緊急時の対応を行う. 自動車移動で歩行距離は長くない
- もともと穏やかな性格で, まじめな勤務態度であった
- 疾病による休職は必要期間（最大1年程度）認められている. 会社からは, 必要に応じて配置転換や障害者枠雇用を利用した復職も可能といわれた
- 普通自動車運転免許あり, 自動車運転は通勤や仕事に必要であった. 事故歴なし
- 診察時の受け答えは良好で, 理解や注意集中や持続も面談上は問題ない
- 対座法で視野障害なし. リハ場面では, 左半側の見落としが疑われる場面あり
- 歩行は, わずかに左足のひきずりを認めるが, つまずきはない
- 入院生活は自立し, 右利きで書字や箸使用に問題はない

4 何を評価するか？

- 高次脳機能障害
  自動車運転適性評価
- 片麻痺のレベルおよび健側機能
- 基本動作および歩行, 耐久性
- ADL

これだけは外せない!!

復職前評価や自動車運転適性の判断のため, 高次脳機能評価を行う. 全症例でフルスタディを行う必要はなく, 問診や入院生活の行動観察, 病変部位, 職業内容に合わせて, 検査を組み立てる. また軽度の片麻痺では, 通常の徒手筋力検査に加えて, 器械での筋力測定, 歩行耐久性など定量的な評価を実施すると, 適切な病態把握およびリハ効果の確認に役立つ.

1 高次脳機能障害

スクリーニングとして, 知能はMMSE（Mini-Mental State Examination）, 記憶は三宅式記銘力検査, 注意はTMT（Trail Making Test）がよく用いられる.

＜自動車運転＞

半側空間無視はBIT（Behavior Inattention

Test)でスクリーニングを行う．脳血管障害患者において，TMTやReyの図，CAT（特にTapping Span backward）などは運転適正判断や路上運転評価に有効とされる[3]．また，簡易自動車運転シミュレーションも臨床応用されつつある．現時点で運転再開の判断は，医療機関での神経心理学的検査や簡易自動車運転シミュレーションで基準を満たし，教習所における路上評価で安全性が確認できることが望ましい．

2 片麻痺のレベルおよび健側機能

1）片麻痺評価

- **Br. stage（Brunnstrom Recovery Stage）**：本邦で最も用いられる片麻痺評価であり，上肢，手指，下肢をⅠ～Ⅵで評価する．Ⅰ：弛緩性麻痺，Ⅱ：連合反応，Ⅲ：共同運動，Ⅳ：分離が一部可能，Ⅴ：分離運動可能，Ⅵ：ほぼ正常．各段階の区別が不明瞭だが，片麻痺の概要を捉えるのに適している．

- **SIAS（Stroke Impairment Assessment Set）**：本邦で考案された包括的評価である．評価尺度が統一されており，座位で簡単に実施できる．Br. stageと比較して，特に軽度な麻痺を簡便に捉えるのに適している．

- **Fugl-Meyer脳卒中後感覚運動機能回復度評価法**：国際的に最も広く使用されている包括的評価で，上肢（66点），下肢（34点），バランス（14点），感覚（24点），他動的関節可動域／関節痛（88点）から成り，点数が大きいほうが機能は良好である．

2）健側を含めた筋力評価

- **定量的筋力測定：握力，HHD（Hand-Held Dynamometer）**：徒手筋力テスト（MMT；Manual Muscle Test）に加えて，上肢は握力測定，下肢は起立歩行に重要な腸腰筋や大腿四頭筋等をHHDで定量的評価を行うと良い．MMT 4～5の場合も，健側や他者と比較した定量的な評価や，治療効果の確認に役立つ．

3 基本動作および歩行，耐久性

1）歩行機能

- **FAC（Functional Ambulation Classification）**：国際的に用いられる機能的歩行分類である．1：機能的歩行不能（平行棒内レベル）～6：歩行自立まで6段階に分類される．

- **TUG（Time Up and Go Test）**：歩行機能だけでなく，椅子からの立ち上がり，快適で安全な歩行，方向転換，腰かけるという一連の動作を観察し測定する．簡便に動的バランスと歩行能力を評価でき，20秒以内では歩行自立，30秒以上の場合多くの移動課題で介助を要する傾向にある．60歳代の健常高齢者では平均8.1秒である．

- **10 MWT（10 Meter Walk Test）**：簡便で，信頼性に妥当性に優れ，感度の良い歩行機能評価で，60歳代の健常高齢者の快適歩行速度では1.25～1.43 m/secである．

- **6 MWT（6 Minuite Walk Test）**：運動耐久性を調べる検査であり，できる限り速く歩くよう指示し，歩いた距離が指標となる．60歳代の健常高齢者では6 MWTは400～700 m程度である．

4 ADL

- **BI（Barthel Index）**：基本的ADLの10項目の自立度を2～4段階に評価し，すべて自立していれば100とする．BI 90以上は自宅退院が可能とされるが，社会復帰に際してはBI 100でも不十分な場合がある．

評価をまとめよう!!

1. **高次脳機能障害**
   - MMSE 30/30
   - 自動車運転適性評価：BIT 144/146，TMT-A 21秒，TMT-B 60秒，Reyの図 模写36/36，再生32/36，CAT 正常範囲

2. **片麻痺のレベルおよび健側機能**
   - NIHSS 0点，左 Br. stage 上肢Ⅵ，手指Ⅵ，下肢Ⅵ，SIAS FF5 FP5
   - 上肢 Fugl-Meyer 60/66点，STEF 右91点，左71点
   - Barre 徴候（R/L）－/＋，MMT：上腕二頭筋 5/5－，腸腰筋 5/5－，大腿四頭筋 5/5－
   - 握力（R/L）：50 kg/29 kg，HHD（R/L）：Quad 532N/330N

3. **基本動作および歩行，耐久性**
   - 片脚起立（R/L）：33秒/8秒，FAC：6（歩行自立），独歩安定しているが左下肢にわずかな跛行あり
   - TUG 11.7秒，10 MWT 0.81 m/s，6 MWT 315 m

4. **ADL**
   - BI 100

NIHSS：National Institute of Health Stroke Scale
STEF：Simple Test for Evaluating Hand Function

いざ処方へ!!

復職を見据えて，問題点をまとめる．
#1 左片麻痺　#2 筋力低下　#3 耐久性低下
#4 歩行障害　#5 自宅退院　#6 復職

<PT>
- 床からの立ち上がり，バランスマット上のスクワットによる下肢筋力強化
- 走行，階段昇降，不整地や坂道を含む屋外歩行による歩行訓練

<OT>
- 復職に向けた書字訓練，パソコン訓練

<その他>
- ドライビングシミュレーター

結果

左握力 29 kg→31 kg，左大腿四頭筋の筋力は HHD 330→460N，6 MWT：315 m→420 m へ向上し，左下肢の跛行は消失して歩容は正常化し，30分以上の屋外歩行や走行も可能となった．高次脳機能評価やドライビングシミュレーターはいずれも正常範囲であり，医療機関における自動車運転再開適正評価では自動車運転可能と判断した．上記結果を説明し，まず家族同乗で慎重に運転を再開するよう指導した．身体障害者手帳は該当せず，障害者枠の復職は除外した．第 47 病日に自宅退院．約 2 か月の自宅療養期間を経て，監視室中心の業務へ配置転換となり復職した．

知っ得 サイドメモ

復職に何らかの配慮が必要な場合は，本人や家族，職場の上司，産業医，リハ関係者による復職支援ミーティングの開催を検討する．病状すべてを知らせることが本人にとって不利になる場合もあるため，事前に何をどこまで会社側に伝えるか，患者の意向を確認する必要がある．ミーティングを通し，神経心理学的評価や病変部位を踏まえた医学的見解を示し，何が得意で，何が苦手か，共通の認識を持つことは，配置転換や作業内容の工夫，周囲の理解につながり，円滑な復職を助ける．

押さえ得 サイドメモ

復職が問題となることが多い若年発症の脳血管障害は，一般的な動脈硬化リスク因子に加えて，先天性要素や二次性高血圧など特有のリスク因子を鑑別に評価し，再発予防を行うことが重要である．本症例は，難治性高血圧，年齢に比し高度な動脈硬化所見（頸動脈の硬化，深部白質病変など），血液検査で低カリウム血症を認め，精査の結果，原発性アルドステロン症の診断に至った．

文献

1) 蜂須賀研二：高次脳機能障害のリハビリテーションと職場復帰．認知神経科学，13：203-208，2012．
2) 岡崎哲也：高次脳機能障害の評価と指導．蜂須賀研二ほか（編），実地医家に役立つリハビリテーションの知識と技術，pp. 78-87，医歯薬出版，2009．
3) 加藤徳明：高次脳機能障害者の自動車運転再開．Jpn J Rehabil Med，50：105-112，2013．

〈各論〉
Ⅰ．脳血管障害
症例7　慢性期の上肢麻痺例

新藤悠子*

ポイント

- 従来，慢性期における片麻痺の回復は乏しく，特に重度上肢麻痺はアプローチが困難とされてきたが，近年，脳科学に基づいたニューロリハが注目されている．
- ニューロリハの手法は，適応を十分検討したうえで，従来のリハと組み合わせることによって，機能回復や実用度の向上に寄与することが期待される．
- 麻痺や痙縮の程度に加え，日常生活での麻痺側上肢の使用度も確認する．
- リハ訓練時だけでなく，日常生活の動作で麻痺手を使用することが大切であり，これなしには新しい治療の長期的な効果は乏しい．

症例

発症後6年経過した右被殻出血，左片麻痺の47歳，男性．開頭血腫除去術を施行され，急性期加療後，入院リハを施行し，自宅退院した．ADLは非麻痺側による代償にて修正自立，歩行は杖・短下肢装具使用して屋外歩行レベル．今回，麻痺側上肢機能の改善を目的に当科に入院した．

さぁ，どうする？

1　問診のポイントは？

　一般に，慢性期の上肢機能障害のリハビリテーション(以下，リハ)の目的は，二次障害の予防・改善と，麻痺側上肢を日常生活で適切に使うように汎化して，上肢機能の維持，回復をはかることにある．したがって，発症からの経過やリハ歴などを確認することは重要である．また，慢性期の麻痺側上肢は，「学習された不使用(learned non-use)」の状態になっていることが多いため，日常生活での麻痺手使用度の確認は大切である．また，頭部手術やてんかん発作，薬剤服用の有無の確認，頭部画像の確認は，rTMS(repetitive transcranial magnetic stimulation)・tDCS(transcranial direct current stimulation)などの非侵襲的脳刺激法(NIBS；noninvasive brain stimulation)やBMI(brain-machine interface)訓練などを行う際には不可欠である．さらに，訓練内容を理解するための認知機能が要求されることが多く，生活自立度の確認も重要である．

2　診察のポイントは？

　ニューロリハでは，麻痺の程度などによって適応が異なる．特に，手指の分離運動が可能かは大切なポイントである．もし，手指の分離動作が可能な軽度の麻痺であれば，従来のリハを積極的に行って，麻痺上肢の使用を促すことで，実用性が獲得できる可能性が高い[1]．近年では，非麻痺側上肢を拘束して麻痺側上肢の使用を促すCIMT(constraint induced movement therapy；CI療法)も検討される．また，当科では，分離運動がなくても，手指伸筋の活動があれば，それを補助しながら麻痺上肢の使用を促すHANDS(hybrid assistive neuromuscular dynamic stimulation)療法[2]が，さらに麻痺が重度の患者に対しては，BMI訓練[3]が試みられている．また，tDCS[4]などの非侵襲的脳刺激法も単独または併用で用いられている．上肢麻痺へのニューロリハの例を表1に示す[5]．

　筋緊張の評価も大切である．痙縮が動きを阻害している場合には，ボツリヌストキシン注射などの治療もあわせて検討する．また，感覚障害，認知障害の有無，拘縮の程度なども確認する．

---

* Yuko SHINDO，〒160-8582　東京都新宿区信濃町35　慶應義塾大学医学部リハビリテーション医学教室

表 1. 上肢麻痺へのニューロリハビリテーションの例

治療法	上肢機能障害の程度と適応	禁忌や注意点	実施のしやすさ	今後の課題
CI療法	軽〜中等度麻痺,手関節背屈10°以上,母指と他2指が伸展10°以上の自動運動が必要	注意点:訓練方法(Shaping)	人的:熟練したスタッフが必要 設備:安価 場所:在宅でも部分的に可能	日本の医療保険内での実施の難しさ 訓練方法の周知
NIBS (rTMS・tDCS)	問わないが,単独使用であれば,重度であるほど効果が期待しにくい 他の治療法との併用の場合はその治療法に準ずる	禁忌:心臓ペースメーカー,頭蓋内金属,てんかん発作,高い心臓内圧 注意点:てんかん発作を起こす可能性	人的:熟練した医師が必要 設備:TMSは高価で持ち運びに不便,tDCSは比較的安価で持ち運びも可能 場所:急変対応可能な医療施設	興奮性rTMSと抑制性rTMSの選択・プロトコールの確立 非損傷半球への抑制性刺激による副作用の有無 他の治療法との併用効果
HANDS療法	中等度〜重度麻痺 標的筋(EDC)の筋電信号の検知が必要	注意点:電極による皮膚のかぶれの可能性,マイクロウェーブや超音波で誤作動する場合あり	人的:比較的容易,慣れれば患者や家族でも実施可能 設備:比較的安価で市販 場所:器機があれば可能	新たに開発されたIVESによる治療効果の検証
BMI訓練	重度麻痺,運動イメージができれば良い	注意点:集中力が必要で,ある程度の認知機能が要求される	人的:熟練したスタッフが必要 設備:研究段階のものが多い 場所:器機があれば可能,集中できる場所	より効果的なBMI装置の開発
ロボット訓練	訓練方法によるが,問わない器機もあり	注意点:安全性の確保	人的:装着すれば,訓練の手間は少なく,多くの訓練量を期待できる 設備:高価で研究段階のものが多い 場所:器機があれば可能	ロボット訓練器機が多種開発され,訓練方法も様々

(文献5より改変)

3 本症例の診察のまとめ

- 手指機能:分離・伸展運動は不可能
- 上腕機能:肩関節の屈曲動作で屈筋共同運動が強い
- 感覚障害:手指は重度感覚鈍麻であるが,脱失ではない
- 筋緊張:上肢の筋緊張は著明に亢進しているが,拘縮はない
- 上肢実用度:麻痺側上肢は日常では不使用
- ADL:非麻痺側上肢で代償して自立
- 認知機能:表出・理解良好

4 何を評価するか?

一般に,運動麻痺,感覚障害,筋緊張,拘縮,上肢実用度,日常生活自立度の評価などを行う.

本症例では,HANDS療法に必要である手指伸筋群の筋活動の有無を調べるため,筋電図評価を行った.また,BMI訓練の適応をみるため,脳波の評価を行い,てんかん波の有無の確認を行った.

これだけは外せない!!

1 運動麻痺の評価

一般的によく用いられているものに,FMA(Fugl-Meyer assessment)の上肢運動スコアがある.簡単に評価できるものとして,SIAS(stroke impairment assessment set)motor score, Brunnstrom Stageなどがある.

2 感覚障害の評価

重度の感覚障害は,リハの大きな阻害因子である.閉眼して検者が移動した麻痺側母指を非麻痺側で探してつまむ母指探しテストもよく用いられる.

3 筋緊張の評価

MAS(Modified Ashworth Scale)が広く用いられている.関節の可動域や痛みの有無の評価も重要である.

4 上肢使用頻度の評価

日常生活での麻痺側上肢の使用頻度と質をみるMAL(Motor Activity Log)-14がよく用いられる.

5 上肢機能の評価

ARAT(Action Research Arm Test), WMFT(Wolf Motor Function Test), Box and block test, Jebsen-Taylor Hand Functionなどを,麻痺の重症度により使い分け,治療効果を測る目安とする.

実際の pinch, release 動作の評価も大切である.

6 頭部画像の評価（MRI・CT）

障害部位やその範囲をみるため不可欠である. 運動野の残存の確認は, 損傷側運動野を利用する BMI 訓練を行う際に大切である. また, 頭蓋内シャントや金属があると, tDCS や rTMS などの NIBS は施行できないので注意が必要である.

評価をまとめよう!!

- 運動機能：左片麻痺. SIAS-m(2, 1A/3, 4, 1)（手を乳頭まで挙上可能, 手指の集団屈曲は可能だが, 伸展は不可能）, FMA 上肢運動スコア 12/66
- 感覚障害：重度. 表在覚 2/10, 母指探しテスト2度（数 cm ずれ, 麻痺肢の母指周辺を探り, 一部に触れるとそれをつたうようにして母指に到達する）
- 筋緊張：MAS 肘関節屈筋 2（筋緊張の増加がほぼ全可動域で認められる）, 手関節屈筋 2, 手指屈筋 3（かなりの筋緊張亢進あり, 他動運動は困難）
- 右上肢 ROM（自動/他動）：肩屈曲 90°/130°, 肩外転 90°/130°, 肘伸展－10°/5°, 手関節伸展－/55°, 指 MP 関節伸展－/0°
  麻痺側上肢に痛みなし
- MAL-14：0.36/5
- FIM：運動項目 75/91, 認知項目 35/35
- 頭部 CT：右被殻に広範な低吸収域あり, 損傷側運動野は保たれている
- 脳波：異常な spike やてんかん波を認めず
- 麻痺肢前腕の表面筋電図（図 1-a）：手指伸展指示時, 明確な総指伸筋（EDC）の筋活動を認めず

いざ処方へ!!

入院時, 手指は集団屈曲のみ可能な重度麻痺の廃用手で, 手指伸筋の活動を認めなかったため, まず, 運動イメージを利用した BMI 訓練[3]（図 2）を施行して上肢の筋活動を促通し, もし EDC に随意的な筋収縮が得られれば, その筋活動を補助しながら上肢を日常で使用させる HANDS 療法[2]（図 3）を行うプログラムを計画した. また, 麻痺側上肢の自己管理方法の指導や, 日常生活で使用することを促通し, 汎化させるため, OT による動作指導も施行した.

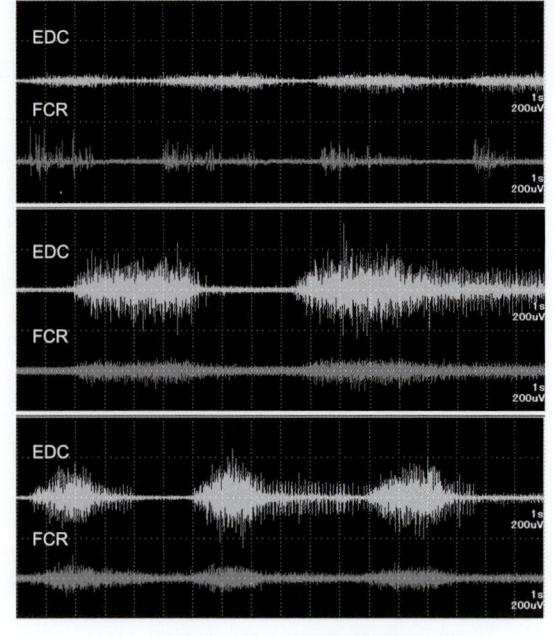

図 1. 麻痺側 EDC の表面筋電図の変化
上段が総指伸筋（EDC）, 下段が橈側手根屈筋（FCR）

a：介入前
b：BMI 療法後
c：HANDS 療法後

結果

10 日間の BMI 訓練後, FMA 上肢運動スコアは 16 点と改善を認めた. また, EDC における収縮が明確に出現し（表面筋電図；図 1-b）, 続けて HANDS 療法を開始した.

3 週間の HANDS 療法後には, SIAS finger function score は手指集団屈曲のみ可能の 1A が, 集団伸展も可能の 1B に改善し, FMA 上肢運動スコアは 31 点まで上昇した. 肘・手関節・手指の筋緊張は著明に低下し, MAS はすべて 1+（軽度の筋緊張亢進あり, 可動域の 1/2 以下の範囲で若干の抵抗がある）となった. 表面筋電図（図 1-c）では, 繰り返しの手指伸展動作でも相的な筋の収縮・弛緩を認めた. MAL-14 は, 0.36 点から 1.29 点に改善し, 日常生活でも紙や食器を押さえる, 軽い手さげかばんを持つ, ページをめくるなど, 麻痺上肢の参加が一部可能となった. 退院後 3 か月後の外来でも改善が維持されていた.

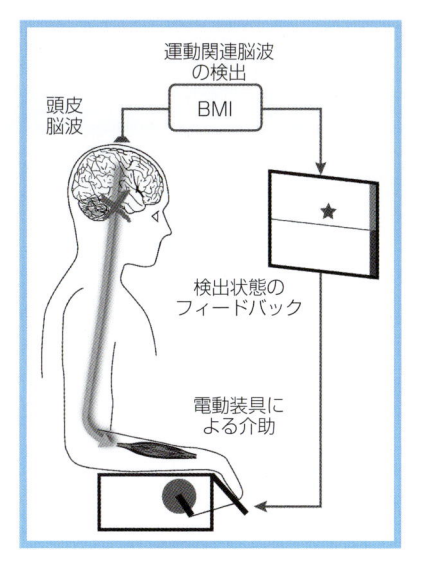

図 2. BMI 訓練
脳信号を使って機器を動かすシステムを利用した訓練．運動イメージ時に，損傷側運動野の脳波から算出された ERD（event related desynchronization）をトリガーに用いる．患者は，麻痺側手指伸展イメージを指示され，ERD 検出の有無が，画面上でフィードバックされ，ERD 検出時には，機械によって手指伸展される[3]．1 日約 45 分，10 日間施行．ERD 増強目的で，適応があれば tDCS の併用も行っている[4]．（文献 7 参照）

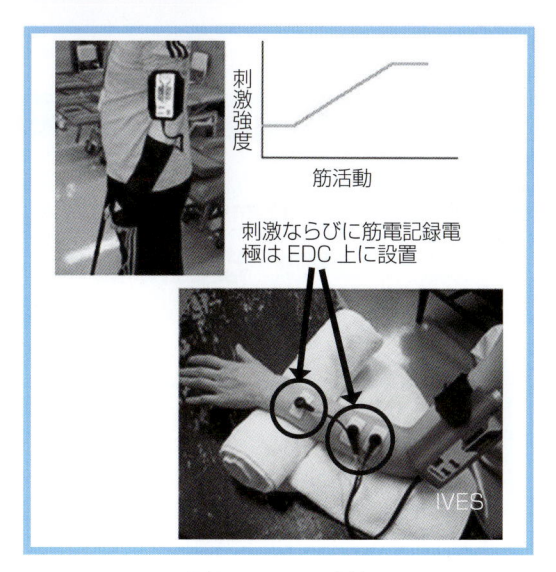

図 3. HANDS 療法
随意収縮介助型電気刺激装置（IVES；integrated volitional electrical stimulation）の電極を麻痺側 EDC に置き，手関節固定装具と併用し，日中 8 時間，3 週間，日常で積極的な麻痺側上肢使用を促す．IVES はわずかな筋肉の随意収縮を感知し，それに比例した電気刺激を与える．これに手関節固定装具を加えて，手関節・手指の位置を調整し，筋緊張を緩和させることで，麻痺肢を日常生活動作に参加させることが可能となる[2]．
（文献 7 参照）

> **知っ得　サイドメモ**
>
> 　脳卒中による上肢機能障害は，多少の動きがみられたとしても実用性を伴いにくいため，従来のリハでは，日常生活動作（ADL）の自立を目指し，非麻痺側上肢による代償的 ADL 訓練が重要とされてきた．また，慢性期片麻痺の回復は難しいとされてきた．一方，近年，麻痺側上肢の日常生活での使用頻度が低いために起こる「学習された不使用（learned non-use）」という概念が提唱され，機能回復には，使用頻度が非常に重要であること（use dependent plasticity）が証明された[6]．よって，麻痺側上肢機能の改善を期待したリハが積極的に行われ，脳科学に基づいた新たな治療法がエビデンスを蓄積してきている．

文　献

1) 藤原俊之：片麻痺上肢に対する新たな治療戦略―HANDS therapy から経頭蓋直流電気刺激（tDCS），BMI まで―．*J Rehabil Med*, 50：227-280, 2013.
2) Fujiwara T, et al：Motor improvement and corticospinal modulation induced by hybrid assistive neuromuscular dynamic stimulation（HANDS）therapy in patients with chronic stroke. *Neurorehabil Neural Repair*, 23：125-132, 2009.
3) Shindo K, et al：Effects of neurofeedback training with an electroencephalogram-based Brain Computer Interface for hand paralysis in patients with chronic stroke―a preliminary case series study. *J Rehabil Med*, 43：951-957, 2011.
4) Kasashima Y, et al：Modulation of event-related desynchronization during motor imagery with transcranial direct current stimulation（tDCS）in patients with chronic hemiparetic stroke. *Exp Brain Res*, 221：263-268, 2012.
5) 新藤恵一郎：上肢機能はさらに改善するか．臨床リハ，19：628-634，2010.
6) Nudo RJ, Milliken GW：Reorganization of movement representations in primary motor cortex following focal ischemic infarcts in adult squirrel monkeys. *J Neurophysiol*, 75：2144-2149, 1996.
7) 慶應義塾大学医学部リハビリテーション教室ホームページ：http://www.keio-reha.com/

〈各論〉
I. 脳血管障害
症例8 複合障害例

菊地尚久*

ポイント

- リハに影響を与える可能性がある既往歴を持つ症例では，脳卒中発症前の既往歴のおおよその重症度を評価しておくことが望ましい．
- 慢性閉塞性肺疾患の既往を持つ患者の脳卒中急性期リハ施行時には，酸素飽和度の監視，運動時の呼吸困難状況を評価したうえで，リハ処方内容，中止基準の設定を行う．
- 発症時や入院中に生じた骨折に対しては，骨折自体に対するリハと脳卒中のリハへの影響を評価したうえでリハ処方を行う．
- 骨折に対してギプス固定が行われた症例では，ギプス除去後早期から，固定部位に対する，関節可動域訓練，機能訓練を開始する．
- 既往歴や合併症を持つ脳卒中患者のリハにおいては，脳卒中単独の予後予測に既往歴や合併症の影響を加味して，ゴール設定を行う必要がある．

症例

慢性閉塞性肺疾患の既往を持つ75歳，男性．自宅で倒れているところを妻が発見，意識障害，左片麻痺を生じており，当院搬送入院された．MRIで右中大脳動脈領域の脳梗塞と診断，保存的加療を施行された．入院時に左手関節部の腫脹を認め，X線写真にて左橈骨遠位端骨折と診断，X線透視下で徒手矯正施行後にギプス固定を受けた．

さぁ，どうする？

1 既往歴の評価におけるポイントは？

慢性閉塞性肺疾患（COPD）の程度について評価する．急性期の脳梗塞で活動が制限されている状況ではCOPDの大まかな状況を把握しておくことが必要である．COPDの特徴的な臨床症状は労作時呼吸困難であり，日常生活上の制限にはMRC（British Medical Research Council）息切れスケール[1]がよく用いられ，脳梗塞発症前の症状を聞き取ることでおおよその評価が可能である（**表1**）．また，パルスオキシメータによるSpO_2測定は簡便な評価方法であり，血管内の酸素飽和度を非侵襲的に推定することができる．SpO_2 90〜91%はPaO_2約60 mmHgに，SpO_2 83〜85%はPaO_2約50 mmHgに相当する．

表1. MRC（British Medical Research Council）息切れスケール

Grade 0	息切れを感じない
Grade 1	強い労作で息切れを感じる
Grade 2	平地を急ぎ足で移動する，または緩やかな坂を歩いて登るときに息切れを感じる
Grade 3	平地歩行でも同年齢の人より歩くのが遅い，または自分のペースで平地歩行していても息継ぎのため休む
Grade 4	約100ヤード（91.4 m）歩行したあと息継ぎのため休む，または数分間，平地歩行したと息継ぎのため休む
Grade 5	息切れがひどくて外出ができない，または衣服の着脱でも息切れがする

2 診察のポイントは？（表2）

脳梗塞により生じている症状に対して評価を行い，障害を十分把握したうえで既存疾患による影響を把握し，さらに合併症の評価を行い，リハビリテーション（以下，リハ）を施行するうえでの問題点を明らかにする．また日常生活動作（ADL）の評価も必要である．脳梗塞に対する評価としては片麻痺の評価，高次脳機能障害の評価などを行う．

---

* Naohisa KIKUCHI, 〒236-0004 神奈川県横浜市金沢区福浦3-9 横浜市立大学学術院医学群リハビリテーション科，准教授

表2. 診察のポイント

※脳梗塞の評価，ADLの評価を行い，既存疾患による影響を把握，合併症の評価を加えたうえで，リハ施行上での問題点を明らかにする

1. 脳梗塞に対する評価
   ・片麻痺，高次脳機能障害，嚥下障害など
2. ADL評価
   ・FIMなど
3. 橈骨遠位端骨折の現状把握と予後判断を行う
4. COPDの評価と運動量の設定
   ・Hugh-Jonesの分類など

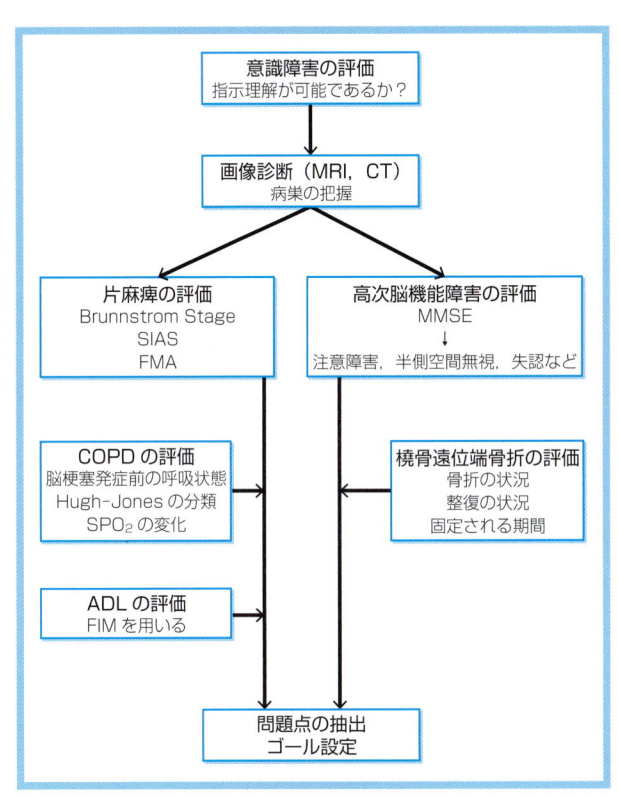

図1. 初期評価の流れ

橈骨遠位端骨折に関しては，X線写真から骨折の状況，整復後の状況を評価し，ギプス除去となった後のリハ内容を検討しておく．さらに，前述のCOPDの状況を把握して，運動量を考慮する．

3 本症例の所見のまとめ

- 脳梗塞発症前からCOPDを認め，長距離歩行で息切れを認めていた
- 右中大脳動脈領域の脳梗塞があり，保存的加療を施行された
- 中等度の左片麻痺と左半側空間無視，注意障害を認めた
- 左橈骨遠位端骨折の整復は良好であった
- 運動時COPDによる息切れを生じる恐れがあった

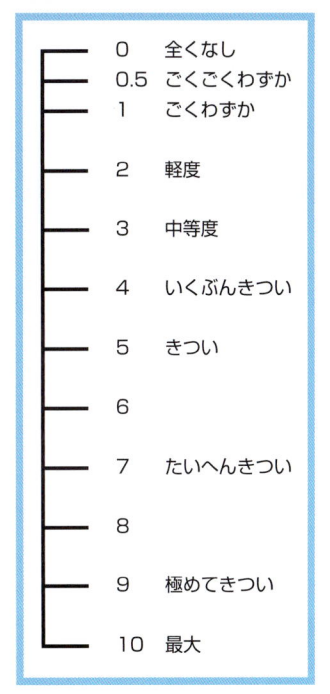

0	全くなし
0.5	ごくごくわずか
1	ごくわずか
2	軽度
3	中等度
4	いくぶんきつい
5	きつい
6	
7	たいへんきつい
8	
9	極めてきつい
10	最大

図2. Borg Scale（10段階）

4 何を評価するか？（図1）

まず，意識障害の評価を行い，指示理解が可能かを判断する．次に，MRIやCTの所見を確認して，病巣を把握しておく．片麻痺の評価をBrunnstrom Stage，SIAS（Stroke Impairment Assessment Set），FMA（Fugl-Meyer Assessment）などで行う．高次脳機能障害の評価としてMMSE（Mini Mental State Examination）でスクリーニングを用い，この所見や病巣から考えられる障害の評価を行う．FIM（Functional Independence Measure）によりADLを評価する．橈骨遠位端骨折に対して，X線写真から骨折および整復後の状況，ギプス固定期間を評価する．既往歴ではCOPDに対して発症前の呼吸状態，労作時呼吸困難を評価する．

これだけは外せない!!

1 COPDの既往がある場合のリハ処方

- リハ施行中はパルスオキシメータを装着し，呼吸状況に応じ，例えば「$SpO_2 < 92$（PaO_2 約60 mmHg）で中止とする」など中止基準を設定する．
- 息切れの指標として安静時Borg Scale（図2）をつけ，運動時の各強度による数値と比較して適切な運動量を設定する．
- 本格的な呼吸リハは脳卒中急性期には困難であ

るが，胸郭モビライゼーション，リラクセーション，腹式呼吸訓練などは可能であれば施行して良い．

2 片麻痺の評価

・片麻痺の経時的評価は機能予後の予測に重要な項目である．

・Brunnstrom Stage：上肢・手指・下肢をⅠ～Ⅵの6段階で評価する．Stage Ⅰ：弛緩性麻痺，stage Ⅱ：わずかな随意運動，stage Ⅲ：共同運動パターン，stage Ⅳ：分離運動初期，stage Ⅴ：分離運動，stage Ⅵ：ほぼ正常．

・SIAS（Stroke Impairment Assessment Set；脳卒中機能障害評価法）：脳卒中の機能障害を定量化するための総合評価．9種類の機能障害に分類される22項目からなり，各項目とも3あるいは5点満点で評価する[2]．

3 高次脳機能障害の評価

・MMSEでスクリーニングテストを行ったうえで，それぞれの障害に応じた評価を行う．

注意障害：TMT-A（Trail Making Test-A）[3]，SDMT（Single Digit Modalities Test）
半側空間無視：線分二等分試験，文字抹消試験，BIT（Behavioral Inattention Test；行動無視検査）
失認：高次視知覚検査（VPTA；Visual Perception Test for Agnosia）

・机上評価だけではなく，ADL上の阻害となっている高次脳機能も評価する．

4 橈骨遠位端骨折を合併した場合の患側上肢のリハ

・患側の肩関節・肘関節・PIP関節，DIP関節は機能訓練が可能であるので，疼痛の増悪に留意して進める．

・肩関節が亜脱臼位にある場合には，ギプスの重みで症状が増悪する恐れがあるので，スリングを用いると良い．

5 全体の評価をもとにした予後予測

・片麻痺の機能だけではなく，高次脳機能障害の種類と重症度，既往症の重症度，橈骨遠位端骨折の予後も加えた評価により，急性期病院退院時のゴール，在宅復帰時の最終ゴールを設定する．

評価をまとめよう!!

1. **COPDの評価**
   - MRC息切れスケールの分類ではgrade 3
   - 安静時のSpO$_2$は95%で，ベッドから車いすの移乗時にはBorg Scaleで4となり，SpO$_2$は92～93に低下する
2. **片麻痺の評価**
   - Brunnstrom Stageで上肢Ⅲ，手指Ⅲ，下肢Ⅲ
   - 左上下肢の関節可動域（ROM）に制限はない
3. **高次脳機能障害の評価**
   - MMSEは24/30で正常範囲であったが，図形の模写ができなかった
   - TMT-Aは202秒と延長，文字抹消試験では左側の抹消がほとんどできなかった
   - ADLでは食事の際，左側の食べ残しが目立ち，病棟で配膳の位置を工夫した
4. **橈骨遠位端骨折の評価，患側上肢のリハ**
   - 左橈骨遠位端骨折の整復は良好であった
   - ギプスは肘からMP関節までが固定範囲であった
   - 4週間でギプス除去予定との報告を受けていた

いざ処方へ!!

脳梗塞による左片麻痺，左半側空間無視，注意障害を認め，既往歴として中等度の労作性呼吸困難を伴うCOPDがあり，発症時に左橈骨遠位端骨折を認め，ギプス固定の状態である．脳卒中単独の障害と比較して，基本動作訓練や歩行訓練の際には訓練強度に留意する必要があり，Borg Scaleを評価しながら，SpO$_2$モニター下で訓練中止基準を設定する．骨折のギプス除去後には手関節のROM訓練，促通訓練を積極的に行い，拘縮予防，麻痺の改善に努める必要がある．

<PT>

・ROM訓練，促通訓練，座位保持訓練，基本動作訓練

・座位時間が延長し，基本動作が安定したら歩行訓練を開始

・胸郭モビライゼーション，リラクセーション，腹式呼吸訓練

・訓練中止基準はSpO$_2$＜92，またはBorg Scale 5とする．

<OT>
- ROM訓練（左手関節を除く），促通訓練，高次脳機能評価および認知訓練，ADL評価・訓練
- 発症4週後にギプスが除去されたら，左手関節へのアプローチを開始

結果

本症例は脳梗塞による左片麻痺，半側空間無視・注意障害などの高次脳機能障害を認め，既往歴に労作性呼吸困難を伴うCOPDがあり，また発症時に転倒による左橈骨遠位端骨折を受傷し，ギプス固定が行われていた．運動強度に留意しながら，呼吸リハも含めたアプローチを行った．5日後に歩行訓練を開始，4週後にギプスが除去され，手関節へのアプローチを追加した．6週後の回復期リハ病棟転院時には，呼吸機能に著明な改善は認めなかったが，プラスチック製短下肢装具で歩行が自立し，ADLも入浴以外はほぼ自立の状況まで改善した．左手関節は軽度の腫脹と背屈制限が残存したため，転院先に情報を伝達し，手関節に対する積極的なアプローチの継続を依頼した．

知っ得 サイドメモ

橈骨遠位端骨折の保存療法後には複合局所疼痛症候群（CRPS-1）を生じやすいことが知られている．土井らの調査[4]では，橈骨遠位端骨折533例のうちCRPS-1症例は36例と報告されている．したがって，ギプス固定除去後にはできるだけ早期にROM訓練と機能訓練を開始する必要がある．

文献

1) Ergün P, et al：Comprehensive out-patient pulmonary rehabilitation：Treatment outcomes in early and late stages of chronic obstructive pulmonary disease. *Ann Thorac Med*, 6：70-76, 2011.
2) Tsuji T, et al：The internal consistency and predictive validity of the stroke impairment assessment set(SIAS). *Journal of stroke and cerebrovascular diseases：official publication of the National Stroke Association*, 9：229-230, 2000.
3) 原　寛美：Ⅱ．脳卒中，その他の脳疾患 8．脳卒中患者の高次脳機能．総合リハ，40：473-480，2012．
4) 土井一輝ほか：橈骨遠位端骨折後CRPS発生要因の検討（第2報）．日手会誌，24：923-926，2008．

特集 もう悩まない！100症例から学ぶリハビリテーション評価のコツ

〈各論〉
Ⅰ．脳血管障害
症例9 併存疾患（透析例）

伊藤　修*

ポイント

- 透析患者では，透析導入疾患等の治療歴等，透析に至るまでの臨床経過も長期間で，併存疾患も多彩であることから，病歴の問診に十分な時間をかける．
- 慢性心不全，腎性貧血，尿毒症性低栄養，筋力低下，運動耐容能の低下，骨格筋の減少と機能異常，活動量減少などによりADLが低下していること多く，脳血管障害発症前の状態を把握しておく．
- 片麻痺のレベル，感覚障害，高次脳機能障害，嚥下障害，基本動作能力・ADLを評価する．
- 診察結果から抽出した問題点に対し，さらに詳細な評価オーダーおよびリハ処方を出す．
- 退院時のADL回復のゴールをしっかり予想することで，早期の自宅退院や透析施設転院の準備ができ，退院までスムーズに進められる．

症例

右中大脳動脈領域（右基底核）の脳梗塞を発症した75歳，男性．5年前に糖尿病性腎症から血液透析導入され，高血圧，慢性心房細動も併存．1週間の脳梗塞急性期治療を終了し，リハ目的に当科に転科．患者や家族（70歳の妻）は自宅退院を希望．

さぁ，どうする？

1 問診のポイントは？（表1）

　透析患者では，透析導入原疾患の治療歴等の透析に至るまでの臨床経過も長く，併存疾患も多彩で，病歴の問診に十分な時間をかける必要がある．また，透析患者は高齢者であることが多く，患者本人からの情報は正確性に欠けることも多く，家族や通院していた透析施設からの情報収集が重要である．

1）発症時および転科時の機能・日常生活動作（ADL）

　発症時やリハビリテーション（以下，リハ）開始時の機能・ADLレベルは，予後予測に重要である．機能・ADLレベルが発症時に比べて回復傾向ならば，その後の改善が期待できる．

2）脳血管障害発症前の機能・ADL

　慢性心不全，腎性貧血，尿毒症性低栄養，筋力低下，運動耐容能の低下，骨格筋の減少と機能異常，活動量減少などによりADLが低下していることが多く，脳血管障害発症前の状態を把握しておく．

3）透析療法の方法，曜日，時間帯

　実施されている透析療法の方法，曜日，時間帯を把握することは，リハの実施設定のうえで特に重要である．血液透析では週3日もしくは2日行われることが多く，透析後のリハは疲労や低血圧

表1．問診のポイント

1．発症時および転科時の機能・ADL
2．脳血管障害発症前の機能・ADL
3．透析療法の方法，曜日，時間帯
4．家族背景 　・同居人数，介護可能な家族が何人いるか 　・家族の仕事状況 　・家族の健康状況 　・患者本人の社会的役割 　・経済状況
5．家屋環境 　・一戸建てかマンションか（エレベーターの有無） 　・持ち家か賃貸か 　・階段などの屋内の段差 　・トイレは洋式か和式か 　・布団生活かベッド生活か

---

* Osamu ITO，〒980-8574　宮城県仙台市青葉区星陵町1-1　東北大学大学院医学系研究科機能医科学講座内部障害学分野，准教授

表2. 診察のポイント

1. 意識障害・失語	・意識障害：覚醒状態，ぼんやりさの加減 ・失語：挨拶や会話
2. 高次脳機能障害	・注意障害：診察中の落ち着き ・半側空間無視：顔の向き，麻痺側への関心 ・認知障害：指示理解，危険行動
3. 嚥下障害	・湿性嗄声，痰がらみ
4. 麻痺・感覚障害	・握力
5. 基本動作能力・ADL	・基本動作：寝返り，起き上がり，座位，立ち上がり，立位 ・歩行 ・更衣 ・整容 ・食事

で実施が困難になる症例も多く，透析前の実施や透析中でも可能なリハメニューに変更することが必要である．また，透析方法を持続腹膜透析（CAPD）や持続的血液濾過透析法（CHDF）などに変更している場合は，介入時間の調整などに確認が必要であり，可能な限り訓練時間確保に努める．

4）家族背景

家族状況を聴取し，退院後に見守りや介助が必要な場合は，家族が担当できるかを推測する．

5）家屋環境

一戸建てかマンションかどうか，持ち家か賃貸かどうかに加えて，階段などの段差，トイレや風呂の様式，ベッド使用かどうかを調査する．

2 診察のポイントは？（表2）

1）意識障害・失語

意識状態は覚醒状態，ぼんやりさの加減，失語は挨拶や会話のやりとりで判断する．

2）高次脳機能障害

注意障害は診察中の落ち着きがあるか，半側空間無視は顔の向き，麻痺側への関心があるか，認知障害は指示理解，危険行動がないかをチェックする．

3）嚥下障害

食事の際のむせ込みだけでなく，湿性嗄声，痰がらみがないか注意する．

4）麻痺・感覚障害

麻痺側の随意運動を観察するとともに，非麻痺側も同様に動かしてもらい，チェックする．

5）基本動作能力・ADL

寝返り，起き上がり，座位，立ち上がり，立位の基本動作能力に加えて，歩行，更衣，整容，食事の状況を聴取する．

3 本症例の所見のまとめ

- 発症時，起立困難，呂律障害があったが，急性期治療により回復がみられ，軽度の左片麻痺，感覚障害を認めた
- 発症前ADLは自立し，屋外歩行も可能であったが，リハ開始時には更衣やトイレ動作に軽度介助を要する
- 妻と2人暮らし．妻は健康で認知も問題なし
- 持ち家，一戸建て．居室は1階で既にバリアフリーに改修済み．トイレ様式，ベッド生活
- 受け答えも可能で，意識障害や著明な失語はなし
- 指示理解はやや悪く，認知障害の可能性あり
- 診察中，周りの雑音に気を取られることが多く，集中力に欠け，注意障害の可能性あり
- 痰がらみはなく，発語は良好で著明な嚥下障害はなさそう
- 麻痺側上下肢は適切な位置にあり，著明な感覚障害はなさそう
- 端座位保持は自立しており，バランスも良好
- 看護師の軽介助により車いす移乗は可能で，更衣動作は麻痺側上肢がうまく脱げず，中等度介助が必要．整容や食事は自立

4 何を評価するか？（図1）

脳血管障害の評価に関しては，透析患者においても通常の脳卒中症例と大きな違いはない．

- 意識レベル
- 失語
- 高次脳機能障害
- 嚥下機能
- 片麻痺・感覚障害
- 体幹機能
- 基本動作および歩行機能

これだけは外せない!!

透析患者では，運動耐容能の低下が元来あることから，呼吸リハで一般的に評価する呼吸困難感，スパイロメトリー，経皮的酸素飽和度，パルスオキシメーターを使用した歩行試験や6分間歩行試験に加えて，可能なら行う評価としては，心肺運動負荷試験などがある．

評価をまとめよう!!

1. **高次脳機能障害**
   - 認知障害:改訂長谷川式簡易知能評価スケール（HDS-R）は 18 点，MMSE（Mini-Mental State Examination）は 20 点で認知障害あり
   - 注意障害:数唱は順唱で 6 桁，逆唱 2 桁で注意障害あり
   - 半側空間無視:線分二等分試験で異常なし
2. **嚥下障害**
   - 水飲みテストでは，むせはなく，呼吸変化・湿性嗄声なし，追加嚥下運動低下なし
3. **片麻痺**
   - Brunnstrome Stage では，左上肢，下肢，手指は V-V-V
   - SIAS（Stroke Impairement Assessment Set）の麻痺側運動機能項目では，左麻痺は軽度の麻痺
4. **基本動作能力・ADL**
   - FIM（Functional Independence Measure）では，立ち上がりや立位保持は手すりを用いて 5，歩行は 4，合計点 106
5. **運動耐容能**
   - 歩行器を用いた歩行では，易疲労感の訴えあるが，呼吸困難感はなく，経皮的酸素飽和度の低下は認めなかった
   - 自転車エルゴメータを用いた心肺運動負荷試験では下肢疲労のため 40 W の負荷で終了，最高酸素摂取量は 3.8 メッツ，嫌気性代謝閾値は 2.5 メッツと運動耐容能の低下を認めた

いざ処方へ!!

問題点をまとめると，以下のようになる．
左片麻痺，感覚障害，高次脳機能障害（注意障害，認知障害），歩行障害，ADL 障害，運動耐容能低下．
これらの問題点に対し，より詳細な評価のオーダーとリハ処方を行う．

＜PT＞
- 基本動作訓練
- 歩行訓練
- 運動療法

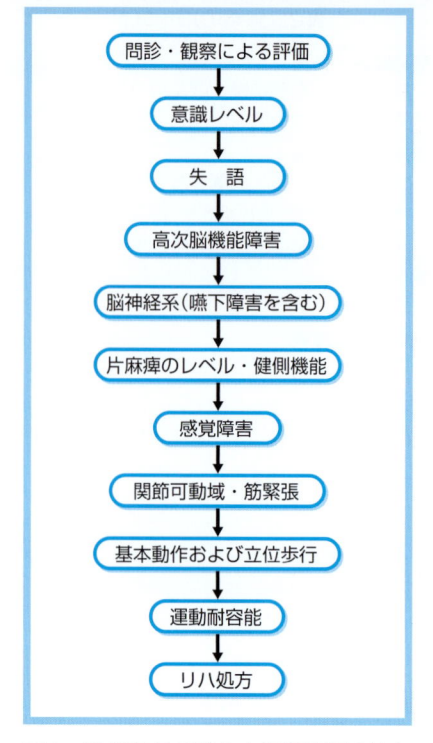

図 1．透析患者の脳卒中初期評価の流れ

（問診・観察による評価 → 意識レベル → 失語 → 高次脳機能障害 → 脳神経系（嚥下障害を含む） → 片麻痺のレベル・健側機能 → 感覚障害 → 関節可動域・筋緊張 → 基本動作および立位歩行 → 運動耐容能 → リハ処方）

＜OT＞
- 上肢機能評価
- 住居環境に関する情報収集
- 上肢機能・巧緻性訓練
- 基本動作訓練・ADL 訓練
- 環境調整

結果

歩行障害は下肢筋力増強訓練から歩行訓練により，屋外を見守りレベルで歩行可能となった．また，自転車エルゴメータを用いて運動療法を実施し，運動耐容能の改善を認めた．入院 2 か月後に自宅退院となり，外来血液透析に復帰した．リハは，非透析日に通所施設で継続することにした．

知っ得 サイドメモ

脳卒中を併発した透析患者では，合併症や転院に難渋することから，急性期での入院期間が長期化する傾向がある．透析患者といえども，機能や ADL の改善は適切なリハ施行により獲得可能である．全身管理のもとで積極的なリハを施行すべきである．2012 年度の診療報酬改定では，回復期リハにおける医療費の「包括範囲」から「人工腎臓」が除外された．このことは透析患者がリハ病院や回復期リハ病棟への入院が事実上可能となることを意味する．以前は透析患者の回復期リハ病棟への入院は困難であり，今回の改定は朗報と捉えて良いと思われる．

文　献

1) 上月正博(編)：新編　内部障害のリハビリテーション，医歯薬出版，2009.
2) 猪飼哲夫：脳卒中片麻痺合併例のリハビリテーション，上月正博(編著)，腎臓リハビリテーション，pp. 396-401，医歯薬出版，2012.
3) K/DOQI Workgroup：K/DOQI clinical practice guidelines for cardiovascular disease in dialysis patients. *Am J Kidney Dis*, 45(Suppl 3)：S1-S153, 2005.

特集 もう悩まない！100症例から学ぶリハビリテーション評価のコツ

〈各論〉
I. 脳血管障害
症例10　**排尿障害例**

松浦大輔*

ポイント

- 脳卒中による排尿障害に対しては，膀胱機能と排泄関連動作の両方にアプローチする必要がある．
- 膀胱機能は，初期は低活動性膀胱による尿閉や残尿がしばしば認められ，回復期になると頻尿や切迫性尿失禁など蓄尿障害を呈する例が多い．
- 介入初期は膀胱機能の評価や対応を優先し，感染をコントロールし，安全な蓄尿・排出を心がける．
- 排尿関連動作は，便座への移動や移乗，下衣の上げ下ろし，お尻拭きなど複数の要素を持つ流れのある動作である．
- 膀胱機能と排尿関連動作をバランス良く評価し，排尿の自立を目標とした支援やリハを行うことが必要である．

症例

脳出血（右視床，高血圧性）を発症し，高次脳機能障害と重い左片麻痺を呈した72歳，男性．急性期病院で尿道バルーンカテーテルを抜去した後，回復期リハ病棟に転院となった．尿意の訴えはなく，おむつ内に少量ずつの失禁があり，37.5℃の発熱も認めている．

さぁ，どうする？

1 問診のポイントは？（表1）

バルーンカテーテルの抜去日や排尿の状況，発熱の有無など，前医での状況を収集する．また脳卒中発症前に，排尿症状や前立腺肥大の指摘がなかったかどうか，可能な範囲で聴取する．尿量や尿回数は重要な情報である．尿の絶対量が少なければ，腎不全や尿路感染症などのリスクが高く，排尿の観察も困難である．一方で，脳卒中患者では蓄尿機能の低下に加え，夜間の尿濃縮力低下を認めることが多く，頻尿（特に夜間頻尿）に難渋するケースがしばしばある．排便は同じ排泄という共通項であり，便意を適切に訴え，失禁をコントロールできる状態かどうかは，排尿管理につながる重要な情報である．

2 診察のポイントは？

患者はバルーンカテーテルを抜去して間もない，重い障害を持つ脳卒中患者である．少量の失禁や発熱もあり，尿路感染症を合併した神経因性膀胱の可能性を第一に考える必要がある．

このような場合，患者の全身状態や膀胱機能を速やかに把握することに努める．バイタルサインや栄養状態の把握，他臓器の感染徴候の有無など

表1. 評価のポイント

1．問診や情報収集のポイント
・前医での状況
・排尿に関連する既往歴や症状の有無
・1日の尿量，夜間の尿量は？
・内服中の薬剤（抗うつ薬など）
・便通はどうか？　便意は訴えられるかどうか？
2．診察での評価
・全身状態（バイタルサインや栄養状態）
・感染徴候の有無
・尿閉の有無，前立腺の触診
・認知機能
・片麻痺の重症度，基本動作能力
・排尿動作の評価
・前立腺の触診
3．検査
・尿一般・沈渣，培養
・超音波検査（前立腺の体積，膀胱壁，蓄尿量など）
・（必要に応じて）尿流動態検査

* Daisuke MATSUURA, 〒275-0026 千葉県習志野市谷津4-1-1　東京湾岸リハビリテーション病院リハビリテーション科

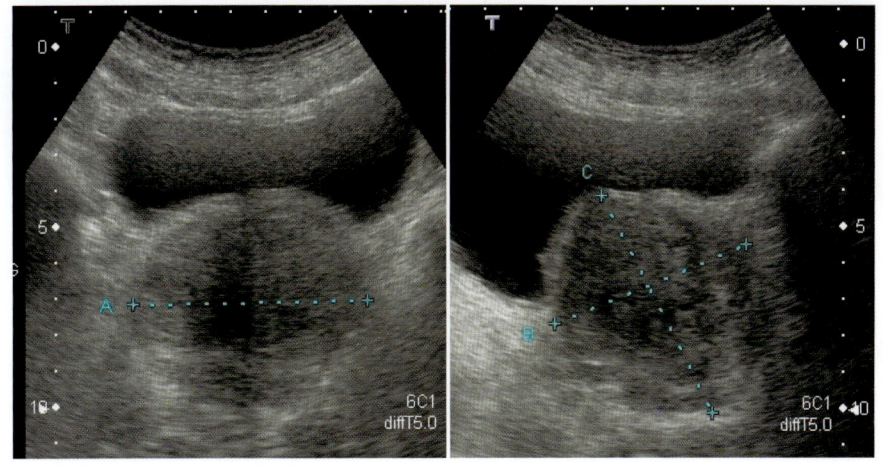

a．水平断　　　　　　　　　　b．冠状断

図1．膀胱・前立腺の超音波画像
膀胱の深部に肥大した前立腺が認められる．横断面と冠状断で直径を測定すれば，簡便な計算式により体積を算出できる．

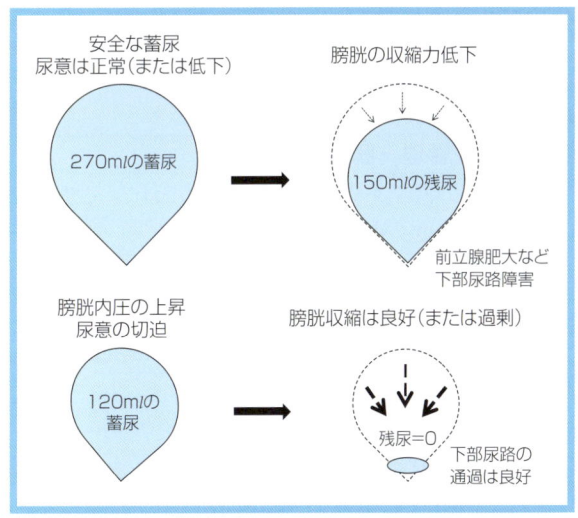

図2．少量の失禁や頻尿という現象には，排出障害による場合(上)と，蓄尿障害による場合(下)がある．

を手際良く評価する．泌尿器科的診察では，尿閉による下腹部の膨満や前立腺の触診を行い，機能的評価は，後述する超音波検査や排尿記録と組み合わせて実施する．

次に，日常生活動作(ADL)としての排尿評価に移る．トイレでの排尿を完遂するには，①適切に尿意を感知し訴えられる，②トイレに移動する，③トイレに移乗する・下衣を下げる，④タイミング良く括約筋を緩めて排尿する，⑤お尻を拭き車いすやベッドに戻る，という段階がある．①④は膀胱機能に加え認知機能の評価が，②③⑤は主に運動機能の評価が必要である．

認知機能としては，病識があるか，排泄管理の必要性を理解できるか，尿意を訴えナースコールを押せるかなどを評価する．運動機能としては，移乗や端座位保持・立位保持能が重要で，これらが安定していれば早期にトイレでの排泄を計画できる．便座に移るまでの一連の動作を，最小限の介助で実際に行わせてみると，介入すべきポイントが整理できる．

3　検査のポイントは？

尿一般・沈渣や培養検査で感染の評価を行う．超音波検査は，簡便で低侵襲であり排尿管理に有用である．蓄尿下であれば，膀胱壁や前立腺が簡単に描出され，簡便な計算式で前立腺容積も算出できる(図1)．膀胱内の尿量のみの測定であれば，より簡便な膀胱容量測定器(ブラッダースキャン®，シスメックス社)が有用である．

膀胱容量の測定は，機能的な評価に役立つ．例えば，少量の失禁を認める場合，それが残尿を伴う排出障害によるものか，蓄尿障害によるものかを判断する必要がある(図2)．ブラッダースキャン®により排尿後の残尿を評価し，導尿の必要性を判断する．残尿がない，あるいは少ない場合は蓄尿障害が主体と考え，膀胱尿管逆流や膀胱の変形がないかを評価し，必要に応じて尿流動態検査などの精査や抗コリン薬での加療を検討する．

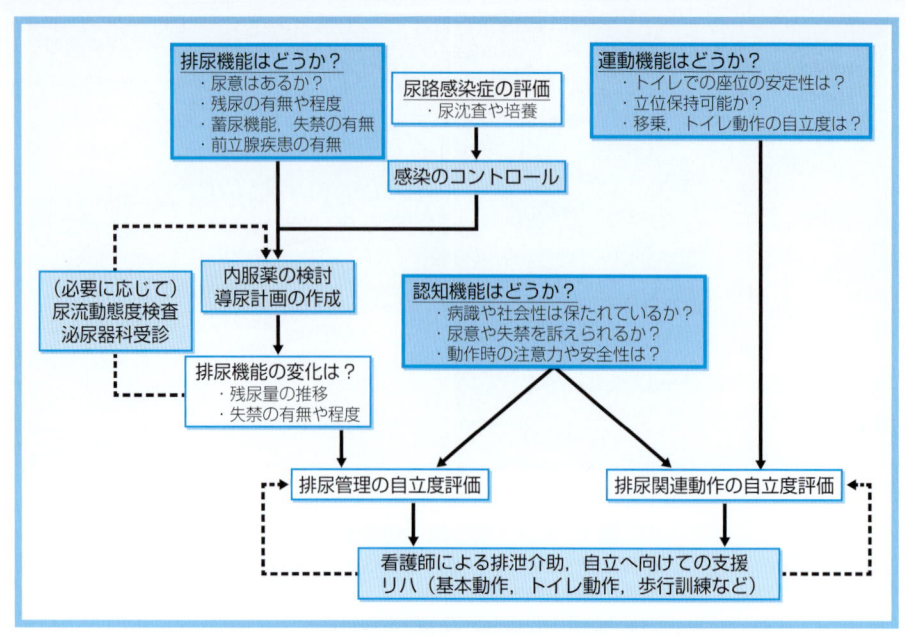

図3. 排尿障害のある脳卒中患者の評価の流れ

4 本症例の初期評価のまとめ

- 発症後4週経過した脳出血患者（右視床，高血圧性）で，重度の左片麻痺と注意障害，病識低下を認める
- 尿意は曖昧な訴えが時々あるが，基本的におむつ内に失禁の状態
- おむつの重量から推察される失禁量は100〜130 m*l* 前後で，失禁後も200 m*l* 程度の残尿がある
- 発熱と尿路感染症の徴候を認める
- 未治療の前立腺肥大症を認め，脳出血発症前から残尿感を自覚していた
- 病識の低下や注意障害，重度の左片麻痺を認め，移乗は要介助，歩行は不能である

5 何を評価するか？（図3）

膀胱機能，運動機能，認知機能という3つの要素を軸に，排尿管理，排尿関連動作の自立度評価を行う．これらの評価に基づいて，適切な内服治療やリハビリテーション（以下，リハ）を行うが，自然経過や介入方法による排尿機能の変化に対応できるように再評価を繰り返す必要がある．

これだけは外せない!!

1 排尿記録

尿量や排泄のパターンを評価するために必須の評価．1日の排尿回数，排尿時刻，1回尿量や残尿量，失禁の状況などを評価する（表2）．

2 排尿管理・膀胱機能の評価

尿失禁の有無や程度，尿意切迫などによる排尿の失敗の頻度，導尿の回数や自立度など．

3 排尿関連動作の評価

移動（ベッド⇔トイレ），トイレ移乗（車いす⇔トイレ），トイレ動作（下衣の上げ下げ，お尻拭き）．

4 適切な介入のための情報共有

排尿に関する多岐な評価をまとめて，チームで情報を共有するスケールや評価の仕組みがあると良い．当院では，看護師が実際の排泄場面の評価，作業療法士が訓練をもとにした評価を行い，それらを集約して自立度を変更するシステムとしている．FIMの排尿関連項目，「排尿管理」「トイレ移乗」「トイレ動作」の得点を経時的に評価し，職種間で共有して介入する方法もある．これらは，リハ病院では必須の評価だが，急性期病院や施設においても有用と考えられる．

評価をまとめよう!!

- 膀胱機能：軽度の蓄尿障害が疑われるが，300 m*l* 前後の蓄尿は可能．排出障害が主体で前立腺肥大症を合併している
- 運動機能障害や認知機能障害もあり，排尿管理や排尿関連動作には当面介助を要する見込みである

表2. 本患者の入院初期の排尿記録

蓄尿機能低下が疑われたため，2〜3時間毎を目安に尿意や失禁の有無をチェックした．蓄尿量，残尿量（濃い水色部分）はブラッダースキャン®で評価．導尿は，残尿が150〜200 mlであったことから1日3〜4回を目安とし，蓄尿量が300 ml以上，残尿100 ml以上で行うようオーダーした．

（時）	時間	尿意	排尿／失禁	蓄尿	残尿	導尿	備考
6			―	110			
7							
8	8：00	なし	なし	190		―	
9	9：40	なし	110		135	130	おむつに失禁
10							
11							
12							
13	13：00	なし	―	190		―	
14	14：00	あり	125		110	120	訪室時に尿意切迫の訴えあり，すでに失禁
15							
16	16：40	なし	―	120		―	
17	17：40	なし	―	210		―	
18	18：30	なし	150		110	―	夕食後にトイレ誘導したところ，排尿あり
19							
20	20：00	なし	―	230		―	
21	21：00	あり	―	320		330	消灯時に訪室．尿意あるも自尿なく導尿
22							
23	23：40	なし	―	200		―	
24							
1	1：00		170		150	150	おむつに失禁
2							
3	3：30	なし	―	180		―	
4							
5	5：50	なし	150		140	―	おむつに失禁

いざ処方へ!!

＜PT＞
基本動作訓練（床上動作や移乗など），筋力増強訓練，立位歩行訓練

＜OT＞
トイレ移乗・トイレ動作の評価・訓練，家屋情報の収集，家屋評価，自宅の環境に合わせた動作訓練・家族指導

＜看護＞
排尿記録，残尿量に応じた導尿（3回／日で開始），トイレ誘導

結果

抗菌薬（セフジトレンピボキシル 300 mg 3×N）を開始し，尿路感染症は速やかに改善した．排出障害に対しα遮断薬（シロドシン 8 mg 2×MA）を導入し，残尿は徐々に減少した．排尿パターンを把握したうえで，定時でのトイレ誘導と導尿を繰り返し，尿意の訴えも徐々にはっきりしてきた．導尿回数は徐々に減らし，残尿が 50 ml以下にコントロールされた段階で導尿を中止した．その後も頻尿傾向が続き，150〜180 ml程度の蓄尿で失禁を繰り返したため，抗コリン薬（イミダフェナシン 0.2 mg 2×MA）を導入．頻尿や失禁は軽減し，残尿の増加もなく排尿パターンは良好となった．

床上動作や移乗が安定してきた段階で，OTでトイレ移乗やトイレ動作訓練を集中して実施した．スタッフ介助での便座への移乗や座位保持が安定し，日中を中心に時間誘導でトイレでの排泄機会を確保するよう介入し，切迫性尿失禁や介助

量への配慮から夜間はポータブルトイレを使用した．車いす使用，右側L字手すりの環境で，トイレ移乗，トイレ動作の順で日中は見守りで可能となった．歩行訓練により4点杖・短下肢装具使用で歩行が自立し，トイレへの移動も歩いて行う方法に移行した．

家屋評価を行い，自宅トイレの改修（廊下-トイレ間の段差解消，開き戸から引き戸への変更，右側へのL字手すりの付加）を行い，3か月の入院で自宅退院の運びとなる．

> **知っ得 サイドメモ**
> ＜尿流動態検査とは？＞
> 　膀胱内，直腸内に検査用のカテーテルを挿入し，膀胱内圧，直腸内圧をモニターしながら，造影剤入りの生理食塩水を注入する．この検査により，膀胱のコンプライアンス（＝伸展性）や排尿筋過活動の有無，実際に排尿しようとした際の排尿筋の筋活動や括約筋機能などを評価する．実際の排尿に近い状況を作り出し，蓄尿機能，排出機能ともに詳細に評価できる．

> **押さえ得 サイドメモ**
> ＜残尿がある場合の導尿はどう計画するか？＞
> 　排出障害による残尿を放置すると，尿路感染症のリスクとなるばかりでなく，膀胱機能の回復にも悪影響を及ぼす．導尿によって膀胱内を空（から）にすることは，停滞した尿を洗い流すと同時に，膀胱の収縮を促す意味も持つ．導尿の回数は，残尿量を目安に設定する（50 ml以下：0〜1回，50〜100 ml：1〜2回，100〜150 ml：2〜3回，150〜250 ml：3〜4回，250 ml：4回〜）．膀胱が充満しても尿意や排尿がみられない症例では，本人の蓄尿機能以上に溜まりすぎないよう，排尿記録から膀胱に貯留した尿量を予測して導尿のスケジュールを計画する．

文　献

1) 西澤　理（編）：よくわかって役に立つ排尿障害のすべて，永井書店，2007．
2) 服部孝道ほか：神経疾患による排尿障害ハンドブック，三輪書店，1998．
3) 山西友典ほか：脳卒中後の排尿障害，排尿障害プラクティス14，メディカルレビュー社，2007．

特集 もう悩まない！100症例から学ぶリハビリテーション評価のコツ

〈各論〉
I．脳血管障害
症例11 **自動車運転の可否の判断を要する例**

武原 格*

ポイント

- 自動車運転再開には，運転免許センターにて適性相談や適性検査を受検する必要がある．
- 適性検査の受検に際し，医学的診断書が必要となることが多い．
- 無自覚性低血糖，てんかん，認知症など運転に支障をきたす疾病を有する場合は，運転再開は困難である．
- 運転再開前には，視力・視野，身体機能，高次脳機能を評価し，安全な運転に支障がないか確認する．
- 必要に応じ，教習所の利用，自動車の改造，経済的補助の申請を行う．

症例

回復期リハ病棟にてリハを行った退院前の40歳，男性．右片麻痺と軽度失語症を認め，右上肢は廃用手であるが，T字杖と右プラスティック製短下肢装具にて屋外歩行自立．ADLは入浴に一部介助を必要とする以外自立である．保険代理店を営んでおり，復職希望である．ただし復職に際し，自動車の運転が必要である．

さぁ，どうする？

1 問診のポイントは？（表1）

安全に自動車を運転できる条件が揃っているかを確認することが重要である．そのうえで，退院後の生活をイメージした情報収集を行う．

1）医学的管理

医学的に自動車運転再開が可能であるかを確認する．認知症や睡眠時無呼吸症候群などの疾患だけでなく，薬剤の副作用まで考慮する．糖尿病は適切にコントロールされており，意識障害を生じる低血糖発作は生じていないか，てんかんおよび抗てんかん薬の内服はないかなどを確認する．

2）認知機能

半側空間失認や著明な注意障害などの高次脳機能障害がないことを確認する必要がある．軽度の脳血管障害患者が，発症後短期間で運転再開を希望する場合は，なんとなくぼーっとしているといった軽度意識障害に注意する．病識が欠如して

表1．問診のポイント

1．医学的管理
・認知症や睡眠時無呼吸症候群の有無
・不整脈や糖尿病，高血圧のコントロール状況
・てんかんと抗てんかん薬の内服の有無
2．認知機能
・著明な注意障害や半側空間失認，記銘力障害の有無
・軽度意識障害の有無
・障害に対する病識の程度
・失語症の程度
3．自動車
・運転目的
・車種
・自家用車か社用車か
・マニュアル車なのかオートマチック車か
・自動車改造は可能か
・他に誰が運転するか
4．家族の同意
・自動車運転を再開することに同意しているか

いる場合は，家族を含めて自動車運転に伴う危険性を説明する．自動車運転再開には，家族の同意は不可欠である．また失語症患者では，事故を起こしたときに自分で事故状況を警察や保険会社に説明する能力があるかも考慮する．

---

* Itaru TAKEHARA，〒131-0034 東京都墨田区堤通2-14-1 東京都リハビリテーション病院リハビリテーション科，医長

表2. 診察のポイント

1. 運動機能	麻痺側, 麻痺の程度, 歩行能力, バランス能力
2. 感覚機能	特に右下肢の位置覚
3. 視力・視野・複視の有無	必要に応じ眼科で精査へ
4. 高次脳機能	注意, 半側空間失認, 失語, 記憶, 失行

3）自動車

運転目的について確認し，運転する自動車が自家用車なのか社用車か，マニュアル車なのかオートマチック車かなどの情報を収集し，自動車改造が可能であるかを判断する．

2 診察のポイントは？（表2）

道路交通法などの法令上の規定を遵守したうえで，脳血管障害により生じた各種障害が安全な自動車運転に影響するかを判断する必要がある．

1）運動機能

麻痺側や麻痺の程度を確認する．右片麻痺の場合は，自動車改造が必要になる場合がある．上肢は廃用手でも運転可能である．通常運転を再開している脳血管障害患者は，装具や杖などを用いてでも，屋外歩行は自立している．

2）感覚機能

右片麻痺患者において，位置覚の障害の有無を確認することは大切である．位置覚が脱失していると，アクセルやブレーキペダルを踏んだ感覚がなく，目視による確認を行うため前方不注意による事故の危険性が高まる．

3）視野

法令上は，一眼が見えない場合のみ問題となる．しかし，後頭葉や視放線にかかる病巣等により視野障害を生じる場合がある．必要に応じ，眼科で精査を行う．

4）高次脳機能

失語症や注意障害，半側空間失認などについて確認する．半側空間失認を認めた場合は，安全な運転は困難である．失語症や注意障害については，その重症度によって運転再開の可否を検討する．

3 本症例の所見のまとめ

- 医学的に全身状態は落ち着いている
- 著明な注意障害や半側空間失認は認めない
- 右上肢は廃用手であるが，T字杖と右プラスチック製短下肢装具を用いて歩行自立
- 診察場面において視野障害は認めない
- 失語症は認めるが，通常のコミュニケーションは可能
- オートマチックの自家用車を仕事以外にも買い物やレジャーで利用予定であり，自動車改造は可能
- 妻も患者の復職を望んでおり，自動車運転再開については理解を得られている

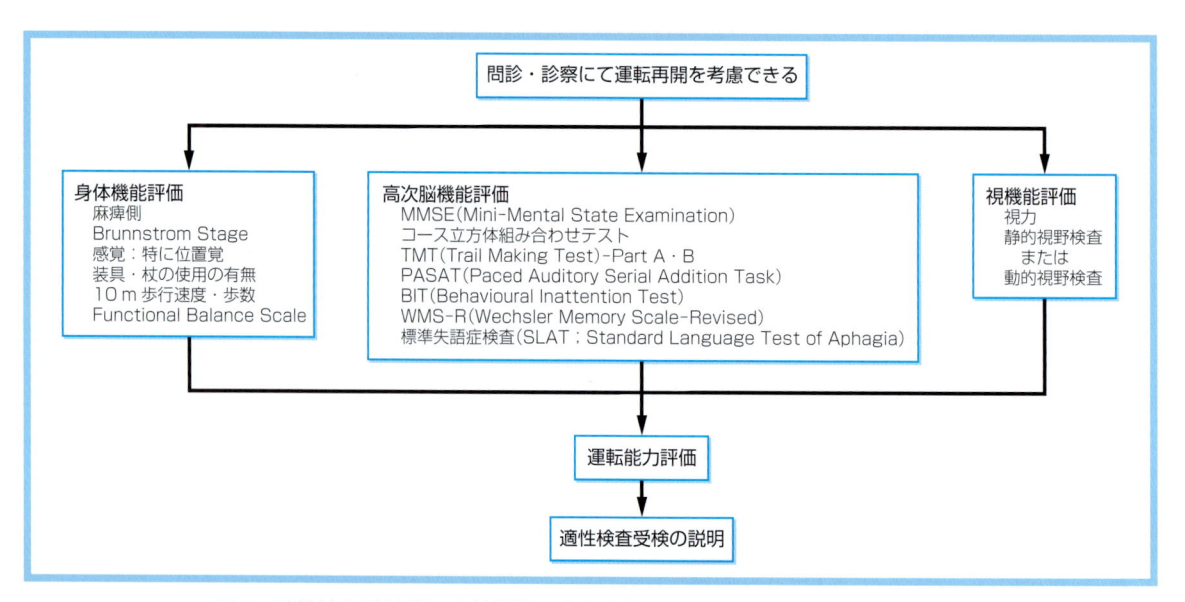

図1. 適性検査受検前に身体機能・高次脳機能・視機能の評価は必須である．

問診・診察にて運転再開を考慮できる

身体機能評価
麻痺側
Brunnstrom Stage
感覚：特に位置覚
装具・杖の使用の有無
10m歩行速度・歩数
Functional Balance Scale

高次脳機能評価
MMSE（Mini-Mental State Examination）
コース立方体組み合わせテスト
TMT（Trail Making Test）-Part A・B
PASAT（Paced Auditory Serial Addition Task）
BIT（Behavioural Inattention Test）
WMS-R（Wechsler Memory Scale-Revised）
標準失語症検査（SLAT；Standard Language Test of Aphagia）

視機能評価
視力
静的視野検査
または
動的視野検査

運転能力評価

適性検査受検の説明

4 何を評価するか？（図1）

運動機能，高次脳機能，視機能を評価する必要がある．運動機能については，麻痺の評価や，歩行能力，バランス能力などを評価する．その際，麻痺側，杖や装具の有無および種類についても確認する．高次脳機能は，知的評価，注意力や記銘力，半側空間失認の評価は重要である．また，ドライビングシミュレーターなどで実際に運転している様子を観察することにより，ハンドルやペダル操作の確認や，注意・判断力などが推測できる．

これだけは外せない!!

1 運動機能の評価

- Brunnstrom stage：上肢Ⅰ，Ⅱの廃用手でも運転可能だが，運転再開している脳血管障害者は屋外歩行自立していることから，下肢Ⅲ以上は必要である．
- 10 m 歩行：歩行速度と歩数を計測し，屋外歩行が実用的かを確認する．
- Functional Balance Scale：座位や立位，片脚立位などのバランス14項目を，0〜4の5段階で評価し，満点は56である．

2 高次脳機能の評価

1）認知機能

- MMSE（Mini-Mental State Examination）：23点以下で認知障害が疑われる．
- コース立方体組み合わせテスト：立方体を組み合わせて，難易度順に作成された模様を作成し，非言語性能力を測定する．

2）注意機能

- TMT（Trail Making Test）-Part A・B：視覚性注意機能を測定する．視覚性注意の持続，選択，容量，転換について評価できる．
- PASAT（Paced Auditory Serial Addition Task）：聴覚性注意機能を測定する．聴覚性注意の持続，選択，転換が評価できる．

3）半側空間失認

- BIT（Behavioural Inattention Test）：通常検査と行動検査の2つのパートがある．通常検査は146点，行動検査は81点が満点である．運転再開には，通常検査でほぼ満点が必要である．

4）記憶機能

- WMS-R（Wechsler Memory Scale-Revised）：13の下位検査があり，言語性記憶，視覚性記憶，一般的記憶，注意・集中力，遅延再生に分けて指標が得られる．

3 視機能の評価

眼科にて，視力および視野の検査を行う．視野検査は，静的視野検査と動的視野検査に大きく分けられる．半盲等については，法令上の規制はないが，視野障害により交通事故率が上昇すると報告されている．

4 失語症の評価

- 標準失語症検査（SLTA；Standard Language Test of Aphagia）：26項目の下位検査で構成されており，「聴く」「話す」「読む」「書く」「計算」について評価を行う．

5 運転能力評価

ドライビングシミュレーターや自動車教習所のペーパードライバー教習などを利用し，自動車運転能力を確認する．

6 適性検査受検の説明

疾病や外傷等で，身体機能に変化を生じた場合は，運転免許センターにて適性相談や適性検査を受検する必要がある．適性検査受検に際し，医学的診断書の提出を求められることが多い．

評価をまとめよう!!

1. **身体機能**
   - 右片麻痺 Brunnstrom stage：上肢Ⅱ，手指Ⅰ，下肢Ⅲ
   - 10 m 歩行速度：10秒14歩
   - Functional Balance Scale：51
2. **高次脳機能**
   - 認知機能：MMSE 24点，コース立方体組み合わせテスト IQ 124
   - 注意機能：TMT part A 92秒，part B 120秒，PASAT 2秒用 45％，1秒用 27％
   - 半側空間失認：BIT 通常用 146点
3. **視機能**
   視力は両目とも1.0であり，視野障害を認めなかった
4. **失語症**
   語想起の低下を認めるものの，聴理解および読解とも良好であり，発話も流暢な発語失名詞失語
5. **運転能力**
   左足でのペダル操作，ハンドル操作は回旋装置の利用，

ウィンカーおよびワイパーの延長レバーの使用により，左上下肢での安全な運転が可能

いざ処方へ‼

上記評価より，自動車運転に必要な能力は保たれていると考えられる．復職に向けた体力向上や，長期入院に伴う運転に対する不安の解消，自動車改造や経済的支援についての説明が中心となる．その際，必ず繰り返し適性検査受検の必要性について説明する．

＜PT＞
- 屋外歩行訓練，耐久性向上

＜OT＞
- 教習所での実車訓練説明，自動車改造に関する説明，貸付・助成および税の減免の説明，適性検査受検の説明

結果

退院後適性検査を受検し，条件付き適格にて免許更新となった．自治体による改造費の助成を利用し，ウィンカーレバーを右から左へ，ハンドル回旋装置を設置，アクセルペダルを右から左へ，サイドブレーキを足から手操作に自動車改造を行った．自動車教習所にて教習所保有の改造車によるペーパードライバー講習を受講し，その後，仕事を含めて自動車運転を再開している．

知っ得 サイドメモ

身体障害者を対象に，運転免許証取得費助成や自動車改造費助成，自動車など購入資金の貸付けなどがある．ただし，自治体により対応は異なり，補助を行っていない場合もある．助成制度は福祉事務所か福祉担当課，貸付制度は社会福祉協議会，減免制度については都道府県税事務所か税務署が問い合わせ窓口である．

文 献

1) 林　泰史，米本恭三（監），武原　格ほか（編）：脳卒中・脳外傷者のための自動車運転，三輪書店，2013.
2) 武原　格：脳損傷者に対する自動車運転能力評価．*MB Med Reha*，153：59-64，2013.
3) 武原　格：障害者の自動車運転．水間正澄（編），地域リハビリテーション くらしを支える医療の実践，臨床リハ別冊，pp. 221-223，医歯薬出版，2013.
4) 一杉正仁：薬剤の服用と自動車運転．*Progress in Medicine*，32：1643-1646，2012.

全日本病院出版会好評書のご案内

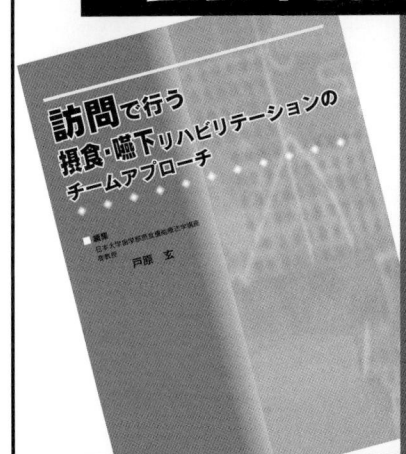

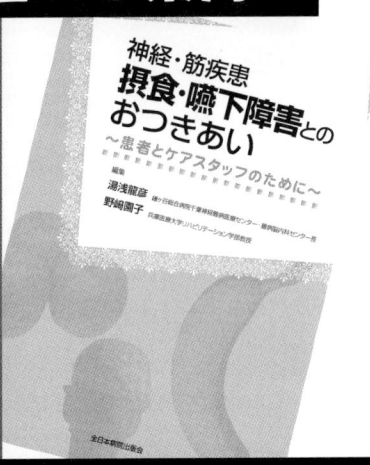

訪問で行う
摂食・嚥下リハビリテーションの
チームアプローチ

大好評

編集／戸原　玄（日本大学歯学部摂食機能療法学講座准教授）　　B5判・88頁　定価3,990円（税込）

摂食・嚥下障害の特徴、診察・評価、スクリーニング、検査、歯科診療と口腔ケア、嚥下訓練、呼吸訓練、栄養管理、食事指導、全身管理などを、各職種がそれぞれ分かりやすく解説！在宅で役立つポイントがコンパクトにまとめられており、訪問に必携の一冊！

リハビリテーション栄養
―栄養はリハのバイタルサイン―

新　刊

Monthly Book Medical Rehabilitation　No.143（2012年4月増大号）
編集／若林秀隆（横浜市立大学附属市民総合医療センター助教）　　B5判・150頁　定価4,095円（税込）

リハを実施する際に必要な臨床栄養の知識とスキルを習得できるよう、リハ栄養の必要性と進め方、リハ栄養と各職種の関わり、主な疾患・障害のリハ栄養について分かりやすく解説！主な疾患・障害として脳卒中、脊髄損傷、関節リウマチ、骨関節疾患、脳性麻痺、神経筋疾患、下肢切断、呼吸器疾患、循環器疾患、悪性腫瘍、廃用症候群、肝臓・腎臓疾患等を取り上げ、それぞれで注意すべきポイントがわかる！

神経・筋疾患
摂食・嚥下障害とのおつきあい
～患者とケアスタッフのために～

大好評

編集／湯浅龍彦（鎌ヶ谷総合病院千葉神経難病医療センター・難病脳内科センター長）
　　　野﨑園子（兵庫医療大学リハビリテーション学部教授）　　B5判・114頁　定価4,935円（税込）

筋萎縮性側索硬化症、脊髄小脳変性症、パーキンソン病、慢性期脳卒中、障害児、筋ジストロフィーなどでそれぞれ気を付けることが分かりやすく解説されている。また、食事を楽しく食べて頂くための食事介助のポイント、在宅でできる嚥下訓練、外食での工夫点、PEGの良い点・悪い点なども紹介。神経・筋疾患にかかわる方たちへ、楽しく食べて頂くためのサポートとなる一冊！

問い合わせ先

（株）全日本病院出版会
〒113-0033　東京都文京区本郷3-16-4

Tel (03)5689-5989
Fax (03)5689-8030
HP http://www.zenniti.com

特集 もう悩まない！100症例から学ぶリハビリテーション評価のコツ

〈各論〉
Ⅱ．高次脳機能障害
症例12 **前頭葉症状**

鄭　健錫*

ポイント

- 高次脳機能障害は症状の改善だけでなく，生活環境の整備や家族の理解を深めるためのプログラムが必要である．
- 前頭葉機能は単一の神経心理学的検査では診断することができず，複数の検査を組み合わせる必要がある．また，多くの他の部位での脳損傷でも検査結果の低下は起こりうる．
- 前頭葉症状では注意障害や遂行機能障害などの認知障害だけでなく，自発性の低下，抑うつ，不安感，衝動性などの感情や行動上の変化もみられる．
- 神経心理学的検査だけでなく，行動観察が多くの情報を与えてくれる．
- 高次脳機能障害は短期間での改善は難しいことが多く，数年に及ぶリハや支援の継続が必要である．

症例

17歳，女性．交通外傷により脳外傷を受傷し救命救急センターへ搬送される．GCS：E1V2M4，右前頭骨陥没骨折，外傷性くも膜下出血，脳挫傷に対して開頭減圧術，その後の頭蓋形成術，深部静脈血栓症などの合併症の治療を終え，3か月後に高次脳機能障害のリハ目的で入院となる．

さぁ，どうする？

1 問診のポイントは？（表1）

高次脳機能にどの程度の障害があるか見当をつけるため，本人との質問，会話や観察が重要である．記憶障害等もあることから，本人の答えと，家族からの事実聴収とを別に考える．答えやすい内容から開始することもある．当院では既往歴やアレルギーなどの問診から始めて，事故前後の状況や治療経過をたずねることが多い．

受傷時の状況：交通事故ならば，時間，場所，どのような状況での事故か，損害保険や労災が適応されているのか，前医での治療経過や改善の経過，意識レベルの変化，会話や食事の開始，せん妄や不穏，興奮などの有無，安全のために抑制などされていたかどうか家族にたずねる．

職業や学校などの状況，家屋の状況，同居等家族やその就労の有無を確認する．

表1．問診のポイント

1．受傷や発症時の状況	・事故の場合は時間，場所，事故状況，相手の有無
2．急性期病院での治療経過	・急性期病院での治療経過 ・意識レベルの変化や開眼時期 ・会話や食事の開始時期 ・興奮や不穏などが経過中出現したかどうか
3．家族・家屋の状況	・同居や支援・協力可能な家族の状況 ・家屋環境 ・家族の就労状況
4．職業や就学状況	・通勤方法や実際の仕事内容 ・会社の休職制度 ・学校であれば復学の時期や要件
5．経済状況	・労災保険や損害保険の適応有無
6．受傷前の性格や家族との関係	

2 診察のポイントは？

表2のとおりである．

* Kenshaku TEI，〒243-0121 神奈川県厚木市七沢516 神奈川リハビリテーション病院リハビリテーション科第二，リハ局長

表2. 診察のポイント

1．身体機能の所見	・運動機能 ・関節の可動域制限 ・脳神経麻痺
2．逆向性健忘や順向性健忘（外傷後健忘）の期間	
3．認知面の質問	・最近の話題，ニュースやテレビ ・今までの治療内容，リハの内容 ・担当者の名前や今朝の食事内容 ・来院の方法や手段 ・趣味，好きなスポーツ，芸能関係
4．スクリーニングテスト	・MMSE

表3．何を評価するか

- CT，MRI，脳血流などによる脳損傷の評価
- 安全にできる動作や ADL 能力
- 高次脳機能障害
- 感情や行動の問題
- 病棟での生活
  院内や病棟でのルールが守れるか
  スケジュールに沿って行動ができるか
  対人関係での問題があるかどうか

3 本症例の所見のまとめ

- GCS（Glasgow Coma Scale）：E4V5M6 と改善，指示への理解も可能．不穏・興奮などもなく経過
- 神経学的検査：四肢の運動麻痺はなく，嗅覚，視覚，眼球運動も問題なし
- 頭部を動かすとめまいが生じ，動作が不安定となり車いすでの移動
- ADL は全般的に動作の方法がわからず，混乱気味で介助を要した
- 逆向性健忘の期間は曖昧で，外傷後健忘も曖昧ながら1～2か月
- 最近の記憶はつながっており，見当識も良好だが多弁傾向にある
- MMSE（Mini-Mental State Examination）28/30
- 将来はヘアメイクの仕事をしたいと思っていた
- 本人は現在無職で，母親も仕事を辞めて在宅での介護を考えている
- 損害保険が適応されている

4 何を評価するか？

表3のとおりである．

これだけは外せない!!

前頭葉症状を評価するための神経心理学的検査は以下である．

1 WAIS-Ⅲ（ウェクスラー成人知能検査第3版）

知能検査を全 IQ，言語性 IQ，動作性 IQ の3種類の知能指数で測定し，言語理解，知覚統合，作動記憶，処理速度の4つの群指数からなる指標が評価可能である．また，下位検査の絵画配列課題では注意の配分や選択，注意力の持続の評価ができる[1]．

2 TMT（Trail Making Test）[1]

Part A と Part B の2種類の検査からなる．注意の配分や選択，注意力の持続を評価ができ，選択性注意が低下すると，妨害や干渉刺激に注意が転導してしまい，行動の一貫性が損なわれる．20歳では，A 平均 66.9秒，B 平均 83.9秒．

3 語の流暢性検査

前頭葉損傷では単語の産生や流暢性の低下することが多い．頭文字（し，い，れ）で始まる語を1分間にできるだけ多く産出することを求める．参考値：31～44．

4 WCST（Wisconsin Card Sorting Test）

概念の変換と維持，思考の柔軟性に関する能力を検討するカード分類検査で，日本では慶應版 WCST が用いられている．

5 BADS（Behavioural Assessment of Dysexecutive Syndrome）

前頭葉症状の中核である遂行機能障害を症候群として捉え，様々な行動面を評価しうる包括的な検査バッテリーとして開発された[2]．遂行機能障害の定量的評価を目的とし，カードや道具を使った6種類の検査と質問票からなる．下位検査は0～4の5段階で評価され，合計は24点満点である．

評価をまとめよう!!

1. **神経心理学的検査**
   - WAIS-Ⅲ：全 IQ 69，言語性 IQ 86，動作性 IQ 57．言語理解 92，知覚統合 63，作動記憶 65，処理速度 54．下位検査　絵画配列 1
     処理速度の低下や絵画配列結果より注意の配分や選択，注意力の持続の低下が示唆される
   - TMT：Part A 146秒，Part B 220秒，比 B/A 1.5
     平均よりタイムオーバーで，Part B では数字と文字の切り替えがスムーズにできず，そのつど訂正が必要であった．注意の配分や選択，注意力の持続の低下を示している
     選択性注意が低下すると，妨害や干渉刺激に注意が

転導してしまい，行動の一貫性が損なわれる
- 語の流暢性：し6，い4，れ4．3語合計 14
 カットオフの基準値は定められていないが，前頭葉損傷で3語合計は20以下のことが多く，単語の産出が低下しており，前頭葉機能の低下と判断される[3]
- BADS：プロフィール合計点 13
 下位検査　規則変換 3，行為計画 4，鍵探し 3，時間判断 2，動物園地図 0，修正 6 要素 1
 自分のやりたい方法で取り組みたいと，検査ルールの逸脱や1つの課題に時間を費やしたため動物園地図と修正6要素は低得点
 遂行機能障害での行動計画や問題解決能力の低下を示している

2. **画像検査**
 - 頭部 CT：右前頭葉に不均一な低吸収域と右側脳室の拡大を認める

3. **行動観察**
 性格的は前向きで明るく社交的だが，病棟やグループ訓練場面では本人のペースに周囲が巻き込まれてしまう

いざ処方へ!!

高次脳機能障害では個々に設定された病棟でのプログラムや介助方法などを決め，順次改善がみられれば介助や安全管理のためのルールを変更していく．また，併せて本人だけでなく，家族や介護者に高次脳機能障害の知識や対処方法などの指導や教育を含めた情報提供を行うことが重要である．

<PT>
- 基本動作能力の評価，訓練，バランス訓練，続いて応用動作や屋外歩行能力を注意の配分や持続の観点からの評価
- 易疲労性に対してはエルゴメータなどを用いての体力増強訓練

<OT>
- 認知障害の評価やジグソーパズルやゲームなどの課題を通して高次脳機能障害への訓練
- 認知面の向上がみられれば，併せて ADL 訓練，グループでの対人交流の場面を設定し，問題点の把握や修正
- 自ら計画を立てた買い物や，公共交通機関の利用などの屋外社会環境訓練

<ST または臨床心理士>
- 神経心理学的検査の実施，院内で可能なテストバッテリーをあらかじめ決めておく
- 言語，計算や他の机上課題を通してできるもの確認と成功体験の積み重ね
- 問題点の理解促進をはかり，家族への指導

<SW>
- 在宅生活での福祉サービスや制度の利用への情報提供
- 損害保険等の手続きの案内

結果

当初はボーっとしていたが，覚醒レベルの向上に伴い多弁傾向が顕著となり，注意障害として注意の維持・集中・分配の低下，注意の転導性の高さや情動面では脱抑制が残存した．これらが課題を遂行する際の認知機能（情報処理の効率や速度，問題解決能力）の働きを妨げ，作業全体の質を低下させている．遂行機能障害から困難場面に直面しても，「まぁいいんだ」と回避するのみで内省が深まらない．また，終始マイペースで，環境（人・状況）に配慮した行動をとることができない，との評価結果となった．屋外での社会環境訓練でも見守りで可能な部分も多いが，横断歩道では車や信号機の確認は注意の促しが必要であったことから，自宅周囲の環境に慣れるまでは介護者が必要と判断した．当院での外来リハ以外に，今後の生活面ではできることとできないことの整理や，周りの枠組みに沿っての行動を増やすことを目的に，地域の作業所に通所することを勧めた．結果が良好に推移すれば，次のステップとして就労支援プログラムの導入も考えられる．

> **知っ得サイドメモ**
>
> ＜遂行機能障害＞
> ①意志，②計画の立案，③目的ある行動，④効果的に行動することの4つのコンポーネントからなり，客観的には断片的な会話，抽象的推考力の低下，柔軟性に欠ける思考，横道にそれた会話，洞察力の低下などをいい，物事をまとめること，社会的規範に添うこと，物事の決定，問題の解決，現状への順応などが非常に困難となる障害である．
> 柔軟性に欠ける思考，思考形式の転換障害や保続は TMT や WCST，BADS の規則変換カード検査などにより検出できる．言語的な概念や抽象的思考の障害は WAIS-Ⅲ の類似や理解課題での成績低下により示される．また，行動計画や問題解決能力の低下は，BADS の修正6要素や動物園地図課題で評価できる．

文　献

1) Halligan PW, et al, 田川皓一（監訳）：臨床神経心理学ハンドブック，pp. 298-305, 西村書店，2011.
2) 岩田　誠，鹿島晴雄（編）：言語聴覚士のための基礎知識　臨床神経学・高次脳機能障害，pp. 220-225, 医学書院，2006.
3) 鹿島晴雄，加藤元一郎：前頭葉機能検査―障害の形式と評価法―．神経進歩，37(1)：93-109, 1993.

〈各論〉
Ⅱ．高次脳機能障害
症例 13　失語症

數田俊成*

ポイント

- 失語症による言語障害の程度を見極める．
- 言語モダリティーである聴く，読む，話す，書くの改善に向けた機能的アプローチと，描画，ジェスチャー，コミュニケーションノートなどを用いた能力的アプローチの必要性を考える．
- 失語症患者は，他者とのコミュニケーションがとりにくく，思うように意思が伝えられないため，心理的側面への配慮をする．
- 失語症患者に対しては，適切な種類や量の聴覚，視覚情報を提供し，表出には音読や復唱，写字などを用いてコミュニケーション（発話）意欲を高めることが必要である．

症例

62歳，女性．構音障害．右片麻痺で発症し，前医にて左被殻出血と診断され（図1），保存的に加療された．発症31日後に，当院（回復期病院）にリハ目的で入院した．

さぁ，どうする？

1　問診のポイントは？（表1）

失語症患者からの情報は，正確に聴取できないことが多いため，前医，家族からの情報収集が主となることが多い．

(1) 病名，発症日時，利き手，年齢，性別，画像，既往歴（認知症があるかなど）は，予後予測や，どのような症候が出てくる可能性があるかの目安になるので確認しておきたい．

(2) 病前性格，教育歴，趣味，仕事内容など，スムーズに訓練を行うためにも，確認しておくと有用である．

(3) 家族，社会的背景，退院後の支援体制なども確認しておく．

2　診察のポイントは？

意識障害の有無，注意障害，精神機能低下の影響がないか？　など考慮しつつ，失語症スクリーニング検査を行う（表2）．

発話項目では，日常的会話（名前，日付，天気な

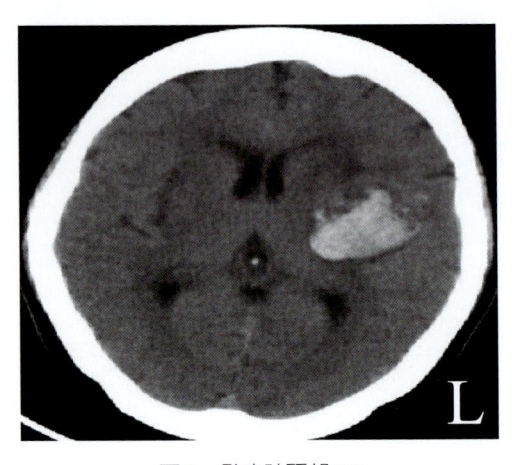

図1．発症時頭部CT

表1．問診のポイント

1．疾患要因	病名，発症日時，画像の確認など
2．生物学的要因	利き手，発症年齢，性別，既往歴，意識障害や認知症の有無，病前性格，言語習慣，趣味，仕事内容など
3．社会的要因	家族，社会的背景，退院後支援体制など

---

* Toshinari KAZUTA, 〒275-0026 千葉県習志野市谷津4-1-1　東京湾岸リハビリテーション病院リハビリテーション科，診療技術部部長

表2. 失語症スクリーニング検査の項目

1. 発話	(1) 自発話：「お名前を教えてください」「今日は何月何日ですか」 (2) 呼称：（身近な物品を指差して）「これは何ですか」 (3) 復唱：「私の真似をして言ってください」 (4) 情景画の説明：「この絵を説明してください」
2. 聴覚的理解	(1) はい，いいえで答える質問：「あなたは○○さんですか」 (2) 単語の理解：（身近な物品を並べて）「私が言う品物を指差してください」 (3) 口頭命令：「私の言う通りにしてください」
3. 読み書き	(1) 音読：「これを読んでください」 (2) 読解：（身近な物品を並べ，それらを漢字または仮名で書いた紙を見せ）「これはどれですか」 (3) 自発書字：「お名前を書いてください」 (4) 書き取り：「私が言う言葉を漢字（仮名）で書いてください」

ど），日用品などを用いて発話量，質（発語失行，錯語，ジャーゴン（わけのわからない表現），迂遠な表現の有無）を確認する．

発話がみられない場合には，系列語の表出が可能か確認する．復唱は，単音節，2音節語，3音節語と可能なら，難易度を上げていく．

情景画説明は表出すべき単語や文が明確であるため，自発話の量と質の両面を知ることができる．

聴覚的理解では，「あなたは○○さんですか？」のような，「はい」あるいは「いいえ」で答えられる質問を用いる．失語症者は「はい」で答える傾向があり，注意が必要である．

読み書きは，教育レベル，読み書き習慣の影響が考えられ，検査項目は，小学校低学年レベルの単語にとどめ，難易度にも注意が必要である．氏名のみ書字できる場合があるため，氏名以外の書字も検査する必要がある．

3　本症例の所見のまとめ

- 62歳，女性．発症31日目の左被殻出血．既往歴：高血圧
- 失語症（非流暢型）
  <理解>挙手，閉眼などの簡単な指示動作可能だが，やや複雑な日常会話は，Yes-No反応も一定しなくなる．話者のジェスチャーは理解でき，状況判断良好
  <表出>自発話で有意味語は聞かれず，「あー」「おー」などの母音，曖昧音，ダ行，タ行など限られた子音のみ表出．音読，復唱も困難．挨拶，曜日などの自動言語は可能
  書字は，氏名が可能．会話時は，表情，ジェスチャーにて表現しているが，自ら伝えたいことはなかなか伝えられない
  <発声発語機能>右側口角下垂，挺舌時の右偏位など，発語器官右に麻痺あり．口形探索や非一貫的な歪みを認め，口腔顔面失行，発語失行が疑われた
- 周囲に気をとられたり，集中できないことが多く，注意障害の疑い
- 右片麻痺（顔面含む），右半身感覚障害
  日常生活動作（ADL）：食事以外介助，基本動作は移乗軽介助レベル

4　何を評価するか？

(1) **言語機能評価**：聴く，読む，話す，書くについて，どの言語モダリティーが比較的保たれているのか，また単語，文（短文，長文）のどのレベルで可能なのか，把握することが重要である．

(2) **失語の特徴を把握する．運動性失語か感覚性失語か**：運動性失語は，言語理解が発話に比べて保たれ，自発話は少なく，発語失行（アナルトリー）を伴う非流暢な発話を特徴とする．感覚性失語は，流暢な発話，聴覚的理解の障害，復唱障害，錯語が特徴である．

(3) **画像診断**：前頭葉病変では運動性失語が，側頭葉病変では感覚性失語の特徴を呈することが多い．

(4) **非言語的コミュニケーションや状況判断が可能か否か**：相手の視線が読み取れるか？ ジェスチャーや書字，描画の理解は可能か否かなど．

これだけは外せない‼

失語症のみ呈していることは少ないため，失語以外の高次脳機能（精神機能，注意，記憶等）に関しても評価を行うことが多い．

1　SLTA (Standard Language Test of Aphasia)：標準失語症検査

「聴く」「話す」「読む」「書く」「計算」の5側面，計26項目の下位検査で構成されている．失語症状の全体像の把握とリハビリテーション計画立案の指針を得ることを目的としている．

2　RCPM (Raven Colored Progressive Matricess)：レーヴン色彩マトリックス

問題は 36 問あり，標準図案の欠如部に合致するものを 6 つの選択図案のなかから 1 つだけ選ばせる検査．言語を介さずに答えられ，推理能力（知的能力）を推定できる．失語症，認知症の検査として利用される．

3　CAT (Clinical Assessment for Attention)：標準注意検査法

7 つの下位検査からなり，注意機能全般（容量，持続，選択，変換，配分など）を評価する検査である．

4　Benton 視覚記銘検査

図版記銘により視覚認知，視覚記銘，視覚構成能力を評価する検査で，脳損傷と健常群の区別に有用である．

5　発声発語器官の評価（構音障害の有無）

口唇や舌の運動範囲，速度，筋力などを評価する．

評価をまとめよう!!

- 本症例の失語症状の特徴：非流暢性失語で聴覚的理解，読解ともに文レベルから低下．発話は有意味語がなく，発語失行が著明
- 失語症のタイプ，重症度：運動性失語，重度
- 状況判断能力：良好
- 心理面の状況：不安が強く，それを表出できないため，泣き出すことがあり不安定
- 家族：ご主人と同居．本人の不安が強いことに困惑している
- 併存する障害：注意低下，右片麻痺（顔面含む），右半身感覚障害

いざ処方へ!!

\<ST>
- RCPM による知的機能評価
- SLTA による言語機能評価訓練
- CAT による注意障害評価訓練，Benton 視覚記銘検査

\<PT>
- 基本動作，歩行訓練

\<OT>
- 上肢訓練，ADL 訓練

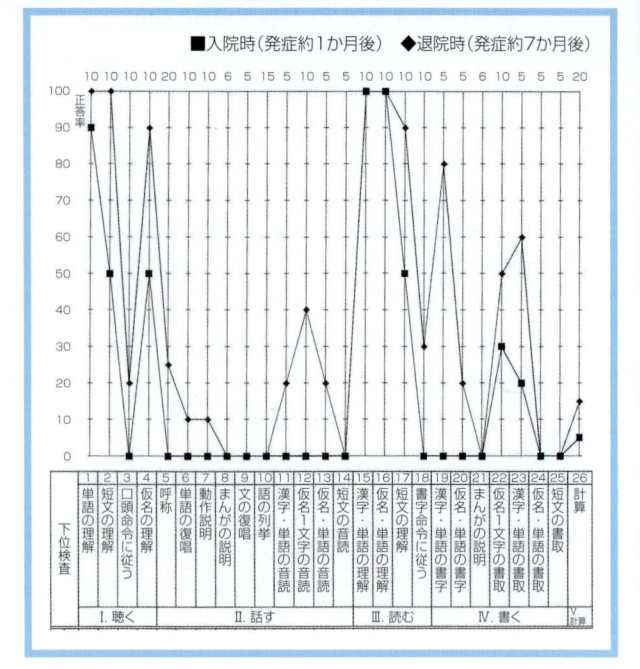

図 2．SLTA の経過

結果

図 2 に結果を示す．

＜入院時言語機能＞

SLTA の聴く項目は，単語 9/10，短文 5/10，口頭命令 0/10 と短文レベルから低下．話す項目は，呼称 0/20 と著しく低下し，重度の発語失行のため音読や復唱も困難だった．読む項目は，漢字，仮名単語理解 10/10．短文理解 5/10 で聴く項目と同程度．書く項目は，仮名，漢字書取は一部可能だが，その他は 0/10．

【訓練プログラムと経過】

(1) 聴覚的理解・読解訓練（単語～短文レベル）

自宅退院時（発症後約 7 か月）には，聴理解は短文レベル 10/10 まで改善し，短文読解も 9/10 まで改善がみられた．

(2) 発話訓練

① 発語失行に対する訓練（口形模倣，母音の復唱，挨拶語など）

② 喚語の訓練（高頻度語の音読，復唱から呼称へつなげる）

(3) 書字訓練（氏名，住所，簡単な漢字，発話の補助手段として）

退院時，自発語は犬，本など一部呼称可能となったが，発語失行が重度で，音声としては出づらい

状態であった．

語想起が徐々に改善してきたため，漢字書字は改善を示した．発語失行が重度のため，口頭表出は改善を認めるものの一部の単語を除いて困難であった（単語呼称 0/20→5/20）．

そのため実用的なコミュニケーション手段として，漢字書字の改善に積極的にアプローチした（漢字単語書字 0/5→4/5）．

(4) コミュニケーション手段の獲得（カードの作成・自発的使用，家族指導）

挨拶をしたいという要望があり，「おはよう」「ありがとう」とカードを作り，音読して看護師に伝えた．日常生活で必要な要求「お水をください」等，絵カードを作成し，伝達手段として使用した．

身体機能は，右片麻痺は残存するも，装具杖を使用し歩行自立，ADL 修正自立となり自宅退院された．

知っ得 サイドメモ

<皮質下性失語について>

尾状核，被殻，淡蒼球いずれも単独病変では，構音障害はみられても，失語は生じず，白質病変を含んで初めて失語症状が出現する．尾状核頭部，内包前脚，被殻前部を含む病変で非流暢性失語が，被殻後部，内包後脚後部を含む病変で流暢性失語が現れやすい．発話の特徴は，発話量低下，不明瞭な発話，小声（声量低下）など Broca 失語でみられるもののほか，言語保続など前頭葉症状を思わせるものもある．なお，被殻，淡蒼球全体が損傷されても構音障害が生ずるのみであるが，周囲の内包，外包を含むと全失語になる．

文　献

1) 山鳥　重：神経心理学入門，医学書院，1985.
2) 小嶋知幸：失語症の障害メカニズムと訓練法，改訂第二版，新興医学出版社，2005.
3) 佐藤睦子：失語症タイプと言語治療．高次脳機能研究，30(2)：308-312，2010.
4) 関　啓子：失語症検査．高次脳機能障害のすべて．神経内科，(特別増刊号)：174-184，2008.
5) 櫻井靖久：皮質下性失語．Clinical Neuroscience，31(7)：788-790，2013.

特集 もう悩まない！100症例から学ぶリハビリテーション評価のコツ

〈各論〉
Ⅱ．高次脳機能障害
症例14 **半側空間無視**

水野勝広*

ポイント

- 半側空間無視（以下，無視）は右半球損傷患者の約4割に認められ[1]，リハを阻害し，ADLの到達レベルを制限する要因の1つである．
- 無視の症状は多彩であり，1種類の検査だけでは存在を見落とす可能性がある．
- 机上の検査結果よりも，ADL上での無視による問題点の観察が重要である．
- 無視に対する自覚の有無やPusher症候群など，合併しやすい症候にも注意が必要である．
- 慣れた環境では代償可能となっても，完全には消失していないこともあるので，退院後に生活範囲が広がることによって新たな問題が生じることもある．

症例

55歳，男性．右中大脳動脈領域の脳梗塞を発症した．急性期病院にて4週間の加療後，回復期リハ病棟へ転院した．中等度の左片麻痺を認めており，転院時，移動は車いすを使用している．車いす駆動は右上下肢を使用して可能であるが，左側にある障害物にぶつかることが多く，介助を要する．

さぁ，どうする？

1 問診・情報収集のポイントは？

半側空間無視（以下，無視）以外の基本的な問診のポイントは脳血管障害の項を参照されたい．

無視は急性期を除けば，右半球損傷による左無視が多いとされている[1]が，左半球損傷による右半側空間無視も存在し得るので，注意が必要である．特に，広範な左半球損傷では右半側空間無視を呈することは稀でないが，失語症などを合併しているために検査を施行できず，見落とされている可能性がある．

1）無視を疑わせる症状と問診のポイント（表1）

前述のように，無視は右半球損傷に限定されるものではないが，日常臨床で遭遇する症例は左無視が多いのも事実である．そこで，混乱を避けるため，以下の項では『無視』とした場合，右半球損傷による左無視のことを指すこととする．

重度の無視患者は，ベッド上や車いす上でも頭

表1．半側空間無視を疑わせる症状

1．ベッド上臥床時
・頭部・視線が常に右を向いている
・左側から話しかけると気づかず，右側を探索する
2．座位でのADL時
・左側に物を置くと見つけられない
・食事時，左側の皿に手をつけない．皿の左半分を残す
・更衣のとき，衣服の左右がわからずうまく着られない．右側の袖だけを通し放置している
・新聞などを読むときに紙面の左側を見落とし，改行をうまく追えない
3．移動時
・車いすの左側のブレーキをかけ忘れる
・車いす上で左足をフットレストにのせ忘れたり，移乗時に左足を下ろし忘れたりする
・車いす駆動時に左側にぶつかる．歩行可能な場合，左肩や左前額部を入り口にぶつける
・左に曲がれず，部屋に入れなかったり，道に迷ったりする

部，顔面が右を向いていることが多い．移動時に左側の手すりなどにぶつかって止まってしまう例や，自室が左側にあると入口がわからず，廊下の端まで行ってUターンし右側に自室がある状況でやっと見つけられる，といった例も，ときにみられる．食事の際に，左側に置いてある皿の食事

---

* Katsuhiro MIZUNO，〒189-0002 東京都東村山市青葉町4-1-1 国立療養所多磨全生園リハビリテーション科，医長

表2. 半側空間無視の責任病巣

1. 右側頭-頭頂-後頭接合部また下頭頂小葉病巣
2. 中大脳動脈領域脳梗塞
3. 前頭葉病巣
4. 後大脳動脈領域梗塞で視床後部の穿通枝領域の梗塞を伴う病巣
5. 前脈絡叢動脈領域梗塞

表3. 診察のポイント

1. 座位姿勢のチェック
   ・頭位, 顔面, 視線の向き
   ・左上下肢の位置
2. 視野検査
   ・対座法で行う
   ・左半盲, 左上下1/4盲などを伴うことがある
   ・視覚消去現象
3. 病識の有無
   ・左を無視しやすいことを自覚しているか
   ・自身で修正しようと意識しているか
4. 立位姿勢
   ・麻痺側への傾き (Pusher 症候群)
5. スクリーニング検査
   ・SIAS 視空間認知項目, 抹消試験, 線分二等分試験, 図形の模写・描画

を残したり, 皿の右半分だけを食べたりすることもよくみられる. 新聞を読むとき紙面の左側を見落とし, 意味がとれない場合もある. しかし, 無視患者は左側を見落としているという自覚はない場合が多いため,「食事の量が少ない」「向かいの人に出ているおかずが自分には出ていない (実際にはあるが, 左側にあるため気づいていない)」「新聞が読めなくなった」など, 直接的に無視を想起させる表現ではない場合が多いので, 注意深く問診を進める.

2) 画像検査所見

無視の責任病巣としては, 右側頭-頭頂-後頭接合部が重要視されているが, 他の病巣でも起こりうる[1] (表2). 近年, 皮質の損傷部位より前頭葉と頭頂葉を結ぶ連絡線維の損傷が無視の発症により重要であるという意見もあり[2], 皮質下に限局した病変でも無視が起こり得る. 被殻出血や視床出血では血腫量が多い場合に発症しやすい. 画像所見は参考にはなるが, 同様の病変の患者でも無視の程度は様々であり, 先入観を持ちすぎないほうが良い.

最近の研究では, 急性期のMRI, CTで眼球が病巣側を向く共同偏視の存在が, 無視の診断に有用であるという報告もあり[3], 急性期の画像所見が入手可能である場合は, 大脳半球だけでなく眼位もチェックしておく.

2 診察のポイント (表3)

片麻痺や嚥下障害など基本的な項目については, 脳血管障害の項に譲る.

患者が診察室に入って来たらまず, 頭位, 姿勢を観察する. 頭位が正中でも, 視線が常に右を向いている場合もあるので, 視線も確認する. 車いすを自走できる場合は自走させてみて, 左側の障害物にぶつかることがないか観察する. 左側のブレーキをかけ忘れないか, 左足がフットレストにきちんと乗っているか, 左手の位置は正常か, なども無視と関連する観察項目である.

視野障害の判別は対座法で行うのが基本である. 視野障害は無視とは独立した症候であり, 無視症状を増悪させる要因ではないと考えられている[4]. 同名半盲のみで無視がない場合は, 視線を動かすことで容易に視野の欠損を代償できるが, 重度の無視の場合は視線を左に移すこと自体が困難であるため, 半盲の有無を判別することが困難である場合もある. 明らかな視野障害がない場合でも, 周辺視野で左右の指を同時に動かすと右側しか判別できない場合がある. これを視覚消去現象といい, 無視の症状の1つと考えて良い. 体性感覚や聴覚でも消去現象がみられることもある.

Pusher 症候群は座位や立位で非麻痺側上肢を突っ張り, 麻痺側へ倒れこむような姿勢をとることである. Pusher 症候群は左右どちらの障害でも起こり得るが, 左無視と合併しやすいという報告もある[5]ので注意が必要である.

ベッドサイドで簡便にできるスクリーニング検査としては, SIAS (Stroke Impairment Assessment Set)[6]の視空間認知項目や線分二等分試験, 線分抹消試験, 簡単な図形の模写などがある. 無視は多元的な側面を持つといわれており, 1つの側面を見るだけでは不十分である. 1つの検査が正常でも他の検査で異常が認められることもあるので, 複数の検査を組み合わせる[7].

3 本症例の所見のまとめ

- 発症後4週間の右中大脳動脈の広範な脳梗塞
- 左片麻痺は中等度で, 右上下肢の随意運動は可能
- 車いす座位時, 頭部, 視線が右を向いており, 正中より左側に視線を向けるのは困難

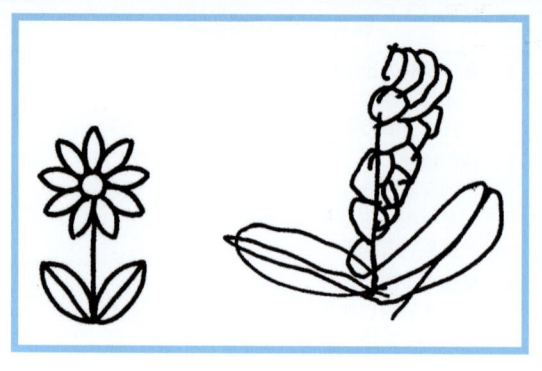

図1. 模写検査の一例

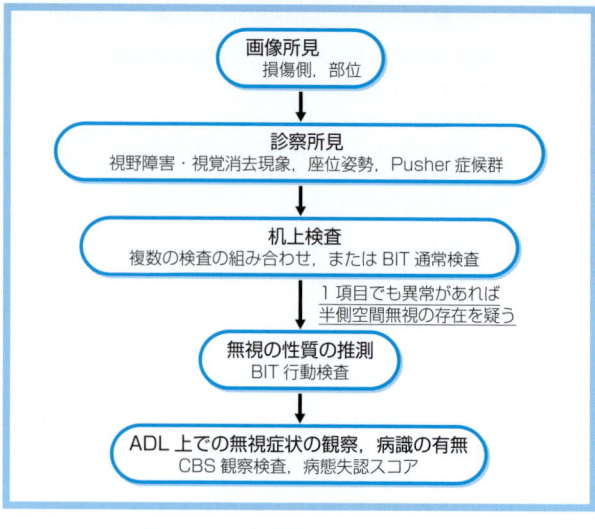

図2. 半側空間無視の評価の流れ

- 食事のときに左側にあるおかずを残す
- 車いすを駆動できるが，左側の障害物にぶつかることが多いため，監視が必要
- 明らかな視野欠損はないが，視覚消去現象が認められる
- SIAS の視空間認知テストでは右側に 7 cm の偏倚が認められた
- 花を模写させると，左側の花弁を描かず，右側に過剰に花弁を描いた(図1)
- 立位では非麻痺側を突っ張り，麻痺側へ倒れやすいため車いす移乗に介助が必要
- 本人は左半側に注意がいかないことを自覚していない

4 何を評価するのか(図2)

- 無視が存在するか？
- 無視の症状のうち，どのような要素があるか？
- 日常生活動作(ADL)上で無視がどのような場面で現れているか？

これだけは外せない!!

1 BIT (Behavioural Inattention Test)[8]

BIT は広く使用されている無視のバッテリーで，通常検査と行動検査からなる．通常検査は抹消試験，線分二等分試験，模写試験，描画試験の組み合わせからなり，各下位項目にカットオフ値が設定されている(表4)．BIT 通常検査で1項目でもカットオフ値以下の項目がある場合は，合計得点が132点以上でも無視を疑い，ADL やリハビリテーション(以下，リハ)場面をよく観察する．BIT 行動検査は，日常生活場面により近い9項目(表4)からなり，無視により生じやすい日常生活上の問題を予測すること，リハの課題を選択する手掛かりとすることを主な目的とする．

表4. BITの検査項目とカットオフ点

通常検査項目	最高点	カットオフ点
線分抹消試験	36	34
文字抹消試験	40	34
星印抹消試験	54	51
模写試験	4	3
線分二等分試験	9	7
描画試験	3	2
合計	146	131

通常検査項目	最高点	カットオフ点
写真課題	9	6
電話課題	9	7
メニュー課題	9	8
音読課題	9	8
時計課題	9	7
硬貨課題	9	8
書写課題	9	8
地図課題	9	8
トランプ課題	9	8
合計	81	68

2 CBS (Catherine Bergego Scale)[9]

CBS は無視によって生じる日常生活上の問題を評価するスケールであり，10項目(表5)からなる．それぞれの項目は，0～3点の4段階で評価される．ADLの障害が重度で評価できない項目がある場合は，採点可能な項目の得点の平均点を適用する．得点の合計が1～10点を軽度の無視，11～20点を中等度の無視，21～30点を重度の無視とする．また，患者自身の無視への病識を評価するため，自己評価表(表6)も用意されている．観察評価と自己評価の得点の差を病態失認得点とし，

表5. CBS評価表

1. 整髪または髭剃りのとき左側を忘れる	
2. 左側の袖を通したり，上履きの左を履くときに困難さを感じる	
3. 皿の左側の食べ物を食べ忘れる	
4. 食事の後，口の左側を拭くのを忘れる	
5. 左を向くのに困難さを感じる	
6. 左半身を忘れる（例：左腕を肘掛にかけるのを忘れる，左足をフットレストに置き忘れる，左上肢を使うことを忘れる）	
7. 左側からの音や左側にいる人に注意することが困難である	
8. 左側にいる人や物（ドアや家具）にぶつかる（歩行・車いす駆動時）	
9. よく行く場所やリハ室で左に曲がるのが困難である	
10. 部屋や風呂場で左側にある所有物を見つけるのが困難である	

〈評価点〉
0：無視なし
1：軽度の無視（常に右側から探索し始め，左側へ移るのはゆっくり，躊躇しながらである．左側の見落としや衝突がときどきある．疲労や感情により症状の動揺がある）
2：中等度の無視（はっきりとした，恒常的な左側の見落としや左側への衝突がみられる）
3：重度の無視（左空間を全く探索できない）

（文献9より転載）

表6. CBS自己評価表

1. 髪をとかすときや髭剃りのときに，左側の髪をとかしたり，左側のひげを剃ったりすることを忘れることはありますか？	
2. 左側の袖を通したり，左の履物を履いたりするのが難しいと思うことはありますか？	
3. 食事のとき左側にあるおかずを食べるのを忘れることがありますか？	
4. 食事の後，口の周りを拭くとき，左側を拭き忘れることはありますか？	
5. 左のほうを見るのが難しいと思うことはありますか？	
6. 左半身を忘れてしまうことはありますか？（例えば，左手を車いすの肘掛けに置いたり，左足を車いすの足置きにのせたりするのを忘れたり，左手を使うのを忘れたりしますか？）	
7. 左のほうから音が聞こえたり，左側から声をかけられたりしたときに気づかないことがありますか？	
8. 歩いたり，車いすで移動したりしている途中に，左側の家具やドアなどにぶつかることはありますか？	
9. よく行く場所やリハ室で左側に曲がるのが難しいと感じることがありますか？	
10. お部屋や風呂場などで，左側にものが置いてあると見つけられないことがありますか？	

〈評価点〉
0：難しくない　　1：少し難しい　　2：中くらいに難しい　　3：かなり難しい

（文献9より転載）

病識の評価として利用する．

CBSは直接ADL上の問題点を抽出でき，患者の病識に対する評価も含まれているため，リハの計画を考えるうえで有用である．また，机上検査のように繰り返し行うことで課題を学習してしまうことがないため，リハの効果判定にも有用である．

評価をまとめよう!!

1. BIT
- 通常検査：合計100点．星印抹消，線分二等分，模写，描画の下位4項目でカットオフ値以下
- 行動検査：合計33点．写真，電話，メニュー，音読，硬貨，書写，トランプの7項目でカットオフ値以下

2. CBS
- 観察項目の合計21点．ADL全般に無視症状がみられ，重度の無視
- 病態失認得点18点．無視に対する病識は欠如

いざ処方へ!!

無視のある患者は無視のない患者に比べて，リハによるADLの到達度が低く，入院日数が長い[11]．特に病識が欠如している場合は転倒のリスクが高く，リハが進んでも移乗や移動時の監視が外せないことも多い．

無視に対するリハとして様々な方法が考案されているが，確立した方法はない．視覚的探索課題

をリハとして行うこともあるが，訓練した課題のパフォーマンスは向上するが，日常生活への汎化は難しい．プリズム適応療法[10]は視野を右に10°程度偏倚させた状態で，前方の目標物に向かって自身の上肢の軌跡が見えない状態でリーチ動作を繰り返す方法である．簡便な方法であり，1日2回，2週間のプリズム訓練を取り入れることにより，FIM（Functional Independence Measure）利得が有意に改善したという報告もあり[11]，試みても良い方法である．

一般的には，ADLやリハの様々な場面で言語的な教示や視覚的な手掛かりを与えながら，左の見落としをフィードバックし，患者自身の気づきを促す．左への注意，運動を促す訓練として，ペグボードや輪投げ台で正中を超えて左側へペグや輪を移動させる訓練はよく用いられる[12]．この際，重度の無視患者では，右側に刺激があると過度に注意を惹きつけられる傾向があるため，右側に置いたものを順次取り除きながら行うなどの工夫をすると，左への注意の移動が促される場合がある．

結果

入院初期に2週間のプリズム適応療法を行った．車いすの左ブレーキやベッドの左側の手すりなどに目印をつけ，リハ中だけでなく病棟でも左側への注意を促すことで，本人も無視を自覚し，自発的に左方向を意識するようになった．早期から家族にも無視の存在と，日常生活での注意点を説明し，自宅での生活を想定したADL訓練・環境調整を行い，スムーズに自宅退院へ移行できた．

知っ得サイドメモ

リハが進むと慣れた場面では代償でき，一見，無視が消失したようにみえても，ADLの拡大や環境の変化により問題が顕在化することもある．自宅退院直後などには，特に注意が必要であることを家族にもよくお話ししておく．無視が軽度でも残存した場合，車の運転はしないよう本人と家族によく指導する[1]．

文 献

1) 石合純夫：高次脳機能障害学，医歯薬出版，2003.
2) Doricchi F, Tomaiuolo F：The anatomy of neglect without hemianopia：a key role for parietal-frontal disconnection？ *NeuroReport*, 14(17)：2239-2243, 2003.
3) Becker E, Karnath HO：Neuroimaging of eye position reveals spatial neglect. *Brain*, 133：909-914, 2010.
4) 石合純夫：半側空間無視の発症機序と責任病巣．*MB Med Reha*, 129：1-9, 2011.
5) 大沢愛子，前島伸一郎：半側空間無視に関連する症候．*MB Med Reha*, 129：11-16, 2011.
6) 千野直一ほか（編著）：脳卒中の機能評価—SIASとFIM［基礎編］，金原出版，2012.
7) 千葉 有：半側空間無視の評価．*MB Med Reha*, 129：17-22, 2011.
8) 石合純夫（BIT日本語版作成委員会代表）：BIT行動性無視検査日本語版，新興医学出版社，1999.
9) 長山洋史ほか：日常生活上での半側無視評価法Catherine Bergego Scaleの信頼性，妥当性の検討．総合リハ，39：373-380, 2011.
10) Rossetti Y, et al：Prism adaptation to a rightward optical deviation rehabilitates left hemispatial neglect. *Nature*, 395：166-169, 1998.
11) Mizuno K, et al：Prism adaptation therapy enhances rehabilitation of stroke patients with unilateral spatial neglect：a randomized, controlled trial. *Neurorehabil Neural Repair*, 25：711-720, 2011.
12) 太田久晶：半側空間無視患者に対する作業療法．*MB Med Reha*, 129：45-51, 2011.

〈各論〉
Ⅱ. 高次脳機能障害
症例 15　注意障害

渡邉　修*

ポイント

- 注意機能は，①注意を一点に集中する能力：注意の集中性，②注意を持続させる能力：注意の持続性，③複数の刺激に同時に注意を向ける能力：注意の配分性，④注意の方向を転換する能力：注意の転換性に分けられる．
- 注意障害の症状として，「気が散っている」「ボーっとしている」「話について行けない」「集中できない」「複数の対象に注意が向けられない」などの症状がある．
- 注意障害は，病院内よりも病院外でより検出されやすい．注意障害の自覚的な訴えは少ないので，評価には第三者（家族，医療・福祉スタッフなど）の意見が重要．
- 評価は，日常生活の実態，画像検査，神経心理学的検査から行う．

症例

45歳，女性．くも膜下出血を発症し，他院で脳動脈瘤に対し，クリッピング術を受けた．術後，脳血管攣縮により意識障害が遷延したが，その後，リハを受け，日常生活は自立し，発症後3か月で自宅に退院となった．しかし，家事や洗濯等ができないことを主訴に，夫が付き添い，当院リハ科外来を発症後4か月の時点で受診した．

さぁ，どうする？

1　問診のポイントは？（表1）

1）くも膜下出血の重症度の推定

くも膜下出血の重症度は発症時の意識障害の程度で決まり，Hunt & Kosnik の分類（あるいは，WFNS；World Federation of Neurosurgical Societies 分類）が繁用されている．Hunt & Kosnik 分類では，grade 1（無症状か，最小限の頭痛および軽度の項部硬直をみる）および grade 2（中等度から重篤な頭痛，項部硬直をみるが脳神経麻痺以外の神経学的失調をみない）では予後は良好だが，grade 4（昏迷状態で，中等度から重篤な片麻痺があり，早期除脳硬直および自律神経障害を伴うこともある）および grade 5（深昏睡状態で除脳硬直を示し，瀕死の様相を示すもの）では意識障害は重篤で，その予後は不良であることが多い．したがって，問診では，まず家族に対し，発症時の意

表1．問診のポイント

1．くも膜下出血の重症度の推定 ・発症時の意識レベル ・術後の経過 ・水頭症の有無，脳室腹腔シャント術の有無
2．生活上の注意障害の推定 ・ADL の自立度 ・IADL の自立度
3．生活上の注意障害の具体例 ・じっとテレビをみていられない ・雑音が気になって食事や仕事に集中できない ・料理の合間に，洗濯機に気を配ることができない ・電話を受けると，今までしていたことを忘れる ・火のつけっぱなし

識レベルをおおまかに聞く．

また，くも膜下出血例では，術後，脳血管攣縮と水頭症を合併することがあるので，術後経過もわかる範囲で問診する．

2）生活上の注意障害の推定

高次脳機能障害が問題となる患者への診察では，患者の生活を熟知する家族や支援者への問診が重要となる．前頭葉損傷例では，病識が希薄と

---

* Shu WATANABE，〒201-8601　東京都狛江市和泉本町4-11-1　東京慈恵会医科大学附属第三病院リハビリテーション科，教授

表2. 診察のポイント

1. 診察所見
   ○注意障害を示唆する診察所見例
   ・気が散り，そわそわしている
   ・長い話は嫌がる
   ・家族を交えた，複数の人との会話ができない
   ・じっとしていられない
   ○簡易な神経心理学的検査
   ・7series
   ・順唱・逆唱
   ・TMT(Trail Making Test)等
2. 画像所見(CT/MRI/SPECT 等)
   ・損傷の部位，大きさを確認する
   ・注意障害は前頭葉の損傷でみられやすい
   ・両側性損傷ではより重篤となる

表3. Attention Rating Scale

1	眠そうで，活力(エネルギー)に欠けてみえる
2	すぐに疲れる
3	動作はのろい
4	言葉での反応が遅い
5	頭脳的ないし心理的な作業(例えば計算など)が遅い
6	言われないと何事も続けられない
7	長時間(約15秒以上)宙をじっと見つめている
8	1つのことに注意を集中するのが困難である
9	すぐに注意散漫になる
10	1度に2つ以上のことに注意を向けることができない
11	注意をうまく向けられないために，間違いを犯す
12	何かする際に細かいことが抜けてしまう(誤る)
13	落ち着きがない
14	1つのことに長く(5分間以上)集中して取り組めない

まったく認められない=0点
時として認められる=1点
時々認められる=2点
ほとんどいつも認められる=3点
絶えず認められる=4点   (Ponsford ら，1991)

なり，自己の能力を過大評価する例が多いからである．患者自身が，「注意が散漫になった」などということはほとんどない．表1にあるように，日常生活動作(ADL)や料理・洗濯・買い物などの日常生活関連動作(IADL)の実態を問診し，注意障害の存在を推定する．

2 診察のポイントは？(表2)

くも膜下出血は脳底部のくも膜下叢に起きる．前方には，前頭葉の底面，側方は側頭葉(海馬)があるので，注意障害のみならず，記憶障害や遂行機能障害，社会的行動障害(自発性低下，うつ状態，興奮等)を併せ持つ場合が多い．診察では，これらの症状がどのように残存しているか，社会復帰に際し，どのような問題があるかを推測する．診察場面では，表2にあるような症候をチェックする．

診察場面では，注意障害を検出できる ① 100からの連続減算(7series)，② 数字の順唱，逆唱(何桁可能か)，③ TMT(Trail Making Test)等を活用する．

表3は，日常生活から注意障害を評価する尺度で，Ponsfordらが作成し，先崎らが翻訳したものである[1]．日常生活場面の14の質問事項をそれぞれ5段階で評価し，すでに日本人を対象に，信頼性，妥当性の検討を行われている．注意障害の経過を追跡評価するうえで有用である．

3 本症例の所見のまとめ

- くも膜下出血発作時，激しい頭痛を自覚し，病院に搬送された時点で意識は朦朧としていた．前医からの診療情報提供書では，Hunt & Kosnik 分類のgrade 4 であった
- 夫の話から，自宅退院後，ADL は多少の声かけは必要だが，なんとか自立した．しかし，「料理ができない」「火をつけっぱなしにする」「ボーっとすることがある」などのIADL 上の問題点が明らかになった
- 外来診察では，表情は明るく，見当識は保たれ，運動障害はなかったが，病識は希薄で，家事ができないことを自ら認めているが，重症感，現実感はなく，気がそれやすかった
- 100−7 は 93 といえたが，以後は困難．数字の順唱は 5 ケタ，逆唱は 3 ケタ
- ARS(Attention Rating Scale)は 27 点であった
- 頭部 MRI では，脳動脈瘤へのクリップとともに左前頭葉の背外側および両側前頭葉内側面に梗塞を認めた

4 何を評価するか？(図1)

図1を参照．

これだけは外せない!!

1 注意障害に合併する高次脳機能障害の評価

各種の高次脳機能障害のなかで，本例のように前頭葉損傷で発生しやすい症状は，注意障害，遂行機能障害，前頭葉性記憶障害および社会的行動障害である[2]．これらの症状は少なからず，1人の患者に重複して存在し，リハビリテーション(以

下，リハ)指導を進めるうえでは，どのような症状が日常生活に影響を及ぼしているのかを評価しなければならない．そのためには，後述する包括的な神経心理学的検査が必要となる．

2 疾患の発症状況から注意障害を予測する

脳梗塞例では，皮質枝領域の梗塞で発症時に意識障害を伴う例では，ほぼ全例，注意障害が発生する．一方，穿通枝領域の梗塞(ラクナ梗塞)では表れにくい．また，脳出血例でも発症時に意識障害を伴う例では，注意障害が残存する可能性は高い．また，くも膜下出血の場合，前述のように，発症時に意識レベルが低いほど注意障害が残存する可能性が高い．脳外傷例でも脳損傷の大きさは受傷時の意識レベルの低さと強く関連する．

3 神経心理学的検査

高次脳機能障害を定量的に評価するためには，神経心理学的検査は必須である．包括的に評価するために，筆者は，最低限，ウェクスラー成人知能検査(WAIS-Ⅲ)，改訂版ウェクスラー記憶検査(WMS-R)，TMT(A は，数字を順番につないでいくもので注意の集中性を評価し，B は数字と五十音を交互に，1-あ-2-い-3…という要領でつないでいき，注意の転換性をみている)，遂行機能障害症候群の行動評価 日本版(BADS：Behavioural Assessment of Dysexecutive Syndrome)を施行している．このなかで，注意障害を特に反映する検査は，WAIS-Ⅲの下位項目の数唱，絵画完成，符号，WMS-R の下位項目の注意集中指標，TMT である．

4 画像検査

注意機能は大脳の広い範囲が担っているが，その主座は前頭前野にある．前頭前野のなかでも，背外側面が，全般性注意，遂行機能，情報の統合・判断，ワーキングメモリ，展望性記憶などの役割を有している．しかし，稀に病巣が描出されない場合があるが，この点について，高次脳機能障害者支援の手引き[3]では，"脳の器質的病変の存在を明らかにできない症例については，慎重な評価により高次脳機能障害者として診断されることがあり得る"，"MRI で異常が認められなくても高次脳機能障害を呈することがある"と述べられている

ように，診断技術上の限界をも考慮し，慎重に診断を進めていく．

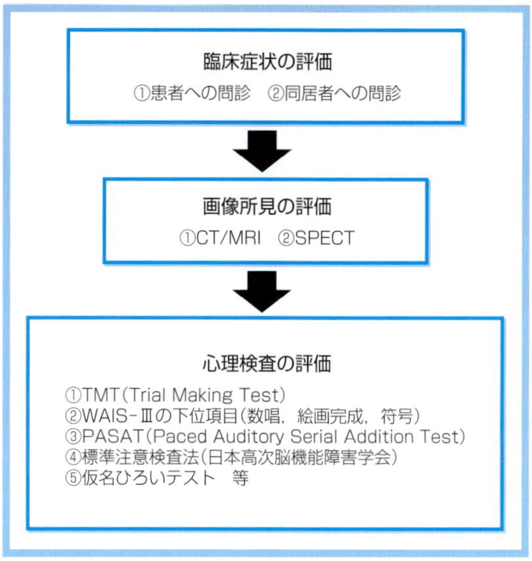

臨床症状の評価
①患者への問診 ②同居者への問診

↓

画像所見の評価
①CT/MRI ②SPECT

↓

心理検査の評価
①TMT(Trial Making Test)
②WAIS-Ⅲの下位項目(数唱，絵画完成，符号)
③PASAT(Paced Auditory Serial Addition Test)
④標準注意検査法(日本高次脳機能障害学会)
⑤仮名ひろいテスト 等

図1．注意障害の評価

評価をまとめよう!!

1. ADL/IADL
- ADL：若干の声かけのみで概ね自立
- IADL：料理は簡単な献立のみ指示で可能．1つの動作をしていると，火を消し忘れる．洗濯は1つの動作で飽きてしまう．外出は1人では気が散って危険．薬は飲み忘れる

2. 画像所見
- 頭部 MRI：左前頭前野背外側および両側前頭葉内側部の梗塞
- 脳血流 SPECT：左前頭前野背外側および両側前頭葉内側部の血流障害

3. 神経心理学的検査
- WAIS-Ⅲ：言語性 IQ 65，動作性 IQ 78，全 IQ 70，言語理解 60，知覚統合 76，作動記憶 70，処理速度 71，数唱 6，絵画配列 7，符号 7
- WMS-R：言語性指標 75，視覚性指標 80，全指標 77，注意集中指標 70，遅延再生 65
- BADS：年齢補正した標準化得点 75
- TMT：A＝120 秒，B＝250 秒

＊解釈

左前頭前野の機能障害を反映するように，言語性 IQ は動作性 IQ よりも低い．いずれも 80 に達せず，知的能力の自立性は十分なレベルとは言い難い．動作性 IQ も処理速度も低成績であることから，情報処理速度も低下している．注意機能を反映する WAIS-Ⅲの下位項目の数唱，符号および WMS-R の注意集中指標，TMT は，いずれも基準値のおよそ 70％程度にまで低下している

いざ処方へ!!

~外来リハ処方~

＜患者・家族指導＞
(1) 家庭を中心として IADL 訓練（料理・洗濯・外出・掃除・服薬）を指導
(2) 各動作について，成功体験を重ねながら徐々に難易度を上げていく
(3) 時間を十分に確保すること（タイムプレッシャーマネージメント）
(4) 以前からの趣味や遊びなど熱中できるものに取り組む
(5) 静かな落ち着いた環境を整備する
(6) 十分に休息をとる
(7) 自宅近隣の福祉センターのグループプログラムへの参加

＜作業療法＞
(1) IADL 評価，指導
(2) メモ帳，スケジュールの記録の仕方を指導

＜言語聴覚療法＞
(1) 高次脳機能障害の再評価（神経心理学的検査）

結果

本症例は，注意障害，遂行機能障害を主とするくも膜下出血例であった．発症後3か月で ADL はなんとか自立し自宅退院となったが，主婦として家事動作や外出，薬の管理等の IADL に障害を生じ，外来受診となった．週1回の作業療法，言語聴覚療法にて，IADL 指導と高次脳機能評価を行いながら，家庭および近隣の福祉センターが進めている高次脳機能障害者のためのグループプログラムに参加するよう指導した．

その結果，4か月後には，徐々に社会性が増し，自力で公共交通手段を利用してプログラムに参加できるようになり，料理や掃除も長く集中してできるようになった．Attention Rating Scale は 13 点まで改善した．また，継続して SPECT 検査を施行したところ，急性期病院退院時に血流の低下していた左前頭前野背外側部および両側前頭前野内側部は，部分的に血流の改善を確認した．

> **知っ得サイドメモ**
>
> 注意障害に対する環境調整をまとめる．① 気の散りやすい場所，外乱は避ける．作業ではしきりを設ける，個室で行うなど．② 構造化された環境（わかりやすく整理された環境）を設定する．③ 注意集中できる時間内で作業を終える．④ あまりにも難しい課題は避ける．⑤ 興味をひく課題，具体的目的のある作業課題を設定する．⑥ 患者の障害を十分に理解し，注意障害に対する対処法を熟知した人が接する．

文献

1) 先崎　章ほか：臨床的注意評価スケールの信頼性と妥当性の検討．総合リハ，25：567-573，1997．
2) 東京都高次脳機能障害者実態調査検討委員会（委員長：渡邉　修）：高次脳機能障害者実態調査報告書，平成20年3月．
3) 厚生労働省社会・援護局障害保健福祉部，国立障害者リハビリテーションセンター：高次脳機能障害者支援の手引き，改訂第2版，平成20年11月．

〈各論〉
Ⅱ. 高次脳機能障害
症例 16 記憶障害

原 寛美*

ポイント

- 記憶障害は高次脳機能障害学のなかでは失語症に次ぐ頻度であり，高次脳機能障害アプローチ上，中核をなす対象である．
- 通常「記憶障害」という用語で表現されるのは，顕在記憶（explicit memory）とされるエピソード記憶（episodic memory）の障害を指す．エピソード記憶以外の記憶システムや認知機能は正常であることを評価して，リハプログラムを立てる．
- 記憶障害の診断と重症度評価が求められる．そのための検査法としては，リバーミード行動記憶検査（RBMT）とウェクスラー記憶検査（WMS-R）があり，2つは記憶障害の診断には必須検査法となっている．
- 記憶障害のリハは，障害されている認知機能への過度な負担を回避し，残存している認知機能に依拠したプログラムを進める．外的補助具の導入，誤りをさせない学習法，間隔伸張法，PQRST法などが採用される．
- 記憶障害を有しての就労可否や日常生活の自立援助を進めるが，精神保健福祉手帳の取得と障害年金の受給の診断書記載などが必要となる．

症例

50歳，女性．10年前に発熱と意識障害をきたして入院し，ヘルペス脳炎との診断がされ，ゾビラックス®の処方などがされた．1.5か月半後には自宅へ退院でき，その後通院でのフォローがされていたが，数分前のことも忘れており，同居していた家族はどのような対応をすれば良いのか困惑し，家庭内暴力に発展していた．見かねた両親のはからいで兄宅に同居することになったが，1人で外出すると迷子になって帰宅できないことなどがあり，今後のケアとどのような仕事が可能かについて知りたいと，高次脳機能障害拠点病院である当院を初診した．

さぁ，どうする？

1 問診のポイントは？

ヘルペス脳炎に起因する高次脳機能障害として，記憶障害は高率に発症することが知られているが，記憶障害の診断はされていたのか，その重症度はどの程度であると説明がされていたのか，他の認知機能の評価はどうであったのかをまず情報収集する．そして新たに同居した兄宅での日常生活ではどのような支障が生じていたのか，日常記憶チェックリスト（Everyday Memory Checklist）（表1）[1]に従って問診する．日常記憶チェックリストは本人にも記入をしてもらい，乖離がある場合には本人の病識を評価できる．

同居する家族から日常生活上での問題点を聞き出す．外出は1人でできるか，公共交通機関の利用は可能であるか，迷子になって帰宅できないことはないか，指示されたことをどの程度記憶できているかなどを問診する．この行動観察による問診と日常記憶チェックリストの評価によって，記憶障害の診断と重症度評価にかなり近づくことができる．

2 診察のポイントは？

既往歴のヘルペス脳炎後遺症に起因する神経症状に関して，脳神経症状，言語機能，見当識を診察をする．さらに頭部CTあるいはMRI画像所見をチェックし，記憶障害を惹起する病巣を把握する．

---

* Hiroyoshi HARA, 〒390-8510 長野県松本市本庄2-5-1 相澤病院脳卒中脳神経センター副センター長，リハビリテーション科統括医長

表1. 日常記憶チェックリスト

記入法：最近1か月間の生活のなかで，以下の13の項目がどのくらいの頻度であったと思いますか．右の4つ（全くない，時々ある，よくある，常にある）のなかから最も近いものを選択して，その数字を○で囲んで下さい

		全くない	時々ある	よくある	常にある
1	昨日あるいは数日前に言われたことを忘れており，再度言われないと思い出せないことがありますか？	0	1	2	3
2	つい，その辺りに物を置き，置いた場所を忘れてしまったり，物を失くしたりすることがありますか？	0	1	2	3
3	物がいつもしまってある場所を忘れて，全く関係のない場所を探したりすることがありますか？	0	1	2	3
4	ある出来事が起こったのがいつだったかを忘れていることがありますか？（例：昨日だったのか，先週だったのか）	0	1	2	3
5	必要な物を持たずに出かけたり，どこかに置き忘れて帰ってきたりすることがありますか？	0	1	2	3
6	自分で「する」と言ったことを，し忘れることがありますか？	0	1	2	3
7	前日の出来事の中で，重要と思われることの内容を忘れていることがありますか？	0	1	2	3
8	以前に会ったことのある人たちの名前を忘れていることがありますか？	0	1	2	3
9	誰かが言ったことの細部を忘れたり，混乱して理解していることがありますか？	0	1	2	3
10	一度，話した話や冗談をまた言うことがありますか？	0	1	2	3
11	直前に言ったことを繰り返し話したり，「今，何を話していましたっけ」などと言うことがありますか？	0	1	2	3
12	以前，行ったことのある場所への行き方を忘れたり，よく知っている建物のなかで迷うことがありますか？	0	1	2	3
13	何かしている最中に注意をそらす出来事があった後，自分が何をしていたか忘れることがありますか？	0	1	2	3

得点　　／39点

（文献1より）

3 本症例の所見のまとめ

- 10年前に発症したヘルペス脳炎後遺症としての重度記憶障害の存在が疑われる
- 脳神経症状は異常なく，四肢麻痺・失調症も認めない．日常生活動作（ADL）は自立
- 日常記憶チェックリストでは，家族は39/39点と記憶障害をすべての項目で常にあると評価．本人は8/39点と全くないか時々あると評価し，病識欠如を認めた（メタ認知障害）
- 頭部CT（図1）では，両側側頭葉頂部から海馬を含む側頭葉内側面に低吸収域を認め，左側は島回にも病巣が波及している
- 問診上1人での外出は困難であり，迷子となることがある
- 精神保健福祉手帳の取得，障害年金の受給がされていない

4 何を評価するか？（表2）

表2には記憶障害の診断と重症度評価を掲げた．記憶障害に特異的な神経心理検査を実施し，その重症度評価を行う．さらに，記憶以外の認知機能の評価も併せて実施し，残存する認知機能の評価を行う．

これだけは外せない‼

記憶の評価には，リバーミード行動記憶検査（RBMT；Rivermead Behavioural Memory Test）[2]とウェクスラーメモリースケール（WMS-R；Wechsler Memory Scale Revised）の2つの標準化された検査法が用いられている．前者には日常記憶と展望記憶の評価項目が含まれている．後者には遅延再生指標の評価項目が含まれているために，RBMTとWMS-Rの2検査は，記憶障害の診断と重症度評価には必須の評価法となる．

RBMTは13項目の日常生活のシミュレーションを用いた評価項目が含まれ，13項目の結果を分析することにより，日常生活上で記憶のどのような側面（道順の記憶，言語性記憶，約束記憶，人名の記憶など）が障害されているか，評価可能であ

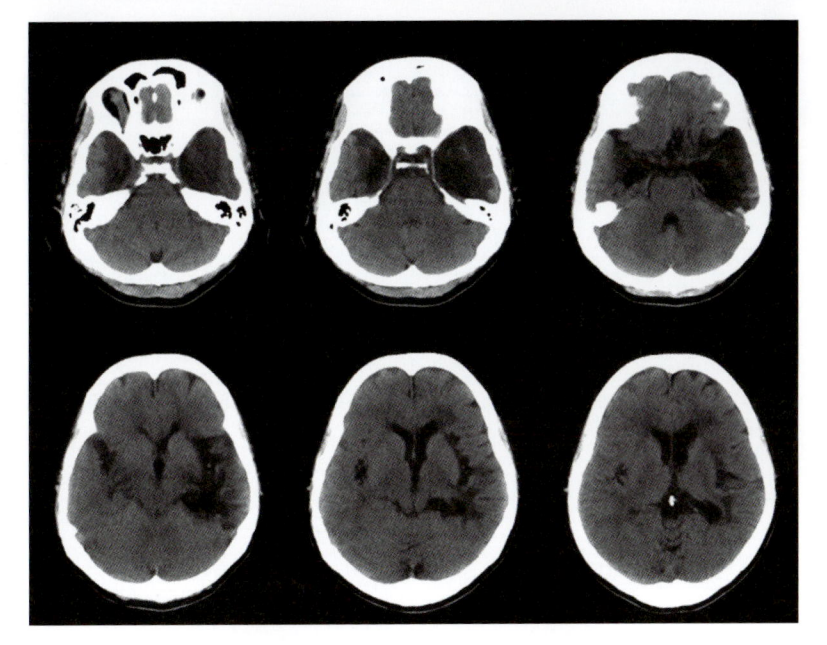

図1. 本症例における頭部CT(慢性期)

表2. 記憶障害の診断・重症度評価

- 日常生活上の行動観察・評価
- 質問紙法(日常記憶チェックリスト；EMC)
- リバーミード行動記憶検査(RBMT)
- ウェクスラーメモリースケール(WMS-R)
- 三宅式記銘力検査(有関係対語，無関係対語)
- Rey複雑図形，直後・30分後再生
- WAIS-Ⅲ；作業記憶の下位項目
- 他の認知機能検査，言語・注意・遂行機能検査

る．RBMTの検査時間は20〜30分であり，日常記憶の診断と重症度を短時間に的確に実施でき，記憶の障害像を評価するうえで極めて有用な検査法である．RBMTには学習効果を防ぐ4つの並行検査が準備されており，臨床経過や治療効果の判定のために反復実施が可能である．

　三宅式記銘力検査も日常診療では汎用されるが，検査法そのものが極めて古く，無関係対語のなかでは，「停車場-真綿」のような現代用語としてそぐわない対語も含まれており，正確さを期す評価法としては適切ではない．

評価をまとめよう!!

- 本症例における神経心理検査結果の一覧を表3に示した．WAIS-Ⅲでの評価では，言語性IQは81とやや低値であるものの，全IQ 84と正常範囲(下限)であり，全般的認知機能は保たれていると評価される．慶應版ウィスコンシンカードソーティングテスト(KWCST；Wisconsin Card Test)は達成カテゴリー数6と正常であり，遂行機能も保持されている．TMT(Trail Making Test)も正常範囲であり，注意機能も保持されている．しかし，記憶検査ではRBMTの標準プロフィール点において3/24点と重度に障害されている．得点できているのは物語の直後再生と日付のみであった．またWMS-Rでは注意／集中力の項目以外はすべて低値であり，特に遅延再生指標では50未満と重度に障害されていた．Rey複雑図形の直後再生と遅延再生でも0/36であり，視覚性記憶も重度に障害されていた．言語機能面の評価では，固有名詞検査において障害を認め，語想起障害，あるいは固有名詞障害(proper name anomia)が疑われた．

- 本症例は10年前発症のヘルペス脳炎後遺症による高次脳機能障害例である．注意，遂行機能，それに構成といった側面の認知機能は正常範囲である．しかし，神経心理検査上では重度記憶障害例を認めており，記憶障害検査においてRBMT標準プロフィール点は3点(24点満点中)と極めて重度な日常記憶の障害と評価された．受診までの10年間，記憶障害に対する神経心理検査は実施されておらず，その重症度について家族への説明がされていなかったことが，家庭内でのケア上での問題を引き起こしていた可能性が高いと判断された．RBMT標準プロフィール点にて3点というスコアは，数分前のエピソードの想起がほとんど困難であり，1人での外出も困難で確実に迷子となるレベルである．また，展望記憶も障害されており，何をするべきかに関しても想起できず，日々の生活では常時指示を要するレベルでもある．しかし，潜在記憶(implicit memory)は正常であるとみなされるために，以下に述べる誤りをさせない学習法の導入などにより学習効果が期待できるケースでもある．

表3. 神経心理検査結果

WAIS-Ⅲ		WMS-R	
FIQ	84	一般的記憶	50 未満
VIQ	81	言語性記憶	50 未満
PIQ	90	視覚性記憶	52
言語理解	84	注意／集中力	113
知覚統合	91	遅延再生	50 未満
作業記憶	90	TMT　A	80 秒
処理速度	91	B	113 秒
RBMT・素点	22/101	Rey 複雑図形模写	36/36
標準プロフィール点（物語り直後再生，日付にて得点）	3/24	直後再生・遅延再生	0/36
スクリーニング点	1/12	三宅式有関係対語	5-5-5
KWCST　達成カテゴリー	6	無関係対語	0-0-0
保続	2	固有名詞検査・建築物	2/10
セット維持困難	0	有名人	5/10

いざ処方へ!!

記憶障害に対する認知リハビリテーション（以下，リハ）は，現在 RCT に依拠したガイドラインが出されている[3)4)]．メモリーノートの修得・活用などの外的補助具の導入（グレード A），それに誤りをさせない学習法（errorless learning）などの導入（グレード B）が支持されている．さらに，障害されている認知機能に過度の負荷をかけない環境調整（environmental adaptation）も広く支持されている[5)6)]．

発症から 10 年の経過を経ており，適切な認知リハが提供されてこなかった．そのために記憶以外の認知機能は正常であるにもかかわらず，患者の能力を引き出すことができていなかった可能性が高い．残存する認知機能を引き出して，自立できる行動範囲・APDL（生活関連活動）の拡大を援助する多職種（PT／OT／ST／看護師／介護士／MSW）介入による包括的全人的アプローチ（holistic comprehensive rehabilitation）[3)4)]の導入も考慮されるべきである．

記憶障害についての情報が家族には提供されるべきである．さらに精神保健福祉手帳の取得と障害年金受給（発症から 1 年半で受給可能であったために遡及制度の利用）に関する援助もされるべきである．

結果

同居する兄宅での日々の生活のなかには，本人のために日課表がホワイトボードに掲載されるようになり，本人と兄夫婦の心理的ストレスが軽減された．本人に提供される指示・アドバイスが的確になされるようになった．精神保健福祉手帳の取得により，通所作業所を利用できるようになり行動範囲の拡大がはかれた．障害年金（精神の障害）の申請を行い，発症時に加療していた前医での診断書，さらに発症から 1 年半後の前医での診断書，そして現在の診断書を記載して申請を行った．ご主人にも情報提供がされ，再度自宅での生活に復帰することが検討されている．

知っ得　サイドメモ

記憶障害は，脳血管障害（視床病変，側頭葉病変，くも膜下出血など），頭部外傷などを原因疾患として生じ，こと頭部外傷による高次脳機能障害のなかでの頻度は最も多い．記憶障害の重症度評価のためには本稿で述べたリバーミード行動記憶検査（RBMT）が必須となる．MMSE（Mini-Mental State Examination）や HDSR（Hasegawa Dementia Scale-Revised），WAIS-Ⅲ（Wechsler Adult Intelligence Scale-Third Edittion）では記憶障害の評価はできない．

文　献

1) 数井裕光：日常記憶チェックリストの有用性の検討．*Brain and Nerve*，55：317-325，2003．
2) 綿森淑子，原　寛美ほか：日本版リバーミード行動記憶検査RBMT，千葉テストセンター，2002．
3) Cicerone KD, et al：Evidence-based cognitive rehabilitation. Updated review of the literature from 2003 through 2008. *Arch Phy Med Rehabil*, 92：519-530, 2011.
4) 渡邉　修：認知リハビリテーションのエビデンス．*Jpn J Rehabil Med*，50：530-535，2013．
5) 原　寛美(監修)：高次脳機能障害ポケットマニュアル，第2版，pp.103-115，医歯薬出版，2011．
6) 原　寛美：記憶障害のリハビリテーション，臨床リハ別冊／高次脳機能障害学のリハビリテーション Ver.2，pp.211-217，医歯薬出版，2004．

〈各論〉
Ⅱ．高次脳機能障害
症例 17　失認（視覚失認）

伊藤真梨*

> **ポイント**
>
> - 失認症は，ある1つの感覚（視覚・聴覚・触覚等）を介して対象物を認知することができない障害を指す．
> - あたかも盲人のようにふるまう，質感や色の似たものと誤るなど，特徴的な訴えを認めたとき視覚失認を疑う．一酸化炭素中毒の報告が多く，一般的にびまん性で脳の後部を侵している．血管障害では，側頭後頭葉接合部の下部で後大脳動脈領域の梗塞が多い．
> - 物品呼称・模写・その他のモダリティーでの認知の可否などを確認し，視覚失認の診断・分類を行う．
> - 合併するその他の高次脳機能障害の評価も重要である．
> - 有効なリハの報告は少ないが，一般的には視覚認知の直接訓練と代償訓練に，ADL・IADL訓練を併用して行う．

> **症例**
>
> 「物や人がわからない」などの主訴を認め，視覚失認が疑われた24歳，男性．心室細動からの心肺停止でA病院へ救急搬送，心肺蘇生の後，頭部MRI FLAIR画像にて，両側後頭側頭葉に低吸収域を認め，低酸素脳症と診断された．屋内歩行，ADLは自立し自宅へ退院するも，視覚失認を疑う所見（物や人の顔の判別ができない，触ったり声を聞いたりするとわかる）を認め，5か月後，外来リハを希望して当院を受診した．

さぁ，どうする？

1　問診のポイントは？（表1）

視覚失認はまず疑わなければ見つけることができない．疑った場合，視覚失認であるかを確認するための質問と，日常生活・社会生活上困難をきたしていることなどをポイントに質問していく．

失認症とは，要素的な感覚障害がないのに，ある1つの感覚を介して対象物を認知することができない障害を指す．すなわち，他のモダリティーでの認知は可能，ということである．視覚失認であれば，要素的な視覚機能（視野・視力・色彩・明暗・大小・方向）が保たれているのに，対象物が視覚的に認識できず，触覚など他のモダリティーでは同定が可能である．

よって，問診では物品などの認知が視覚以外のモダリティーで可能か，認知できない理由が失語症や要素的な視覚機能障害など，他に原因がないかを確認する．

表1．問診のポイント

1．症状の問診
1）訴えをより具体的に質問 　　（例：どのように見えているのか？　どうすればわかりやすいか？　どのような対象がわからないか（物体・文字・画像・相貌？）） 　2）その他のモダリティー（触覚・聴覚など）を介せばわかるか？ 　3）獲得している代償法の確認（例：人は声で判別している）
2．その他高次脳機能障害の有無（記憶・失語・病識など）
3．日常生活・社会生活上の問題点
4．家族・社会的背景 　・同居の人数，サポート可能な家族の存在 　・本人の社会，家庭内での役割
5．家屋情報

視覚失認患者の訴えは特徴的である．盲人のようにふるまったり，素材や色が似たものと誤って「缶切りと鍵を間違え」たり，「光ってよく見えない」などの訴えをする．

特徴的な訴えを引き出しつつ，視覚失認であることを絞り込みながら，日常生活・社会生活上の問題点を明らかにしていくことが重要である．

---

* Mari ITO, 〒210-0013　神奈川県川崎市川崎区新川通12-1　川崎市立川崎病院リハビリテーション科，副医長

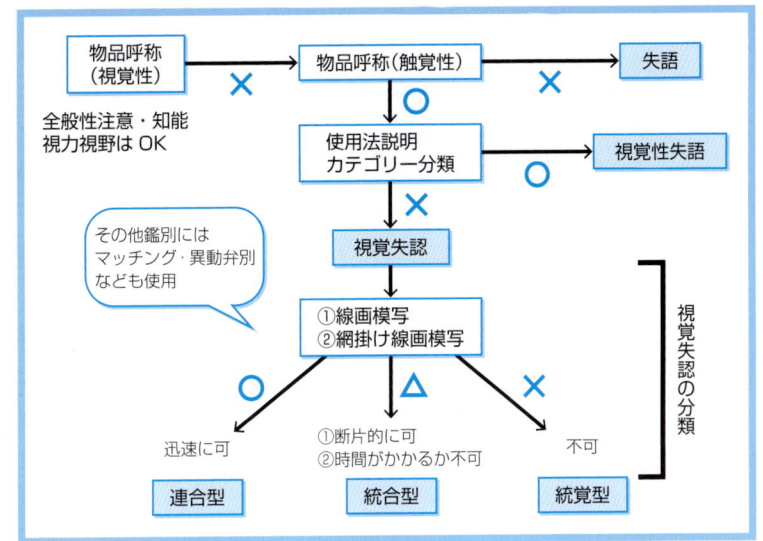

図1.
視覚失認鑑別・分類フローチャート
注：統覚型と統合型，統合型と連合型，連合型と視覚性失語の間には連続性があり，上記では明確に分類しがたい症例も存在する

（フローチャート内テキスト）
物品呼称（視覚性）　×→　物品呼称（触覚性）　×→　失語
全般性注意・知能　視力視野はOK
○↓
使用法説明　カテゴリー分類　○→　視覚性失語
×↓
視覚失認
↓
その他鑑別にはマッチング・異動弁別なども使用
①線画模写
②網掛け線画模写
○↙　△↓　×↘
迅速に可　　①断片的に可 ②時間がかかるか不可　　不可
連合型　　統合型　　統覚型
｝視覚失認の分類

2　問診のまとめ

- パートナーの女性と2人暮らし
- 自宅は団地の11階．発症前は無職（求職中）で買い物・洗濯が家庭内の役割
- 意識清明，見当識良好．礼節は保たれ，発話は流暢で言語理解も良好
- 物品の視覚認知が困難であったが，色や質感で判断する，物の置き場所を決めるなど，代償手段を自然と獲得し，ADLは自立していた
- 建物を同定できず1人で外出が困難，食事の準備もできず日中パートナーの介助が必要
- 相貌認知も困難であったが，馴染みのある人物は声や髪質で判断していた
- 文字は仮名・漢字とも全く読めず，なぞり読みもできなかった
- 視覚認知の低下を自覚し，病識は保たれていた

3　診察のポイントは？

問診の際と同様に，視覚失認を診断・分類するための診察を行っていく．

1）視覚認知に影響する障害の確認

意識障害，全般的な注意・知能の低下，失語症などが存在しても，物品の呼称が困難となるため，それらの存在を確認する．また，要素的な視知覚認知が保たれることも失認の条件であり，確認が必要である．

2）視覚失認の分類

視覚処理過程のどこが障害されているかをイメージしながら，物品・線画の呼称や模写を実施し，統覚型・統合型・連合型の大まかな分類を行う（図1，押さえ得サイドメモ参照）．また解答できなかった場合に，触覚など他のモダリティーで認識できるかも確認する．失語症の患者では，触ったとしてもそれが何かを同定することはできない．

3）その他の高次脳機能障害

視覚失認の患者は，視覚認知のみならず，記憶障害など，その他の高次脳機能障害を合併することが稀ではない．場合によってはリハの阻害要因にもなるため，その他の高次脳機能評価もリハの戦略を立てるうえで非常に重要である．

4　何を評価するか？

1）視覚認知に影響する障害の評価
- 意識レベル
- 全般的注意・知能
- 視野視力，色彩・明暗の認知
- 失語症

2）視覚失認分類のための評価
- 視覚認知詳細評価：視覚呼称・模写・マッチング・カテゴリー分類など
- 視覚対象別（物体・画像・色彩・文字・相貌など）の評価
- 他のモダリティーでの評価

3）その他高次脳機能障害評価
- 記憶・失行・半側空間無視などを評価

4）能力低下・社会的不利の評価
- 視覚失認により日常生活・社会生活に与える影響を評価

これだけは外せない!!

1　視覚認知に影響する障害の評価（図2）

注意・知能の評価は，視覚性の影響を受けない

```
┌─────────────────────────────────────────────────────────────────────┐
│                         問診・観察による評価                         │
└─────────────────────────────────────────────────────────────────────┘
```

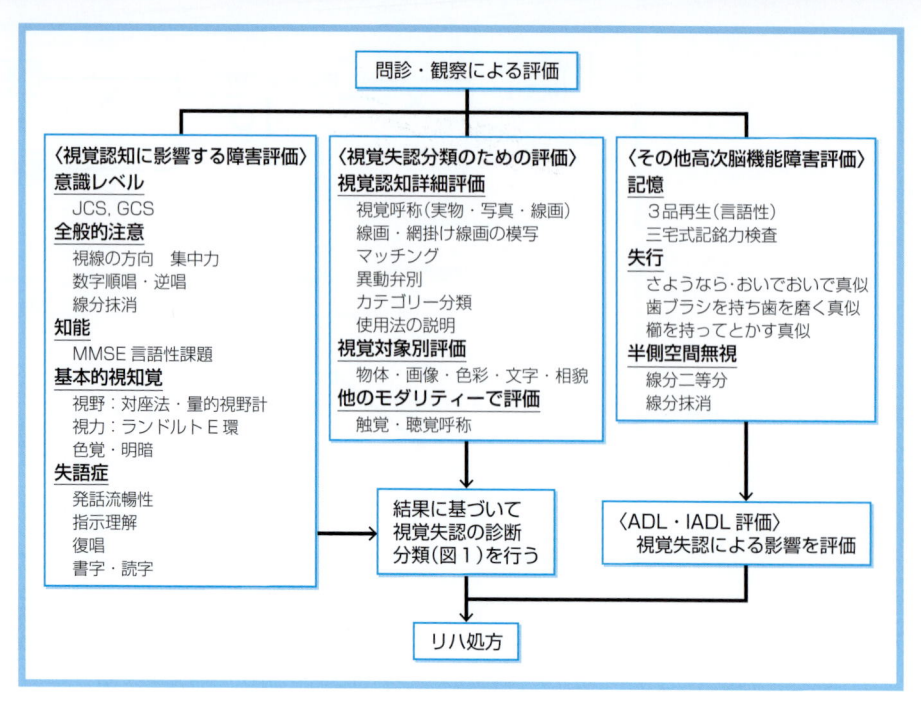

図2. 視覚失認評価の流れ

項目を中心に，視力検査は失認性失読の患者もいるため，文字を使用しない検査を施行するなどの配慮が必要である．

(1) 注意：数字の順唱・逆唱など

その他視覚性の注意課題(線分抹消など)実施時の様子を観察し，対象に視線がいかない・無視する，注意がそれるため減点するのか(注意障害・半側空間無視・バリント症候群など)，視覚的な認知が困難で減点するのかを評価する．

(2) 知能：MMSE (Mini-Mental State Examination)の言語性項目

(3) 視野視力：対座法，量的視野測定，ランドルトE環など

(4) 失語症：発話の流暢性，指示理解，復唱，書字・読字など

2 視覚失認分類のための評価

1) 視覚認知の詳細評価

(1) 視覚呼称：実物・写真・線画などの呼称を行う．実物は触らせない配慮が必要

(2) 線画・網掛け線画の模写：連合型では網掛け線画も素早く模写できるが，統合型では時間がかかるか不可能である

(3) マッチング・異動弁別：統覚型では困難

(4) カテゴリー分類：視覚失認では困難．視覚性失語との鑑別に使用

(5) 使用法の説明・身振り：物品を触らせずに視覚呈示して，使用法の説明や身振りを行わせ，物品の認知が成立しているかを確認する．視覚性失語との鑑別に使用

2) 他のモダリティーでの評価

(1) 触覚呼称

(2) 聴覚呼称

3) 標準高次視知覚検査(VPTA；Visual Perception Test for Agnosia)

7つの下位項目，① 視知覚の基本機能，② 物体・画像認知，③ 相貌認知，④ 色彩認知，⑤ シンボル認知，⑥ 視空間の認知と操作，⑦ 地誌的見当識からなる．

減点法で点が低いほどエラーが少ないことを示す．視知覚認知を広範囲に評価できる検査で，視覚失認を疑った場合には必ず試行すべきだが，時間がかかるため，診察時には上記1)2)を施行して視覚失認を分類・評価し，リハビリテーション(以下，リハ)処方時にOT(病院によってはST)にVPTA評価を依頼し，介入前後の視覚認知改善の確認にも使用する．

3 その他高次脳機能障害

(1) 記憶障害：三宅式記銘力検査など

(2) 失行：口頭命令による身振りなど

(3) 半側空間無視：線分二等分・線分抹消など

評価をまとめよう!!

1. **知能・注意**
   - 認知機能：MMSE 言語性課題は満点
   - 注意機能：数唱　順唱9桁・逆唱7桁
     線分抹消課題で注視できない，注意がそれるなどの所見なし
2. **視野・視力**
   対座法・ランドルト環検査で異常なし
3. **失語**
   - 失読・失書：仮名・漢字とも重度障害
   - 発話・理解面での明らかな異常はなし
4. **視覚失認のスクリーニング**
   - 物品呼称・マッチング・模写：成績不良
   - 異動弁別・カテゴリー分類：成績不良
   - 使用法の説明：不可
   - 触覚性呼称の成績良好
   - 相貌認知は重度障害
5. **その他高次脳機能**
   - 記憶障害：三宅式記銘力検査　有関係 9-9-10　無関係 7-9-10
   - 失行：口頭命令での身振りはすべて可能
   - 半側空間無視：線分二等分・線分抹消で異常なし
6. **まとめ**
   - 視野・視覚・色彩・明暗の認知は良好
   - 物品の認知に影響を及ぼすような注意・知能の低下なし
   - 物品呼称や模写の結果から，統覚型視覚失認が疑われた
   - 相貌や文字の認知も困難で，相貌失認・失読を呈していた
   - 失書も重度に合併していた
   - その他高次脳機能障害は認めなかった

いざ処方へ!!

~本症例の問題点~

#11 視覚失認(統覚型：物体・相貌・失読・街並)
#12 失書　#21 手段的 ADL(IADL)障害(買い物・食事準備など)

　視覚失認患者へのリハは確立していないが，一般的には，① 直接的な物品や絵の視覚認知訓練，② 触覚や運動覚など利用可能な認知能力を活用した同定訓練(代償訓練)，③ これらの手がかりを利用できるよう指導する訓練[1]などを反復しながら，日常生活動作(ADL)や IADL 訓練のような適応訓練を併用していく.

<OT>
- VPTA による視覚認知評価
- IADL の評価・訓練(食事準備，買い物など)
- 視覚認知の直接訓練・代償訓練(触覚や運動覚利用)

<ST>
- ウェクスラー記憶検査(WMS-R；Wechsler Memory Scale-Revised)言語性課題による記憶障害の評価
- WAIS-Ⅲ (Wechsler Adult Intelligence Scale-Third Edition)の言語性知能指数による認知機能の評価
- SLTA(Standard Language Test of Aphasia)による失語症評価
- 失読・失書の評価訓練

結果

　本症例は，相貌認知は声や髪質で判断するなど代償的な同定方法を獲得していたが，物品の認知，文字の認知，書字に困難さを認めたため，実物物品や線画，文字の同定訓練，運動覚を利用した書字の再学習訓練などを中心に行った．また，日中独居生活(留守番)，自宅内での役割獲得を目標に，食事準備の訓練，買い物(屋外歩行)の訓練を行った．1年後，自覚的な物の見えづらさに大きな変化はなく，相貌認知も重度残存したが，認知成績や同定スピードの向上を認め，VPTA 成績も一部改善した．

　通院反復訓練，磁気式共通乗車券の利用，経路の工夫により通院が自立．色など判別可能な目印を利用して，買い物へ出かけることも可能となった．電子レンジやインスタント食品を利用した食事準備も可能となり，日中独居が可能となった．

> **押さえ得 サイドメモ**
>
> 視覚失認のリハを行う際，視覚処理レベルのどこから障害されているかを認識しておくことは重要である．古典的には視覚情報処理レベルから，統覚型と連合型に分類されてきた[2]が，近年これらに加え「細部の特徴から全体を統合する知覚過程が障害された」統合型[3]が提唱されている．
>
> （1）**統覚型視覚失認**：要素的感覚により捉えた特徴を，部分的な形態にまとめ上げることができず，模写が困難．
> （2）**統合型視覚失認**：まとめあげた部分的形態を全体の形と関係づけられない．模写はできるが，バラバラに写し取り，ゆっくりとしかできない．重ね絵（錯綜図）や網掛け線画模写の成績不良．
> （3）**連合型視覚失認**：これらの段階は完了しているが，それを意味と結びつけることができない．模写はすばやく正確にできる．

文 献

1) Zihl J：Rehabilitation of visual agnosia disorders after brain injury, Psychology Press, UK, 2000.
2) Lissauer H：Ein Fall von Seelenblindheit nebst einem Beitrage zur Theorie derselben. *Archiv fur Psychiatrie und Nervenkrankheiten*, 21：222-270, 1890.
3) Riddoch J, Humphreys GW：A case of integrative agnosia. *Brain*, 110：1431-1462, 1987.
4) 武田克彦ほか（編著）：高次脳機能障害 その概念と画像診断，中外医学社，2007．
5) 武田克彦：失認症のみかた．臨床リハ，21(1)；42-47, 2012．

高次脳機能を鍛える

大好評

東京慈恵会医科大学
リハビリテーション医学講座
橋本圭司

知っておきたい
対応法をイラストで
わかりやすく解説!!

目 次

- Ⅰ. 高次脳機能障害を理解する
- Ⅱ. 高次脳機能障害の診断を理解する
- Ⅲ. 脳機能循環を理解する
- Ⅳ. 神経心理循環を理解する
- Ⅴ. リハビリテーションの原則
- Ⅵ. 「耐久力」を鍛える
- Ⅶ. 「抑制力」を鍛える
- Ⅷ. 「意欲・発動性」を鍛える
- Ⅸ. 「注意・集中力」を鍛える
- Ⅹ. 「情報獲得力」を鍛える
- Ⅺ. 「記憶力」を鍛える
- Ⅻ. 「遂行機能」を鍛える
- ⅩⅢ. 自分に気づく
- ⅩⅣ. 認知訓練(オレンジクラブでの実践)
- ⅩⅤ. 家族指導
- ⅩⅥ. 明日に向かって

高次脳機能を高める方法を実践的に解説!
イラストは、高次脳機能障害を実際に抱えた若者とその母親が担当。
そのため、よりリアルに高次脳機能障害者への対応法が実感できる!
当事者・治療者のみならず、家族が自宅ですぐに使える対応法が分かる。

B5判 65頁 定価 2,940円(本体2,800+税)

(株)全日本病院出版会

各誌目次がご覧いただけます!
http://www.zenniti.com

〒113-0033 東京都文京区本郷3-16-4   電話(03)5689-5989   FAX(03)5689-8030

〈各論〉
II. 高次脳機能障害
症例18 失行（limb apraxia）

石合純夫*

ポイント

- 失行とは，学習された意図的行為を遂行する能力の障害であり，右利き者では左半球の主に脳血管障害によって生じる．
- 運動麻痺がなければ，左右の上肢で失行症状が観察される．
- 失語と失行は合併しやすいので，理解障害との鑑別目的で模倣検査も行う．
- 失行は検査で最も症状が出やすく，自然な日常生活場面に問題があるかの観察も重要である．
- 難しい古典的分類名に当てはめるのではなく，誤反応をありのままに記録して，訓練に結び付けたい．

症例

60歳代後半，男性．朝起きたところ，言いたいことばが出づらいことに気づき受診した．申し込み用紙は家族が記載した．MRIで左脳梗塞と診断され，入院となった．嚥下に問題なく経口摂食を開始したが，病棟看護師から，運動麻痺はないがスプーンの使い方が下手で，こぼすことが多いという報告を受けた．

さぁ，どうする？

1 問診のポイントは？

脳卒中では，「利き手」の問診が大切である．右利き者のほとんどにおいて，左半球が言語性優位半球である．この場合，左半球は「さよならと手を振る」「歯ブラシで歯を磨く」といった「行為」に関しても優位である．この症例は右利きの左脳梗塞例であり，言葉が出づらいことから失語を，自分で申し込み用紙を記載しなかったことから失書を，そして，スプーンの使い方が下手であったことから失行を疑う．失行のために道具の持ち方がおかしかったり，動作の位置がおかしかったりしても，本人・家族は不器用になったくらいの認識で，軽い運動麻痺と思っていることも少なくない．まずは，失行の存在を疑うことが肝心である．

2 診察のポイントは？

最初に，運動麻痺と感覚障害の有無を調べる．右上肢・手指にBrunnstrom StageがI～IV程度の麻痺がある場合には，失行検査は左上肢で行うことになる．次に，失語についての評価を行う．失行検査は，最初に口頭命令で実施することが多く，理解障害の程度を把握しておく必要がある．失語があっても，例えば「おいでおいでをする」という動作命令が理解できて失行があるときは，動作を開始し，位置や方向がおかしくてもそれらしい動作をする努力がみられる．失語のために口頭命令が理解できないときは，患者役の者に動作を模倣させ，真似をすることを求めていることをわかってもらい，模倣で失行検査を行う．もう1つ理解を助ける方法として，道具を使う行為について，道具の実物や写真を見せて，検者が使う身振りを求めていることを示しても良い．失行は中大脳動脈領域の脳梗塞またはそれに準ずる病巣で起こるので，後大脳動脈領域の脳梗塞で起こる視覚失認を合併することは稀であり，道具が何であるかわからないということは少ない．表1に行為の種類と実施方法を，表2にベッドサイドで行う課題を示す．

---

* Sumio ISHIAI，〒060-8543 北海道札幌市中央区南1条西16丁目　札幌医科大学医学部リハビリテーション医学講座，教授

表1. 行為の種類と実施方法
一般的な臨床では太字の実施方法を用いる.

			行為の種類			
			道具使用のパントマイム	道具の使用	象徴的行為	無意味ジェスチャー
行為の実施方法	**言語性指示（一般的に口頭命令で実施）**		○		○	
	失語による理解障害がある場合	言語性指示＋視覚性提示	道具またはその写真の提示	○			
			模倣	○		○	
	視覚性提示（道具またはその写真の提示）		○			
	模倣自体の検討		○		○	○
	道具の使用			○		

（石合純夫：高次脳機能障害学，第2版，p.64，表2，医歯薬出版，2012より引用）

表2. 失行のスクリーニングテスト

まず，口頭命令で実施し，うまくできないときに検者が行為を行ってみせて模倣させる

1）さようならと手を振って下さい
2）おいでおいでをして下さい
3）兵隊さんの敬礼をして下さい
4）歯ブラシを持ったつもりで歯を磨く真似をして下さい
5）櫛を持ったつもりで髪の毛をとかす真似をして下さい
6）ドアに鍵をかける真似をして下さい
7）金槌を持ったつもりで釘を打つ真似をして下さい

（石合純夫：高次脳機能障害学，第2版，p.62，表1，医歯薬出版，2012より引用）

3 本症例の所見のまとめ

- 左下頭頂小葉を中心とする脳梗塞
- 喚語困難を主体とする健忘失語で日常会話は可能
- 書字障害（失書）は徐々に改善してきている
- 運動麻痺はないが失行があり，日常生活動作（ADL）がうまくできない

4 何を評価するか？

失行の診察準備からリハビリテーション（以下，リハ）処方へ向けての評価手順を図1に示す．

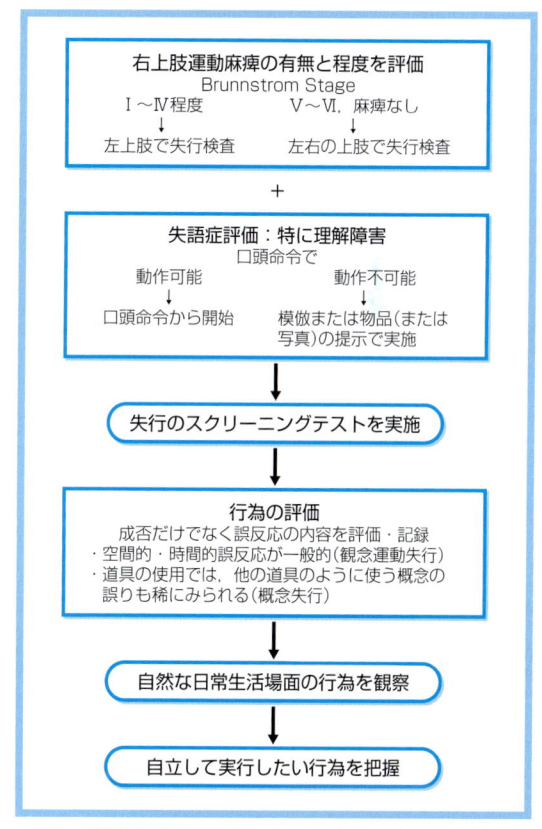

図1. 失行の診察準備からリハ処方へ向けての評価

これだけは外せない!!

まず，失行の基本を理解したい．失行とは，学習された意図的行為を遂行する能力の障害であり，右利き者では左半球損傷によって生じる[1]．結果として現れた動作は，目標の行為とは一部または全部が異なっている．失行では，学習された動作がすべて，あるいは，いつも障害されるわけではない．同じ行為でもできるときとできないときがあること，誤り方が一定しないことが多いことが失行の特徴である．片麻痺がないときには，左右の上肢・手に失行がみられ，右片麻痺がある場合は，左上肢・手に失行がみられる．

つまり，行為が「大体できるから良し」とするのではなく，動作を行う位置，方向，リズムの変化に注目する．例えば，図2に示すように，おいでおいでの模倣で，前方に挙上した前腕が手のひらを下にして左右に動く，あるいは，前腕の回内外

が生じる，といった本来の動作と異なる空間的誤反応がみられれば，失行ありと診断する．道具を使う動作では，しばしば持ち方がおかしく，何でも筆記用具のように持つ，櫛のように身体の一部を作用対象とする道具では，対象とは異なる位置に当てる，金槌で釘を打つというリズミカルな動作ではリズムが不規則でテンポの遅速がみられる，などの異常がみられる．

評価をまとめよう!!

課題の遂行条件による失行の一般的特徴として，
(1) 口答命令よりも模倣が容易
(2) 物品を使う身振りよりも実際の使用のほうが容易
(3) 検査場面よりも日常生活場面のほうが容易
という点が挙げられる

左半球の脳卒中患者において，検査・評価場面で失行が認められることは少なくない．病棟生活では日常生活動作（ADL）中心で道具的活動が少ない生活では，失行による困難が目立たないことが多い．しかし，近年では，失行は実生活において機能障害を引き起こし[2]，リハの隠れた阻害因子となる可能性が指摘されてきている[3]．失行患者の介助量は，入浴，トイレ動作，整容で多い[4]．更衣については，片麻痺がないか軽度で従前の方法が使える場合は，失行があっても更衣はできる．一方，片麻痺によって新しい代償性方略を見いださねばならないとき，失行が障害となる[5]．したがって，患者が在宅など生活の場に戻って行う活動を想定した評価が大切である．道具を使用する機会が多いものでは，道具の持ち方から始めて，実際の使用をチェックする

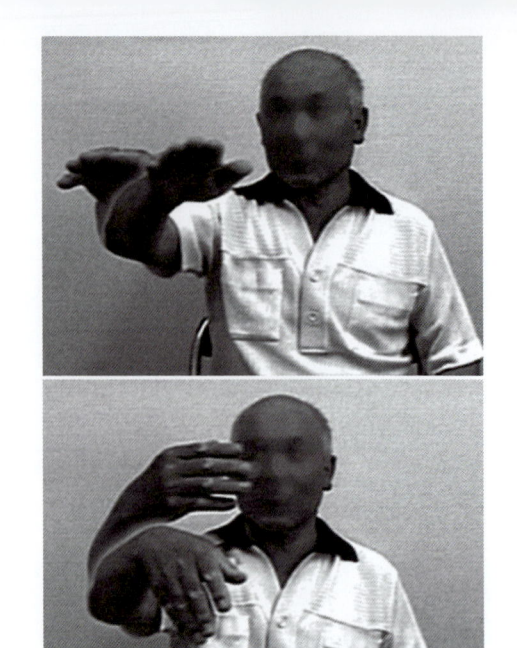

図2．「おいでおいで」における空間的誤反応の例

＜症例のまとめ＞

失語は喚語困難主体で，失語症検査の結果からも健忘失語と診断された．

行為の指示理解は可能であるが，例えば，櫛を持ったつもりで髪の毛をとかす身振りで，手を口や額のあたりに持っていく，前腕を回内外して扇子で扇ぐような動作をするという空間的誤反応がみられた．実際に櫛を手渡すと，最初，鉛筆のように持つ．また，正しく持てても櫛を額に当てて戸惑う．模倣でも，最初は上腕を固定せず，肩関節の動きが入る不自然な動作であった．以上は，典型的な失行の所見であり，古典的分類でいえば，観念運動失行に相当する．

日常生活場面では，食事動作はスプーンで可能であったが，整容をはじめとするセルフケアに時間がかかり，部分的に徒手的な動作誘導や手本の呈示を要した．

日本茶を入れる行為の希望があり，系列的動作の評価を実施してみると，一つ一つの動作の失行に加えて手順の障害も明らかであり，Liepmannの観念失行もあると判断された．

いざ処方へ!!

＜作業療法＞

ADLから始めて，患者本人にとって必須の道具的活動を聴取して，評価を進めてもらう．失行を含むテストバッテリーとしては標準高次動作性検査[6]があり，上述の失行検査に相当するもの以外に，顔面動作，手指模倣検査，着衣動作，系列的動作をはじめとして，幅広い評価が可能である．

治療目標は，患者が日常生活で必要とする行為の確立である．まず，髭剃りを危険の少ない電気シェーバーに変更して使用動作を確立するなど，整容動作の自立を目指す．

一般的に自然な日常的状況で行為が容易となる失行では，訓練で改善した行為がADL上でも使える可能性が高い．やさしい行為から順次難易度

を高めつつ，①行為の想起と遂行→②誤反応のフィードバックと修正＋③行為の言語化による代償といった手法で正反応を導き，訓練を進める[2]．

系列的動作は，注意障害でも障害が現れるので，TMT（Trail Making Test），数唱などで簡単に注意機能を評価するほか，必要に応じて標準注意検査法を実施する．

＜言語聴覚療法＞

標準失語症検査（SLTA；Standard Larguage Test of Aphasia）またはWAB（Western Aphasia Battery）失語症検査で言語機能を評価し，言語訓練も行う．

結果

ADLは，整容と清拭に多少時間がかかるが自立した．一方，お茶を入れることはできるようになったものの，訓練していない課題は失敗が多くみられた．例えば，封書の手紙を準備する場合には，便箋を入れる前に封筒を糊付けしようとするなど，手順の誤りがみられた．

失行があってもADLは，回復期リハ病棟での訓練期間があれば，自立に持っていけることが多い．しかし，道具的活動では，訓練効果の汎化は難しい．また，道具によっては危険が生じることもあり，可能な行為を認識させること，抑制が効かない場合は，危険な道具を手の届く範囲に置かないなどの環境整備を行うことも必要となる．

押さえ得 サイドメモ

＜誤反応をありのまま記録しよう＞

失行を難しくしているのは，観念運動失行，観念失行などの発現機序を包含したような分類名と研究者による分類の混乱が原因である．欧米では，表2のスクリーニングテストに示したような，「上肢を用いて，1つの姿勢を生成する，あるいは，健常人ならば数秒で完結する特徴的動作パタン（その繰り返しを含む）を実行する行為」の障害を失行（limb apraxia）として捉える場合が多い．失行はこのような行為の障害に限定し，古典的分類に振り回されず，どのような誤反応が現れたかを，ありのまま記録するのがわかりやすい．

複数物品を用いた系列的動作の障害である「Liepmannの観念失行」は，前述の失行で説明できる場合と，失行とは呼びがたい場合や左半球の症状とは捉えがたい場合がある．また，「観念失行」は，別な行為課題の障害を指すことがある．道具的活動の一環として，複数物品を用いた系列的動作を評価する際には，失行の分類名を当てはめず，誤反応のありのままを記録して訓練に結び付けたほうが良い．

文献

1) 石合純夫：高次脳機能障害学，第2版，医歯薬出版，2012.
2) Buxbaum LJ, et al：Treatment of limb apraxia：moving forward to improved action. *Am J Phys Med Rehabil*, 87：149-161, 2008.
3) Sunderland A, Shinner C：Ideomotor apraxia and functional ability. *Cortex*, 43：359-367, 2007.
4) Hanna-Pladdy B, et al：Ecological implications of ideomotor apraxia：evidence from physical activities of daily living. *Neurology*, 60：487-490, 2003.
5) Walker CM, et al：The impact of cognitive impairment on upper body dressing difficulties after stroke：a video analysis of patterns of recovery. *J Neurol Neurosurg Psychiatry*, 7：43-48, 2004.
6) 日本高次脳機能障害学会（編）：改訂第2版 標準高次動作性検査 失行症を中心として，新興医学出版社，1999.

〈各論〉
II. 高次脳機能障害
症例 19　低酸素脳症（意欲発動性低下例）

先崎　章*

ポイント

- 低酸素脳症は様々な原因によって生じ，多様な身体症状，神経心理学的症状が発現するので，一見症状がないように見えても，身体と高次脳機能について一通り評価する．
- 高次脳機能としては，知能や記憶，注意の他に，流暢性や意欲発動性を評価する．
- 意欲発動性が低下し「できる ADL」に比べ「している ADL」が低下している場合が多く，その落差の程度を把握する．
- 年単位での長期的な支援（生活，就労）が必要になるので，家族関係を把握し長期的展望を立てる．
- 将来的にも医療との何らかの関係性を継続しておく．

症例

40 歳，男性．心肺停止状態で救急搬送され蘇生．救急病院入院中であるが，歩行可能で，自宅に外泊中である．発症後 3 週間経過．ADL 一般にわたり，声かけや強い誘導が必要．約束事が守れない．その事実を指摘しても，黙ったまま首をかしげる．

さぁ，どうする？

1　問診のポイントは？

1）発症原因（表1），推定される呼吸停止時間，心停止時間，原因疾患に対する治療の的確さ，急性期の低体温療法の有無を聴取する．CO 中毒の場合には，曝露時間，急性期の高圧酸素療法の有無，間欠型の経過をとったか否か，低血糖や痙攣重積の場合には，脳ダメージの持続時間を把握する（予後の推定に必要）．

2）縊首や入水，排気ガス・練炭などによる自殺未遂である場合には，特に生活史，精神疾患の既往を聴取する．なぜなら今後のうつの再発や，リハビリテーション（以下，リハ）に際して配慮することの推定に必要だからである．また，薬物過量服用例では遅発性の白質脳症など，定型でない経過もみられる[1]ので，過量服用薬物の種類と量を聴取する．

3）高次脳機能障害を裏付ける日常の生活状況

表 1. 発症原因

＜低酸素脳症＞		
1-a	Anoxic（低酸素性）	溺水
1-b		縊首による呼吸不全
1-c		呼吸不全（薬物中毒も含む）
2-a	Anaemic（貧血性）	失血
2-b		CO 中毒
3-a	Stagnant（うっ帯）	心停止（薬物中毒も含む）
3-b		低血圧
4-a	Metabolic（代謝性）	低血糖
4-b	Over-utilization（過用）	痙攣重積
4-c	Mixed mode of injury	多臓器不全，縊首による心停止，肺塞栓

（文献 1，2 より）

を把握する．

日常生活の様子，ぼんやりしているのか，日内変動の有無，作業時の手伝いの可否（注意障害，失行，失認の程度と関連）．

一人にしたときの様子，自分からの活動の有無，今まで趣味だった事柄への興味の度合いや取り組み，家族からみた病前との違い，具体的な行動の様子を聴取する（意欲発動性の低下や遂行機能障害の程度と関連）．

家族がいるところでの様子，家族への対応と家

---

* Akira SENZAKI，〒362-8567 埼玉県上尾市西貝塚 148-1　埼玉県総合リハビリテーションセンター，東京福祉大学社会福祉学部，教授

表2. 低酸素脳症による症状

- 記憶・注意・遂行機能障害(意欲発動性の低下, 行動開始の障害を含む)を中心とする高次脳機能障害
- 失語(言語機能障害, コミュニケーション障害)
- 失行, 視覚失認, 皮質盲
- パーキンソニズム(小刻み歩行, 姿勢調節障害など), 運動時ミオクローヌス, 四肢体幹失調, 協調運動障害, 巧緻動作の低下
- 摂食・嚥下障害, 口腔器官の随意運動レベルの低下, 構音障害, 運動パターンの異常, 筋緊張の異常

(文献1より)

族以外の者への対応との違いの有無(コミュニケーション障害, 失語の程度).

4) 本人の身体障害(構音・嚥下の障害, 姿勢・バランスの障害も含む)を裏付ける症状がないか, 家族から聴取する. 手振戦や筋固縮が目立たなくとも, しばしば小字症や動作緩慢な様子から, パーキンソニズムが裏づけられる.

5) 家族関係, 社会的背景, 経済状況(労災か否か, 傷病手当金がいつまで受給可能か), 社会資源へのアクセス(家族による送迎)を把握する(他の身体障害の場合と同様. ただし低酸素脳症の場合には, 通常は介護保険が利用できないことに留意).

2 診察のポイントは？

1) 表2の多方面にわたる身体症状, 神経心理学的な症状について, 有無と程度を把握する. その際, 以下の症状を説明する画像(MRI)上の局所異常がないかを確認する. 心臓ペースメーカーが入っている場合にはCTやSPECTによる判断となる.

(A) 認知機能障害として通常, 記憶障害を中核とする各種障害がみられる. これは低酸素に脆弱な海馬CA1領域の細胞, あるいは広く大脳皮質を損傷していることによる.

(B) アパシー, 意欲発動性の低下は, 前頭葉内側(前部帯状回)と皮質下(淡蒼球腹側, 視床傍正中部)を結合する内側前頭前野回路の損傷, あるいは広く両側大脳白質の損傷(前・中・後大脳動脈の境界領域)による. ただし, この分水嶺領域の白質損傷は, 前頭葉よりも, 頭頂-後頭葉, 側頭-後頭葉といった後部脳に生じることが多い. CO中毒の場合にはしばしば両側淡蒼球の損傷が確認できる.

2) 以下の①〜⑤を念頭に置きながら身体診察を行う. すなわち, 日常生活行動(ADL)がなされない, あるいは稚拙なのは, ① 身体症状(パーキンソニズム, 四肢体幹失調, 協調運動障害, 巧緻動作の低下など)に由来するのか, ② 従来型の高次脳機能障害(失語, 失行, 視覚失認)に由来するのか, ③ 神経心理学的障害(記憶障害, 注意障害, 遂行機能障害)に由来するのか, ④ これらがミックスされたものか, あるいは ⑤ 発動性低下の程度が重いのか, の鑑別を念頭に置きながら身体診察を行う.

<重症例では？>

3) 意味のある意思の発動が得られない例では脳損傷が重篤で, 意識障害が遷延している, あるいは大脳皮質が広く損傷されていること(CTやMRIにて脳萎縮や脳室の拡大が確認)が考えられる. これらの場合, 急性期には失外套症候群の状態で経過している. 有意な意思疎通が得られない場合には脳波検査を行い, 基礎律動であるαリズムがどの位出現しているのか確認する. 意識障害がなく, 皮質の正常な活動(律動)が保たれているほどαリズムが出現する.

3 本症例の所見のまとめ

- 発症3週間経過した低酸素脳症例
- 笑顔はなく表情の変化も乏しい
- 抑うつ気分は否定し自分では困っていることはないとの認識(病識や障害自覚の欠如)
- 不整脈・伝導障害による心肺停止で, 現在はペースメーカーを埋め込まれ, 血圧コントロールも良好(日常生活一般に行動制限はない)
- 脳画像(CT)では損傷部位が明らかでない
- 脳波では後頭部優位に9Hz前後のαリズムが出現(意識障害がなく, 皮質の損傷も目立たない)
- 麻痺や失調はないが, 手指巧緻性の軽度低下があり指折り動作がやや稚拙
- 手振戦や筋固縮はないが, 字を書かせると時間をかけて小さな字を書く
- 診察場面では指示されたことをゆっくりと行うが, きびきびした反応がない
- 朝食事に何を食べたのかも想起できない, 自分の子どもの年齢も正確ではない
- 自宅では自ら話しをしたり, 自ら何かをしようとすることがない
- 気に入らないことがあると, 不機嫌になり, 無言のまま拳でテーブルを叩く

4 何を評価するか？

表2の各種症状の有無，程度を評価する．神経心理学的検査を行う．本人の協力が得られない場合には，その拒否の様子を記載する．

意欲発動性が落ちている場合にはその程度を，やる気スコア[3]（日本語版アパシースケール，島根医科大学第3内科版）や CAS（Clinical Assessment for Spontaneity；標準意欲評価法，日本高次脳機能障害学会による）により数値化すると，客観的に経過をみることができる．本人の協力が得られない場合でも CAS のなかの「日常生活行動の意欲評価スケール」（16項目5段階）なら，日常生活の観察により評定可能である．発動性の低下が抑うつからきている可能性もあるので，うつの評価を HAM-D21（Hamilton Depression Rating Scale）あるいは SDS（Self-rating Depression Scale；自己評価式抑うつ性尺度）の結果などを参考にして行う．うつの場合には本人に抑うつ気分が確認でき，意欲発動性の低下の場合には抑うつ気分は存在しない．

また，意欲発動性の低下はアウトプットの低下であり，（失語がない例での）「語の流暢性」の低下と並行している場合が多いので，「語の流暢性」（1分間で言える野菜の名前，「し」「い」「れ」で始まる単語数）も確認する．健常者では1分間に10語以上言える．

ADL は FIM（Functional Independence Measure）では不十分で，認知，行動，コミュニケーション，社会的活動を追加した FAM（Functional Assessment Measure）の項目まで広げて評価する．また脳外傷用の TBI-31（脳外傷者の認知-行動障害尺度），CIQ（Community Integration Questionnaire）を利用して，社会的行動障害や社会参加状況のベースラインを評価する（今後の回復の度合いをみていく）．これらは家族からの聴取による．あるいは家族に評価してもらう．

これだけは外せない!!

低酸素血症は，指示に対する有意な反応が得られず，評価や神経心理学的検査が不可能な重症レベルから，一見，通常人と変わらない軽症レベルまで様々なレベルがあるが，意識障害から回復した後は，基本的には表2にある各種症状が出現しうる．これらの有無，重症度を吟味する．

「できる ADL」に比べて「している ADL」が低下していることが多い．その乖離が，前記診察のポイント2）の①〜⑤のどれに由来しているか明らかにする．また，特に自殺未遂例では⑥うつが残存していないかの視点も必要である．

自殺企図直前にはっきりしたうつ病であったと家族や本人の事後的な陳述から判断できる場合でも，自殺企図の後ではうつが消褪している，あるいは自殺企図したことを忘却している場合が多い．また，自己の障害についての病識に乏しく，深刻さを自覚しない．一方，抑うつ気分が残存し焦燥感や睡眠障害がみられる例もある．この場合には抗うつ薬が，焦燥や睡眠障害に有効である．

評価をまとめよう!!

<発症1か月時>
- MMSE 18/30（見当識 3/10，7シリーズ 2/5）
- かな拾いテスト：正答 26（40歳代平均 36.6），見落とし 5（見落とし率 16.1%）（40歳代平均 13.7%）．内容把握は不可（同時処理が難しいことがわかる）
- 順唱6桁，逆唱4桁．「か」抹消 166秒，総反応数 107/114，見落とし 5
- TMT A 178秒（40歳代平均 86.8秒），B 171秒（平均 120.6秒）
- 語の流暢性：「野菜の名前」2／分（低下），「頭文字」1〜3個／分（低下）
- RBMT（Rivermead Behavioral Memory Test）1/24（大きく低下，ただし検査に対する取り組む意欲の低下も推定）
- 手の模倣（キツネ，ピストル）可．立方体模写：可だが，やや稚拙
- やる気スコア 35（18以上でやる気低下と判断），HAM-D21 6点（うつ病ではない）
- FAM 運動 97，認知 41，CIQ 2点（大きく低下）
- SPECT 計算画像では頭頂葉に相対的血流低下

いざ処方へ!!

<発症1か月時>
〜本症例の問題点〜

#1 意欲発動性の低下（重度）　#2 記憶障害（重度）　#3 遂行機能の低下　#4 介護保険が利用できない

- 外来 OT(週1回2単位)による軽作業，日課表の順守(記憶代償手段(メモ)の導入は難しいレベル)
- 活動性が向上してきた場合の徘徊迷子に備えて GPS(Global Positioning System)機能機器の利用を家族に指導
- 後に健康増進施設への通所(週1回)への移行(身体運動による心身の賦活化)
- 将来的には地域デイケアへの移行(精神障害者手帳の利用)

結果

発症後5年：作業所通所中，徘徊は目立たず日常生活一般についてうながしや見守りが必要．

MMSE 19/30, TMT(Trail Making Test) A 130秒，B 155秒，RBMT 4/24, やる気スコア 28点，HAM-D21 8点，FAM 運動 99, 認知 45, CIQ 6点．

基本的には当初からの意欲発動性の障害や記憶障害が持続しているが，たとえ当初のレベルを維持してきた結果であっても，リハ介入が失敗だったというわけではない．低酸素脳症で発動性が落ちている場合には，適切な環境を与え続けないと，廃用により機能や社会的能力が，当初評価時点よりも低下してしまう．

> **押さえ得　サイドメモ**
>
> - 広義の精神症状(固執や情動制御困難，極端な選り好み，自身の行動の結果や帰結に無頓着な様子)が，置かれた環境に適応できないなかで顕在化してくるので，日常生活をルーチン化し，能力に合った規則正しい活動を持続させる．
>   デイケアや作業所への通所などを通して，能力に合った規則正しい活動を持続させることが，不適応を予防し，精神症状の出現を回避する．
> - 回復が脳外傷に比べてもさらに緩慢[1)2)]なので，年単位での長期的な支援(生活支援，就労支援)が必要になる．
>   回復期リハは，今後数年以上に及ぶ支援の基盤となる．家族や介護者の力を高め，これからの持久戦に臨むことができるように，在宅で利用できる資源やレスパイトに関する情報，家族会や当事者の会の情報，相談機関，医療機関や保健センターなど，利用できる社会資源を家族に提示する．
> - 社会福祉資源への橋渡しが必要だが一方，慢性期の適切な時期に医学的リハの方法を用いて介入することが社会参加を促進する[4)]ので，将来的にも医療との何らかの関係性を継続しておく．
>   具体的には，時期がきたら再度，表2の症状に関する機能評価，能力評価を行い，各時点での現実的な目標レベルを提示する．

文献

1) 浦上裕子：低酸素脳症のリハビリテーション1 疫学・病理・症状・予後．臨床リハ，22：580-586, 2013.
2) Fitzgerald A, et al：Brain Pentland. Anoxic brain injury：Clinical patterns and functional outcomes. A study of 93 cases. *Brain Injury*, 24：1311-1323, 2010.
3) 一般社団法人日本脳ドック学会：脳ドックガイドライン2008. 日本脳ドック学会ホームページ(http://jbds.jp/guideline.html)内にPDFファイルにて公開(2013年9月アクセス)
4) 浦上裕子：低酸素脳症のリハビリテーション 2 医学的リハビリテーションの役割．臨床リハ，22：693-699, 2013.

〈各論〉
III. 痙縮
症例20 脳卒中上肢

大田哲生*

> **ポイント**
> - 痙縮があることで，日常で何に困っているかを患者から正確に聞き取る．
> - 痙縮の程度とこれまでの経過より，内服薬やブロック等の治療も考慮する．
> - 拘縮の有無を的確に評価する．
> - 麻痺肢の使用状況を詳細に把握する．
> - 痙縮の程度は経時的に変化するため，定期的に経過観察を行いタイムリーに対応する．

> **症例**
> 右被殻出血後1年半経過し，左片麻痺を認める68歳，男性．左手指が伸びず，手洗いや爪切りが困難なため症状改善目的で外来受診．

さぁ，どうする？

1 問診のポイントは？（表1）

1）日常生活動作（ADL）上の問題点

日常生活上での問題点の解決が重要であるため，普段何に困っているかを最初に確認しておくことが必要である．

2）症状の経過

一般的に筋緊張の高い状態が長く続いているほど拘縮の影響が強くなるため，いつ頃から手指が伸びにくくなったかを確認する．拘縮の影響が強いと筋緊張を緩和しても期待通りの関節可動域（ROM）改善が得られないことがある．

3）内服薬等治療の有無

これまでに筋緊張緩和のための術がなされてきたかの情報を得る．無治療で現在の筋緊張なのか，治療に抗して今の状態なのかにより，次に考慮する治療方法が異なってくる．

4）リハビリテーションの有無

現在，リハビリテーション（以下，リハ）を受けているのか，受けていればその内容を，受けていなければいつまでリハを行っていたかを確認す

表1．問診のポイント

1．ADL上の問題点	・何に困っているのかを尋ねる
2．症状の経過	・筋緊張亢進後の経過が長いと，症状改善が困難な可能性あり
3．治療歴	・内服薬，ブロック等
4．リハ歴	・最近までリハをしていれば，筋緊張が高くてもROMが確保されている可能性あり
5．麻痺肢使用の確認	・以前に行っていた動作が，治療後にできなくならないようにする必要あり
6．疼痛の有無	・筋緊張亢進それ自体が疼痛を誘発していれば，早めに治療する必要あり

る．リハを受けたうえでの筋緊張亢進であれば，その後の治療方法は限定されてくる．

5）麻痺肢の使用状況

麻痺が重度であったとしても，生活のなかで麻痺肢を使用していることが考えられるため，詳細に麻痺肢の活用状況を確認することが必要である．

6）疼痛の有無

痙縮自体が疼痛を引き起こすことがあり，疼痛がある場合には積極的に筋緊張を緩和するようにする．

---

* Tetsuo OTA, 〒078-8510 北海道旭川市緑が丘東2条1丁目1-1 旭川医科大学病院リハビリテーション科，教授

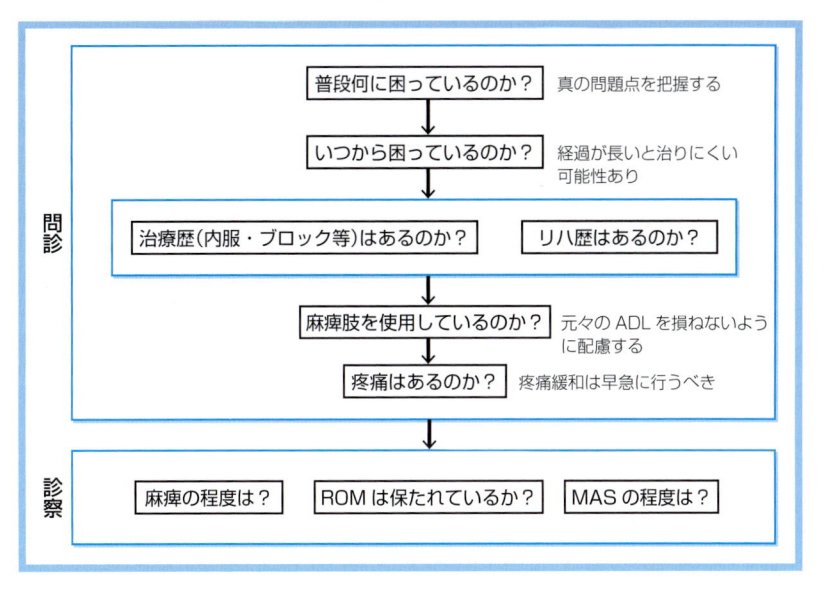

図1. 評価の流れ

2 診察のポイントは？

1）麻痺の程度の確認

拮抗筋の痙縮は主動筋の随意性を妨げるため，麻痺の程度が重くて自動運動ができないのか，随意性はあるものの，拮抗筋の痙縮が邪魔をして主動筋が動かないように見えるのかを確認することが重要である．拮抗筋の筋緊張を軽減させることで主動筋の随意性が改善することがある．

2）ROM

麻痺肢の肩関節，肘関節，手関節，手指関節のROMを確認する．筋緊張を軽減することでROMの改善が期待できるため，拘縮の有無を判断することが重要となる．筋の短縮が重度である場合などでは治療後のROM改善が困難なこともある．

3）MAS（Modified Ashworth Scale）[1]

筋緊張の定量評価は困難であり，臨床的には他動運動時の筋の抵抗で評価するMASがよく用いられている．

3 本症例の所見のまとめ

- 左手指が屈曲しており，左手を洗うことが困難で爪を切るのに苦労していた
- 以前より手指の屈曲度合が強くなってきており，筋緊張は徐々に亢進してきていた
- 筋弛緩剤を内服したことがあるが，体がだるくなり内服継続は困難であった
- 発症後半年くらいはリハ訓練を行ったが，最近はリハ訓練を行っていなかった
- 左手はものを押さえるのに時々使用する程度で，手指は日常生活上使用できていなかった
- 筋緊張亢進による自発痛は認めていなかった
- 麻痺の程度：左上肢の麻痺はSIAS（Stroke Impairment Assessment Set）[2]で近位3，遠位1Aであり，物を押さえること以外は実用性はなかった
- ROM：左手指の他動伸展は0°であり，伸張による疼痛を伴うものの，拘縮は認めなかった．左手関節は手指屈曲位での背屈は60°可能であったが，手指伸展位では背屈40°であった．左肘関節は伸展−5°，左肩関節は屈曲80°，外転60°であった
- MAS：左手指屈筋群3，左手関節屈筋群3，左肘関節屈筋群3，左肩関節内転筋群2と筋緊張の著明な亢進を認めた

4 何を評価するか？（図1）

患者が何に困っているか，真の問題点をつかむことから始まる．経過が長いと拘縮を伴っていることが考えられるため，望むような治療効果が得られないことがある．また，これまで治療経験がない場合は様々な治療方法が選択肢として考えられるが，十分に治療を施されたにもかかわらず，問題が生じている場合の治療方法は限られたものになるであろう．一見実用性のない上肢に見えても，痙縮を利用してものを持ったり運んだりしていることがあり，治療することでADLが低下しないように，麻痺肢の実生活上での使用につき詳しく聞き取ることが重要である．診察においては随意性の有無と拘縮の有無を把握することが大切である．評価の判定にはMASを用いるのが簡便

であるが，筋緊張の反射的要素と物理的抵抗を区別するのは困難で，限界があることは否めない．

これだけは外せない!!

日常臨床では診察室での評価のみに留まることも考えられる．最低限 MAS の評価と ROM は記載すべきである．患肢に随意性があり，セラピストの協力が得られる場合には OT で簡易上肢機能検査(STEF；Simple Test for Evaluating Hand Function)や MAL(Motor Activity Log)[3]，Fugl-Meyer Assessment[4]の上肢機能を評価すると良い．軽度の変化は捉えにくいが，痙縮軽減後に SIAS で麻痺の変化を認めることがある．SIAS の上肢運動機能のみであれば診察室ですぐに評価可能である．

評価をまとめよう!!

- 麻痺の程度：SIAS 上肢運動機能は近位 3，遠位 1A で手指の実用性はなし．手指伸筋の収縮は認めず
- ROM：左手指の他動伸展は 0°．左手関節は手指屈曲位での背屈は 60°可能であったが，手指伸展位では背屈 40°で，指屈筋群の短縮が考えられた．左肘関節伸展は −5°．左肩関節も屈曲 80°，外転 60° と ROM 制限を認めた
- MAS：左手指屈筋群 3，左手関節屈筋群 3，左肘関節屈筋群 3，左肩関節内転筋群 2 と患肢筋緊張の著明な亢進を認めた
- 日常，左手指を使用する動作は行っていなかったが，ものを押さえる際に左肩関節の運動を利用していた

以上の評価より，本患者の筋緊張軽減にはボツリヌス療法併用が適していると判断した．ボツリヌス療法はボトックス®の筋注を以下のように行った．左橈側手根屈筋(50 単位)，左尺側手根屈筋(50 単位)，左浅指屈筋(50 単位)，左深指屈筋(50 単位)：50 単位/ml．ボツリヌス療法後の処方を以下に示す．

いざ処方へ!!

本症例の問題点は，#11 左片麻痺 #12 痙縮 #13 ROM #21 ADL 障害 #31 介護量 であり，いかにして筋緊張の軽減，ROM の改善をはかり，ADL の拡大および介護量の軽減に努めるかが処方を行ううえでのポイントとなる．

＜OT あるいは PT＞

- 左手指関節，左手関節，左肘関節，左肩関節の ROM 訓練：左上肢を補助的に使用しており，左上肢全体の ROM 改善が必要
- 特に手指関節と手関節屈筋群のストレッチ：ボツリヌス療法後のため筋緊張が軽減し，ストレッチを行いやすい状態になっている．手指屈筋群の短縮も認めるため積極的に行う．
- 装具あるいはスプリントの処方：左手関節と左手指関節の持続伸張をはかると効果的．場合によっては左肘関節持続伸張装具も効果がある．
- 低周波刺激：伸筋の促通と屈筋の抑制効果を期待して左手関節と左手指関節の伸筋に刺激を与える．
- ADL 訓練：筋緊張軽減と ROM 改善の結果を ADL 拡大に結びつけることを目的とする．

結果

本症例は発症後 1 年半経過した左片麻痺で左上肢痙縮のため，左肘関節，左手関節，左手指関節の伸展制限を認めるとともに，左肩の運動も阻害され ADL に影響していた．ボツリヌス療法とリハ訓練，装具療法(左手関節・左手指関節持続伸張装具)の併用により，左手指，左手関節および左肘関節の伸展時の抵抗と左肩関節周囲筋の筋緊張は軽減した．ROM 訓練により左肩関節は屈曲 90°，外転 90°に改善．左肘関節も伸展 0°まで可能．左手関節背屈(手指伸展時)も 60°まで可能となった．MAS は左手指屈筋群 1，左手関節屈筋群 1，左肘関節屈筋群 2，左肩関節内転筋群 1+ に改善した．痙縮は軽減したが，左手指と左手関節の自動伸展は不能であった．左手指屈筋群の短縮も改善した結果，自力で手洗いが可能となり，爪を切るときの介護量も軽減した．さらに，左肩関節周囲筋の筋緊張軽減も相まって，左上肢の補助的動作や上衣の着替えも行いやすくなった．痙縮の程度は経時的に変化するため，現在，定期的にフォローを行っている．

> **知っ得 サイドメモ**
>
> 痙縮のある上肢の機能的な改善をどのようにはかるかがリハ上の課題である．最近は上肢痙縮を改善させつつ随意性の改善をはかるために，随意運動介助型電気刺激装置（IVES；Integrated Volitional Electrical Stimulation）を用いたり，CI 療法（Constraint Induced Movement Therapy）を行うことが提案されている．また，ボツリヌス療法やフェノールブロックの痙縮改善効果は著明であり，これらの治療法とリハ訓練，装具療法をうまく組み合わせていくことが重要となる．

文 献

1) Bohannon RW, et al：Interrater reliability of a modified Ashworth scale of muscle spasticity. *Phys Ther*, 67：206-207, 1987.
2) 千野直一ほか（編著）：脳卒中の機能評価—SIAS と FIM［基礎編］，金原出版，2012.
3) 高橋香代子ほか：新しい上肢運動機能評価法　日本語版 Motor Activity Log の信頼性と妥当性の検討．作業療法，28：628-636, 2009.
4) Fugl-Meyer AR, et al：The post-stroke hemiplegic patient. *Scand J Rehabil Med*, 7：13-31, 1975.

特集 もう悩まない！100症例から学ぶリハビリテーション評価のコツ

〈各論〉
Ⅲ．痙　縮
症例21　脳卒中下肢

辻川将弘*

ポイント

- 脳卒中患者にとって，痙縮は有益にもなり有害にもなるので，治療適応について見極める必要がある．
- 診察前に，痙縮悪化前の機能・ADLおよび自覚症状の聴取，異常肢位や皮膚状態の観察を行う．
- 診察では，深部腱反射，clonus，関節可動域，痙縮の程度，片麻痺のレベル，基本動作および歩行，ADLについてしっかり評価する．
- 治療としては，ROM訓練や持続伸張訓練，装具の検討をまず行い，その経過や治療効果をみて内服薬（筋弛緩薬）やフェノールブロック，ボツリヌス療法などを検討する．

症例

　右中大脳動脈領域の脳梗塞を発症した50歳，男性．急性期病院および回復期リハ病院で加療され，発症後4か月で自宅退院．その後復職を検討していたが，徐々に麻痺側下肢の痙縮が増強し，プラスチック短下肢装具がうまく装着できない，歩行が不安定になるなどADLに支障が出てきた．著明な高次脳機能障害はない．発症から6か月後，痙縮の加療目的で当院紹介受診．

さぁ，どうする？

1　問診のポイントは？

　痙縮は動作を緩慢にしたり，バランスの障害や拘縮を引き起こしたりするなど，日常生活動作（ADL）に悪影響を及ぼすことが多い．しかし，麻痺側下肢での支持に役立つなどプラスの面もあり，その場合には痙縮の治療が下肢の支持性不良，歩行の不安定性の原因となってしまう．そこで，以下の項目を聴取し，診察での評価とともに治療適応の判断材料とする．

1）痙縮悪化前の機能・ADL

　痙縮が悪化する以前（発症前や回復期リハビリテーション（以下，リハ）病院退院時など）の機能・ADLの情報を収集し，痙縮治療の適応の判断や治療効果の予測に役立てる．

2）自覚症状

　痙縮により，下肢のつっぱりや痛みを生じうる．また，痙縮が夜間に生じると不眠の原因となりうる．これらの程度，頻度を聴取することが重要である．

2　診察のポイントは？

　本格的な診察の前に，まずは患者の様子を観察する．

1）異常肢位

　痙縮によって異常肢位をきたしうる．脳卒中の下肢痙縮では足趾のclaw toesや足関節・足部の内反尖足が特に重要である．また，装具を装着している場合は，それがフィットしているかもチェックする．

2）皮膚の状態

　内反尖足など足部の変形があると，足の外側への荷重が高くなり，鶏眼を形成することがある．また，異常肢位により装具がフィットせず，外果などに装具が当たることにより褥瘡を起こしうる．さらに，痙縮による足趾の伸展制限で，清潔を保つのが困難となり，白癬などの衛生面の問題も発生する．十分な観察が必要である．

---

* Masahiro TSUJIKAWA, 〒160-8582 東京都新宿区信濃町35　慶應義塾大学医学部リハビリテーション医学教室，助教

3 本症例の問診，診察所見のまとめ

- 発症前は歩行含め ADL は自立．回復期リハ病院退院時も足関節に随意的な動きがあり，麻痺側下肢の支持性も良く，装具を用いて歩行も安定，ADL も自立していた．下肢のつっぱりの自覚症状もあるが，痛みはない
- 足部の内反尖足および claw toes（2〜5 趾）あり，装具装着時に踵部分が浮いている．第 5 中足骨部に鶏眼もみられる．足白癬はなし

4 何を評価するか？（図 1）

- 深部腱反射および clonus
- 関節可動域（ROM）
- 痙縮
- 片麻痺のレベル
- 基本動作および歩行
- ADL

これだけは外せない!!

1 深部腱反射および clonus

1）深部腱反射

膝蓋腱反射およびアキレス腱反射を評価する．反射の出方の程度によって，全く反応のないもの（消失）は（−）もしくは 0，軽度の反応あり，減弱と判定されるものは（±），正常の反応は（＋），やや亢進は（ ╫ ），亢進は（ ╬ ），著明な亢進は（ ╬╬ ）と表記する[1]．

2）clonus

ankle clonus は，仰臥位で下肢を軽く屈曲させ，検者の右手で膝の内側を支え，左手を足底に当て急激に足を上方へ押し上げ，そのまま力を加え続けると下腿三頭筋が痙攣することで，足が上下に

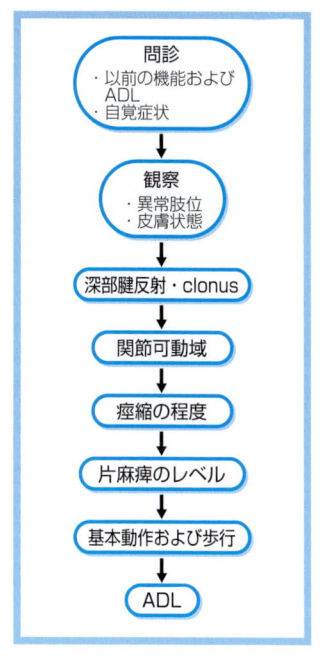

図 1．評価の流れ

連続性に痙攣するように観察される[1]．

clonus の程度が弱く数回で終わる場合は pseudoclonus もしくは unsustained clonus と呼び，何回くらいの痙攣で終わるかを記載しておく．数回で終わらず，clonus が続く場合は sustained clonus である．

2 ROM

脳卒中患者の下肢で特に重要となるのが足関節の ROM である．痙縮が出現しやすい下腿三頭筋は二関節筋であるため，膝伸展位および膝屈曲位の両方で足関節の ROM を記録して下腿三頭筋の短縮を評価する．

3 痙縮の程度

判定量的な評価法である MAS（Modified Ashworth Scale）[2]を用いて，各関節の痙縮の程度を 6 段階で評価する（表 1）．

表 1．MAS

Grade 0	筋緊張の増加なし
Grade 1	罹患部位を伸展や屈曲したとき，可動域の終わりに引っ掛かるような感じやわずかの抵抗感を呈する軽度の筋緊張の増加
Grade 1+	可動域の 1/2 以下の範囲で引っ掛かるような感じの後にわずかな抵抗感を呈する軽度の筋緊張の増加
Grade 2	緊張はより増加し可動域ほとんどを通して認められるが，罹患部位は容易に動かすことができる
Grade 3	緊張の著しい増加で他動的に動かすことが困難
Grade 4	罹患部位は屈曲や伸展を行っても固く，動きがない状態

4 片麻痺のレベル

　下肢の片麻痺レベルは歩行能力の予後予測に重要であると同時に，痙縮の治療効果判定にも有用であるため，必須の評価項目である．指示動作を十分理解できていないと不十分な動きになるため，非麻痺側も同様に動かしてもらって確認する．

- SIAS (Stroke Impairment Assessment Set)[3]の麻痺側運動機能項目：下肢近位テスト(Hip-Flexion Test)，下肢近位テスト(Knee-Extension Test)，下肢遠位(Foot-Pat Test)について，0〜5点で評価する．
- Brunnstrom Stage[4]：下肢(および上肢，手指)をⅠ〜Ⅵで評価する．Ⅰ：随意運動なし，Ⅱ：連合反応，Ⅲ：共同運動，Ⅳ：分離運動一部可能，Ⅴ：分離運動可能，Ⅵ：ほぼ正常．

5 基本動作および歩行

　起き上がり，座位保持，立ち上がり，立位保持，歩行能力をチェックする．介助量に合わせ，FIM (Functional Independence Measure)[3] like scale (7：自立，6：修正自立，5：監視，4：最少介助，3：中等度介助，2：最大介助，1：全介助)で表すとわかりやすい．

6 ADL

　FIMを用いて評価する．更衣(下半身)，トイレ動作，移乗動作(ベッド・椅子・車いす，トイレ，浴槽・シャワー)，歩行・車いす，階段の項目が重要であるが，特に更衣(下半身)では装具や靴下，靴の着脱をしっかりと確認しておく．

　この他，電気生理学的な評価法として，H波(H/M比)も有用である．また，Pendulum testや等速運動機器を用いての評価，さらに三次元の動作分析や床反力，表面筋電などによる動作分析も用いられる[5]．

評価をまとめよう‼

1. **深部腱反射・clonus**
   - 膝蓋腱反射：(卄)
   - アキレス腱反射：(卄)
   - ankle clonus：sustained clonus
2. **関節可動域**
   - 足関節背屈(膝伸展位)：−10°
   - 足関節背屈(膝屈曲位)：0°
3. **痙縮**
   - 足関節背屈のMAS：3
   - 足趾関節伸展のMAS：3
4. **片麻痺のレベル**
   - SIASの麻痺側運動機能項目：左片麻痺　Hip-Flexion Test 4, Knee-Extension Test 4, Foot-Pat Test 1
5. **基本動作および歩行**
   - 立ち上がりや立位保持はFIM like scale 5，歩行はFIM like scale 4
6. **ADL**
   - FIMで更衣(下半身)は5(ズボンや靴下，靴の着脱は時間がかかるが自立，装具の着脱は介助を要する)，トイレ動作は5，移乗動作はいずれも5，歩行・車いすは歩行で4，階段は4

いざ処方へ‼

　問題点をまとめると，以下のようになる．
#11 左下肢痙縮　#12 左足関節可動域制限　#13 左片麻痺　#21 歩行障害　#22 ADL障害　#23 装具　#31 復職　#41 左足底鶏眼

　これらの問題点に対し，リハ処方や以下の治療を行う．

<PT>
- ROM訓練・足関節の持続伸張
- 歩行訓練
- 装具再調整

<Dr>(以下の治療は副作用や侵襲を伴うものであり，PTの治療経過や治療効果をみながら行う)
- 内服薬(筋弛緩薬)の検討
- フェノールブロックやボツリヌス療法の検討

結果

　ROM訓練・足関節の持続伸張に合わせ，装具の下腿遠位部にストラップを1本追加，およびTストラップ・inhibitor barを追加したが，改善は認めなかった．そのため筋弛緩薬の内服，その後内側・外側腓腹筋，後脛骨筋，長・短趾屈筋を標的としてボツリヌス療法を行った結果，足関節背屈(膝伸展位)の関節可動域10°，足関節および足趾関節のMAS 2，SIASのFoot-Pat Test 2と改善，歩行も修正自立で可能，装具の着脱も自立した．その後，足関節持続伸張の自主トレーニングを継続し，復職につなげることができた．

> **知っ得サイドメモ**
>
> ＜筋力増強訓練は痙縮を悪化させない[6]＞
>
> 　これまでは筋力増強訓練が痙縮を悪化させると考えられており，痙縮のある患者に対しては筋力増強訓練を行うべきではないと考えられてきた．そのため，痙縮のある患者では積極的な筋力増強が行えず，痙縮よりも筋力低下が歩行能力低下の主要因子となることもしばしば見受けられた．しかし近年，脳卒中患者の筋力増強訓練に関する研究の蓄積の結果，筋力増強訓練により筋力は増大するが，痙縮は悪化させないことが示されてきた．筋力増強によって基本動作能力，歩行能力向上が期待できる患者については，痙縮の程度をモニタリングしながら筋力増強訓練を積極的に導入していくのが良い．

文献

1) 田崎義昭, 斎藤佳雄(著), 坂井文彦(改訂)：ベッドサイドの神経の診かた, 南山堂, 2010.
2) 千野直一(編)：現代リハビリテーション医学, 改訂第3版, 金原出版, 2009.
3) 千野直一ほか(編著)：脳卒中の機能評価—SIASとFIM［基礎編］, 金原出版, 2012.
4) 岩﨑テル子ほか(編)：標準作業療法学　専門分野　作業療法評価学, 第2版, 医学書院, 2011.
5) 高岡　徹：痙縮の評価. *MB Med Reha*, 43：8-12, 2004.
6) 臼田　茂：痙縮筋に対する筋力増強. PTジャーナル, 44：287-296, 2010.

〈各 論〉
Ⅲ. 痙 縮
症例 22 脊髄損傷（ITB）

根本明宜*

ポイント

- 脊髄損傷としての評価を適切に行い，痙縮がない場合の機能を評価する．
- 痙縮の評価と拘縮の確認，ADL，QOL への影響を評価する．
- ITB 療法の効果予測と適切なゴール設定を患者と共有する．
- 痙縮の有効利用，痙縮の利点についても評価して対応する．
- ITB 療法を安全に実施できるか否かの評価は必須．
- トライアルで ITB 療法の効果を確認し，効果とリスクを勘案し方針決定する．

症例

31 歳，男性．胸髄損傷による Th4 レベルの対麻痺で車いすでの ADL は自立していた．受傷後 3 年頃から，両下肢，体幹の痙縮が悪化し，車いす操作，自動車運転にも影響するようになった．体幹の締め付け感などもあり，ITB（Intrathecal Baclofen）療法を希望され当院受診．

さぁ，どうする？

1 問診のポイントは？（表 1）

急性期を過ぎた脊髄損傷で痙縮の増悪は稀でなく，悪くなった時期，誘因がないかなどを確認する．治療可能な痙縮の誘因がある場合は原因の治療を優先する．

痙縮は悪いことばかりでなく，循環補助や，伸展パターンで体重支持しての移乗など，有効なこともある．痙縮の日常生活動作（ADL），生活の質（QOL）への悪影響だけでなく，痙縮の利用も確認する．

ITB 療法は他の治療が無効な重度痙縮が適応とされ，これまでの痙縮の治療を見直し，他の痙縮治療の適応も考慮する．ITB 療法は定期的な薬剤の補充とポンプの交換など長期間の定期的治療が必要である．治療が途絶すると命にかかわるリスクもあり，定期的に通院可能か，早期に異常に気づけるか，経済的負担なども含めて評価する．

痙縮治療の目的を患者と共有することは重要である．麻痺の改善，疼痛の改善など副次的に期待

表 1．問診のポイント

- 脊髄損傷による四肢麻痺，対麻痺としての状況
- 痙縮がどの程度でどこに，いつ起きているか，痙縮の利用はないか
- 痙縮の誘因となる原因がないか
- 他の痙縮治療の既往と効果，他の治療への理解
- ADL，QOL で痙縮が何に悪さをしているか，治療に何を期待するか
- ITB 療法の前提となる定期的通院の可否，治療への協力体制
- 治療のリスクとなる合併症の有無，勤務環境の確認など

できる効果が主目的になると治療効果に納得されず，薬剤投与量の増加などのリスクもあり，患者の希望を十分に聞く問診は重要である．

2 診察のポイントは？（表 2）

脊髄損傷による四肢麻痺，対麻痺を適切に評価し，痙縮が機能障害にどの程度影響しているかを評価する．痙縮が治療された状況での機能を想定したうえで，痙縮の評価を行う．単に Ashworth 評点をつけるだけでなく，痙縮が ADL や QOL のどこに影響をしているかを評価したい．さらに，痙縮を有効利用していることもあり，ADL 評価の際に留意する．

---

* Akinobu NEMOTO，〒236-0004 神奈川県横浜市金沢区福浦 3-9　横浜市立大学附属病院医療情報部／リハビリテーション科，准教授

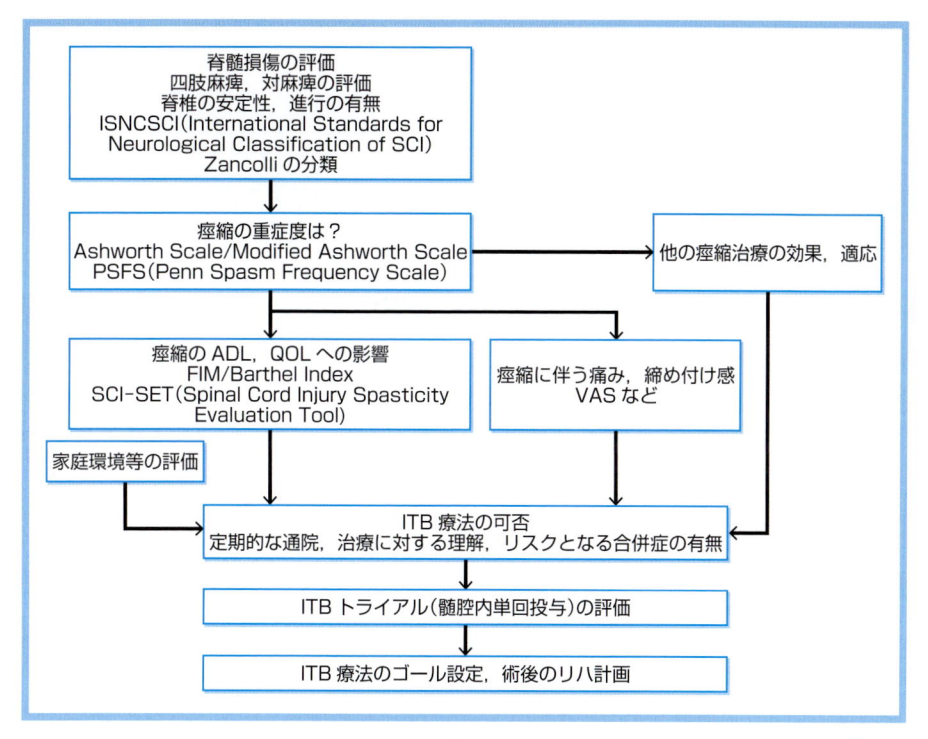

図1. ITB療法実施までの評価の流れ

表2. 診察のポイント

1. 脊髄損傷による障害の評価 ・ASIA Scale, MMT, ROM
2. 痙縮の評価 ・Ashworth Scale/MAS (Modified Ashworth Scale) ・Spasm Score (PSFS; Penn Spasm Frequency Scale) ・Tardieu Scale
3. 痙縮で困っていることの評価 ・SCI-SET ・FIM, Kenny による ADL 評価 ・体幹の締め付け感, 痛みなどの評価 (VAS などを利用)

3 本症例の所見のまとめ

- Th4 レベルの完全対麻痺で受傷後 3 年で痙縮が悪化
- 両下肢で Ashworth Scale で 3〜4/5 程度の著明な痙縮, 拘縮はなし
- スパスムによる ADL (車いす駆動, 自動車運転など) の障害
- 痙縮に伴う痛み, 締め付け感, 睡眠の質の低下
- 経口筋弛緩剤は無効, ボツリヌス毒素などでのブロックでは痙縮の範囲が広く不十分
- 移乗に伸展パターンを利用しているが, プッシュアップでの移乗に変更可能
- 定期的な通院は可能, 知的に問題なく ITB 療法施行時に異常に気づくことが可能
- 単回バクロフェン投与でのトライアルが有効
- 自動車運転が可能となり, 車いす座位が安定すれば就労も可能

4 何を評価するか？(図1)

まずは脊髄損傷による四肢麻痺, 対麻痺を評価する. 痙縮がなかった場合を適切に評価することが出発点となる. そのうえで, 痙縮の程度を評価する. 他動的な筋緊張の異常, 深部腱反射, クローヌスなどを評価する. 動作解析や電気生理学的評価を行うこともある. また, 脊髄損傷による重度痙縮ではスパスムが ADL に影響することがあり, スパスムの程度, 頻度を評価する.

痙縮の ADL や QOL への影響を評価し, 治療目的を明確にする. 痙縮の悪い影響だけでなく, 痙縮を ADL のなかで有効利用していることも注意して評価する.

ITB 療法の適応が考えられる場合には髄腔への単回投与でトライアルを行い, バクロフェンの効果を評価する. 投与からの時間で効果が変わるので, 評価を繰り返す. 痙縮が取れた状態を評価し, 持続投与に進むか検討する. 痙縮の有効利用について代替手段を検討し, ITB 療法の治療目的, 術後のリハビリテーション (以下, リハ) 計画を検討する.

これだけは外せない!!

1 脊髄損傷による四肢麻痺,対麻痺の評価

標準的な評価として ISNCSCI(International Standards for Neurological Classification of SCI)[1] がある.詳細は別稿に譲るが,痙縮が治療された状況を評価し,治療方針の前提とする.なお,C6 などの頸髄損傷は ISNCSCI によるレベル評価のみでは不十分で,Zancolli 分類等も併用する.

2 痙縮の評価

一般的には深部腱反射やクローヌスの評価と,0~4 に 1+ を加えた Modified Ashworth Scale[2] が用いられている.しかし,1 と 1+ との順序尺度が不明瞭であり,臨床試験などでの治療成績評価には原法の Ashworth Scale が無難である.米国では 1~5 で示されることも多く,満点が何点かを意識する必要がある.

より,客観的評価や微妙な痙縮の変化を捉えることが必要な場合は,他動運動の速度の因子と伸張反射の起きる角度で痙縮をみる Tardieu Scale[3] が再評価されている.速度をゆっくりとなるべく速くの 2 つに減らした Modified Tardieu Scale が開発され,使用が増えている.治療による変化を数値で表せる考慮すべき評価法である.

3 スパスム(spasm,筋攣縮)の評価

痙縮の一症状として不随意なスパスムがあり,座位が不安定になったり,床上動作の阻害,自動車運転中のハンドル操作の阻害などに影響する.脊髄損傷の重度痙縮では,スパスムに伴う ADL 障害がリスクを押して治療に踏み切るきっかけとなる印象がある.スパスムの評価には Penn が 1984 年に ITB 療法を初めて報告した際に提案した Spasm Score が用いられている.Penn の名を冠して PSFS(Penn Spasm Frequency Scale)[4] ともいわれ,頻度について順序尺度になっている.評価をする時点,評価時の姿勢などの細かな規定がなく,評価法自体に若干問題もある.

4 痙縮の ADL,QOL への影響

痙縮の ADL や QOL への影響評価は SCI-SET(Spinal Cord Injury Spasticity Evaluation Tool)[5] が便利である.必ずしも広く使われていないが,痙縮が影響しやすい 35 項目について痙縮の悪影響,有効利用を 7 段階で評価する.ITB 療法で考慮すべき,痙縮の有効活用が見落としにくく,治療前後の評価に活用できる.

5 トライアルでの単回投与の評価

ITB 療法ではポンプ植え込みの前に,バクロフェンを髄腔に単回投与して効果を確認する.投与後 2 時間頃から徐々に効き始め,4~6 時間で最大効果を示し 24 時間でほぼ元に戻る.入院で行うことが多く,その間の痙縮を Ashworth Scale や PSFS などで評価する.単回投与で濃度が上昇し効き過ぎを訴える患者があるが,トライアルは効果の確認が主目的で効果が強く出うること,ポンプの植え込みで投与量調整ができることを説明する.効き始めや効果が減弱する頃に適度な痙縮の減弱がある場合もあり,評価する時間に配慮する.

評価をまとめよう!!

- Th4 の完全対麻痺,車いすでの ADL は自動車運転を含めて自立可能,就労も可能
- 痙縮
  - Ashworth Scale で 3~4/5 の重度痙縮を両下肢に認める
  - 刺激がなくても 1 時間に 1 回以上の下肢,体幹のスパスム,PSFS で 4
  - 車いす駆動時に伸展で不安定,自動車運転時に屈曲スパスムで危険など ADL に影響
  - 痙縮による体幹の締め付けが不快感につながり,QOL 低下
- バクロフェン単回投与のトライアル
  - Ashworth Scale で 1/5 まで痙縮が改善,スパスムも消失,トライアルは有効
  - 伸展パターンを利用していた移乗動作で下肢の支持性が消失

いざ処方へ!!

- 痙縮,スパスムが ADL,QOL を阻害しており,経口剤では治療が不十分,下肢全体から体幹の痙縮で,ボツリヌス毒素等の局所療法では治療困難である.トライアルが有効であり,痙縮治療として ITB 療法を選択.脳神経外科に依頼し髄腔投与用ポンプを植え込み,カテーテルを留置し,術後,投与量の調整を行う.

- トライアルの際にも起きたが，下肢伸展パターンで一部体重支持をしていた移乗ができなくなり，対麻痺に一般的な上肢でのプッシュアップによる移乗に変更．そのための ADL 訓練を実施．
- ITB 療法の安全な継続のため，ひねり，過度の屈伸などが日常生活のなかで行われていないかの確認と，そういった動作を避けるための患者指導．
- ITB 療法のトラブル時の対処ができるように，治療に対する理解を深め，トラブル時の初期症状を理解させ，速やかに来院できるように指導する．ポンプのアラームを植え込んだ状態で鳴らすことも含め，異常時の対応を指導する．
- 本例は完全対麻痺で，痙縮治療後のリハは限られたが，不全対麻痺などで，痙縮にマスクされていた随意性が確認された場合，利用していた痙縮の治療による見かけの筋力低下に対し，筋力強化訓練，装具の変更や歩行訓練が必要なこともある．

結果

痙縮は Ashworth Scale で 2/5 以下に改善，スパスムも PSFS で 1 まで改善．車いす駆動時の突然の伸展パターンによる転倒リスクは改善．自動車運転時の屈曲スパスムによりハンドルを取られることもなくなり，通勤手段を確保．伸展パターンを利用した移乗については，上肢プッシュアップでの移乗を獲得した．ITB 療法実施前にできていた ADL はすべてできるようになり，車いす駆動の安定性改善など，術前よりも良くなった．また，体幹の締め付け感が改善し，QOL の改善にもつながっている．自動車運転が安全になり，通勤手段を確保したことが，新規就労につながった．

退院後，痙縮の悪化がありバクロフェン投与量増量に反応しなくなり，カテーテルの閉塞が疑われカテーテルの交換を行っている．その後，カテーテルが椎弓に挟まれて断裂し，痙縮の悪化を呈し，カテーテルの再交換を行った．ポンプも当初の植え込みから 5 年の時点で新しいポンプに交換し，現在も治療継続している．カテーテルトラブルも経験し，リスクは十分理解しているが，ITB 療法による痙縮の治療効果に満足しており，今後も治療継続予定である．

> **知っ得　サイドメモ**
>
> <ITB 療法の最近のトピック>
>
> 本邦では承認条件として，研修が義務づけられ，丸 1 日の研修が ITB 療法実施前に行われている．統一した指導，日本人の器用さ，手術の丁寧さなどからと思われるが，欧米よりもカテーテルトラブルが少ないことが報告されている．また，2012 年に ITB 療法用の新しいカテーテルが導入された．従来の単層から 3 層構造となり，長くなったので四肢麻痺では頚髄レベルへの薬剤投与が可能になった．新しいカテーテルは丈夫になり，固定操作が容易で確実になり，販売から 6 か月以上経つが，断裂，抜けなどのトラブルは減っている．

文献

1) American Spinal Injury Association：International Standards for Neurological Classification of Spinal Cord Injury (ISNCSCI), Worksheet. http://www.asia-spinalinjury.org/elearning/ISNCSCI_ASIA_ISCOS_low.pdf （2013 年 7 月アクセス）
2) Bohannon RW, Smith MB：Interrater reliability of a modified Ashworth scale of muscle spasticity. *Phys Ther*, 67：206-207, 1987.
3) Haugh AB, et al：A systematic review of the Tardieu Scale for the measurement of spasticity. *Disabil Rehabil*, 15：899-907, 2006.
4) Hsieh JTC, et al：Spasticity outcome measures in spinal cord injury：psychometric properties and clinical utility. *Spainal Cord*, 46：89-95, 2008.
5) Adams MM, et al：The Spinal Cord Injury Spasticity Evaluation Tool：Development and Evaluation. *Arch Phys Med Rehabil*, 88：1185-1192, 2007.

〈各論〉
III. 痙縮
症例 23　脳性麻痺例

問川博之*

ポイント

- 運動機能の制限，日常のケアのしやすさ，疼痛の有無などに注目しながら痙縮に起因する問題点を明らかにする．
- 痙縮の評価では，fast stretch と slow stretch における筋の反応の違いに注目する．
- 筋短縮の有無や程度，股関節の状態などは，治療方針の決定に影響する．
- 達成可能なゴール設定を行い，目標達成に向けて必要な痙縮治療・リハを計画する．

症例

早産，極低出生体重，脳室周囲白質軟化症と診断されている4歳0か月，女児．両下肢の筋緊張が高く，介助立位では膝関節屈曲や尖足などの異常姿勢が目立つ．痙縮治療およびリハを希望して来院した．

さぁ，どうする？

1 問診のポイントは？（表1）

医学的病歴，発達歴などの一般的な問診項目に加えて，痙縮に焦点を合わせた問診を行う．特に，現在の機能的状態と，痙縮に起因すると思われる問題点の把握が重要である．子どものことを最もよく知る家族の訴えは傾聴に値する．家族の期待やニーズを聴取し，治療方針やゴールについてよく話し合う姿勢が大切である．

2 診察のポイントは？（表2）

乳幼児ではフォーマットに沿った診察・評価は困難である．子どもの相手をしながら自発運動の観察を中心に進める．子どもの身体に触れての痙縮や筋短縮の評価は，ポイントを絞って診察の最後に行う．

筋緊張亢進が問題となる脳性麻痺では，痙縮と dyskinetic type におけるジストニアとの鑑別が必要である．痙縮と診断するには，緊張性伸張反射の速度依存性増加が証明されなければならない．Fast stretch と slow stretch における筋反応の違いに着目して診察を進める．筋緊張の状態は，情動変化や他肢の随意運動に影響されやすいので注

表1．問診のポイント

1．一般的項目
・妊娠・分娩・新生児期の病歴，既往歴（合併症），発達歴，家族・社会的背景，教育歴
2．機能的状態の把握
・粗大運動能力，ADL の遂行と介助
3．痙縮と関連した問題点の把握
・機能的制限
・日常のケア（ADL）における困難
・疼痛，睡眠障害の有無
4．家族の期待・ニーズ
5．内服薬のチェック
・抗痙縮薬，抗てんかん薬など

表2．診察のポイント

1．痙縮の診断と評価
2．筋短縮のテスト
3．股関節の診察
・開排制限，脚長差（Allis 徴候），クリックの有無，触診（大腿骨頭，大転子）
4．自発運動の観察
・四肢の随意性，常同的な運動パターン
・粗大運動能力（様々な姿勢を誘導）
・異常姿勢の評価

意する．筋短縮の有無や程度，股関節の状態（脱臼・亜脱臼の有無）はその後の治療方針の決定に影響を及ぼす．

---

* Hiroyuki TOIKAWA，〒206-0036　東京都多摩市中沢1-31-1　島田療育センターリハビリテーション科

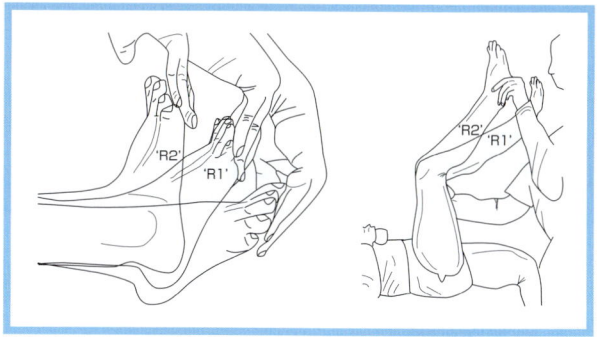

3 本症例の問診, 診察所見のまとめ

- 痙直型両麻痺であり, 両下肢に強い痙縮を認める
- 下肢筋の選択的コントロールは極めて弱く, 筋力は膝伸展筋 2+〜3−
- 筋短縮：腸腰筋, 内転筋(二関節筋), ハムストリングス, 腓腹筋の筋短縮が疑われる
- 股関節：明らかな脱臼・亜脱臼は認められない
- 粗大運動能力：座位は割り座で安定, あぐら座位では片手支持が必要で円背傾向あり, 床上移動は非交互性四つ這いにて自由に可能, 促せば交互性四つ這いが可能である. 床からのつかまり立ちや手放しの立位保持は未獲得である
- 両手を台について介助した立位では, 骨盤前傾, 両股関節屈曲・内旋, 両膝関節屈曲, 両内反尖足が著明である
- 日常のケアでは, プラスチック短下肢装具が装着しにくいことを除けば, 介助しにくさはない
- 家族の期待・ニーズ：足底接地が得られ, つかまって立位保持ができること

図1. MTSによる痙縮の評価
足関節と膝関節における, R1(動的可動域)およびR2(他動的可動域)の評価

(文献2より)

4 何を評価するか？

診察のなかで痙縮および筋短縮の評価を行う. 股関節亜脱臼や臼蓋形成不全の有無を評価するために, X線検査で両股関節正面像を必ず撮影する. GMFM(Gross Motor Function Measure)は, 子どもの粗大運動能力と機能的制限を詳細に知るうえで重要である. 治療効果判定にも用いられるが, 時間がかかるためPTの枠組みのなかで実施する. GMFCS(Gross Motor Function Classification System)は重症度と機能的予後予測のために必須である. 一方, WeeFIM(Functional Independence Measure for Children), PEDI(Pediatric Evaluation of Disability Inventory)のような包括的ADL尺度は, 治療効果判定に必要なときは評価するが, 外来治療の場では意味のある点数変化を認めないことが多い.

これだけは外せない!!

1 痙縮の評価

- MAS(Modified Ashworth Scale)：小児領域でも汎用されているが, カテゴリーの曖昧さが残る.
- ASA(Australian Spasticity Assessment)[1]：豪州の研究グループにより提唱された評価法. 急速な他動運動に注目し, カテゴリーの曖昧さや一貫性を改善している. 今後の計量心理学的報告が待たれる.
- MTS(Modified Tardieu Scale)[2]：Fast stretchを行ったときの引っかかり(catch)が生じる角度(R1), slow stretchを行ったときの他動的可動域(R2)を測定する(図1). R1は痙縮の指標として, R2は筋短縮の程度を表す指標として用いられる.

2 筋短縮の評価

下肢の筋短縮の評価には, 股関節屈曲位での外転(いわゆる開排)と伸展位での外転(内転筋), Thomas test(腸腰筋), 膝窩角(ハムストリングス), Ely test(大腿直筋), 膝関節屈曲位および伸展位での足関節背屈(ヒラメ筋, 腓腹筋)などを用いる. 通常, 筋緊張の評価と併せて行う.

3 股関節のX線評価

股関節亜脱臼と臼蓋形成不全の有無を評価する. 亜脱臼の評価にはShenton線, TDD(tear drop distance), hip migration percentageなど, 臼蓋形成不全の評価には臼蓋角(α角), CE角などが用いられる.

4 粗大運動機能の評価

- GMFM：5つの評価領域(臥位と寝返り, 座位, 四つ這いと膝立ち, 立位, 歩行・走行とジャンプ)から成る. GMFM-66では間隔尺度に変換したスコア(0〜100)が求められる.
- GMFCS：各年齢帯における粗大運動能力に基づき脳性麻痺児をレベルⅠ〜Ⅴに分類する. 学童期以降に到達する日常的な移動能力を予測することができる.

評価をまとめよう!!

1. **筋緊張**
   MAS にて股関節内転筋(屈曲位)1+/1+,(伸展位)2/2,ハムストリングス 3/3,腓腹筋 3/3,ヒラメ筋 2/2

2. **筋短縮**
   股関節外転(屈曲位)60/60°,(伸展位)20/25°,Thomas test 20/15°,膝窩角 40/40°,Ely test (−)/(−),足関節背屈(膝屈曲位)10/10°,(膝伸展位)−5/−5°

3. **股関節**
   ①両外反股,②わずかな右 Shenton 線の乱れがあるが,大腿骨頭の側方化はない:TDD 8/8 mm,③右臼蓋形成不全の疑いあり:臼蓋角(α角)30/26°

4. **粗大運動機能**
   - GMFM:臥位と寝返り 100%,座位 75%,四つ這いと膝立ち 71%,立位 8%,歩行・走行とジャンプ 6%,GMFM-66:44.79
   - GMFCS:レベルⅢ
   (上記の記載はすべて「右/左」)

いざ 処方へ!!

問題点をまとめると,以下のようになる.
#11 痙直型両麻痺　#12 筋短縮(特に腸腰筋,ハムストリングス,腓腹筋)　#21 立位保持困難
#22 歩行困難　#31 就園・集団参加

本症例の主たる問題は,痙縮による立位姿勢の異常と立位保持困難である.既に筋短縮の傾向が現れているが,この状態が続けば GMFCS レベルⅢで期待される発達軌跡から脱落していくことが予想される.ボツリヌス毒素療法を行いながら異常姿勢の軽減をはかり,立位保持能力を改善することが当面の治療目標と考える.

<PT>
- 関節可動域訓練・ストレッチ
- 立位保持訓練:台を使用して上肢支持,短下肢装具使用にて立位保持を行う.家庭でも実施できるように,立位台または両長下肢装具の作製を検討する.
- 歩行器(PCW;posture control walker)使用での歩行訓練の導入:下肢交互性の促進
- 家族指導:家庭でのストレッチ,短下肢装具装着のコツ,あぐら座位の励行,座位姿勢での股関節外転位の保持

両麻痺児の痙縮をコントロールする治療法としては,選択的後根切断術(SDR;selective dorsal rhizotomy)が挙げられる.しかし,術後に集中的な長期リハを要すること,アウトカムが予測しにくく,麻痺筋の筋緊張低下のため術前より下肢の支持性が低下する恐れがあることなどから,SDR の適応には慎重にならざるを得ない.また,バクロフェン髄腔内投与(ITB;intrathecal baclofen)は,我が国では重度四肢麻痺児の全身的な緊張・反りかえりに行われており,歩行未獲得の両麻痺児にはあまり適応されていない.既に固定的な拘縮(fixed contracture)や変形が存在する場合,股関節亜脱臼が明らかな場合,あるいは保存的治療では疼痛のコントロールが困難な場合には,筋解離術などの整形外科手術を積極的に考慮する.

結果

腸腰筋,内側ハムストリング,腓腹筋および後脛骨筋に A 型ボツリヌス毒素を注射した結果,股関節・膝関節の屈曲と内反尖足が軽減し,立位保持訓練が行いやすくなった.また,筋短縮のテストにおける角度(R2)が改善し,固定的な拘縮は初期評価よりも軽度であることがわかった.長下肢装具を使用した立位訓練は体幹機能と股関節コントロールの改善に有効であり,家庭でも継続することが肝要と考えられた.年齢とともに筋短縮が進行してくれば,筋解離術も視野に入れていく必要があろう.

文献

1) Love S:Better description of spastic cerebral palsy for reliable classification. *Dev Med Child Neurol*, 49(s109):24-25, 2007.
2) Boyd RN, Graham HK:Objective measurement of clinical findings in the use of botulinum toxin type A for the management of children with cerebral palsy. *Eur J Neurol*, 6(suppl 4):S23-S35, 1999.

摂食・嚥下リハビリテーションと栄養管理

Monthly Book Medical Rehabilitation
No. 109
2009年9月増刊号

編集企画：藤島一郎
（浜松市リハビリテーション病院院長）

大好評発売中!!

口から食べられなくなったとき、
如何に栄養を確保するか・・・。
最良の答えを様々な状況に応じて、
分かりやすく解説！

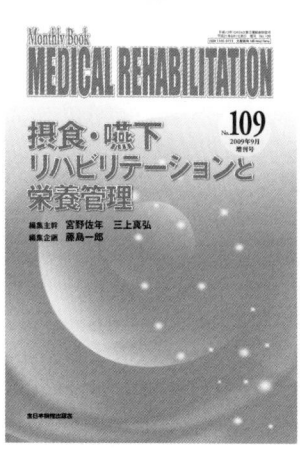

182頁
定価5,145円（税込）

目次

A．全般、評価、基礎
- 摂食・嚥下リハビリテーションにおける栄養管理の位置づけ……柴本　勇
- 摂食・嚥下障害における栄養管理とシステム……金谷　節子
- 栄養スクリーニングとアセスメント……緒方みゆきほか
- 摂食・嚥下障害と栄養不良—経口摂取移行のために—……栢下　淳ほか
- 摂食機能の発達と食物形態……尾本　和彦
- 食べやすい食品のテクスチャー特性と咀嚼運動……高橋　智子
- 身体機能からみた経口摂取と食品形態……黒住　千春ほか
- 摂食訓練における食品形態と栄養管理……前田　広士ほか

B．各論、疾患、施設対応
- 小児、障害児における摂食・嚥下障害と栄養管理の問題……牟田園満佐子
- 脳卒中急性期の摂食・嚥下障害の管理とリハビリテーション……近藤　国嗣
- 繰り返す誤嚥性肺炎、虚弱高齢者における嚥下障害……丸茂　一義
- 神経筋疾患における栄養障害と摂食・嚥下障害の管理……野﨑　園子
- 頭頸部癌術後の摂食・嚥下障害と栄養管理……山下亜依子
- 在宅・地域医療における摂食・嚥下障害者への嚥下食提供時の
　工夫と栄養管理・栄養サポート……大塚　純子
- 在宅高齢者の嚥下障害管理における栄養問題：開業医の立場から
　在宅ターミナルケアにおける摂食・嚥下障害者に対するかかわり……藤島百合子
- 摂食・嚥下外来における嚥下リハビリテーションと栄養指導……高橋　浩二
- 回復期リハビリテーション病棟における嚥下リハビリテーションと
　栄養評価……大熊　るり
- 高齢者施設（特別養護老人ホーム、老人保健施設など）における
　摂食機能療法と栄養管理
　—福祉領域の口腔機能向上（摂食・嚥下機能向上）支援について—……植田耕一郎

C．経管栄養法、NST、栄養剤
- 摂食・嚥下障害における経腸栄養と経静脈栄養：全般……片桐　伯真
- 摂食・嚥下リハビリテーションにおける胃瘻の有用性と現状の
　問題点およびその解決法……合田　文則ほか
- 経鼻経管栄養と間欠的経管栄養……藤森まり子
- NSTと摂食・嚥下リハビリテーションの関係……伊藤　彰博ほか
- 栄養補助食品とトロミ調整食品……大越　ひろ
- アメリカにおける摂食・嚥下リハビリテーション、嚥下食の考え方と現状……松尾浩一郎

(株)全日本病院出版会　〒113-0033 東京都文京区本郷3-16-4
TEL：03-5689-5989
FAX：03-5689-8030
HP：http://www.zenniti.com

〈各論〉
IV. 嚥下障害
症例 24　ワレンベルグ症候群（延髄外側梗塞）

谷口　洋[*1]　藤島一郎[*2]

ポイント

- 球麻痺による嚥下障害をきたす代表的な疾患（症候群）である．
- 嚥下障害が重度だが，他の症状に乏しいことがある．
- 唾液が特に嚥下しづらく，そのためにティッシュペーパーを1日に1箱以上使用することがある．
- 病巣が延髄の上中部に位置して疑核を含んでいると，嚥下障害が重度になる．
- 咽頭の動きの左右差，食道入口部の開大不全が嚥下リハを進めていくうえでポイントとなる．

症例

高血圧，糖尿病で通院していた77歳，男性．立位や歩行で左方に偏倚するので救急室を受診．その他の症状に乏しく頭部CTで異常なく帰宅となった．しかし，左方偏倚が強く歩行不能であり，再び救急室を受診した．頭部MRIでは明らかな異常を認めないが，経過観察のために入院となった．入院後に左顔面のしびれ，唾液を飲めない等の症状が加わり，神経内科に依頼となった．

さぁ，どうする？

1　問診のポイントは？（表1）

延髄外側梗塞は嚥下障害以外の症状に乏しいことがあり，原因不明の嚥下障害とされている症例もある．発症日が明確な嚥下障害（球麻痺）では同疾患の鑑別が必要である．他の脳梗塞と同様に病型分類をするために，発症様式や脳梗塞の危険因子を問診する．危険因子が乏しい症例では椎骨動脈解離を疑って，頸部を回旋する運動の既往や後頸部痛の存在を確認する．嚥下障害以外の症状は多彩であるが，特に立位や歩行での一定方向への偏倚と温覚の左右差に注意する．

2　診察のポイントは？

延髄には様々な神経核や神経路が存在し，延髄外側梗塞は多彩な神経所見を呈する．それらの所見を機能解剖に基づいて理解することは苦労を伴うが，一度把握してしまえば病巣部位の推定はむ

表1．問診のポイント

1．発症日
・発症日がはっきりしている嚥下障害は要注意
2．発症様式
・突発完成型か緩徐進行性か，一過性脳虚血発作の有無
3．脳梗塞の危険因子
・喫煙，高血圧，糖尿病，脂質異常症，心房細動の既往
・椎骨動脈解離を疑わせる頸部の運動や負荷の有無
4．症　状
・特に立位や歩行での偏倚（lateropulsion），入浴や洗顔における温覚の左右差，後頸部痛の有無を確認する

しろ容易になる．誌面の都合から神経所見の詳細は成書[1]を参考にしていただきたいが，ポイントを表2に示す．

3　本症例の所見のまとめ

- lateropulsion（立位や歩行での不随意な一側への偏倚）で突然発症し，その後に嚥下障害等が加わる進行性の経過
- 高血圧と糖尿病の既往があるが，椎骨動脈解離を疑わせるエピソードや後頸部痛はなし
- 左不全型ホルネル症候群：左側の縮瞳と眼裂狭小を認めるが，発汗の左右差はない
- 左中枢性顔面神経麻痺：前額の皺寄せに左右差はな

[*1] Hiroshi YAGUCHI，〒433-8511 静岡県浜松市中区和合北1-6-1　浜松市リハビリテーション病院リハビリテーション科，東京慈恵会医科大学附属柏病院神経内科，講師

[*2] Ichiro FUJISHIMA，浜松市リハビリテーション病院，病院長

表2. 診察のポイント

1. 複視	・前庭神経核の障害で眼位が斜偏倚(skew deviation)することあり
2. ホルネル症候群	・縮瞳,眼裂狭小,発汗低下がそろっていない不全型も多い ・発汗の左右差がないか皮膚を触わって確認する
3. 顔面神経麻痺	・皮質から顔面神経核の経路(皮質延髄路)の一部は延髄まで下行した後に交差して,対側を上行して顔面神経核に至る.よって延髄病変でも顔面麻痺を認めることがある
4. 感覚障害	・温痛覚の低下をきたすが,触覚の低下は認めない ・顔面は病巣側,対側,両側と様々な分布を示す ・頸部以下は対側に出現する
5. 体幹失調	・定方向性のない体幹失調も認めるが,立位や歩行で病巣側に偏倚する.lateropulsionを特に注意する
6. 球症状	・発声での咽頭後壁の偏倚(カーテン徴候),軟口蓋挙上の左右差に注意 ・催吐反射は健常高齢者で認めない例もあり,左右差の有無が重要 ・泡沫状唾液の貯留は重要な所見(喀出させて観察する)

いが,左睫毛徴候が陽性で左鼻唇溝が浅い
● 左顔面と右頸部以下の痛覚低下
● lateropulsion:眩暈はないが,立位や座位で体幹が必ず左方へ偏倚する
● 球麻痺:発声時に咽頭後壁が右方へ偏倚(カーテン徴候),左軟口蓋の挙上が不良,湿性嗄声あり.嚥下障害から唾液を飲めずに,口から喀出している.そのためにティッシュペーパーを1日に1箱以上使用する

4 何を評価するか?

疾患の治療やリハビリテーション(以下,リハ)には,しっかりした診断が求められる.延髄外側梗塞は病巣が小さく,MRIで指摘できないことがある.その際には発症から撮影までの時間,MRIの性能(高磁場か低磁場か),スライス厚,撮像範囲(下部延髄が含まれていないことあり)を確認する.延髄外側梗塞は様々な所見を呈するので,それらの所見を正確に把握するには時間を要する.しかし,逆にきちんと捉えられた神経所見は画像検査にも勝る.

問診や診察のポイントは前述のとおりだが,リハを進めていくうえで入院後の症状進行の有無,意識レベル,呼吸状態(肺炎の有無)等も評価することは言うまでもない.

これだけは外せない!!

1 頭部MRIによる延髄外側梗塞の分類

延髄外側梗塞の病巣部位と嚥下障害についていくつかの報告があるが,Kimは垂直方向の分布では病巣が延髄上中部に位置すると嚥下障害が多いと報告した[2].これは延髄下部の疑核は喉頭筋を支配しているが,咽頭筋に関与していないことによる.また,水平方向では側方や背側に病巣が限局すると,疑核に病変が及ばないので嚥下障害が少ないとした[2].解剖やMRIの図譜はほとんどが水平断で示されており,我々は病巣の広がりを水平方向で捉えがちだが,垂直方向(体軸方向)への広がりも考えることが延髄外側梗塞の嚥下障害を理解するうえで重要である.

2 スクリーニングテスト

他の疾患による嚥下障害と同様にスクリーニングテストとして反復唾液嚥下テスト(RSST;Repetitive Saliva Swallowing Test)と改訂水飲みテスト(MWST;Modified Water Swallowing Test)を行う.RSSTは30秒間に唾液を何回空嚥下できるかをみるが,2回以下が異常である.嚥下造影検査での誤嚥と相関するとされているが,基本的には嚥下の惹起しやすさをみている.central pattern generatorの障害で嚥下反射が惹起されない病態は捉えることができるが,食道入口部開大不全や声門防御機構の破綻は評価しえないことに留意する.MWSTは3mlの冷水を飲水してむせ等を評価する.むせがあったときは後述する体位調節や息こらえ嚥下で改善するかも試みると良い.

3 嚥下内視鏡検査

嚥下内視鏡検査(VE;videoendoscopic examination of swallowing)では特に咽喉頭の動きの左右差を確認する.軟口蓋麻痺は口腔から十分観察できるが,VEでは発声と嚥下時の鼻咽腔閉鎖不全を観察する.ただし,鼻咽腔閉鎖不全があっても,同側の中下咽頭の嚥下圧が低いと鼻咽腔逆流は呈さない.カーテン徴候は発声時に咽頭後壁が健側に偏倚する所見だが,口腔からの観察ではわかりづらいことが多い.自験例で自信を持って陽性といえることは20%以下である.VEでは発声

時の咽頭後壁の偏倚を容易に観察できる．下咽頭の観察時は声帯麻痺の有無だけでなく唾液貯留に注意する．唾液は左右差をもって貯留していることがあり，唾液貯留側は食道入口部の通過が悪いことが多い．このような例では頸部回旋や側臥位での嚥下で食塊を唾液貯留の少ない側の下咽頭に誘導すると良いことがある．このような体位調節の設定はVEでも可能だが，嚥下造影検査（VF；videofluoroscopic examination of swallowing）のほうが全体の流れが把握しやすいので可能な限りVFで検討する．

4 嚥下造影検査

延髄外側梗塞では時に片側の軟口蓋麻痺，咽頭収縮不全，声帯麻痺を認める．嚥下リハではこの左右差が重要であり，食塊が病巣側の食道入口部を通過しないが，対側（健側）の食道入口部を問題なく通過することをしばしば経験する．食道入口部の通過は健側で良好なことが多いが，なかには病巣側の食道入口部のほうが良好なことや，通過が良好な側が経時的に変化することがあり，VF正面像での確認が必要である．筆者らはワレンベルグ症候群における食塊の下咽頭への送り込み側と食道入口部の通過側について検討した．食道入口部の通過は健側優位が多かったが，下咽頭への送り込みはむしろ病巣側優位が多く，嚥下前頸部回旋や一側嚥下で食塊の送り込み側をコントロールすることが重要とした[3]．

食道入口部の開大には通常は収縮している輪状咽頭筋の弛緩，喉頭の前上方への挙上や食塊の侵入に伴う受動的開大が関与している．延髄外側梗塞では輪状咽頭筋弛緩不全，喉頭挙上不良，咽頭収縮不全から食道入口部開大不全が起こりうる．食道入口部開大不全を認めたときには，VF下でバルーン拡張法を試みる．その際にはバルーンを挿入する長さを確認しておく（深く挿入すると大動脈弓レベルの食道の生理的狭窄部位にかかってしまう）．VFで即時効果を認めなくても，しばらくバルーン訓練法を行い，継続による効果をみる．

嚥下障害が遷延したときは間欠的口腔食道経管栄養法が有効だが，盲目的に開始するのは危険である．VFの際に栄養チューブの先端を下部食道に留置するための挿入長と，バリウムを注入したときの食道の通過性を確認しておく．

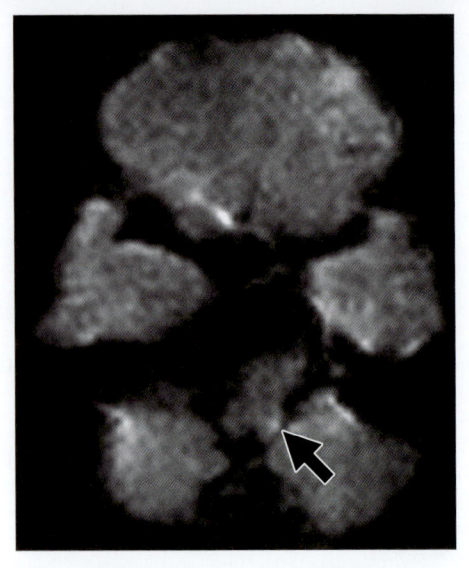

図1．頭部MRI拡散強調画像
第2病日に施行した0.7Tでの頭部MRI．拡散強調画像で左上部延髄の外側に淡い高信号域を認める（矢印）．

評価をまとめよう!!

1. **頭部MRI**
   当初，頭部MRIは正常と診断されたが，症状とあわせて左上部延髄の外側に拡散強調画像で高信号域が存在すると判断した（**図1**）．延髄上部で疑核を含む病変であり嚥下障害が遷延すると推察した

2. **スクリーニングテスト**
   RSSTは3回以上であり，正常であった．湿性嗄声があり泡沫状唾液を喀出していることからMWSTは施行しなかった

3. **嚥下内視鏡検査**
   第7病日に施行し，軟口蓋麻痺は認めなかったが，発声時に咽頭後壁が右方偏倚した．左声帯は不全麻痺を認めたが発声で声門は閉鎖した．泡沫状の唾液が左＞右梨状窩に多量に貯留していた．右側を下にした一側嚥下（右下一側嚥下）を試みたが，複数回嚥下をしても梨状窩に食塊残留を多く認めた

4. **嚥下造影検査**
   第15病日に施行し，食塊の下咽頭への送り込み側は左側であった．食道入口部は両側とも不通過であった．バルーン拡張法を3mlで施行したが，その後に右下一側嚥下を施行してもゼラチンゼリーを嚥下不可能であった
   第22病日のVFでは，やはり食塊の下咽頭への送り込み側は左側であった．食道入口部は左側が不通過だが，右側は少量ずつ通過した．右下一側嚥下でゼラチンゼリーを複数回嚥下することで摂取可能であった

いざ処方へ!!

～本症例の問題点～

#1.1 lateropulsion　#1.2 球麻痺　#2.1 歩行障害　#2.2 嚥下障害

これらの問題点に対して、リハ処方を行った．

<PT>
- 歩行評価，訓練：バランス訓練を中心に．lateropulsion に対して，視覚でのフィードバックを行う
- 呼吸機能訓練：排痰の指導を中心に．

<OT>
- ADL 訓練

<ST>
- 間接訓練：延髄外側梗塞を含めた脳幹梗塞では入院後も症状が進行して呼吸停止に至ることがありえる（椎骨脳動脈血栓症，椎骨動脈解離の進行等により）．よって，急性期には慌てて直接訓練を進めず，間接訓練にとどめる

　　発声訓練
　　pushing exercise
　　　声門閉鎖機能の向上
　　頭部挙上訓練

- 直接訓練：第22病日のVF後に直接訓練を開始．

体位は右下一側嚥下で角度は30°とした．食事形態はゼラチンゼリーをスライス型2gとした．

結果

lateropulsion はリハにより速やかに改善したが，嚥下障害は遷延した．当初は唾液の喀出が多く，VE や VF の結果もあわせて間接訓練のみとした．第22病日のVF後に右下一側嚥下でゼラチンゼリーを開始した．その後から唾液の嚥下も改善傾向となり，ティッシュペーパーの使用量が1日1箱以下となった．経管栄養は経鼻胃管を留置していたが，VFで確認した後に間欠的口腔食道経管栄養法へ変更した．その後にバルーン訓練法を導入し，単純引き抜き法で訓練を進めた．第52病日に亜急性期病棟へ転院となったが，バルーン訓練法を継続することで常食を体位調節しなくても摂取できるようになり，退院となった．

知っ得 サイドメモ

食形態や体位の調節が無効でバルーン訓練法を継続しても嚥下障害が改善しないときは，嚥下機能改善手術（輪状咽頭筋切除術＋喉頭挙上術）を検討する．手術適応は施設にもよるが，① 気管切開の受容（術後に気道が狭くなるため気管切開が必要になる），② 嚥下リハを継続できる意識レベル・認知機能（手術だけで食べられるわけではない），③ 頚部の安定（術後は頚部突出法で食事摂取するので）の条件は満たす必要がある．

文献

1) 谷口　洋：延髄外側症候群（Wallenberg 症候群），藤島一郎（監），疾患別に診る嚥下障害，pp. 47-55，医歯薬出版，2012．
2) Kim JS：Pure lateral medullary infarction：clinical-radiological correlation of 130 acute, consecutive patients. *Brain*, 126：1864-1872, 2003.
3) 谷口　洋ほか：ワレンベルグ症候群における食塊の下咽頭への送り込み側と食道入口部の通過側の検討．日摂食嚥下リハ会誌，10：249-256，2006．

〈各論〉
Ⅳ. 嚥下障害
症例25　高齢者の肺炎

藤谷順子*

> **ポイント**
> - なぜリハなのかをきちんと説明しよう．
> - 主治医・病棟看護師とのチーム医療が重要．
> - 本人家族に安静の害，丁寧な飲み込み，しっかり口腔ケアを納得してもらう．
> - 栄養・ADL・喀出・経口摂取・退院準備のバランスを常に考える．
> - 退院時の地域連携により退院後の改善と再発予防をはかる．

> **症例**
> 89歳，男性．入院数日前から風邪気味であった．入院日，息子が帰宅したら布団で臥床しており，声掛けへの反応が不良だったため救急車にて来院．誤嚥性肺炎・脱水の診断で緊急入院．日頃は55歳の息子（会社員）と2人暮らし．腰痛のため杖歩行であったが，近所への買い物程度は自立していた．朝食・夕食は息子が用意し，昼食は自分で買ったりあるものを食べたり外食したりしていた．40年間1日40本の喫煙歴，最近10年間は1日10本程度．腰痛以外の受診歴なし．

さぁ，どうする？

1 問診のポイントは？

　問診の前に，カルテや，主治医・看護師からある程度の情報収集をする（**表1**）．情報収集の目的は，ある程度状況を把握して，体力に応じて，初回の診察を総花的ではなく必要な項目から適切に行うためである．また情報収集の際の質問で，主治医・看護師との連携がスタートする．過度の安静や栄養の不足などがその場で指摘できることもある．

　問診の冒頭に，自己紹介と，診察理由の説明が不可欠である（**表2**）．ほとんどの症例は，「肺炎なのに，なんでリハ？」と思っているからである．整形外科疾患や脳卒中で入院して，リハビリテーション（以下，リハ）医に驚く患者は少ないが，肺炎は，「安静にするモノ」と思われており，また，嚥下・誤嚥と肺炎の関係も知らない人が多い．この説明自体が，患者教育の始まりであり，また，説明に対する反応から得られる情報も多い．もち

表1．情報収集のポイント

・病歴から今回の誤嚥性肺炎の誘因を探る
・最近の栄養摂取量を把握する
・現在の重症度
　　診察場所の決定
　　　　　可能なら診察室に呼ぶ
　　安静度とその根拠・ラインの種類
・生活背景を把握する
　　誰に状況を聞けばよいのか
　　退院後再発予防ができそうか
　　　　　そのためにはどんな方法をとるべきか
・現時点での主治医の方針

ろん，患者の状況・体力と理解力に応じて臨機応変に行う．

2 診察のポイントは？

　図1に，診察のポイントを示した．問診をあまり詳細に聞いていると患者が疲労してしまうこともある．しかしながら，十分話を聞くことが，信頼関係構築のうえで重要なこともあるので，診察の合間や，診察の後に書類を書いている時間なども適切に利用する．

　嚥下に関しては，best swallowを得るべく，口腔ケア・間接訓練などに引き続き行う．うがいや口腔ケア自体が口腔内の状態の診察であり，口腔

---

* Junko FUJITANI，〒162-8655　東京都新宿区戸山1-21-1　国立国際医療研究センター病院リハビリテーション科，医長

表2. 診察理由の説明例（自己紹介に引き続き実施）

> 今回肺炎で入院されている
> 今のところこういう状況です
>
> ＜嚥下について＞
> 肺炎の原因として，近年誤嚥（嚥下障害）が注目されています
> あなたの今回の肺炎が，誤嚥と関連があるのではないかと主治医が考えています
> 嚥下機能の一般的説明と加齢等による低下を説明（模型などで）
> 嚥下機能については，当院ではリハビリテーション科もお手伝いしています
> 加齢や疾患による嚥下障害でも，リハビリで改善や対処ができることがあります
> 診察させて下さいね
> （意見や質問を聞く）
>
> ＜呼吸について＞
> 肺炎を治すのは，薬だけではなくて，痰を出すことや栄養も重要です
> 最近は「呼吸リハビリ」という分野があります
> 痰の出し方，楽な呼吸，呼吸器からの離脱等はリハビリテーション科でもお手伝いします
> ただ安静にしているのではなく，適切に動かしたほうが早く良くなることがわかっています
> もちろん，酸素不足になったりはしないように，十分に気をつけて行います
> 診察させて下さいね
> （意見や質問を聞く）
>
> ＜立ち上がり・立位・歩行について＞
> 最近の医学では肺炎の際，安静ばかりでは良くないことがわかってきています
> 肺炎などをきっかけに歩けなくなるのは防ぎたいですよね
> 診察させて下さいね
> （意見や質問を聞く）

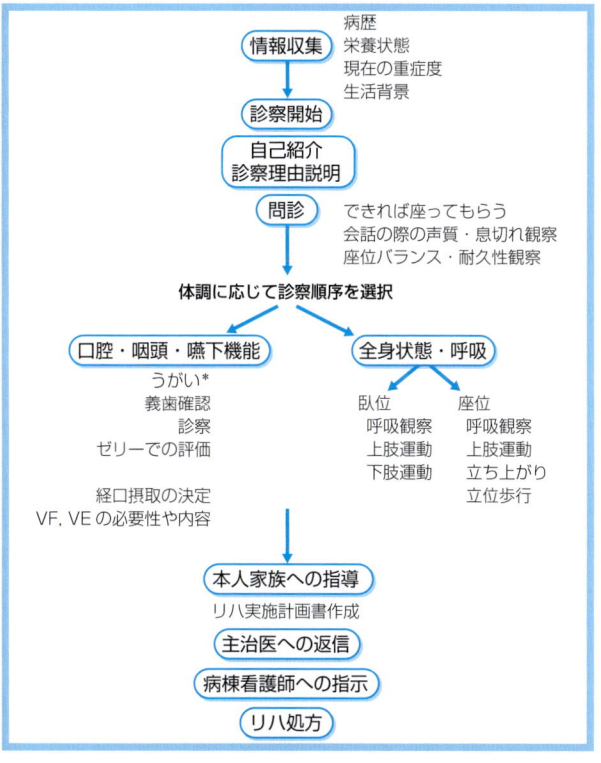

図1. 評価と行動のフローチャート
＊：上を向いて行うがらがらうがいではなく，口を閉じて頬に水を入れるぶくぶくうがい

機能の診察であり，口腔機能のリハであり，嚥下機能を高めることになる．

3　本症例の所見のまとめ

- 身長168 cm，体重48 kg．血圧は安定，脈拍80～90，座位では血圧低下はないが易疲労性を認め，5分程度で自ら横になろうとする．酸素4 l カヌラにて安静臥床時酸素飽和度90台後半，座位では90～91であった．
- 意識清明，明らかな認知症はないが，嚥下障害や肺炎に関する基礎知識なし．今までの生活では労作時呼吸困難の自覚あり（MRC grade 3）．
- 湿性嗄声，口呼吸傾向，口腔内は無歯顎（義歯を忘れてきた），舌苔黄白色中等度．うがいは可能だが弱く，喀出力が弱い．随意的咳は弱く，咳払いは可能だが弱い．座位でのゼリーの飲み込みは可能だが5口程度で湿性嗄声増悪，自発的咳払いはないが，声掛けで咳払いすると湿性嗄声の改善は認める

4　何を評価するか？

図1に，評価と行動のフローチャートを示した．「誤嚥性肺炎」としてのリハ対象症例は一様ではないが，最低限，初回の診察で，当面の経口摂取の可否・方法を判断する．すなわち，

A．禁食のまま，間接嚥下訓練から開始し，直

接訓練を目指すのか，B．ST レベルでの直接訓練を開始できるレベル（ST 以外との経口摂取は禁止）か，C．病棟サイドでの経口摂取を「…の程度なら」開始できるレベルか，の判断である．C．については，本人の実力と，病棟看護サイドの実力によって左右されることがある．日頃の連携により，病棟看護師の経口摂取介助力を上げておく．経口摂取の内容にも，「氷だけ」「とろみ水と薬だけ」「訓練用ゼリーだけ」「嚥下調整食のこの段階なら」などの選択肢がある．

これだけは外せない!!

1 一口を安全に嚥下する嚥下機能

誤嚥性肺炎症例の評価の目的は，「安全度の高い嚥下方法を見つけて経口摂取を再開する」ことであり，RSST（Repetitive Saliva Swallowing Test）でのスクリーニングは，経口摂取可否の直接材料にはならない．MWST（Modified Water Swallow Test/3 ml 水飲みテスト），food test などが基本である．成功率の高い姿勢・食形態で評価する．脊椎後弯のある高齢者では，リクライニングによって頸部が伸展されたり，頭部の動きが制限されたりして不利益になることもあり，側臥位法も注目されている．

2 排痰能力

誤嚥性肺炎症例では，誤嚥時の喀出，残留物の喀出，痰を喀出できることが求められる．排痰能力が高ければ経口摂取というリスクへ踏み込むことが容易になる．また，吸引の必要性やその頻度は，自宅退院・転院の阻害要因となる．具体的には，随意的な素早い咳，咳払いや咳の強さ，体位ドレナージへの協力の3点を確認し上げていく．咳反射を改善させる薬の処方余地についても検討する．

3 全身運動

呼吸だけに特化した訓練にかかわらず，全身運動を行う．呼吸の促進や排痰，体幹筋力の改善も得られ，かつ日常生活動作（ADL）にも有利である．

4 口腔内状態・口腔ケア能力

義歯は，咀嚼のみならず安定した咬合に必要である．口腔ケアは肺炎の頻度を下げる．当初は他人（歯科関係者・看護師）による口腔ケアの導入でカバーしつつ，口腔ケアの自立をリハで目指す．

5 食事を安全に摂取する嚥下機能

少量，監視下で嚥下する，ということと，監視者がいなくても安全に食事がとれる，ということの差は大きい．特に誤嚥性肺炎症例では，「嚥下そのものができないのではなく，ご本人は嚥下したと思っていても誤嚥や残留がある」頻度が高いため，本人指導が重要となる．

評価をまとめよう!!

- 特に局所的な嚥下障害の既往のない超高齢男性が，潜在する慢性閉塞性肺疾患（COPD）や生活習慣から低栄養をきたし，加齢と痩せによる嚥下機能低下を示している
- 残留による誤嚥の疑いが大きく，今は唾液の誤嚥もあり，現時点ですでに廃用症候群になっている
- 超高齢者であり，地域でのサポート体制を次第に作っていきたい

いざ処方へ!!

まず対応すべきは，下記の5点である．

（1）経口摂取可否：本症例では，病棟では氷のみ看護師監視下で可，ST ではゼリーでの直接訓練可とする．

（2）ST 処方：早期の経口摂取を目指した摂食機能療法と患者指導．

（3）PT 処方：酸素投与下での呼気喀出の訓練，移動能力の向上，体力改善．いずれ COPD に準じた呼吸リハ指導．

（4）主治医へ：当面は酸素投与継続・栄養補給（TPN または細い経鼻）・尿管カテーテル抜去と，計画的離床の指示，家族説明をしていただく．家族には，今回はできるだけ改善を目指すが，今後のこともあるので，時間のかかる介護保険の申し込みを始めてほしい旨を上手にお話ししてもらう．

（5）病棟看護師へ：口腔ケア励行，計画的離床，氷摂取の見守り，義歯（持ってきてもらって）装着，自宅情報の追加収集．

歯科衛生士などの専門的口腔ケアが利用できるのであれば利用する．

数日〜1週間から，定期的なカンファレンスで

以下を確認追加していく．
- 経口摂取：能力改善・本人の自覚向上に伴い，経口摂取を漸増する．どこかのタイミングで嚥下造影を行う（機能把握のみならず患者家族指導に有用）．
- COPDの程度と今後のHOT（Home Oxygen Therapy）の必要性などを評価相談していく．
- 理学療法場面での状況と病棟での観察所見を照合して，促し＋付き添いで，病棟でのADLを上げてゆく．作業療法の追加処方も検討する．
- 自宅退院準備：もし全量経口摂取でき，屋内伝い歩きでのトイレ移動程度は自立したとしても，昼食の手配，朝・夕の食事形態・内容に関する息子への指導（あるいは一部アウトソーシング），通院の介助，自宅退院後の体力増強のための散歩かリハの確保が最低限必要である．もう少し達成度が低ければ，HOT導入，入浴介助，訪問サービスなどが必要となる．

結果

経口摂取は改善し，やわらかめのご飯＋軟菜での食事が可能となったが，偏食もあり摂取量は800〜1000 kcalで推移している．液体は，とろみをつけたほうが安全であるが，本人は隠れて少しは飲んでいる模様．屋内程度の歩行可能となり，退院．COPDとしては内服を開始し，今回はHOT導入せず，外来で今後の推移を見守ることとした．介護保険の判定は下り，ケアマネは決めたが，デイサービスはすぐには空きがない．息子に栄養（高カロリー，嚥下に配慮した形態）を指導し，市販食品も紹介した．ヘルパー宛冊子もお渡しした．

今後の在宅生活の目標は，経口摂取量の増加，体重の改善，体力の改善，COPDの継続診療，誤嚥性肺炎の再発予防と早期発見となる．

文　献

1) 鳥羽研二，藤谷順子（編著）：誤嚥性肺炎―抗菌薬だけに頼らない肺炎治療，医歯薬出版，2011.
2) 藤谷順子（編）：誤嚥性肺炎の治療と再発予防のコツ，*MB Med Reha*，160，2013.
3) 藤谷順子（編）：【特集】誤嚥性肺炎と栄養管理，臨床リハ，22(9)，2013.

特集 もう悩まない！100症例から学ぶリハビリテーション評価のコツ

〈各論〉
Ⅳ. 嚥下障害
症例26　頭頸部腫瘍術後

安藤牧子[*1]　川上途行[*2]

> **ポイント**
> - 術式をしっかりおさえること（切除範囲，神経・筋の切離・温存，頸部郭清のレベルなど）で，ある程度予後予測が可能．
> - 頭頸部の治療歴（手術，放射線治療）の情報をおさえる．
> - 残された機能を的確に評価する．
> - 創部感染や縫合不全など，術後のリスク管理に関する情報を常に収集する．

> **症例**
> 右舌がん（T2N2bM0），頸部リンパ節転移ありの60代，男性．舌亜全摘，下顎辺縁切除，遊離腹直筋皮弁移植，両頸部郭清，気管切開が施行され，術後10日目にリハ依頼となった．経鼻胃管栄養中．

さぁ，どうする？

1 診察前のポイント

手術を終えてリハビリテーション（以下，リハ）依頼となるため，診察前に手術内容など医学的情報を把握しておく（表1）．これにより，術後の患者の状態が予測できるので，診察時により早く，正確に患者の状態を把握することができる．例として，舌切除の範囲を表2に挙げた．切除範囲が正確に把握されていると，その後の評価や予後予測に役立つ．他の頭頸部領域の手術の切除範囲に関しても口腔癌取り扱い規約，頭頸部癌取り扱い規約に記載されている．頸部郭清についてもレベルⅠ～Ⅴ（図1）に分かれており，特にレベルが上の郭清で顔面神経下顎縁枝が切除されると，患側の下口唇運動が困難となる．

2 診察のポイントは？

表3に挙げたポイントを問診でおさえながら診察を進めていく．術後は顔貌やボディイメージの変化を伴うため，心理面にも注意を払う．

- **口腔内の観察**：唾液の貯留量，衛生状態はどうか．

表1．診察前の情報収集のポイント

1．術日
2．術式（切除範囲，再建・頸部郭清の有無，気管切開の有無）
3．創部の安静度
4．縫合不全・感染症の有無
5．頭頸部領域の手術・放射線治療歴

表2．舌の切除

1．舌部分切除術 　舌の可動部の半側に満たない切除をいう
2．舌可動部半側切除術
3．舌可動部（亜）全摘出術 　舌可動部の半側を超えた（亜全摘），あるいは全部の切除をいう
4．舌半側切除術 　舌根部も含めた半側切除をいう
5．舌（亜）全摘出術 　舌根部をも含め半側以上の切除（亜全摘），あるいは全部の切除をいう

- **創部の状態**：口腔内，頸部の創部付近の腫脹や発赤はどうか．
- 口腔器官，頸部の運動範囲の確認
- 発声機能スクリーニング
- 構音スクリーニング
- 嚥下機能スクリーニング
- 栄養摂取手段

[*1] Makiko ANDO, 〒160-8582 東京都新宿区信濃町35　慶應義塾大学病院リハビリテーション科，言語聴覚士
[*2] Michiyuki KAWAKAMI, 同大学医学部リハビリテーション医学教室，助教

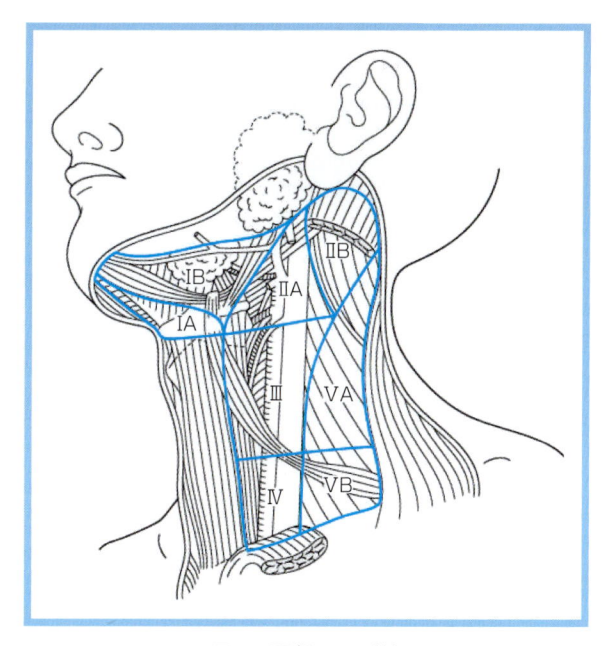

図 1. 頚部リンパ節
頚部リンパ節はその部位により，Level Ⅰ～Ⅵに分類される．さらに Level Ⅰ，Ⅱおよび V は A，B に分けられている．一般的に口腔癌の所属リンパ節は Level Ⅰ～Ⅴとされている．
(日本口腔腫瘍学会口腔癌診療ガイドライン改訂委員会，日本口腔外科学会口腔癌診療ガイドライン策定委員会合同委員会(編)：科学的根拠に基づく口腔癌診療ガイドライン 2013 年版，p. 107，図 5-1，金原出版，2013 より引用)

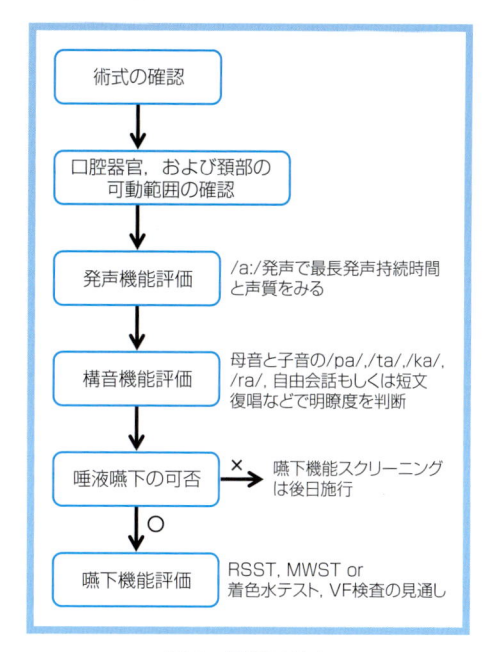

図 2. 評価の流れ

表 3. 問診のポイント

1. 口腔器官の痛み，痺れなど感覚異常の有無
2. 頚部の痛み，痺れなど感覚異常の有無
3. 唾液嚥下している自覚があるか

3 何を評価するか？(図 2)

- **術式の確認**：口腔器官，頚部の可動域に関して制限や禁忌事項がないかを確認．
- **口腔器官および頚部の可動範囲の確認**．
- **発声機能の評価**：最長発声持続時間と声質(気息性，粗糙性，無力性，努力性)を評価．気息性や粗糙性が強い場合は声帯運動に問題があると考えられ，咳嗽力に影響する可能性がある．
- **構音機能の評価**：両唇音/pa/，舌尖音/ta/，/ra/，奥舌音/ka/のディアドコキネシスで評価するとわかりやすい．これらの構音はそれぞれ嚥下機能の口腔期と関連しており，両唇音は口唇閉鎖が可能か，舌尖音は口腔底から食塊をすくい上げ，食塊の移送開始が可能か，奥舌音は咽頭への食塊の移送および咽頭内圧を十分にかけることが可能か

を判断する際に参考となる．また，カニューレのタイプにより発声困難な場合でも，上記の構音動作をさせ口腔内で破裂音が聞かれたら，ある程度構音機能は保たれていると判断できる．

- **唾液嚥下が可能か**：唾液嚥下が全くできていない様子であれば，水飲みテストで誤嚥することが予想されるので，慎重に進める．リスクが高いときには，少し期間をおいてから評価する．
- **嚥下機能の評価**：反復唾液嚥下テスト(RSST；Repetitive Saliva Swallowing Test)と改訂水飲みテスト(MWST；Modified Water Swallowing Test)が実施できれば，嚥下造影検査(VF；videofluoroscopic examination of swallowing)も視野に入れる．

これだけは外せない!!

1 RSST
誤嚥との相関が高い検査である．頭頚部癌術後は頚部の浮腫を認めることが多いため，視診だけでは喉頭が挙上しているかわかりづらい．必ず触診をしながら，嚥下回数を計測する．

2 MWST
通常は 3 ml で行うが，明らかに誤嚥が予想される場合は，1～2 ml に減らすか，とろみをつけたもので実施する．

3　MEBDT（Modified Evan's Blue Dye Test）

気管切開患者には，着色した水でMWSTと同様に評価を行う．留意点としては，評価後速やかに気管口とカフ付きの場合はカフ上を吸引し，30〜60分後に再度同様に吸引を行う．検査時に誤嚥はないものの咽頭残留がある場合，時間経過とともに残留物が気管へ流入することがあるためである．

4　VF

術後は手術侵襲や気管カニューレ挿入により咽頭や喉頭周囲の感覚低下を起こすことが多く，不顕性誤嚥を起こしやすい．そのため，スクリーニング検査のみでは誤嚥の検出に限界があるため，時期をみてVFの施行を計画する．

5　舌根切除の有無

切除されていれば，多かれ少なかれ咽頭期の嚥下障害は必発である．

6　術式のチェック

Pull-through法は特に注目しておきたい．舌を下顎骨内側から抜いて，頸部郭清組織と一塊切除する術式で，少なくとも一側の舌骨上筋群前方群（顎二腹筋前腹，顎舌骨筋，オトガイ舌骨筋）は切除される．舌骨上筋群の前方群は喉頭を前上方に挙上させる運動を担っているため，切除されると喉頭挙上が制限され，食道入口部開大不全が起きる．

評価をまとめよう!!

1. **術式**
   - Pull-through法で実施．可動部舌3/4と右舌根の一部を摘出，右下顎辺縁切除，遊離腹直筋皮弁で再建術施行．頸部郭清は，右側は全頸部郭清，左側は保存的郭清が施行され，右側の舌骨上筋群は切除．気管切開施行

2. **口腔器官および頸部の運動範囲**
   - 口唇は右下唇のみ下制運動困難．挺舌を促すと残存舌がわずかに動き，皮弁部が隆起した．軟口蓋挙上あり
   - 下唇から頸部にかけて感覚鈍麻あり．疼痛は自制内
   - 下顎〜頸部は全体に浮腫を認め，前後屈，回旋，側屈，すべての運動範囲に制限あり

3. **発声機能**
   - 気管切開施行され，スピーチカニューレ挿入中
   - 最長発声持続時間：7秒

   - 声質：粗糙性，気息性の嗄声を認めた．また，時折湿性嗄声を認めている

4. **構音機能**
   - 母音は/i/, /e/で歪みあり
   - 両唇音/pa/以外の/ta/, /ka/, /ra/はいずれも子音の歪みがあり
   - 発話明瞭度3（表4参照）

5. **嚥下機能**
   - RSST：1回／30秒．嚥下したという感覚がない
   - MWST：常に湿性嗄声を認め，唾液の咽頭貯留，誤嚥が疑われた．変則的に1mlで施行．少し遅れてむせあり→3
   - 口腔内の唾液貯留が著明で流涎あり．常にティッシュで唾液をふき取っている．また，唾液でむせあり

6. **その他**
   - 放射線治療歴はなし
   - 栄養は経鼻胃管栄養

表4．発話明瞭度

1. 全部わかる
2. 時々わからないことばがある
3. 話の内容を知っていればわかる
4. 時々わかることばがある
5. 全然わからない

いざ処方へ!!

〜本症例の問題点〜

#11 嚥下障害　#12 構音障害　#21 摂食を含めた日常生活動作（ADL）障害

＜ST＞

- 嚥下機能評価・訓練，構音機能評価・訓練，発声訓練，補綴物の検討

唾液の誤嚥が疑われるため直接訓練は行わず，間接訓練を開始した．嚥下障害は重度だが，残存舌の可動を認め，改善が期待されたため，唾液誤嚥が減少したらVFを実施予定とした．再建術後であり，血管吻合部の安静度については主科の指示に従って過度な回旋位をとらないようにした．口腔内が落ち着いた段階でPAP（舌接触補助床）の検討も行うこととした．

結果

リハ開始後2週間で実施したVFで不顕性誤嚥を認めた．口腔期・咽頭期に集中的にアプローチする訓練プログラムを実施し，間歇的経管栄養法も導入した．間接訓練を2週間ほど行い，喉頭挙上範囲に改善がみられたのでVFを行ったが，誤嚥が著明であった．栄養摂取は引き続き経管栄養

にて行い，間接訓練を継続した．頸部浮腫の改善を認めたため，さらに2週間後にVFを再検したところ，少量のとろみ水の嚥下が可能であることが確認できたため，直接訓練を開始し，間歇的経管栄養法を併用した．徐々にとろみ水の摂取量を増加し，10日後にはペースト食を開始した．リハ開始後約2か月で3食とも嚥下食(全粥，刻みとろみ食，水分とろみ)で経口摂取可能となった．さらに嚥下，構音の改善目的にPAPを歯科に作製依頼．自宅退院後，外来リハでの評価(構音検査，VF)をもとに歯科で修正され，本症例に適合したPAPが作製された．会話明瞭度は2，自然度2，食事内容も全粥，軟菜，水分とろみなしへと改善した．

> **知っ得 サイドメモ**
>
> <術前評価・介入>
> 　術前に一度機能評価を行い，嚥下，構音，発声機能を把握しておくと，術後の訓練計画をより的確に立てることができる．過去に頭頸部の手術や放射線治療を受けていると，術前から嚥下障害を認めている場合がある．術後嚥下障害があるとわかっていれば，より症例に合った訓練プログラムを早期に立てることができる．また，術前に今後のリハの内容を伝えることで，患者が抱える手術や術後の状態に対する不安を少しでも軽減し，心理的支持を行うことができる．

文　献

1) 鬼塚哲郎(編)：多職種チームのための周術期マニュアル4　頭頸部癌，メヂカルフレンド社，2006．
2) 道　健一ほか(監訳)：摂食・嚥下障害，医歯薬出版，2000．
3) 溝尻源太郎ほか(編)：口腔・中咽頭がんのリハビリテーション　構音障害，摂食・嚥下障害，医歯薬出版，2000．

〈各論〉
IV. 嚥下障害
症例 27　胃瘻の適応となる例

伏屋洋志*

ポイント

- 嚥下障害の原因は多岐にわたり，症例によって経過が異なるため，正確に障害の程度と病態を診断し，機能的，生命的な予後をも推定したうえで胃瘻造設を検討する必要がある．
- 特にALSに代表される神経筋疾患では嚥下障害を含めて症状は進行するため，適切な胃瘻造設時期を見極める必要がある．
- 胃瘻の適応には嚥下機能障害などの医学的な適応に加え，倫理的な側面を考慮しなければならない．

症例

65歳，男性．3年前に筋萎縮性側索硬化症(ALS)と診断された．今回，誤嚥性肺炎を発症し入院した．入院後1週間で肺炎が治癒した後，嚥下機能の評価訓練と胃瘻の適応の判断について，リハ科に依頼された．現在，経口摂取はしておらず，栄養管理は経鼻胃管を用いている．

さぁ，どうする？

1　情報収集・問診のポイントは？(表1)

ALSなどのいわゆる神経筋疾患は進行性の経過をたどる．特にALSは進行しながら半数程度が3〜5年程度で呼吸筋麻痺を生じ，人工呼吸器による延命治療を受け入れるかどうかの選択を迫られることになり，また摂食・嚥下機能障害がほぼ必発する．呼吸機能と嚥下機能低下は同時期に出現する傾向にあり，胃瘻造設の時期を的確に判断するためには，嚥下機能，呼吸機能を含む全身状態に関する正確な評価が必要である．また，同時に社会的な背景についても理解しておく．

本稿では，特に摂食・嚥下障害に重点を置いて解説する．

2　診察のポイントは？(表2)

診察でも患者の全身状態を把握したうえで摂食・嚥下機能を評価し，必要な場合は胃瘻の適応を見極める．今回の入院エピソードで更なる機能の低下が生じたのか，どの程度の機能が残されているのか，機能の改善の余地があるのかなどを多面的に捉え，実際の診察を進める．

---

* Hiroshi FUSEYA, 〒270-1694 千葉県印西市鎌苅1715 日本医科大学千葉北総病院リハビリテーション科，助教

表1．情報収集・問診のポイント

1. 全身状態
    - 入院前と現在のADL
    - 身長，体重と栄養状態
    - 呼吸の状態など
2. 家族背景，家屋環境などの社会的な背景
    - 家族背景，介護可能な人員
    - 介護保険，身体障害者手帳などの社会資源
    - 患者本人と家族の経口摂取の意思表示はあるか
3. 摂食嚥下障害
    - 食事の形態(水分のとろみ，米飯，粥食，キザミ食，ペースト，ゼリーなど)
    - 食事するときの体勢(ベッド上，リクライニングの角度，車いす上，食卓など)
    - おおよその栄養摂取量(身長，体重からの必要エネルギー消費量との比較)
    - 食事に要する時間，介助の要否(易疲労や呼吸困難感)
    - むせ込みや嗄声など誤嚥を示唆する症候の有無

表2．診察のポイント

- 意識レベルや認知障害
- 四肢の筋力とADL評価
- 呼吸機能評価(咳嗽や喀痰，胸郭の可動性，人工呼吸器管理の必要性(非侵襲的陽圧補助換気療法(NPPV)を含めて)
- 嚥下機能評価：RSST，改訂水飲みテスト，VF，VEなど

詳細な嚥下機能評価方法は他稿に譲るが，RSST(Repettive Saliva Swallowing Test)，改訂水飲みテスト，ビデオ嚥下造影(VF)，ビデオ嚥下内視鏡(VE)などにより詳細な機能評価を行い，必要があれば数週間ごとに検査を繰り返し行って，機能の変化を確認する．同時に呼吸機能を評価し，必要があればスパイロメトリを用いた肺機能検査を依頼する．

3 本症例の情報収集・問診・診察所見のまとめ

- 発話可能で意思疎通も良好で明らかな認知障害はない
- 妻と2人暮らし，要介護度4と認定されている．家屋はバリアフリーである
- 電動車いす移動で移乗は介助が必要である．上肢機能も低下しており細かい動作は困難であるが，自助具を用いて食事は自立していた．体力が減っていると自覚し，車いすに座っているだけでも30分程度で疲労感が強い．全身のMMTは2レベル
- 肺炎は治癒し，炎症反応は沈静化し，全身状態は安定している
- 165 cm，45 kgでやせている．最近2か月間で7 kgの体重減少があった
- 主食は全粥，おかずは柔らかく煮込んだものを食べ，飲料にはとろみをつけていた．咀嚼するのに時間がかかり，頻繁にむせていた．食事中に疲労感があり，30分以上の時間をかけても半量程度しか摂取できていなかった
- 呼吸機能は胸郭の可動性が不良で，咳嗽はあるが十分に痰を喀出できない．％FVCは65％である．呼吸困難感はなく，人工呼吸器管理の積極的な適応にはない
- RSSTでは30秒間に2回の嚥下惹起を認めるも，喉頭挙上は減弱していた．水飲みテストでは3 m*l*でむせ込んだ．VFでは口腔期の食塊形成，奥舌への送り込みも不良で口腔内に残渣がみられた．咽頭期では喉頭挙上が著明に減弱しており，座位では梨状窩の残留物が誤嚥し，十分な喀出が困難であった．体勢を60°リクライニング位にしたところ，少量のゼリーでは誤嚥しなかったが，残留物は多く，食塊の通過には努力して複数回の嚥下を要した
- 本人家族とも現段階で胃瘻の造設に納得しておらず，経口摂取の継続を希望している

4 何を評価するか？

1）全身の評価

栄養指標に関しては，疾患の進行による筋肉量の低下などから通常の身体測定指標が使用しにくく，血液学的指標(血清アルブミン値やプレアルブミン値)を定期的に評価する必要がある．また，体重がこれまでの10％以上減少している場合には経口摂取のみの栄養管理では不十分であると判断し，その他の栄養摂取手段が考慮される[1]．

2）呼吸機能の評価

特にPEG(経皮内視鏡的胃瘻造設術)による胃瘻造設は，％FVC(％努力性肺活量)が50％以下になると，造設時に急性呼吸不全などの合併症のリスクが上昇するとされている．％FVCが50％以下では誤嚥物を喀出することが困難となり，誤嚥性肺炎を生じる頻度が高くなるため，この場合は食物道と呼吸道を同時に確保することを考慮し，気管挿管や人工呼吸器管理の準備をしたうえでPEGを施行する必要がある[1]．

3）嚥下機能の評価

必要エネルギー消費量が経口で摂取可能かどうかをまず評価する．さらに，全量の経口摂取が不可能であるとしても，できる限り誤嚥のリスクを回避できるような体位，一口量，食形態などを検討し，少量であっても嚥下機能訓練や楽しみとしての経口摂取が可能であるか評価する．また，検査上と実際の訓練，食事場面での嚥下能力が乖離していないかを確認する必要がある．

4）患者本人・家族の希望

「高齢者ケアの意志決定プロセスに関するガイドライン」における人工的水分・栄養補給導入(AHN)の中止・差し控え行為に際しての意志決定のプロセスについて以下の記載がある．

『医療・介護・福祉従事者は，患者本人およびその家族や代理人とのコミュニケーションを通して，皆がともに納得できる合意形成とそれに基づく選択・決定を目指す』

『①経口摂取の可能性を適切に評価し，AHN導入の必要性を確認する．②AHN導入に関する諸選択肢(導入しないことも含む)を本人の人生にとっての益と害という観点で評価し，目的を明確にしつつ，最善のものを見いだす．③本人の人生にとっての最善を達成するという観点で，家族の事情や生活環境についても考慮する』[2]

表3. PEGの適応

1．経腸栄養のアクセス 　・脳血管障害・認知症などの自発的な摂食意欲の消失・低下 　・脳血管障害，神経・筋疾患などの嚥下機能障害 　・顔面外傷などで摂食困難 　・喉咽頭・食道・胃噴門狭窄などの通過障害 2．繰り返す誤嚥性肺炎 3．その他の特殊治療

(文献3より引用改変)

表4. PEGの絶対的禁忌

・通常の内視鏡検査の絶対禁忌 ・内視鏡が通過不可能な咽頭・食道狭窄 ・胃前壁を腹壁に近接できない状態 ・補正できない出血傾向 ・消化管閉塞（減圧ドレナージ目的を除く） ・説明と同意が得られない

(文献3より引用改変)

表5. PEGの相対的禁忌

・大量の腹水貯留 ・極度の肥満 ・著明な肝腫大 ・胃の腫瘍性病変や急性粘膜病変 ・横隔膜ヘルニア ・出血傾向 ・門脈圧亢進 ・胃切除術や他の上腹部手術の既往 ・妊娠 ・腹膜透析 ・癌性腹膜炎 ・全身状態不良 ・生命予後不良

(文献3より引用改変)

これだけは外せない!!

　経腸栄養は経静脈栄養と比べると消化管機能，腸内環境が維持され，より生理的に栄養を補給できる．さらに費用面でも同カロリーと栄養素を含む高カロリー輸液製剤と比べると，経腸栄養剤はより安価である．経鼻胃管は比較的短期間の経腸栄養の目的でよく用いられるが，チューブ留置による鼻咽頭・食道粘膜への刺激による潰瘍，チューブ先端の偏移・逸脱や食道胃接合部閉鎖不全からの逆流による誤嚥性肺炎などの合併症のリスクがあり，また，チューブ留置が嚥下反射そのものの阻害になり得る．現状ではPEGによる胃瘻造設が人工的水分・栄養補給の第1選択とされている．PEGの適応と禁忌を**表3〜5**に示す．

　検査や症状から絶対的に経口摂取を中止するという基準はない（**図1**）．また患者自身と家族は経口摂取へのこだわりが強い場合が多く，経口摂取が困難であることを自覚し受容しなければ，胃瘻の同意を得ることは困難である．

評価をまとめよう!!

- ADL全般に介助を要する．食事はかろうじて自己摂取していたが，身体機能，嚥下機能・呼吸機能など多面的に経口での必要エネルギー摂取は限界である
- これまで通りの摂食方法では誤嚥のリスクは非常に高い．入院前より経口のみでは必要エネルギー消費量を確保できておらず，今後も困難であると考えられる

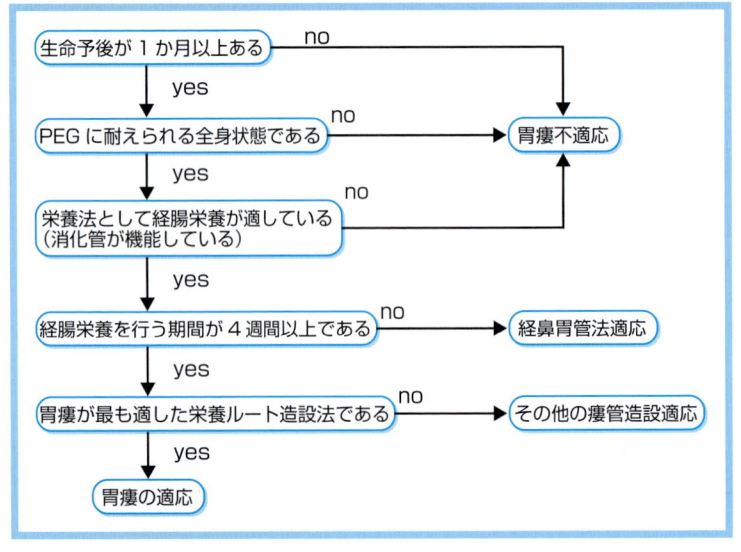

図1. 医学的にみた適応のアルゴリズム
（文献3より引用改変）

- 患者本人と家族は，どのような形態でも経口摂取の継続を切望している．嚥下リハを受けることで機能が回復することを期待している．現段階では胃瘻の造設を拒否している
- 将来的には呼吸機能の増悪に伴い，人工呼吸器管理が必要となることは患者本人，家族ともに理解している．その段階では胃瘻造設が必要となることは受け入れている
- 栄養障害と廃用症候群が現在の身体機能，嚥下機能障害に関与している可能性がある．適切な栄養管理とリハにより機能の維持向上をはかる余地はある

いざ処方へ!!

　STによる嚥下機能障害の評価訓練と，同時に身体機能の維持，ADLの介助量の軽減目的でPT，OTによる訓練も処方する．

　現段階ではST訓練中に直接嚥下訓練で少量の経口摂取を許可しつつ，経鼻胃管栄養を継続し適切な栄養管理をする．定期的に嚥下機能を評価し，1か月間程度経過したうえで，経鼻胃管が抜去できず，今後も抜去できないと判断されるようであれば，再度胃瘻造設を勧めることとし，その旨を家族に十分に説明しておく．

結果

　本症例では，初回のVFの時点では経口摂食は誤嚥のリスクが高いが，慎重に直接嚥下訓練などを行うことは可能で，機能の改善の可能性はあると判断した．経鼻胃管による適切な栄養管理とリハを施行し，2週間後に再度VFを施行したところ，60°リクライニング座位，摂食介助下でゼリー食を比較的安全に摂取できると考えられた．病棟看護師などに口腔ケアと介助方法を指導したうえで，病棟でもゼリー食を提供し，不足のカロリーは経鼻胃管栄養を併用して補うこととした．その後も発熱などの誤嚥性肺炎を疑う所見はなく経過し，更なる機能の向上のため入院から1.5か月で回復期リハ病院へ転院した．

　摂食・嚥下障害や胃瘻の適応などを含めた栄養管理の問題は，患者の今後の人生の楽しみに深くかかわるため，患者本人と家族に対し十分な説明をし，患者本人と家族が熟慮したうえでの同意を得てはじめて治療方針を決定することができる．経口摂取による誤嚥性肺炎が予想されていても，本人と家族が胃瘻造設などの対応を希望しない場合には，より誤嚥が少ないと期待される方法での経口摂取を続けながら，脱水に対しては経静脈的に補液するなどの処置を考慮する．

知っ得 サイドメモ

＜PEG；Percutaneous Endoscopic Gastrostomy＞
　胃瘻造設術は，開腹(あるいは腹腔鏡)してつくる開腹胃瘻造設術と内視鏡的胃瘻造設術(PEG)がある．PEGは内視鏡下で簡便に胃瘻を造設する方法であり，近年では胃瘻造設法はPEGが第一選択である．

押さえ得 サイドメモ

＜胃瘻造設後の合併症＞
　PEGは比較的低侵襲とされているが，各種の合併症(出血，腹膜炎，スキントラブル，自己抜去など)が起こりえる．また，術後30日以内の早期死亡率は他の外科手術と比較しても高いとされている．PEGのほとんどは待機手術であるにもかかわらず死亡率が高い理由の1つには，「生命予後が1か月以上ある」という適応から外れた症例が含まれている可能性が指摘されている．

文　献

1) ALS 治療ガイドライン作成小委員会：ALS 治療ガイドライン 2002. 日本神経学会ウェブページ(http://neurology-jp.org/guidelinem/als_index.html)からダウンロード可能.
2) 日本老年医学会：高齢者ケアの意志決定プロセスに関するガイドライン　人工的水分・栄養補給の導入を中心として．日本老年医学会ウェブページ(http://www.jpn-geriat-soc.or.jp/info/topics/pdf/jgs_ahn_gl_2012.pdf)からダウンロード可能.
3) 鈴木　裕ほか：経皮内視鏡的胃瘻造設術ガイドライン，日本消化器内視鏡学会(監修)，消化器内視鏡ガイドライン，第3版，医学書院，2006.

特集 もう悩まない！100症例から学ぶリハビリテーション評価のコツ

〈各論〉
V．脊髄損傷
症例 28　高位頸髄損傷例（呼吸器管理）

笠井史人*

ポイント

- 高位頸髄損傷患者は急性期を脱すれば，特有の呼吸器管理が必要であり，リハ科医師の関与が必要である．
- 損傷高位と重症度診断は人工呼吸器離脱予測に欠かせない．終日の人工呼吸器離脱には少なくとも片側の横隔膜運動が必要である．
- 排痰能力は，咳のピークフロー CPF で評価する．
- コミュニケーション方法の獲得は，ストレスの回避のみならず，安全性の確保に重要である．
- 呼吸管理方法により，患者の生活場所が限定される．どんな管理を行っていくか，十分な評価のもと患者・家族と検討する．

症例

階段から転落，頸髄を損傷した 62 歳，男性．C2 レベルでの不全四肢麻痺を呈し，保存的治療を受けた．気管切開を介した人工呼吸器に依存しており，ICU で呼吸器離脱を試みたが肺炎の合併で断念．現在状態は安定，家族は在宅介護を検討しており，救命救急科よりリハ科に転科することになった．

さぁ，どうする？

1　診察前の情報収集のポイントは？

　高位頸髄損傷患者は呼吸管理方法により，生活の場所が限定される．患者の生活をバックアップする家族の構成，経済状況などの情報は欠かせない．その他，患者の職業・交友関係など社会的背景や家屋状況，近隣の医療体制等の情報もできる限り収集しておく．

2　診察のポイントは？（表1）

　頸髄損傷急性期では脳挫傷・肺挫傷が合併していたり，無気肺，重症肺炎，肺水腫等から急性呼吸促迫症候群（ARDS）を起こすなど呼吸状態は多彩であり，ICU にて集中治療専門医による管理が必要である．しかし不安定期を脱すれば，高位頸髄損傷特有の対応が必要となり，呼吸もリハビリテーション（以下，リハ）ゴールを見据えた管理に切り替えるため，リハ医がかかわるべきである．

表 1．診察のポイント

1. 頸髄損傷高位と重症度
2. 頸椎・頸髄・胸部の画像診断 　脱臼，骨折，組織損傷，出血，肺炎，肺水腫
3. 呼吸不全の有無 　呼吸器設定と血液ガス
4. 肺活量を中心とした呼吸機能
5. 呼吸筋の運動 　横隔膜と呼吸補助筋
6. 排痰能力
7. 発声，意思疎通状況
8. 社会的背景 　キーパーソン，介護体制

3　本症例の所見のまとめ

- 脱臼，骨折はなくフィラデルフィラカラーを装着し頸椎固定
- 四肢知覚鈍麻，深部腱反射亢進
- かろうじて両上肢挙上可．頸部回旋，肩甲骨挙上は筋力 5 レベル
- 気管切開を介する人工呼吸器依存だが，SIMV モードで自発呼吸も認める
- 痰の吸引は頻回
- 発声は不能．スイッチ式 Ns コールを使用可能

* Fumihito KASAI，〒227-8518　神奈川県横浜市青葉区藤が丘 2-1-1　昭和大学医学部リハビリテーション医学講座，准教授

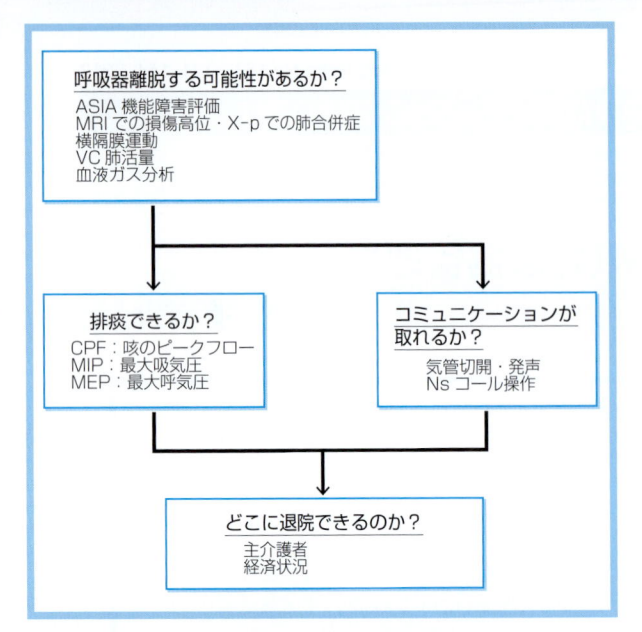

図1. 呼吸器管理された高位頚髄損傷患者の評価の流れ

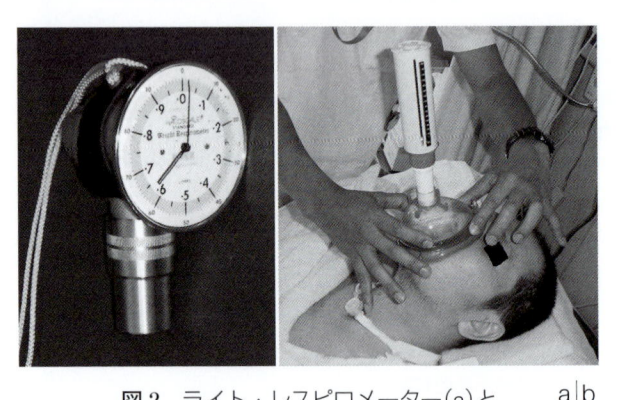

（図中テキスト）
- 呼吸器離脱する可能性があるか？
  ASIA 機能障害評価
  MRIでの損傷高位・X-pでの肺合併症
  横隔膜運動
  VC 肺活量
  血液ガス分析
- 排痰できるか？
  CPF：咳のピークフロー
  MIP：最大吸気圧
  MEP：最大呼気圧
- コミュニケーションが取れるか？
  気管切開・発声
  Ns コール操作
- どこに退院できるのか？
  主介護者
  経済状況

図2. ライト・レスピロメーター(a)と咳のピークフロー(CPF)測定(b)
a|b

- 肺炎は治癒，炎症反応陰性，食事は介助で経口摂取可
- FiO₂ 0.40，SpO₂は100％であるが，吸気の不十分感あり
- 起立性低血圧あり，尿道バルンカテーテル留置，度々自律神経過反射を認める

4 何を評価するか？（図1）

横隔神経の髄節(C3～5)機能が残存していることは，終日呼吸器離脱をするための必要条件である．ASIAの機能障害評価や，脊髄MRIなどの損傷高位画像診断からその機能を推測する．また，十分な肺活量VC(条件により様々であるが，15 ml/kg以上が目安)を確保すること，血液ガス分析で呼吸不全がないことも重要である．本例はICUで肺炎により離脱を断念されているが，現状

表2. 人工呼吸器依存高位頚髄損傷患者の退院（転院）先候補

在 宅	在宅診療・訪問看護・在宅人工呼吸療法を導入
病 院	頚髄損傷専門病棟を有するリハ病院 障害者施設等病棟を有する一般病院 地方厚生局長等に届け出た特殊疾患病棟 医療区分3を算定する療養病棟
特定施設	24時間看護師常駐型介護付き有料老人ホーム
公営施設	身体障害者療護施設

で肺炎が改善していれば再度トライするべきである．

気道のクリアランス不全は，副交感神経優位になって気道分泌液が増加する頚髄損傷患者にとって生命に直結する大問題である．気管切開で発声不能なうえ四肢麻痺でNsコールが押せない場合，患者は大きな不安を抱えることになるので，管理上重要なポイントである．

四肢麻痺に呼吸障害を合併している重度障害者であれば，生活の場は著しく制限される．在宅介護を選べるのか，止むを得ず施設入所を選択するならばどのような施設になるか，直接リハ訓練の方針に大きく影響を及ぼす事項なので，家族との入念な面談，説明と同意が重要となる．表2は，人工呼吸器依存した高位頚髄損傷患者の退院(転院)先候補として考えられる選択肢である．

これだけは外せない!!

1 呼吸機能検査

- 肺活量(VC；vital capacity)：ライト・レスピロメーター(IMI社：図2-a)があれば，気管切開をしていてもベッドサイドで簡単に実測できる．肺活量が15 ml/kg以下であれば人工呼吸器の使用を考慮する．

- 最大吸気圧(MIP；maximum inspiratory pressure)と最大呼気圧(MEP；maximum expiratory pressure)：呼吸筋力の指標となり，訓練の効果を評価できる．

- 最大強制吸気量(MIC；maximum insufflation capacity)：手動蘇生バッグ等を使用して胸腔内にエアを送気後，声門を閉じてエア・スタックし，強制的にエアを最大量まで吸気させてから呼出された空気量をスパイロメータで測定する．これにより，胸郭や肺の柔軟性・コンプライアンス，咽喉頭声門閉鎖機能を評価する．

- パルスオキシメーターで測定した酸素飽和度（SpO₂；saturation of Hb with oxygen using pulse oximetry）：リハ訓練中も最低90％以上は確保する．
- 呼気終末炭酸ガス分圧（EtCO₂；end-tidal CO₂ tension）または経皮炭酸ガス分圧（TcCO₂；transcutaneous CO₂ tension）：動脈血炭酸ガス分圧の近似値をリアルタイムで測定できる．SpO₂と組み合わせることにより動脈血ガス分圧検査をしなくても，呼吸状態への訓練効果を評価できる．

2 呼吸筋運動の評価

- 吸気筋：横隔膜がメインであり横隔神経（C3～5髄節）が制御している．視診でも可能だが，超音波や透視を使うとその運動を確実に評価できる．人工呼吸器の離脱には少なくとも片側の横隔膜運動が必要である[1]．その他，外肋間筋，内肋間筋，さらに胸鎖乳突筋，斜角筋，僧帽筋などの吸気補助筋の動きを評価する．
- 呼気筋：通常呼出は，吸気により拡大した胸郭の復元力で行われる．強い咳を行うためには，腹筋群（腹直筋，内腹斜筋，外腹斜筋，腹横筋），内肋間筋が働く．

3 気道クリアランスの評価

- 咳のピークフロー（CPF；cough peak flow）：咳の流量を，フェイスマスクかマウスピースを介してピークフローメーターで測定する．気道分泌物除去能力を評価できる．気管カニューレを抜去して蓋をしたレティナに替えるか，ガーゼとフィルムドレッシングで気管切開孔を一時的に閉鎖して測定する（図2-b）．平常時160 *l*/min，上気道炎時でも270 *l*/min あれば自力で排痰が可能であるが，これ以下なら徒手や機械による咳介助が必要となる[2]．

4 コミュニケーション方法の評価

気管切開をして人工呼吸器に依存している場合，カフのエアを抜いて回路内の吸呼気をリークさせれば発声可能となる．人工呼吸器の場合，当然1回換気量が多いほうが大きな声で，長く発声することができる．呼吸器の設定に関しては後述する．

5 睡眠時の評価

横隔膜の機能が弱い場合，僧帽筋や胸鎖乳突筋など吸気補助筋に頼ることになるが，これらは随意性の骨格筋であるから，夜間までは期待できない．また，高位頸髄損傷に続発性の肺胞低換気症候群（オンディーヌの呪い）が合併した報告も散見される．できればポリソムノグラフィー（PSG；Polysomnography）を行いたい．

評価をまとめよう!!

1. **高位と重症度**
   - ASIA 神経学的レベル C2 残存，Impairment Scale C，自発呼吸時の両側横隔膜運動を認めた
2. **画像診断**
   - 頸髄 MRI：T2 強調像で C2 レベルに高信号域あり．胸部単純 X-p は異常なし
3. **呼吸機能**
   - 努力性肺活量は 1,600 m*l*，ルームエアーでの人工呼吸器管理は SIMV・換気回数 10 回／分，1 回換気量 500 m*l*，PaO₂ 98 Torr，PaCO₂ 38 Torr
   - 息苦しさと呼吸に対する不安感がある
4. **排痰能力**
   - 排痰は気管切開孔から吸引．咳のピークフロー CPF は 195 *l*/min
5. **意思疎通**
   - 気管切開をしており，カフ付きカニューレを使用中で発声は不能
6. **社会的背景**
   - 家族は妻，長男夫婦と独身の二男，長女がおり，積極的な自宅介護を希望している

いざ処方へ!!

急性期の呼吸管理は ICU のそれに準じて行われるべきであるが，不安定期を脱したら高位頸髄損傷患者特有の管理に切り替えていく．意識清明下での人工呼吸器管理では，PaCO₂は正常値であっても"空気不足"と感じるケースが多い．頸髄損傷の場合は換気機能の障害なので，肺自体に障害がなければ吸入酸素濃度を上げる必要はない．1回換気量の設定を増やし，呼気終末陽圧（PEEP）と FiO₂を漸減し，肺疾患がなければ酸素フリーとする．1回換気量を 20 m*l*/kg 理想体重前後まで漸増して，気管切開カニューレをカフなしに交換し，エア・リークで発声できるようにする．

並行して理学療法を処方する．排痰訓練は，徒手による咳介助（manually assisted coughing）を基本とするが，カフマシーン（カフアシスト®）が用意できれば，機械による咳介助（MI-E；Mechanical Insufflation-Exsufflation）を行う[3]．また，徒手的胸郭 ROM 訓練，横隔膜が動けば腹式呼吸訓練，動かなければ呼吸補助筋強化を行う．さらに車いすに移乗して座位耐久力を高め，離床をはかり，作業療法で PC などのデバイス操作訓練を追加したい．

呼吸器離脱する可能性があるならば，自発呼吸訓練を進める．終日の離脱が困難なケースであっても，入浴時や故障・停電などの呼吸器トラブル時のためにも，離脱時間の延長を期待して訓練を行いたい．一般的に，同期式間欠的強制換気（SIMV；synchronized intermittent mandatory ventilation）の回数を減らしていく過程で，圧支持換気（PSV；pressure support ventilation）を併用してウィーニング開始前と同等の換気量を確保しておき，次にそれを徐々に減らしていくようにすると段階的な呼吸仕事量漸増ができる．その後on-off 法（人工呼吸器を外した時間を徐々に延ばしていく）へ進む．Jubran らは，この 2 つの方法（PSV レベルを段階的に下げる方法と on-off 法）では，後者のほうが早く離脱ができると報告している[4]．

結果

人工呼吸器設定では，1 回換気量を 1,200 ml まで漸増して酸素投与を中止，カニューレをカフなしタイプに交換して発声を可能とした．両側横隔膜運動が十分であったため，日中は on-off 法で呼吸器離脱時間を延ばし，夜間は SIMV の換気回数を漸減しつつ PSV のサポートも漸減させたところ，ストレスなく終日人工呼吸器離脱ができた．チンコントロール電動車いす乗車と PC の操作訓練を行って座位耐久力を上げつつ，在宅環境調整を行った．約 3 か月を要したが，気管切開孔も閉鎖して自宅復帰することができた．

知っ得 サイドメモ

近年，NPPV（noninvasive positive pressure ventilation；非侵襲的陽圧換気療法）が普及してきており，救命救急センターや ICU でも多く使われている．しかし，副交感神経優位となる高位頚髄損傷では気道分泌液も多く，急性期では多彩な呼吸器合併症が起こるため未だ頚髄損傷患者には一般的ではない．しかし不安定期を脱した患者には，発声や排痰，ウィーニングにも好都合なことが多いため，気管切開を閉鎖して NPPV に移行することも大いに検討されるべきであろう．

文献

1) 笠井史人，水間正澄：長期ベンチレータ依存型高位頚髄損傷者のベンチレータ離脱訓練とその転帰について．日脊障医誌，16：212-213，2003．
2) Bach JR, et al：Criteria for extubation and tracheostomy tube removal for patients with ventilatory failure. *CHEST*, 110：1566-1571, 1996.
3) Reid WD, et al：Physiotherapy secretion removal techniques in people with spinal cord injury：a systematic review. *J Spinal Cord Med*, 33(4)：353-370, 2010.
4) Jubran A, et al：Effect of pressure support vs unassisted breathing through a tracheostomy collar on weaning duration in patients requiring prolonged mechanical ventilation a randomized trial. *JAMA*, 309(7)：671-677, 2013.

〈各論〉
V. 脊髄損傷
症例 29　C6 頸髄損傷例

渡邊友恵[*1]　田中宏太佳[*2]

ポイント

- 解剖学的に脊髄の弯曲と可動性から受傷時に最も負荷のかかりやすいという理由から，頸髄損傷のなかでも C6 損傷は比較的に頻度の多い障害である．
- 受傷後急性期より適切な評価・ゴール設定と早期にリハを開始することにより，合併症を減らし，スムーズな離床や ADL 訓練が可能である．
- 下位頸髄損傷には，年齢や基礎疾患，受傷レベルによって，ADL 全介助から自立を目指せる群まで混在する．例えば，リハの阻害因子が少ない第6頸髄節残存完全四肢麻痺患者の日常生活活動のゴールは，車いすでの移動や ADL の大部分で自立することが予測できる．
- 頸髄損傷の麻痺レベル評価とともに，患者の基本因子（年齢・性別・受傷前の運動能力），身体的因子（関節の可動性や筋緊張，残存領域にある筋の筋力，身長・体重，持久力・合併症），心理的因子（障害受容や意欲），社会的因子を検討し，患者の希望に配慮しリハのゴールを定め，総合的なアプローチを進めていく必要がある．
- 重度頸髄損傷者にとって ADL の自立を獲得していく過程は，多くの場合，6か月以上の期間が必要である．リハチーム内で適切な評価のもとゴールを設定し，訓練を進めながら再評価を行い，ゴールを見直す必要がある．

症例

　38歳，男性，トラック運転手．受傷前の ADL は自立．仕事中にトラックの荷台から転落して受傷．第6頸椎椎体・両側椎弓骨折の診断で急性期加療が行われ，受傷後20日よりハローベスト下に離床を開始．リハ目的で，受傷後1か月で当院へ転院となった．転院時には第6頸髄節残存での完全四肢麻痺を認めた．

さぁ，どうする？

1　診察前の情報収集のポイントは？

　頸髄損傷患者の場合，急性期に人工呼吸器の装着や気管切開が行われていたり，多発外傷を合併していることも多く，リハビリテーション（以下，リハ）の依頼や開始まで時間を要することもある．まずは，現在の全身状態，合併症，これまでの治療経過や今後の治療方針などの情報を収集する．当然，骨傷に対する治療方針や安静度の確認も必要である．また，受傷後急性期からの合併症として，関節拘縮，異所性骨化，褥瘡，深部静脈血栓症などが多く，これらの発生の有無も確認する（**表 1**）．

表 1．診察前の情報収集のポイント

情報項目	項目の内容
現病歴・治療経過	発症日，受傷機転，症状の経過
入院後の経過	現在の全身管理（人工呼吸器・気管切開・吸引の必要性） 骨傷の治療方針や手術日，他の外傷の合併とその治療方針 リハ依頼までの期間，受傷後の合併症の併発
発症前の生活状況・社会背景	受傷前の ADL，職業，家族構成，介護力，経済状況 家屋の状況（改修可能か，段差の有無，エレベーターの有無など）

2　診察のポイントは？

　呼吸循環動態が安定しているか，神経学的な評価，運動機能評価，そして二次的合併症の発生がないかを診察する．**表 2** に頸髄損傷患者で起こりやすい合併症について示した．頸髄損傷患者では，

[*1] Tomoe WATANABE, 〒455-8530 愛知県名古屋市港区港明1-10-6　中部労災病院リハビリテーション科
[*2] Hirotaka TANAKA, 同科，部長

表2. 頚髄損傷患者で起こりやすい合併症

臓器の名称	主な障害
神経・精神	異常感覚・疼痛・脊髄空洞症・不眠・不安・抑うつ状態
呼吸器系	無気肺・肺炎・肺塞栓
循環器系	起立性低血圧・自律神経過反射・肺塞栓・深部静脈血栓
皮膚	褥瘡・幻肢痛・嵌入爪・白癬
関節・筋	拘縮・異所性骨化・浮腫・筋力低下
泌尿器	膀胱炎・腎盂腎炎・尿路結石・副睾丸炎
消化器	胃潰瘍・麻痺性イレウス・便失禁

表3. 障害の評価法

障害項目	評価法
機能障害の評価	Frankel 分類, ASIA 評価法, Zancolli 分類
基本動作能力・ADL 評価	BI, FIM, QIF, SCIM

受傷後数週間臥床を必要とすることも多く，この臥床の期間に拘縮が進むことも多い．定期的な体位変換と良肢位の保持によって離床訓練へスムーズに移行できる．異所性骨化の発生による大関節可動域制限，深部静脈血栓症による下肢の腫脹，褥瘡の発生も多く，リハの阻害となる．また診察をしながら，現状での精神状況・障害受容・意欲についても確認する．膀胱機能は脊髄ショック期の尿閉から徐々に変化をするため，その時点での尿意・自尿の有無や，排尿管理方法を確認しておく必要がある．

3 本症例の所見のまとめ

- 第6椎体骨折による外傷性頚髄損傷
- 発症後1か月．保存的加療，ハローベスト固定中．頚部屈曲・伸展制限の制限指示あり
- 呼吸状態は安定，自己排痰も可能
- 発症4日目よりベッドサイドにて関節可動域訓練，20日目よりギャッジアップ訓練開始されていた．ギャッジアップ60°にて低血圧症状（めまい感）あり
- 両肩関節可動域制限あり
- 仙骨部にⅡ度の褥瘡あり
- 尿道バルーン留置中

4 何を評価するか？

これらの診察をもとに，頚髄損傷の障害評価を行う．

1）機能障害の評価

頚髄損傷でも不全麻痺においては残存機能が一様ではなく，受傷後数か月で症状が変化することがあり，急性期の時点で予後能力を判断することは困難なことが多い．一方，完全麻痺では残存機能高位を評価することで能力的予後を予測できる．麻痺高位は，画像診断のみで正確に評価するのは困難であり，従来の神経学的診察法により行い，麻痺の予後評価のために，ASIA による評価（または Frankel 分類）を行う．頚髄損傷では，Zancolli 分類による上肢機能評価が用いられることが多く，これにより機能レベル別の諸動作の達成の可能性を求めることができる．特に C6 を中心とした一髄節のなかでも幅広い機能差を持つクラスを表現するのに適した分類方法である．

2）ADL の評価

ADL 評価法は従来の BI (Barthel Index)[1], FIM (Functional Independence Measure；機能自立評価尺度)[2]に加え，頚髄損傷患者特有の評価方法として QIF (Quadriplegia Index of Function)[3], SCIM (Spinal Cord Independent Measure)[4]がある（表3）．

3）QOL の評価

疾患にとらわれずに包括的に QOL を評価する尺度として，CHART (Craig Handicap Assessment and Reporting Technique)がある．それ以外にも脊髄損傷に特異的な QOL の評価法として，LSQ (Life Situation Questionnaire), Spinal Cord Injury Quality of Life Questionnaire (SCI QL-23)などがある．

これだけは外せない!!

1 機能評価

1) ASIA（アメリカ脊髄障害協会）機能障害尺度

その特徴として，脊髄障害のレベル・不全の程度・key muscle の筋力によりグレードが反映される．

2) 改良 Frankel 分類

脊髄損傷患者の神経学的重症度の診断評価として，一般的に使用される Frankel 分類の B, C, D 群を予後の違いから細分化した評価法である．

3) Zancolli 分類による評価

Zancolli 分類は本来，手の機能再建のための機能評価である．しかし，頚髄損傷四肢麻痺の上肢機能が細かく分類されており，リハからみても車いすADL が自立する可能性のある C6 を細かく

表4. Zancolli分類

分類	運動能力	残存髄節
1	肘屈曲可能群（C 5-6 上腕二頭筋・上腕筋）	
1-A	腕橈骨筋機能なし	C 5A
1-B	腕橈骨筋機能あり	C 5B
2	手関節伸展可能群（C 6-7 長・短橈側手根伸筋）	
2-A	手関節背屈力弱い	C 6A
2-B	手関節背屈力強い	
Ⅰ	円回内筋・橈側手根屈筋・上腕三頭筋の機能なし	C 6B Ⅰ
Ⅱ	円回内筋機能あり	C 6B Ⅱ
Ⅲ	円回内筋・橈側手根屈筋・上腕三頭筋の機能あり	C 6B Ⅲ
3	手指伸展可能群（C 7-8 総指伸筋・小指伸筋・尺側手根伸筋）	
3-A	尺側指完全伸展可能	C 7A
3-B	全指伸展可能だが拇指の伸展弱い	C 7B
4	手指屈曲可能（C8-Th1 固有示指伸筋・長母指伸筋・深指屈筋・尺側手根屈筋）	
4-A	尺側指完全屈曲可能	C 8A
4-B	全指完全屈曲可能	
Ⅰ	浅指屈筋機能なし	C 8B Ⅰ
Ⅱ	浅指屈筋機能あり	C 8B Ⅱ

分けているのは有用である．マット上基本動作，移乗・移動動作の自立可能かどうかの判断に重要な肩甲帯筋群の評価がないことや，上腕三頭筋をC6髄節残存群のサブグループとして評価しており混乱を招くこと，評価者により少しずつ異なるなどの欠点もある（表4）．

C6頚髄損傷においては，肩関節の多くの筋機能は残存し，上腕二頭筋（肘の屈曲）や橈側手根伸筋（手関節の背屈），円回内筋（前腕回内）が残存している群もある．C6頚髄損傷では，移乗はトランスファーボードなどの利用下で自立を目指すことが可能で，自助具（ユニバーサルカフなど）を使って食事や歯磨きが可能となる．ADL上は残存している手関節背屈に伴う手指の屈曲（tenodesis action）を利用し，自身で自助具の取り付けやコップ把持なども可能で，電話，書字，パソコン操作も可能となる．更衣動作の自立度も高い場合が多く，長距離の車いす駆動も可能となるが，プラスチックが塗装されたハンドリムの使用が必要である．

一般的にC6Aにおいては，更衣や入浴動作に一部介助を要するが，C6B以下では，ADLはほぼ自立を目指すことが可能である．残存機能レベル以外の患者評価も合わせて，ADLのゴールを定める必要がある．

2 合併症評価

リハの阻害になりうる合併症の評価を行い，適切に対処する必要がある．

・**褥瘡**：感覚障害により皮膚の傷や褥瘡に気が付かないことが多く，自発的な体交や除圧動作による褥瘡予防が困難な頚髄損傷患者では，発生すると難治性になりやすい．予防が最も大切であり，適切な車いすクッションやマットを選択する必要がある．発生後は局所治療，除圧や栄養状態の改善などを含めた全身管理が必要である．発生部位によっては，訓練制限も必要である．

・**拘縮**：急性期には急激な感覚・運動障害やカラーの装着，あるいは痛みやしびれなどのために自己にて良肢位を保つことが難しい．病棟で適切なポジショニングや体位交換をするとともに，急性期から可動域訓練を行う必要がある．場合によっては良肢位保持目的の装具も検討する．C6損傷では肘関節の伸展制限，手関節背屈制限や手指屈曲拘縮などが起こりやすい．上腕三頭筋の筋力が弱いC6患者では，手掌をつき肘を伸展位にロックして体重支持を行う必要がある．これらの拘縮が動作上の問題となる．股関節の関節可動域制限は，ベッド上座位や車いす上動作の障害となる．

・**起立性低血圧**：交感神経中枢が胸髄レベルに存在するため，頚髄損傷患者では副交感神経が優位となることや麻痺によって骨格筋のポンプ作用が欠如することで，起立性低血圧が起こる．理学療法においてベッドのギャッジアップ機能を用いた座位訓練により，起立性低血圧に対する代償能力を獲得していくことが，多くの論文で紹介されている．また，水分・塩分摂取，薬物療法，腹帯や四肢の弾性ストッキングなどの補助具を積極的に取り入れること，そしてある程度の低血圧には慣れることが必要である．頚髄損傷患者は起立性低血圧とうまく付き合っていく必要がある．

・**異所性骨化**：発生が確認されたら，残存する関節可動域を保つため，愛護的な他動的関節運動を継続する．股，膝，肘，肩関節に好発し，関節可動域制限の原因となる．股関節に発生すると座位バランスや車いす上動作の阻害になる．

3 適切な排尿管理

脊髄ショック期には膀胱も弛緩し，排尿反射が消失し，尿閉となることが多い．この時期には間欠導尿や留置カテーテルにより，膀胱壁の過伸展を防ぐ必要がある．受傷後から数日～数か月を過ぎると，核上性障害においては排尿反射が回復してくる．第6胸髄節以上の損傷，特に頸髄損傷の完全麻痺例では，自律神経過反射(autonomic dysreflexia)が起こり始め，膀胱の充満や排尿反射により発作性高血圧，徐脈，頭痛などをきたす．重度の過反射では脳出血の報告もあり，これを持続的に誘発しないように，低圧蓄尿・低圧排尿が必要である．ビデオウロダイナミックスなどにて膀胱機能を確認しながら，時期に応じて必要な投薬や適切な排尿管理の方法を選択する必要がある．適切な排尿管理により自律神経過反射を予防すること，そして膀胱尿管逆流や上部尿路への障害を防ぎ，尿路や精路感染症の発症を抑えることが，頸髄損傷患者の予後を改善することにつながる．

評価をまとめよう!!

- 第6頸髄節機能残存完全四肢麻痺(C6BⅡ)
- 起立性低血圧あり
- 肩関節拘縮あり
- 仙骨部褥瘡あり
- 基本動作・排便・排泄を含めたADLは全介助

いざ処方へ!!

本症例の問題点をまとめると，以下のようになる．
#1 第6頸髄節機能温存完全四肢麻痺 ASIA A C6BⅡ #2 四肢体幹感覚障害 #3 体幹機能障害 #4 神経因性膀胱直腸障害 #5 仙骨部褥瘡 #6 起立性低血圧 #7 ADL障害 #8 社会復帰(自宅以外にも更生施設の入所についても検討) #9 復職

<PT>
- 座位の耐久性向上，バランス訓練
- ベッド上での四肢関節可動閾訓練，残存筋力強化訓練
- 骨傷が安定したらリクライニング車いす乗車訓練
- 骨傷の安定が確認され，褥瘡が治癒するまで寝返り訓練は禁止

<OT>
- ナースコールの検討・設置
- 手関節背屈筋の強化
- ベッド上座位が安定したら初期ADL訓練(食事・整容・パソコン)と自助具の作製
- 普通型車いすの使用後，車いす駆動訓練を開始

<MSW>
- 家族と面談し住宅など家庭環境調査
- 休職期間や休業補償，復職などの職場環境の調査
- 社会資源活用，自宅療養に向けた福祉サービスの情報提供

結果

本症例は，若年者の典型的なC6BⅡの症例で，起立性低血圧や褥瘡・拘縮がリハの阻害因子となっていた．主治医は早期に神経因性膀胱に対してビデオウロダイナミックスによる評価と排尿管理，排便評価と排便方法の選択，起立性低血圧に対する総合的な医学的管理などを行った．今後はこれらに対する医学的治療の強化と，総合的なリハアプローチが必要で，短期的目標は座位の安定と食事動作獲得，長期的目標は車いすADL自立と自宅復帰，復職である．

知っ得 サイドメモ

C6頸髄損傷において深指屈筋・浅指屈筋の痙縮による手指伸展制限が問題となる症例がある．この場合に，低周波刺激を行いながら浅(深)指屈筋にボツリヌス毒素注射を50単位程度ずつ行うことで，手指の他動的な伸展が容易となり，プッシュアップなどの動作が行いやすくなる．この際，ブロック前に手指の伸展を目的としたコックアップスプリントタイプの手関節装具をあらかじめ作製しておくと，ボツリヌス毒素の効果を長く持続することができる．

文 献

1) Mahoney FI, Barthel DW：Functional evaluation. The Barthel Index. *Maryland State Med J*, 14：61-65, 1965.
2) Grangwer CV, et al：Guide for the use of the uniform data set for medical rehabilitation. Uniform data system for medical rehabilitation. Project Buffafo General Hospital, New York, 1990.
3) Gresham GE, et al：The Quadriplegia Index of function (QIF)：Sensitivity and reliability demonstrated ina study of third quadriplegic patients. *Paraplegia*, 24(1)：38-44, 1986.
4) Whiteneck GG, et al：Quarifying handicap. A new measure of long-term rehabilitation outcomes. *Arch Phys Med Rehabil*, 73：519-526, 1991.

特集 もう悩まない！100症例から学ぶリハビリテーション評価のコツ

〈各論〉
V. 脊髄損傷
症例30 **対麻痺例（車いすレベル）**

吉川真理[*1]　和田　太[*2]

ポイント

- 脊髄損傷による対麻痺者の診察・評価では，脊髄損傷による運動・感覚麻痺などの随伴する障害，二次的合併症などを，系統的にもれなくチェックすることが重要である．
- 二次的合併症は発生するとプログラムが大きく遅延するため，予防，早期発見が重要である．
- 高位の胸髄損傷では体幹機能低下，下肢の強い痙縮などが特に問題となる．呼吸障害や自律神経障害が見逃されやすいので注意が必要である．
- 若壮年の対麻痺者（完全損傷）は車いすでの ADL が自立できる．復学・復職を視野に入れて評価を行う．

症例

通勤中にバイクによる単独事故で受傷した33歳，男性．近医へ救急搬送され，第10胸椎破裂骨折の診断で保存的治療を受けた．対麻痺が残存し，受傷1か月後にリハを目的に当院へ転院した．

さぁ，どうする？

1 問診前の情報収集のポイントは？（表1）

診療情報提供書や画像情報等から，**表1**に挙げる医療情報を事前に収集する．

2 問診でのポイントは？

麻痺の状況や痛み・しびれの場所，性状，程度を本人に確認する．痙縮による下肢の動きを麻痺の回復と誤認している場合もある．排尿・排便は，尿・便意（代償尿・便意を含め）の有無や回数，尿失禁の有無，内服の状況やカテーテルの使用状況などを確認する．自己導尿が導入されている場合は，1日の飲水量，回数やスケジュール，介助の状況が重要である．高位の胸髄損傷では，起立性低血圧や自律神経過反射，発汗障害などの自律神経症状も確認する．

精神状態や障害の受容についても把握する．特に，摂食や睡眠の不良は，うつ状態を反映しやすい．保険の種類（社会，労災，自賠責など）や障害者手帳申請の有無，家族構成・キーパーソンの有

表1．問診前の医療情報収集のポイント

1．診断名，損傷高位	・脊髄損傷／梗塞／硬膜下血腫，頸髄／胸髄／腰髄
2．発症原因・受傷日	・原因（事故の場合，交通事故，労災事故等） ・骨傷の有無，治療方法（保存あるいは手術（術式））
3．多発外傷の有無	
4．現病歴，治療経過	・随伴症状の状況 ・尿路感染，肺炎，褥瘡などの二次的合併症
5．既往歴，既存の合併症	
6．前医での検査画像所見	

無，生活や職場の状況や環境などは，社会復帰への有用な情報である．

3 診察のポイントは？（表2）

まず，血圧や脈拍，体温などの全身状態の把握を行う．転院時に，褥瘡や尿路の感染を併発していることも少なくない．通常の診察内容に加え，運動・感覚の状態や随伴する症状（疼痛，自律神経症状，膀胱・直腸機能障害），二次的合併症（褥瘡，異所性骨化，深部静脈血栓症，肺炎など）[1]を系統的にチェックする．

二次的合併症は発生するとプログラムが大きく遅延するため，予防，早期発見が重要である．褥

[*1] Mari YOSHIKAWA，〒802-0803 福岡県北九州市小倉南区春ヶ丘10-2 北九州市立総合療育センターリハビリテーション科
[*2] Futoshi WADA，産業医科大学医学部リハビリテーション医学講座，准教授

表2. 診察のポイント

1.	全身状態 バイタルサイン,栄養状態
2.	精神機能
3.	運動機能 筋力,関節可動域,筋緊張
4.	感覚機能 感覚(触圧覚,温痛覚,深部覚),疼痛
5.	膀胱直腸機能 陰部・肛門周囲の感覚,球海綿体反射,肛門反射,二次的合併症(尿路感染)
6.	呼吸機能 呼吸状態,咳嗽力,二次的合併症(肺炎)
7.	循環機能 起立性低血圧など
8.	四肢 周径,視診,触診,二次的合併症(異所性骨化,深部静脈血栓症)
9.	皮膚 皮膚状態のチェック,皮膚温,発汗,二次的合併症(褥瘡)
10.	基本動作能力 寝返り,起き上がり,端座位,立位

瘡は,圧迫部位の骨周囲から発生することも多く,触診が重要である.下肢深部静脈血栓症の初期症状は発赤やごく軽い腫脹が多く,見逃しやすい.下肢周径の計測は発症の際の判別に有用である.大関節に腫脹や可動域制限がある場合には,異所性骨化を考慮する.

麻痺への本人や家族のショックは大きく,問診,診察のなかでも,十分コミュニケーションをはかり,不安の解消に努める.

4 本症例の問診・所見のまとめ

- バイク事故による第10胸椎破裂骨折,保存的治療
- 完全対麻痺,第10胸髄節機能残存
- 椎体骨折以外の外傷はなく,軟性コルセット装着中
- 既往は特にない
- 妻,長女と3人暮らし,賃貸マンション2階で,エレベーターがない
- トラックの運転手
- 身体障害者手帳は未申請
- 両下肢と体幹の運動と感覚の麻痺があり,対麻痺の状態である
- 下肢の随意運動はなく,痙縮は強い
- 麻痺領域の感覚はほぼ脱失している
- 尿意・便意なし,介助での導尿中である
- 長座位・端座位の保持困難で,車いす-ベッド間移乗は全介助である
- 上衣の更衣は自立しているが,下衣は全介助である
- 入浴は全介助である
- 麻痺が回復しないことは前医で告知されているが,回復を期待している
- 今後,仕事が続けていけるかを心配している

5 何を評価するか?

神経学的評価(ISNCSCI;International Standards for Neurological Classification of SCI)[2]や徒手筋力テスト(MMT;Manual Mascle Test),関節可動域検査(ROM;Range of Motion),筋緊張の評価(MAS;modified Ashworth Scale)などは,診察に含めて行うことが多い.診察時に十分に評価できない項目は,必要に応じて追加して行う.図1に評価のフローチャートの1例を示す.診察同様にカテゴリーに沿って,系統的に行うべき評価を行うことが大切である.

これだけは外せない!!

1 神経学的評価

- ISNCSCIでは,定められたkey sensory point, key muscleの状態から機能残存レベルを決定し,S4,5の運動・感覚機能から完全・不全麻痺を区分,機能障害評価のAIS(ASIA Impairment Scale)を決定する.
- 完全麻痺,不全麻痺のどちらであるかは,回復の見込みや日常生活動作(ADL)の到達度に大きく影響する.脊髄ショック期を脱すれば,判別が可能である.

2 筋緊張(痙縮)の評価

- 下肢・体幹の過度の痙縮は,起居・移乗動作などを阻害し,転倒の危険を生ずる.
- 胸部の痙縮は胸部絞扼感として表現されることが多い.
- 夜間の痙縮は不眠の原因となる.
- 痙縮の増強は褥瘡や急性腹症等の炎症・疼痛で生じ,注意が必要である.

3 上肢機能・体幹機能の評価

- 多発外傷等や加齢疾患で上肢機能低下があると,大きくADLが制限される.
- 上肢や肩甲帯の筋力は通常以上に必要であるが,高齢者では過用に注意する.
- 高位の胸髄損傷では体幹保持機能障害が問題と

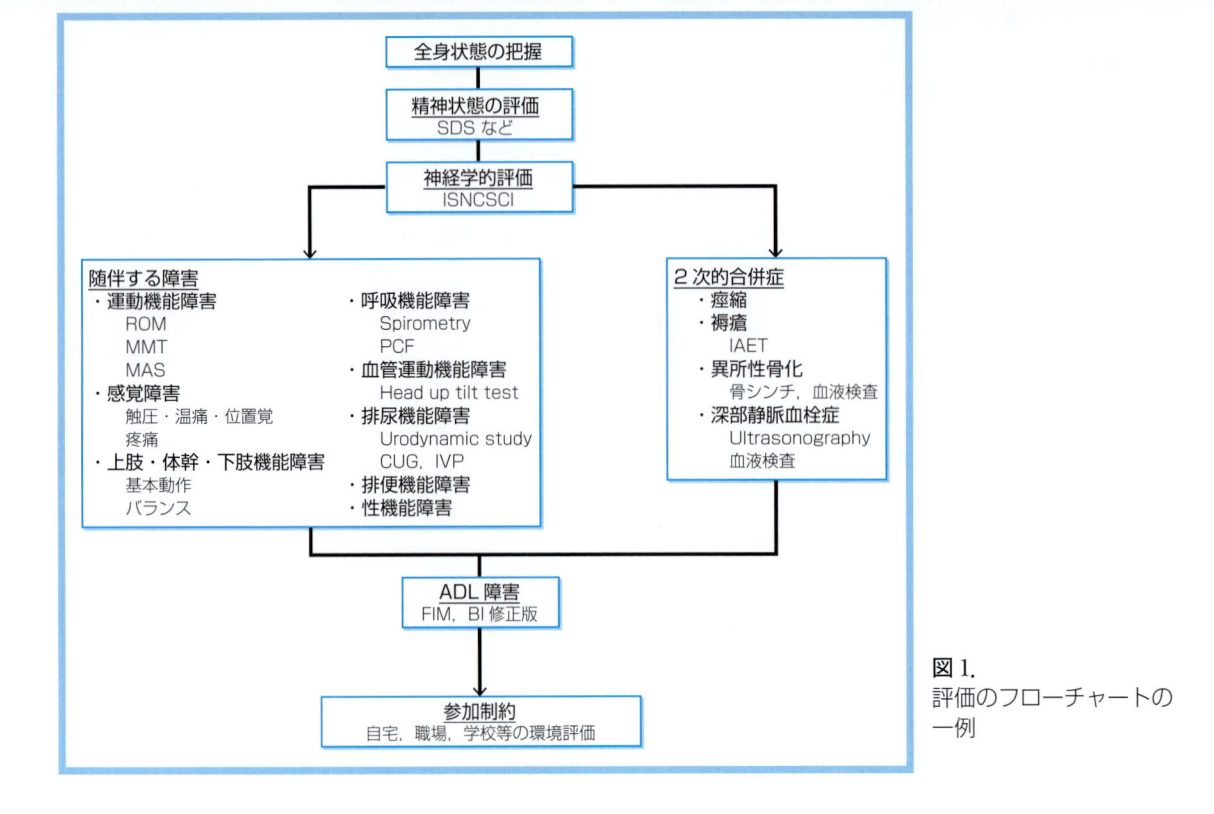

図1. 評価のフローチャートの一例

なる．

- 体幹の柔軟性は基本動作に大きく影響する．脊椎の骨折や内固定により制限されることも多い．

4 呼吸障害の評価

- 肋間筋や腹筋の麻痺がある場合は咳嗽が不十分となる．必要に応じて，PCF（peak cough flow），スパイロメトリーの評価を行う．

5 排尿障害の評価

- 自己導尿では，チェック表（導尿量，施行した時間など）を活用する．
- 自尿がある場合は，残尿のチェックが重要である．
- 上部・下部尿路の状態の把握には，尿流動体検査や造影検査も行われる．

6 性機能障害の評価

- 本人からの訴えが少なく，見過ごされることが多いので配慮が必要である．

7 ADLの評価

- 対麻痺者の多くは，車いす上でのADLがほぼ自立できるが，上肢・肩甲帯の合併損傷がある場合や高位胸髄損傷では一部制限されることがある．
- 尿路管理，特に自己導尿の自立は重要である．

- 脊髄損傷用の評価としては，SCIM（Spinal Cord Independence Measure）[3]がある．

8 ADL到達の予後予測

- 完全麻痺で合併症がない場合はADL到達の予後予測を行いやすい[4]が，不全麻痺や合併症がある場合には機能，能力の面から総合的に判断する．

評価をまとめよう!!

1. 神経学的評価
   - ISNCSCI 機能残存レベル：右T10　左T10，完全麻痺，AIS A（運動：上肢25+25=50，下肢0+0=0，感覚：触覚34+34=68，痛覚34+34=68）
2. 筋緊張の評価
   - 下肢はMAS 3と著明な痙縮あり
3. 疼痛の評価
   - 麻痺領域，境界領域に疼痛なし
4. 上肢・体幹機能の評価
   - 肩甲帯はMMT 4レベルで，プッシュアップ動作は不十分である
   - コルセット着用中，座位保持は介助なしでは10秒以下である
5. 呼吸障害の評価
   - 自己で喀痰の喀出は良好である
6. 排尿・排便障害の評価
   - 低活動性膀胱で尿意なし
   - 排泄性尿路造影（IVP；Intervenous Pyelography）では

- 水腎症，尿管拡張の所見なし
- 膀胱尿道造影(CUG；Cystourethrograpy)では，膀胱変形はあるが，膀胱尿管逆流の所見なし
- 排便コントロールに緩下剤と座薬が必要である
7. 性機能障害
    - 勃起・射精障害あり
8. 二次的合併症
    - なし
9. ADL の評価
    - FIM 70/126(食事，整容，認知機能以外の項目で減点あり)

いざ処方へ!!

本症例での問題点をまとめると，以下のようになる．
#1.1 完全対麻痺　第10胸髄節機能残存　#1.2 残存筋力低下(上肢，体幹)　#1.2 痙縮　#1.3 膀胱直腸障害　#2.1 基本動作障害　#2.2 起立歩行障害　#2.3 応用動作障害　#2.4 ADL 制限　#3.1 家屋改修　#3.2 復職

上肢，体幹の残存筋の筋力強化と体幹の姿勢コントロールが，ADL 向上のための鍵となる[5]．また，動作を阻害している痙縮のコントロールが重要である．関節可動域訓練，筋力訓練等で二次的合併症をできるだけ予防し，体力の増強をはかる．床上での基本動作，移乗動作，車いす操作，応用動作の訓練を進め，予後予測に基づき ADL を拡大していく．自宅復帰，復職[6]へのプログラムを進めていく．

<PT>

上肢，肩甲周囲の筋力強化，体幹の筋力強化を行う．関節可動域訓練やストレッチを十分に行い，ADL の改善につなげる．開放運動連鎖(OKC；open kinetic chain)，閉鎖運動連鎖(CKC; closed kinetic chain)を適切に使い分けて，端座位，長座位保持，プッシュアップ，麻痺肢の動かし方，寝返り，起き上がりなどの基本動作を習得する．車いすでの移乗は，いわゆる横乗りを訓練し，余裕があれば床との移乗訓練も行う．車いすのキャスター挙げが身につけば，段差やスロープでの操作が容易となる．また，下肢装具を利用した起立歩行訓練を積極的に行う．

<OT>

上肢の筋力強化訓練を行う．更衣やトイレ動作などの基本的 ADL 訓練に加え，車いすを使用した家庭内や屋外で必要となる動作などの，応用的 ADL 訓練を行う．自家用車を移動手段とするため，車への移乗動作や車いすの積み込みを習得し，車の改造を進める．自宅復帰に向けて家屋評価を行い，車いすでの生活で不自由がないように環境整備を検討する．また，復職に向けてアプローチを行う．

結果

肩甲帯の筋力低下と強い痙縮のため，起居動作は困難であった．バクロフェン内服を始め，肩甲帯を中心にストレッチを行った後に，肩甲帯や上肢の筋力強化訓練を実施した．車いすでの ADL が自立したが，装具を使用した歩行は訓練レベルにとどまった．自己導尿は順調に確立した．住居は現在の住居から平屋の実家に移すこととし，改修を着手した．職場は退職扱いとなり，今後再就職をめざし，職業訓練校へ通う予定となった．

文献

1) 横山　修：脊髄損傷の合併症．総合リハ，40：551-555，2012．
2) American Spinal Injury Association：http://www.asia-spinalinjury.org/elearning/ISNCSCI.php
3) Catz A, et al：SCIM-spinal cord independence measure：a new disability scale for patients with spinal cord lesions. *Spinal Cord*, 35(12)：850-856, 1997.
4) 小川清弘，田中宏太佳：脊髄損傷の機能予後．総合リハ，40：543-549，2012．
5) 和田　太：脊髄損傷患者のリハビリテーション．総合リハ，40：538-541，2012．
6) 池田篤志，古澤一成：脊髄損傷―社会生活上の課題　職業生活．総合リハ，39：651-655，2011．

特集 もう悩まない！100症例から学ぶリハビリテーション評価のコツ

〈各論〉
V．脊髄損傷
症例31 対麻痺例（歩行レベル）

中村 健*

ポイント

- 脊髄損傷の場合，運動機能における神経損傷高位によって能力的な予後予測が可能であり，神経損傷高位の正確な評価が重要である．
- 感覚障害，膀胱直腸障害，自律神経障害は，ADL能力に影響する可能性があり，その評価も重要である．
- 脊髄損傷の原因は外傷によるものが多く，頭部外傷や骨傷などの合併症についてもチェックする．
- 不全麻痺の場合は，経過とともに残存運動機能が変化する場合が多く，能力的な予後を判断するためには時間を要する．

症例

23歳，男性．1か月前にバイクにて走行中に転倒し，腰背部を打撲し両下肢の脱力出現．急性期病院にて第12胸椎の破裂骨折を認め，固定術を施行される．両下肢の麻痺残存し脊髄損傷後対麻痺の診断にて，回復期リハ病院へ転院となる．

さぁ，どうする？

1 問診のポイントは？（表1）

急性期病院からの紹介状より受傷時の状況，治療内容と経過，脊髄損傷以外の合併症の有無，既往歴等の情報を得ることは重要である．特に観血的治療の有無など治療に関することについては，本人や家族から十分な情報を取集できない可能性が高い．もし，情報が不十分な場合は，前医に直接問い合わせることも必要である．

問診は，本人のみではなく，家族とともに行うことが重要である．受傷時の状況は，紹介状に記載されていても，不十分な場合がある．脊髄損傷の場合，交通事故や労働災害の場合があり，補償問題や経済的な面で影響することがあるため，確認しておくことが重要である．その他，既往歴，受傷前の生活状況，職業あるいは学校，家族背景，家屋状況などの情報も得る必要がある．また，前医より，疾患についてどの程度の説明を受けているかを聞いておくことも重要である．急性期病院

表1．問診のポイント

1．紹介状より
・診断名
・受傷時の状況
・治療内容と経過（骨傷の有無，損傷部の不安定性の有無，観血的治療の有無，投薬内容，検査所見，リハの内容と経過など）
・脊髄損傷以外の合併症の有無（他の骨折，脳挫傷など）
・合併症がある場合はその治療内容と経過
・既往歴
・治療内容など情報が不十分なときは，前医に問い合わせる

2．本人より
・受傷時の状況（交通事故，労働災害などの確認も含めて）
・既往歴（受傷以前の内服薬も含めて）
・受傷前の生活状況（生活スタイル，経済状況など）
・職業あるいは学校（職種，学年など）
・家族背景（配偶者と子どもの有無，同居の家族構成など）
・家屋状況（借家か持家か，アパートか一戸建てか，トイレは和式か洋式か，入り口の段差，階段の有無，ベッドの有無など）
・前医での説明内容（病態，障害の内容や予後など）

3．家族より
・本人の状況により（頭部外傷の合併など），本人からの情報が不十分な場合は家族に確認する
・前医における家族に対する説明内容（本人と家族が異なる説明を受けている場合もある）

---

* Takeshi NAKAMURA，〒641-8509 和歌山県和歌山市紀三井寺811-1 和歌山県立医科大学リハビリテーション医学講座，准教授

では，障害の予後については全く説明を受けていない場合もある．また，予後については，本人と家族が異なる説明を受けている場合もあるので注意が必要である．

2 診察のポイントは？

脊髄損傷以外の合併症がないか，認知機能面，一般理学的所見も含め全身状態をしっかり診察することが重要である．

脊髄損傷に対する診察では，運動機能，感覚機能，自律神経機能（起立性低血圧，自律神経過反射），膀胱直腸機能，関節可動域，褥瘡の有無を評価する．運動機能は徒手筋力テストを用いて，各髄節の支配筋ごとに評価を行い，筋トーヌスの亢進の有無も評価する．感覚障害も各髄節の支配皮膚領域ごとに触覚，痛覚の評価を行う．また，完全麻痺の有無を判断するために，第4, 5仙髄(S4, 5)領域(肛門括約筋，肛門周囲感覚)における運動機能と感覚機能の評価は重要である．自律神経機能における起立性低血圧や自律神経過反射については，頸髄損傷や上位胸髄損傷に合併することが多い．膀胱直腸障害については，すべての脊髄損傷において障害されている場合があり，尿意や便意の有無，自排尿や自排便の可否，失禁の有無などを評価する．関節可動域制限は，運動能力に影響することもあり，股関節，膝関節，足関節の可動域評価は重要である．また，足趾において槌趾や鉤爪趾変形の有無も評価する．褥瘡の評価は，リハビリテーション（以下，リハ）を行ううえでも非常に重要である．脊髄損傷者の場合，褥瘡が表面にできる前に皮下のみに存在している場合があり，坐骨や仙骨部など褥瘡好発部位は，視診のみで評価するのでなく触診を行い，皮下の状態を評価することが重要である．また，皮下の評価にはエコーが有用である．

3 本症例の所見のまとめ

- バイク転倒による自損事故にて受傷
- 急性期病院にて脊髄損傷と診断され，第12胸椎破裂骨折を認めたため観血的固定術を施行されている
- 受傷直後より，対麻痺出現しており残存している
- 脊髄損傷以外の外傷，既往症はない
- 急性期病院にてリハ施行されており，車いす移乗は自立可能となっている
- 前医からは，障害の予後については説明を受けていない
- 大学4年生であり，就職活動中である
- 未婚であり，両親の持家である一戸建てに両親と同居中，部屋は2階である
- 上肢の筋力低下はなく，下肢筋力は腸腰筋(第2腰髄領域：L2)両側5，大腿四頭筋(L3)両側3，前脛骨筋(L4)両側0，長趾伸筋(L5)両側0，腓腹筋(S1)両側0であり，肛門括約筋(S4, 5)の随意収縮も認めない
- 感覚は，触覚と痛覚ともに，第12胸髄領域(T12)までは正常，L1, 2は鈍麻，L3以下は消失している
- 尿意は感じることがあるが，自排尿は不能である
- 便意はなく，自排便はなく便失禁を認める
- 上下肢における関節可動域制限，坐骨部，仙骨部等の褥瘡は認めない

4 何を評価するか？

- 全身状態
- 運動機能
- 感覚機能
- 自律神経機能
- 膀胱直腸機能
- 関節可動域
- 褥瘡の有無

これだけは外せない!!

ASIA(American Spinal Injury Association)によって神経学的および機能的分類の基準が示されており，運動機能と感覚機能から評価する．現在，脊髄損傷の評価基準として一般的に用いられており，神経損傷高位を決定し能力的な予後予測を行い，リハ内容とゴール決定をするのに有用である．

その内容は，運動スコア(motor score)，知覚スコア(sensory score)，神経損傷高位(neurological level)，完全麻痺あるいは不全麻痺(complete or incomplete)，ASIA機能障害スケール(ASIA impairment scale)，部分的神経機能残存領域(zone of partial preservation)，臨床症状分類(clinical syndromes)よりなっている(図1)．

1 運動スコア

運動スコアは，上肢，下肢の脊髄髄節ごとの各5筋をkey muscleとして左右を徒手筋力テストで評価し，総合得点で評価する．

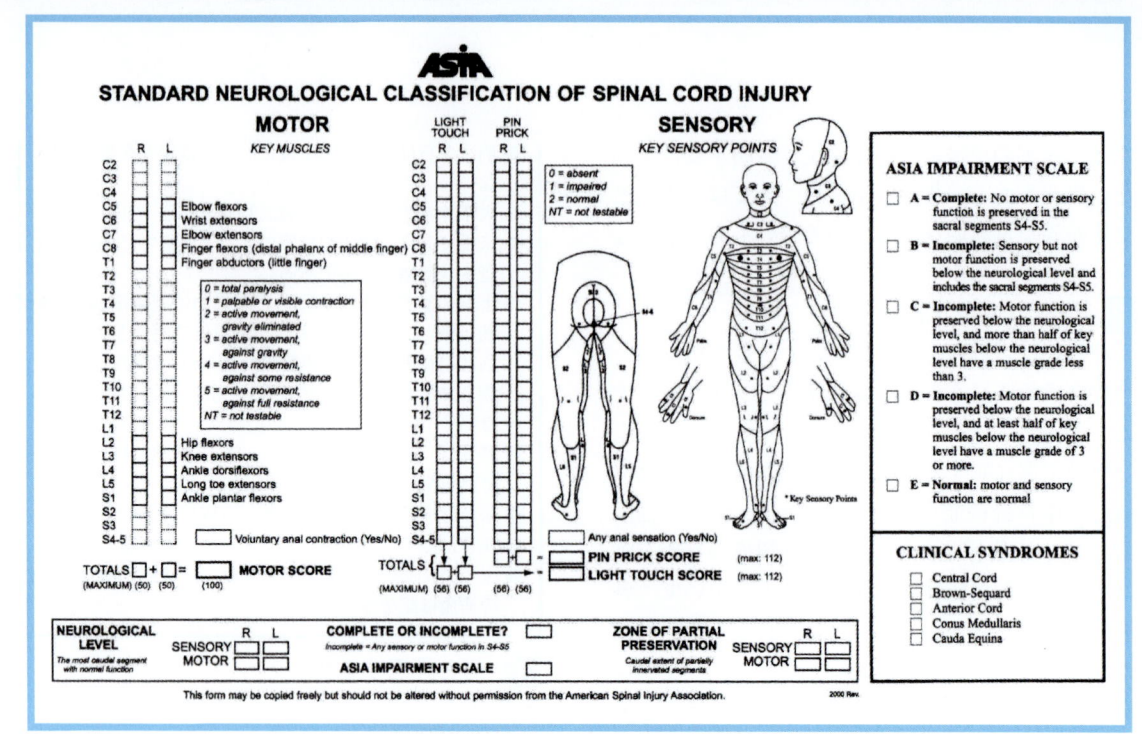

図 1. ASIA による神経学的評価

2 知覚スコア

知覚スコアは，頸髄 2 髄節（C2）から S4, 5 までの 28 の皮膚髄節に分け，左右の触覚と痛覚を正常が 2，低下が 1，脱失が 0 の 3 段階に分け評価し，総合点で評価する．

3 神経損傷高位

神経損傷高位は機能が残存している最下位の髄節高位で示す．筋力が 3 であっても，そのすぐ頭位の筋力が 4 か 5 であれば残存髄節筋とする．

4 完全麻痺か不全麻痺

完全麻痺あるいは不全麻痺は，脊髄の最尾側にある S4, 5 の運動と知覚が完全に消失しているものを完全麻痺とし，それ以外を不全麻痺とする．

5 ASIA 機能障害スケール

ASIA 機能障害スケールは，運動機能と知覚機能の障害程度によって A～E の 5 段階に分類されている．

6 部分的神経機能残存領域

部分的神経機能残存領域は，損傷高位から尾側に部分的に残存している運動機能と知覚機能の領域である．

7 臨床症状分類

臨床症状分類は，中心損傷（central cord），半側損傷（Brown-Sequard），前方損傷（anterior cord），脊髄円錐損傷（conus medullaris），馬尾損傷（cauda equina）より選択する．

評価をまとめよう!!

1. **ASIA による神経機能評価**
   - 運動スコア：右 33, 左 33, 合計 66
   - 知覚スコア：触覚；右 40, 左 40, 合計 80
     　　　　　痛覚；右 40, 左 40, 合計 80
   - 神経損傷高位：
     感覚；右 T12, 左 T12（触覚，痛覚ともに L1 以下に鈍麻，L3 以下消失）
     運動；右 L3, 左 L3（筋力：L2 両側 5, L3 両側 3, L4 以下両側 0）
   - 完全麻痺か不全麻痺：完全麻痺（S4, 5 の知覚と運動が完全に消失）
   - ASIA 機能障害スケール：A（S4, 5 の知覚と運動が完全に消失）
   - 部分的神経機能残存領域：知覚；右 L1-2, 左 L1-2
2. **膀胱直腸障害**
   排尿障害あり，排便障害あり
3. **自律神経障害**
   起立性低血圧なし，自律神経過反射なし
4. **関節可動域**
   制限なし
5. **褥瘡**
   なし

いざ処方へ!!

　脊髄損傷の場合，完全麻痺であれば運動機能における神経損傷高位によって，能力的予後を決めることが可能である．つまり，完全麻痺の場合，能力予後を目標としたリハ処方を立てることが重要である．しかし，不全麻痺では，長期間の経過により麻痺が改善し神経損傷高位が変化する可能性がある．このため，能力予後の目標が経過とともに変化し，リハ処方を修正する必要がある．

　本症例は完全麻痺であり，能力予後の目標設定が可能である．完全対麻痺の場合，神経損傷高位がL2以上であれば，能力的には実用的な歩行自立は難しく，車いすを使用した日常生活の自立が目標となる．一方，神経損傷高位がL3以下であれば，大腿四頭筋が使用可能なため実用的な歩行が可能となり，歩行による日常生活自立が目標となる．つまり，本症例は運動機能における神経損傷高位がL3であるため，歩行による日常生活自立が目標となる．リハ処方は，歩行による日常生活自立を目標としてプランを立てる必要がある．

　本症例の問題点とリハ処方を示す．

〜問題点〜
#1 脊髄損傷　#2 完全対麻痺(損傷高位L3)　#4 感覚障害　#5 膀胱直腸障害　#6 立位・歩行障害　#7 ADL障害　#8 自宅復帰　#9 社会復帰

〜リハ処方〜
<PT>
- 残存筋筋力訓練(特に大腿四頭筋の筋力強化)
- 関節可動域訓練(特に足関節の尖足予防)
- 立位・歩行訓練(装具の作製)

<OT>
- 起立訓練(床上からの起立)
- ADL訓練(更衣動作訓練，トイレ動作訓練，入浴動作訓練)
- 自己導尿訓練
- 家屋評価

結果

　大腿四頭筋は，両側ともに5まで改善を認めたが，前脛骨筋，長趾伸筋，腓腹筋の筋力は0のまま改善は認めなかった．歩行は，大腿四頭筋筋力の増強に伴い，両側の短下肢装具とロフストランド杖を使用し自立歩行可能となった．さらに，歩行耐久性と安定性も日常生活に耐えうるレベルとなり，実用歩行を獲得した．

　日常生活動作においても，更衣動作，入浴動作などすべて自立した．また，膀胱直腸障害は改善なく，排尿については導尿が必要となったが，自己導尿を習得し自立した．

　自宅復帰に向け玄関，トイレ，浴室などに手すりを取り付けた．手すりを使用すれば階段の昇降も可能であり，自宅2階の自室をそのまま使用することとし自宅復帰した．

　今後は，公共交通機関を利用して大学への通学も可能であり復学予定である．また，就職活動も再開する予定である．

知っ得 サイドメモ

　脊髄など中枢神経が完全に損傷された場合，末梢神経とは異なり神経再生は起こらず，脊髄損傷における完全麻痺では，麻痺の改善は起こらないとされている．しかし，近年になり，損傷中枢神経を再生する新たな治療が試みられている．最も期待されているのは，人工多能性幹細胞(iPS細胞)由来神経幹細胞，成体嗅粘膜などの神経幹細胞移植による神経再生への取り組みである．既に，動物実験において脊髄損傷に対してその有効性が確認されている．さらに，臨床試験も開始されているが，現時点では実用的な機能獲得には至っておらず，神経幹細胞移植術とリハ併用による効果への期待が高まっている．

文献

1) 陶山哲夫：ASIA, Frankel, Zancolli. 臨床リハ，14(7)：660-666, 2005.
2) 田島文博，緒方　甫：脊髄損傷における予後予測．臨床リハ，7(4)：369-379, 1998.

特集 もう悩まない！100症例から学ぶリハビリテーション評価のコツ

〈各論〉
V．脊髄損傷
症例32　高齢の不全頚髄損傷例

森　俊樹*

ポイント

- 高齢者の頚髄損傷は平地での転倒などの軽微な外傷で受傷することが多い．
- その多くは中心性頚髄損傷による不全四肢麻痺で，下肢に比べて上肢の運動麻痺が重い．
- 四肢の疼痛，しびれ，痙縮，拘縮などが障害を増幅させ，ADLを低下させる．
- 最終的には歩行可能になる症例も多いが，上肢の障害が残り介護が必要となることが多い．

症例

74歳，男性．駅のホームで躓いて転倒し，頭部を打撲した．受傷直後から意識は清明だったが，四肢を全く動かせなかった．救急病院に搬送後，頚髄損傷と診断され保存的加療を受けた．約2か月後にリハ継続の目的で，脊髄損傷専用病棟を持つ某医療センターに転院した．

さぁ，どうする？

1　診察前のポイントは？

診察に臨む前に，まず診療情報提供書などから重要な情報を収集する．

1）神経学的レベル，臨床的症候群など

受傷機転，神経学的所見の経過，特に障害の高位や程度についての情報を得る．

2）今までの治療内容，手術術式，固定の予定期間

急性期病院での治療内容，手術が施行されたならばその術式，カラーなどで固定がされているならばその予定期間についての情報を得る．

3）インフォームドコンセントについて

病状・予後について，前医ではどんな説明がされているか．本人には一切詳しい話がされてないこともある．逆に，厳しい予後についての話がされていても，本人の頭に残っていないこともある．家族からも話が聞けると良い．

4）画像情報，検査データをみる

血液検査結果，X線写真，MRIなどの情報に目を通す．不足している情報があれば前医に問い合わせるか，検査をオーダーする．

5）ADL，食事，排泄，睡眠の状態などを知る

食事形態や喫食量，排泄の状態，睡眠の状態，訓練中の様子などは，看護サマリー，リハビリテーション（以下，リハ）サマリーから情報を収集する．

2　問診のポイントは？（表1）

（1）現在の症状，今までの経過などを患者自らに語らせる．傍らに腰掛けてじっくり話を聞くという態度を示すと良い．急性期病院の医師の多くは非常に多忙なため，患者とゆっくり話ができていないことも多い．

（2）問診しながら，患者の認知能力，病識の有無，心理状態などを探る．本人，家族それぞれが障害をどう受け止めているか，リハに対する期待などを傾聴する．疼痛，食欲，睡眠の状況などを聞き，抑うつの状態にないか判断する．

（3）家族背景について聞く．配偶者も高齢であるため，介護力は不足していることが多い．最近は独居高齢者も多く，キーパーソンが存在しないこともある．

（4）家屋環境について聞く．賃貸住宅では改修の可否，集合住宅の場合は特にエレベーターの有無などが重要である．

（5）経済状況が困窮している場合などには，ケースワーカーに相談できるよう手配する．

---

* Toshiki MORI, 〒221-8601　神奈川県横浜市神奈川区富家町6-6　済生会神奈川県病院リハビリテーション科，副部長

表1. 問診のポイント

1. 現在の症状, 今までの経過	今の症状に対して病識があるか？ 経過が時系列で正しく説明できれば, 認知は正常である
2. 疼痛の状態, 食欲や睡眠の状況, 障害受容, リハ意欲	疼痛の状況は本人にしかわからないが, VAS(visual analog scale)などで表現させる. 食欲や睡眠の状態を問い, 重度の抑うつ状態にないか評価する. 障害受容については, 特に不全麻痺の場合はデリケートな問題である
3. 家族背景	家族の年齢, 健康状態, 就業状態など 自宅退院後に介護が必要になった場合の介護力の有無を推測する
4. 家屋環境	家屋周囲の環境, 間取り, 段差の有無, 改修の可否, エレベーターの有無など
5. 仕事の内容, 経済状況	経済的状況は退院先を決定する際にも重要である. 本人が仕事をしている場合, 復職の可能性も評価する. 退職に伴う経済状況の変化の問題も生じうる

表2. 診察のポイント

1. 意識, 認知, 精神, 心理
2. 筋力, 感覚, 関節可動域, 痙縮
3. 肛門の随意収縮, 感覚, 反射
4. 疼痛
5. 血圧, 脈拍, 体温, 自律神経過反射の有無
6. 呼吸機能
7. 排泄機能
8. 褥瘡
9. 嚥下機能
10. 合併症の状態

3 診察のポイントは？(表2)

(1) 情報提供書の内容は参考にするが, 先入観を持たずに必ず自らも所見を取る. ASIAの図表を用いて一通り key muscle の筋力, 感覚の所見をとる. 関節可動域(ROM)と, MAS(Modified Ashworth Scale)による痙縮の評価をする.

(2) 肛門の随意収縮, 感覚, 肛門反射, 球海綿体反射をみる. 不全損傷でもこれらが様々な程度に障害されることがある.

(3) 疼痛の部位と程度をみる. 発赤や腫脹を伴うこともある. 異常な痛み(アロディニア)は日常生活動作(ADL), 生活の質(QOL)を低下させる.

(4) 体位変換時の血圧, 脈拍を測定する. 自律神経系の障害により, 血圧の乱高下が起きやすい. 体温調節障害による「うつ熱」にも注意する.

(5) 呼吸筋麻痺により拘束性呼吸機能障害を呈する. 排痰が困難になり誤嚥性肺炎を起こしやすい. 簡易的に肺活量, PCF(Peak Cough Flow)を調べ, 低下している場合は呼吸リハを処方する. 睡眠時無呼吸症候群の合併も多く, 疑いがあればポリソムノグラフィーで検査する.

(6) 排泄法を評価する(本誌 p.167~171,〈各論〉V. 脊髄損傷 症例34 排尿障害(核上性), p.172~175,〈各論〉V. 脊髄損傷 症例35 排便障害を参照).

(7) 褥瘡が隠れていることもあり, 殿部, 踵などもみる. 褥瘡があれば, 皮膚・排泄ケア(WOC)認定看護師と連携をとる.

(8) 嚥下障害を合併することは珍しくない. 外傷が直接延髄に及ぶことは少ないが, 頸部の可動性の低下, 頸椎の骨棘, 前方アプローチの手術歴, 脳血管障害による仮性球麻痺の既往などが影響しうる. 入院後初回の食事場面を必ず観察する.

(9) 高血圧, 糖尿病, 脳血管障害等などを合併していることが多い. 腸閉塞, 尿路感染症, 深部静脈血栓症, 肺炎などの既往は再発することもあり要注意である.

4 本症例の所見のまとめ

- 受傷後約2か月, 急性期病院を経て転院してきた頸髄損傷症例
- 認知障害はないが, やや抑うつ的で夜間は不眠気味
- MMT(右/左)肘屈曲 4/3, 手関節背屈 2/2, 肘伸展 3/2, 手指屈曲 1/1, 股関節屈曲 4/3, 膝伸展 3/2, 足関節背屈 2/1, 足関節底屈 2/1
- 感覚：C6 領域以下, light touch, pin prick ともに鈍麻
  ASIA Motor：右 24/50, 左 17/50
  Light touch：右 32/56, 左 32/56
  Pin prick：右 32/56, 左 32/56
- 手指は全体に腫脹し DIP, PIP, MP の屈曲・伸展制限, 両手関節は伸展約30°, 両肩関節は屈曲, 外転とも約90°, 外旋10°の可動域制限あり. また四肢に痙縮(MAS1+~2程度)あり
- 両肩から前腕にかけての疼痛としびれの自覚あり
- 膀胱留置カテーテル留置中

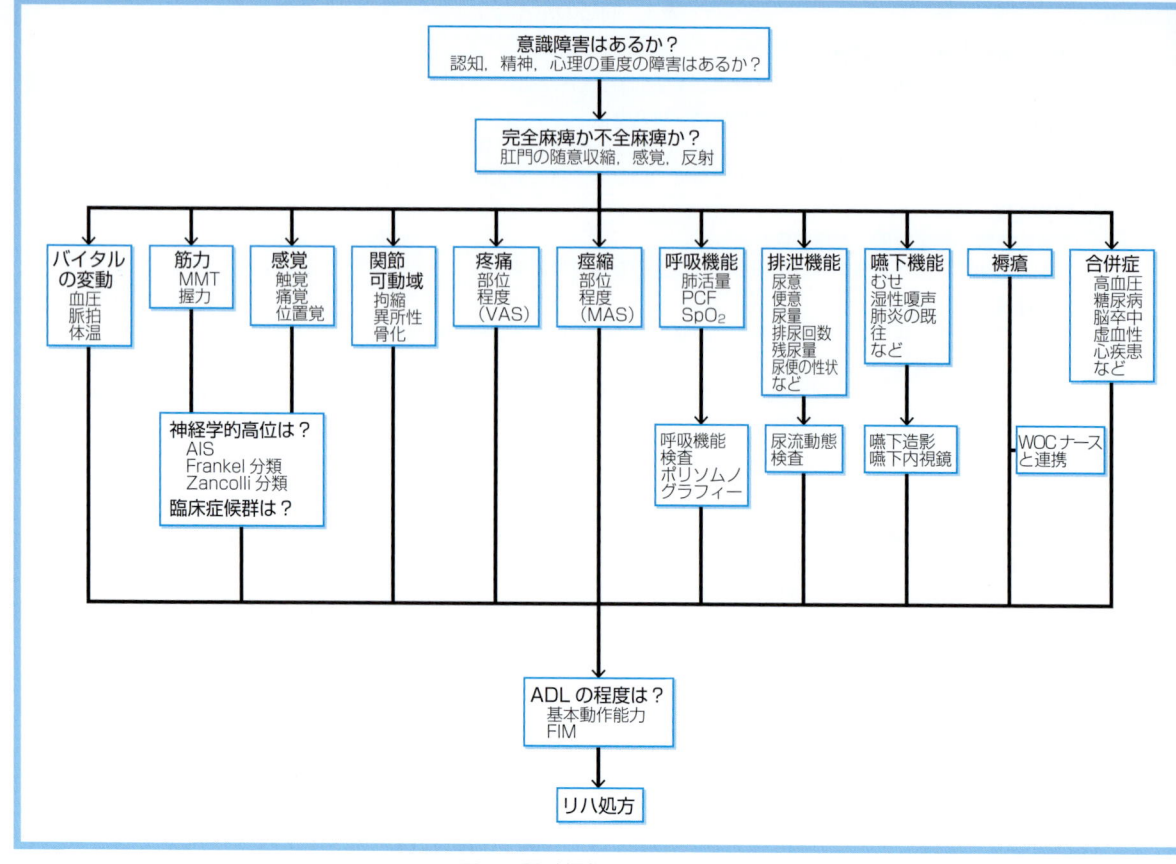

```
                     意識障害はあるか？
                  認知，精神，心理の重度の障害はあるか？
                              │
                     完全麻痺か不全麻痺か？
                       肛門の随意収縮，感覚，反射
                              │
  ┌──────┬──────┬──────┬──────┬──────┬──────┬──────┬──────┬──────┬──────┬──────┐
バイタル  筋力    感覚    関節    疼痛    痙縮    呼吸機能 排泄機能 嚥下機能 褥瘡    合併症
の変動   MMT    触覚    可動域   部位    部位    肺活量   尿意    むせ           高血圧
血圧    握力    痛覚    拘縮    程度    程度    PCF    便意    湿性嗄声        糖尿病
脈拍           位置覚   異所性   (VAS)   (MAS)   SpO₂   尿量    肺炎の既       脳卒中
体温                   骨化                           排尿回数  往           虚血性
                                                     残尿量   など          心疾患
           神経学的高位は？                            尿便の性状                など
            AIS                                      など
            Frankel分類
            Zancolli分類                    呼吸機能   尿流動態  嚥下造影   WOC ナース
           臨床症候群は？                    検査     検査     嚥下内視鏡  と連携
                                           ポリソムノ
                                           グラフィー
  └──────┴──────┴──────┴──────┴──────┴──────┴──────┴──────┴──────┴──────┴──────┘
                              │
                         ADL の程度は？
                          基本動作能力
                             FIM
                              │
                           リハ処方
```

図 1. 頸髄損傷の評価の流れ

- 呼吸苦の訴えなし，％VC 60％，PCF 350 l/分，SpO₂ 98％
- 食事中，むせはない．食事の終わりには収縮期血圧が 60 台に低下する
- 併存症に糖尿病（インスリン使用）がある
- 妻 72 歳，会社員の長男 42 歳の 3 人家族．住居は本人の持ち家（2 階家の戸建て）

5 評価の流れ（図 1）

表 1 と表 2 で挙げた評価項目をフローチャートに示す．

これだけは外せない!!

- Frankel 分類，ASIA 神経学的評価，Zancolli 分類については，「外せない」評価法であるが，他稿を参照されたい（本誌 p. 146〜147，〈各論〉Ⅴ．脊髄損傷　症例 29 C6 頸髄損傷例，p. 156，〈各論〉Ⅴ．脊髄損傷　症例 31 対麻痺例（歩行レベル））．
- MRI T2 強調画像が脊髄の病変（浮腫，出血，圧迫，軟化巣など）を鋭敏に描写するが，その所見のみから機能予後を判定するのはなかなか難しい．脊柱管変位（骨折，骨片占拠率，骨棘等）の評価には CT が有用である．

評価をまとめよう!!

1. **運動・感覚機能**
   - 不全四肢麻痺：Frankel C, AIS（ASIA impairment scale）C, Zancolli ⅡA
   - 感覚障害：左右とも C6 領域以下で触覚，痛覚ともに鈍麻
   - ROM 障害：肩関節，手関節，手指の可動域制限あり
   - 痙縮：両側の肩，肘，手，手指，膝，足に MAS1＋〜2 程度あり
2. **膀胱直腸障害・自律神経症状**
   - 排尿障害：膀胱留置カテーテル留置中
   - 排便障害：週 2 回ベッド上で摘便
   - 起立性低血圧あり
3. **呼吸機能**
   - 拘束性換気障害
4. **嚥下機能**
   - 明らかな異常なし
5. **基本動作**
   - 寝返り：部分介助
   - 座位保持：中等度介助
   - 立位保持：重介助
6. **ADL**
   - 食事は万能カフと太柄のスプーンで自立
   - 他は全介助

● FIM (Functional Indepenelence Measure)：運動 18 点，認知 35 点

いざ処方へ!!

到達目標がレベルごとに確立している完全損傷と異なり，不全損傷は麻痺自体が複雑なうえに痙縮，疼痛などの要素が複雑に絡み合い，ゴール設定を困難にする．そのため個々の症例にテーラーメイドで対応する必要がある．

＜PT＞
● 関節可動域の確保（四肢の大関節，体幹）
● 痙縮のある筋の持続伸長
● 上下肢，体幹の筋力増強訓練
● 基本動作訓練：寝返り，起き上がり，座位保持などを行う．座位になるときは血圧を経時的に測定する．血圧が低いときや，「ボーっとする」などの訴えがあれば，下肢を挙上し上体を倒す．
● 車いすからベッド間の移乗動作訓練
● 立ち上がり，立位，歩行訓練：不全損傷患者は歩行に対する意欲が強い．血圧に注意しつつ下肢装具を使用して立位訓練を行う．Frankel Dレベルになれば，個々に合わせた免荷での歩行訓練，手すりや補助具などを用いた訓練へと進める．位置覚障害が重度の場合，重錘などで感覚入力を強化する．
● 耐久性向上訓練：高齢者は疲労しやすいことに注意し，徐々に耐久性を上げる．
● 上肢機能に合わせ，保持可能な適切な歩行補助具，車いすの選定をする．

＜OT＞
● ROM訓練（特に上肢）：急性期から継続した痙縮，拘縮の予防への配慮が必要である．患者は痛みやしびれのある上肢への接触を嫌がる．しかし，訓練によりROMが改善すると痛みも軽減し，その結果ADLも改善してくる．スケーターボード，スプリントなどを適宜利用しアプローチする．
● 筋力増強訓練
● 上肢巧緻性訓練：麻痺や痙縮の程度などから総合的な上肢機能向上の目標を立ててアプローチする．経時的に簡易上肢機能評価（STEF）で評価する．
● ADL訓練：食事動作から開始し，移乗，更衣，排泄動作などに拡大する．特に，自己導尿の訓練

には時間と根気を要す．必要な自助具や福祉用具の環境を整える．
● 自宅への退院が現実的になれば，家屋評価を行い，住宅改修案を提示する．

＜自律神経過反射に対する対応＞
● 訓練中，頭痛，鳥肌が立つ感じなどがあれば，自律神経過反射を考える．直ちにリハ医に連絡させるとともに，血圧を測定し，カテーテルの折れ曲がりなどがあれば解除する．血圧が高いときの姿勢が臥位であれば座位をとらせ下肢を下げる．

＜障害を増幅させる因子に対する治療＞
疼痛，痙縮などは障害を増幅させ，ADLを困難にするため，それらに対する患者の訴えやスタッフからの報告にタイムリーに対応する．
● 疼痛・しびれ：鎮痛剤，抗うつ薬，脊髄刺激などが使用されてきたが，最近，中枢神経性疼痛に対する適応が追加されたプレガバリンは新しい選択肢である．
● 痙縮，拘縮：筋弛緩薬，ボツリヌス毒素注射，髄腔内バクロフェン持続注入などを併用する．
● 起立性低血圧：脳虚血，心筋虚血につながる危険性がある．弾性帯による下肢や腹部圧迫でも改善しなければカテコラミン，ドロキシドパなど昇圧作用のある薬剤を使う．

結果

受傷から約1年，某医療センター入院後約10か月で自宅へ退院した．

上肢の巧緻動作障害が残り，食事はばね箸，スプーン，ストロー付きカップを使用．歯みがき，髭剃りは自立．更衣は衣服に紐をつけるなど工夫をしたが，一部介助が必要となった．

自宅内の移動は，伝い歩きまたは4点杖を使用し見守りを要する状態．段差には手すりと踏み台を設置した．屋外の移動は車いすを利用．

ベッド上での日中2回の間欠自己導尿と夜間のナイトバルーン留置は自立した．排便は座薬挿入と清拭に妻の介助が必要だが，トイレで排泄可能となった．

朝夕のインスリン注射は妻が行うことになった．
週2回のデイケアで，入浴と歩行訓練を行っている．

> **知っ得 サイドメモ**
>
> かつて脊髄損傷の特徴とされた二峰性の年齢分布は，2005年以降60～70歳代を頂とする一峰性になった．高齢者人口の増加が一因であるため，今後ますます高齢者の脊髄損傷者が増え，しかもその多くが不全頚髄損傷となると予想される．転倒予防や，健康診断で後縦靱帯骨化症や脊柱管狭窄症の有無について評価することの検討が必要である．

〈各論〉
V. 脊髄損傷
症例33 自律神経過反射

横山 修*

> **ポイント**
> - 自律神経過反射は突然の激しい頭痛で発症し，血圧の異常高値となり，脳出血を合併することがある．そのため，迅速な対応が必要とされる．
> - メカニズムについても十分理解し，適切に対応し，管理することが重要である．
> - 膀胱や直腸の充満刺激など麻痺域の有害刺激が原因となり，これらが除去されると速やかに改善されることが多い．改善後も自律神経過反射が起きないよう，適切に管理していくことが重要である．

> **症例**
> 20歳，男性．C4完全四肢麻痺，受傷より6か月経過，排尿は膀胱瘻，機能訓練室で突然の頭痛を訴えた．

さぁ，どうする？

1 問診のポイントは？

T5レベル以上の脊髄損傷者で突然の激しい頭痛を訴えた場合は，まず自律神経過反射を考える．この場合，迅速な対応をしないと脳出血を合併することがあり，ゆっくりと問診をしている場合ではない．また，本人も十分答えられる状況ではない．むしろ自分から「頭が痛い，痛い」「頭がガンガンする」「突然バットでなぐられた感じ」など訴えてくるので，それで十分である．その間にバイタルサインを測定し，周囲のスタッフから麻痺のレベルや完全か不全か，また，排尿方法などわかる範囲で確認する．自律神経過反射は突然発症するため，機能訓練室や検査室などどこでも起こりうるので，即座に病棟にストレッチャーでくるように連絡する必要がある．

2 診察のポイントは？（表1）

1) バイタルサインの測定

まずはバイタルサインの測定で血圧の異常高値，徐脈がないか確認し，これらを認めたら自律神経過反射をまず考える．

表1. 診察のポイント

1. バイタルサイン
・血圧上昇
・徐脈
2. 非麻痺域にみられる症状
・頭痛
・皮膚紅潮
・発汗
・散瞳
・鳥肌立ち
・鼻閉
3. その場でできる簡単な原因検索
・膀胱瘻や尿道バルーンの場合，バルーンの屈曲や圧迫の有無
・腹部膨満の有無
・陥入爪，褥瘡，内痔核，骨折など麻痺域の異常の有無
4. 脳卒中との鑑別
・項部硬直の有無
・麻痺レベルや麻痺の悪化の有無

2) 非麻痺域の状態

顔面の紅潮や発汗がないか，瞳孔散瞳の有無，上肢など非麻痺域に鳥肌が立っていないかチェックする．皮膚紅潮に関しては非麻痺域全域が紅潮し，麻痺域との境界がはっきりとし，見ただけで麻痺レベルがわかる場合がある．自律神経過反射では血圧が上昇し，この血圧上昇に対し圧受容器

---

* Osamu YOKOYAMA, 〒243-0121 神奈川県厚木市七沢516 神奈川リハビリテーション病院リハビリテーション科第一，統括部長

を介して脳幹由来の副交感神経が賦活され，非麻痺域では皮膚の紅潮や頭痛，発汗，散瞳，鳥肌立ち，徐脈，鼻閉などを起こす．こうした非麻痺域にみられる所見は，バイタルサインが測定されるまでの間のごく短い時間でチェックする必要がある．

3）その場での原因検索

自律神経過反射が疑われた場合，膀胱や直腸の貯留などの麻痺域の有害刺激が原因となることが多く，これらが除去されると速やかに改善する．病室に戻るまでに，その場でできる原因検索として膀胱瘻や尿道バルーンの場合，バルーンカテーテルが折り曲げられていないか，圧迫がないかなどをチェックする．また，便やガスの貯留による腹部膨満の有無を確認する．陥入爪や褥瘡などが原因となることもあり，麻痺域の異常の有無をチェックする．

4）脳卒中との鑑別

発症の状況がくも膜下出血や脳卒中と似ているため，項部硬直がないか麻痺レベルや麻痺自体が悪化していないか，簡単にチェックしておく必要がある．

3 本症例の所見のまとめ

- 突然の頭痛で発症
- 血圧の異常高値と徐脈
- 顔面の紅潮と発汗を認める
- 非麻痺域では皮膚紅潮，鳥肌立ちを認め，麻痺域との境界が鮮明であった
- 嵌入爪や褥瘡などは認めなかった
- 排尿は膀胱瘻からバルーンカテーテルが留置されているが，バルーンカテーテルの折れ曲がりや圧迫は認められなかった
- 腹部膨満を認めた
- 麻痺レベルや麻痺の悪化，項部硬直は認めなかった

4 何を評価するか？

- 頭痛
- バイタルサイン：血圧上昇　徐脈
- 非麻痺域の所見
  ・皮膚紅潮
  ・鳥肌立ち
  ・瞳孔散瞳
  ・鼻閉感

- 麻痺域の異常の有無
  ・バルーンカテーテルの折れ曲がり，圧迫の有無
  ・便やガスの貯留が示唆される腹部膨満
  ・嵌入爪，褥瘡などの有無
- 脳卒中との鑑別
  ・項部硬直の有無
  ・麻痺レベルの悪化，麻痺の悪化の有無

これだけは外せない!!

<自律神経過反射のメカニズムを理解する>

自律神経過反射を理解するポイントは，以下の3点である．
(1) 交感神経系は脊髄内を走行するため，損傷レベルで自律神経中枢からの支配が遮断される．
(2) 副交感神経系(特に迷走神経)は脊柱外を走行するため損傷されていないこと．
(3) 腹部内臓血管では大量の血液がプールされ，T5～12レベル由来の内臓神経に支配されている．そのため，自律神経過反射はこの血管運動が障害されるT5レベル以上の損傷レベルで生じる．

これらをもとに自律神経過反射の症状発現機序(図1)として，以下が挙げられる．

- 膀胱や直腸の拡張などの麻痺域からの有害刺激が加わる．
- この刺激が脊髄視床路を上行する．このとき，損傷レベルで，自律神経中枢からの支配が遮断され，交感神経反射が抑制されず，各髄節支配の血管が収縮し，血圧が上昇する．
- 損傷レベルがT5～6以上の場合，大量の血液がプールされている腹部内臓血管が収縮し，大量の血液が駆出され，高血圧発作をきたす．
- この血圧上昇は圧受容器を介して脳幹由来の副交感神経が賦活され，非麻痺域において血管拡張に伴う皮膚の紅潮や頭痛，発汗，瞳孔散瞳，鳥肌立ち，除脈，鼻閉などをきたす．
- こういった症状は有害刺激を除去することで速やかに改善することが多いため，有害刺激がなにかを見極め，原因を速やかに除去することが重要である．

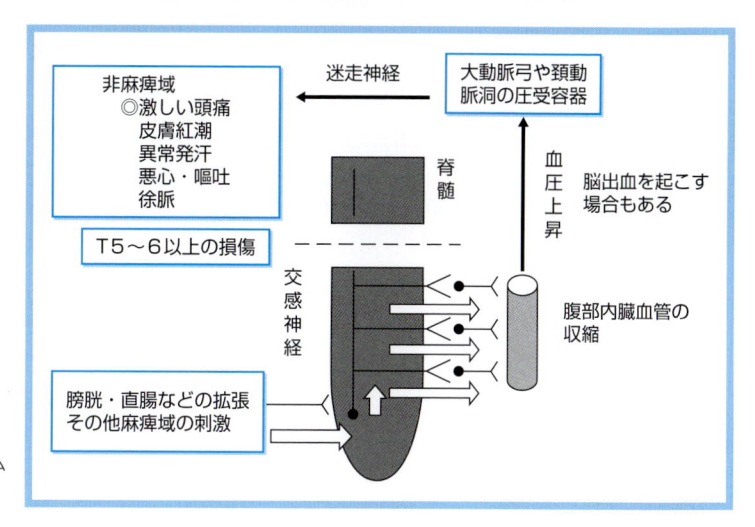

図1. 自律神経過反射のメカニズム

評価をまとめよう!!

1. **頭痛**
   - 頭がガンガンすると突然訴える
2. **バイタルサイン**
   - 血圧287/156と異常高値，脈拍34で徐脈
3. **非麻痺域の所見**
   - C4領域までの皮膚紅潮で発汗著明，瞳孔散瞳，鳥肌立ちを認めた
   - 嵌入爪や褥瘡などは認めなかった
4. **原因検索(膀胱や直腸の貯留)**
   - 膀胱瘻からバルーンカテーテルが留置されているが，バルーンカテーテルの折れ曲がりや圧迫は認められなかった
   - 腹部膨満を認めた
5. **脳卒中との鑑別**
   - 項部硬直，麻痺レベルや麻痺の悪化は認めなかった

いざ治療へ!!

自律神経過反射は膀胱や直腸の充満が原因となることが多く，まずはこれらの原因を鑑別する．

1 原因除去

1) 排尿

(1) 膀胱瘻や尿道バルーンの場合，バルーンの屈曲や圧迫がないか確認し，残尿量や膀胱洗浄を行い，閉塞の有無を確認する．

(2) バルーンが留置されていない場合，導尿を行い，尿量を確認する．尿の貯留が原因の場合は尿量が1lを超える場合が多々ある．

(3) 膀胱部も含めた腹部X線写真(KUB)を撮影し，排便の貯留状況を確認するとともに膀胱結石の有無など自律神経過反射を誘発するものがないか確認する．

2) 排便

膀胱の貯留が原因でない場合，便やガスの貯留が考えられる．そこで，以下の対処を行う．

(1) まず摘便を行う．

(2) 便がどのくらい排出されたか，ガスが排出されたか，腹部膨満がどの程度改善されたかを確認する．

(3) 前述のKUBを撮影し，どの程度便やガスが貯留しているかを確認し，必要に応じて浣腸を追加する．

(4) 便の貯留状態に応じてしばらく連日排便を行い，適宜KUBで便の貯留状態を確認する．

過反射出現時は導尿や膀胱洗浄，摘便などの操作は逆に過反射を誘発する可能性があるため，愛護的に慎重に行う必要がある．

3) その他の原因検索

一般に膀胱や直腸の充満が改善されると速やかに改善するが，こうした一連の操作を行ったにもかかわらず改善されない場合は，下記の点も考慮する．

(1) 麻痺域の原因検索：足趾の陥入爪，骨折，褥瘡，異所性骨化症などが原因となることもあり，X線写真など，必要な検査や診療科につなげていく．

(2) 頭蓋内病変の有無：脳出血やくも膜下出血が頭痛の原因になっていないか，頭部CTで鑑別する．

(3) 内科的疾患の有無：内科的疾患が原因となることもあり，血液検査や必要に応じて腹部CTを行う．

2 薬物療法

原因検索にもかかわらず原因が不明の場合や，原因が除去されたにもかかわらず，収縮期血圧150 mmHg 以上が持続する場合は降圧剤の投与を行う．

降圧剤の投与に関して，特に決まったガイドラインはない．しかし，自律神経障害のため，血圧の変動は著しい．降圧剤が効きすぎた場合や，過反射が改善してきたところで降圧剤の効果が出現して血圧が下がりすぎてしまう場合がある．そのため，なるべく半減期の短い薬物や調節しやすい薬物を選択する．体に塗布する薬物では貼ることや剝がすことで容易に調節できるため，有効な選択肢の1つといえる．

3 症状改善後の対応

自律神経過反射の症状が落ち着いた場合でも，その後に排便や排尿時の操作で激しい頭痛がしばらく続くことがある．こうした場合，リドカインゼリーを十分に使用し，より慎重に摘便やカテーテル挿入を行う必要がある．

また，自律神経過反射は普段から排尿，排便コントロールをしっかり行い，予防していくことがなによりも重要である．したがって，症状出現後は改めて原因分析を行い，排尿や排便の管理を見直し，調整していくことが重要である．

結果

本症例では膀胱洗浄を行うもバルーンの閉塞はなく，症状は改善せず，摘便を行ったところ症状が軽減した．膀胱部も含めた腹部X線写真では，便やガスの貯留を認めたため，浣腸を行い，便が排泄され症状が改善した．数日間は連日排便を行った．排便や摘便時頭痛を訴えたため，リドカインゼリーを十分使用し，より愛護的に摘便を行った．症状が出現する数日前より便が固く，量も不十分であったため，下剤を増量して排便コントロールを行ったところ，その後，自律神経過反射を起こすことはなかった．

知っ得 サイドメモ

自律神経過反射は，常に激しい頭痛を伴うわけではない．軽い症状の場合は，頭痛，鳥肌立ち，冷汗，冷感などを尿意や便意の代償として利用し，日常生活に活用している場合がある．こうした場合を代償尿意，代償便意という．

文　献

1) 井上和宏ほか：脊髄損傷の合併症・随伴症．脊髄損傷者の自律神経障害．脊椎脊髄，3：23-3，1990．
2) 美津島　隆ほか：起立性低血圧と自律神経過反射．*MB Med Reha*, 115：16-20, 2010．
3) 神奈川リハビリテーション病院脊髄損傷マニュアル編集委員会(編)：脊髄損傷マニュアル　リハビリテーション・マネージメント，第2版，pp. 53-55，医学書院，1996．

〈各論〉
Ⅴ. 脊髄損傷
症例34 排尿障害(核上性)

植村 修*

ポイント

- 核上性の排尿障害は排尿筋過活動と排尿筋括約筋協調不全を特徴とし，自排尿困難となるために適切な尿路管理法の選択が必要となる．
- 尿路管理の目的は腎機能の保護，尿路感染症の予防，禁制の獲得である．
- 尿路管理の選択には残存機能などの身体所見だけでなく，認知機能や障害受容など様々な要素を考慮する必要がある．

症例

頚髄完全損傷(C6)の20歳，男性．湖への飛び込み後の溺水，頚髄損傷．心肺停止状態で発見されたが，人工呼吸器管理を経て状態が安定．C5-7前方固定術施行され，当院へリハ目的に転院となった．尿道カテーテルが留置されており，自排尿は試みていなかった．内服薬はなし．

さぁ，どうする？

1 問診のポイントは？

多くの患者は，それまで意識することもなかった排尿が困難となることを十分に理解しておらず，唐突に排尿障害を評価することを告知されると混乱することがある．また，失禁などは心理的に相当の負担となるため，排尿障害の問診・診察には十分な注意を払うべきである．

核上性排尿障害の特徴的な病態は，排尿筋過活動と排尿筋括約筋協調不全(DSD；detrusor sphincter dyssynergia)であり，これらにより自排尿が困難となるため，脊髄損傷患者のリハビリテーション(以下，リハ)施設への転院時には，尿道カテーテルが留置されていることが多い．したがって，排尿状況について問診により得られる情報は乏しいように思える．しかし，尿道カテーテル留置中の尿路感染による発熱の有無は，二次的な膀胱壁の不整化や膀胱尿管逆流などを示唆することがあり，また，カテーテル交換の際に自排尿を試みていることもあるため，丹念に病歴を聴取することは有用である．自排尿を試みていた場合には，尿意，1回排尿量，尿勢，残尿量・感などを聴取する．この際に自排尿を期待する目的でコリン作動薬やα遮断薬などが処方され，それが盲目的に継続されていることがあるため，診療録等で確認する必要がある．また，後述する自己導尿手技の獲得には一定の認知機能が保たれていること，障害の受容がなされていることも重要であるため，病歴の詳細な聴取と診療録との突き合わせは不可欠である．

2 診察のポイントは？

障害高位の同定は最も重要である．十分な上肢機能が残存していなければ自己導尿手技の獲得は不可能である．改良Zancolli分類で男性ならC5B，女性でベッド上開脚可能であればC6B1が機能的上限とされるが，実際には男性でC6，女性では主に体幹の安定などの面から，胸髄レベル以下の損傷でないと難しいと考えられている．Th6以上の損傷では，麻痺域以下のあらゆる侵害刺激により惹起される自律神経過反射がみられることがある．完全麻痺患者には自律神経過反射を代償尿意として利用している人々もおり，それ自体が必ずしも不要とは言い切れない．

痙縮や異所性骨化などによる股関節の可動域制限は，特に女性においてカテーテル挿入を困難と

* Osamu UEMURA，〒208-0011 東京都武蔵村山市学園2-37-1 村山医療センターリハビリテーション科，医長

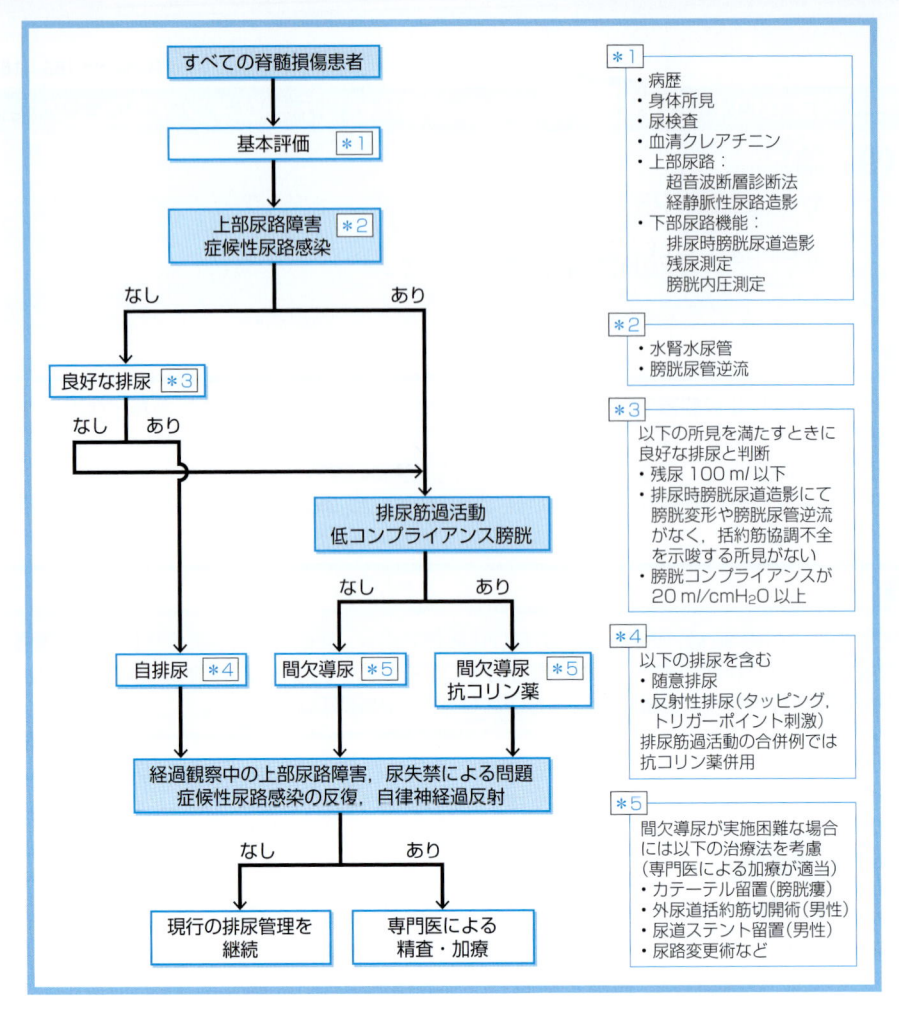

```
                    ┌─────────────────┐
                    │ すべての脊髄損傷患者 │
                    └────────┬────────┘
                             ↓
                    ┌─────────────────┐      *1
                    │  基本評価  *1    │      ・病歴
                    └────────┬────────┘      ・身体所見
                             ↓                ・尿検査
                    ┌─────────────────┐      ・血清クレアチニン
                    │  上部尿路障害    │ *2   ・上部尿路：
                    │  症候性尿路感染  │          超音波断層診断法
                    └────────┬────────┘          経静脈性尿路造影
                      なし   │   あり           ・下部尿路機能：
                       ↓     │     ↓              排尿時膀胱尿道造影
                                                   残尿測定
                                                   膀胱内圧測定
```

図1. 慢性期脊髄損傷における排尿障害の診療アルゴリズム

*2
・水腎水尿管
・膀胱尿管逆流

*3 以下の所見を満たすときに良好な排尿と判断
・残尿 100 ml 以下
・排尿時膀胱尿道造影にて膀胱変形や膀胱尿管逆流がなく，括約筋協調不全を示唆する所見がない
・膀胱コンプライアンスが 20 ml/cmH$_2$O 以上

*4 以下の排尿を含む
・随意排尿
・反射性排尿（タッピング，トリガーポイント刺激）排尿筋過活動の合併例では抗コリン薬併用

*5 間欠導尿が実施困難な場合には以下の治療法を考慮（専門医による加療が適当）
・カテーテル留置（膀胱瘻）
・外尿道括約筋切開術（男性）
・尿道ステント留置（男性）
・尿路変更術など

させる要因となる．

胸腰髄損傷急性期における肛門括約筋の随意収縮は，受傷後6か月の時点での自排尿再獲得を，一方，同時期における会陰部感覚障害の存在は，自排尿困難を強く示唆する．球海綿体反射（BCR；bulbocavernosus reflex）に関しては，出産の影響であると考えられているが，女性の2割弱で消失しているという報告がある．

3 本症例の所見のまとめ

- 認知機能は問題なし
- C6 完全損傷
- 膀胱カテーテル留置で，自排尿は試みていない
- BCR と肛門括約筋の反射性収縮はあるが，随意収縮と会陰部感覚は消失
- 内服薬なし
- 既往に特記すべきことなし

4 何を評価するか？

若年男性で心肺蘇生後であるが，認知機能は正常．C6 完全損傷で，テノデーシス様アクションを用いてつまみ動作は可能．身体所見から核上性の障害が明らかである．

以上より，本症例に最も適した排尿法は，清潔間欠的自己導尿（CIC；clean intermittent catheterization）であることが想定される．

排尿方法が想定されたあとの具体的な評価は，図1を参照されたい[1]．多くのリハ施設では，IVP（intravenous pyelography）や尿流動態検査などは機器整備等の問題で施行不能かもしれない．しかし，尿検査による感染徴候の判定や繰り返す尿路感染症，特に筋肉量の低い脊髄損傷患者での信頼性に問題はあるものの，血清 Cr などから上部尿路障害を疑う習慣を持つことは重要である．また，上部尿路障害のリスク要因として，尿道カテー

テル留置や反射性排尿が知られており，これらの存在も診断の一助となろう．排尿筋過活動やDSD，低コンプライアンス膀胱といった下部尿路障害もリスク要因となるため，これらの評価を行うことも重要である．膀胱内圧を簡便に計測するために，尿道カテーテルに点滴セットを接続し，滴下が停止する高さとおおよその膀胱の高さの差を持って近似する方法がある．注入量と内圧からコンプライアンスを計算することも可能であり，排尿を試みさせることで排尿時漏出圧を測定することもできる．また，この際に造影剤を混注しておくことで膀胱造影を同時に行い，膀胱壁の不整や膀胱尿管逆流を評価することもできる．

1日尿量と排尿パターンの確認は必須である．排尿パターンは感覚障害を有する患者の導尿時間設定のために用いる．このときに飲水量・時間を一定にすることも忘れてはならない．

これだけは外せない!!

1 排尿方法の選択

病態に応じた尿路管理と，それぞれの長所・短所を把握していることは必須である．ここでは主な尿路管理法とそれらの特徴を示す．

1）清潔間欠的自己導尿（CIC）

核上性排尿障害における尿路管理の第一選択．残尿を最小限にとどめることができ，異物を留置しないために尿路感染を予防することができる．粗雑な操作による尿道損傷や，異物がカテーテルにより持ち込まれ，膀胱内結石の原因となることがある．尿意がない場合には，時間導尿を行う．また，自律神経過反射を代償尿意として用いることもある．

2）介助導尿

常時，導尿を施行できる介助者がいるならば考慮される排尿法である．長期的に継続するには多大な労力を要する．

3）尿道括約筋切開術

尿道括約筋を切開することで，人為的に失禁状態にする方法．コンドーム型集尿器を用いるため，膀胱内に異物を持ち込まないという利点はある．しかし，陰茎のサイズによっては脱落やびらんが生じることもある．また，一度切開した括約筋は元には戻らないうえに，再狭窄は文献的には40%弱報告されていることに留意する．女性には有効な集尿器がないため適応とはならない．

4）尿路変更

最も一般的な尿路変更は膀胱皮膚瘻である．高位頸髄損傷で上肢機能が十分でない場合や，介助導尿が困難な場合に選択される．特に男性では尿道カテーテルに比べて合併症を減少させることができる．手術が必要であることや，外見上の問題が短所として挙げられる．

2 認知機能

認知機能が低下していると清潔操作が行えない，時間導尿が行えないなどの理由により，CICを行えない可能性がある．特に相関が報告されているわけではないので，認知機能の検査を行う必要はないが，訓練の様子などを見て手技が獲得可能かを見極めることが必要である．

3 上肢機能

上記の通り，男性ではC6残存はCICが可能であるかの1つの目安である．体幹バランスなどの面で上肢機能を発揮できない場合には，その改善を促していく．

4 良好な排尿

良好な排尿とは，残尿が100 ml以下，膀胱変形や膀胱尿管逆流がない，DSDを示唆する所見がない，膀胱コンプライアンスが20 ml/cmH₂O以上の状態を指す．反射性排尿やCrede法，Valsalva法などは膀胱内圧を上昇させるため，即刻中止させる．また，残尿を減らす目的でコリン作動薬が処方されることがあるが，膀胱内圧を測定しない状態での処方は避けるべきであろう．高度の膀胱変形は水腎症や膀胱尿管逆流に先行してみられるといわれている．小川の分類におけるgrade II, IIIでは，ともに50%以上が上部尿路障害を伴っているという報告もある．DSDに対する有効な内服薬による治療法はない．

5 自律神経過反射

自覚症状を伴わない自律神経過反射を呈する患者もいる．自験例では，CICを行っていた20代の二分脊椎患者の認知機能が徐々に低下したため，

頭部 MRI を撮像したところ，多数の微小脳出血が判明したということがあった．調べると，自律神経過反射により，収縮期血圧が 250 mmHg にも至ることが頻発していた．直接的な証拠はないものの，この二者の因果関係は否定し得ないと思われる．CIC が導入されて良好な排尿である患者であっても，自律神経過反射を疑ってみる視点は必要であろう．

6 排尿パターン

脊髄損傷患者は，恐らく抗利尿ホルモンの日内変動の変化や静脈還流が増加するため，就寝後に尿量が増え，結果として夜間に複数回の導尿が必要となることがある．飲水制限や日中の下肢弾性ストッキング着用，デスモプレッシンや利尿剤の使用などが試みられているが，決定的な治療法はない．このような場合には，間欠式バルーンカテーテルが用いられることが多い．

評価をまとめよう!!

- 認知機能は正常
- つまみ動作可能
- 採血や検尿などからは腎障害を示す所見なし
- カテーテル留置中の発熱のエピソードなし
- 低コンプライアンス膀胱
- 尿意は消失していたが，自律神経過反射のため最大膀胱容量は 300 ml 程度
- 膀胱形態は Grade Ⅰ
- 夜間尿量の増加なし

いざ処方へ!!

1 抗コリン薬

排尿筋過活動には抗コリン薬の処方が勧められる．単剤では制御困難なときに複数の抗コリン薬が用いられることもある．近年，トルテロジンやソリフェナシン，イミダフェナシンといった新たな抗コリン薬が本邦でも発売され，治療の選択肢は増えた．低コンプライアンスの改善を目的に投与されることもある．我々は，イミダフェナシンが亜急性期から慢性期の脊髄損傷患者の，膀胱コンプライアンスと膀胱容量を有意に改善することを見いだした[2]（投稿準備中）．抗コリン薬による膀胱内圧低下と自律神経過反射の抑制には明確な関連は示されていない．高齢者において中枢神経症状を惹起する可能性があるため，慎重を期する．

2 β3 作動薬

1990 年代の終わりに，本邦から相次いで排尿筋における β3 受容体の発現とその作用が報告され，近年，その作動薬であるミラベグロンが発売された．核上性障害の排尿筋過活動における効果は今後の報告を待つ必要があるが，中枢への作用が少ない点や緑内障に対して禁忌ではないという点で高齢者には使いやすいかもしれない．

3 カテーテル

1）自己導尿用セルフカテーテル

最も一般的に利用されている．使用後によく水洗し，消毒薬と潤滑液を満たした専用の容器に収納する．これらの液体は毎日交換することが望まれる．

2）ネラトンカテーテル

単回使用のディスポーザブルカテーテルで，洗浄や消毒などの操作が不要というメリットがある．ただし，使用に際しては潤滑液が必要．本来は単回使用ではあるが，ネラトンカテーテルをほぼ月に一度交換するだけで，40 年弱の長期にわたり良好な排尿管理を行ってきた症例が報告されている[3]．

3）間欠式バルーンカテーテル

最長半日の間だけ留置するカテーテルである．夜間尿が多い症例や，適切な排尿場所を確保できない外出時などに用いられる．カテーテルそのものが若干柔らかく，そのために捻れなどで閉塞することがある点に注意を要する．

4 飲水管理，導尿回数

尿意のない患者にとって，飲水管理は導尿時間と回数を規定する重要な要素である．当院で使用している飲水量と導尿時間に関する目安を図 2 に示す．1 回導尿量，失禁，自律神経過反射などを見ながら，導尿回数を増減する．

結果

抗コリン薬を内服し，飲水管理と自律神経過反射を利用しながら CIC を行うことができた．膀胱

時間	お水を飲む量	導尿する時間
6 時	200 ml	○
8 時	400 ml	
10 時		○
12 時	300 ml	
13 時		○
16 時	200 ml	○
18 時	300 ml	
19 時		○
21 時	300 ml	○
24 時		○
24～6 時まで	100 ml	

様（1 日の飲水量は 1800 ml です）
ただし飲水量には味噌汁，牛乳も含みます

図 2. 自己導尿のための飲水量

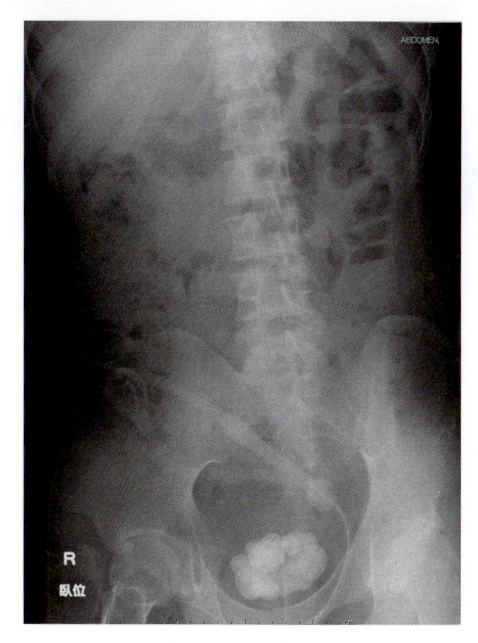

図 3. KUB 撮影
膀胱内に大量の結石が存在している．

容量は若干増加したが，夜間に 1 回導尿が必要であった．睡眠中は自律神経過反射を自覚できないために，目覚ましを利用した．車いすでの日常生活動作が自立し，自宅退院となった．ところが，外来で失禁と下肢痙縮の悪化を訴えるようになった．尿混濁があったため膀胱炎を疑い，抗生剤を投与したところ，尿混濁は改善したもののその他の症状は持続した．その後の腎臓尿管膀胱撮影で，膀胱内に大量の結石が見つかった（図 3）．導尿の際に持ち込まれた異物が核となり結石を生じたものであった．結石破砕術を施行したところ，痙縮と失禁は改善した．以降，再発はないが，年に一度程度は腎臓尿管膀胱撮影を行っている．

文　献

1) 脊髄損傷者の排尿障害の診療ガイドライン委員会：脊髄損傷における排尿障害の診療ガイドライン，リッチヒルメディカル，2011．
2) 杉山　瑶ほか：脊髄損傷後の神経因性膀胱に対するイミダフェナシン投与効果．リハ医学，42：S203，2012．
3) 千野直一：本邦での自己導尿第一号患者さんと 38 年ぶりの再会．総合リハ，41(1)：79-81，2013．

特集 もう悩まない！100症例から学ぶリハビリテーション評価のコツ

〈各論〉
V．脊髄損傷
症例35 **排便障害**

内川 研*

ポイント

- 脊髄損傷の排便障害は，上位運動神経障害では便秘，下位運動神経障害では便失禁を生じることが多い．
- ADLのレベルにより排便方法が異なるため，問診で得られた損傷部位から麻痺の程度と実際のADLを確認する．
- 便の性状，排便に使用する時間，1週間の排便の回数，排便に使用する緩下剤，座薬，浣腸の種類や必要量を聴取し，できる限り簡単な排便法を確立する．
- 摘便の操作により痔核や脱肛などの合併症を生じる可能性があるため，適切な方法の習得が必要となる．

症例

21歳，男性．2年前，交通事故により第9胸椎脱臼骨折を受傷，Th10レベルの完全対麻痺となる．急性期に胸椎固定術を施行され，自宅退院目的でリハ病院に転院し，訓練を施行された．車いすレベルでADL自立し，自己導尿も可能となり自宅へ退院，大学へも復学した．現在，排便に時間を要し，しばしば下着に出血を認める．

さぁ，どうする？

1 問診のポイントは？（表1）

脊髄損傷患者の排便管理は排尿管理と同様に重要な問題であるが，排尿管理と同様に十分に，しかも適切になされているとはいえないのが現状である．そのため，排便管理を行う際は十分な問診・現状の排便管理の聴取が必要になる．

1）症状の問診

四肢麻痺か対麻痺かにより上肢の使用が可能かどうかで排便に対する自立度が異なるので，可能なADLを十分に聴取する必要がある．

便の性状，排便に使用する時間，1週間の排便の回数，排便に使用する緩下剤，座薬，浣腸の種類や必要量を聴取する．

便の性状では便秘か便失禁かを聴取することが必要である．

浣腸，座薬は重度な便秘では無効のことがあり，さらに不適切な摘便操作を加えると痔核や脱肛な

表1．問診のポイント

1．症状の問診 ・損傷部位の確認（四肢麻痺か，対麻痺か） ・現在可能なADL（トイレ移乗，トイレ動作） ・便の形状，排便時間，回数／週 ・浣腸・緩下剤の使用の有無 ・合併症の有無
2．家族，社会的背景 ・同居家族や介護可能な家族はいるか ・訪問看護の有無
3．環境調査 ・持ち家か賃貸か（改修が可能か） ・トイレ：車いすが入るか ・職場や学校での排泄環境

どの合併症も起こりえることも念頭に置く必要がある．

2）家族，社会的背景を把握する

排便介助が可能な家族は同居しているか．また，重度四肢麻痺では誰が排便管理を行うか，家族が行うのか，訪問看護師に依頼しているのかを確認しておく．

3）環境調査

持ち家か賃貸かを確認する．

---

* Ken UCHIKAWA, 〒230-0012 神奈川県横浜市鶴見区下末吉3-6-1 済生会横浜市東部病院リハビリテーション科，部長

C7以下でトイレ移乗，トイレ動作が可能な場合，トイレ内に車いすが入ることが可能か，入らない場合はトイレの改修は可能かを確認しておくことも必要である．

また，職場や学業での排泄の環境，生活歴などの情報収集も不可欠である．

2 診察のポイントは？（表2）

ADLのレベルにより排便方法が異なるため問診で得られた損傷部位から麻痺の程度と実際のADLを確認する．

仰臥位にて腹部理学所見を診察する．グル音聴取による腸管蠕動運動の亢進あるいは低下を診断する．さらに腹部触診・打診にて下行結腸を中心とした宿便の有無，腹部膨満，筋性防御の有無などを確認する．

次いで，側臥位による直腸診から痔疾患，脱肛などを診察する．その後，外肛門括約筋の筋緊張の程度を確認する．

円錐部や馬尾神経損傷の場合には，肛門括約筋の筋緊張の低下と随意収縮力の低下を認める．一方，頸・胸髄損傷の場合には筋緊張の亢進を認めることが多い．

3 本症例の問診のまとめ

- 外傷性胸髄損傷による対麻痺
- 車いす上でのADLは自立
- トイレ移乗，座薬の挿入は独力で可能
- 重度の便秘で排便時間は1時間以上を要する
- 排便は3回／週
- 常時，緩下剤を内服しており，排便時は新レシカルボン®座薬を使用している
- 排便後，摘便にて残便を処理している
- 下着にしばしば出血を認める

4 何を評価するか？

- 神経学的所見
  ASIA Impairment Scale
- 可能なADL
- 腹部所見・排便の状況
- 直腸診
  痔疾患，脱肛の有無
- 使用している薬剤・排便方法

表2．診察のポイント

1.	神経学的所見 ASIA Impairment Scale
2.	可能なADL
3.	腹部所見・排便の状況
4.	直腸診 痔疾患，脱肛の有無
5.	使用している薬剤・排便方法

これだけは外せない!!

1 神経学的評価

ASIA Impairment Scaleでの分類が一般的である．S4-5領域の知覚が残存せず肛門括約筋の随意収縮が不可能なものを完全麻痺，これらの機能がわずかでも残存していれば不全麻痺と定義する．

2 可能なADL

ADL全介助（神経学的レベルがC6以上），ADL部分介助（神経学的レベルC6～C7），ADL自立（神経学的レベルC7以下）の3つの状況に分けて評価する．

ADL低下に伴う便失禁では更衣の着脱，排便後の後始末まで介助が必要となる．患者は羞恥心や気兼ねから飲水や食事量を減らして便秘を引き起こすという悪循環に陥る可能性がある．

3 腹部所見・排便の状況

便の性状が便秘であるか便失禁であるかを評価する．脊髄損傷では上位運動神経障害と下位運動神経障害の2群に分けられ，その対応方法が異なるため便の性状を確認することは重要である．

上位運動神経障害では，主に下行結腸より遠位部に障害が生じ便秘になることが多い．また，腹部蠕動運動障害から麻痺性イレウスになることがあるが，腹部の症状が自律性過反射に依存している面もあり注意を要する．便秘の場合，40％以上の患者で1回の排便時間に1時間以上要するとの報告もあり，排便時間の増加は患者の社会活動の大きな妨げとなる．

下位運動神経障害では円錐部，馬尾神経障害の影響から肛門括約筋の筋緊張の低下と随意収縮力の低下により便失禁をきたしやすい．これらの患者は便失禁の恐れから外出もままならず，便秘と同様に社会参加の機会を失ってしまう可能性がある．また，肛門周囲の皮膚のトラブルが生じやすく，体動が制限されている場合，褥瘡が生じやす

いため褥瘡予防ケアも必要である．

4 使用している薬剤・排便方法

　腸内容の便を軟らかくして排便を促す緩下剤が一般的で，酸化マグネシウムがよく使用される．

　腸粘膜を刺激し腸運動を高めて排便を促すタイプには，アローゼン®，プルセニド®などがある．

　新レシカルボン®座薬は炭酸ガスを固形化して，座薬状にしたもので直腸内に挿入することにより気化された炭酸ガスが排便反射を促進する．

　浣腸は注入液を注入後，少なくとも3分以上肛門内に注入液を留入させる必要がある．

　摘便は固くなった便塊を指を使ってかき出す方法で，腸蠕動を亢進し外肛門括約筋を弛緩させる直腸肛門反射を誘発する．痔核や脱肛のように肛門周囲を損傷する危険性があるが，重要な排便促進の手段でもあり正しい摘便のテクニックの習得が求められる．

評価をまとめよう!!

1. **神経所見**
   - 外傷性胸髄損傷(Th10)による対麻痺
   - ASIA impairment scale A
2. **可能なADL**
   - 車いす上でのADLは自立
   - トイレ移乗，座薬の挿入は独力で可能
3. **排便の状況**
   - 重度の便秘で排便時間は1時間以上を要する
   - 排便は3回／週
   - 直腸所見で痔核，脱肛があり出血を認める
4. **使用している薬剤・排便方法**
   - 常時，緩下剤を内服しており，排便時は新レシカルボン®座薬を使用している
   - 排便後，摘便にて残便を処理している

いざ処方へ!!

　本症例では車いすでのADLが自立しているが，対麻痺で自立していない症例，特にトイレ移乗，トイレ動作が自立していない症例に関してはリハビリテーション（以下，リハ）訓練でトイレ移乗，トイレ動作の自立を目標とする．

　内服薬は緩下剤を服用し，新レシカルボン®座薬もしくは浣腸を用いて排便を行い，残便に対し摘便を行うのが一般的な方法である．また食物繊維摂取，腹部マッサージなどの日常生活指導を行う．摘便による合併症を防ぐため正確な方法を指導する．また肛門から温水を150 ml注入し，数回繰り返すことで排便反射を促す方法が報告されている．

　四肢麻痺全介助の場合，排便は全介助で行うことが必要となる．このような場合，摘便は側臥位で行われることが多い．また，介助者による浣腸や摘便も必要になる．

結果

　重度の便秘は適切な内服薬と座薬の使用に加えて，注水排便を加えることにより時間の短縮が可能になった．また残便に対する摘便は適切な指導を行うことで痔疾患，脱肛などの合併症が改善した．在宅生活では各患者の生活パターンが異なるため，リハ科受診時に，排尿管理以外にも排便管理も適切かどうか評価を行っていく必要がある．

知っ得 サイドメモ

　重度な便秘に対して，直腸内にカテーテルを挿入し勢いよく洗腸するECC(enema continence catheter)，盲腸部に瘻孔部を作製し順行性に洗腸を行うMACE(Malone antegrade continence enema)が有効と報告されているが，腸穿孔の危険性も指摘されている．トイレ移乗が自立して30分以内の座位保持が可能であり，肛門の感覚が残存していれば，ウォシュレット機能付きのトイレでしっかり洗浄水が直腸内に入れば，浣腸効果と同様に便意誘発効果が得られる．この方法は直腸粘膜を損傷せず，重篤な合併症を引き起こすことはない．さらに肛門周囲を清潔に保つことが可能であり，褥瘡を予防することも可能である．

文　献

1) 原　行弘：排便障害とリハビリテーション．排尿プラクティス，11：39-44, 2003.
2) 谷口珠美：排便障害の在宅ケア，マネージメント．排尿プラクティス，11：45-50, 2003.
3) 原　行弘：排尿・排便障害の評価．総合リハ，28：901-906, 2000.
4) 徳弘昭博：排尿・排便障害とリハビリテーション．脊髄損傷，28：913-921, 2000.

特集　もう悩まない！100症例から学ぶリハビリテーション評価のコツ

〈各論〉
V．脊髄損傷
症例36　褥瘡

松本真以子*

> **ポイント**
> - 脊髄損傷患者では，運動麻痺による筋萎縮や自律神経障害による血流低下によって褥瘡を生じやすく，また感覚障害のために褥瘡の発生や悪化に気づきにくい状況にある．
> - 褥瘡の発生原因としては，応力がかかる時間や頻度，骨突出や末梢循環障害，皮膚湿潤などがある．発生時には，要因を検証し取り除かなければ，再発を繰り返すことになる．
> - 褥瘡部の確認や身体機能，シーティング，車いす・クッションの適合を評価する．また身体状態や環境，生活パターンなどの小さな変化から褥瘡が生じやすい状態となった可能性もあるため，それらについての聴取も重要である．

> **症例**
> 47歳，男性，会社員．5年前の交通事故による脊髄損傷．ASIA Impairment Scale A，L2レベルの対麻痺．急性期，回復期リハを施行し，車いすでのADL・外出が自立してフルタイムで復職した．1か月前に仙骨部の褥瘡に気づき，皮膚科外来受診した．デブリードマンと薬の塗布で治療されているが，車いす，クッションの適合について，リハ依頼された．

さぁ，どうする？

1　診察前のポイントは？

　褥瘡は，身体に外部からの力（圧縮応力，剪断応力，引っ張り応力）がある一定以上の時間や頻度で加わり続けることによって，組織が不可逆的な血流不全を起こして発生する．そのような褥瘡が生じやすい危険要因として，大浦・堀田のOHスケールでは，自力体位変換が困難，病的骨突出・浮腫・関節拘縮の存在を挙げている．

　脊髄損傷患者は，運動麻痺により病的骨突出や関節拘縮を生じやすく，また自律神経障害による末梢循環不全によって麻痺領域の血流が低下しており，褥瘡を生じるリスクが高い．全脊髄損傷患者の約3割が褥瘡を経験しているという報告もある．

2　問診のポイントは？（表1）

1）褥瘡の発生について

　いつ頃発生したのか，今回が初めてなのか，ま

表1．問診のポイント

1．褥瘡の発生について	・褥瘡発生の時期 ・褥瘡発生の既往 ・発生時期付近の身体状態や環境，生活パターンなどの変化
2．生活パターン，家屋環境について	・車いすの乗車時間 ・車いす乗車時に何をしているか ・車いす以外のいす使用の有無 ・通勤の方法（車使用など） ・家屋環境や職場環境
3．車いすやクッション，マットについて	・現在使用している車いすやクッションの作製歴，修理歴 ・使用しているマットの種類
4．ご本人・ご家族が考えている褥瘡の原因	

た発生した頃のエピソードなどから，褥瘡発生の要因が推測されることもある．身体状態や環境，生活パターンなどの小さな変化から褥瘡を生じやすい状態となった可能性もあるので，詳しく聴取する必要がある．

2）生活パターン，家屋環境，服装について

　在宅生活を送っている脊髄損傷患者では，生活

---

* Maiko MATSUMOTO，〒160-8582　東京都新宿区信濃町35　慶應義塾大学医学部リハビリテーション医学教室

パターンや環境に褥瘡発生のヒントがあることが多い．車いすの乗車時間，車いす以外の椅子使用の有無，車いす乗車時に何をしているか，通勤の方法（車使用など），家屋環境や職場環境などを聞く．また，ズボンの縫い目などが当たって褥瘡の原因になることもあるので，普段の服装についても聞いておくのが良いだろう．

3）車いすやクッション，マットについて

日中車いす座位の時間が長い脊髄損傷患者では，車いすやクッションの適合が褥瘡発生の原因となっていることが多い．現在使用している車いすやクッションの作製歴，修理歴などについても情報を得る．褥瘡が臥位時に生じた可能性が考えられるのであれば，マットについてもたずねる．

4）本人，家族が考えている褥瘡の原因

もし，何か心当たりがあるようであればご本人・ご家族が考えている褥瘡の原因についてたずねる．それが診察のヒントになることもあれば，逆に違っていたとしたら，褥瘡治癒のためにもその認識を改めてもらう必要がある．

3 診察のポイントは？

1）褥瘡，皮膚の状態

実際に褥瘡の状態を目で見ることが重要である．どこにどのような状態の褥瘡があるのかを確認する．ポケットがあるとしたら，その方向や大きさは，ずれ（剪断力）がどのようにかかっているのかを知る手がかりとなるため，ゾンデなどを使用して方向や大きさも評価する．また，失禁や発汗により皮膚が湿潤状態であると，褥瘡の改善の妨げとなるため，皮膚の状態についても確認する．

2）麻痺のレベル，筋力

脊髄損傷の麻痺の高位や感覚障害の有無，非麻痺部を含めた筋力の評価を行う．体幹筋の麻痺の有無による骨盤の安定性や，プッシュアップ可能な上肢筋力があるかどうかということは，重要な評価項目となる．

3）関節可動域

脊椎や骨盤，下肢の関節可動域制限によって，良好な座位姿勢を保つことができず，褥瘡の原因となる場合がある．関節の可動域制限や筋肉の短縮の有無について評価する．

4）座位姿勢

車いすや椅子での座位姿勢ではなく，プラットホームや固いベッドで端座位を取った状態での端座位バランス，骨盤の傾きや回旋などについて評価する．

5）車いす，クッション

実際に車いすに座った状態での適合，またクッションの状態をカバーと本体について，劣化の有無や使用方法などを確認する．

4 本症例の所見のまとめ

- 褥瘡の発生に気づいたのは1か月前であったが，もしかしたらもう少し前からあったかもしれないとのこと，これまで褥瘡が発生したことはなかった．思いあたる生活パターンの変化としては，数か月前から仕事が忙しく残業が多かった．そのため車いすで過ごす時間は，睡眠以外の18時間近くになっていた
- 車いすはリハビリテーション（以下，リハ）病院に入院中に作製したものである．できるだけ軽いものをと要望して，バックサポートは低めに，アームサポートは小さいものになっている．クッションは，空気室構造のものを使用している．クッションカバーに磨耗あり
- 褥瘡は仙骨部にあり，皮下組織にまで達している．大きさは3cm×4cmで，約1cmのポケットが右上方に存在する
- 麻痺のレベルはL2で腹筋の収縮は認めるが，体幹筋の筋力は弱い．上肢筋力はMMT5レベル，プッシュアップも可能である．端座位は可能で，骨盤の左右傾はないが後傾位となる

5 何を評価するか？

褥瘡を評価するためには，褥瘡を発生・悪化させる因子（図1）について理解しておく必要がある．極論をいえば，褥瘡を治すためだけであれば腹臥位を続けていれば良いだろう．しかし，そのような治療法は脊髄損傷患者の廃用を進めてしまうことになるし，患者が元の生活に戻ったときに褥瘡の再発を高い割合で起こすことになる．なぜ褥瘡ができたのかという原因を解明し，それを取り除くことが必要である．

これだけは外せない!!

1 褥瘡の重症度

褥瘡の重症度を評価する際に，深達度による分

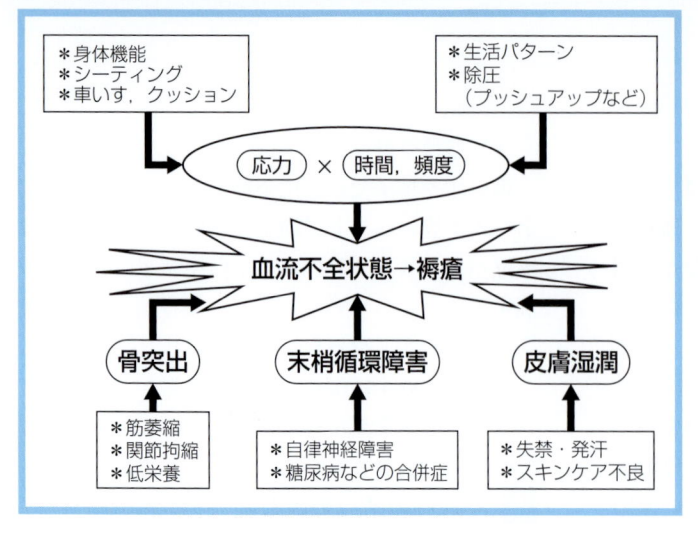

図1. 褥瘡を発生，増悪させる因子

類として米国褥瘡諮問委員会(NPUAP；National Pressure Ulcer Advisory Panel)の病期(ステージ)分類などが使われる．Ⅰ度は表皮まで，Ⅱ度は真皮まで達し，皮膚欠損を生じている，Ⅲ度は皮下組織に達する欠損，Ⅳ度は筋肉や骨まで損傷された状態，と分類される．日本褥瘡学会では，治癒過程を評価するツールとして，深達度だけでなく浸出液や炎症など6項目(＋ポケット)について評価するDESIGN®を2002年に作成した．現在は経過の評価だけでなく重症度も評価できるDESIGN-R®(2008年)が用いられることが多い[1](褥瘡学会ホームページを参照)．

2 生活パターン，座位姿勢，座位時間，除圧の頻度

図1に示したように，褥瘡発生の原因として，応力とそれがかかる時間，頻度は重要な因子となる．つまりそれらの因子を取り除かなければ，褥瘡の再発を繰り返すことになる．関節拘縮や筋力低下によって褥瘡を発生させるような座位姿勢になっていないか，そのような不良座位を長時間とっていないかということを確認する．また，除圧の方法や頻度についても詳しく聴取し，可能であれば1日の生活パターンや座位時間，除圧頻度について記録してもらうことも有用であろう．

3 車いす・クッションの適合

車いす・クッションの適合は重要なポイントとなる．車いすでは，座面の奥行き，幅，座面の角度，フットプレート・アームレストの高さ，スリングシートやバックサポートの張りなどを評価する．クッションには，フォーム材(ウレタンなど)，空気室構造，流動体(ゲルなど)などの種類がある．まずは本体とカバーの劣化について評価する．次に使用方法として，適切な沈み込み(immersion)と包み込み(envelopment)があるかどうか，座った状態での底付きの有無を確認する．底付きの有無は，臀部の下に手を入れて確認するが，それでは正確な評価は難しいため，可能であれば接触圧測定計で圧測定を行うことが望ましい．『褥瘡予防・管理ガイドライン』(2009年度版)のリハ項目では，「車いすクッションの選定・適合を行う場合は，接触圧測定装置を使用して接触状況をフィードバックとして使用できる」としている[2]．

評価をまとめよう!!

1. **褥瘡の重症度**
   NPUAPの病期分類ではⅢ度の褥瘡が仙骨部に生じている．約1cmのポケットが右上方に存在する
2. **生活パターン，座位姿勢，座位時間，除圧の頻度**
   最近残業が多く，睡眠以外の18時間もの車いす乗車時間があった．仕事はパソコンを使っての事務作業であり，骨盤後傾位での座位，またマウス操作により右に傾く姿勢になりやすいことがわかった．体幹筋の筋力低下やハムストリングスの短縮があるため，骨盤後傾を増強させていた．また，仕事に集中していると定期的な除圧を忘れがちであった
3. **車いす・クッションの適合**
   体幹筋の筋力低下があるうえに車いすのバックサポートが低いために，骨盤がより後傾しやすくなっていた．空気室構造のクッションには明らかな劣化はないが，空気圧が低く，底付きを生じていた．クッションカバーは一部磨耗している

いざ処方へ!!

　体幹筋の筋力低下やハムストリングスの短縮，クッションの空気圧の低下によって骨盤後傾位となりやすい状態であり，そこに残業による長時間の車いす座位や不十分な除圧という悪条件が重なって褥瘡を発生したと考えられた．

　そのため，まずは車いすとクッションの調整を行う．そして座位姿勢改善のために，以下のPT処方を行った．また車いす乗車時間をできるだけ減らすこと，時間を決めて除圧することなどの指導を行った．

<PT>
- 体幹筋筋力増強，下肢ストレッチ，座位姿勢，プッシュアップなどの除圧指導

結果

　車いすにランバーサポートをつけ，クッションの圧を調整し，カバーは新しいものに変えた．体幹筋筋力増強練習やハムストリングスのストレッチも行い，端座位姿勢も改善した．残業時間，車いす乗車時間も減らし，除圧も励行したところ，褥瘡は徐々に改善した．

文　献

1) 日本褥瘡学会ホームページ：http://www.jspu.org, DESIGN-R®経過評価用シート：http://www.jspu.org/jpn/info/pdf/design-r.pdf
2) 日本褥瘡学会(編)：褥瘡予防・管理ガイドライン，照林社，2009．
3) 森田智之：脊髄損傷者の褥瘡予防と理学療法．PTジャーナル，47：308-317，2013．
4) 大浦武彦：最近の褥瘡の実態とリハビリテーション．総合リハ，32：497-503，2004．
5) 廣瀬秀行：発生予防のための除圧・減圧の具体策．総合リハ，32：523-528，2004．

特集　もう悩まない！100症例から学ぶリハビリテーション評価のコツ

〈各　論〉
V. 脊髄損傷
症例 37　異所性骨化

阿部玲音*

ポイント

- 脊髄損傷での異所性骨化は，麻痺域の大関節に出現し，ROM 制限や ADL・基本動作・歩行などに障害をきたす．
- 診断・評価は，臨床所見・血液検査・X 線などにて行う．
- 急性期にはエチドロネートを投与し，骨化の抑制をはかる．
- 慢性期に ADL・歩行などに支障をきたす場合には，手術を検討する．

症例

胸髄損傷により不全対麻痺を呈した 34 歳，男性．受傷後 3 か月の段階で，右股関節の腫脹・熱感を認め，次いで右股関節前面に固い腫瘤，および右股関節可動域制限が出現した．

さぁ，どうする？

1　問診・診察のポイントは？

どの関節に，いつ頃から，熱感・発赤・腫脹・腫瘤があるのか，また関節可動域(ROM)の制限があるのかを問診する．ROM 制限があるようであれば，車いす座位や立位といった基本動作や，ADL，歩行に支障があるかどうかを確認する．

診察では，上記の症状や所見を評価する．そのうえで，血液検査・X 線・CT・骨シンチグラムなどの結果から，総合的に治療方針を決定する．

2　本症例の所見のまとめ

- 交通事故による第 6 胸椎破裂骨折にて，第 6 胸椎以下の不全麻痺(ASIA impairment scale D)が残存
- 胸椎損傷受傷後，約 3 か月で右股関節に腫脹・熱感が出現し，その後，右股関節前面に固い腫瘤を触れるようになり，右股関節の屈曲制限が出現
- 車いすを使用しての ADL・移動移乗は概ね自立していたが，右股関節屈曲制限のため，車いすや椅子に深く座ることが困難．靴や靴下を履く動作で，体幹前屈のしづらさを自覚

3　何を評価するか？

- 症状のある関節の臨床所見(熱感・腫脹・発赤・腫瘤の有無，ROM)
- 基本動作・ADL・歩行への影響
- 血液検査(ALP・CPK・血沈)
- X 線・CT・RI 骨シンチグラムなどの画像所見

これだけは外せない!!　(表1)

1　臨床所見

異所性骨化出現初期には，麻痺域の大関節周辺に，局所の熱感・発赤・腫脹が出現する．その後，熱感・発赤・腫脹が消失すると，ROM 制限が生じ，関節周辺に硬い腫瘤を触れるようになる．そのため，麻痺域の大関節周辺の腫脹・熱感・発赤・硬い腫瘤の有無や，ROM 制限の確認が必要となる．

股関節・膝関節に異所性骨化が出現すると，ROM 制限により座位・立位・歩行・移乗などに支障が生じる場合がある．また，肩関節・肘関節に出現した場合には，移乗，上肢関連 ADL に障害が出る場合がある．そのため，日常生活で必要な動作に問題があるかどうかを評価する．

2　血液検査

異所性骨化の急性期には血沈・ALP・CPK の上昇がみられるが，慢性期になると低下し，正常範

---

* Reon ABE，〒131-0034 東京都墨田区堤通 2-14-1　東京都リハビリテーション病院リハビリテーション科，医長

表1. 異所性骨化の病期と診断

	臨床所見				血液検査			X線	RI骨シンチグラム
	発熱・熱感	腫脹	腫瘤	可動域制限	血沈	ALP	CPK		
急性期	＋	＋	－	±	↑	↑	↑	ごく初期は正常．軟部組織内に，雲恕状で骨梁のはっきりしない新生骨形成	RI吸収値の著明な増加
亜急性期	±	±	＋	＋	↑	↑または→	↑または→	新生骨減少，骨梁明瞭化	RI吸収値の増加
慢性期	－	－	＋＋	＋＋	→	→	→	骨梁完成	RI吸収値減少

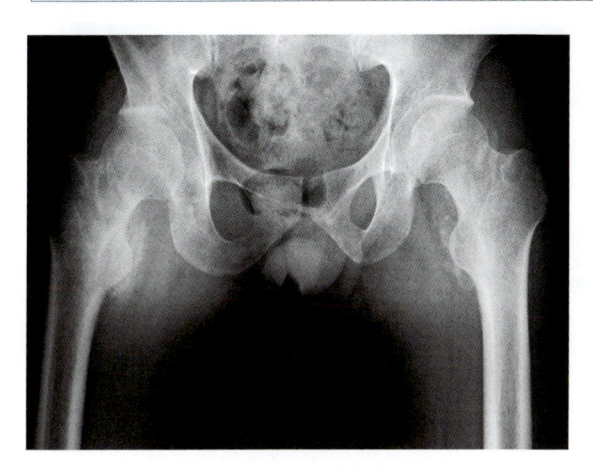

図1. 異所性骨化急性期のX線
右股関節周辺に新生骨が出現

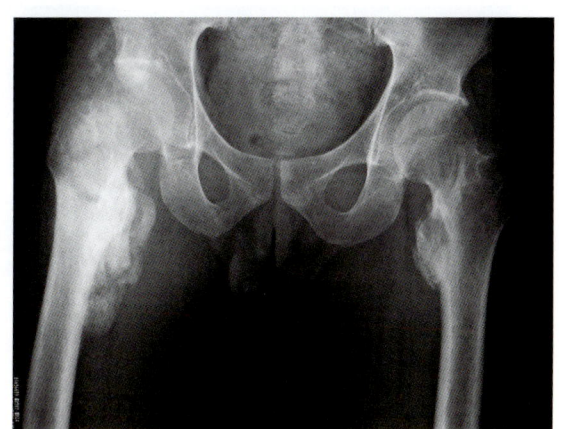

図2. 異所性骨化慢性期のX線
右股関節を中心に異所性骨化が完成

囲内で推移する．骨化成熟の判断には，ALP値が参考となる．

3 X線・骨シンチグラム

X線では，初期の臨床症状が出現してから1〜2週間経過した段階で，軟部組織内に雲恕状の淡い陰影が出現し，骨梁のはっきりしない新生骨形成が認められる（図1）．その後，骨化が成熟し骨梁が明らかとなる（図2）．CTでは関節周辺の異所性骨化部位の評価が容易になるため，ROM制限の原因部位の特定や，手術による骨化切除部の検討が行える（図3，4）．

RI骨シンチグラムでは，X線上で変化のない初期からRI吸収の増加がみられ，骨化が生じた後まで持続する．骨化の成熟には1〜1年半以上を要することが多く，成熟したかどうかの診断には，ALP・X線が参考となるが，RI骨シンチグラムの吸収率の比較が最も信頼できる．

4 鑑別疾患

蜂窩織炎・血栓性静脈炎・化膿性関節炎・骨髄炎・骨腫瘍などを鑑別．

評価をまとめよう!!

- 臨床症状：右股関節に腫脹・熱感を認め，腫脹・熱感が消失した頃より，右股関節前面に固い腫瘤を触知．右股関節屈曲可動域は80°と制限．ADLは概ね自立していたものの，右股関節屈曲制限のため，適切な車いす座位が困難で，体幹前屈に支障
- 血液検査上，ALPが数か月間600〜800 IUと高値．CPK・血沈はROM制限を認めてからは基準値内で推移
- X線上は，右股関節前方に骨梁のはっきりしない骨新生を確認

いざ処方へ!!

異所性骨化の治療としては，不良肢位を避け，愛護的ROM訓練を行うとともに，薬物療法・放射線療法・手術を考慮する．

薬物療法は，異所性骨化の予防目的で，NSAIDs・エチドロネートの投与が挙げられる．NSIADsは，間葉細胞から骨芽細胞への分化を抑制することで，異所性骨化を予防するとされてい

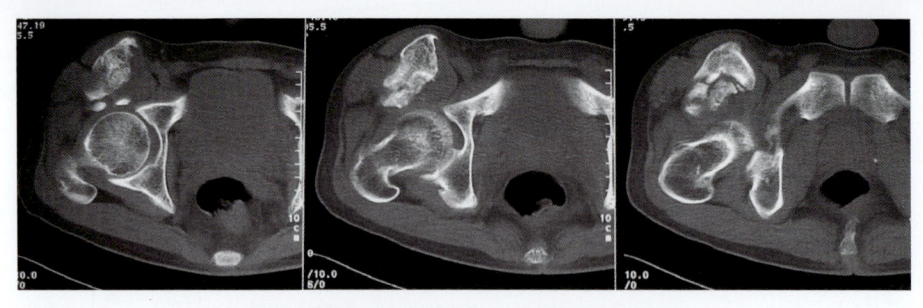

図 3. 異所性骨化を認める右股関節部の CT
右股関節前面を中心に異所性骨化を認める.

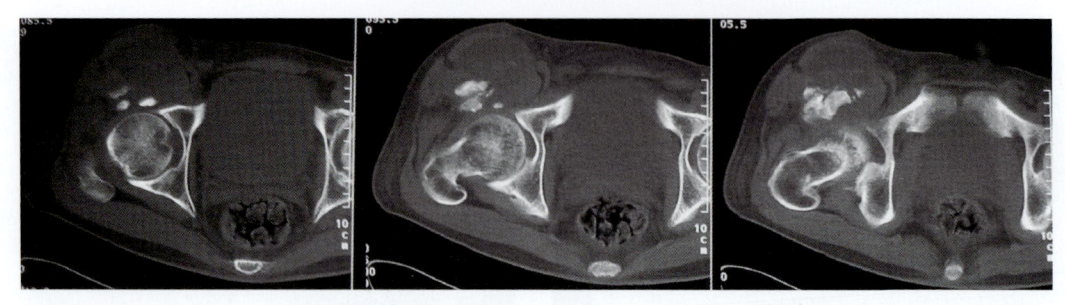

図 4. 異所性骨化部の部分切除術後の CT
右股関節前面の異所性骨化部が部分的に切除されている.

る．エチドロネートは，低用量では破骨細胞の抑制・骨吸収の抑制に働き，高用量ではカルシウムリン酸が結晶化し，ハイドロキシアパタイトを形成する段階をブロックして，骨形成を抑制するとされている．脊髄損傷受傷早期から投与することで，異所性骨化発現の予防が可能となる．

また，異所性骨化の出現初期にエチドロネートを投与することで，それ以上の骨化の発育を抑制する効果が期待できる．ただし，すでに発育してしまった骨化を縮小・消退させることは困難である．

放射線療法は，異所性骨化を形成する破骨細胞への分化を抑制するために，予防的に照射を行うものである．また，異所性骨化に対する手術後の再発予防にも施行されることがある．

手術は，異所性骨化による ROM 制限により，ADL に影響が及ぶ症例で選択される．手術時期は，骨化が成熟した 1～1 年半後をめどに行うのが良いという意見や，成熟後も異所性骨化の再発率が高いことより，成熟度を考慮する必要はないとする意見もある．骨化部位の全切除ではなく，部分切除により日常生活上で必要なだけの ROM の改善が得られることが多い．

結果

脊髄損傷受傷後の右股関節異所性骨化と診断し，骨化の発育抑制のためにエチドロネート 800 mg/日を処方した．しかし，右股関節の ROM 制限はその後進行し，屈曲 60°まで増悪した．ADL は辛うじて自立していたものの，移乗時に異所性骨化部の疼痛が出現していた．そのため，移乗動作の改善や疼痛軽減をはかるために，ALP 値が安定した 1 年半後に，手術を施行した．屈曲制限の原因となる，右股関節前面にある異所性骨化部の部分切除により，右股関節の可動域が屈曲 100°まで改善した(図 3, 4)．その結果，移乗時の疼痛は消失し，車いす移乗および座位が安定し，ADL が改善した．

> **押さえ得 サイドメモ**
>
> ＜異所性骨化の概要＞
>
> 　異所性骨化とは，本来骨の存在しない部位に新生骨形成をみるものである．完成した骨は正常な骨組織であり，石灰沈着とは異なる．脊髄損傷患者に出現することが多いが，脳血管障害・頭部外傷・人工関節置換術後の患者にも合併することが知られている．
>
> 　成因については諸説あるが，血流うっ滞・浮腫・低酸素状態など骨化に有利な局所環境に，強制的な運動による小出血が加わることで，前骨芽細胞とそこに作用する骨誘導因子が生じ，骨になると考えられている．
>
> 　脊髄損傷における異所性骨化は，麻痺域の関節周辺に生じる．股関節・膝関節・肘関節・肩関節の順に多く，大関節周囲に生じやすい．発生頻度は12〜31％で，そのうちROM制限をきたす頻度は10〜20％，強直に至るのは制限を認めた患者の10％以下とされている．
>
> 　発現時期は脊髄損傷受傷後1〜6か月が多く，平均すると3か月前後に最も多く見受けられる．
>
> 　異所性骨化の出現により，出現部位の関節可動域制限を生じ，ADL・基本動作・歩行などに支障をきたすことがしばしば見受けられる．

文　献

1) 吉村　理ほか：脊椎脊髄損傷　診断・治療・リハビリテーションの最前線　慢性期の治療　異所性骨化に対する処置．脊椎脊髄ジャーナル，16(4)：511-515, 2003.
2) 梅田直也ほか：ビスホスホネートの選択　脊髄損傷患者の異所性化骨．*Clinical Calcium*, 13(2)：149-153, 2003.
3) Sullivan MP, et al：Heterotopic ossification after central nervous system trauma：A current review. *Bone Joint Res*, 2(3)：51-57, 2013.
4) Aubut JA, et al：A comparison of heterotopic ossification treatment within the traumatic brain and spinal cord injured population：An evidence based systematic review. *NeuroRehabilitation*, 28(2)：151-160, 2011.

〈各論〉
VI. 運動器疾患等
症例38 関節リウマチ（初期例）

水落和也*

ポイント

- 発病初期は疾患活動性の評価が重要.
- 身体機能だけでなく心理的苦痛・易疲労も評価.
- 活動・参加は個別の生活状況を詳細に評価.
- 臨床的寛解期は回復的介入で機能的寛解を Target に.

症例

44歳, 女性, 主婦. 夫, 中学2年の長男, 小学6年の長女と4人家族. 長女の学年の PTA の役員を務めている. 両膝関節痛が持続し近医受診したところ, 関節リウマチ（RA）の疑いで当院リウマチ内科を紹介され, RA と診断. リウマチ内科での治療開始後1か月でリハ科診療開始. MTX と NSAID で加療を行うも炎症症状進行あり, 発症1年でインフリキシマブ投与開始. 既往歴に特記すべきことなく, 内科的合併症なし.

さあ, どうする？

1 問診のポイントは？（表1）

リハビリテーション（以下, リハ）科初診時の診察では, 患者は関節リウマチ（RA）の診断を受けた直後であり, 薬物コントロールは不十分で多関節痛が続くため, 疾患の進行に対する不安が強い. よって初診時の問診では, すでに主科で確認されている診療情報を重複して聴取することは避ける. 特に発症時の経過, RA と診断されるまでの前医での治療経過などは, 患者にとってつらい記憶を思い起こし, 治療への意欲を削ることになる.

リウマチ内科では, 関節炎の部位と程度（DAS；Disease Activity Score）, 大まかな活動制限（HAQ；Health Assessment Questionnaire）を確認しているが, 機能障害の詳細, 具体的な活動制限の確認は行っていない. また生活環境, 社会参加の状況についても確認されていないことが多いので, リハ科の問診ではこの点を確認する.

リウマチ内科での治療内容とその効果, すなわ

表1. 問診のポイント

1. 病歴聴取
    - 現病歴は主科の診療情報を有効に活用し必要最低限に
    - リハ科への期待・必要性を確認
    - 運動器の既往歴を確認
2. 診療記録からの情報収集
    - 現病歴
    - これまでの治療経過
    - 検査所見
    - 画像所見
3. 関節症状の確認
    - 関節痛の部位
    - 関節痛の種類（安静時痛・運動時痛・荷重時痛）
    - 関節痛の程度（眠れないほど痛む, 日中常に痛む, 身体活動に伴って痛む）
    - 日内変動（朝のこわばりがひどい, 午後の疲労とともに痛む, 夜間が痛む）
    - 薬物療法の効果（内服後何時間ぐらい疼痛が緩和するか, 有効な薬剤は？ 無効な薬剤は？）
4. 気分・心理状況
    - 睡眠は確保できているか
    - 日中の気分はどうか
5. 環境因子
    - 家族のサポートはあるか
    - 自宅の住環境が関節症状に影響しているか
6. 活動と参加
    - どんな活動が制限されているか
    - 外出の頻度と外出時の関節症状
    - 社会参加に制約があるか

* Kazuya MIZUOCHI, 〒236-0004 神奈川県横浜市金沢区福浦3-9 横浜市立大学附属病院リハビリテーション科, 准教授

表2. 診察のポイント

1. 全身状態
   ・Vital signs
   ・身長・体重
   ・気分・精神状態
2. 視診・触診
   ・腫脹関節の確認
   ・圧痛関節の確認
   （これらは主科で疾患活動性の評価が行われているので重複は避け診療情報から情報を得る）
   ・変形関節の確認
   ・診察室での歩行，移乗動作の様子で障害関節を把握
3. 身体機能
   ・四肢長・関節周径・四肢周径測定
   ・関節可動域測定
   ・徒手筋力テスト
   ・客観的筋力測定
   ・基本動作
   ・歩容確認・歩行速度測定

ち疾患活動性については，処方内容，血液検査所見，疾患活動性などを診療記録から情報収集する．腫脹関節・疼痛関節のX線検査所見についてLarsen grade を確認し，必要に応じて整形外科の診察記録を確認する．既往歴，アレルギー，併存疾患については主科の診療記録から情報を得るが，リハ治療に影響する運動器疾患の有無（小児期の骨折や肩関節周囲炎），温熱や湿布に対する皮膚の過敏反応の経験などを確認する．

2 診察のポイントは？（表2）

腫脹関節の有無は問診で確認後，視診で確認する．腫脹・疼痛関節をいきなり触れることは避け，触診，関節可動域の測定などは腫脹・疼痛のない関節から始める．腫脹・疼痛関節の関節可動域（ROM）測定は自動可動域測定に留め，運動痛の強い関節には徒手筋力テスト（MMT）を行わないなどの配慮も必要である．

視診では関節変形の有無，リウマチ結節の有無を確認する．診察室への入室の様子や診察台への移乗動作の観察により，関節拘縮，関節痛，筋力など，かなりの情報を収集することができる．

身長，体重，四肢長，四肢周径の測定は運動器障害の重要な基本情報である．

ROM測定は拘縮関節を中心に行う．病初期の患者は疲労感が強いので，全関節の評価は数回の診察で行えば良い．

筋力測定はMMTを行うが，治療目標になる部位については簡易筋力測定器，握力計，ピンチメーターなどで客観評価を行う．

日常生活動作（ADL）は項目ごとに自立・部分介助・介助などと評価するBarthel指数，FIM（Functional Independence Measure）などの総合的ADL評価表は，目標達成に向けたRAの治療戦略（T2T；Treat to Target）には有用性が少ない．活動制限の改善に向けた治療計画が立てやすいように，細かな情報収集が必要である．入浴動作であれば，洗髪は両手を使用しているか，背部の洗体はどのように行っているか，タオルをきつく絞れるか，更衣動作であれば，かぶりシャツの着脱はどのようにしているか，靴下の着脱はどうか，小さいボタンのかけはずしは可能かなどであり，整容動作では整髪，足の爪切りなども確認する．家事動作では調理動作，清掃，生活関連動作では，買い物，ゴミ出し，通院・遠距離への外出などの方法を確認する．

3 本症例の所見のまとめ

- 問診：歩行時の膝関節痛，家事動作時の肩・手関節・指関節の疼痛
- 診察所見
  身長163 cm，体重49 kg．Vital signsは安定．疲労感が強く，日中1〜2時間は臥床している．MTX・NSAID内服で関節痛が軽減せず，不安が強く，夜は不安で眠れないことがある．夫は仕事で帰宅が遅く，子どもに家事をゆだねるわけにはいかず，家事は1人でせざるを得ない
  リハ科には関節痛の軽減と日常生活が楽にできる方法の指導を期待している
- 関節拘縮：肩関節屈曲：150°/150°（右/左），肩関節水平伸展：−20°/−20°，肘関節伸展：−10°/−10°，手関節伸展：40°/40°，手関節屈曲：60°/60°，膝関節伸展：−20°/−10°，膝関節屈曲：120°/130°
- 筋力：膝関節伸展（MMT）：4/4，握力：5 kg/10 kg，母指・示指の指先つまみ：15N/15N
- 活動・参加：背部の洗体，足の爪切り，床へのしゃがみ動作困難．鍋の持ち運び，調理動作困難，床の雑巾がけ，風呂掃除，洗濯物干し，ゴミの持ち出し，買い物，PTA会合への出席が困難
- 血液検査所見：CRP 7.62 mg/dl，RA因子57.4 IU/ml，WBC 7,200/μl，Hb 10.4 g/dl，ESR 1時間値25 mm，MMP-3 3,810.0 ng/ml
- 画像診断：手根骨に複数の骨びらんあり，Larsen grade 2，両膝に関節列隙狭小化，小骨びらんあり，Larsen grade 1，関節エコーにて両膝関節に関節炎所見あり

● 診察所見のポイント：DAS28 は 5.07 で，疾患活動性は中疾患活動性．薬物コントロールは不十分で関節炎が四肢にみられる．全身性の影響として易疲労があり，心理的には不安傾向．家事動作，外出，参加が制限されている．

4 何を評価するか？（図 1）

図 1 を参照．

これだけは外せない!!

1 疾患活動性

内科的治療の効果判定に用いられる疾患活動性の評価には，DAS，SDAI(Simplified Disease Activity Index)，CDAI(Clinical DAI)がある．

DAS は，28 関節（両側の肩・肘・手・MCP・PIP・膝）の圧痛関節数，腫脹関節数で評価する DAS28（$0.56 \times \sqrt{圧痛関節数} + 0.28 \times \sqrt{腫脹関節数} + 0.70 \times \ln 赤沈値 + 0.014 \times 患者による全般評価$）が用いられることが多く，DAS28 が 2.6 未満を寛解，2.6～3.2 を低疾患活動性，3.2～5.1 を中疾患活動性，5.1 以上を高疾患活動性と評価する．

SDAI は，圧痛関節数＋腫脹関節数＋血清 CRP 値＋患者による全般的(VAS)×0.1＋医師による全般的評価(VAS)×0.1 で算出する指数．ACR/EULAR は 2011 年に臨床的寛解の指標として 3.3 未満を推奨した．SDAI では 3.3～11 が低疾患活動性，11～26 を中疾患活動性，26 以上を高疾患活動性と評価する．

CDAI は，SDAI から血清 CRP 値を除いたもので 2.8 未満を寛解，2.8～10 を低疾患活動性 10～22 を中疾患活動性，22 以上を高疾患活動性と評価する．

2 炎症反応

CRP 値（基準範囲≦0.20 mg/dl），赤血球沈降速度(ESR)1 時間値（基準範囲 3～15 mm），MMP-3 値（基準範囲女性 17.3～59.7 ng/ml）などの血液検査所見で評価．

3 関節の画像所見

X 線検査所見では，関節びらん，関節破壊の評価に Larsen grade を用いる．grade 0：関節面異常なし，grade 1：直径 1 mm 以下の骨びらんまたは関節裂隙の狭小化，grade 2：複数の小骨びらん（直径 1 mm 以下），grade 3：骨びらん顕著，grade 4：激しい骨びらん（通常関節裂隙の消失を伴う），grade 5：元の関節面は完全に消失の 6 段階で評価する．関節 MRI ではより早期に骨びらん，関節軟骨の変性を確認でき，関節エコーでは滑膜炎の状態（血流増加・滑膜肥厚）・滑液の貯留を確認できる．

4 機能障害

疼痛関節，腫脹関節の部位と程度，ROM 測定，MMT，握力・ピンチ力，歩容観察，歩行速度，巧緻性検査 (STEF；Simple Test for Evaluating Function など)など．

5 活動と参加

薬物療法の評価に用いられる ADL・QOL の総合評価に，HAQ がある．ADL に関連した 8 カテゴリー 20 項目の質問に 4 段階（何の困難もない，いくらか困難である，かなり困難である，できない）で評価するものであり，臨床的には HAQ を 8 項目（靴ひもを結びボタンを含めて自分で着替えができますか？，ベッドに寝る・起き上がるができますか？，中身の入ったコーヒーカップ，グラスを口に運べますか？，戸外で平らな路面を歩けますか？，身体全体を洗い，タオルで拭けますか？，腰を曲げ床にある衣服を拾い上げることができますか？，蛇口の開け閉めができますか？，車の乗り降りができますか？）に簡略化した MHAQ (modified HAQ) が用いられることが多い．

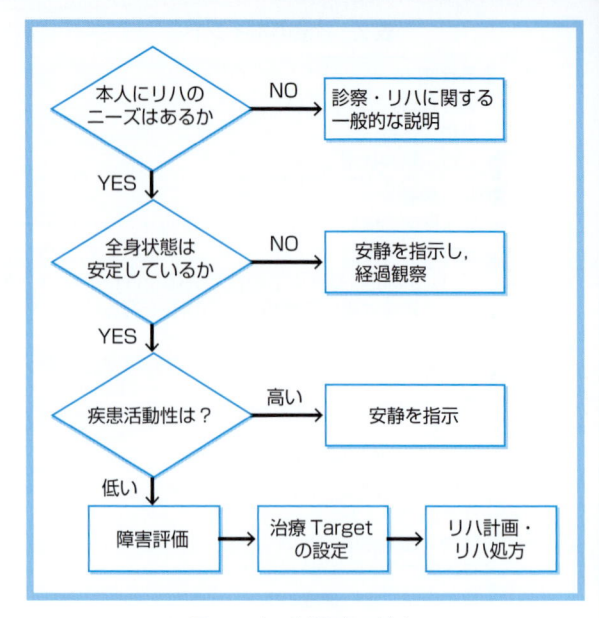

図 1．リハ科診察の流れ

評価をまとめよう!!

1. **疾患活動性**
   DAS：中疾患活動性
2. **関節構造の評価**
   Larsen grade 1-2
3. **機能障害(ICF)**
   b2802　身体の複数部位の痛み(肩関節・手関節・手指関節・膝関節)
   b4552　易疲労性
   b7120　全身の関節の可動性(肩関節・手関節・膝関節拘縮)
   b7304　四肢の筋力低下
4. **活動と参加(ICF)**
   d 430　物を持ち上げることと運ぶこと
   d 460　様々な場所での移動
   d 470　交通機関や手段の利用
   d 510　自分の身体を洗うこと
   d 540　更衣
   d 630　調理
   d 640　調理以外の家事
   d7600　家族関係-子どもとの関係
   d9101　コミュニティライフ-公式の団体

いざ処方へ!!

1 発病早期の処方

- **目標設定**：不安の軽減，疾患・障害の理解促進，心身の安静，関節症状の改善．
- **リハ処方**：週1回の外来PT・OT．通院は内科受診に合わせて負担を軽減する．関節腫脹・関節炎に対しては自着性テープによる固定，スプリントによる固定を行う．ROM訓練は温熱療法後に自動運動・自動介助運動を行い，筋力増強訓練は等尺性訓練を行う．患者の活動状況に即した関節保護法指導を行い，セルフケア，家事用の自助具を紹介する．

本症例は発症1年後に生物学的製剤インフリキシマブを導入し，炎症症状は改善し，臨床的寛解(炎症による症状・徴候がなく，臨床検査値が正常化)が得られた．

2 臨床的寛解期の処方

- **目標設定**：機能障害の改善，活動制限・参加制約の改善．
- **リハ処方**：週1回の外来PT・OT．自動介助運動から他動的ROM訓練，抵抗運動による筋力増強訓練に移行し，関節痛が消失すれば有酸素運動による体力強化を加える．

結果

インフリキシマブ投与により炎症症状の改善，関節症状の改善が得られ，臨床的寛解から機能的寛解(日常生活に問題がない)の状態となった．リハ科初診から2年後には，関節痛は消失し，手関節，膝関節の関節拘縮は改善，握力は右25 kg，左25 kg，ピンチ力は右50N，左39Nと改善した．ADLはすべて自立し，重い荷物の持ち運びが可能になり，買い物もできるようになったため，外来PT・OTは終了とし，定期診察のみとなった．

特集 もう悩まない！100症例から学ぶリハビリテーション評価のコツ

〈各 論〉
VI．運動器疾患等
症例 39　関節リウマチ（進行例）

水落和也*

ポイント

- 手術目的の入院はトータルなリハ介入を行う好機．
- 人工関節置換術後の機能評価と同時に四肢関節の機能評価を行う．
- 在宅ケアを念頭に置いた活動の評価から目標と介入を選択．

症例

　62歳，女性．主婦．夫，長女夫婦，孫（2歳）と5人暮らし．長男が同じ市内に独居．39歳，関節リウマチ発症．49歳，50歳で右人工膝関節置換術，両側人工股関節置換術施行．62歳より右大腿部痛があり，人工関節感染の診断で人工物抜去し，ハイドロキシアパタイトブロック挿入，車いす生活となった．今回，右人工股関節再置換術目的に整形外科に入院し，再置換術後にリハ科診察となった．RA の薬物療法はリウマチ内科にてアザルフィジン，MTX，プレドニゾロンの内服加療．胸郭の可動性低下あり，軽度の拘束性換気障害あり．動作時頻脈あり，易疲労を認める．本人，家族とも人工股関節再置換術により立位・歩行の再獲得を期待している．今回の入院前は訪問看護を利用し，入浴介助を受けていた．家事は二世帯住宅に同居する長女が行っていた．

さぁ，どうする？

1　問診のポイントは？（表1）

　関節リウマチ（RA）発症後経過の長い症例では，まず，これまでの手術，リハビリテーション（以下，リハ）の経過を確認する．人工関節置換術を複数回経験しているので，これまでの術後経過に比べて疼痛が少ないか，ベッド上の動作が楽かなど，今回の術後経過の自覚的な評価も確認しておく．

　手術した右股関節の問診とともに，他の関節障害の確認も行う．歩行訓練で重要となる左下肢の関節症状，上肢の関節症状，脊椎の関節症状の有無と程度を確認する．

　進行例では関節外症状も有していることが多く，また不動に伴う心肺機能低下，栄養状態の低下など内科的な合併症の有無と進行度を確認する．本症例では拘束性換気障害と心機能低下を認めるので，動作時の息切れ，頻脈などを確認する．頸椎病変が疑われるときは手指のしびれ，下肢のし

表1．問診のポイント

1．病歴聴取
・術後経過の自覚的評価
・入院前の生活状況
・動作時の息切れ，疲労感
2．診療記録からの情報収集
・検査所見
・画像所見
3．関節症状の確認
・疼痛関節の部位
・関節痛の程度
4．環境因子
・主たる介護者
・介護負担
・自宅の住環境
・在宅ケア，福祉制度の利用状況
5．活動と参加
・自宅での活動
・外出・通院の手段

びれなど神経根症状，脊髄症状の有無を確認する．

　活動については右人工関節抜去前の活動，抜去後から今回入院前までの自宅での介助の状況などを確認する．

　さらに，環境因子として，自宅の住環境の確認，入院前に利用していた福祉機器や訪問看護・介護

* Kazuya MIZUOCHI, 〒236-0004 神奈川県横浜市金沢区福浦3-9　横浜市立大学附属病院リハビリテーション科，准教授

表2. 診察のポイント

1. 全身状態
   ・Vital signs
   ・身長・体重
2. 視診・触診
   ・人工関節置換術後の局所所見
   ・変形関節の確認
   ・筋萎縮の確認
   ・皮膚の確認
3. 身体機能
   ・四肢長・関節周径・四肢周径測定
   ・関節可動域測定
   ・徒手筋力テスト
   ・基本動作
   ・ADL

サービスの状況を確認する．これら環境因子の情報収集は，リハ治療と並行して，医療ソーシャルワーカーに介入を依頼する．

2 診察のポイントは？（表2）

全身状態としては，vital signs の確認，貧血の有無，心肺機能低下の症状を確認する．

RA の活動性は疼痛関節・腫脹関節の確認，血液検査所見，画像所見から確認する．

視診では，手指の変形，足部の変形，脊柱の変形など関節変形の状態や，足底胼胝など皮膚の状態を確認する．

触診では腫脹関節の熱感，圧痛，運動時の軋轢音などを確認する．

人工股関節置換術後の評価としては，初診時は手術部の疼痛，下肢のしびれ，浮腫などの確認のみで十分であり，関節可動域（ROM）の測定，徒手筋力テスト（MMT）などは基本動作訓練を開始し，安定して座位保持が可能になった時期に行う．右股関節以外の関節は ROM 測定，MMT を行う．

活動は基本動作，セルフケアを中心に確認し，自助具の利用状況，病棟での介助量の確認を行う．

3 本症例の所見のまとめ

- 問診：左股関節に術後の疼痛あり．両肩・両肘・両手関節に運動痛あり．左膝節，両足関節に荷重痛あり．後頚部痛，腰痛軽度あり
- 診察所見：身長145 cm，体重40 kg，栄養状態不良．脈拍84/分，血圧110/70 mmHg，SpO_2 94〜97%，
- 関節変形：両手ムチランス関節炎，MCP 関節掌側亜脱臼あり．両足内側縦アーチ消失，外反母趾，開帳足，重複趾，槌趾変形あり．両足 MTP 関節部に有痛性胼胝あり
- 関節拘縮：肩関節屈曲：70°/70°（右/左），外転：70°/80°，肘関節伸展：−35°/−25°，肘関節屈曲：70°/60°，手関節伸展：10°/10°，屈曲：0°/0°，股関節屈曲：70°/70°，外転：30°/10°，膝関節伸展：0°/−20°，膝関節屈曲：90°/110°，足関節伸展：−5°/−10°，足関節屈曲：20°/20°，頚椎回旋：20〜30°，脊椎伸展：−20°
- 筋力低下（MMT）：肩関節屈曲・外転：2/3（右/左），肘関節屈曲：2/3，股関節屈曲：2/3，膝関節伸展：4/4，足関節伸展：3/3，握力，ピンチ力測定不能
- リーチ範囲：上方右胸部まで，左顔面まで，下方は膝まで
- 基本動作：寝返り介助，起き上がり電動ベッドを利用し部分介助，立ち上がり不可
- 活動：食事は滑り止めシートとすくいやすい皿を用意し，左手に太柄のスプーンを持ち修正自立．水分は長いストローを利用してコップから飲むことができる．排泄コントロールは良好だが，その他のセルフケアは全介助．Barthel指数 25，FIM 62
- 血液検査所見：Alb 3.0 g/dl，CRP 2.06 mg/dl，RA因子 57.4 IU/ml，WBC 8,200/μl，Hb 8.9 g/dl，ESR 81 mm，MMP-3 184.4 mg/ml，KL-6 334 U/ml
- 画像所見：肩関節・手根骨の関節裂隙は消失 Larsen grade 4，足根骨の関節裂隙は消失し変形 Larsen grade 5，両股関節・右膝関節に人工関節．左膝関節の関節裂隙は狭小化し，骨びらんが顕著 Larsen grade 3
- 診察所見のポイント：栄養状態は不良，心肺機能の低下あり．四肢は変形し，関節拘縮，筋力低下が顕著．脊椎の変形も認める．基本動作に介助が必要であり，介助量が大きい．右人工股関節再置換術後の経過は良好

4 何を評価するか？（図1）

図1を参照．

これだけは外せない!!

1 人工関節術後評価
疼痛，下腿の浮腫，しびれ

2 全身状態
栄養，心肺機能

3 多関節障害
四肢の変形，拘縮，筋力低下，脊椎の拘縮，神経症状

4 活動・参加・環境因子
RA 進行例では機能障害の回復と同時に，自宅環境における活動の再獲得，介助量の軽減に向けた介入を行うので，活動と参加，環境因子の評価

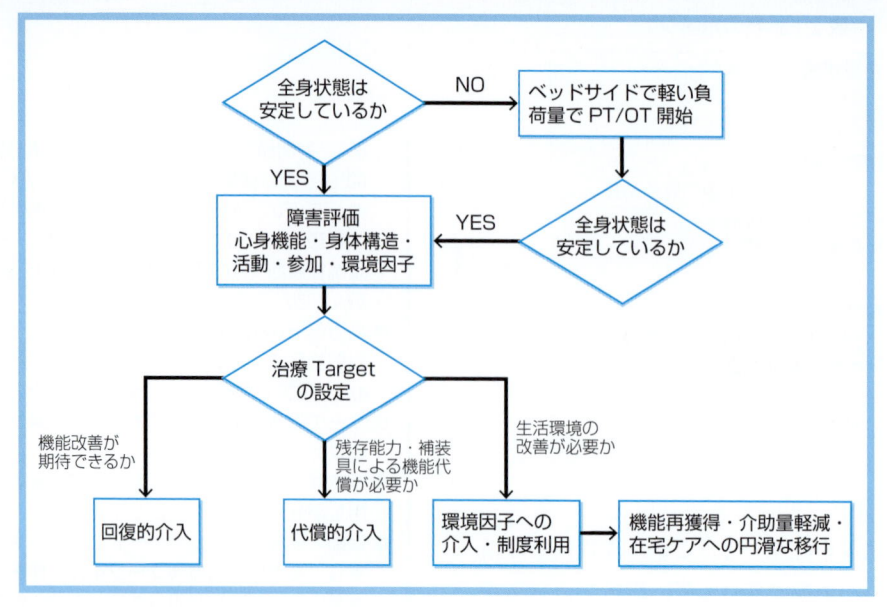

図1. 評価・介入の流れ

が重要となる．ICF チェックリストは，これらを網羅的に分析するツールである．

ICF の活動と参加のドメインは，①学習と知識の応用，②一般的な課題と要求，③コミュニケーション，④運動・移動，姿勢の変換と保持，⑤セルフケア，⑥家庭生活，必需品の入手，⑦対人関係，⑧主要な生活領域，⑨コミュニティーライフ・社会生活・市民生活であり，環境因子は，①生産品と用具，②自然環境と人間がもたらした環境変化，③支援と関係，④態度，⑤サービス・制度・政策である．

RA 進行期では，運動・移動，姿勢の変換と保持，セルフケア，家庭生活，コミュニティライフ，支援と関係，サービス・制度などが問題ありと評価される．これらを整理し，介入により改善が可能な項目を抽出し，リハ治療の target とすることが重要である．

評価をまとめよう!!

1. 疾患活動性・全身状態
 中疾患活動性
 心肺機能低下
 栄養状態不良

2. 関節構造の評価
 Larsen grade 3〜5
 両股・右膝人工関節

3. 心身機能(ICF)
 b2802　身体の複数部位の痛み(肩関節・手関節・手指関節・膝関節)
 b 410　心機能
 b 440　呼吸機能
 b4552　易疲労性
 b 530　体重維持機能
 b7120　全身の関節の可動性(肩関節・手関節・膝関節拘縮)
 b7304　四肢の筋力低下

4. 身体構造(ICF)
 s 7302　手の構造
 s 7520　足首と足の構造
 s76000　頚部脊柱の構造

5. 活動と参加(ICF)
 d430　物を持ち上げることと運ぶこと
 d440　細かな手の使用
 d450　歩行
 d460　様々な場所での移動
 d465　用具を用いての移動
 d470　交通機関や手段の利用
 d510　自分の身体を洗うこと
 d520　身体各部の手入れ
 d540　更衣
 d550　食べること
 d560　飲むこと
 d630　調理
 d640　調理以外の家事
 d650　家庭用品の管理
 d760　家族関係

6. 環境因子(ICF)
 e1150　日常生活における個人用の一般的な生産品と用具
 e1151　日常生活における個人用の支援的な生産品と用具(福祉用具)
 e1550　私用の建物内の設備の利用を容易にする設計・建設用の生産品と用具

```
  e 310    家族
  e 340    対人サービス提供者
  e5150    建物・建設に関連するサービス
  e5750    一般的な社会的支援サービス
  e5800    保健サービス
```

いざ処方へ!!

1 人工関節置換術後の回復的介入

- **目標設定**：上肢機能障害，左下肢の機能障害のためクリニカルパスの variance となるが，可能な限り早期の荷重練習を開始し，立位機能の再獲得を目標とする．
- **リハ処方**：ベッドサイドで PT を開始し，右下肢の自動介助運動を行う．同時にベッド上での起き上がり動作訓練を行い，座位保持が可能となれば訓練室で積極的な運動療法を行う．整形外科からの荷重の指示に沿って，荷重訓練を行う．昇降調節式のプラットフォーム，サドル付き歩行器などを利用して立位，歩行練習に進める．

2 多関節障害への回復的介入と機能代償的介入

- **目標設定**：四肢関節機能の再評価と機能回復，代償戦略による生活機能再建．
- **リハ処方**：PT では左下肢の ROM 訓練，筋力増強訓練，体幹筋力増強訓練を行い，基本動作練習につなげる．足部変形に対しては靴型装具の再作製を行う．OT で上肢機能評価，ADL 評価を行い，上肢の ROM 訓練，筋力増強訓練，手指のスプリント再作製，自助具の選択などを行う．

3 環境因子への介入

- **目標設定**：自宅での生活機能の再構築
- **リハ処方**：医療ソーシャルワーカー・OT による自宅生活環境の確認，福祉制度利用の確認と再調整．看護師による訪問看護師との情報交換．

結果

右人工股関節再置換術後の経過は良好で，立位・介助歩行が可能となったが，さらなる機能改善が見込め，自宅での環境調整に若干の時間が必要なため，整形外科からリハ科に転科し，リハ治療を継続した．その結果，ベッドでの寝返り，電動ベッドを利用した起き上がりが自立し，立ち上がり・数 m の平地歩行も可能となった．上肢関節の ROM も若干拡大し，筋力が向上した結果，食事動作はセッティングのみで自立し，整容動作の一部自立，座面の高さを調整することにより移乗動作の自立が得られた．退院後は訪問リハを継続し，訪問看護，入浴サービス，介護保険による家事援助，ガイドヘルパーを利用することになり，長女の介護負担は軽減した．

〈各論〉
Ⅵ. 運動器疾患等
症例40 肩関節周囲炎

正岡智和[*1]　水間正澄[*2]

ポイント

- 肩関節周囲炎は50歳代を中心とした中年以降の年齢に好発し，外傷などの誘因なく肩関節痛，可動域制限が生じる原因不明の疾患である．
- 臨床症状，治療効果は病期により変化するため，病期に合わせたリハを検討する必要がある．
- 急性期（痙縮期；freezing phase）は疼痛による自動運動が制限される時期で，薬物療法や安静，ポジショニング指導など疼痛対策が中心となる．
- 亜急性期（拘縮期；frozen phase）は徐々に疼痛が軽減するものの関節拘縮が生じやすくなる時期であり，除痛しながら可動域訓練を開始する．
- 慢性期（回復期；thawing phase）は運動時痛，可動域制限とも改善してくる時期であり，積極的な可動域訓練が必要である．

症例

54歳，女性．特に怪我をした記憶もないが，2週間前より夜間を中心とした右肩痛が出現．徐々に増悪し動かせなくなったため，整形外科を受診した．X線およびMRI検査で異常を指摘されず，肩関節周囲炎と診断され，リハ依頼があり当科外来を受診した．

さぁ，どうする？

1 問診のポイントは？

　肩関節周囲炎は五十肩とも呼ばれ，その名の通り50歳代を中心とした中高年に好発する肩関節の疼痛，可動域制限を示す頻度の高い疾患である．外傷などの誘因なく生じ，原因は明らかになっていない．典型的な経過では，強い疼痛のため自動運動が制限される急性期（痙縮期；freezing phase），関節自体に拘縮が生じる亜急性期（拘縮期；frozen phase），徐々に可動域が改善してくる慢性期（回復期；thawing phase）といった経過をとることが多い．予後は比較的良好であるが，拘縮が残存する症例もあり，慎重に対応する必要がある．外傷の既往，疼痛が生じやすい時間帯，疼痛などの自覚症状の経過を問診することは他の疾患との鑑別にも有用である．また患者の職業，スポーツなどの活動性，主婦であれば家事動作の必要性など社会的な役割の問診も重要である（表1）．

2 診察のポイントは？

　肩関節周囲炎は除外診断により診断されるため，他疾患との鑑別診断をしっかり行うこと，病期（表2）を正確に診断して，それに応じた適切なリハビリテーション（以下，リハ）処方を行うことが大事である．病期の経過には個人差があり一定しないため，発症からの期間よりも疼痛や関節可動域などの臨床症状の経時的な変化を捉えて，総合的に病期を判断することが重要となる．強い疼痛のため所見をとることが困難となることもあり，過剰な筋緊張を誘発しないように，無理せず炎症症状の改善を待つほうが良いことも多い．

　肩関節周囲炎と同様に頻度の高い肩関節疾患として腱板断裂が挙げられる．中高年の場合は腱板断裂が無症候性に生じることもあるが，外傷を誘因として上肢が上がりにくいという症状が出現することが多く，問診により鑑別が得られることもある．肩関節の自動屈曲，自動外転は困難となっても，他動的な可動域制限はみられにくい点も肩

[*1] Tomokazu MASAOKA, 〒227-8515 神奈川県横浜市青葉区藤が丘2-1-1 昭和大学医学部リハビリテーション医学講座，助教
[*2] Masazumi MIZUMA, 同，教授

表1. 問診のポイント

1. 発症の時期, 誘因	・外傷の既往があれば腱板断裂, 上腕骨近位部骨折の可能性があり, 画像検査等で除外する ・病期は発症時期から推定することも可能であり, 発症時期の問診は重要である
2. 発症後の経過, 詳細な症状の聴取	・肩関節痛の増悪や軽減がみられるか ・夜間, 早朝に肩関節痛が悪化するなど時間帯による症状の変化が認められるか ・寒冷時に悪化するなど外部環境による症状変化がみられるか ・肩可動域制限が認められれば出現時期, 経時的変化の聴取を行う
3. 職業や家事動作の必要性など社会的要因の評価	・例えば, 頭上の高い位置で釘を打つ作業が必要となる大工のような職業は, 肩関節挙上動作が必須となり, 肩関節周囲炎では困難となることがある ・家事動作も物干し作業などが困難となり, 痙縮期は調理・清掃なども制限される ・日常生活動作では主に洗髪・調髪・結帯・更衣などが困難となる ・症状緩解まで仕事・家事など代替手段があるかどうか, 聴取が必要である

関節周囲炎との鑑別点として挙げられる. 患者の上肢を90°まで外転させた状態で手を離して患者自身で保持できるかどうか確認する drop arm sign は, 腱板断裂では陽性となるので, このような理学所見も判断材料となる.

また, 石灰沈着性腱板炎も突然生じる激烈な肩関節痛で始まり, 痛みで睡眠が妨げられ, 関節可動域制限が生じ, 肩関節周囲炎の痙縮期と類似した臨床症状を呈する. しかし, X線にて腱板内に石灰沈着が確認され, 腱板の穿刺にてミルク状の石灰が吸引できることもあり, 鑑別は可能である.

肩関節痛や肩関節の可動域制限により日常生活動作(ADL)が著明に制限されることが多く, 結帯・洗髪・更衣動作が可能かどうか, 評価を行い, 疼痛回避方法の検討や適切な代替手段の指導の参考とする.

一般的に保存的治療により緩解が得られることが多いが, 重度の関節拘縮が残存する場合は全身麻酔下で関節鏡を用いた授動術を検討することもある.

3 本症例の所見のまとめ

- 発症より2週間, 強い炎症症状を伴う痙縮期の肩関節周囲炎
- 疼痛を伴う肩関節可動域制限を認める
- 単純X線, MRIなどの画像所見にて大きな異常を認めない
- 肩峰下滑液包内へのヒアルロン酸, 局所麻酔薬注射にて肩関節痛の軽減が得られた
- 専業主婦であり, 家事動作が必要

4 何を評価するか?

- 肩関節痛の性状・経過
- 肩関節可動域
- 肩甲帯周囲筋の徒手筋力テスト
- 他疾患からの確実な除外診断
- 画像所見
- ADL, 日常生活関連動作(APDL)の制限
- 家事動作・仕事・スポーツの制限

表2. 肩関節周囲炎の病期

病期	痙縮期(freezing phase)	拘縮期(frozen phase)	回復期(thawing phase)
期間	急性期 発症直後～数週程度	亜急性期 発症後数週～6か月程度	慢性期 発症後6か月～2年程度
症状	強い肩関節痛を認め, 疼痛による可動域制限が強い 運動時のみならず安静時痛, 夜間痛も強い 上肢まで放散痛が広がる	肩関節痛自体は軽減してくるが, 関節自体の拘縮が生じやすく可動域制限も認める	適切なリハにより可動域制限も軽減, 肩関節痛も緩解する
治療	良肢位保持, 安静 スリング, 三角巾固定 不眠への対応 外用薬・内服薬の処方 肩関節内および肩峰下滑液包内注射	関節可動域訓練 腱板機能訓練	積極的な関節可動域訓練 腱板機能訓練 温熱療法

これだけは外せない!!

1 関節可動域

自動運動および他動運動での可動域評価を行う．急性期は拘縮がなくても，疼痛のため十分に可動域を評価することが困難であることも多い．可能な限り，肩関節全方向の関節可動域測定を行い，疼痛が生じやすい方向，肢位を確認することも必要である．

2 Dash (Disabilities of the Arm, Shoulder and Hand) score

Dash (Disabilities of the arm, shoulder and hand) score は AAOS(the American Academy of Orthopedic Surgeons)が中心となり作成されたもので，上肢運動器疾患の治療効果を判定するために国際的に使用されている．DASH score 日本語版(表3)は日本手外科学会のホームページより入手することができる．機能障害／症状に関する 30 項目の質問，スポーツ／芸術活動，仕事に関する 4 項目ずつの質問があり，それぞれに 1〜5 点が当てられる．スポーツ／芸術活動，仕事についての回答は任意選択となる．それぞれの内容について，平均点を求めて 1 を減じて 25 をかけ，100 点満点として評価する．肩関節周囲炎特有の評価方法ではないが，自覚症状，ADL，APDL について上肢機能の総合的な評価が可能であり，国際的にも使用されていることから有用な評価方法であると考えられる．

評価をまとめよう!!

1. **肩関節可動域制限**
   - 屈曲 100°，伸展 20°，外転 95°，外旋 20°，内旋 60°（他動）
   - 屈曲 90°，伸展 10°，外転 85°，外旋 20°，内旋 60°（自動）
   - 最大外転，屈曲時に強い肩関節痛自覚あり
2. **理学所見**
   - Drop arm 徴候：陰性
   - 徒手筋力テスト(右/左)：僧帽筋 5/5，棘上筋 4/5，三角筋 5-/5，棘下筋および小円筋 4/5，上腕二頭筋 5/5
3. **ADL**
   - 洗顔可，洗髪は後頭部までは手が回せず困難
   - 更衣はかぶりシャツも可，結帯は困難

- DASH score：機能障害／症状スコア 69.2．スポーツ／芸術活動および仕事スコアは選択せず

いざ処方へ!!

問題点をまとめると，以下のようになる．
#11 右肩関節痛　#12 右肩関節可動域制限　#13 腱板機能低下　#21 上肢機能障害　#22 ADL 制限　#23 家事動作困難　#31 夫の家事協力困難

肩関節周囲炎の保存的治療には長期間の経過観察が必要であり，入院してリハを行うことは困難で外来での経過観察，指導を行うことになる．しかし，通院でのリハは十分な頻度で行えないことも多く，自宅での患者本人による訓練が中心となるため，自主トレーニングの指導が必要となる．指導内容として，肩関節機能の動的な安定性に作用している腱板の筋力や機能低下が認められることがあり，腱板機能訓練も関節可動域訓練と同様に重要である．日常生活指導も必須であり，例えば更衣の際に患側から袖を通すなど，基本的な疼痛回避方法の指導を行うことが重要である．

さらに病期に応じて処方内容を検討することも必要であり，在宅での訓練内容についても適切な指導を行う．また，施設によっては PT のみ，OT のみなど単独で患者の指導・リハに関わることも多いが基本的なアプローチ方法に変わりはなく，病期，ADL，患者の社会的立場など総合的に考慮したリハ処方が必要である．

<PT>
- 急性期：ポジショニング，良肢位保持指導
- 亜急性期：疼痛の出ない範囲内での関節可動域訓練，腱板機能訓練
- 慢性期：積極的な関節可動域訓練，物理療法，腱板機能訓練
- 病期にかかわらず在宅で行えるリハ指導

<OT>
- 急性期で症状が強い場合は片手動作訓練
- 更衣・清拭など ADL 評価，訓練
- 家事動作訓練

表 3. DASH JSSH バージョン　評価項目

機能障害／症状スコア 先週 1 週間に次に挙げる動作ができたかどうか，該当する状態の番号を○で囲んで下さい 　1．きつめのまたは新しいビンのフタを開ける 　2．書く 　3．カギを回す 　4．食事の支度をする 　5．重いドアを開ける 　6．頭上の棚に物を置く 　7．重労働の家事をする（壁ふきや床掃除など） 　8．庭仕事をする 　9．ベッドメーキングまたは布団を敷く 　10．買い物バックや書類かばんを持ち運ぶ 　11．重い物を運ぶ（5 kg 以上） 　12．頭上の電球を交換する 　13．洗髪やヘアードライヤーを使用する 　14．背中を洗う 　15．頭からかぶるセーターを着る 　16．食事でナイフを使う 　17．軽いレクリエーションをする（例：トランプ，編み物，碁，将棋など） 　18．肩，腕や手に筋力を必要とするか，それらに衝撃のかかるレクリエーション活動をする 　　　（ゴルフ・テニス・キャッチボールをする，ハンマーを使うなど） 　19．腕を自由に動かすレクリエーション活動をする（フリスビー，バドミントンなど） 　20．交通機関の利用が自由にできる（移動の際に） 　21．性生活をする 1．～21．の選択肢 　　　1：全く困難なし　2：やや困難　3：中等度困難　4：かなり困難　5：できなかった 　22．腕・肩・手の障害が，家族，友人，隣人，あるいは仲間との正常な社会生活をどの程度妨げましたか 　　　1：全くなかった　2：ややあった　3：中等度あった　4：かなりあった　5：極度にあった 　23．腕・肩・手の障害によって先週の仕事・日常生活に制限がありましたか 　　　1：制限なし　2：やや制限　3：中等度制限　4：かなり制限　5：極度に制限 先週 1 週間の症状について，該当する番号を○で囲んで下さい 　24．腕・肩・手に痛みがある 　25．特定の運動をしたときに腕・肩・手に痛みがある 　26．腕・肩・手がチクチク痛む（ピンや針を刺したような痛み） 　27．腕・肩・手に力がはいらない 　28．腕・肩・手にこわばり感がある 　29．腕・肩・手の痛みによって眠れないときがありましたか 24．～29．の選択肢 　　　1：全くなかった　2：ややあった　3：中等度あった　4：かなりあった　5：眠れないほど 　30．腕・肩・手の障害のために，自分の能力に自信がないとか，使いづらいと思っていますか 　　　1：全く思わない　2：あまり思わない　3：何とも言えない　4：そう思う　5：非常に思う
スポーツ／芸術活動（選択項目） 　1．スポーツ，もしくは楽器演奏においていつもの活動ができましたか 　2．腕，肩，手の痛みのために活動がどの程度制限されましたか 　3．自分の思うように活動ができましたか 　4．いつもと同じ時間できましたか 　　　1：全く困難なし　2：やや困難　3：中等度困難　4：かなり困難　5：できなかった
仕事（選択項目） 　1．仕事において，いつもの活動ができましたか 　2．腕・肩・手の痛みのために仕事が制限されましたか 　3．自分の思うように仕事ができましたか 　4．いつもと同じ時間仕事ができましたか 　　　1：全く困難なし　2：やや困難　3：中等度困難　4：かなり困難　5：できなかった

（日本手外科学会ホームページ（http://www.jssh.or.jp/），DASH JSSH バージョンより抜粋，選択肢一部省略）

結果

初診時は疼痛が強い急性期であると診断，枕を利用した睡眠時のポジショニング指導，安静など疼痛管理から開始した．夜間痛が強く睡眠障害も生じたためNSAIDsだけでなく睡眠薬も処方して対応した．同時に肩峰下滑液包へのヒアルロン酸注射を定期的に行い，徐々に右肩関節痛の軽減，それに伴う関節可動域の改善が得られた．このため，受診より3週後より徐々に亜急性期に移行し始めたと判断して，軽めの可動域訓練やCoddman体操などを指導．週に1回の外来でのリハを継続しながら，在宅でも行うことができるように指導を行った．疼痛が出現しない範囲で注意しながら関節可動域訓練を継続，徐々に可動域の拡大が得られ，受診より半年で肩関節屈曲135°，外転120°，外旋40°まで改善した．ADLも結帯はやや困難さを認めるが，洗髪も十分可能となり，家事動作も調理，洗濯，掃除などが可能となった．肩関節痛は軽減して内服薬は必要なくなり，本人の主訴は肩関節可動域制限が中心となったため，回復期に移行したと判断した．積極的な可動域訓練，肩甲帯周囲筋の筋力強化を指導，定期的な外来受診により問題なく在宅での訓練が継続できていることを確認した．8か月後には肩関節屈曲165°，外転165°，外旋50°まで他動可動域改善，動作時の肩関節痛も消失，DASH scoreも機能障害／症状スコアも7.5に改善したため治療終了とした．

> **知っ得 サイドメモ**
>
> 肩関節周囲炎は頻度の高い疾患で，予後も比較的良好であることから，症状が続いていても漫然と経過をみてしまうことがある．肩関節痛は肩関節疾患のみならず，心血管疾患，呼吸器疾患に合併することもあり，その可能性を念頭に置き，必ず除外する必要がある．また，稀ではあるが，脊椎，骨盤と同様に上腕骨近位部は悪性腫瘍の骨転移が生じる部位でもあり，臨床症状や経過に応じて経時的な単純X線評価，MRI検査を評価することは鑑別に非常に有用である．

文献

1) Hudak P, et al：Development of an upper extremity outcome measure：the DASH(disabilities of the arm, shoulder, and Hand)．*Am J Ind Med*, 29：602-608, 1996.
2) 昭和大学藤が丘リハビリテーション病院(編)：肩の診かた 治しかた，メジカルビュー社，2004.
3) 信原克哉：肩―その機能と臨床，第3版，医学書院，2001.

肘実践講座

よくわかる野球肘 離断性骨軟骨炎

●編集企画●

岩瀬毅信　独立行政法人国立病院機構　徳島病院
柏口新二　東京厚生年金病院部長
松浦哲也　徳島大学講師

2013年4月発行　B5判
二色刷り　260頁
定価　7,875円(税込)

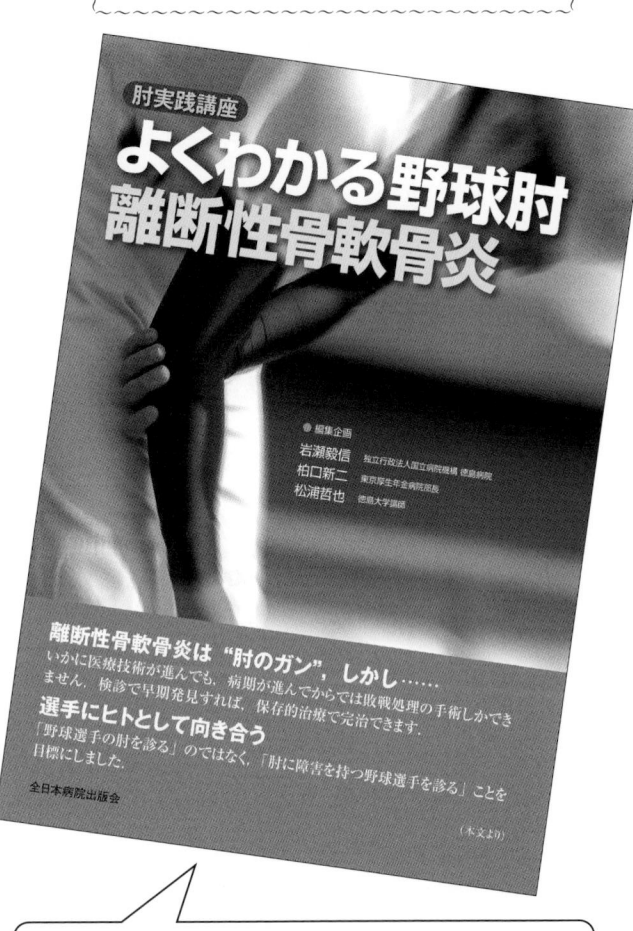

<目次>
Ⅰ．野球肘をどう捉え，分類するか
　成長期と成人期での障害の違いと多様性/柏口新二
●コラム　離断性骨軟骨炎の実態
　―プロ野球選手の調査から―/能勢康史
Ⅱ．先人に学ぶ　離断性骨軟骨炎のレビュー
　代表的文献と歴史的解釈の推移，問題点/鈴江直人
Ⅲ．病期と臨床症状，理学所見を知る
　病期の分類，病期の捉え方/木田圭重
●コラム　離断性骨軟骨炎は兄弟で発生する
　―障害発生の設計図があるのか？―/高松　晃
Ⅳ．成因と病態について
　いつ，どうして発生するのか/松浦哲也
●コラム　受動喫煙との関係は？/片岡嗣和・伊藤恵康
Ⅴ．画像で見る，診る
　1．画像で何を見るか，何を知るか/柏口新二
　2．単純X線，CTの意義と実際/松浦哲也
　3．MRIの意義と実際/森原　徹・伊藤博敏
　4．エコー検査の意義と実際/石崎一穂
●コラム　なぜサッカー選手に肘の離断性骨軟骨炎が？/岡田知佐子
　5．離断性骨軟骨炎の特殊事例について/柏口新二
Ⅵ．保存的に治す―無刀流の治療　その極意について―
　1．保存的対応　治療理念と方法/柏口新二
●コラム　投球側を変えたら，反対側にも発生
　―この事実から何を学ぶか―/柏口新二
　2．保存的対応の実際/松浦哲也
●コラム　OCDにはいくつもの顔がある―上腕骨小頭部離断性骨軟
　骨炎の臨床像の多様性について―/岩堀裕介
　3．学童期の特性と対応/濱中康治
●コラム　離断性骨軟骨炎―私の場合―/木田圭重
Ⅶ．手術で治す―私の方法―手術で何を治すのか，どのように治すのか
　1．手術治療　治療理念と方法/柏口新二
　2．遊離骨軟骨移植　骨軟骨柱移植
　上腕骨小頭離断性骨軟骨炎に対する手術療法
　―Mosaicplasty―/米川正悟・渡邊幹彦
●コラム　名伯楽からの助言　忘れ得ぬ一例/伊藤恵康・古島弘三
　3．遊離骨軟骨移植　肋骨肋軟骨移植
　上腕骨小頭離断性骨軟骨炎進行例に対する肋骨肋軟骨移植術による
　関節形成術/佐藤和毅
●コラム　開拓者からのメッセージ　忘れ得ぬ一例
　肘離断性骨軟骨炎重度障害例に対する肋骨の骨・軟骨移植/岡　義範
　4．上腕骨外側顆楔状骨切り術/森谷浩治・吉津孝衛
●コラム　開拓者からのメッセージ　忘れ得ぬ一例/吉津孝衛
　5．骨端線閉鎖期における母床の鏡視下郭清術/高松　晃
　6．術者の憂鬱　難治例と合併症/柏口新二
Ⅷ．少年の肘を未然に守る―予防と検診―　究極の治療は予防にある
　検診の意義と具体的方法/松浦哲也
●コラム　「検診」と「健診」の違い/柏口新二
Ⅸ．理解を助けるキーワードと表現/岡田知佐子・紙谷　武

野球傷害のひとつ "離断性骨軟骨炎"
―野球肘検診でわかる早期発見，保存療法から手術まで詳解した，野球関係者必読の一冊です！

(株)全日本病院出版会

〒113-0033　東京都文京区本郷3-16-4
TEL：03-5689-5989　FAX：03-5689-8030

おもとめはお近くの書店または弊社ホームページ(http://www.zenniti.com)まで！

特集 もう悩まない！100症例から学ぶリハビリテーション評価のコツ

〈各論〉
Ⅵ．運動器疾患等
症例41　**肩関節スポーツ外傷**

松村　昇[*]

ポイント

- 肩関節は様々な種類のスポーツで外傷の生じやすい部位であり，それぞれの治療法やリハもまた異なる．
- 問診においては患者の年齢やスポーツ種目，受傷機転などから病態を推測し，またスポーツ競技に関しても調査して各患者の復帰目標を立てる．
- 肩関節の初回脱臼後には軟部組織損傷の一次修復が期待できる．
- 肩関節の可動域訓練および筋力訓練を施行し，受傷後3か月頃の復帰を目標とする．
- 反復性への移行を避けるため，ハイリスク症例においてはリハ終了後も再受傷防止の指導が必要となる．

症例

19歳，男性．アメリカンフットボールのタックル動作の際に，左肩関節痛を自覚した．左肩関節の前方脱臼と診断され，同日整復操作を受ける．外固定を3週間行った後，リハ開始となった．

さぁ，どうする？

1　問診のポイントは？

　肩関節は多種多様な外傷が存在し，それぞれの受傷機転や治療法も異なる．そのため，患者の年齢やスポーツ種目，障害部位，外傷エピソードなどから病態を推測する．また，若年者のスポーツ外傷では患者の置かれた立場が治療方針を左右することがあるため，問診においては患者本人に関するものだけでなく，患者のプレーするスポーツ競技に関する情報も収集し，各症例に応じたリハビリテーション（以下，リハ）計画を検討する必要がある．

　本症例は19歳，男性に生じた肩関節の初回前方脱臼症例である．肩関節はその構造から人体において最も脱臼の頻度が高い関節であり，また若年発生例は反復性への移行率が高いことが知られている[1]．さらに，ラグビーなどのコリジョンスポーツは再脱臼の明らかな危険因子となりうる[2]．一方で，肩関節脱臼に伴い生じる軟部組織損傷は，初回脱臼時にのみ一次修復が期待できる．反復性への移行を避けつつリハを行い，早期のスポーツ復帰を目指す必要がある．

2　診察のポイントは？

1）神経麻痺

　肩関節脱臼に腕神経叢神経麻痺が合併することがある[3]．脱臼した上腕骨頭による圧迫もしくは腕神経叢の牽引に伴って発生し，多くは自然回復が期待できる．高齢発生例においてその頻度が高くなるが，脱臼整復後に上肢の神経麻痺症状が残存していないかを評価しておく必要がある．腋窩神経や筋皮神経が障害されることが多いが，稀に全型の腕神経叢麻痺を呈し，その神経症状回復に長期間を要することもある．

2）腱板損傷

　腱板断裂もまた肩関節脱臼の合併症として挙げられ，年齢とともに合併する率が高くなることが知られている[3]．本症例は若年発生例であり非常に可能性は低いと考えられるが，腱板機能の評価を行い，機能低下が疑われる場合にはMRI等の精査を行う必要がある．

3）骨　折

　肩関節脱臼に伴い軟部組織損傷だけではなく，肩甲骨関節窩骨折や上腕骨大結節骨折を合併することがある．骨折合併例においてはリハの時期や内容が異なる可能性があり，きちんと評価する必要がある．

---

[*] Noboru MATSUMURA，〒160-8582　東京都新宿区信濃町35　慶應義塾大学医学部整形外科学教室，助教

4）全身の関節弛緩性

全身の関節弛緩性が高い，つまり「体が柔らかい」「関節がゆるい」患者においては，肩関節脱臼の発生頻度が高いことが知られており，また軽微な外傷を契機に肩関節不安定症を呈することも稀ではない．肩関節だけではなく他の関節の弛緩性を評価しておくことは，患者の予後評価のため有用となる．

3 本症例の所見のまとめ

- 19歳，男性の非利き腕側に発生した初回肩関節脱臼
- 外傷前には肩関節の症状は全く自覚しておらず，元来，全身関節弛緩性は高くない
- 近医において左肩関節脱臼と診断され，その場で脱臼整復を施行された．明らかな骨折等は認めず，脱臼整復も良好であった
- 受傷後は肩関節の強い疼痛と左上肢全体にしびれ感が生じたが，脱臼整復後は上肢全体のしびれ感は消失した．肩関節より遠位における明らかな筋力低下も認めない
- 脱臼整復後も肩関節痛は残存していたが，徐々に軽減していき，3週間が経過した現在はほとんど消失した
- アメリカンフットボールは今後3年間続けていく予定

4 何を評価するか？

- 患肢の神経症状の有無
- 肩関節の外観上異常所見（筋萎縮，再脱臼など）の有無
- 安静時や可動時の肩関節痛の有無
- 肩関節の各部位における圧痛の有無
- 肩関節の他動および自動可動域制限の有無
- 肩関節可動時の脱臼不安感の有無
- 肩関節の筋力低下の有無

これだけは外せない!!

肩関節脱臼の多くは前方脱臼であり，反復性に移行することが知られている．初回脱臼が若年に発生した場合にその頻度が高くなることが知られ，10代発生例の90％以上，20代発生例の70％以上が反復性へと進行し，肩関節不安定症を呈する[1]．その病態の primary lesion は，前下方関節唇の関節窩縁からの剥離（Bankart 損傷）に伴う下関節上腕靱帯の機能低下である[4]．この軟部組織損傷が修復されずに残存すると，反復性へ移行する．

多くが反復性に移行するとはいえ，初回脱臼時には損傷した軟部組織の一次修復が期待でき，その修復を妨げることは避けなければならない．一般に肩関節は外転位外旋位において前方脱臼が生じる．軟部組織が修復される前に同様の受傷機転が生じた場合には，容易に再発することが予測される．拘縮の改善や予防のために関節可動域訓練を行うが，健常側の可動域を参考に，外転位での外旋は特に慎重に行う必要がある．

リハにおいては，肩関節の求心性向上を目的に腱板機能訓練を行う．腱板構成筋の筋力強化のため，セラバンド（D＆M）などを用いた運動を指導する．反復性に陥った症例においても再脱臼防止に効果的との報告もあるが，一方で不意の動作における脱臼には効果がないともされる[5]．ただし，少なくとも失われた筋バランス回復のために施行する価値のある訓練である．また，同時に肩甲帯を構成する三角筋や肩甲骨周囲筋のトレーニングを指導する．

本症例は20歳未満で初回脱臼を生じ，コリジョンスポーツを継続する予定であることより，再脱臼のリスクが高い患者と推測される[2]．リハ終了後も再受傷を避けるための指導が必要である．各スポーツにおける技術向上が重要であることに疑いの余地はなく，正しくないスポーツ動作が再発を引き起こすことを患者によく説明しておく．ハイリスクな症例においては，スポーツ復帰時に脱臼防止装具を使用することを考慮したほうが良い．ただし，再度脱臼を呈し反復性に移行した場合には，同様のリハを施行してもその後の再発を防ぐことは難しく，根本的な治療のため観血的手術を検討していく可能性がある．

評価をまとめよう!!

1. 肩関節痛
- 安静時の疼痛は消失した
- 外固定による影響と考えられた軽度の可動時痛は残存

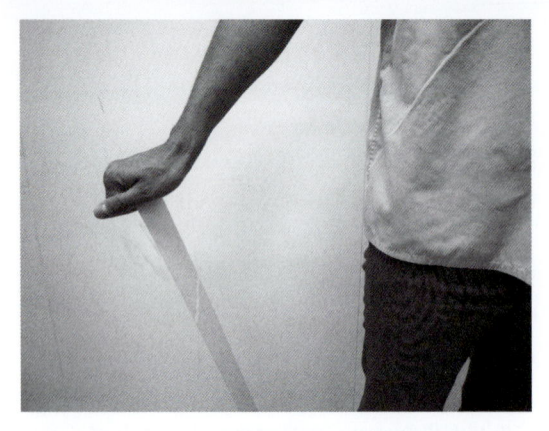

図 1. セラバンドを用いた外転筋力訓練
下垂位から45°外転位までを20～30回，反復して行う．

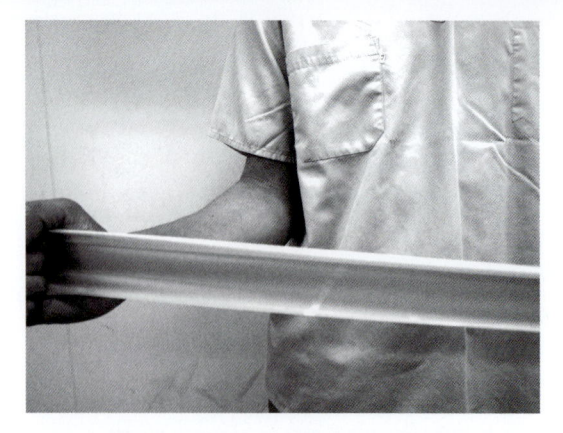

図 2. セラバンドを用いた外旋訓練
下垂位での内旋および外旋訓練を中間位から45°まで反復して行う．

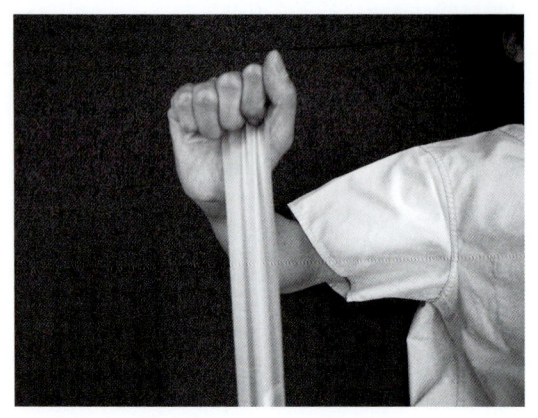

図 3. 外転位での外旋訓練
患者を仰臥位とし，90°外転位における内旋および外旋訓練を内外旋中間位から45°までを反復して行うよう指導する．

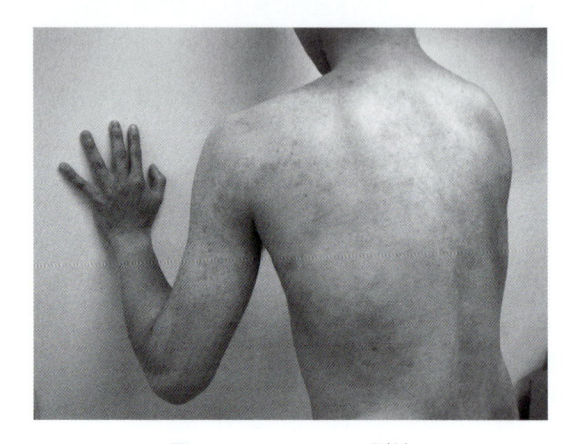

図 4. Wall Push-Up 訓練
菱形筋や前鋸筋を代表とする肩甲骨周囲筋のトレーニング．患者に肩甲骨周囲筋を意識させながら施行する．

2. 肩関節の他動および自動可動域制限，可動時の不安感
- 健常側と比較した可動域は，屈曲および外転が約30°低下，下垂位外旋は10°，外転位外旋は30°低下
- 自動運動と他動運動では明らかな差を認めず，外固定に伴う関節拘縮と予測

いざ処方へ!!

現時点で受傷後3週が経過しており，安静時の肩関節痛もほとんど消失している．明らかな神経麻痺も認めず，リハの中心は肩関節のコンディショニングとなる．

まずは拘縮改善および予防のために，関節可動域訓練を開始する．可動域訓練は他動運動を中心に開始し，徐々に自動運動を許可していく．可動域訓練は肩関節の前方挙上，外転，伸展，下垂位内旋，下垂位外旋，外転位内旋，外転位外旋の各運動に対して施行する．健常側の関節可動域を参考に，疼痛や不安感を感じない範囲内で行う．

筋力訓練は関節可動域が受傷前と同等まで回復した後に開始する．上腕骨頭の求心性向上のため，セラバンドなどを用いて腱板構成筋の筋力強化をはかる．棘上筋は外転，肩甲下筋腱は内旋，棘下筋および小円筋は外旋にそれぞれ関与するため，各運動を20～30回ずつ，1日3回を目安に指導する．外転に関しては下垂位から45°外転位までを反復して行う（**図 1**）．下垂位外旋は棘下筋，外転位外旋は小円筋，下垂位内旋は肩甲下筋上部，外転位内旋は肩甲下筋下部が主に作用する．よって内外旋に関しては下垂位および外転位を，それぞれ中間位から45°付近まで反復して行うよう指導している（**図 2，3**）．徐々に負荷を増大させ，8週間を目安に継続させる．また，併せて三角筋およ

び肩甲骨周囲筋の筋力強化を行う．肩甲骨周囲筋に対しては前鋸筋や大小菱形筋を機能させるWall Push-Up 訓練（**図 4**）や肩すくめを行い，僧帽筋や肩甲挙筋を機能させる Shoulder Shrug 訓練を指導する．

スポーツへの復帰は，一般に受傷後 3 か月頃を目標とする．この期間内に軟部組織が十分修復されるか否かは不明だが，若年者においては限られたスポーツ活動期間などの社会的背景より，3 か月程度となっているのが現状である．スポーツ復帰に際しては再受傷を避けるため，各スポーツにおけるスキル向上が必要であることを，患者および関係者によく説明しておく．また，本症例のような八イリスク症例においては，スポーツ復帰時に可能なら外転外旋位を制限する脱臼防止装具使用を勧める．

結果

3 か月間のリハを終了し，脱臼防止装具装着下にアメリカンフットボール競技に復帰した．リハ中もスポーツ活動における正しいフォームを身に付けるよう指導を受け，スムースに競技復帰することができている．初回脱臼後 9 か月が経過しているが，現在のところ再脱臼は認めず，経過良好である．

知っ得 サイドメモ

保存的治療における再脱臼率の高さや，反復性へ移行した後の二次性の変形性関節症発生予防のため，ハイリスク症例においては初回脱臼から手術施行する考え方も出てきており，早期に手術治療を選択したほうが患者の満足度も高いとの報告も散見される[6]．一方で，再脱臼しても半数は観血的治療を希望しないとの報告もあり[2]，未だ意見の一致をみない．今後は年齢やスポーツ種目，受傷時期，今後の活動性など患者背景に応じて各症例の治療法を選択していく必要があるだろう．

文献

1) Rowe CR, et al：Factors related to recurrences of anterior dislocations of the shoulder. *Clin Orthop*, 20：40-48, 1961.
2) Sachs RA, et al：Can the need for future surgery for acute traumatic anterior shoulder dislocation be predicted？ *J Bone Joint Surg Am*, 89(8)：1665-1674, 2007.
3) Pasila M, et al：Early complications of primary shoulder dislocations. *Acta Orthop Scand*, 49(3)：260-263, 1978.
4) Bankart AS：Recurrent or habitual dislocation of the shoulder-joint. *Br Med J*, 2(3285)：1132-1133, 1923.
5) Burkhead WZ Jr, et al：Treatment of instability of the shoulder with an exercise program. *J Bone Joint Surg Am*, 74(6)：890-896, 1992.
6) Arciero RA, et al：Arthroscopic Bankart repair versus nonoperative treatment for acute, initial anterior shoulder dislocations. *Am J Sports Med*, 22(5)：589-594, 1994.

〈各 論〉
VI. 運動器疾患等
症例 42　肘関節スポーツ障害（上腕骨小頭離断性骨軟骨炎）

佐藤和毅*

ポイント

- 上腕骨小頭離断性骨軟骨炎は，骨化障害により上腕骨小頭の軟骨が軟骨下骨とともに離断する疾患であり，野球の投球動作などが誘因となる．
- 詳細な問診により発症時期，治療歴，現在の状態，野球歴，ポジション，練習量，家族・社会的背景などを把握する．
- 診察では局所症状，関節可動域，全身の柔軟性，筋力などを確認する．
- 問診・診察の結果を踏まえ，投球再開に向けたリハプログラムを作成，実行する．
- ストレッチ運動の継続は柔軟性を維持し，肘関節障害の再発防止の一助になると考えられる．

症例

14歳，男子．1年程前より野球の投球時に右肘関節外側部痛があり，他院で保存治療（9か月の投球禁止）を行ったが改善しなかった．当院整形外科を紹介で受診し，上腕骨小頭離断性骨軟骨炎進行期の診断で手術を受けた．術後2週間でリハ科依頼となった．

さぁ，どうする？

1　問診のポイントは？（表1）

発育期型野球肘である上腕骨小頭離断性骨軟骨炎は，小学高学年から中学生に好発し，投球動作が誘因になる．原因スポーツの大半は野球であるが，他の投擲動作や器械体操なども原因となり得る．病態は外力による骨化障害と考えられ，反復する外力（特に剪断力，圧迫力）により，小頭の関節軟骨の一部が軟骨下骨とともに母床より分離・遊離する．病理学的には軟骨下骨組織の壊死が先行し，二次的に小頭関節軟骨表面の亀裂や変性が起こるとされる．

治療は，病期や小頭関節面および遊離骨軟骨片の状態に応じて選択するが，基本的には初期で病巣（骨軟骨片）が安定している場合には，保存療法が考慮される．保存療法無効例や分離・遊離した骨軟骨片が不安定な症例は，手術治療が選択される[1]．骨軟骨片の再接合が可能であれば接合し，不能例は摘出する．その結果，生じた骨軟骨欠損が小さな場合には放置しても問題はないが，比較

表1．問診のポイント

1．症状の問診
・症状の発現時期
・症状の推移
・治療歴（手術の有無など）
・野球歴（スポーツ歴）
・ポジション
・疼痛部位，タイミング（投球のどの時期にどの部位に疼痛が誘発されるか）
・投球側（左・右）
・投球頻度
2．家族，社会的背景
・競技レベル
・今後の希望（ハイレベルの競技継続など）
・家族，周囲の支援・期待
・家族，チーム監督など周囲の喫煙歴

的大きな欠損に対しては骨軟骨移植による関節形成術を行う．骨軟骨移植のドナーには肋骨肋軟骨移行部[2,3]や膝関節非荷重部[4]がある．

1）現在の症状を把握する

問診では症状の発現時期，症状の推移，治療歴を聴取し，現在の状態を把握する．数年前からの投球時痛を放置していたという野球少年は多い．現在までに手術治療を受けたか，または今後受ける予定か，あるいは保存療法中かを聴取し，現在

---

* Kazuki SATO, 〒160-8582 東京都新宿区信濃町35 慶應義塾大学医学部整形外科学教室，講師

の状態(整形外科の治療方針)を把握する.

野球歴(スポーツ歴),ポジション,投球側,投球頻度(1週間あたりの活動日数,1日あたりの投球数)を聴取することにより,罹患原因の一端を明らかにすることが可能であり,再発防止にもつながる.

2) 家族, 社会的背景を理解する

競技レベルや今後の希望(プロ野球選手を目指しているなど)の聴取も重要である.周囲からプロ野球選手になることを期待されてプレーしている例もある.

2 診察のポイントは？

1) 局所所見

患側肘関節の変形(橈骨頭の肥大などの関節症性変化),腫脹,圧痛の有無をみる.本症では腕橈関節部に腫脹,圧痛を認める.他の投球肘障害(野球肘)を合併する例も多く,特に内側側副靱帯損傷の合併頻度は高い.この場合,投球時の肘関節内側に圧痛を有し,各種誘発テストが陽性になることが多い.

2) 関節可動域

肘関節屈曲伸展を健側と比較する.多くは自覚症状なしに可動域が制限されている.腕尺関節が障害されることはほとんどなく,前腕回内外は正常であることが多い.

3) 柔軟性

肘関節のみならず肩関節・肩甲帯,前腕,手関節などの隣接関節,下肢・体幹を含む体全体の関節可動域や柔軟性を詳細に診察する.投球動作は投球側上肢のみならず体全体を使っての全身運動であり,関節可動域・柔軟性の低下は不適切な投球フォームの原因となる.

4) 関節不安定性

本疾患単独で関節不安定性をきたすことはないが,内側型野球肘である内側側副靱帯損傷(機能不全)合併例では,外反動揺性を呈することがある.

5) 筋力

投球障害および長期の投球禁止例では,上腕・前腕周径は小さくなり,上肢筋力・握力が低下する.

6) 画像所見

肘関節単純X線で病変を確認する.本症は発育期の少年に多く発生するため,両側の撮影を行い左右の比較をすることが重要である.肘関節正側2方向に加え,tangential view(肘関節45°屈曲位正面像)を撮影する.MRIは病巣範囲の把握,CTは病巣部の形態,遊離片の検索に有用である.

3 本症例の所見のまとめ

- 1年前に発症し9か月間の保存療法が無効であり,手術治療を行った
- 野球歴5年の投手で,発症前は毎日練習をしていた.野球の強豪高校への推薦入学が決まっており,プロ野球選手になることを希望し,家族もそれを支援している
- 手術は遊離骨軟骨片を除去し,関節面欠損に対して肋骨肋軟骨移行部2片を移植して関節形成術を行った.術後2週間でリハビリテーション(以下,リハ)依頼があった
- ギプスシーネ除去直後であり,腫脹が軽度残存し,肘関節屈曲伸展も制限されている
- 発症前後には肘関節内側部痛もあった(本人からの情報),現在は内側側副靱帯損傷を示唆する所見はない.投球禁止期間に症状が改善したものと考えられる
- 肩関節後方の柔軟性低下を認めた.また,患側の上腕・前腕周径および上肢筋力,握力は健側(非利き手)に劣る
- 術前単純X線,CT画像で確認可能であった遊離片は,術後画像では除去されている.移植した骨軟骨片はキルシュナー鋼線で固定されている

4 何を評価するか？

最初に肘関節の現在の状態を把握する.保存療法中か手術後か,また病巣部(骨軟骨離断部)は安定(癒合)しているか不安定かを確認し,さらに腫脹・疼痛の有無など局所症状を評価する.必要に応じて画像所見を確認する.そのうえで投球(運動)再開に向け,個々の肘関節可動域制限,上肢筋力,柔軟性の程度に応じたリハプログラムを作成し,実行する.

これだけは外せない!!

1 柔軟性

投球動作は全身運動であり,関節可動域・柔軟性の低下は不適切な投球フォームの原因となる.例えば,肩関節第2肢位(肩関節90°外転位),肘関節90°屈曲位での肩関節内旋可動域の低下は,本疾患の比較的多くの例にみられる.これは肩関節後方要素の柔軟性低下に起因するものである.

肩関節・肩甲帯の柔軟性の低下は肘下がりの投球フォームにつながる．同様に，投球動作を支える下肢，特に股関節の柔軟性の欠如はスムーズな体重移動，体の回旋の妨げとなり，肩関節・肘関節への負担増加につながる．

2 筋力

一般に健常な野球少年では，投球側上肢の筋力は非投球側に比べて強い．

3 合併障害

内側側副靱帯損傷合併例は，上腕骨内側上顆下端・内側側副靱帯の圧痛を有し，外反ストレス，milking test などの誘発テストが陽性であることが多い．上腕骨小頭離断性骨軟骨炎と内側側副靱帯損傷の合併例であっても，多くは離断性骨軟骨炎治療における数か月の投球禁止期間中に，内側の症状も改善する．しかし，内側症状が残存する例は，同部に負荷のかかるリハは避けざるを得ない．

4 画像所見

単純X線の肘関節 tangential view（肘関節45°屈曲位正面像）は，小頭の病巣部を描出するのに有効な撮影法である．また，MRIでは病巣はT1強調像で low intensity area，T2強調像で high あるいは mixed intensity area として描出される．

評価をまとめよう!!

1. **現在の状態を把握する**
   - 症状の発現時期，症状の推移，治療歴（手術の有無など）
   - 野球歴（スポーツ歴），ポジション
   - 疼痛部位，タイミング（投球のどの時期に，どの部位に疼痛があるか）
2. **家族，社会的背景を理解する**
   - 競技レベル，今後の希望（ハイレベルの競技継続など）
   - 家族，周囲の支援・期待
3. **患側肘関節の局所所見**
   - 変形，腫脹，圧痛の有無
   - 合併障害の有無：内側側副靱帯損傷合併例は局所の圧痛を認め，外反ストレスや milking test などの誘発テストが陽性のことが多い
4. **関節可動域**
   - 健側との比較：多くは肘関節屈曲伸展制限を呈する
5. **柔軟性**
   - 健側との比較
   - 肘関節，隣接関節のみならず全身の柔軟性をチェックする
6. **関節不安定性**
   - 健側との比較：内側側副靱帯損傷合併の有無を精査
7. **筋力**
   - 上腕・前腕周径，上肢筋力，握力を健側と比較する
8. **画像所見**
   - 単純X線，MRI，CT

いざ処方へ!!

手術治療例のリハの処方を述べる．術式により多少の差異はあるが，局所安静を目的に術後1～3週程度のギプスシーネ固定を行う．その間は腫脹や関節拘縮の予防を目的に，患側上肢の挙上や手指自動運動を励行する．固定期間中，患側の肩・肩甲骨周囲筋が過緊張になる傾向があるので，頚部や肩甲骨の自動運動を行いつつ，リラクゼーションを指導する．

- **関節可動域訓練**：ギプスシーネ抜去後，自動運動を主体とする肘関節屈曲伸展や前腕回内外，手関節屈曲伸展の可動域訓練を開始する．疼痛・腫脹をチェックし，無理のない範囲で訓練を行う．術後4週頃より自重を利用するなど負荷を増やす訓練に移行する．軟部組織修復および病巣部骨癒合が完成しつつある術後5～6週より愛護的な他動関節可動域訓練などを加え，術後8～12週には術前と同等以上の可動域獲得を目指す．

- **ストレッチ**：投球側肩関節後方要素の柔軟性低下に起因する肩関節内旋可動域低下は，比較的多くの例でみられる．肩関節・肩甲帯の柔軟性の低下は肘下がりの投球フォームにつながる．また，股関節の柔軟性の欠如もスムーズな体重移動，体の回旋の妨げとなる．柔軟性の低下を認める部位を中心とする全身のストレッチは，患部に問題がない限り術後早期より開始する．

- **筋力訓練**：患側上肢以外，すなわち体幹・下肢および健側上肢の筋力訓練は，患部に問題がない範囲で早期より isometric 運動を中心に開始し，術後6週頃よりスクワットなどの負荷をかける積極的な筋力訓練を行う．

術後4週までは患側上肢の強い握り動作や手関節の最大運動を禁止し，上腕骨外側上顆の靱帯・筋縫合部に負荷がかからないようにする．術後4

週頃より holding や抵抗運動を開始し，術後7〜8週より，リストカールやエルボーカールなどを軽い負荷から始める．中間位・回外位など前腕の肢位を変えて，肘関節周囲筋の筋力増強をはかる．
- **スポーツ活動（投球動作）**：スポーツ復帰を目指し，術後4か月頃より実践動作の訓練を段階的に加えていく．野球の場合は術後6か月で投球を再開することを目標に，漸次運動負荷を上げる．具体的には術後4〜5か月よりシャドウピッチング，5か月からスポンジボールやゴムボールの真下投げ，軽いバットスイング，6か月よりネットスロー（山なり投球），ティーバッティングを行う．6か月以降は肘関節の痛みがない範囲で，1か月ほどかけて徐々にキャッチボールの距離を広げ，全力投球へと進む．疼痛の有無などを注意深く確認しつつ，関節可動域や筋力増強訓練から実動作の施行へと導いていくことが重要である．

結果

本症例は，術後8週で術前（伸展−10°，屈曲125°）以上の肘関節可動域（伸展0°，屈曲135°）を獲得し，屈曲伸展に伴う疼痛もなかった．

術後2週間より肩関節を中心に全身のストレッチ体操を行い，術後4か月で健側と遜色のない柔軟性を獲得した．患側上腕・前腕周径は改善し，術後6か月で健側と同等となったが，発症前には未だ及ばなかった．今後のスポーツ活動で徐々に回復すると考えられる．

投球活動は，術後5か月よりシャドウピッチングを開始し，ネットスローなどを経て，術後6か月半で全力投球可能となった．投球時痛もなく順調な経過であり，術後8か月にはチームの練習試合に先発登板した．

本症例は手術治療および術後リハにより順調に回復し，投手としての復活を遂げた．しかし，野球を継続する限りは，投球動作による肘関節障害が今後も惹起する可能性は残る．リハの立場からは，ストレッチ運動継続を指示した．ストレッチによる全身の柔軟性維持は，肘関節障害再発の防止の一助になると考える．

> **知っ得　サイドメモ**
> 近年，喫煙による直接的・間接的な骨軟骨障害も報告されている[5]．筆者は問診時に家族や監督・コーチなどの喫煙歴も調べている．

> **押さえ得　サイドメモ**
> 投球障害による内側側副靱帯損傷（機能不全）に対する誘発テストの1つが milking test である．肘関節90°屈曲位で肘関節外反ストレスを加え，肘関節内側部痛を誘発する．

文献

1) Takahara M, et al：Classification, treatment and outcome of osteochondritis dissecans of the humeral capitellum. *J Bone Joint Surg AM*, 89(6)：1205-1214, 2007.
2) Sato K, et al：Costal osteochondral grafts for osteochondritis dissecans of the capitulum humeri. *Tech Hand Upper Extrem Surg*, 12(2)：85-91, 2008.
3) 佐藤和毅：上腕骨小頭離断性骨軟骨炎進行例に対する肋骨肋軟骨移植術による関節形成術，岩瀬毅信ほか（編），肘実践講座よくわかる野球肘　離断性骨軟骨炎, pp. 196-202, 全日本病院出版会, 2012.
4) 戸祭正喜：上腕骨小頭離断性骨軟骨炎に対する自家骨軟骨柱移植術．新 OS NOW, 23：96-104, 2004.
5) Kawakita A, et al：Nicotine acts on growth plate chondrocytes to delay skeletal growth through the alpha7 neuronal nicotinic acetylcholine receptor. *PLoS ONE*, 3(12)：e3945, 2008.

特集 もう悩まない！100症例から学ぶリハビリテーション評価のコツ

〈各論〉
VI. 運動器疾患等
症例43 **手指屈筋腱損傷**

中村俊康*

ポイント

- 屈筋腱損傷の治療ではリハが重要な位置を占める．
- 腱損傷に加え腱鞘床の損傷を合併している場合には，腱の周囲組織への癒着を生じやすい．
- 浅指屈筋腱と深指屈筋腱が交叉するzone IIでの屈筋腱損傷では，浅指屈筋腱と深指屈筋腱自体が縫合術後に癒着を生じやすいため，一次縫合が可能であった症例ではKleinert法[1]早期運動療法を行う．
- Kleinert法早期運動療法を行う場合には自動伸展のみを行い，屈曲はゴムの力を利用する．これにより腱鞘内を縫合した腱が走行し，癒着の発生を防ぐことができる．
- 小児や高齢者ではボクシンググローブ位でギプス固定し，3週経過時より自動可動域訓練を開始する．
- 自動運動は縫合後3週より，他動運動は縫合後6～8週で開始し，腱断裂を防ぐ．

症例

包丁で右中指掌側を切った32歳，女性．直ちに救急病院を受診，翌日手外科専門医のいる当院整形外科に紹介となった．中指基節部に切創があり，PIP関節およびDIP関節の自動屈曲運動はできない．Zone IIでの屈筋腱損傷（深指屈筋腱と浅指屈筋腱療法の断裂）．受診当日に緊急手術で，腱縫合術（深指屈筋腱，浅指屈筋腱の両方，深指屈筋腱はsix strand，浅指屈筋腱はfour strand縫合）を施行した．神経損傷はなく，神経縫合は行われなかった．術後の指運動療法のためリハ依頼を受けた．

さぁ，どうする？

1 問診のポイントは？（表1）

屈筋腱縫合術・移植術後のリハビリテーション（以下，リハ）では，いかに癒着をさせずに指の自動可動域を獲得できるかが重要である．そのために，患者および術者から必要な情報を得られないと，誤ったリハによって癒着を生じたり，縫合腱や移植腱の断裂を生じる場合がある．

1) 腱の状態，損傷部位，損傷してから腱縫合術・腱移植術を受けるまでの期間

腱の挫滅が強い場合は腱修復後に癒着を生じる可能性が高い．逆に，ナイフや包丁などの鋭的な断裂では修復術の成績は良い．損傷部位がzone IIといわれる指基節近位皮線と中節中央の間の領域では，深指屈筋腱と浅指屈筋腱が交叉する腱交叉（chiasma）があり，同部での腱損傷は深指屈筋腱と浅指屈筋腱の両方の断裂を生じることが多

表1．問診のポイント

1. 腱の状態・損傷部位・損傷してから手術するまでの期間
2. 縫合・腱移植の方法
3. 付随損傷の有無
4. 運動療法の選択 ・早期運動可能か ・指示に対する理解度

く，縫合術後に両腱が癒着する可能性が高い[2]．腱損傷から期間をおいて手術を行った場合には腱縫合部の再断裂の可能性が高くなり，手術まで相当期間を費やした場合には腱移植術の可能性が高くなる．

2) 腱縫合の方法，腱移植の方法

腱縫合では腱のなかを通す糸の本数が多いほど縫合強度が増すので，2本（two strand）の場合よりも4本（four strand），または6本（six strand）縫合のほうが早期の運動療法が可能である[2]．腱移植の場合には腱鞘の状態が良い場合には，長掌筋腱などを移植する一次移植が選択されるのに対

* Toshiyasu NAKAMURA, 〒160-8582 東京都新宿区信濃町35 慶應義塾大学医学部整形外科学教室，講師

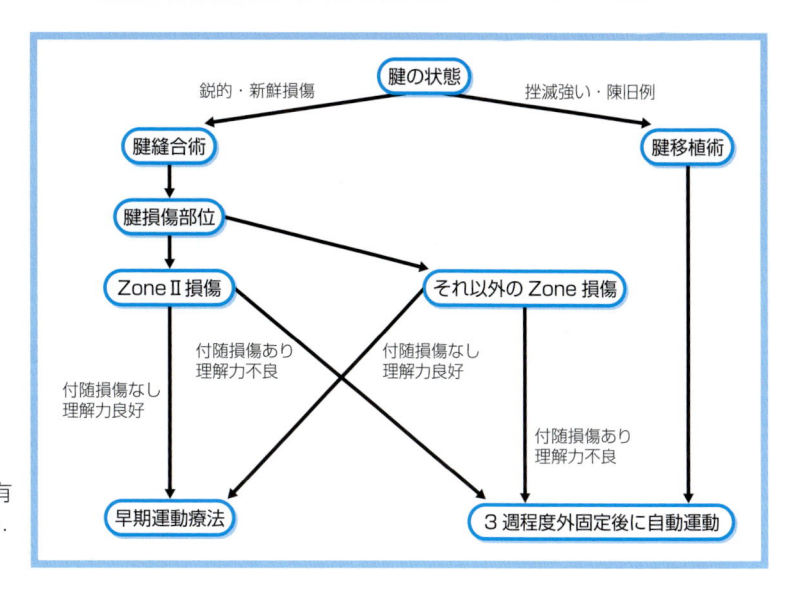

図1. 評価の流れ
腱の状態, 損傷部位, 付随損傷の有無, 理解力により術後リハが異なる.

し, 腱鞘の状態が悪い陳旧例では人工腱を一度移植し, 人工腱周囲に偽腱鞘ができてから長掌筋腱を移植する二次移植術を行う. 腱移植術の場合, リハを開始するのが術後3週からとなる.

3) 付随損傷の有無

腱断裂のみならず指神経の損傷を伴い, 神経縫合術を併施した場合には神経の回復のため3週程度の外固定が必要であり, 早期運動療法を適応することが難しい.

4) 運動療法の選択, 早期運動可能か, 指示に対する理解度が良いか

通常の場合には3週間ギプスで固定を行い, その後, 自動可動域訓練を開始するが, zone Ⅱ損傷では高率に腱癒着を生じるため, 早期運動療法を行うことが望ましい[1)2)]. OT監視下でのリハでは問題とならないが, 自宅でのリハを行わせる場合には患者の指示に対する理解力が重要となる.

2 診察のポイントは?

問診で得られた腱縫合術・移植術の状態, 縫合法とその強度, 腱鞘などの周囲組織の状態を踏まえて評価する. リハとしては早期運動療法を導入するか, 3週程度の外固定後に自動運動を開始するかの選択になるが, 縫合強度が十分でないと判断される場合には, 腱縫合部断裂の可能性が高い早期運動療法ではなく, 一定期間の外固定を行うことが望ましい.

3 本症例の所見のまとめ

- 腱の状態:包丁での損傷であり, 鋭的な断裂
- 損傷部位:Zone Ⅱでの深指屈筋腱, 浅指屈筋腱の損傷
- 損傷してから手術するまでの期間:受傷後直ちに縫合している
- 縫合・腱移植の方法:腱縫合術(six strand縫合)
- 付随損傷の有無:なし
- 早期運動可能か:可能
- 指示に対する理解度:年齢も若く, 指示に対する理解力も良好

4 何を評価するか?(図1)

- 腱の状態(断裂様式)
- 損傷部位
- 損傷してから手術するまでの期間
- 縫合法
- 付随損傷の有無
- 指示に対する理解度(早期運動可能か)

これだけは外せない!!

1 屈筋腱の損傷部位の評価

・Zone Ⅱでの損傷であれば, 早期運動療法を開始.

2 損傷してから手術するまでの期間

・損傷して直ちに縫合を行った場合には早期に運動療法が可能.
・損傷してから手術するまでの期間が長い場合には十分な縫合強度が得られていない可能性があり, リハ開始を若干遅らせる.

3 縫合法の評価

・four strand縫合, six strand縫合であれば, 縫合強度が強いので, 早めにリハが開始できる.

- two strand 縫合であれば縫合強度に問題があるので，リハはゆっくりめに開始する．

4 付随損傷（神経損傷）
- 神経損傷を伴う場合には 2〜3 週の外固定が必要で，屈筋腱のリハはその間は行わない．
- 知覚が回復を始めたら，知覚再教育を行う．

5 指示に対する理解度
- 理解の良い患者の場合には積極的に早期運動療法を行う．
- 小児や高齢者では指示を理解しがたいことがあり，その場合にはリハ開始を術後 3 週程度とする．

評価をまとめよう!!

1. **屈筋腱の損傷部位の評価**
   - Zone Ⅱ→早期運動療法
   - それ以外の部位→早期運動療法または 3 週程度外固定後に自動可動域訓練
2. **損傷してから手術するまでの期間**
   - 直ちに縫合を行った場合→早期運動療法
   - 損傷してから手術するまでの期間が長い場合→3 週程度の外固定後にリハ
3. **縫合法の評価**
   - four または six strand 縫合→早期リハ
   - two strand 縫合→ゆっくりめのリハ
4. **付随損傷（神経損傷）**
   - 神経損傷を伴う場合→2〜3 週の外固定
   - 知覚が回復→知覚再教育
5. **指示に対する理解度**
   - 理解の良い患者の場合→早期運動療法
   - 小児や高齢者→3 週程度外固定後に自動運動

いざ処方へ!!

本症例では腱の状態は包丁での zone Ⅱ 深指屈筋腱，浅指屈筋腱の鋭的損傷で，受傷後直ちに縫合していること，縫合強度の強い腱縫合法である six strand 縫合が可能で，付随損傷はなかった．また，年齢も若く，指示に対する理解力も良好なことから，爪に装着した輪ゴムで指を屈曲位とし，自動伸展運動を行わせ，指の屈曲は輪ゴムの力に任せる Kleinert 法による早期運動療法を処方した．

結果

Kleinert 法早期運動療法を術翌日より開始し，3 週間で全抜糸を行った．直後より自動可動域訓練を開始，術後 6 週より他動伸展可動域訓練を行った．術後 10 週の時点で指可動域は TAM (total active motion) で 270° と良好であった．

文献

1) Kleinert HE, et al：Primary repair of flexor tendons. *Orthop Clin North Am*, 4：865-876, 1973.
2) 飯塚照史ほか：Zone 2 屈筋腱断裂修復後の後療法の特徴に関する一考察─3 週間固定法と Kleinert 変法の経時的関節可動域の比較．広島大学保健学ジャーナル，6：81-91, 2006.

◇好評書籍のご案内◇

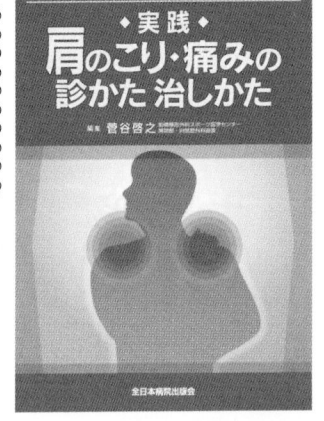

実践 肩のこり・痛みの診かた治しかた

編集／菅谷啓之　船橋整形外科スポーツ医学センター
　　　　　　　　肩関節・肘関節外科部長

B5判　141頁
ISBN978-4-88117-045-8
定価　3,990円（税込）

＜目　次＞

A　肩こり・痛みを知る
　肩こりと痛みの歴史と分類
　肩甲帯の解剖からみた肩こり・痛み
　頚椎由来の肩こり・痛み
　肩甲部にこりと痛みを生じさせる肩関節・肩甲部の
　　疾患・陳旧性外傷
　心身医学（医療）からみた肩こり・痛み
　理学療法士からみた肩こり・痛みのメカニズム
B　実践　肩こり・痛みを診る治す
　肩こりの文化的背景および原発性肩こりの診察と治
　　療法
　頚椎由来の肩こり・痛みの対処法
　肩関節由来の肩こり・痛みの対処法
　スポーツ選手にみられる肩のこり・痛みの対処法
　肩こり・痛みに対する心身医学的アプローチ
　肩こり・痛みに対する理学療法
　肩こり・痛みに対する運動療法
　肩こり・痛みに対する徒手療法
　肩こり・痛みに対する運動学的アプローチ
C　肩こり・痛みを予防する
　肩こり・痛みの予防のための身体調整法
　肩こり・痛みの予防のための寝具指導

"肩こり・痛み"を様々な角度から捉えた医師必携の一冊!!

好評発売中

多関節運動連鎖からみた変形性関節症の保存療法
—刷新的理学療法—

＜編集＞　井原秀俊（九州労災病院勤労者骨関節疾患治療研究センターセンター長）
　　　　　加藤　浩（九州看護福祉大学看護福祉学部リハビリテーション学科教授）
　　　　　木藤伸宏（広島国際大学保健医療学部理学療法学科講師）

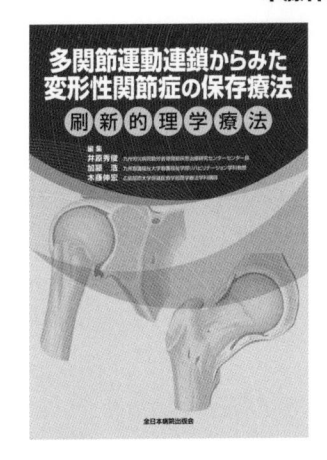

＜目　次＞

第1章　保存療法の展望と課題
第2章　多関節運動連鎖からみた骨関節障害の理学療法
第3章　多関節運動連鎖からみた骨関節疾患の筋機能
第4章　多関節運動連鎖からみた骨関節疾患における日常動
　　　　作の障害
第5章　多関節運動連鎖からみた腰部の保存的治療戦略
　　　　　理学療法士の立場から
　　　　　医師の立場から
第6章　多関節運動連鎖からみた肩甲帯の保存的治療戦略
　　　　　理学療法士の立場から
　　　　　医師の立場から
第7章　多関節運動連鎖からみた変形性股関節症の保存的治
　　　　療戦略
　　　　　理学療法士の立場から
　　　　　医師の立場から
第8章　多関節運動連鎖からみた変形性膝関節症の保存的治
　　　　療戦略
　　　　　理学療法士の立場から
　　　　　医師の立場から
第9章　多関節運動連鎖からみた高齢者の胸椎・胸郭の保存
　　　　的治療戦略
第10章　多関節運動連鎖からみた高齢者の転倒と予防のため
　　　　の保存的治療戦略

B5判　210頁
ISBN978-4-88117-040-3
定価　5,775円（税込）

大好評につき
3刷出来！！
写真・イラスト
多数使用で
詳しく解説

（株）全日本病院出版会　　各誌目次がご覧いただけます！
http://www.zenniti.com
〒113-0033　東京都文京区本郷3-16-4-7F　　TEL(03)5689-5989　　FAX(03)5689-8030

特集 もう悩まない！100症例から学ぶリハビリテーション評価のコツ

〈各 論〉
Ⅵ. 運動器疾患等
症例 44 **慢性腰痛**

大高洋平*

ポイント

- 問診および診察において，特定の病態による腰痛，神経根性の疼痛を除外し，非特異的腰痛であることを確認する．その際に，重篤な脊椎疾患の除外に red flags の確認が有用である．
- 慢性化に関連する心理社会的な因子，すなわち yellow flags の把握を行う．
- 腰痛に随伴する活動性低下から生じた廃用性変化をあわせて評価する．
- リハ処方では，活動性向上を主目的とする．認知行動療法および運動療法，またはその併用，さらには学際的なアプローチが効果的である．

症例

58歳，女性．6か月前に誘引なく腰痛が出現．整形外科に受診するも変形性腰椎症との診断で手術の必要はないといわれ，保存的に加療された．その後，疼痛が続くため麻酔科を紹介されブロック注射や内服加療によるペインコントロールを目的に通院をしている．しかし，症状の改善がなく，リハの適応について当科を受診した．

さぁ，どうする？

1 問診のポイントは？（表1）

1）現在までの経過を聴取する

慢性腰痛を有する患者は様々な医療機関，複数の診療科での加療を経ていることが多い．治療歴・リハビリテーション（以下，リハ）歴を把握することは今後の治療方針を決定するうえで参考となる．また，まず患者の話を傾聴することにより，治療方針を共有するうえでの信頼関係を築くことにつながる．

2）診断的トリアージの再確認を行う

リハ科に依頼される時点ですでに精査のうえの診断が行われている場合が多いが，特定の病態による腰痛，神経根性の疼痛を除外し，リハの積極的な対象疾患である非特異的腰痛であるかどうかを再確認する．特に，重篤な脊椎疾患（腫瘍，炎症，骨折）を有する可能性が高まる red flags（表2）[1]を確認することは重要である．

表1. 問診のポイント

1.	現在までの経過
2.	診断的トリアージのために red flags などについて聴取する
3.	慢性化につながる因子，特に心理社会的な yellow flags について把握する
4.	腰痛の性状や増悪・緩解因子を把握する
5.	腰痛によって生じている身体・生活機能の低下を把握する

表2. 重篤な脊椎疾患（腫瘍，炎症，骨折など）の合併を疑うべき red flags（危険信号）

- 発症年齢＜20歳または＞55歳
- 時間や活動性に関係のない腰痛
- 胸部痛
- がん，ステロイド治療，HIV 感染の既往
- 栄養不良
- 体重減少
- 広範囲に及ぶ神経症状
- 構築性脊椎変形
- 発熱

（文献1より）

3）慢性化に関連する心理社会的な因子がないかを確認する

腰痛を慢性化させる因子が知られているが，特

---

* Yohei OTAKA，〒160-8582 東京都新宿区信濃町35 慶應義塾大学医学部リハビリテーション医学教室，助教

表 3. 長期化に結びつく可能性のある心理社会的な yellow flags

腰痛に対する不適切な態度や信念	腰痛は有害で重度な障害を引き起こすものであるという考え，能動的な治療よりも受動的な治療への高い期待，など
誤った疼痛行動	疼痛回避行動，活動性の低下，など
仕事や補償に関する問題	職場の低い支援，仕事への低い満足度，など
感情の問題	抑うつ，不安，ストレス，気持ちの落ち込み，引きこもり，など

（文献2より）

に心理社会的な yellow flags（**表3**）[2]は重要である．特に腰痛に対する本人の態度，考え方，今まで受けた治療に対する受け止め方や考え方，そして今までどのように腰痛に対処してきたのかを聴取する．

4）腰痛の程度や性状，増悪や緩和する因子を聴取する

腰痛の程度を 0〜10 の 11 段階の NRS（Numetrical Rating Scale）や VAS（Visual Analogue Scale）などで把握する．出現の頻度，持続時間，性状を確認する．さらに，腰痛を増悪または軽減させる因子について聴取する．

5）疼痛によって生じている身体活動や生活機能の低下について把握する

日中の臥床時間，趣味やそのほかの身体活動，家庭，職場へ疼痛が及ぼしている影響について聴取する．

2 診察のポイントは？

重篤な脊椎疾患（腫瘍，炎症，骨折）の可能性を示唆する上述の red flags を認めていないか，神経脱落症状を認めていないかを再確認する．具体的には，発熱の有無，脊柱の叩打痛，神経学的所見などを調べる．また，解剖学的に矛盾する理学所見や過剰な反応である非器質的徴候（知っ得サイドメモ参照）の存在は，疼痛の長期化を示す重要な所見であり，診察中以外の仕草や動作も含めてよく観察する．

3 本症例の所見のまとめ

- 数か所の医療機関にて検査などを受けたが，特に手術の必要はないといわれた．あまり診断に納得はしていないが，麻酔科で注射や薬剤によるペインコントロールをしてもらっている．リハは今まで受けたことがない
- 重篤な脊椎疾患を疑わせる所見，神経脱落所見，神経根症状は認めず，非特異的腰痛症である
- 腰痛の程度は，安静時において NRS で 5 程度，動作時は 10 になる
- 腰痛が出現すると痛いので安静にしていることが多い．腰痛があるので動けないという発想が強い．痛みさえなければなんでもできるのにと落ち込む
- なにか良い治療がないかを探している．治療に期待をしており，治療に対して受動的で依存的である
- 日中の臥床時間は 5 時間で，外出はほとんどしない．夫が協力的で家事などをやってくれている．以前はパートをしていたが，腰痛が出現したことがきっかけでやめた

4 何を評価するか？

腰痛によって直接的に生じている機能や能力の低下と腰痛により二次的に生じた機能や能力の低下，さらには生活機能の低下，そして QOL について評価する．必要に応じて，抑うつや疼痛に対する反応，MMPI（Minnesota Multiphasic Personality Inventory）などの性格検査などを行う場合がある．

これだけは外せない!!

1 可動域の評価

腰痛に直接的関連のある腰部の可動域に加えて，股関節や肩甲帯，および四肢の関節可動域を評価する．低活動から生じる二次的制限の有無を確認することに加え，腰部に負担をかける原因となりうる下肢のアライメント障害，例えば膝関節の伸展障害などを評価する．

2 筋力評価

疼痛部である腰部，体幹の筋力評価に加えて，四肢まで含めての筋力評価を行う．疼痛による低活動性からくる廃用性の変化を評価する．

3 歩行能力およびバランス能力評価

歩行能力および，そのほかの統合的な身体能力，すなわちバランス能力などを評価する．

4 体力の評価

体力の評価も適宜行う．6 分間歩行距離は簡便で行いやすい．

5 ADL の評価

年齢に応じた生活活動度と比較して，制限を受けている部分やその背景を評価する．

6 QOL の評価

治療の効果の判定や QOL への影響を客観的に評価する．疾患特異的指標として RDQ（Roland-Morris Disability Questionnaire）[3]，ODI（Oswestry disability index）[4]が代表的であり，本邦独自のものとしては，JOABPEQ（Japanese Orthopaedic Association Back Pain Evaluation Questionnaire）[5]，JLEQ（Japan Low back pain Evaluation Questionnaire）[6]がある．また，包括的尺度としては，SF-36（MOS 36-Item Short-Form Health Survey）などがある．

評価をまとめよう!!

1. **関節可動域**
   膝，股関節などに大きな制限は認めない
2. **筋力**
   体幹筋の MMT が 3 程度に低下しており，握力も左右とも 10 kg 前半と筋力の低下を認めた
3. **歩行能力およびバランス能力**
   10 m 歩行時間は 15 秒であり，著明に歩行速度が低下していた．また Timed Up and Go Test においても動作が不安定で遅く 20 秒であった
4. **体力**
   6 分間歩行距離では，200 m と著明に低下しており，途中で腰痛により休み休みとなった
5. **ADL の評価**
   ADL の評価では，基本的な動作は自立しているものの，手段的 ADL において家事など身体機能を使うものは夫がすべて行っていた
6. **QOL の評価**
   RDQ にて 22/24 点であり，QOL の低下は著しい状態であった

以上の問診，診察，評価より，非特異的腰痛に対する不適切な考え，疼痛回避行動，受動的治療への過度な期待などを背景に活動性が著しく低下し廃用性の変化が進んだ状態と考えられた．

いざ処方へ!!

1 リハ処方の概要

慢性腰痛に対してのリハアプローチの原則は，認知行動療法と運動療法である．可能であれば，治療は学際的メンバーによるチームで行うことがより効果的である．処方に先立って，まず重要なことは，患者と治療方針を共有することである．疼痛は怖いものではなく，運動により悪化するものではないことを繰り返し伝え，活動性を向上させることが主目的であることを共有する．疼痛と活動・行動を切り離すこと，疼痛があるから○○できないという発想を変えることが重要なポイントとなる．運動療法は，体幹の筋力増強を中心に処方を行うことが多いが，運動の種類，方法，頻度に関してまだ一定したエビデンスはなく，患者の状況や状態に応じて行う．

2 本症例での処方

＜PT＞

認知行動療法に基づいた運動療法

●疼痛への対処法の指導

（1）深い呼吸法
（2）漸進的リラクセーション
（3）視覚イメージング

●運動療法

（1）痛みを誘発しにくい腹部引き込み運動（Abdominal drawing：腰部を大きく屈曲させずに腹部を引き込む）による脊柱安定化の訓練
（2）（1）の後，徐々に脊柱の運動を伴う体幹の伸展および屈曲筋力増強
（3）立ち上がり訓練および応用歩行の指導
（4）腰痛を惹起しない動作方法の模索と指導
（5）自宅での運動プログラムの策定と指導
（6）疼痛管理，生活活動記録，運動実施記録のための日誌の導入

※運動回数は週 1～3 回を目安に開始し，実施状況を週 1 回フォローし，運動強度を調節する．まずは 3 か月の実施を予定する．

結果

リハ開始後，自宅での運動の継続および活動度の向上がはかられ，3 か月後の評価にて，日中臥床時間は 5 時間から 1 時間程度と著明に改善した．握力，筋力などの身体機能にも著明な改善がみられた．RDQ も 5 点と著明な改善を認め，家事についても夫に完全に依存しないようになった．また，疼痛自体も安静時 NRS 5 から 3 に軽減した．

> **知っ得サイドメモ**
>
> ＜Waddellの非器質的徴候[7]＞
>   腰痛の慢性化には，心理社会的な側面が関与するといわれているが，その他に非器質的徴候（nonorganic physical sign）も予測因子の1つとなる．非器質的徴候とは，解剖学的に矛盾する理学所見や過剰な反応であり，Waddellの非器質的徴候が代表的である（**表4**）．

表4．Waddellの腰痛の非器質的徴候

- 表在の圧痛もしくは解剖学的に合致しない圧痛
- 軸方向への圧（立位にある患者の頭直上より手により圧を真下に与える），もしくは模擬の体幹回旋（骨盤と肩を同じ平面内にしたまま回旋）により疼痛が誘発される
- 注意をそらすと疼痛が再現されない（正式な臥位でのSLRテストでは痛みが誘発されるのに，座位で膝伸展し足底反射をとる際には痛みがない）
- 筋力低下や感覚変化がデルマトームに一致してではなく，身体部位の近いところにかたまって出現する
- 過剰な疼痛反応

（文献7より）

文献

1) 日本整形外科学会，日本腰痛学会（監），日本整形外科学会診療ガイドライン委員会，腰痛診療ガイドライン策定委員会（編）：腰痛診療ガイドライン2012，南江堂，2012．
2) Airaksinen O, et al：Chapter 4. European guidelines for the management of chronic nonspecific low back pain. *Eur Spine J*, 15(suppl 2)：S192-S300, 2006.
3) Roland M, et al：A study of the natural history of back pain. Part I：Development of a reliable and sensitive measure of disability in low-back pain. *Spine*, 8：141-144, 1983.
4) Fairbank JC, et al：The Oswestry Low Back Pain Disability Questionnaire. *Physiotherapy*, 66：271-273, 1980.
5) Fukui M, et al：JOA Back Pain Evaluation Questionnaire (JOABPEQ)/JOA Cervical Myelopathy Evaluation Questionnaire (JOACMEQ). The report on the development of revised versions. April 16, 2007. The Subcommittee of the Clinical Outcome Committee of the Japanese Orthopaedic Association on Low Back Pain and Cervical Myelopathy Evaluation. *J Orthop Sci*, 14(3)：348-365, 2009.
6) Shirado O, et al：An outcome measure for Japanese people with chronic low back pain：an introduction and validation study of Japan Low Back Pain Evaluation Questionnaire. *Spine (Phila Pa 1976)*, 32(26)：3052-3059, 2007.
7) Waddell G, et al：Nonorganic physical signs in low-back pain. *Spine (Phila Pa 1976)*, 5(2)：117-125, 1980.

〈各論〉
VI. 運動器疾患等
症例 45　膝関節スポーツ外傷

小林龍生*

ポイント
・どの組織が損傷したかとその損傷程度，必要なスポーツ復帰時期等により治療およびリハ方針を決める． ・前十字靱帯（ACL）損傷はスポーツ復帰には再建術が必要で，スポーツに参加しない場合は保存療法が原則となる． ・後十字靱帯（PCL）損傷，内側側副靱帯（MCL）損傷は保存療法が原則である．

症例
15歳，女性．学校の部活でバスケットの練習中にジャンプシュートを行い，着地時バランスを崩して転倒し右膝関節を受傷した．

さぁ，どうする？

1 問診のポイントは？（表1）

1）膝関節の外傷歴

初回受傷か確認する．ACL損傷，反復性膝蓋骨脱臼は一度受傷すると同じエピソードを繰り返す．

2）受傷機転

ACL損傷，反復性膝蓋骨脱臼は外反外旋位で受傷することが多い．MCL損傷は競技相手に膝外側から倒れ掛かられるなど，外反強制され受傷する．転倒時に脛骨粗面部を地面で強打した場合はPCLを損傷する．

3）スポーツレベル

プロ，全国大会出場，部活，レクリエーションなどのスポーツレベルを確認する．学生では何年生でクラブ活動はいつまでか，出場予定大会が近いかなどが，治療方針とリハビリテーション（以下，リハ）計画作成に必要である．

2 診察のポイントは？（表2）

1）損傷組織の診断

視診で膝周囲の擦過傷や，打撲傷の有無と部位から外力のかかり方を想定する．脛骨粗面部の挫傷は転倒時に地面で強打したと考えられる．受傷

表1．問診のポイント

1．膝関節の既往歴 2．受傷機転 3．スポーツレベル（復帰必要時期）

表2．診察のポイント

1．打撲傷，擦過傷，圧痛部位 2．膝関節血腫 3．膝不安定性徒手検査 4．半月板徒手検査 5．膝蓋骨脱臼徒手検査

直後のMCL損傷では圧痛点の位置で大腿骨付着損傷か，関節裂隙部損傷か，脛骨付着損傷かを診断できる．外側側副靱帯（LCL）損傷も同様の診断が可能である．膝窩部中央の圧痛はPCL損傷，内側外側関節裂隙の圧痛は半月板損傷が疑われる．

2）膝関節血腫

膝蓋跳動があれば穿刺し，血腫の有無を確認する．スポーツ損傷での膝関節血腫は80％程度がACLを損傷している[1]．採取血液中に脂肪滴が認められれば骨折が考えられ，徒手検査で力を加える前にX線検査で確認し，不用意に骨折変位を悪化させてはいけない．

3）靱帯損傷徒手検査[2]

（1）前方不安定性：Lachmanテストは受傷後の疼痛があるときでも，比較的容易にACLの評

---

* Tatsuo KOBAYASHI, 〒 359-8513 埼玉県所沢市並木3-2　防衛医科大学校看護学科, 教授

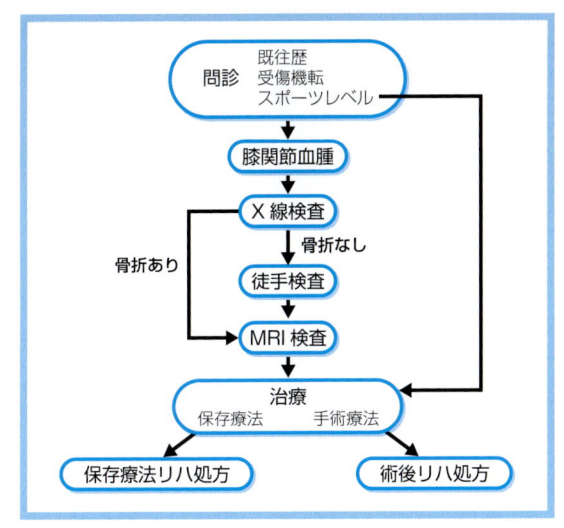

図 1. 診療の流れ

価が可能である．膝 90°屈曲可能であれば前方引き出しテストも行う．

(2) **後方不安定性**：PCL 損傷は膝 90°屈曲位で膝を立て，脛骨近位の後方への沈み込み(sagging 徴候)をみる．

(3) **側方不安定性**：内反・外反不安定性は受傷後の疼痛があるときでも，比較的容易に評価できる．膝 30°屈曲位の外反不安定性は MCL 損傷，内反不安定性は LCL 損傷が疑われる．完全伸展位での内反，外反不安定性は MCL，LCL だけでなく ACL，PCL 損傷も疑う．外側損傷は稀だが，LCL は膝窩筋腱などの周囲支持組織と合わせて後外側支持機構と呼ばれ，損傷時は前足部を把持し伸展位で下肢を持ち上げたときに外旋反張がみられる．後外側支持機構は腓骨神経麻痺を合併することがある．Dial テストは下腿外旋可動性検査で健側より外旋角度が大きいと膝窩筋腱損傷が疑われる．

4) 半月板損傷徒手検査

McMurray テストが行われる．下腿を内外旋しながら膝を屈伸させ，半月板に負荷を加え損傷部の疼痛とクリックを誘発する．急性期で疼痛のため検査が難しいときの半月板損傷の診察には，関節裂隙の圧痛を調べる．

5) 膝蓋骨脱臼徒手検査

膝蓋骨は ACL 損傷と同じ外反外旋位で脱臼し膝崩れを起こす．徒手検査の apprehension テストは，膝蓋骨を外方に徒手的に脱臼を強制し，被検者が恐怖感を訴えると陽性である．

3 本症例の所見のまとめ

- 15 歳，女性．高校 1 年でバスケット部所属．復帰を希望している．今までに同様の受傷はない
- 受傷は着地時に外反外旋位で膝崩れを起こした
- 膝関節血腫があり脂肪滴はなし．X 線検査で骨折，剥離骨折はなし
- Lachman テスト陽性，他の徒手検査陰性．ROM は 20°〜100°と制限され，内側外側関節裂隙や膝窩部に圧痛なし

4 何を評価するか？(図 1)

既往歴，受傷機転，スポーツレベルを確認し，膝関節血腫があれば徒手検査をする前に X 線検査で骨折の有無を確認．骨折があれば保存療法か手術療法か決定し，それぞれに対するリハ処方を行う．骨折がない場合は徒手検査と MRI 検査で診断を確定しスポーツレベルを考慮し，保存療法か手術療法か決定しそれぞれに対するリハ処方を行う．

これだけは外せない!!

1 X 線写真

正面，側面，軸写像を撮影する．脛骨関節面陥没骨折や ACL，PCL，MCL，LCL の剥離骨折に注意する．膝蓋骨脱臼の際の剥離骨折(tangential osteochondral fracture)も確認する．

若年者は骨端線を確認する．骨端線残存例で，通常の ACL 再建術では骨孔が骨端線を貫通するので，成長障害が危惧される．閉鎖直前では閉鎖後に再建するが，閉鎖まで時間がかかる場合は保存療法か骨端線を避けた手術を行う．本症例の骨端線は閉鎖していた．

2 MRI

受傷機転と徒手検査で診断は絞れるが，MRI で確認する．MRI 検査の進歩で靱帯損傷，半月板損傷の診断はほぼ可能である．T1 強調画像では骨髄内に骨挫傷が低輝度に描出されるが，ACL 損傷では大腿骨外顆関節面部と脛骨外顆後方によくみられる．膝蓋骨脱臼でも大腿骨外顆に骨挫傷がよくみられる．T1 強調画像は骨折も低輝度に描出され，膝関節血腫中に脂肪滴があるにもかかわらず，X 線検査で骨折が確認できないときは有用である．

3 筋萎縮

慢性例は大腿周囲径左右差を調べ，患側に萎縮があれば何らかの損傷が疑われる．バイオデックスなどを用いた筋力測定は正確な評価ができ，経過を追う参考になる．

4 可動域

X線検査で確認後，関節可動域(ROM)を調べる．ROM制限の原因は半月板損傷，特にバケツ柄断裂の陥頓がある．ACL損傷急性期では半月板損傷がなくても制限がみられる．

5 不安定性

不安定性徒手検査は検者の主観で－，±，＋などに評価されるが，ACL不全のLachmanテストや前方引き出しテストは，KT2000もしくはKNEELAX等の機器でmm単位の数量的評価をすることが，学術論文や学会発表では必要である．

6 スポーツレベル

国際的にはTegnerの評価[3]が用いられる．通常臨床でも，プロ，全国大会出場，部活，レクリエーション，スポーツをしないレベルかの把握は必要である．

評価をまとめよう!!

1. 損傷組織とその程度
受傷機転からACL損傷が疑われる．ACL損傷によくみられる膝関節血腫もある．Lachmanテストが陽性だが，他の徒手検査は陰性でACL単独損傷が疑われる．X線検査で骨折もなく，MRI検査でもACL損傷のみが認められた

2. 膝可動域
20°〜110°と制限があるが，ACL損傷直後にはみられることがある

3. 筋萎縮
大腿周径は右54cm，左54cmと左右差はない

4. スポーツレベルとスポーツ復帰時期
高校1年でバスケット部．再建術を受け1年の間はリハに専念し，2年より部活に復帰することとなった

いざ処方へ!!

1 骨折

転位がある場合は整復固定術が行われ，転位がない場合はギプス治療が行われる．

＜PT処方＞

骨折部の安定性によりギプス固定期間と，ROMや筋力回復リハの開始時期や強度を決める．

2 ACL損傷

スポーツレベルで治療方針が異なる．スポーツ選手は復帰に再建術が必要である．スポーツに参加しなければ再建術を受ける必要はない．

＜PT処方＞

再建術を受けない場合は，筋力増強とROM改善，今後，外反外旋の危険肢位や膝崩れの原因になるジャンプやダッシュなどの動作を避ける指導を行う．

本症例のような再建術例では，手術まで拘縮除去と筋力維持改善を行い，術後も可及的早期からのROMと筋力回復リハを行う．大腿四頭筋は膝蓋靱帯の走行が下腿軸と垂直になる膝屈曲60°付近より伸展位で前方引き出し力，屈曲位で後方引き出し力として働くことを利用し，再建靱帯に負荷を加えない屈曲位で，大腿四頭筋筋力強化を行う．

術直後〜	ギプスシーネ着用下で下肢挙上による筋力強化
	ギプスシーネを外してROM改善
	両松葉免荷歩行
1週〜	膝装具(屈伸角度制限30°〜90°)に変更
	両松葉1/3荷重開始．静止スケーティング開始
2週〜	両松葉1/2荷重開始
3週〜	全荷重開始
6週〜	膝装具(20°〜free)．ハーフスクワット開始
7週〜	膝装具(10°〜free)
8週〜	膝装具(0°〜free)
4か月〜	ジョギング開始．膝装具は運動時のみ着用
9か月〜	スポーツ復帰

3 MCL損傷

関節外靱帯で血行が豊富で修復が得やすく，保存的に治療することが多い．

<PT処方>

早期から膝屈伸可能な支柱付き装具を用い，疼痛自制内でROMリハを開始する．荷重も疼痛のない範囲で漸増し全荷重にしていき，疼痛のない範囲でジョギングなども開始していく．ROMが対側と同等となり，筋力が対側の90%以上になれば競技復帰となる．シーズン中は装具を着用する．

4 PCL損傷[4]

膝崩れによるスポーツ復帰障害は稀で，保存療法が一般に行われる．MCL，LCLが正常なら伸展0°にするとMCL，LCLが緊張し，PCL不全による後方変位は整復される[5]．大腿四頭筋は膝蓋靱帯の走行が下腿軸と垂直になる膝屈曲60°付近より伸展位で前方引き出し力，屈曲位で後方引き出し力として働くことを利用し，伸展位近くで大腿四頭筋力増強を行う．ハムストリングは後方引き出し力として働くので注意する．

<PT処方>

最初は伸展位に固定する．荷重も伸展位で疼痛のない範囲で漸増し全荷重にしていく．装具は，下腿近位後面に後方沈み込み矯正ベルトが工夫されているものを用いる．早期に0°伸展位を確保し，その後，徐々に屈曲を許可し，4週で90°，12週で120°を目安にする．ROMリハでは下腿近位後面にパッドを置き，後方沈み込みを防止しながら行う．スポーツ復帰は筋力回復に合わせて4〜6か月頃になる．

保存療法後も障害が残存し，スポーツ復帰できない場合は再建手術が選択される．

<PT処方>

術後リハの原則は保存療法と同じであるが，荷重は術後2週で1/4荷重，4週で1/2荷重，5週で3/4荷重，6週で全荷重程度と漸増される．筋力の回復をみて，5か月頃ジョギング開始，9か月頃スポーツ復帰となる．

5 後外側支持機構損傷

他靱帯損傷より稀であり，再建手術を行っている施設もまだ限られている．

6 膝蓋骨脱臼

初回脱臼では保存療法が選択される．来院時に既に整復されていることが多いが，未整復例は膝を伸展し整復する．その後，3週間膝伸展位で固定する．

<PT処方>

荷重に関係しないので，伸展固定位で疼痛のない範囲で荷重を漸増し全荷重にしていき，下肢挙上による筋力増強を行う．3週間後，膝蓋大腿不安定症用装具に変更し長期に着用させ，下肢挙上による筋力強化も継続する．

骨軟骨骨折合併例は，小さいものは関節鏡視下に摘出し上記の保存療法を行う．大きいものは整復固定，あわせて内側損傷部の修復を行う．脱臼を繰り返す場合は，内側膝蓋大腿靱帯再建術や脛骨粗面移行術が行われる．

結果

バスケット部復帰を希望し，高校1年は治療に専念し，高校2年より復帰することとなり，ACL再建術まで筋力維持と拘縮除去に努めた．術直前はROMの制限は消失したが，大腿周径で健患差1 cmとなっていた．術後リハも順調に経過し，術後9か月で練習に復帰し，術後1年で大腿周径健患差はなく試合にも復帰できた．

知っ得 サイドメモ

1）前方引き出しテストで，下腿骨が前方に引き出されるとACL損傷と決めてかかりがちだが，PCL損傷で後方に沈み込んだ下腿骨を正常位置まで引き出しただけの場合もある．PCL損傷をACL損傷と間違わないよう注意する．

2）MRIのプロトン密度画像で低輝度に描出された靱帯断裂の診断は容易なことが多いが，陳旧性PCL損傷では後方不安定性があるにもかかわらずPCLが連続性に描出されることがある．陳旧性PCL損傷はMRIより後方への押し込み力を加えたストレスX線側面像のほうが役立つ．

> **押さえ得 サイドメモ**
>
> X線正面像の外側脛骨関節縁部の剥離骨折はACL損傷時に下腿骨が前方に引き出され，しかも内旋強制も加わり外側関節包の脛骨側付着部が剥離骨折したものが多い．Ségond骨折[6]と呼ばれ，高率にACL損傷を合併する．

文 献

1) Noyes FR, et al：Arthroscopy in acute traumatic hemarthrosis of the knee. *J Bone Joint Surg Am*, 62：687-695, 1980.
2) Hughston JC, et al：Classification of knee ligament instabilities Part Ⅰ the medial and cruciate ligament. *J Bone Joint Surg Am*, 58：159-172, 1976.
3) Tegner Y, Lysholm J：Rating system in the evaluation of knee ligament injuries. *Clin Orhtop Relat Res*, 198：43-49, 1985.
4) 荻内隆司, 池田浩夫：後十字靱帯損傷の治療とリハビリテーション．*MB Med Reha*, 154：45-52, 2013.
5) Ogata K, et al：Pathomechanics of posterior sag of the tibia in posterior cruciate deficient knees—An experimental study. *Am J Sports Med*, 6：630-636, 1976.
6) Ségond P：Rechèrchescliniques et expérimentalessur les épanchementssanguins du genou par entorse. *Prog Med*, 7；297-299, 319-321, 340-341, 379-381, 400-401, 419-421, 1879.

特集 もう悩まない！100症例から学ぶリハビリテーション評価のコツ

〈各 論〉
VI．運動器疾患等
症例46　変形性膝関節症

小林龍生*

> **ポイント**
> - 変形性関節症（OA）は特に原因のない一次性と，明らかな原因がある二次性がある．一次性は加齢と肥満が影響し，二次性は膝疾患既往や下肢骨折変形治癒などが影響する．
> - 下肢筋力増強，可動域，特に伸展制限改善，ヒアルロン酸関節内注射，装具等の保存療法を行い，日本整形外科学会 OA 膝治療成績判定基準（JOA スコア）が60点まで下がると手術も考慮している．
> - 手術は65歳以上で人工膝関節全置換術（TKA）が施行され，65歳以下の特に就労者は高位脛骨骨切り術（HTO）が選択され，将来悪化時に TKA が選択されることが多い．

> **症例**
> 68歳，女性．5年前より右膝痛があり，外用剤などで対処していたが，最近悪化したので来院した．

さぁ，どうする？

1 問診のポイントは？（表1）

1）膝関節既往歴

変形性関節症（OA）は特に原因がない一次性と，何らかの原因による二次性がある．膝関節は一次性が多いが，二次性の原因がないか確認する．膝疾患の既往，例えば半月板損傷，離断性骨軟骨炎，化膿性膝関節炎，骨折等とその手術歴である．骨折は膝に限らず，下肢の他関節や長管骨骨幹部骨折変形治癒による膝関節への過負荷も影響する．

2）職業歴，スポーツ歴，環境

職業歴やスポーツ歴を聴取する．肉体労働や激しいスポーツは，外傷がなくても原因になる．山岳などの起伏の多い環境も原因となる．

3）疼痛の性質

変形性膝関節症（膝 OA）の病態は軟骨摩耗で，荷重は外側より内側大腿脛骨関節に多くかかり，内側の軟骨摩耗がより高度で膝内側に痛みを生じる．初期は立ち上がりや歩きだし等の動作開始時，負荷の大きい階段昇降時や正座時の痛みで始まる．安静時痛はリウマチ等の鑑別診断も考える．

表1．問診のポイント

1．膝疾患の既往歴と下肢の骨折歴
2．職業歴，スポーツ歴，環境
3．疼痛の性質（運動時痛）

表2．診察のポイント

1．年齢
2．肥満（BMI）
3．膝変形（内反，外反）
4．関節水腫
5．可動域
6．内反不安定性
7．筋萎縮

2 診察のポイントは？（表2）

1）年　齢

年齢の影響が大きく，年齢で治療方針も変わる．手術は大きく高位脛骨骨切り術（HTO）と人工膝関節全置換術（TKA）に分けられるが，年齢が選択条件となる．TKA は改良され耐久性も向上しているが，人工物であり限界がある．60～65歳以前のまだ活動性が高く，就労中の患者はポリエチレンの摩耗やインプラントのゆるみが生じ再手術の可能性が高く，再手術は難しく感染リスクも高くなる．60～65歳以前は HTO を行い，将来悪化すれば TKA を行うことが多い．

2）肥　満

肥満は一次性膝 OA に影響する．身長と体重から BMI（体重／身長^2）を算出し，BMI 標準値22との比較から肥満を評価する．治療中は適時体重を計測する．歩行では体重の数倍の負荷が膝にか

---

* Tatsuo KOBAYASHI，〒359-8513 埼玉県所沢市並木3-2　防衛医科大学校看護学科，教授

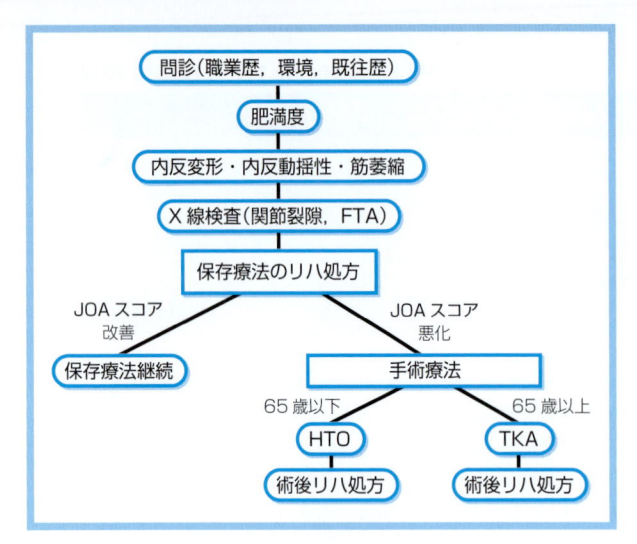

図1. 診療の流れ

かり体重減量効果は大きい．

3）内反膝変形

一般に内反変形となり膝内側に痛みがある．評価は内反角を計測するが，簡単には両側の大腿骨内顆間を手指幅の何倍かで"〜横指"と表現する．稀に外反変形し膝外側に痛みがある．二次性の外側半月板障害や骨折後を考える．鑑別診断の関節リウマチは外反膝が多い．

4）関節水腫

膝蓋跳動で診察する．関節穿刺を行い排液の量，性状を確認する．通常は黄色透明である．鑑別診断として膿性混濁例は化膿性関節炎，血性例は特発性膝関節血症が疑われる．

5）可動域

軟骨の摩耗変性で関節可動域（ROM）が制限されてくる．TKAの改良で術後屈曲はかなり改善されたが，思ったほど屈曲が得られない症例もあるので，患者に説明しておく．膝伸展制限による膝屈曲位歩行は，屈曲位を保持するために伸展制限のない歩行より大きな大腿四頭筋力が必要で，増大した大腿四頭筋力による膝関節への圧迫力増加は，軟骨摩耗の増悪因子となる．加齢に伴い腰が曲がると，曲がった腰のバランスをとるため膝が曲がり，膝が曲がるとさらに腰が曲がり悪循環となるので，腰椎の後弯も確認する．

6）内反不安定性

内側の軟骨さらに骨質も摩耗すると，内反不安定性が出る．内反不安定性は歩行立脚期に膝が外方に移動するthrust現象を生じる．Thrust現象により大腿骨，脛骨関節面間が擦れ合い炎症を悪化させ摩耗が進行する．装具の効果はthrust現象抑制効果も大きい．

7）筋萎縮

疼痛のため廃用性に筋萎縮を生じ下肢機能が低下する．正確にはバイオデックスなどで筋力を評価するが，通常臨床では膝蓋骨上縁より10 cmでの大腿周囲径で評価し経過をみる．

3 本症例の所見のまとめ

- 膝疾患既往や骨折歴もない．農家で農作業に従事し膝を酷使してきており，一次性膝OAが疑わしい
- 正座，階段昇降は疼痛のため困難で，動作時に痛みがあり，夜間痛などの安静時痛はない
- 現在68歳で，身長150 cm，体重64 kgでBMIは28.4と肥満がある
- 内反膝があり，20 ml黄色透明の関節液貯留を認め，ROMは20°〜115°と制限されている．腰椎の明らかな後弯はない

4 何を評価するか？（図1）

職業歴，膝疾患既往，生活環境を聴取し，肥満を評価し，膝内反変形や内反不安定性を調べ，X線検査で関節裂隙狭小化とFTA（femoro-tibial angle）を評価し，まず保存療法のリハビリテーション（以下，リハ）処方を行い経過をみる．改善すれば保存療法を続け，悪化する場合，若ければHTO，高齢であればTKAを行い，ともに術後リハ処方を行う．

これだけは外せない!!

1 X線検査

膝OAのX線所見は，①関節裂隙の狭小，②骨棘形成，③軟骨下骨骨硬化であり，国際的には下記のKellgren Lawrence[1]の評価がよく用いられる．

Grade 0：正常
Grade 1：わずかな骨棘
Grade 2：小さな骨棘，関節裂隙狭小化ほとんどなし
Grade 3：中等度の骨棘，関節裂隙狭小化あり，骨硬化，変形あり
Grade 4：高等度の骨棘，関節裂隙狭小化著明，骨硬化高度，変形著明

表 3. OA 膝治療成績判定基準（日本整形外科学会）

歩行時疼痛	1 km 以上歩行可，通常疼痛ないが，動作時たまに疼痛あっても良い(30) 1 km 以上可，疼痛あり(25) 500 m 以上，1 km 未満の歩行可，疼痛あり(20) 100 m 以上，500 m 未満の歩行可，疼痛あり(15) 室内歩行または 100 m 未満の歩行可，疼痛あり(10) 歩行不能(5) 起立不能(0)
階段昇降	昇降自由・疼痛なし(25) 昇降自由・疼痛あり，手摺使い・疼痛なし(20) 手摺使い・疼痛あり，一歩一歩・疼痛なし(15) 一歩一歩・疼痛あり，手摺使い一歩一歩・疼痛なし(10) 手摺使い一歩一歩・疼痛あり(5) できない(0)
ROM	正座可能な可動域(35) 横座り・胡座可能な可動域(30) 110°以上屈曲可(25) 75°以上屈曲可(20) 35°以上屈曲可(10) 35°未満の屈曲，または強直，高度拘縮(0)
関節水腫	水腫・腫脹なし(10) 時に穿刺状態(5) 頻回に穿刺必要(0)

　関節裂隙狭小が重要で正面像は軟骨残存量を反映するよう荷重位で撮影する．関節裂隙に重点を置いた Ahlbäck の評価[2]なども有用である．荷重時，下肢全長正面像も撮影し FTA を計測する．本来，大腿骨頭中心と足関節中央を結ぶ Mikulicz 線は膝関節中央を通過する．大腿骨頸部の構造があるため，大腿骨軸と脛骨軸のなす外側角の標準は 180°でなく 176°程度となる．FTA が 176°より大きければ内反変形，小さければ外反変形と評価できる．

2　JOA スコア

　日本整形外科学会の JOA スコアは簡単で経過観察や治療法決定に使用しやすい（**表 3**）．

　4 項目で合計 100 点となる．JOA スコアが 50 点では，平地歩行 500 m が難しく，階段昇降は手すりを使っても痛みがあるか 1 段ずつの必要があり，膝屈曲は 90°以下で，時に関節穿刺が必要でかなりの ADL 障害となる．60 点程度で手術を考えている．

評価をまとめよう!!

1. **膝 OA 進行度**
   立位 X 線正面像で内側関節裂隙幅は狭小化し 1 mm であった
2. **膝変形**
   FTA は 185°と内反変形があった
3. **肥満**
   BMI は 28.4 と肥満があった
4. **JOA スコア**
   歩行は 500 m 以上可能だが 1 km は困難で 20 点，階段は 1 段ずつで手摺不要だが疼痛があり 10 点，屈曲は 115°で 25 点，関節穿刺は時に必要で 5 点の合計 60 点であった

いざ処方へ!!

　まず，保存療法を行う．肥満があれば減量指導を行う．関節内ヒアルロン酸注射を週 1 回行う．下肢機能向上のため下肢筋力向上をはかる．消炎鎮痛剤内服や外用剤も適時併用する．サプリメントの効果はまだ確立されていない．

<保存療法の PT 処方>

　下肢筋力増強として仰臥位下肢伸展挙上を体力に合わせて増やしつつ行い，余裕をみて側臥位，腹臥位の下肢挙上も追加する．エアロバイクの使用も良い．膝 ROM，特に伸展制限改善を行い，内反膝に対しては外側楔状足底板や内反矯正膝装具も併用する．

　保存療法で症状が落ち着けば保存療法継続で良いが，改善が得られず JOA スコアが 60 点まで下がると手術も考慮している．手術も 65 歳以下の内側型膝 OA は HTO，65 歳以上は人工関節と考えている．人工関節も外側が良好な内側型で，肥

満も軽度，内反変形も軽度，年齢も高く活動性も低いと片側置換術が選択できる．

TKAは骨セメントでインプラントを骨としっかり固定すれば，インプラントと骨の生物学的癒合を待つ必要はなく，軟部組織の手術の影響の回復に従いリハを進めていく．骨欠損に骨移植した場合は移植骨生着に合わせてリハを進める．

<TKA後のPT処方>

術後1日：CPM開始，端座位や車いす移乗開始
術後2日：歩行器で全荷重起立および歩行開始
術後2週：T字杖歩行開始
術後3週：階段練習開始
術後4週：退院

骨移植例は3週で部分荷重，6週で全荷重程度であるが，欠損量で調整している．

HTOもclosed wedge osteotomyとopen wedge osteotomyがある．以前はclosed wedge osteotomyであったが，良い人工骨の開発で手技も容易で後療法も早いopen wedge osteotomyが開発され，最近はopen wedge osteotomyが多い．

<HTO後のPT処方[3]>

術後2日：ドレーン抜去，ROM練習，等尺運動
術後1週：1/2荷重
術後2週：全荷重

我々は術中所見およびX線所見で，もう少し遅く荷重時期をコントロールしている．

ともに術後注意点は深部静脈血栓である．TKA術後は50％に形成がある．不用意にリハで下肢を動かし肺梗塞を生じると危険である．リハ開始前のDダイマー検査が高い場合はエコー検査か造影CT検査で血栓を調べ対処する．深部静脈血栓予防には可及的早期からリハを開始し，下肢を動かすと良い．

結果

週1回のヒアルロン酸関節内注射と，伸展位下肢挙上の筋力増強と膝屈曲拘縮除去を5週間継続し，JOAスコアの歩行は，疼痛があるが1km以上可能で25点，階段は疼痛があるが交互に可能で20点，膝屈曲は115°で25点，関節水腫は消失し10点の合計80点と改善した．ヒアルロン酸関節内注射を月1回継続し，下肢筋力増強と膝屈曲拘縮除去の自主トレ中心に経過観察中である．

知っ得　サイドメモ

骨粗鬆症に対してはNTX等のマーカーが実際の臨床に利用されているが，軟骨は骨ほど組織量が多くなく病変も限局的で変化が少なく，Ⅱ型コラーゲンC末端架橋テロペプチド（CTX-Ⅱ）などの研究はあるが実用的ではない．MRI検査でdGEMRIC（delayed gadolinium enhanced magnetic resonance imaging for cartilage）は軟骨基質のglucosamino-glycan濃度を反映し，T2 mappingはコラーゲン配列を反映し[4]，臨床での普及が期待される．

押さえ得　サイドメモ

鑑別診断に特発性大腿骨顆部骨壊死がある．初期はX線所見が乏しく，好発部位が大腿骨内顆関節面で膝OAと同じだが，夜間痛など安静時痛がみられる違いがある．進行すれば，典型的X線所見の大腿骨内顆部関節面の限局性骨硬化に囲まれた骨透亮像と関節面部の石灰板形成がある．治療方針は膝OAとほぼ同じだが，注意していないと見逃す．

文献

1) Kellgren JH, Lawrence, JS：Radiological assessment of osteo-arthrosis. *Ann rheum Dis*, 16：494-502, 1957.
2) Ahlbäck S：Osteoarthrosis of the knee. *Acta Radiologica Supplementum*, 277：13-15, 1968.
3) 斎藤　泉，齋藤知行：Opening wedge 高位脛骨骨切り術．関節外科，29：1053-1060，2010．
4) 佐粧孝久：変形性膝関節症に対するMRI診断の位置づけ．関節外科，29：988-994，2010．

特集 もう悩まない！100症例から学ぶリハビリテーション評価のコツ

〈各論〉
Ⅵ．運動器疾患等
症例47 **骨粗鬆症**

大高洋平*

ポイント

- 問診では，骨密度以外の骨折リスク因子を含めた総合的な骨折リスク，そして転倒リスク因子の有無を把握する．
- 骨粗鬆症から生じている脊柱のアライメントの変化，合併する病態などに加えて，身体・認知機能などの転倒リスク因子についても評価する．
- リハの主な処方は運動療法である．骨密度の上昇，転倒リスク軽減の効果がある．

症例

65歳，女性．以前からの腰背部痛に加えて背中が丸いことを家人に指摘され，整形外科を受診，原発性骨粗鬆症（腰椎骨密度：YAM 65％）と診断され，ビスフォスフォネートによる内服治療が開始された．腰背部痛は少しずつ軽快傾向であるものの，最近になり足腰が弱ってつまずきやすいことを自覚し，リハ科を紹介され受診となった．

さぁ，どうする？

1 問診のポイントは？（表1）

1）骨折リスクを把握する

本邦では，骨粗鬆症の診断を骨密度と脆弱性骨折の有無により行っているが，骨折の危険因子はそのほかに家族歴や生活習慣要因など多数知られている．WHOの研究グループは，世界の10のコホートから収集したデータに基づいて11項目の骨折危険因子を選定し，骨折危険性を算出するモデルを開発した．骨折リスク評価ツールFRAX®と呼ばれ，大腿骨頚部の骨密度と合わせることで精度よくリスクを予測可能となる（表2）[1]．問診では，このような項目を利用して骨折リスクを総合的に評価する．

2）骨粗鬆症に随伴する病態に伴う症状について聴取する

骨粗鬆症に随伴する症状，例えば腰背部痛，脊柱後弯に伴う食道裂孔ヘルニアや逆流性食道炎，便秘，痔核などの消化器症状，さらには心肺機能低下の症状がないかを聴取する．また，椎体骨折

表1．問診のポイント

1．骨折リスクについて把握する
2．骨粗鬆症に随伴する病態による症状を聴取する
3．転倒リスク因子について把握する
4．運動習慣や生活習慣，日常生活動作の制限について聴取する

表2．WHOの提唱するFRAX®に用いられる危険因子

・年齢
・性
・骨折歴
・両親の大腿骨近位部骨折歴
・現在の喫煙
・糖質コルチコイド
・関節リウマチ
・続発性骨粗鬆症
・アルコール（1日3単位以上：1単位アルコール8～10 g）
・大腿骨頚部の骨密度（BMD）（またはBody Mass Index）

（文献1より）

の有無や程度を推察するうえで参考となる身長の低下も聴取する．

3）転倒リスク因子を把握する

骨強度低下に依存しない転倒リスクの軽減は骨粗鬆症患者において重要である．したがって，過去1年間の複数回転倒や最近の転倒，歩行困難な

---

* Yohei OTAKA, 〒160-8582 東京都新宿区信濃町35 慶應義塾大学医学部リハビリテーション医学教室，助教

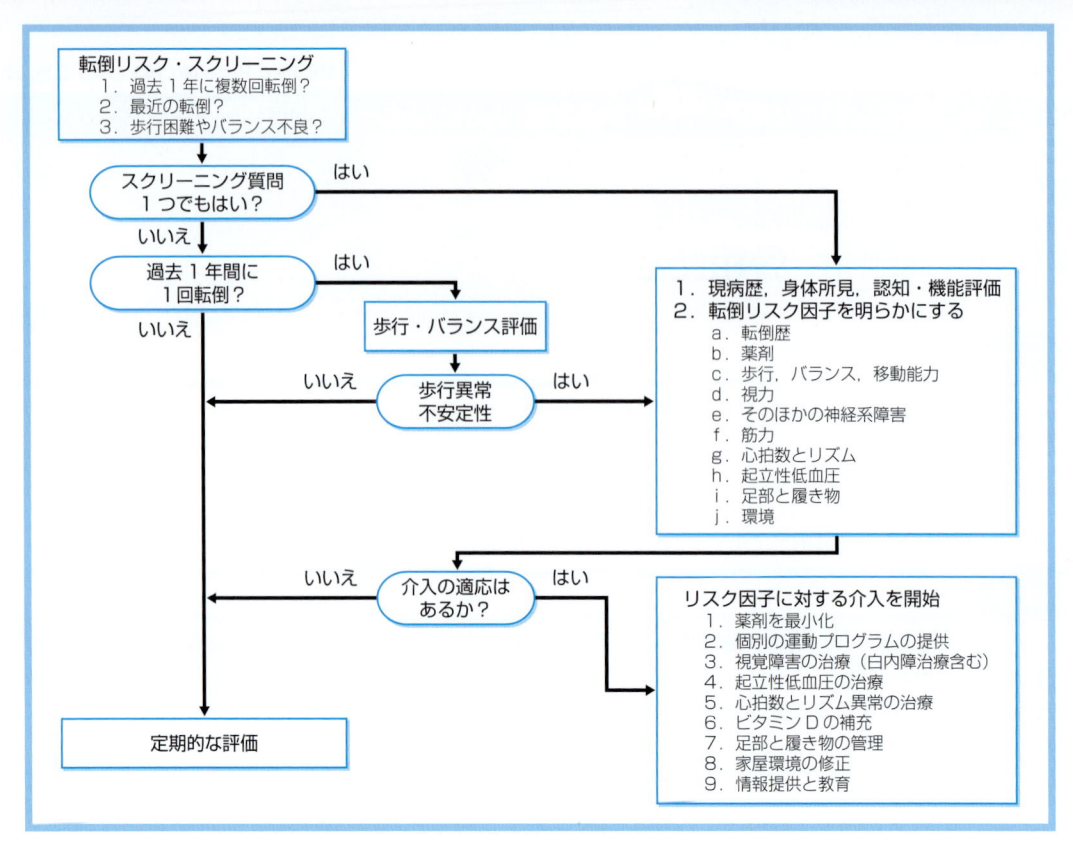

図1. 地域高齢者の転倒予防に関する臨床アルゴリズム

(文献2より)

どがあれば，転倒のリスク因子をより詳しく評価する必要がある(図1)[2]．過去の転倒歴，内服中の薬剤，歩行・バランス機能，視覚障害，認知機能，起立性低血圧，排泄の状況，足部の変形などは重要である．問診において可能な範囲で把握する．また，内因性のリスク因子だけでなく外因性のリスク因子も重要である．例えば，普段の履物や家屋環境の状況について聴取する．

4) 運動習慣や生活習慣，日常生活動作(ADL)の制限を聴取する

運動習慣およびADLの制限は，骨密度低下との関連で重要であると同時に，現時点での身体状況に廃用の要素があるかないかを推測するのに役立つ．また，今後の運動療法のメニューや動作方法の工夫を考えるうえでも参考となる．

2 診察のポイントは？

骨粗鬆症から生じている脊柱のアライメント変化を診察する．亀背については，視診で十分把握可能であるが，その他に，壁際に背中を向けて直立した際に後頭部がつけられるかどうかをみるWall-occiput testや，立位時に後方から肋骨下縁と骨盤上縁の間に手を入れ，2横指以下であるかどうかをみるRib-pelvis testなども有用である[3]．腰背部痛がある場合は，新鮮骨折なのか不安定性による慢性腰背部痛なのかを鑑別する．前者は骨折椎体の棘突起上に圧痛や叩打痛を認める．後者の慢性腰背部痛は，椎体変形による脊柱支持性の低下に伴う筋疲労と関連していることが多く，しばしば傍脊柱起立筋などの腰背部筋の過緊張や圧痛等の所見を認める．

なお，リハ科に紹介される時点において既に続発性骨粗鬆症は除外されていることが多いが，例えば甲状腺機能亢進症を疑わせる心房細動や体重減少，潜在性のクッシング症候群を疑わせる中心性肥満，吸収不良症候群を疑わせる著しい痩せなどは，診察時にスクリーニングを行い見逃しがないかをチェックする．

3 本症例の所見のまとめ

- 本症例のFRAX®を用いた骨折リスクの予測では，今後10年間の骨折リスクは17%である
- 過去1年間に2回転倒しており，また最近つまずきやすくなったということから転倒リスクが高いこと

が示唆される．その他の転倒リスク因子として，認知機能や視覚障害，起立性低血圧を疑わせるような訴えは認めない
- 視診上，円背を認める．腰背部痛を認めるが，叩打痛はなく，傍脊柱起立筋に軽度の圧痛がある．下肢に神経症状はない．腰背部痛の程度としては，0～10のNRS（Numerical Rating Scale）にて，安静時は2程度，動作時は5程度である
- 逆流性食道炎などの胃腸症状や，続発性骨粗鬆症を疑わせる所見はない
- 家事動作のなかで，重い物を持つことができない，高いところのものがとれないという制限がある．現在，特に定期的な運動はしておらず，買い物以外に外出もしない

4 何を評価するか？

骨粗鬆症に伴う脊柱変形によって直接的に生じた機能や能力の低下と，腰痛により二次的に生じた機能や能力の低下を評価する．ADLの問題点についても評価を行う．さらに，QOLを評価する尺度も開発されており，本邦では骨粗鬆症患者QOL評価質問表（JOQOL；Japanese Osteoporosis Quality of Life Questionnaire）[4]がある．必要や目的に応じて使用する．

これだけは外せない!!

1 脊柱アライメントおよび可動域の評価

立位姿勢における脊柱の後弯，脊柱の可動域について評価する．また画像評価として，X線による後弯や椎体骨折の有無，場所，程度の評価を行う．

2 筋力の評価

体幹だけでなく四肢を含めた筋力の評価を行う．活動性低下から生じる廃用性の変化を評価する．握力は全身の体力や筋力をよく反映する．下肢筋力の指標として，限られたスペースで実施可能かつ特別な器具を必要としない，30秒間立ち上がりテスト（CS-30）[4]などが有用である．

3 歩行能力およびバランス能力評価

10m歩行時間などにより歩行能力を評価する．バランス能力の指標には様々なものがあるが，簡便で代表的なものとして，椅子から立ち上がり3m往復し椅子に座るまでの時間を計測するTimed Up & Go Test（TUG）[6]などが有用である．

4 ADLの評価

ADL（特に制限を認めている動作など）について改善すべき点がないかを評価する．

評価をまとめよう!!

1. **脊柱アライメントおよび可動域の評価**
   円背に伴い肩甲帯の動きが制限され，肩関節の屈曲は両側とも150°程度である．膝関節，股関節などに大きな制限は認めない．X線上，形態骨折を胸椎の3椎体に認め胸椎に著しい後弯を認める
2. **筋力の評価**
   体幹筋のMMTが3と低下しており，握力は両側とも15kg前後，CS-30は12回と筋力低下を認める
3. **歩行能力およびバランス能力評価**
   10m歩行時間は12秒と歩行速度の低下を認め，TUGは，立ち座りなどの動作が遅く14秒である
4. **ADLの評価**
   荷物を持ち上げる動作において足元から離れた位置で持ち上げようとするなど腰への負担に配慮していない動作習慣を認める

いざ処方へ!!

1 リハ処方の概要

骨粗鬆症へのリハの中心は運動療法である．運動療法は，骨折リスクと転倒リスク両方に影響を与える．骨折リスク自体が減じるかどうかについてはまだ十分なエビデンスが示されていないが，有酸素運動や荷重運動，筋力増強運動を行うことで骨密度が上昇することが示されている．また，バランス運動を含む運動療法により転倒を減じることが示されているので，骨粗鬆症患者において運動療法を行うことの意義は大きい．ヒッププロテクターは介護保険施設などでの有効性が知られているが，在宅ではコンプライアンスが低く現時点では実用的とはいえない．

2 本症例での処方

<PT>

- 運動療法

(1) 下肢筋力増強およびバランス能力向上のための，椅子からの立ち上がりと立ち座り訓練の指導
(2) 腹部の引き込み運動による腹横筋の強化の指導
(3) ホームプログラムの策定：(1)を1日30回，

(2)を1日20回,それに加えて1日30分週3回の歩行(散歩)を初期のプログラムとして策定した.

<OT>
(1) 家屋環境の見直しと調整のアドバイス
(2) 腰背部への負担の観点から日常生活動作の再確認と適切な動作の指導

PTおよびOT,1回ずつの介入を行い,在宅でのホームプログラムを励行し,リハ外来に月1回定期的に受診し,リハ医による実施状況の確認,指導を行った.

結果

運動を行い始めて1か月後の受診で「足腰がしっかりしてきた」との発言があり,腰背部痛についても安静時はほぼ消失し,動作時NRSにて2程度と軽快した.3か月後の評価では,CS30が14回,TUGは12秒と改善を認めた.また,その後2年間にわたり転倒および骨折は生じていない.

知っ得 サイドメモ

骨粗鬆症患者など,骨折リスクの高い状態における転倒予防は極めて重要であり,運動療法が勧められる.しかし,ただ闇雲に歩行などの運動を勧めると,十分な筋力やバランス能力の改善がない状態で活動性だけが上昇し,結果的に転倒リスクが逆に増大してしまうことがある.また,運動の負荷や難易度の適切な調整を行わないと,筋骨格系の痛みが増悪することもあり,十分な注意が必要である.

文献

1) FRAX® WHO 骨折リスク評価ツール:http://www.shef.ac.uk/FRAX/(2013.8.7閲覧)
2) AGS/BGS Clinical Practice Guideline:Prevention of Falls in Older Persons:http://www.americangeriatrics.org/health_care_professionals/clinical_practice/clinical_guidelines_recommendations/2010/(2013.8.7閲覧)
3) Green AD, et al:Does this woman have osteoporosis? *JAMA*, 292(23):2890-2900, 2004.
4) 高橋栄明ほか:日本骨代謝学会骨粗鬆症患者QOL評価質問表1999年度版の試用と2000年度版の作成.日骨代謝誌,18:83-101, 2001.
5) 中谷敏昭ほか:30秒立ち上がりテスト(CS-30テスト)成績の加齢変化と標準値の作成.臨床スポーツ医学,20:349-355, 2003.
6) Podsiadlo D, et al:The timed "Up & Go":a test of basic functional mobility for frail elderly persons. *J Am Geriatr Soc*, 39:142-148, 1991.

特集 もう悩まない！100症例から学ぶリハビリテーション評価のコツ

〈各論〉
Ⅵ．運動器疾患等
症例 48　**脊椎圧迫骨折**

三村聡男*

ポイント

- 手術を要さない，軽微な脊椎圧迫骨折の患者では，リハ科単独での診断，診察，リハ処方まで行う場合も多いため，初診時から十分な問診・診察が必要である．
- 骨脆弱性を有する患者の場合は，骨折部位の圧潰が進行したり，他部位の圧迫骨折を合併することも多いため，再発・増悪のリスクを詳細に評価し，リハ施行期間内での痛みの再燃や下肢神経症状の出現などに十分注意する必要がある．
- 痛みや姿勢異常，抑うつなどの合併症状は，運動機能低下や転倒リスクに結びつくため，注意を要する．
- 通常の活動性を維持できるよう，痛みが少なくなるような日常生活指導を行うことが重要となる．

症例

84歳，女性．2週間前より，特に誘因なく腰部痛が出現し，日中，臥床がちとなり，家人に付き添われて整形外科を初診．脊椎圧迫骨折と診断され安静を指示されたが，疼痛とともに歩行困難となりリハを希望し，当科に紹介された．病前の日常生活動作（ADL）は自立していた．

さぁ，どうする？

1 問診のポイントは？（表1）

脊椎圧迫骨折には，比較的弱い外力でも生じる骨粗鬆症によるものや，強い外力により生じる外傷性圧迫骨折，転移性骨腫瘍による病的圧迫骨折などがあるが，特に高齢者や骨粗鬆症例では転倒，転落などの明らかなエピソードがなく，ちょっとした重さのものを持ち上げたり，尻餅をついたなどの軽微な外力によって生じるものも多い．

しっかりとしたリハビリテーション（以下，リハ）処方を行うためには，まず受傷機転をはっきりさせ，例えばわずかな外力によって折れてしまうような骨の脆弱性がないか，また，これ以上の骨折が進行または再発する誘因がないかを，家族からの聴取も含め十分に確認する必要がある．

1）受傷機転の詳細な聴取，骨折の進行または再発する誘因

どのような環境でどのような転び方をしたのかなど，受傷機転の詳細な聴取とともに，過去にも転倒を繰り返しているか，転倒の発生頻度・受傷

表1．問診のポイント

1．受傷機転の詳細な聴取，骨折の進行または再発する誘因
・受傷機転の詳細な聴取
・易転倒性のチェック，転倒につながりやすい環境の有無
・骨脆弱性を有するような基礎疾患の確認（骨粗鬆症や悪性腫瘍）
2．現在の痛みの有無，痛みに伴う活動性低下
・痛みの部位は1か所か多発か．動作時の増強はあるか
・痛みによる臥床や活動性低下の期間
・痛みによる抑うつや不眠の有無，鎮痛薬などの薬剤使用の有無
3．受傷前・後のADL
・受傷前のADL，受傷後のADL
・整形外科からの安静度制限の指示の有無
・コルセットや杖，押し車など補助具使用の有無

の程度，易転倒性を有しているかどうかのチェックを行う．転倒につながりやすい環境の有無の確認も重要となる．また，骨粗鬆症や悪性腫瘍，ステロイド使用歴など骨脆弱性を有するような基礎疾患の確認も必要である．

2）現在の痛みの有無，痛みに伴う活動性低下

痛みの部位は1か所か多発か，動作時の増強が

---

* Toshio MIMURA，〒374-0011 群馬県館林市羽附町1741 慶友整形外科病院リハビリテーション科，部長

表2. 診察のポイント

1.	受傷部位 安静時痛，動作時痛の有無およびその部位，椎体の叩打痛(knocking pain)の有無
2.	姿勢異常 突然の姿勢変化，脊椎の後弯・前弯，身長の低下
3.	神経障害 下肢の運動麻痺，感覚障害，膀胱直腸障害の有無
4.	疼痛，安静度 座位・立位・体動での痛み，安静度の指示
5.	基本動作能力・ADL 移乗，移動・歩行能力，ADL
6.	精神機能 抑うつ，認知障害

あり，リハへの支障になるのかどうか，痛みによる臥床や活動性低下の期間がどれくらいあったのか，痛みによる抑うつや不眠の有無，鎮痛薬などの薬剤使用の有無を確認する．

3）受傷前・後の日常生活動作(ADL)

受傷前と受傷後のADLを確認する．また，整形外科からの安静度制限の指示の有無，コルセットや杖，押し車など補助具を実際に使用しているのか確認する．

2 診察のポイントは？（表2）

簡単な診察からリハ処方までの流れを示す（図1）．運動器はそれぞれが連携しており，どこか1か所に痛みや動きの不良があるだけで，身体全体がうまく働かなくなる．特に，高齢者では，骨折に伴う腰痛があるだけで歩けなくなるなど，移動能力の大幅な低下が起こりえるため，初回のみの評価で満足せず，痛みの変化に応じて再評価をすることが重要となる．また，骨折の圧潰の進行などにより，下肢のしびれや運動障害，膀胱直腸障害などの神経症状が出現する可能性があることも，常に念頭に置いておく必要がある．

1）受傷部位

高齢の骨粗鬆症者では，特に胸腰椎移行部（Th11〜L2）の安静時痛や体動に伴う動作時痛，椎体の叩打痛などの有無を確認する．

2）姿勢異常

急な骨折の受傷では痛みもあり，背中を伸ばせないなどの突然の姿勢変化が起こりえる．特に，胸腰椎移行部では，外傷時に大きな負荷が集中することが多く，急激な後弯の変化などが生じていないかの確認が必要となる．可能であれば，身長の測定も行うほうが望ましい．

3）神経障害

稀に，椎体の後縁に骨折が及ぶ不安定型の場合，骨折部の圧潰が進み，脊髄や馬尾神経を圧迫し，下肢の運動麻痺や筋力低下，感覚障害，膀胱直腸障害などの神経症状を呈することがあるため，注意が必要である．下肢伸展挙上テスト(SLRテスト；Straight Leg Raising Test)や大腿神経伸展テスト(FNST：Femoral Nerve Stretching Test)，Lasègue徴候，長索症状(long tract sign)もスクリーニングとして重要となる．

4）疼痛，安静度

痛みが強ければ安静を要するが，過度の安静は廃用を促進する．どの程度の安静が必要なのか，動くことは可能なのか，座位・立位・体動での痛みの出現や骨折の増悪リスクがあるかを確認し，入院の適応やコルセット作製・装着の必要性，杖や押し車などの補助具の必要性など，痛みを踏まえた安静度の設定・指示が必要となる．

5）基本動作能力・ADL

移乗，移動，歩行，ADLなどが可能かどうか，姿勢異常や痛みに伴う運動能力の低下や廃用による筋力低下，関節可動域(ROM)制限があるかを確認する．

6）精神機能

痛みによる抑うつや，入院による認知機能低下のリスクがないかを確認する．

3 本症例の問診・診察所見のまとめ

- 84歳と高齢かつ女性であるため，骨粗鬆症などの骨脆弱性がベースにあると考えられた
- 本人の記憶に残らない程度の，特に誘因のない受傷機転からは軽微な負荷による損傷が疑われ，骨折の進行や再発のリスクも高いと考えられた
- 転倒の履歴を確認したが，明らかな複数回の転倒はなかった．転倒につながりやすい屋内・屋外環境は問診でははっきりしなかった
- 骨脆弱性を有するような基礎疾患を指摘されたことはなかった
- 受傷前の屋内ADLは自立していたが，屋外歩行には杖や押し車を併用していた．現在は，コルセットの装着はなく，痛みのため座位保持できず，移乗動作に介助を要していた
- 疼痛は胸腰椎移行部にあり，安静時痛，体動時痛，およびL1高位付近での叩打痛を認めるが，下肢痛

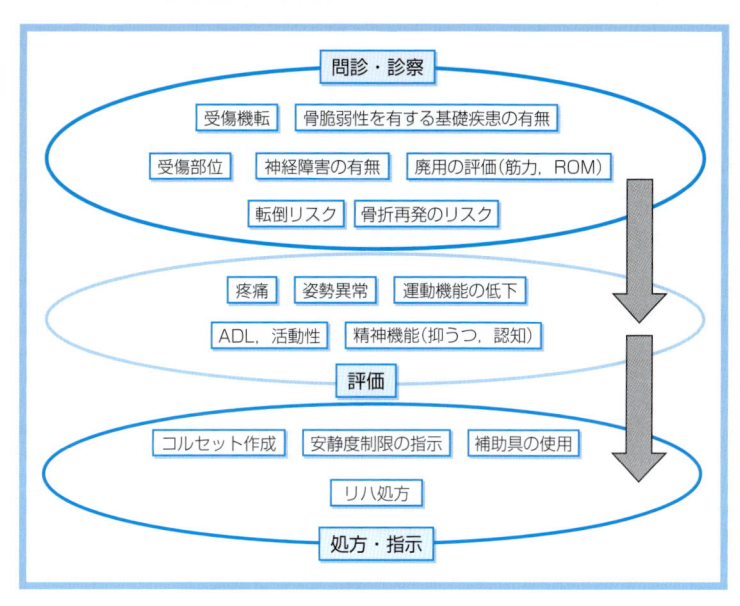

図1. リハ処方までの流れ

- やしびれ，筋力低下はなかった
- 腰椎後弯変形あり
- 痛みにより，自宅では臥床がちとなり，2週間前から活動性低下があった
- 痛みによる抑うつはなし，不眠の訴えあり，市販の鎮痛薬などを内服していた
- 整形外科からの安静度制限はなく，痛みの範囲内で通常の活動性維持の指示があった

4 何を評価するか？（図1）

- 受傷部位
- 骨折・再発のリスク
- 疼痛
- 姿勢異常
- 運動機能の低下
- ADL，活動性
- 抑うつ，認知

これだけは外せない!!

1 疼痛の評価

- VAS（visual analogue scale）：腰痛の自覚症状の評価に臨床上よく用いられる．全く痛みのないときを0，最高の痛みを100として，10 cmの線分上の該当する箇所に印をつけてもらう．
- フェイススケール：VASと同じく，簡便でありよく用いられる．最もふさわしい表情の絵を選択してもらう．
- 日本整形外科学会腰痛疾患質問票（JOABPEQ）：治療効果の判定に役立つ，腰痛を含めた多面的な評価法．

2 姿勢異常の評価

- 脊椎のアライメント：頸椎は前弯・胸椎は後弯・腰椎は前弯となり，脊柱がきれいなS字カーブに保たれているかを評価する．胸腰椎移行部の圧迫骨折では，圧潰により胸腰椎の後弯変形を呈することも多い．外見上の姿勢評価として，手膝上型，屈曲型，伸展型，S字型，正常に分類した仲田分類も用いられる．
- 身長測定：身長のピーク時との比較を行う．

3 運動機能の評価

- 筋力，ROM：廃用による下肢・体幹の筋力低下，ROM制限を評価する．
- 運動能力：「3 m Timed Up and Go Test（TUG）」「開眼片脚起立時間」．TUGが11秒以上あるいは開眼片脚起立時間が15秒未満であれば，運動器不安定症と診断可能であり，痛みや姿勢異常，廃用により運動能力が低下している状態で，歩行時にふらついて転倒しやすいとされている．
- BES Test（Balance Evaluation Systems Test）：バランスの総合評価．疼痛が落ち着いてある程度の運動機能の測定が行えるようになったら，転倒による再発予防のため行うことが望ましい．生体力学的制限，安定限界／垂直性，予測的姿勢制御，姿勢反応，感覚適応，歩行安定性などからなり，転倒との関連も示唆されている．

4 ADL，活動性の評価

- 機能的自立度評価表（FIM；Functional Independence Measure）：簡便なADLの評価として

よく用いられている.

5 抑うつ，認知の評価

- 老年期うつ病評価尺度（GDS；Geriatric Depression Scale）簡易版：高齢者を対象としたうつ症状のスクリーニング検査で，15の質問からなる簡便な検査.
- 長谷川式簡易知能評価スケール（HDS-R），MMSE（Mini Mental State Examination）：認知症の簡便なスクリーニング評価.

評価をまとめよう!!

1. 疼痛
   - VAS 90/100 と，疼痛の自覚症状が強い
2. 姿勢異常
   - 仲田分類で屈曲型，胸腰椎の後弯変形が著明
   - 身長 147 cm，身長のピーク時よりも 4 cm 減少あり
3. 運動機能
   - 両下肢 MMT は 4～5 レベル，四肢の ROM に制限なし
   - コルセット装着後の TUG 9.5 秒
4. ADL，活動性
   - コルセット装着前 FIM 77 点
   - コルセット装着後 FIM 95 点，運動項目（トイレ動作，車椅子・トイレ移乗，排尿，移動）などで改善がみられた
5. 抑うつ，認知
   - GDS 3 点：5 点以下であり，うつ傾向はない
   - HDS-R 29 点

いざ処方へ!!

上記の問題点をまとめると，以下のようになる.
#11 疼痛　#12 筋力低下　#13 姿勢異常
#21 歩行障害　#21 ADL 障害

これらの問題点に対し，以下の評価・訓練処方を行った.

\<PT\>
- 基本動作の評価・訓練（疼痛の範囲内で）
- 筋力訓練（下肢・体幹筋中心），ROM 訓練
- 歩行の評価・訓練（補助具の検討を含む）
- 体幹のリラクゼーション訓練
- 運動機能の評価・訓練
- 易転倒リスクのスクリーニング（除痛がはかられた後で評価）

\<OT\>
- 基本動作の評価・訓練，ADL 訓練
- 家屋環境に関する情報収集

\<義肢装具士\>
- 硬性コルセットの作製，装着の指導

結果

本症例では，X 線で第 12 胸椎，第 1 腰椎の 2 か所に骨折を認めたが，手術を要さない椎体骨折であったため，体幹ギプスやコルセットなどの外固定を早期に行い，離床を進めていった.

入院初期は，VAS が 90/100 と疼痛の訴えも強かったため，コルセットの完成までは安静により骨折部の負担を軽減し，骨折の進行・再発の防止をはかった. 廃用による ADL 低下を避けるため，疼痛の範囲内で臥床位での筋力増強訓練を中心にリハを行った.

コルセットの外固定がなされた後は，積極的に離床を促し，早期から補助具を用いた歩行を自立させた. 転倒による再発を防ぐため易転倒性を有するかどうかの評価を行ったが，TUG は 9.5 秒と良好であった.

また，過度の前屈を避けるなど，痛みが少なくなるような日常生活の指導を行い，活動性の維持が可能となった段階で，自宅へ退院した.

知っ得 サイドメモ

脊椎骨折は，初期には X 線のみでは骨折と診断できないこともあり，痛みの程度により骨折に準じた治療を行うこと，後日に X 線の撮り直しを行い，骨折の有無を再確認することが重要となる. 実際に，新旧の骨折が混在する症例では，診察で疑う受傷高位と X 線所見とのズレを感じる場合もあり，本症例でも，脊椎 MRI・T1 強調画像で低信号域となる L1 のみが新鮮な骨折であった. 特に胸腰椎移行部では，骨折部近傍の椎体に負担がかかりやすく，多発性に骨折を合併しやすい特徴があることを覚えておく必要がある.

文 献

1) 戸山芳昭(専編):最新整形外科学大系 12 胸腰椎・腰椎・仙椎,中山書店,2006.
2) 骨粗鬆症の予防と治療ガイドライン作成委員会:骨粗鬆症の予防と治療ガイドライン 2011 年版,ライフサイエンス出版,2011.
3) 千野直一(編):現代リハビリテーション医学,改訂第 3 版,金原出版,2009.

〈各論〉
Ⅵ. 運動器疾患等
症例 49 多発外傷

村岡香織*

> **ポイント**
>
> - 多発外傷例では，高エネルギー外力に曝露されているため，四肢外傷の骨折部位・程度の評価に加え，末梢神経障害や筋挫滅合併の有無，頭部外傷・脊髄損傷の有無，内部臓器の損傷の有無の評価が重要である[1]。
> - バイタルが安定し，リハを開始する際には，脊椎・四肢関節の安定性や術後の固定性の確認を行いつつ，安静度を拡大していくことが必要である．
> - 頭部外傷については，画像上損傷が明らかでなくても，高次脳機能障害などを呈することがあり，評価することが望ましい．

> **症例**
>
> バイク乗車中，乗用車との衝突で受傷し救急搬送された37歳，男性．右中手骨骨折・骨盤骨折・右足関節脱臼骨折・肋骨骨折，血気胸を認めた．血気胸などへの加療を行い，バイタルが安定した7病日に，リハが依頼された．

さぁ，どうする？

1 診察前のポイントは？（表1）

救急外来で多くの検査や評価が行われていることが多いため，必要な情報を整理して把握する必要がある．まず，バイタルに影響する外傷（血気胸や腹部臓器出血）の有無と，そのコントロールがついているかを把握する．バイタルが安定しない期間が長いと，廃用が重度となっていることが予想されるため，受傷からの期間と経過を確認する．貧血や，栄養摂取がどの程度されているかなど，運動負荷量の設定に必要な情報も確認する．次に，脊髄損傷の有無，四肢の骨折部位，内・外固定部位とそれらの安定性を，整形外科のコメントや画像から把握する．皮膚損傷（創）や筋損傷の有無，末梢神経障害の有無の情報も収集する．頭部外傷の有無，それによる神経症状があるかどうかも，脳外科のコメントや頭部画像で確認する．多発外傷の安静度に関しては，頭部外傷やバイタルの問

表1．診察前の情報収集のポイント

1．主科
2．依頼科（救急科・脳神経外科・外科・整形外科・内科など）
3．受傷日，受傷機転 ・交通事故・そのほかの事故・自殺企図など ・特に頭部・脊髄に関してどのような外力が加わった受傷機転か
4．診断名・受傷部位 ・頭部外傷の有無・内部臓器障害の有無・脊髄損傷の有無・四肢骨折や傷害部位
5．現病歴・治療経過 ・診察時点での，モニター装着や酸素投与の有無（バイタル管理の状況） ・診察時点での栄養管理の方法（経静脈・経腸栄養・経口摂取） ・診察時点での安静度 ・内部損傷に関して，手術やカテーテル治療，輸血などの治療の有無 ・脊椎に関して固定術や，外固定（装具）の有無 ・四肢骨折に関して内固定や外固定の有無
6．既往歴 ・精神科疾患（自殺企図の可能性がないかなど） ・神経筋疾患・脳血管障害・痙攣の既往（転倒・転落などの原因となる疾患がないか） ・高血圧・糖尿病・循環器疾患・呼吸器疾患など運動負荷量に影響を与えうる既往
7．受傷前の生活状況，家族構成，家屋状況，職業など

---

* Kaori MURAOKA，〒210-0013 神奈川県川崎市川崎区新川通12-1 川崎市立川崎病院リハビリテーション科，医長

表2. 診察のポイント

1.	バイタルサイン
2.	意識状態
3.	高次脳機能 ・注意やコミュニケーション状態，健忘の有無など
4.	運動機能・感覚機能 ・麻痺など神経症状の有無，安静度範囲内での関節可動域や筋力・基本動作能力 ・感覚障害の有無，しびれや異常感覚，疼痛の有無とその部位

題による安静度の制限（ベッド上，車いす座位可など）と，整形外科的な安静度（ギャッジアップ禁止や禁止肢位，荷重制限など）の両方を把握する必要がある．

2 診察のポイントは？（表2）

多発外傷急性期で最初のリハビリテーション（以下，リハ）診察を行う際には，ベッドサイドのことも多い．声かけへの反応や，問診や診察の間の注意やコミュニケーションの状態で，意識状態と高次脳機能障害がありそうかどうかを把握する．高次脳機能障害以外にも，頭部外傷や脊髄損傷による麻痺や感覚障害など，神経症状がないかを確認する．四肢に関しては，許可されている安静度の範囲内で自他動での可動性をみて，疼痛がどの程度であるかを評価する．骨折や打撲などと診断・加療されている部位以外に疼痛があるかどうかも動作のなかで確認する必要がある．

3 本症例の所見のまとめ

- 生来健康な若年男性の交通事故による多発外傷，受傷後7日
- 血気胸は治療され，バイタルは安定している
- 右中手骨骨折と右足関節脱臼骨折に関しては，観血的整復固定術が施行され，それぞれギプス固定されている．右手・右下肢は挙上肢位が指示されている．
- 骨盤骨折は恥骨・坐骨骨折であったが安定型と診断され，保存的に加療方針であり，2週間のベッド上安静が指示されている
- 術部や体位交換時の骨盤部の疼痛はあるが，麻痺やしびれなど神経所見はない
- 明らかな頭部外傷はないが，注意の散漫さなど高次脳機能障害を疑わせる所見が認められる．MMSE（Mini Mental State Examination）では28点，遅延再生と計算で減点あり．病棟でのコミュニケーションは概ねとれている

4 何を評価するか？（図1）

意識状態やコミュニケーションの状況の評価は

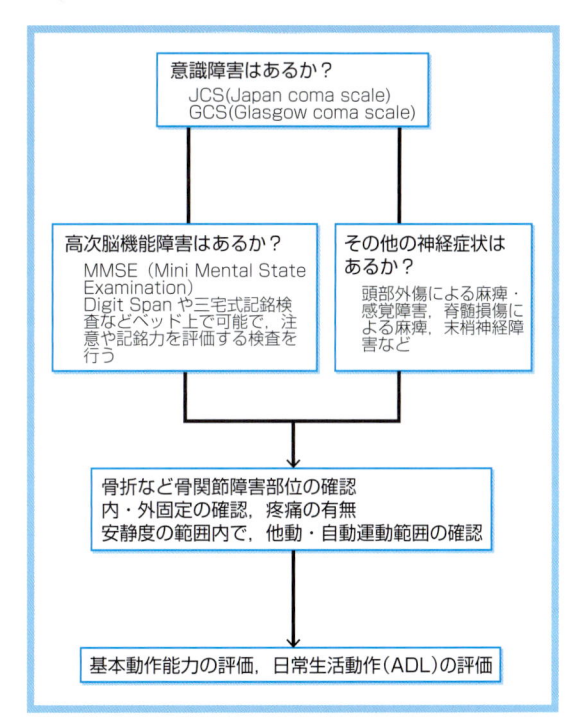

図1. ベッドサイドでの多発外傷初期評価の流れ

（フローチャート：
意識障害はあるか？ JCS（Japan coma scale）／GCS（Glasgow coma scale）
→ 高次脳機能障害はあるか？ MMSE（Mini Mental State Examination）Digit Spanや三宅式記銘検査などベッド上で可能で，注意や記銘力を評価する検査を行う
／その他の神経症状はあるか？ 頭部外傷による麻痺・感覚障害，脊髄損傷による麻痺，末梢神経障害など
→ 骨折など骨関節障害部位の確認／内・外固定の確認，疼痛の有無／安静度の範囲内で，他動・自動運動範囲の確認
→ 基本動作能力の評価，日常生活動作（ADL）の評価）

頭部外傷の評価の第一歩となる．次に，脊髄障害を疑わせる所見がないか確認する．さらに，疼痛部位を確認しながら，四肢の外傷部位・程度を評価していく．基本動作についても，安静度の範囲内で評価する．

これだけは外せない!!

1 意識レベル・高次脳機能障害の評価

- JCS（Japan coma scale），GCS（Glasgow coma scale）などで評価する．受傷後の意識障害の期間は，その後の機能予後の予測因子ともなる．初診時点で詳細な高次脳機能評価は困難なことが多いが，診察時の注意の向け方，発動性，脱抑制の有無，安静度指示が守れているか（守れず他者に安全管理されていないか），指示動作ができるか，自由会話のなかで錯語や喚語困難がないかなどを評価する．

2 脊髄損傷の評価

- 脊髄損傷が診断されている場合は，外・内固定の状況を把握し，神経症状の変動がないかどうかを確認する．
- 脊髄損傷では神経因性膀胱，痙縮，疼痛，関連痛，褥瘡など特有の合併症が続発しやすいので，コントロール状況を確認する．

- 四肢の骨折などを合併している場合，不全の脊髄損傷がわかりにくいこともある．髄節レベルに一致した筋力低下や感覚障害などの神経学的所見がないかを確認する．

3 疼痛の評価

- 安静時の疼痛と，安静度の範囲内で動いたときの疼痛を把握する．必要なリハの大きな妨げとなる場合には，鎮痛剤の使用などの疼痛コントロールを主科に依頼する．
- 動作のなかで新たな疼痛がみられ，新たに受傷部位が明らかになることもある．

4 リスク管理

- 頭部外傷・脊髄損傷例では，神経症状の進行がないかを確認しながら行う．
- 深部静脈血栓症のリスクが高い状況にあるが，受傷・固定部位によっては弾性ストッキングや間欠的空気圧迫法，さらにはヘパリン投与などが困難な例も多い．主科にDダイマーなど採血データの確認を依頼し，安静から動き始めるときには，肺血栓塞栓症のリスクを念頭に置き，SpO_2のモニターなどを行う．
- 急性期の意識障害・高次脳機能障害により，指示された安静度が守れない例もある．リハ中は安静度を逸脱した動きがないか注意しながら行い，またリハ中に安静度の遵守が困難と感じた症例については病棟とも情報を共有する．

5 予後予測

- 症例により，受傷部位や重症度が異なり，予後予測は非常に困難であるが，その時点で予想されている安静制限期間などを伝え，見通しを立たせることは必要である．
- 高次脳機能障害や重度の廃用，安静期間の長い骨折などがある場合にはリハに長期を要すると予測し，全身状態が安定し次第リハ病院（回復期リハ病院など）への転院打診を行い，必要なリハが受けられるよう設定をする．
- 受傷後，意識障害が遷延する，頭部MRIなど画像上で明らかな病変がある，などは重度の高次脳機能障害が残存する予測因子となる．一方，画像上病変が明らかでなく，入院中の心理検査ではっきりとした障害がない場合でも，退院後に高次脳機能障害が顕在化して，家庭生活・社会生活を阻害することがあるので，注意深い経過観察が必要である．

評価をまとめよう‼

1. **高次脳機能障害**
   - 指示理解：指示理解は概ね良好だが，注意の散漫さがある
   - 病識：高次脳機能障害について話し，「いつでも退院できる」と楽観的
   - その他：注意の散漫さ以外は，ベッドサイドで評価できる範囲の検査で明らかな高次脳機能障害を認めない（MMSEの減点は注意障害で説明できる）
2. **運動・感覚機能**
   恥骨・坐骨骨折は保存的加療中，右中手骨骨折と右足関節脱臼骨折は観血的整復固定術後，いずれも経過は良好．安静度の範囲内の動作では疼痛も強くない．麻痺などの出現もない

いざ処方へ‼

　安静度に従い，ベッドサイド対応か車いす乗車でリハ室に出棟するか決める．安静度が座位可となった時点で，なるべく早く病棟での座位を評価し，病棟で座位時間を作るなどして耐久性をつけ，積極的にリハ室出棟を促す．

　多発骨折の場合，単独損傷であればできる動作（松葉杖免荷など）が支持する健側がない，上肢で支えられないなどで，できないことがある．免荷などの指示が出ている場合，荷重を支えられる部位があるかどうか動作全体を評価し，適切な指示を出す．

～本症例の問題点～

#11 骨盤骨折　#12 右足関節脱臼骨折　#13 右中手骨骨折　#14 高次脳機能障害疑い　#15 疼痛　#21 ADL障害　#31 社会復帰　#41 血気胸治療後

＜PT＞

- **安静度がベッド上の間**：ベッドサイドにて，関節可動域訓練，筋力増強訓練
- **車いす（座位）可となったら**：リハ室にて，起き上がり⇒座位⇒右（足関節骨折部）免荷・左手で支持しての立位バランス訓練，車いすへの移乗訓練

- 右中手骨骨折部の使用が可となったら：松葉杖歩行練習へ拡大する．

＜OT＞
- 安静度がベッド上の間：関節可動域訓練（固定部以外の手指など），筋力増強訓練
- MMSEやコースIQテストの一部など，可能な範囲で高次脳機能のスクリーニングを開始
- 食事動作や整容動作など，ベッド上のADLを確認し，必要時自助具などを紹介
- 車いす（座位）可となったら：リハ室にてADL訓練，高次脳機能の評価を継続

結果

本症例は，骨盤骨折で座位・立位が制限されており，足関節骨折・中手骨骨折でも荷重・使用に制限があった．骨盤骨折は安定型で，2週間後からギャッジアップを開始し，疼痛や転位の悪化なく座位へ拡大できた．左片手支持での右下肢免荷立位は安定してとれ，右前腕で多少支えての平行棒内歩行などを進め，右手の荷重可能となってからは松葉杖歩行を開始した．

高次脳機能については，注意障害が疑われたが，その他の認知機能に検査上大きな問題はなく，コミュニケーション・行動面も問題なく経過したため，松葉杖歩行が安定した受傷4週間で自宅退院した．退院後1か月程度経過してから職場復帰予定であるが，高次脳機能障害については社会復帰後に顕在化することもあることを伝え，外来で経過観察していく方針とした．

知っ得 サイドメモ

多発骨折では，早期に固定術を行い離床を進める「Early Total Care」が合併症予防には有効とされる．一方，重症例では「Damage Control Orthopaedics」として，受傷日には最小侵襲の手術を行い，5～10日後に根治的な二次手術を行うこともある．リハではそれぞれの加療段階に合わせ，複数ある骨折部それぞれの安静度を適切に捉える必要がある．

文献

1) 原　行弘：多発骨折のリハビリテーション―オーバービュー．臨床リハ，21：233-238，2011．

特集 もう悩まない！100症例から学ぶリハビリテーション評価のコツ

〈各 論〉
VI. 運動器疾患等
症例 50 熱 傷

阪口　純[*1]　長谷公隆[*2]

ポイント

- 熱傷は日常生活において比較的受傷機会の多い外傷であり，年齢や受傷部位，面積，深達度などによって二次的に起こりうる筋骨格系の機能障害は様々である．
- 全身管理や局所治療に対応しながら，拘縮予防などの早期リハ介入を行うことが重要である．
- 急性期，創治癒期，機能回復期の各病期に応じたリハが必要となる．
- 感染による創治癒遷延，肥厚性瘢痕やケロイドの発症，瘢痕拘縮による小児の成長障害などに対応するために，創部の状態や部位，広がりをしっかり把握する必要がある．
- 受傷機転や受傷部位によっては心理的側面のサポートが重要である．

症例

調理の際，上衣に引火して受傷した50歳，女性．熱傷面積はIII度20%，II度10%，合計30%．熱傷部位は顔面，頚部，体幹前面，両上肢に加えて気道熱傷を伴っており，気管内挿管となった．入院翌日，II-III度熱傷に対するリハ依頼となる．

さぁ，どうする？

1 診察前のポイントは？

熱傷の種類（表1）[1]，受傷機転を把握しておくことは，合併症を予測するうえで重要である．また急性期においては，重症熱傷の経過（表2）を捉えておくことがリハビリテーション（以下，リハ）を進めていくうえで大切である．

熱傷の重症度（表3，4）は，深達度（表5），受傷部位や面積によって決まる．熱傷面積はII度以上の熱傷皮膚 BSA（burn surface area）が全身皮膚 TBSA（total body surface area）に対して何%に及ぶか算定する．Lund and Browder 法，手掌法，5の法則，9の法則などで熱傷面積（図1）を確認する必要がある．

急性期では重症度に応じて全身，呼吸器管理が必要となり，本人からの病歴聴取が困難な場合も少なくない．リハ評価前にまずカルテからの情報収集を行う．深達度，重症度によっては二期的に

表1．熱傷の種類

1）高温熱傷：熱い物体，熱湯，化学薬品，炎，蒸気などの熱伝導や放射により生ずる．高温熱傷はさらに以下に分類される．なお，これらの熱傷の重症度は部位，熱源の温度，接触時間に左右される
a）煮沸熱傷 b）火災熱傷 c）閃光熱傷 d）接触熱傷
2）電撃熱傷：低圧または高圧電流に曝露することにより起こる．表皮層熱傷のほかに，心停止，意識消失，末梢神経損傷，脊髄麻痺，骨折，内臓壊死，外傷後ストレス症候群などの特異的な合併症を呈する
3）化学熱傷：高温熱傷の有無にかかわらず，体の組織に還元，酸化，腐食が起こったものである．重症度は化学物質の種類，濃度，接触時間，化学反応に左右される．化学熱傷は全身のpHと代謝を著しく変化させるため，気管支の浮腫や閉塞などの肺合併症や肝機能障害，腎機能障害を引き起こす

（文献1より）

表2．重症熱傷の経過

ショック期（受傷～48時間まで）
ショック離脱期（48時間～約7日間）
感染期（7～21日）
治癒期（21日以降）

[*1] Jun SAKAGUCHI，〒573-1191 大阪府枚方市新町2-3-1 関西医科大学附属枚方病院リハビリテーション科，作業療法士
[*2] Kimitaka HASE，同，診療教授

表3. Artzの基準

軽度熱傷	Ⅱ度熱傷15%未満，あるいはⅢ度熱傷2%未満
中等度熱傷	Ⅱ度熱傷15%以上30%未満 Ⅲ度熱傷で顔面，手，足を除く部位で10%未満
重度熱傷	Ⅱ度熱傷30%以上あるいはⅢ度熱傷10%以上 顔面，手，足の熱傷あるいは気道熱傷を合併　軟部組織損傷，骨折合併

表5. 熱傷深達度

分類	臨床症状
Ⅰ度熱傷：表皮熱傷	紅斑，有痛性
Ⅱ度熱傷：真皮浅達熱傷	紅斑，水疱，有痛性 水疱は圧迫で発赤が消失
Ⅱ度熱傷：真皮深達熱傷	紅斑，紫斑〜白色，水疱，知覚鈍麻 水疱は圧迫しても発赤が消失しない
Ⅲ度熱傷：皮下組織熱傷	黒色，褐色または白色，水疱（−），無痛性

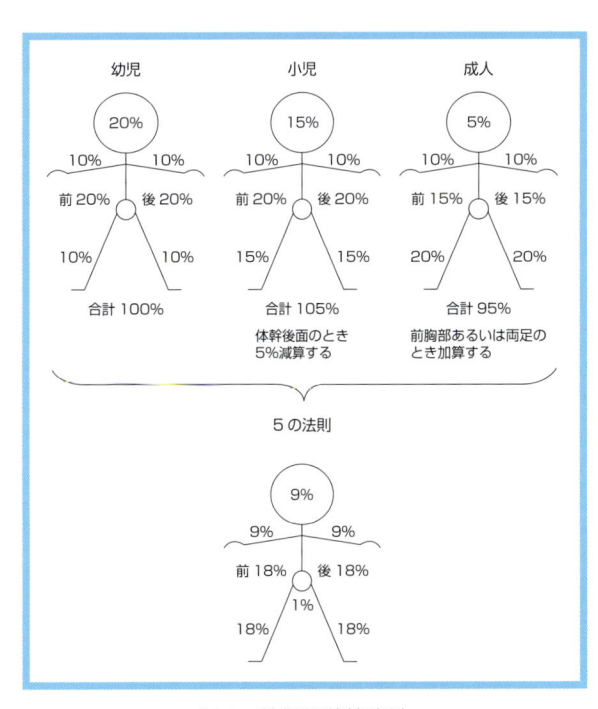

図1. 熱傷面積算定法
熱傷面積はⅡ度以上の熱傷皮膚BSA（burn surface area）が全身皮膚TBSA（total body surface area）に対して何%に及ぶか算定する．Lund and Browder法は年齢別，部位別に分けられ詳細算定が可能な方法であり，手掌法では手掌を体表の1%として算出する方法である．
（木所昭夫（編）：熱傷治療マニュアル，中外医学社，pp.72〜76, 2007より引用）

表4. 熱傷指数（Burn index）による判定

Burn index（BI）＝Ⅱ度%×1/2＋Ⅲ度%
10〜15以上を重症と判定

植皮術が必要となることも多く，主科との密な連携が重要である．また，受傷機転や熱傷部位に応じて精神・心理的側面をも確認する必要がある．

瘢痕形成に関して，肥厚性瘢痕やケロイド等の既往歴，家族歴を確認する．

2　診察のポイントは？

① 意識状態，② 血液データ，バイタルサイン，③ 呼吸機能，④ 疼痛，⑤ 嚥下機能，⑥ 運動機能，⑦ 精神機能，⑧ 日常生活動作（ADL）能力

3　本症例の所見のまとめ

- 顔面頸部，胸部，両側上肢におけるⅡ−Ⅲ度熱傷の診断
- 特に深達度が高かった前胸部に対しては早期に植皮術予定
- 訪室時はベッド上で臥床，呼吸器は離脱しており，意識障害は認めず
- 心電図モニター装着中，末梢，A−ライン，バルンカテーテル挿入中
- 自動運動は全可動域の約1/2，他動での可動域は全可動域の約2/3可能
- 全身浮腫，疼痛が強く，可能な範囲で自動運動を励行，安静時は拘縮予防肢位（図2）を保持
- 受傷前の内科・精神的疾患はなし

4　何を評価するか？

- 急性期には意識状態を評価し，指示理解が可能かどうかを確認する．意識障害がなければ可能な限り自動運動を励行する．早期からの自動運動は関節拘縮，筋力低下に最も有効な手段である．

- 熱傷創の閉鎖期までは外界に対してのバリアー機能が存在しない．免疫不全に伴って敗血症を発症する場合があり，血液データ，バイタルなどを把握する必要がある．

- 熱傷創が頸部や胸部に及ぶ場合，また気道内熱傷を伴う場合は拘束性換気障害を呈することが多い．呼吸機能低下は離床の妨げる大きな要因であり，肺炎，肺水腫，無気肺，急性呼吸切迫症候群（ARDS）などの呼吸器合併症を含めて評価する必要がある．

- 熱傷患者における嚥下機能低下は，栄養不良に伴う免疫能低下によって更なる感染へと悪循環をたどる原因となる．頸部・顔面および気道熱傷で

は，開口制限，舌運動制限，唾液分泌低下，味覚障害などの口腔相の障害，喉頭浮腫，嚥下反射遅延，咽頭感覚低下などの咽頭相の障害などについて嚥下機能評価が必要となる．
- 運動機能面としては関節可動域(ROM)，筋力テストの経時的変化をしっかりと把握する．疼痛により結果の違いが生じてくることがあるため，投薬後の定時に運動機能評価をすることが望ましい．
- 熱傷の部位と創治癒の病期によって，必要とされるリハ治療は異なる．処置時やシャワー浴，温浴時は，創部皮膚の状態を確認することが可能なときであり，なおかつ運動の妨げとなる包帯などがなくROM運動も行いやすい．瘢痕形成過程は，炎症期・増殖期・成熟期に分類され，特に，線維芽細胞が集結分裂して細胞外マトリックスを形成する増殖期から，細胞活動が落ち着いて瘢痕の赤みや膨隆が収束していく成熟期にうまく移行するかを見極めることが重要である．瘢痕の広がりと厚みを評価し，肥厚性瘢痕や創部を超えて瘢痕が腫瘍のように増大するケロイドの有無を確認する．
- 自殺企図や精神的疾患による受傷機転の場合は，投薬状況，睡眠などの評価，治療が重要である．
- 小児の場合，家庭内での受傷が多いため，虐待の有無を確認する必要がある．虐待による熱傷では，医療機関への来院が遅れて二次感染を起こしている場合があり，また虐待の繰り返しのために浅達性と深達性の熱傷が混在することがある[2]．
- 患者の多くは受傷によって身体機能や社会的立場，経済力を喪失し，困惑しているため医療者に対して不安や苛立ちを向けてくることがある．医療者は治療経過等についてそのつど説明を行い，不安の軽減に努めるとともに，ストレスに対して患者がどのように対処(コーピング)しているかを把握する．さらに，患者の発達歴，精神医学的病歴，内科的疾患，社会的環境を含めて，家族や周囲からの情報収集が必要である．

これだけは外せない!!

(1) 呼吸機能の評価
(2) 嚥下機能の評価：頸部，顔面，気道熱傷を伴

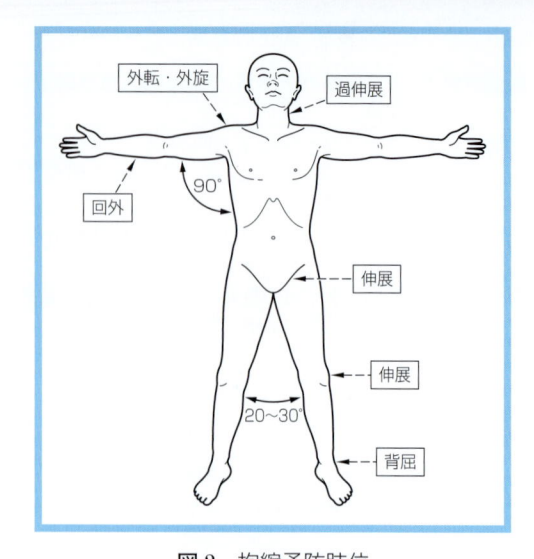

図2．拘縮予防肢位
(上條惠子ほか：熱傷患者の看護．MB Med Reha, 69：54, 図1, 2006より引用)

う場合は嚥下機能を評価する．
(3) 運動機能の評価：創傷治癒過程での関節面における創傷管理や肥厚性瘢痕が関節可動域や筋力に及ぼす影響を注意深く観察する．
(4) 疼痛：疼痛に対する投薬状況とその副作用としての傾眠，嘔気などを確認する．疼痛が強い場合はリハ前に鎮痛薬投与も必要となる．
(5) リスク管理
(6) ADL評価
(7) 精神機能評価
(8) リハの立場からの熱傷治癒経過分類(表6)
創治癒の状態や肥厚性瘢痕の有無に応じて行うべきリハを考慮しなければならない．
局所の創状態に応じたリハ治療における経過は，急性期・創閉鎖期・機能回復期に分類できる．
急性期においては感染防止や創部管理，疼痛，早期植皮術によって，安静肢位を強いられる傾向にあるため，良肢位保持と関節面の創部の状態に応じたROM運動が主体となる．
可能な限り自動運動を励行し，呼吸器管理による鎮静化や受傷による意識レベルの低下等で自動運動が困難であれば，ストレッチを含めた他動運動を中心に拘縮予防を行う[4]．植皮術後の下肢荷重については，足底部を除く下肢の植皮片が300 cm^{2}以下であれば早期歩行を推奨するとの報告がある[5]．
創閉鎖期においては筋力増強やスプリント材を用いた装具療法が主となる．肥厚性瘢痕に対して

表6. リハの立場からの熱傷治癒経過分類

	肢位固定	受動ROM	自動ROM	筋力増強	装具療法	圧迫療法
急性期	◎	◎	○			
創閉鎖期	◎	○	○	○	○	○
機能回復期	○	○	◎	◎	◎	◎

（文献3より一部改変）

は，圧迫帯，スポンジ，シリコンなどによる圧迫療法を創閉鎖期より用いる．圧迫療法は瘢痕部位の血流を阻害することで線維芽細胞の活性化を抑制し，肥厚性瘢痕の狭小化，掻痒感の抑制を目的とした治療法であり，約25 mmHg以上の強さで圧迫を行う．

評価をまとめよう!!

1. 呼吸機能評価
2. 嚥下機能評価
3. 運動機能評価
   - ROM：頚部伸展運動15°と制限認める．上下肢は著明な制限は認めず
   - MMT：上下肢，頚部の筋力4レベル
4. 疼痛
   - 痛みVAS：安静時2.0, 運動時5.0

いざ処方へ!!

急性期重度熱傷の患者に対しての治療は全身管理のもと，輸液療法や呼吸管理，感染予防，植皮術などがある．救命重視の治療が先行することが多いため，リハの開始が遅れることがないようにチームアプローチを行う[6]．

<PT>
　呼吸リハ，ROM運動，良肢位保持，座位，歩行練習

<OT>
　ROM運動，良肢位保持，ADL評価・練習

<ST>
　嚥下機能，食形態評価，ROM運動

結果

気道熱傷は比較的軽症であり，拘束性換気障害や肺炎などの合併症もなく経過し，訓練に積極的に参加していた．感染防止目的に頚部，前胸部に対して植皮術とデブリードマンが施行され，一過性に訓練制限が強いられたが，下肢は受傷部位でなかったため，座位保持，歩行訓練による離床を進めた．

安定した表皮形成とともに肥厚性瘢痕の成熟化を認め，次第に可動域制限が認められた．今後は副子療法や創傷部位に対しての圧迫療法を行う予定である．

文献

1) 陶山哲夫(監訳)：理学療法士・作業療法士のための急性期リハビリテーションハンドブック，pp.235-269，文光堂，2005.
2) 長谷公隆：こどものリハビリテーション医学．熱傷，pp.360-365，医学書院，2008.
3) 石倉直敬：熱傷患者のリハビリテーション―拘縮予防と副子療法，熱傷の治療　最新の進歩，pp.277-288，克誠堂出版，2003.
4) 斎藤大蔵ほか：熱傷の急性期リハビリテーション．臨床リハ，9(2)：148-153, 2000.
5) Nedelec B, et al：Practice Guidelines for early ambulation of burn survivors after lower extremity grafts. *J Burn Care Res*, 33(3)：319-329, 2012.
6) 菊地尚久：熱傷患者への早期リハビリテーション．*Emergency Care*, 25(2)：42-47, 2012.

特集 もう悩まない！100症例から学ぶリハビリテーション評価のコツ

〈各 論〉
Ⅵ．運動器疾患等
症例51 **肩手症候群**

田邊亜矢[*]

ポイント

- きっかけとなる病歴（外傷，手術，心筋梗塞，脳卒中など）の有無を把握する．
- 診察時は，強い疼痛を認めるため，愛護的に行う．
- 特に，疼痛・痛覚過敏，腫脹，色調変化，熱感，関節可動域制限の有無を評価し，診断する．
- リハは疼痛に伴う廃用の予防と疼痛の緩和を中心に行う．
- 脳卒中に伴う肩手症候群は肩関節亜脱臼を有する重度の麻痺患者に多いため，発症を予防するためにも，アームスリングの着用が重要である．

症例

右中大脳動脈領域の脳梗塞発症後8週経過した67歳，女性．発症後3日目よりリハが開始されており，回復期リハ病院へ転院後も毎日リハを施行していた．数日前より左上肢の疼痛が出現し，リハの施行が困難となった．

さぁ，どうする？

1 問診のポイントは？

肩手症候群は，脳卒中後2週間～3か月以内に発症することが多く，5か月以上での発症は稀であるため，脳卒中発症日と疼痛の経過をしっかり把握することが大切である．高次脳機能障害を伴う患者では，家族や看護師，療法士からも情報を得ることが必要である．

2 診察のポイントは？

失語症を含め高次脳機能障害を有する患者の場合，明確な返答を得ることが難しいため，健側と比較することが大切である．そして，症状出現前後での可動域制限の変化や，腫脹の悪化などを注意深く観察することも大切である．かなり強い疼痛を認めるため，触診時はやさしく触れ，関節可動域を調べるときは，ゆっくりと動かす．

また，重度の麻痺患者で発症することが多いため，麻痺のレベルも把握する．患肢の疼痛および痛覚過敏，腫脹，色調変化，熱感，関節可動域の制限，発汗異常などを診察する．

肩手症候群の患者のなかには，うつ病の徴候を示す者が56～96％と多いため，問診も含めよく診察する必要がある．

3 本症例の所見のまとめ

- 重度の左片麻痺を認めた．患肢の肩関節の亜脱臼も認めたが，今までアームスリングは使用していなかった
- 患肢の疼痛，腫脹，色調変化，熱感，関節可動域制限および動作時の疼痛を認め，左手指に異常な発汗を認めた
- うつ病の徴候は認められなかった

4 何を評価するか？

よく使用されている肩手症候群の診断基準を表1，2に示す．

これだけは外せない!!

1 疼痛および痛覚過敏の有無

疼痛の尺度として，VASスケールを用いて評価すると良い．発症時は7以上を示すことがほとんどである．

2 腫 脹

特に手掌と手指の腫脹が目立つため，手掌および示指のPIP-MP関節間の最大径の左右差を比較する．

---

[*] Aya TANABE，〒160-8582 東京都新宿区信濃町35 慶應義塾大学医学部リハビリテーション医学教室

表1. Complex Regional Pain Syndrome（CRPS）の診断基準（2005 国際疼痛学会（IASP））

感覚障害	痛覚過敏 自発痛
血管機能障害	皮膚温の非対称 皮膚色調変化 皮膚色の非対称
浮腫・発汗機能障害	浮腫 発汗変化 発汗の非対称
運動・栄養障害	ROM 制限 運動機能障害 栄養状態の変化

＊研究用基準
　4 項目の各々に少なくとも 1 つの症状
　2 項目以上に少なくとも 1 つの徴候
＊臨床的基準
　4 項目のうち 3 項目以上に少なくとも 1 つの症状
　2 項目以上に少なくとも 1 つの徴候

3　色調変化
左右の色調を比較する．

4　熱感
触診でも左右の温度差を確認することが可能だが，皮膚温度計を用いるとより正確に把握できる．

5　関節可動域制限の有無
角度計を用いて評価する．左右差を比較するだけでなく，脳卒中発症後に制限がでてきている場合もあるため，疼痛出現前後で，関節可動域（ROM）を比較することが大切である．

評価をまとめよう!!

- 麻痺の程度：左 SIAS-M（11b/221），重度の片麻痺を認める．左肩関節の亜脱臼（2 横指）を認める
- 疼痛：VAS 8 と，強い疼痛の訴えを認める
- 腫脹：周径：右手掌 19 cm，左手掌 21.5 cm，右示指 5.7 cm，左示指 6.8 cm
  健側より，10% 以上太くなっており，左手の腫脹を認める
- 色調変化：左側の色調は赤くなっている．また，腫脹により皮膚の皺が消失しており，光沢を帯びている（図1）
- 皮膚温：右手背 32.4℃，左手背 35.3℃
  左手背の皮膚温は，右と 2.9℃の差を認めており，熱感ありと評価する
- ROM：肩関節屈曲：右 180°，左 80°，手関節掌屈：右 90°，左 15°
  左で ROM 制限を認めており，動きに伴う疼痛の訴えも認める

以上の所見より，診断基準に当てはまっており，肩手症候群と診断した

表2. 肩手症候群の診断基準

肩	ROM 制限（特に外転・外旋時の疼痛，重症では安静時痛）
肘	通常は症状なし
手関節	伸展時に強い痛み，手根骨部の背側の浮腫と圧痛
手	自発痛・圧痛は比較的軽度，中手骨部の浮腫
手指	MP 関節・IP 関節屈曲時の強い痛み 紡錘状浮腫と背側の皮膚の皺の消失 手や爪の成長の変化 血管運動・発汗の異常（皮膚温，色調，多汗）

Definite SHS：肩・手関節・手のすべての基準を満たす
Probable SHS：手関節・手のすべての基準を満たす
Possible SHS：手関節・手の圧痛・腫脹
Absent SHS：手関節・手の腫脹のみ

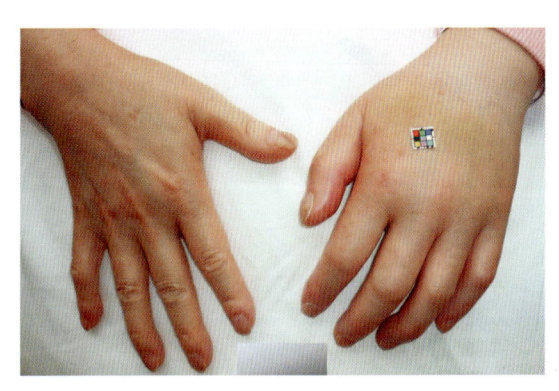

図1．左手の腫脹，発赤を認める．皮膚の皺は消失し，光沢を帯びている．

いざ処方へ!!

問題点をまとめると，以下のようになる．
#11 疼痛　#12 ROM 制限　#13 重度左方麻痺
#21 歩行障害　#22 ADL 障害

このような症例の場合，疼痛のコントロールに難渋することが多く，疼痛に伴い動かさず，廃用手になってしまうため，できる限り予防に努める．ROM 訓練は特に損傷のある関節を他動的に動かすことは避ける．重度の麻痺で自動運動不能な場合は，拘縮しないよう慎重に動かす．OT によるリハビリテーション（以下，リハ）が重要となる．

~リハ処方~
＜PT＞
下肢筋力増強訓練，左下肢 ROM 訓練，歩行訓練，基本動作訓練，ADL 訓練

\<OT\>

温冷交代浴，左上肢 ROM 訓練（自動介助：愛護的に施行，特に肩関節は亜脱臼も認めているため，無理に施行しないように），ADL 訓練，神経筋再教育

訓練時以外は，アームスリングの着用を徹底

結果

NSAIDs を内服させるとともに，アームスリング着用および交代浴で，疼痛は消失はしなかったものの VAS 4 まで軽減し，自制内となった．愛護的な関節可動域訓練により，関節可動域制限の悪化はほとんど認められなかった．

知っ得 サイドメモ

1）治療としてブロック治療（星状神経節ブロック，硬膜外ブロック，外科的胸部交感神経遮断術），薬物療法（NSAIDs，早期経口ステロイド療法，ノイロトロピン，カルシトニン製剤，抗うつ薬など），理学療法（ROM 訓練，アームスリング，ハンドスプリント，浮腫の除去，交代浴）が有用とされている．

2）肩手症候群の病期別症状を表3に示す．第3期になると，回復を望めなくなるため，発症後早期に対処すべきであり，できれば発症を予防したい．アームスリング着用のほか，発症後4週以内のカルシトニン製剤の投与は，予防的効果の可能性があるという報告もある[4]．

3）CRPS は侵害的な出来事の後に起こる，不釣り合いな激しい疼痛，浮腫，発汗異常などを伴う難治性の疼痛症候群であり，神経損傷を伴わない typeⅠと，神経損傷を伴う typeⅡに分けられる．肩手症候群は typeⅠに分類される．

表3．肩手症候群の症状と病期

第1期 肩の疼痛・運動制限に伴って同側の手の疼痛，腫脹，血管運動性変化が起こる 手指は他動的屈曲で強い痛みが起こることが多い 手・肩の骨萎縮が X 線上でみられることが多い ＊この時期は 3〜6 か月続き，治癒あるいは第2期に移行する
第2期 肩・手の自発痛と手の腫脹などはピークを迎え，徐々に消失していく 皮膚は徐々に蒼白になり，萎縮し乾燥してくる．関節拘縮を生じてくる ＊この時期は 3〜6 か月続き，適切な治療が行われないと3期に移行する
第3期 手の皮膚・筋の萎縮が著明となり，手指は完全な拘縮となる 広範な骨の萎縮があり，腫脹・疼痛は低下し皮膚温や発汗も低下する ＊この時期までくると普通回復を望めない

（Lankford，1982）

文 献

1) Geurts AC, et al：Systematic review of aetiology and treatment of post-stroke hand oedema and shoulder-hand syndrome. *Scand J Rehabil Med*, 32(1)：4-10, 2000.

2) Kondo I, et al：Protocol to prevent shoulder-hand syndrome after stroke. *Arch Phys Med Rehabil*, 82(11)：1619-1623, 2001.

3) Bickerstaff DR, et al：The use of nasal calcitonin in the treatment of post-traumatic algodystrophy. *Br J Rheumatol*, 30(4)：291-294, 1991.

4) Matayoshi S, et al：Use of calcitonin to prevent complex regional pain syndrome typeⅠ in severe hemiplegic patients after stroke. *Disabil Rehabil*, 31(21)：1773-1779, 2009.

5) Wilson PR, et al：CRPS：current diagnosis and the therapy, IASP Press, Seattle, 2005.

新刊書籍のご案内

見落とさない！見間違えない！この皮膚病変

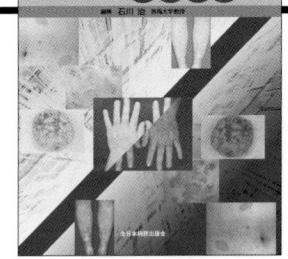

編集／石川 治（群馬大学教授）

定価 6,300 円
（本体価格 6,000 円＋税）
オールカラー
B5判
182 頁
2013 年 6 月 10 日発行
ISBN：978-4-86519-000-7 C3047

ポイントを見開き解説!!
＋石川 Dr. コラム付き

診療に役立つ72項目

1. 頭部の紫斑を見落とすな！……………岡田　悦子
2. びまん性脱毛が起こるのは？……………石川　治
3. ぬかりなく！糖尿病に伴う皮膚病変……石川　治
4. 顔面の水疱，瘢痕……………………田子　修
5. 鼻から頬部の淡黄色小結節を見つけたら？……永井　弥生
6. 脂漏性皮膚炎様皮疹をどうみるか？……永井　弥生
7. 耳介の病変 スペシャリストのみかた……安部　正敏
8. 眼瞼の腫脹に気をつけよう！……………天野　博雄
9. 排膿を伴う皮下結節……………………永井　弥生
10. 頸部の褐色調角化から分かること……清水　晶
11. 急性のアレルギー性接触皮膚炎を見極める……石川　治
12. ダリエ徴候をとらえろ！………………安部　正敏
13. 全身に多発する色素斑………………天野　博雄
14. 後天性無汗症を見過ごすな！…………田子　修
15. 肝疾患に伴う皮膚病変を見つけよう……清水　晶
16. 頸部の黄白色敷石状丘疹……………服部　友保
17. 躯幹の多形皮膚萎縮(poikiloderma)……茂木精一郎
18. 要注意！老人性血管腫様病変…………茂木精一郎
19. 四肢の浮腫に気づけるか？……………石川　治
20. なぜ樹枝状皮斑が現れるか……………石川　治
21. 甲状腺機能異常に伴う皮膚病変………天野　博雄
22. 蕁麻疹様紅斑の原因を探れ！…………天野　博雄
23. 足底の胼胝・潰瘍……………………清水　晶
24. 膠原病の毛細血管異常を見つけられるか？……石川　治
25. ばち状指と手指関節の腫脹……………永井　弥生
26. 複数の指爪に変化をきたす疾患………安部　正敏
27. 梅毒の2期疹を忘れるな！……………安部　正敏
28. 爪の変形を軽視すべからず！…………清水　晶
29. 副腎機能異常に伴う皮膚病変…………清水　晶
30. 有痛性皮下腫瘤の診断ポイント………岡田　悦子
31. 基底細胞母斑症候群を想定せよ！……茂木精一郎
32. 手指の有痛性紅斑を見落とすな！……茂木精一郎
33. HIV 感染診断のきっかけに！…………永井　弥生
34. 診断に直結する粘膜病変………………安部　正敏
35. 頭部の鱗屑を伴う紅斑を見間違えない！……安部　正敏
36. 限局性の脱毛斑の鑑別チェックポイント……清水　晶
37. 蝶形紅斑いろいろ……………………石川　治
38. 眼周囲の丘疹にクローズアップ！……茂木精一郎
39. 顔面の環状紅斑を見間違えない！……永井　弥生
40. 顔面の鱗屑を伴う紅斑………………安部　正敏
41. 顔面の色素斑 診断の分かれ道………岡田　悦子
42. 小児の顔面の紅斑……………………茂木精一郎
43. 額部の皮下結節………………………岡田　悦子
44. 似て非なる 雀卵斑 vs 肝斑……………清水　晶
45. 口唇（唇紅部）のびらん………………安部　正敏
46. 口腔内びらん，潰瘍…………………安部　正敏
47. 口唇の腫瘤を間違わない！……………岡田　悦子
48. 難しい！低色素性基底細胞癌…………岡田　悦子
49. アトピー性皮膚炎と誤診しない！……天野　博雄
50. 乳児湿疹？見直してみよう！…………天野　博雄
51. 成人の慢性湿疹？……………………天野　博雄
52. 薬疹？急性ウイルス感染症？…………永井　弥生
53. 全身に汎発する膿疱…………………安部　正敏
54. 体幹，背部の瘙痒が強い浮腫性紅斑……服部　友保
55. 見れば分かる！ツツガムシ病…………清水　晶
56. 躯幹の硬化性病変……………………茂木精一郎
57. ちょっと待て！乳児の肛門周囲の発赤……安部　正敏
58. その診断にご用心！外陰部潰瘍………永井　弥生
59. 外陰部の白色調病変をどう見る？……清水　晶
60. 陰部の暗紅色斑を見逃さない！間違えない！……茂木精一郎
61. 下肢の多発性紫斑に潜むもの…………永井　弥生
62. 下腿に多発する紅斑…………………永井　弥生
63. 片側下腿の発赤・腫脹………………田子　修
64. 手指の扁平結節は慎重に！……………茂木精一郎
65. 指趾末端の色素沈着…………………服部　友保
66. 足底の小結節…………………………安部　正敏
67. 凍瘡と見誤ってはならない疾患………安部　正敏
68. 掌蹠の点状水疱………………………安部　正敏
69. その診断は問題ないか？脂漏性角化症……岡田　悦子
70. 気をつけろ！無色素性／乏色素性悪性黒色腫……岡田　悦子
71. 発熱を伴う皮膚潰瘍のチェックポイント……永井　弥生
72. 壊疽性膿皮症を見極めよ！……………茂木精一郎

全日本病院出版会

〒113-0033 東京都文京区本郷 3-16-4　Tel:03-5689-5989
http://www.zenniti.com　Fax:03-5689-8030

おもとめはお近くの書店または弊社ホームページまで！

特集 もう悩まない！100症例から学ぶリハビリテーション評価のコツ

〈各論〉
Ⅵ. 運動器疾患等
症例 52　**全身性硬化症（PSS）**

松本真以子[*]

ポイント

- 強皮症は，皮膚や内臓の線維化と血管障害により特徴づけられる膠原病である．その病巣は全身に及び多様であり，病変の存在の可能性を念頭に置いた診察が必要である．
- 皮膚・内臓病変により，関節可動域制限や巧緻障害，呼吸機能障害，摂食・嚥下障害，皮膚潰瘍などの機能障害を生じ，日常生活や社会生活の制限をもたらす．リハでは，それらを評価し，アプローチを行う．
- 進行性の疾患であるため，定期的なフォローアップを行い，障害の進行や活動性の変化があったときには再評価を行う．

症例

57歳，女性，主婦．3年前からレイノー現象や指の腫れぼったさが出現し，徐々に進行．6か月前に強皮症と診断され，投薬を開始された．手指の動かしにくさや階段昇降時の息切れがあり，リハ依頼された．

さぁ，どうする？

1 診察前のポイントは？

強皮症・全身性進行性硬化症（PSS；progressive systemic sclerosis，以下，強皮症）は，皮膚や肺，消化器などの内臓の線維化と血管障害により特徴づけられる膠原病である．その病因については未だ不明な点が多いが，多くの患者で抗核抗体が陽性となり自己抗体が検出されるため，自己免疫が大きく関与していると考えられる．

外観上認められる皮膚の硬化やレイノー現象だけでなく，内臓病変として肺線維症や肺高血圧，消化管硬化，強皮症腎などを伴うこともあるので，念頭に置いて診察を行う．

2 問診のポイントは？（表1）

1）病歴について

強皮症に限らず膠原病の患者のリハビリテーション（以下，リハ）が開始となるのは，ある程度障害が進行してからということが多い．そのため，原病を発症した時期や症状・治療の経過，内臓病

表1．問診のポイント

1. 病歴について
    - 初発症状の時期，内容
    - 診断時期，検査データ
    - 治療内容（投薬歴，入院歴）
    - 症状の経過
    - 内臓病変の有無（肺線維症，強皮症腎，消化管硬化）
2. 自覚症状：いつどのような症状が出現するか，どれくらい続くのか
    - 皮膚の状況：皮膚の硬さ，関節の曲げにくさ，レイノー現象，感覚障害
    - 呼吸困難感
    - 飲み込みにくさ
3. 日常生活動作，家屋環境
    - 日常生活動作に不自由さ，困難さを感じていないか
    - 日常生活動作によって息切れを生じていないか
    - どういう場面で，不自由さ，困難さ，息切れなどを感じるか
    - 自宅の段差や階段などの状況

変の有無について確認する．治療には，ステロイドや免疫抑制剤が用いられるので，薬剤の使用歴についても把握する．

2）自覚症状について

レイノー現象のように気温などの条件によって生じる症状や，肺線維症や消化管硬化のように外観上はわかりにくい内臓病変による症状があるた

---

[*] Maiko MATSUMOTO，〒160-8582 東京都新宿区信濃町35　慶應義塾大学医学部リハビリテーション医学教室

め，自覚症状について詳しく聞く．いつどのようなときに出現するのか，どれくらい続くのかなどについても聴取する．

3）日常生活動作（ADL），家屋環境について

軽度の関節可動域制限などでは，ADL は自立しているとしても，手指の巧緻障害などによって不自由さを感じたり，時間がかかったりしている可能性がある．また，呼吸機能障害による息切れを生じていることがある．その動作ができるかどうかだけでなく，不自由さや困難さを伴っていないかどうかについても聞く．また，そのようなことがあれば，段差や階段などの家屋環境についての情報も得る．

3 診察のポイントは？

1）皮膚の状態

a）皮膚硬化

強皮症に最も特徴的な皮膚硬化は末梢から始まり，中枢側に向かって進行する．手指の皮膚硬化だけでなく，四肢近位や体幹にも硬化が及んでいるかどうかを診る．強皮症患者の皮膚硬化の程度を半定量的に評価する方法として，スキンスコア（TSS；Total Skin Thickness Score）がある．検者が母指と示指の末節指腹で患者の皮膚をつまんで，硬化なし〜高度（0〜3）までの4段階で評価する[2]．

b）レイノー現象

強皮症患者の9割以上に出現し，約半数で初発症状であるといわれる．寒冷曝露，冷水浸水時，精神的緊張状態によって生じ，手指の遠位で境界明瞭な皮膚色変化（白色→暗紫色→赤色），疼痛，しびれ感が数分持続する現象である．通常の診察時には症状が現れていないことが多いので，問診による症状聴取が主となる．サーモグラフィーや冷水負荷試験によって評価を行うこともある．

c）皮膚潰瘍

皮膚硬化や血流障害，膠原病血管炎による末梢神経障害から皮膚潰瘍を生じやすい．好発部位は手指尖部や関節背部であり，難治性で疼痛が強い．感染や切断のリスクもあるため，特に手指や足趾潰瘍の有無をしっかり診ておく．

2）関節可動域

皮膚硬化によって関節可動域制限を生じる場合がある．皮膚硬化はある時期を越えると改善するため，できるだけ関節拘縮を予防しておくことが重要である．末梢だけでなく，四肢近位や体幹の関節可動域も評価する．

3）感覚機能

血管炎による末梢神経障害によって感覚障害を生じることがある．特に四肢末梢において知覚評価を行う．

4）呼吸機能

皮膚硬化による胸郭可動域制限や肺線維症による拘束性肺障害を生じる．肺野の聴診だけでなく，呼吸時の胸郭の動きや呼吸パターン，補助呼吸筋の収縮なども観察する．安静時の動脈血酸素飽和度（SpO_2），可能であれば動作，歩行時の呼吸や SpO_2 についても可能な範囲で観察，測定する．

5）摂食・嚥下機能

皮膚硬化により開口障害を生じることがあるので，最大開口位を診る．また，一般的な嚥下のスクリーニング（反復唾液嚥下テスト（RSST；Repetitive Saliva Swallowing Test）や改訂水飲みテスト（MWST；Medified Water Swallowing Test））を行うことも必要であろう．

4 本症例の所見のまとめ

- 6か月前に強皮症と診断，肺線維症も指摘され，ステロイド，免疫抑制剤の内服を開始している．現在，炎症反応は高くない．他の内臓病変としては，消化管硬化症の可能性について指摘されているが，肺高血圧，強皮症腎は否定されている
- 自覚症状は，手指の腫れぼったさ・曲がりにくさがあり，ADLは自立しているものの，細かい動作に不自由さを感じている．息切れは階段を昇ったときや重いものを持ったときなどに感じる．硬いものや大きいものを飲み込むと胸につかえるような感じがある
- 皮膚硬化は四肢近位にまで及んでおり，手指に関節可動域制限を生じている．寒冷曝露によってレイノー現象を生じるとのこと．手指・足趾に軽度の感覚障害を認める．右第4趾と左第5趾の関節背面に潰瘍を生じている
- 胸郭の動きは浅く早い．補助呼吸筋の収縮を認める
- 開口は2横指．RSSTは30秒で6回，喉頭の挙上は1横指を超える．MWST 5点（嚥下あり，むせなし，湿性嗄声なし，呼吸変化なし，追加空嚥下が30秒以内で2回可能）

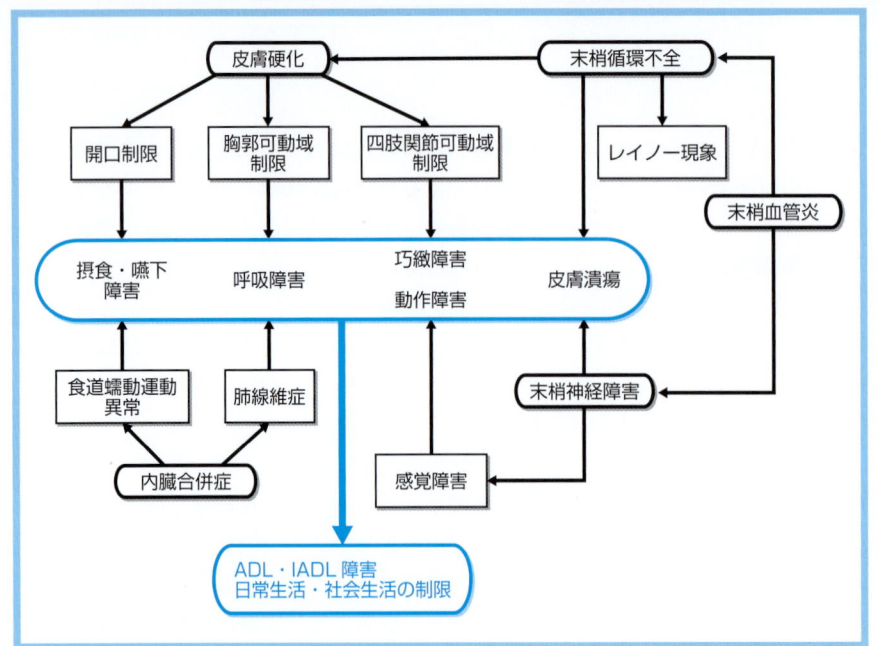

図1.
強皮症の各症状から生じる障害

5　何を評価するか？

図1に強皮症の症状から生じる障害についてまとめた．青線で囲んだ各機能障害を中心に評価し，そこから生じるADL・手段的日常生活動作(IADL)障害，日常・社会生活の制限についても評価する．

これだけは外せない!!

1　巧緻障害・ADL障害・IADL障害←四肢・指趾関節可動域制限，感覚障害

関節可動域制限や感覚障害の有無を把握し，それがどのように動作に影響しているかを評価する．巧緻障害や手指の感覚障害が重度であり，経過を追っての評価が必要である場合には，簡易上肢機能検査(STEF；Simple Test for evaluating hand function)や感覚検査のOT処方を行う．

2　呼吸機能障害←胸郭可動域制限，肺線維症

単純X-pや胸部CTによる画像的評価，スパイロメトリーによる肺機能評価，血液ガスや経皮的酸素飽和度計での血中酸素濃度測定を行う．胸郭の動きや補助呼吸筋の収縮など診察所見も合わせて安静時の呼吸状態として評価する．

動作時の息切れや呼吸困難感については，患者自身から聴取することや，慢性呼吸器疾患患者を対象としたADL評価表を用いる．ADLの評価はOTで行うのが良いだろう．また，6分間歩行やshuttle walking testを行い，運動能力やその際の呼吸状態を評価する．

3　皮膚潰瘍

潰瘍は，末梢循環が不良な部位に生じることが多いが，足部では，靴が当たって悪化していることもあるため，当たりの確認や歩行パターンの観察を行う．

4　摂食・嚥下障害←開口障害，食道蠕動異常

強皮症では食道蠕動異常や食道狭窄によって，通過障害や逆流を生じ，食道期をメインとした嚥下障害を生じる．嚥下造影を施行し，口腔期や咽頭期の問題がないかどうかのチェックと，可視範囲内での食道期を評価することが望ましい．

評価をまとめよう!!

1. **巧緻障害・ADL障害・IADL←四肢・指趾関節可動域制限，感覚障害**
   手指の関節可動域制限と末梢の感覚障害のために，巧緻障害を認めた．主婦であるため，料理をはじめとした家事動作において時間がかかる．寒い時期や冷たい水を使った作業のときにレイノー現象を生じることも家事動作の障害となっている

2. **呼吸機能障害←胸郭可動域制限，肺線維症**
   単純X-pと胸部CTで下肺野を中心とした間質性変化あり．スパイロメトリーにて%VCは75%であった．呼吸パターンは浅く頻回であり，呼吸に伴う胸郭の動きは不良で，補助呼吸筋の収縮を認めた．安静時の

SpO₂ は 95〜96％．1 階から 2 階へ昇ると息切れを生じ，SpO₂ は 89％まで低下した．洗濯物を干す動作で息切れを生じたが，SpO₂ の低下は認めなかった

3. **皮膚潰瘍**
潰瘍を認めた右第 4 趾と左第 5 趾の関節背面は，靴つま先の上部に当たりを認めたが，本人の自覚はあまりなかった．アーチが低下して扁平足となり，荷重が足部内側に偏倚して，第 4，5 趾は浮いていた

4. **嚥下障害←開口障害，食道蠕動異常**
開口障害はあるが，食物を小さくすることで対応はできていた．VF にて咽頭期の障害は認めなかったが，食道蠕動の低下があるため，食道入口部に食物が停滞する所見を認めた

いざ処方へ!!

上記の評価のまとめから，問題点としては，以下が挙げられる．

\#11 皮膚硬化　\#12 関節可動域制限　\#13 末梢循環障害（レイノー現象）　\#14 感覚障害　\#15 巧緻障害　\#16 呼吸機能障害　\#17 皮膚潰瘍　\#18 摂食・嚥下障害　\#21 ADL 障害　\#22 IADL 障害

進行性の疾患であるため，機能障害の悪化や合併症，日常生活や社会生活の制限をできるだけ防ぐことがリハの目的となる．以上を踏まえて，本症例のリハ処方としては，以下を行った．

\<PT\>
- 四肢，体幹関節可動域練習・ストレッチ，呼吸リハ（胸郭可動域練習，補助呼吸筋ストレッチ・リラクゼーション，動作に合わせた呼吸パターン指導），温熱物理療法（ホットパック，渦流浴，炭酸浴）

\<OT\>
- 保温・保清の指導，手指関節可動域練習，巧緻動作練習，ADL・家事動作評価指導，自助具作製

\<ST\>
- 顔面（特に口周囲），頚部のストレッチ，食事内容や食事方法の指導

\<その他\>
- 足底板作製，靴の調整

温熱療法は，感覚障害や急性炎症がある場合には禁忌となるので，注意が必要である．

結果

上記のリハを行い，手指の関節可動域，巧緻動作が軽度改善し，自助具や動作法の工夫によって家事動作は以前よりも行いやすくなった．また，生活で息切れを生じる場面も減少した．食事内容を工夫し，飲み込みにくさも改善した．足趾の潰瘍は完全には治癒していないが，以前より縮小傾向にある．

本症例のように，一定期間リハを行い，日常生活に指導内容が取り入れられるようになれば，リハ介入は終了となる．しかし，病状の進行や変化の可能性があるため，リハ医による定期的なフォローアップあるいは主科からのスムーズな依頼を行えるような体制を作り，障害の進行や活動性の変化があったときには，再評価，再処方を行う必要がある．

文献

1) 竹原和彦，佐藤伸一：厚生労働科学研究費補助金　難治性疾患克服研究事業「強皮症における病因解明と根治的治療法の開発」強皮症における診断基準・重症度分類・治療指針 2007 改訂版．http://derma.w3.kanazawa-u.ac.jp/SSc/pamphret/pdf/classification.therapy.pdf
2) Scc 強皮症研究会議ホームページ：http://derma.w3.kanazawa-u.ac.jp/SSc/SSc.html
3) 渡部一郎，眞野行生：実例リハビリテーション処方のポイント　皮膚潰瘍を伴う強皮症患者のリハビリテーション．臨床リハ，8(2)：138-143，1999．
4) 早乙女貴子，江藤文夫：本当の膠原病の話　強皮症患者さんの呼吸リハビリテーション．難病と在宅ケア，7(11)：45-48，2001．

特集 もう悩まない！100症例から学ぶリハビリテーション評価のコツ

〈各論〉
Ⅵ. 運動器疾患等
症例53 **多発性筋炎**

川上途行*

ポイント

- 多発性筋炎は病期によって運動療法の行い方を変えていく必要がある．近年では，慢性期（安定例）であれば，筋力訓練，持久力訓練を行うことは可能という報告が多い．
- 合併症に間質性肺炎・悪性腫瘍・嚥下障害などがあり，いずれもリハを行ううえで配慮が必要となるため，それらに対する評価，検索を行う．
- 原病の治療に対する反応性が様々であるため，個別に定期的な機能障害の評価を行い，リスク管理の指標を定めていく必要がある．

症例

63歳，女性．X年1月までは全く筋力に問題を感じていなかったが，徐々に歩行速度が遅くなった．また，食事時に喉に残る感じが多くなり，歩行も困難となったため，X年3月に近医内科を受診した．血清 Creatine Kinase（以下，CK）値が 6,112 IU/l と高値であり，総合病院に紹介された．多発性筋炎の診断で入院にてメチルプレドニゾロンのパルス療法と経口副腎皮質ステロイドで治療を行った．杖歩行可能となり，X年7月に自宅退院したが，X年8月外来でのリハを希望して来院した．

さぁ，どうする？

1 問診のポイントは？（表1）

多発性筋炎は皮膚筋炎と筋症状は類似しているが，皮膚症状を認めない病態をいう．過去には，筋炎などの筋疾患では運動負荷は筋力低下を進行させるという報告があり，あまり行われてこなかった[1]．しかし，最近では筋力訓練の効果の報告が増えてきており[1]，過度の安静による廃用への警鐘も鳴らされている．よって，適切な運動療法は行われるべきであるが，炎症が強く血清CK値が異常高値であるような急性期では，運動療法は依然賛否が分かれている．積極的な運動負荷を考える際は，筋炎（炎症）が現在どのくらい落ち着いているかを判断する必要がある．

また，経口副腎皮質ステロイドを中心とした薬物療法の情報収集は必須である．

表1．問診のポイント

1．経過に関する問診
・発症前の活動度
・血液検査が他院で行われている場合はその結果（特に血清CK値）
・発症後から現在の筋力の推移（順調に良くなっているのか，最近停滞，もしくは悪化しているのか）
・嚥下障害の経過（現在の食事の状況，嚥下困難感は改善しているのか，悪化しているのか）
2．内服状況に関する問診
・経口副腎皮質ステロイドホルモンの内服量
・その他の薬物療法（免疫抑制剤内服の有無，骨粗鬆症，糖尿病に対する加療など）
3．呼吸症状に関する問診
・労作時の呼吸苦の有無

1）経過に関する問診

より積極的な運動療法を考慮するうえでは，原病の活動性がある程度落ち着いていることを確認する必要がある．良好な経過をたどる例では，急性期には筋力は著明に低下するものの，急性期を脱すると治療に反応し，徐々に筋力が改善する．血清CK値の情報は1つの目安となるので，他院で評価されている場合は必ず情報収集したい．最

---

* Michiyuki KAWAKAMI，〒160-8582 東京都新宿区信濃町35 慶應義塾大学医学部リハビリテーション医学教室，助教

近の血清CK値が上昇しておらず，自覚的にも筋力が悪化してなければ，運動療法を計画しやすくなる．一方で，多発性筋炎は難治例，治療に対し不応例も多く，そのような症例では強い運動負荷はかけづらい．

嚥下障害の経過も原病の活動性の参考にはなるが，嚥下障害の出現，悪化は，原病の状態，筋力とはあまり関連しないという報告もある．

2）内服状況に関する問診

多発性筋炎患者はほとんどの場合，経口副腎皮質ステロイドホルモンを内服している．この内服量や内服歴は把握しておく必要がある．多発性筋炎の回復期，慢性期の筋力低下は原病によるものに加えて，廃用性の変化とステロイドミオパチーを考慮に入れる．また，長期のステロイド内服の場合，糖尿病，骨粗鬆症や大腿骨頭壊死などのリスクもあるため，注意が必要である．

ステロイドのみでも感染に対する配慮は必要であるが，免疫抑制剤を内服している例もあるため，その情報も把握しておきたい．

3）呼吸症状に関する問診

多発性筋炎の合併症のなかで，特に生命予後にかかわるのが間質性肺炎である．また，運動負荷をかけるうえでも間質性肺炎合併の有無は重要であるため，呼吸苦の有無の問診を行う．もし，患者の活動量が低下している場合，それが筋力低下によるものか，呼吸症状によるものか，整理しておく必要がある．呼吸症状が出現した場合は早急な対応を要する．

4）悪性腫瘍に関する情報

特に，皮膚筋炎では悪性腫瘍の合併が多いが，多発性筋炎例においても，前医などからその情報があれば収集しておいたほうが良い．

2 本症例の問診のまとめ

- 発症前の活動度：筋力低下が出現する前は散歩が日課で積極的に外出もしており，同年代の方と比べても活動性は高かった
- 他院での血清CK値：月に1回，総合病院で血液検査を行っている．直近の血清CK値は76 IU/lと正常域だった
- 発症後から現在の筋力の推移：一番筋力が低下していた時期に比べればとても回復したし，退院後も緩やかに筋力は改善している印象だが，生活のなかでまだ不自由がある．歩行も大変に感じる
- 嚥下障害：一番悪かったときに比べればだいぶ飲み込みやすくはなっているが，まだ喉に残っている感じがある．味噌汁などで時々むせる
- 経口副腎皮質ステロイドホルモンの内服量：20 mg/日．その他の免疫抑制剤の内服はなし
- 呼吸苦：特に自覚症状はなし

3 診察のポイントは？

現在の筋力低下の程度，部位を評価すると同時に，筋痛の有無を確認する．歩行能力や可能であれば，心肺系の持久力評価も行う．

4 何を評価するか

- 筋力評価（特に体幹の筋力や近位筋の筋力）
- 筋痛の有無
- 呼吸機能評価，持久力評価
- 歩行を含めた基本動作能力
- 嚥下障害

これだけは外せない!!

1 過用を防ぐために詳細な筋力評価と筋痛の確認

1）筋力評価

一般的な徒手筋力テスト（MMT）で良いが，疾患の性質上，体幹や下肢の近位筋に強く筋力低下が起こることを念頭に置き，遠位筋を含めて，評価しておく必要がある．これらは過用の際の筋力低下を見逃さないためでもあり，また原病の進行，再発やステロイドミオパチーなどの症状の変化を把握するためでもある．

より客観的に数値化しておきたい場合は，ハンドヘルドダイナモメーターを用いて最大筋力を測定しておいても良い．

握力測定も簡便かつ定量的であり勧められるが，近位筋力との乖離がある可能性は常に念頭に置く必要がある．

個別の筋力評価とは異なるが，30秒椅子立ち上がり（CS-30）テスト[2)3)]も，全体的な筋パワー，持久力を評価するうえで簡便で外来診療でも行いやすい．体幹筋力や下肢筋力を総合的に評価していると考えて良い．

2）筋痛の評価

筋痛の有無，部位，程度を把握しておく．運動療法を行ったことで，新たな部位に筋痛が出ていないかを確認しておく．また，運動療法（筋力訓練）中の筋疲労を修正ボルグスケールなどで評価しておくのも良い．

2 機能障害，能力低下を評価

1）歩行を含めた基本動作能力

歩容の評価を含めた歩行能力の確認であるが，それ以外にも，筋炎に限らず，筋疾患では近位筋や体幹の筋力低下のために，立ち上がり動作が難しくなることがある．前述の CS-30 などで立ち上がり動作の評価は行っておく．

また，同様に寝返り，起き上がり動作などが困難である場合もあるので，体幹機能を包括的に評価する．具体的には Trunk Control Test[4] や Trunk Impairment Scale[5] などを用いる．

2）呼吸機能評価，持久力評価

一般的な肺機能検査は運動療法前に一度は評価しておきたい．拘束性呼吸機能障害の有無を確認する．

広義の持久力の評価として，6分間歩行テストを施行する．もし，外来診療中で6分間歩行テストが難しい場合は，SpO_2をモニターしながら可能な範囲の歩行を行い，その低下の有無を確認することで代用する．

3）嚥下障害

スクリーニングとしては，本邦で脳卒中や高齢者などでよく用いられる反復唾液飲みテスト（RSST；Repetitive Saliva Swallowing Test）を行っても良いが，神経筋疾患では本テストの異常と誤嚥との関連がないという報告もあり，解釈には注意が必要である．ただし，喉頭挙上距離を触診で測ることは（1横指を超えるか否か）有用であるし，それにより咽頭残留のリスクをある程度予測することはできる．

改訂水飲みテストやフードテスト，可能であれば食事時の観察を行うと良い．

それらの結果から，嚥下造影検査，嚥下内視鏡検査に進むか，検討する．

また，誤嚥がある場合，咳の強さ（咳嗽力）の評価が誤嚥性肺炎のリスクを測るうえで有用である．PCF（Peak Cough Flow）は神経筋疾患を中心に広く咳嗽力の評価として使われている[6]．測定にはピークフローメーターを用い，270 l/min 未満を低下と考える．

評価をまとめよう!!

1. **筋力評価**
   - 股関節屈曲 MMT 4，股関節外転 MMT 3，股関節伸展 MMT 3，膝伸展 MMT 4
   - 下肢遠位筋 MMT 5
   - 体幹屈曲・伸展 MMT 3
   - 握力 18 kg
   - CS-30 テスト 3 回（60～69 歳の日本人女性では 22～18 回で「ふつう」，12 回以下で「劣っている」）[3]
2. **筋 痛**
   - 両側大腿部に軽度認めるのみ
3. **歩 行**
   - 短距離であれば補助具なしで可能だが，軽度 Trendelenburg's sign を認める．100 m を超えると体幹の動揺が増し，補助具が必要となる
4. **基本動作・体幹機能など**
   - 椅子からの立ち上がりは膝に手を当てて行うことが多い（手を当てなくてもなんとか可能）
   - Trunk Control Test は仰臥位から座位への起き上がりで減点あり，87 点（100 点満点）
5. **呼吸機能検査**
   - ％肺活量 85.0％，1 秒率 88.5％
   - 100 m 以内の歩行で明らかな SpO_2 の低下は認めず
6. **嚥下機能**
   - 空嚥下での喉頭挙上は 1 横指を超えない
   - 改訂水飲みテストは軽度の湿性嗄声あり，3 点
   - PCF 250 l/min
   - 嚥下造影検査：主に咽頭相に障害あり，喉頭挙上の低下，特に固形物での咽頭残留，水分で軽度喉頭侵入あり

いざ処方へ!!

上記の問題点をまとめると，以下のようになる．
#1.1 筋力低下　#1.2 嚥下障害　#2.1 歩行障害

本症例では筋炎としては炎症が落ち着いており，今後は筋力改善に向けて運動療法を行うべき時期である．積極的な筋力訓練に対し，現時点での不安材料はないが，過用に対する配慮，原病の進行などを見逃さないために，リハビリテーションを行ううえでの注意点，中止基準を処方の際に記載する必要がある．

また，嚥下障害も認めており，食事法の指導等を行う必要がある．咳嗽力の低下も軽度認めており，肺炎予防のための呼吸訓練，排痰訓練をPTで行う．

<PT>
- 体幹，下肢筋力訓練（最大反復回数の70％の強度）
- 持久力訓練（自転車エルゴメーターを用い，最大心拍数の60％の強度）
- 排痰訓練

訓練士には，①筋痛症状の出現・悪化，②安静時での呼吸苦の出現や労作時での息切れの増悪，③筋力の低下を認めたら，速やかに訓練を中止し，報告するように指示を出した．医師は定期的な診察，血液検査にて炎症所見，血清CK値をチェックすることとした．

<ST>
- 食形態，食事内容の指導

結果

3か月後には下肢近位筋筋力はMMT5，体幹筋力はMMT4まで改善を認め，歩行距離の拡大（屋外歩行自立，体幹動揺等歩容の問題が消失），立ち上がり動作の改善（CS-30テスト12回），体幹機能の改善（Trunk Control Test 100点）を認めた．運動療法中に明らかな筋痛の増悪や筋力低下の進行を認めなかった．

嚥下障害はまだごく稀に水分でむせることがあるが，咽頭残留感は消失し，発熱，肺炎症状なく経過した．PCF 320 l/minまで改善し，自覚的にも咳を強く出せるようになった．

今後もできるだけ活動度を落とさないように，椅子からの立ち上がり訓練，歩行距離の指導などを行った．また，筋力低下，呼吸苦など自覚症状の変化があった場合は速やかに受診するように指示した．

文献

1) Voet NB, et al：Strength training and aerobic exercise training for muscle disease. Cochrane Database Syst Rev. 2013 Jul 9；7：CD003907.
2) Jones CJ, et al：A 30s chair-stand test as a measure of lower body strength in community residing older adults. *Res Q Exerc Sport*, 70：113-119, 1999.
3) 中谷敏昭ほか：30秒間椅子立ち上がりテスト（CS-30テスト）の成績の加齢変化と標準値の作成．臨床スポーツ医学，20：349-355, 2003.
4) Collin C, Wade D：Assessing motor impairment after stroke：a pilot reliability study. *J Neurol Neurosurg Psychiatry*, 53：576-579, 1990.
5) Fujiwara T, et al：Development of a new measure to assess trunk impairment after stroke（trunk impairment scale）：its psychometric properties. *Am J Phys Med Rehabil*, 83(9)：681-688, 2004.
6) Bianchi C, Baiardi P：Cough peak flows：standard values for children and adolescents. *Am J Phys Med Rehabil*, 87：461-467, 2008.

特集　もう悩まない！100症例から学ぶリハビリテーション評価のコツ

〈各論〉
Ⅵ. 運動器疾患等
症例 54　**大腿骨頚部骨折**

江端広樹*

ポイント

- 大腿骨近位部骨折は，従来の大腿骨頚部内側骨折を大腿骨頚部骨折，外側骨折を大腿骨転子部骨折と呼称するようになっている．
- 大腿骨頚部骨折では非転位型で骨接合術，転位型では人工骨頭置換術が行われる．
- 転位のある大腿骨転子部骨折では骨接合術が行われ，大腿骨頚部骨折に比し骨癒合は良好である．
- 術後は早期荷重が推奨される傾向にあるが，固定の状況により免荷から開始し，部分荷重を経て全荷重へと進める場合がある．
- 人工骨頭置換術の場合，術後の股関節脱臼に注意する．

症例

85歳，女性．自宅で転倒し受傷．右大腿骨頚部骨折の診断で急性期病院に入院し，2日後，右大腿骨人工骨頭置換術を施行された．術後3日目から全荷重での立位，歩行練習開始．22日目，回復期リハ病棟に入院となった．

さぁ，どうする？

1 問診のポイントは？（表1）

急性期病院では通常，手術を行った整形外科から荷重の時機や脱臼しやすい肢位につき指示処方が出ているが，回復期での問診時のポイントは，痛みの有無・部位，認知機能（見当識，病識），既往歴，併存疾患，受傷前の活動度，生活環境（住居，同居家族など）である．

＜疾患に関する情報収集のポイント＞（表2）

従来，大腿骨近位部の骨折は大腿骨頚部内側骨折と大腿骨頚部外側骨折とに分類され，両者を合わせて大腿骨頚部骨折と呼称されてきたが，日本整形外科学会診療ガイドライン委員会で，大腿骨頚部内側骨折を大腿骨頚部骨折，外側骨折を大腿骨転子部骨折と呼称するよう統一されている．大腿骨頚部骨折の場合，非転位型か転位型か，大腿骨転子部骨折の場合は，安定型か不安定型も確認しておく．そして術式も重要である．術式については診療録（あるいは診療情報提供書）およびX

表1. 問診のポイント

1. 痛みの有無，部位
2. 見当識 ・認知機能
3. 自覚的な歩行能力 ・病識
4. 併存疾患および既往歴 ・特に脳血管障害や神経変性疾患，認知症（家族から），骨関節疾患，内科的疾患（呼吸器，心疾患，高血圧，糖尿病など），転倒歴（最近の転倒しやすさ），骨折（腰椎圧迫骨折，手関節の骨折など）
5. 受傷前の活動度 ・日常生活活動度，運動習慣，介護保険要介護度
6. 家族構成 ・同居家族の有無や状況
7. 生活環境 ・戸建て（平屋，2階建てなど）か集合住宅か（エレベータの有無），寝室の位置・寝具，階段・玄関・トイレ・浴室の手すりの有無など

線写真で確認する．

大腿骨頚部骨折は，転子部骨折に比較して骨癒合が障害されやすい．そのためほとんどの症例で手術的治療が選択される．一般的には非転位型では骨接合術，転位型では人工骨頭置換術が行われている．骨接合術の内固定には，ハンソンピン，

---

* Hiroki EBATA，〒221-8601　神奈川県横浜市神奈川区富家町6-6　済生会神奈川県病院リハビリテーション科，部長・副院長

表2. 疾病に関する情報収集のポイント

1.	大腿骨頸部骨折（内側骨折）か大腿骨転子部骨折（外側骨折）か
2.	大腿骨頸部骨折の場合，非転位型か転位型か
3.	大腿骨転子部骨折の場合，安定型か不安定型か
4.	術式は何か ・骨接合術の場合 　ハンソンピン，cannulated cancellous screw, sliding hip screw（CHSタイプ），short femoral nail（Gammaタイプ）など ・人工骨頭置換術の場合 　骨セメント使用の有無 　後側方進入か，あるいは前方進入，前側方進入か
5.	荷重制限の有無，制限がある場合は荷重計画

表3. 診察のポイント

- 疼痛の有無（可動域運動時，荷重時）
- 可動域制限の有無
- 人工骨頭置換術の場合：股関節脱臼に注意
- 下肢筋力（健側，患側），握力
- 立位の姿勢：脊椎後弯（円背）の有無
- 認知機能，見当識：改訂長谷川式簡易知能評価スケール（HDS-R）または精神状態短時間検査-日本版MMSE-J
- 併存疾患：骨関節（変形性関節症，骨粗鬆症，関節リウマチ等），神経・筋，内科的併存疾患（呼吸器，心疾患，高血圧，糖尿病，肝機能，腎機能，貧血，栄養状態）の評価．血液検査では炎症反応，電解質もチェック
- 深部静脈血栓症の有無：下肢の腫脹，痛み，D-dimer，下肢静脈エコー検査
- 検査：X線撮影，必要に応じ骨密度

cannulated cancellous screw, sliding hip screw（CHS；compression hip screwタイプ）などが使われている．人工骨頭置換術の場合，一般的な後側方進入では，後方脱臼に対する注意が必要になる．術後に他動的な屈曲内転内旋（もしくは屈曲内転，屈曲内旋）を同時に行うと，関節後方の支持組織の弛緩や脱臼をきたす原因となる．また，日常生活動作（ADL）でも股関節脱臼を回避する動作を指導する必要がある．一方，前方進入もしくは前側方進入法の場合は，後方の関節包ならびに短外旋筋群が温存されているため，後方脱臼の頻度は低いとされている．診療ガイドラインでは荷重について「非転位型骨折では，早期荷重による合併症は少なく，早期荷重を推奨」している．人工骨頭置換術後の荷重については，「骨セメント使用の人工骨頭置換術では早期荷重を推奨」している．

転位のある大腿骨転子部骨折では，手術的に治療することが推奨されている．内固定の方法は，sliding hip screw（CHSタイプ）と short femoral nail（Gammaタイプ）が使われている．診療ガイドラインでは，転子部骨折で安定型の場合「整復・内固定が良好であれば早期荷重が可能である」と推奨されている．不安定型骨折の場合には，粉砕が強かったり外側壁まで骨折があるものは整復位保持が不能になる場合があり，一定期間の免荷が必要になる．

2　診察のポイントは？（表3）

診察時には，関節可動域（特に股関節の自動屈曲），下肢筋力測定（特に膝伸展筋力）を健側・患側とも行う．ただし，人工骨頭置換術の場合は股関節脱臼肢位（後側方進入法の場合，屈曲内転内旋）はとらない．握力も測定しておく．荷重制限がなければ立位をとり，立位保持能力をみるとともに疼痛の有無を確認する．認知機能障害が疑われる場合，改訂長谷川式簡易知能評価スケール（HDS-R；Revised Hasegawa's dementia scale），または精神状態短時間検査-日本版 MMSE-J（mini mental state examination）で評価しておく．下肢に浮腫や痛みがあると下肢の深部静脈血栓症（DVT；deep vein thrombosis）の疑いもあり，精査が必要になる．血液検査でD-dimer，下肢静脈エコー検査が有用である．

3　本症例の所見のまとめ

- 既往歴に特記すべきことなし
- 生活環境：夫と2人で生活．住居は2階建て
- 診察所見：右股関節の荷重時痛は軽度．下肢筋力は概ね4レベルあり．右下肢近位部では左より若干弱い程度．立ち上がり動作は軽介助．軽度の記憶障害の疑いあり

4　何を評価するか？（図1）

大腿骨頸部骨折か大腿骨転子部骨折か，術式は骨接合術か人工骨頭置換術か，全荷重可か荷重制限があるか，痛みの有無，下肢筋力，握力，認知機能評価，併存疾患，既往歴，生活環境（住居，同居家族），受傷前の活動度，歩行能力を確認する．

大腿骨頸部の術前，術後X線撮影により大腿骨頸部あるいは転子部骨折のタイプおよび術式がわかる．荷重制限がある場合は整形外科医に確認しながら免荷→部分荷重→全荷重へと進める必要がある．

これだけは外せない‼

1 受傷前の活動レベル

受傷後,適切な手術を行い,適切な後療法を行っても,すべての症例が受傷前の日常生活活動レベルに復帰できるわけではない.歩行能力回復には受傷前の歩行能力と年齢が大きく影響する.受傷前は杖なしで歩行自立していても,杖歩行自立を目標とする場合が多い.受傷前がつたい歩き程度であれば,杖歩行自立を目標にすることはできない.

2 下肢筋力(健側,患側),握力

受傷前の活動レベル,年齢にも関係するが,健側の下肢筋力,握力も歩行能力再獲得に影響がある.握力は定量的評価が可能であること,日常生活の活動性の目安にもなる.

3 下肢,特に股関節の関節可動域

もともと変形性股関節症があって股関節の可動域制限がある場合を除けば,術後の可動域制限は腫脹,痛みの問題と考えられる.

4 痛み

整形外科的には術後の荷重制限がなくても,患部の痛みが長引くと荷重をかけられず,歩行練習が進まない場合がある.長期化したり悪化する場合は精査が必要である.

5 認知機能

認知機能障害も機能予後に影響する.理解力,意欲,集中力低下は,目標とする歩行能力のレベル,あるいは獲得する期間に影響がある.

6 併存疾患

骨関節(変形性関節症,骨粗鬆症,関節リウマチ等),神経・筋,内科的併存疾患(呼吸器,心疾患,高血圧,糖尿病,肝機能,腎機能,貧血,栄養状態)の評価も必要である.血液検査では炎症反応,電解質もチェックする必要がある.

7 生活環境

戸建て(平屋,2階建てなど)か集合住宅(2階以上はエレベータの有無)か,寝具,階段・玄関,トイレ・浴室など.退院後,介護保険サービスを利用する場合,要介護度を確認しておく.要介護度がつけば住宅改修(てすりの設置や段差解消)や福祉用具,介護サービス(居宅あるいは施設)など必要に応じてリハスタッフや MSW に介入してもらう.

```
合併症,既往歴
  ↓
受傷前の活動度,歩行能力
  ↓
大腿骨頚部骨折か大腿骨転子部骨折か
  ↓
術式は骨接合術か人工骨頭置換術か
  ↓
全荷重可能か,荷重制限があるか(荷重の程度は
整形外科医に確認しながら進める)
  ↓
関節可動域,下肢筋力,握力
  ↓
認知機能
  ↓
痛みの有無(痛みはあっても徐々に軽減しているか,痛
みが変わらないか増強するようであればX線撮影,血液
検査等必要)
  ↓
生活環境(住居,同居家族)を考慮しゴール設定
```

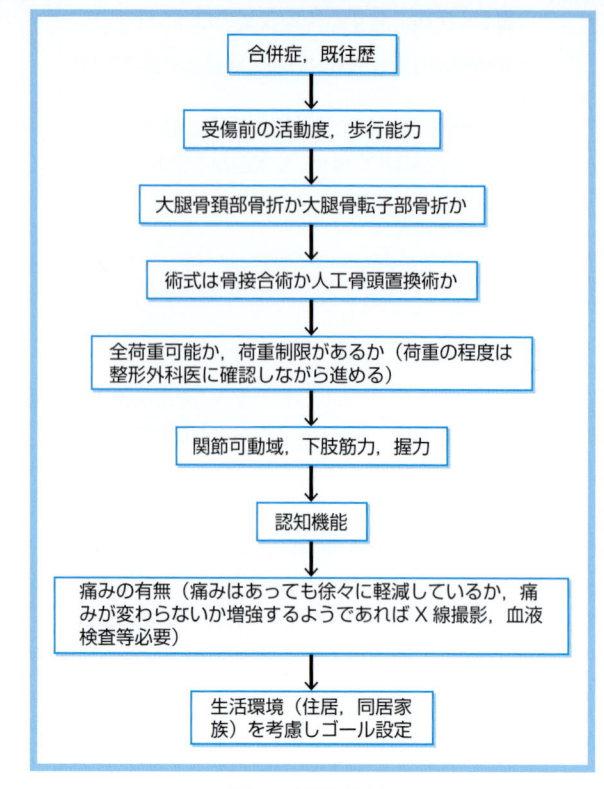

図 1. 評価の流れ

評価をまとめよう‼

- 既往歴に特記すべきことなし.認知症と診断されたことはないが「もの忘れ」症状はみられる
- 診断:右大腿骨頚部骨折.転位型骨折であり,受傷して2日後に人工骨頭置換術が施行された.手術は後側方進入であり後方脱臼に対する注意が必要である.全荷重許可されている.前医では平行棒内歩行練習まで施行していた
- 診察所見:右股関節の荷重時痛は軽度.下肢筋力は概ね4レベルあり,右下肢近位部では左より若干弱い程度.右股関節の関節可動域も左に比し軽度の制限あり.立ち上がり動作,移乗動作は軽介助レベル.下肢深部静脈血栓症を疑わせる所見なし.HDS-R は 20 点
- 生活環境:夫と 2 人で生活.住居は 2 階建て,寝室は 1 階,寝具は布団.トイレは洋式だが手すりなし.浴室・玄関にも手すりなし.階段には片側手すりあり.自宅では杖をつくことはないが,屋外では杖,または買い物の際は歩行車(シルバーカー)を使用していた

いざ処方へ!!

下肢骨折の術後リハは，①ベッド上座位保持訓練（端座位・長座位），②立位保持訓練，③平行棒内歩行訓練，④歩行器歩行訓練，⑤松葉杖歩行訓練，⑥T字杖歩行訓練，と進んでいき，この間に隣接関節の可動域訓練や患側および非罹患側の筋力訓練を並行して行うのが通常である．しかし，高齢者では松葉杖歩行は技術的に難しいことが多い．室内での移動が中心であれば，T字杖でなく4点杖，歩行器あるいはつたい歩きが目標となることもある．

<理学療法>
- 下肢筋力強化訓練
- 下肢関節可動域訓練
- 日常生活動作練習
- 歩行練習（平行棒内，歩行器，杖）
- 生活環境の評価，整備指導

<作業療法>
- 日常生活動作練習
- 高次脳機能評価，訓練
- 日常生活動作自立レベルになれば家事動作練習を追加
- 生活環境の評価，整備指導

結果

室内は4点杖歩行，またはつたい歩き，屋外はシルバーカー使用で自宅周囲程度の歩行は可能となった．

室内での日常生活動作は自立レベルとなったが，介護保険は要介護2がつき，介護用ベッドの導入，買い物にはヘルパーを利用することとなった．住居では玄関，トイレ，浴室に手すりをつけることとなった．

知っ得 サイドメモ

可能であれば手術待機期間中に非罹患側下肢の筋力強化訓練，患側下腿の筋力訓練，上肢の筋力強化訓練などを実施する．呼吸筋の強化を中心とする呼吸理学療法も術後肺炎の予防に効果がある．

押さえ得 サイドメモ

股関節脱臼，下肢深部静脈血栓症以外の術後合併症として，骨頭壊死，遅発性骨頭陥没（late segmental collapse），偽関節，インプラント周囲の骨折，異所性骨化，ラグスクリュー（大腿骨頚部と骨頭を接合しているスクリュー）のカットアウト，肺塞栓などがある．

文献

1) 日本整形外科学会，日本骨折治療学会（監）：大腿骨頚部／転子部骨折診療ガイドライン，改訂第2版，南江堂，2011．
2) 松原正明：大腿骨頚部骨折．総合リハ，40：600-605，2012．
3) 渡部欣忍ほか：手術方法と術後リハビリテーションプログラム—診療ガイドラインからの考察—．MB Med Reha，84：30-38，2007．
4) 石井庄次，別府諸兄：大腿骨頚部骨折．上月正博ほか（編），先端医療シリーズ40 リハ医とコメディカルのための最新リハビリテーション医学，pp.198-202，先端医療技術研究所，2010．

特集 もう悩まない！100症例から学ぶリハビリテーション評価のコツ

〈各 論〉
Ⅵ．運動器疾患等
症例55 腕神経叢麻痺

赤星和人*

ポイント

- 交通事故による受傷が多く，外傷性脳損傷，脊髄損傷，骨折，胸腹腔内臓器損傷などの合併を見逃さない．
- 診察では多数の筋力や感覚障害を評価することになるので，腕神経叢の解剖を理解したうえで，各筋のMMTの評価方法と支配神経および髄節，上肢感覚の脊髄分節性および末梢性支配分布を理解し，患者負担が少なくなるように手際よく診察を進める．
- 経時的なMMTの回復の有無は，手術の適応やその時期の重要な判断となることを理解し，繰り返し適切な評価を行う．
- 引き抜き損傷か否かの判断は，その治療にあたって極めて重要であることを理解し，その臨床所見，画像所見，電気生理学的検査所見の特徴を理解しておく．また，pre-fixation，post-fixationなど代表的な腕神経叢の破格を理解しておく．
- 腕神経叢麻痺に対する機能再建手術の詳細について十分な知識をもったうえで，受傷早期からのリハを計画，実施していくことが重要である．

症例

バイクで転倒し救急搬送された19歳，男子大学生．意識は清明．左上肢の運動，感覚機能がほぼ消失の状態．頭部CT，MRIで外傷性脳損傷は認めず．頸椎X-pでは左第6頸椎横突起の離裂骨折あり．椎体の骨折はなし．頸部MRIでは脊髄損傷はなし．神経根の状態は確認できず．受傷3日後にリハを依頼された．

さぁ，どうする？

1 診察前のポイントは？（表1）

診察や情報収集のそれ以前に，まずは腕神経叢の解剖を再確認しておくことが何よりも重要である．情報収集にあたっては，外傷性腕神経叢麻痺は交通事故など大きな外力が加わって生じる病態であるので，まずは外傷性脳損傷など他の重大な外傷の有無を確認する．麻痺側上肢，上肢帯骨の骨折や鎖骨下動脈損傷の有無も重要である．

腕神経叢麻痺では，自然回復が見込めるのか否かが，治療にあたっての大きな分岐点となるので，カルテ上の患側上肢の筋力，感覚障害に関する情報法収集においては日付を必ず確認しておく．また引き抜き損傷の診断に有用な検査の実施状況と

表1．診察前の情報収集のポイント

1．年齢，性別，受傷日，受傷原因などの確認
2．外傷性脳損傷，脊髄損傷，胸腹部臓器損傷など直接的に生命にかかわる合併症の有無
3．麻痺側上肢および肩甲骨，鎖骨などの上肢帯骨の骨折，鎖骨下動脈損傷の有無
4．下肢，非麻痺側上肢の骨折や運動機能障害
5．引き抜き損傷の診断に有用な検査の実施状況とその結果
6．主治医から本人への病状説明とその理解状況

その結果を確認しておく（**表2**）．

2 診察のポイントは？（表3）

腕神経叢麻痺の治療は数年以上の長期間にわたるため，1つの医療機関でその治療が完了することは稀である．前述したように，障害筋の経時的な回復状況がその後の治療方法の重要な判断材料となるため，急性期治療を担当する医療者にとってはその時期における障害状況，すなわち主要筋

* Kazuto AKABOSHI, 〒272-0802 千葉県市川市柏井町4-229-4 市川市リハビリテーション病院リハビリテーション科，部長

表2. 引き抜き損傷が示唆される臨床および検査所見

1.	**頚椎横突起の離裂骨折** 頚椎神経根は横突起に線維性に強く結合しており，多少の牽引力では神経根は損傷されない．したがって横突起が骨折するほどの強い外力が加われば，この高位の神経根は損傷されている可能性が高い
2.	**前鋸筋および頚部傍脊柱筋の障害** 腕神経叢幹より近位で分岐する神経支配筋の障害は，神経根障害を強く疑わせる所見である．MMTなどの臨床所見だけでは判断できない場合も多く，針筋電図検査は必須である
3.	**Horner 症候群** C8-T1 神経根の引き抜き損傷では，頚部交感神経が損害され，麻痺側の縮瞳，瞼裂狭小などの Horner 徴候が認められる場合が多い
4.	**頚椎 MRI** 通常の頚部 MRI の撮像方法では，神経根の描出が明瞭でない場合も多く，神経根の描出を念頭に置いた撮像方法が必要である．MRI 性能の向上により，その診断能力は高くなっている
5.	**感覚神経伝導検査** 偽単極性ニューロンである感覚神経細胞は，引き抜き損傷では細胞体が損傷されないため，神経伝導検査で活動電位の導出が可能である．感覚が脱出している神経支配領域で，その神経の活動電位が記録されれば引き抜き損傷である可能性が高い．汎用される正中神経，尺骨神経，橈骨神経以外にも，筋皮神経の感覚枝である前腕外側皮神経の検査方法にも習熟していることが望まれる
6.	**脊髄造影およびミエロ CT** 引き抜き損傷の直接的な診断として最も有用である．腹圧を加えることで硬膜破損部より造影剤の流出や偽性髄膜瘤の形成が確認できる
7.	**腕神経叢展開および誘発電位検査** 画像診断や電気生理学的検査などで診断できない場合は，手術的に損傷された腕神経叢を展開し，その神経近位部を肉眼的に確認するとともに，電気刺激を加えて脊髄や脳から誘発電位が記録されるか否かで機能的な連続性を確認する

表3. 診察のポイント

1.	意識状態，疼痛，精神状態などを診察し，筋力，感覚障害などの身体所見の評価への影響を判断する
2.	腕神経叢支配筋および僧帽筋，胸鎖乳突筋の筋力を評価する
3.	上肢の感覚障害を脊髄分節および末梢神経支配の両方向から評価する
4.	Horner 症候群の有無をチェックする
5.	筋力および感覚障害の分布から腕神経叢がいずれの部位で障害されているかを推測し，画像診断，電気生理学的検査の結果と一致するかを検討する

の MMT と感覚障害をできるだけ正確に記録しておくことが重要である．急性期においては疼痛や精神状態，投薬などの影響もあって，必ずしも機能障害を正確かつ詳細には評価できない場合も少なくはないので，それらの状況も踏まえての記録が重要である．また，障害筋ばかりではなく，移植に用いられることが多い僧帽筋，胸鎖乳突筋などを評価しておくと良い．手指の浮腫は重度の可動域制限の原因となるので，注意が必要である．

3 本症例の所見のまとめ

- 意識は清明．疼痛は顕著だが診察には協力的で，再現性のある評価が可能な状態
- 肩関節，肘関節，手関節作動筋の MMT はすべて 0．指の屈曲，内外転においてわずかな随意運動が認められ MMT2⁻ と評価した．受傷日のカルテでは 0 と評価されていた
- 感覚障害は C8 および T1 領域で痛覚，触覚が残存．C5-C7 領域は脱出で受傷日の所見と変化はなかった
- 僧帽筋，胸鎖乳突筋は MMT5．前鋸筋は判断が困難であった
- Horner 徴候は認めなかった

4 何を評価するか？（図1）

まずは意識障害や精神状態から，正確で再現性のある運動機能や感覚障害の評価が可能であるかを判断する．可能であれば，脊髄分節と末梢神経支配を念頭に置いて運動機能と感覚障害を評価する．重症例では機能再建術（**表4**）を視野に入れ，移行可能な筋，神経および手術の妨げになりそうな骨折，筋損傷，拘縮などの合併症を評価しておく．

これだけは外せない!!

1 腕神経叢支配筋および感覚障害の正確な評価

- 表5を参考に繰り返し評価を行うことが重要．MMT 筋が変化した筋では，さらに注意深く念入りに評価する．

表 4. 腕神経叢麻痺に対する主な機能再建術

肩関節機能の再建
・副神経移行：副神経を肩甲上神経に移行し，棘上筋の運動機能再建を目的とする手術．棘上筋が萎縮してしまってからでは効果は期待できないため，受傷後 6 か月以内での第 5・6 神経の根引き抜きや近位での重度損傷が良い適応となる
・僧帽筋移行：僧帽筋の一部を肩関節屈曲，外転方向の作動筋として移行する手術．受傷後長期間経過し，三角筋，棘上筋の萎縮が進行しているもの，また肩甲上神経，腋窩神経の損傷が重度で副神経移行などが困難な場合に適応となる
・肩関節固定術：上腕骨と肩甲骨を良肢位で固定し，僧帽筋による肩甲骨の運動により上肢を挙上，外転をする方法である．強力な支持力が得られるが，可動域には大きな制限され，ADL の障害ともなりうる．また外力により上腕骨外科頚骨折を生じることがあり，その予防指導は重要である
肘関節屈曲機能の再建
・肋間神経もしくは部分尺骨神経の筋皮神経への移行：移行神経に障害がなく，また筋皮神経が腋窩以遠で障害されていないことが必要である．上腕二頭筋の萎縮が顕著ではないことも重要である
・円回内筋総屈筋起始中枢移行：円回内筋，手根屈筋群の起始を骨辺ごと上腕骨内側上顆から，近位橈側方向へ移行する手術である．正中神経が障害されていないことが必要である
神経血管茎付き筋移植による肘屈曲，手指伸展・屈曲機能の再建
肋間神経や副神経に薄筋の遊離筋移植を行い，肘関節屈曲および手指伸展，2 期的に屈曲を再建する手術である．全型損傷に行われるが，副神経や鎖骨下動脈の障害があると適応とならない

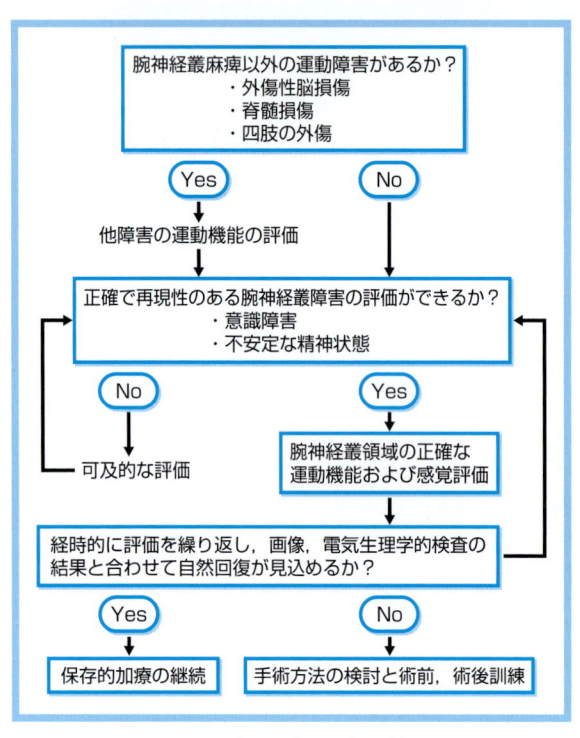

図 1. 評価のポイントと流れ

表 5. 腕神経叢麻痺で診察すべき筋とその髄節支配

肩関節
屈曲：三角筋(C5, 6)
外転：三角筋，棘上筋(C5, 6)
内転：大胸筋(C5-T1)，広背筋(C6-T1)
肘関節
屈曲：上腕二頭筋(C5, 6)，上腕筋(C5, 6)，腕橈骨筋(C5, 6)
伸展：上腕三頭筋(C7, 8)
手関節
背屈：橈側手根伸筋(C6, 7)，尺側手根伸筋(C7, 8)
掌屈：橈側手根屈筋(C6-8)，尺側手根屈筋(C7-T1)
前 腕
回外：上腕二頭筋
回内：円回内筋(C6, 7)，方形回内筋(C7-T1)
手 指
伸展：指伸筋(C6-8)
屈曲：浅指屈筋(C7-T1)，深指屈筋(C7-T1)
対立，つまみ運動：手内筋(C8, T1)

僧帽筋(副神経)：肩甲帯の挙上
胸鎖乳突筋(副神経，頚部神経叢筋枝(C2, 3)：頚部回旋運動

・感覚障害は脊髄分節と末梢神経の分布の両面から評価する(図 2)．
・筋力，感覚障害の分布から，腕神経叢のいずれの部位での障害であるかを推測する(図 3)．

2　針筋電図検査

・針筋電図から得られる情報は多い．
・いわゆる"脱神経電位"の有無も重要であるが，運動単位電位の検出の可否，経時的な動員数の変化，波形の変化が重要となる．

3　神経伝導検査

・感覚脱出部位での感覚神経活動電位の誘発は引き抜き損傷が示唆される．
・経時的な複合筋活動電位，感覚神経活動電位の回復は神経の回復を客観的に評価できる．

4　脊髄造影およびミエロ CT

・引き抜き損傷の診断には極めて重要である．
・検査の実施状況や所見を確認しておくことが必要である．

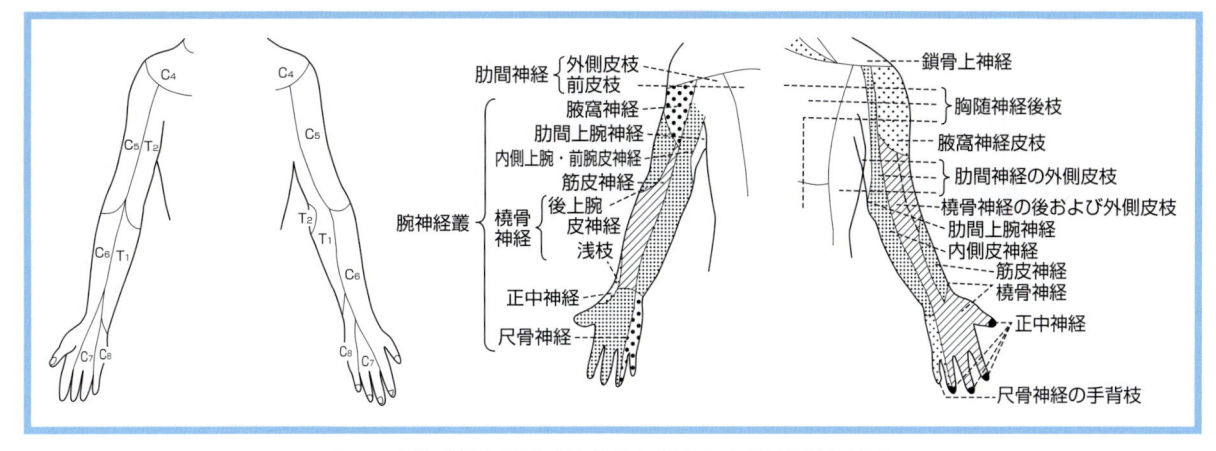

図2. 上肢感覚の脊髄分節性分布（左）と末梢神経支配分布
（Walton JN：Brain's Diseases of the nervous system, 8th Ed, Oxford university press, Oxford, 1977 より引用，一部改変）

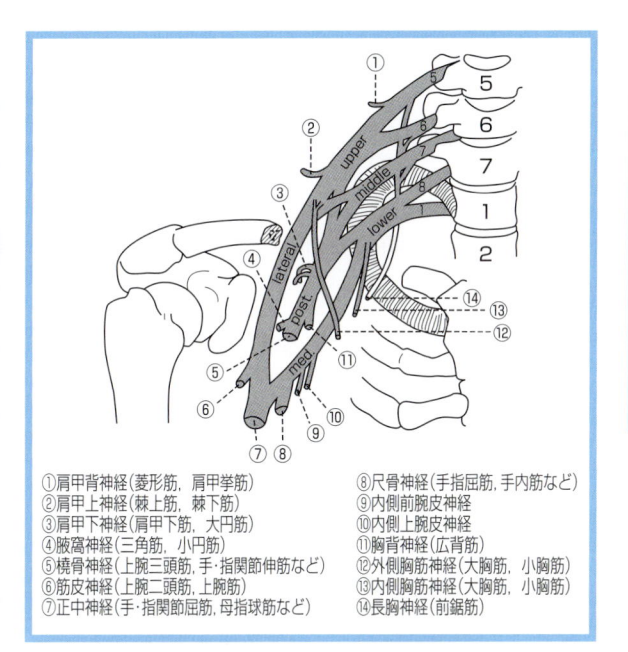

図3. 腕神経叢の解剖と臨床分類

①肩甲背神経（菱形筋，肩甲挙筋）
②肩甲上神経（棘上筋，棘下筋）
③肩甲下神経（肩甲下筋，大円筋）
④腋窩神経（三角筋，小円筋）
⑤橈骨神経（上腕三頭筋，手・指関節伸筋など）
⑥筋皮神経（上腕二頭筋，上腕筋）
⑦正中神経（手・指関節屈筋，母指球筋など）
⑧尺骨神経（手指屈筋，手内筋など）
⑨内側前腕皮神経
⑩内側上腕皮神経
⑪胸背神経（広背筋）
⑫外側胸筋神経（大胸筋，小胸筋）
⑬内側胸筋神経（大胸筋，小胸筋）
⑭長胸神経（前鋸筋）

腕神経叢障害は，その障害部位により節前型（引き抜き損傷）と節後型に大別され，さらに節後型は神経根，幹，束の障害に分類される．また，損傷高位により C5, 6 (7) が損傷される上位型，C (7) 8, T1 が損傷される下位型，C5-T1 が障害される全型に分類される．
（Mayo Clinic：Clinical Examination in Neurology, 2nd ed, より引用）

評価をまとめよう!!

1. 運動機能は，受傷日は全く随意運動はみられなかったが，3日後には手内筋，7日後には指屈筋に随意収縮がみられるようになった．感覚はC8およびT1（尺骨神経，内側上腕および前腕皮神経）領域に残存．C7領域で異常感覚が認められた．C5, 6領域は脱出であった．手指の浮腫は認めなかった

2. 受傷後10日めに施行した針筋電図検査では手内筋，深指屈筋では橈側および尺側で低振幅の運動単位電位が少数ながら認められた．指伸筋，上腕三頭筋，前鋸筋など他の被検筋では脱神経電位が観察されるのみで，運動単位電位では確認できなかった

3. 神経伝導検査では尺骨神経は運動，感覚神経とも活動電位は低下しているものの導出が可能であった．正中神経では運動，感覚とも明瞭な電位は導出できなかった．外側前腕皮神経の感覚神経活動電位は良好に導出可能であった

4. 脊髄造影では左第5, 6神経根高位で偽性髄膜瘤の形成が確認できた

いざ処方へ!!

問題点をまとめると，以下のようになる．

#1 左腕神経叢麻痺（上位型，C5, 6神経根引き抜き損傷） #2 左肩関節脱臼リスク #3 左手指の浮腫，拘縮のリスク

リハビリテーション（以下，リハ）処方はOT（病院によってはPT）に対し，

(1) 麻痺筋の促通，筋再教育訓練および自己訓練指導
(2) 肩，肘，手，指関節の拘縮予防のためのROM訓練および自己訓練指導
(3) 肩関節脱臼，手指浮腫予防のための対策と患者への上肢管理指導
(4) 筋力，感覚障害の経時的な再評価

結果

重篤な合併症はなく，患者自身が病態を理解し，上肢管理方法，自己訓練方法を習得したのち3週間程度で自宅へ退院．退院後は手の外科専門医療

機関を受診し，受傷3か月後に副神経の肩甲上神経への移行術，5か月後に尺骨神経の筋皮神経への部分移行術が施行された．その後，3か月程度のリハを経て，左上肢は実用レベルの機能を再獲得した．

> **知っ得 サイドメモ**
>
> < pre-fixation と post-fixation >
>
> 通常，腕神経叢は C5-T1 神経根に由来するが，C4-8 脊髄神経根に由来する破格を prefixation，C6-T2 に由来するものを postfixation と呼び，それぞれ 3〜10％，1〜3％程度存在するとされている．神経根症で筋電図検査などの電気生理学的所見と画像所見で高位が異なる場合は，神経根ブロックなどで臨床症状の誘発や軽減などを確認する必要がある．

文 献

1) 長野　昭ほか：腕神経叢損傷の診断と対策．整形外科 MOOK，19：187-202，1981．
2) 内西兼一郎(編)：手の外科学，南山堂，1995．
3) 大塚　健：腕神経叢引き抜き損傷の MRI：新しい撮像方法の提唱と損傷型分類．山口医学，52：219-228，2003．
4) 服部泰典，土井一輝：全型腕神経叢損傷に対する筋肉移植による手指機能再建術．関節外科，27：475-481，2008．
5) 土井一輝：腕神経叢麻痺の後療法．*MB Orthop*，21(11)：55-60，2008．
6) 幸原伸夫，木村　淳：神経伝導検査と筋電図を学ぶ人のために，第 2 版，医学書院，2003．

特集 もう悩まない！100症例から学ぶリハビリテーション評価のコツ

〈各論〉
Ⅶ．高齢者
症例 56　高齢者の廃用症候群

小川真司*

ポイント

- 廃用症候群が起こりやすい患者を理解し，早めの予防的介入を心がける．
- 原因となった疾患および合併する病態の理解，高齢者の背景にある生理学的特徴を考慮して，評価と治療を進める．
- 筋骨格系だけでなく，全身に廃用性変化が起こることを念頭に評価する．
- 実臨床では，「診療報酬上の廃用症候群」の規定を理解したうえで，リハ処方を行う．

症例

80歳，男性．1週間前に肺炎のために入院．治療に反応して全身状態が安定したが，病棟でのADLは歩行を含めて全般に介助を要する状態となり，リハ科に依頼．入院前は，特に整形外科的疾患や神経疾患の既往もなく，ADLは歩行も含めて自立していた．

さぁ，どうする？

1 問診のポイントは？（表1）

廃用症候群は，「不活動状態による二次障害」と定義され，筋骨格系だけでなく，代謝系，呼吸循環器系など，全身の臓器系に変化が生じ得る．廃用症候群の予防や早期リハビリテーション（以下，リハ）の重要性は常識となっているが，廃用症候群が生じる危険性の高い患者を見極め，適切な対応をとれるようにしたい．

加齢因子の影響は大きく，高齢者は廃用症候群の影響を受けやすいことに注意する．加えて，元の日常生活動作（ADL）レベルが低い患者では，一般に廃用の進行が早い．

問診では，患者からの情報に加え，可能であれば家族からも入院前ADLの情報を得て，廃用進行のリスクを評価する．さらに，廃用症候群のリハの目的は，患者を入院前のADLレベル，生活に戻すことにあり，家屋状況や同居者も含めた生活スタイルの情報も必要となる．

2 診察のポイントは？

廃用症候群として生じる様々な障害（表2）[2]の

表1．問診のポイント

1．入院前のADLに関する問診
・ADLの低下に関連する既往症
・入院前のADL，特に食事動作，トイレ動作，入浴動作，移動，階段（可能であれば家族からも聴取）
・運動習慣
・肺炎患者では嚥下障害についての情報
2．家屋状況に関する問診
・家屋と屋外からのアプローチの情報
・室内の情報
・同居者の有無

うち，代表的な3つについて述べる．

1）筋骨格系の廃用

特に，下肢近位筋の筋力低下に注意する．高齢者では，中殿筋，腸腰筋，大腿四頭筋の筋力低下は，徒手筋力テスト（MMT）では軽度であっても，歩行や移乗動作などの障害の原因になり，転倒リスクも増大する．

関節に関しては，臥床が長期に及ぶと，膝関節の屈曲拘縮，アキレス腱の短縮，肩関節の屈曲・外旋・外転制限，肘関節の屈曲拘縮を生じやすい．

臥床により重力の影響が減少し，筋活動が制限された状態が続くと，筋力は1週間に10～15%低下する．また，低活動により関節の変性や骨粗鬆症も認められる．

---

* Shinji OGAWA, 〒434-8533 静岡県浜松市浜北区小林1088-1　浜松赤十字病院リハビリテーション科，部長

表2. 廃用症候群として生じる様々な障害

中枢神経	異常感覚,運動活動の減少,自律神経の不安定性,感情と行動の異常,知的障害
筋肉	筋力低下,筋耐久力減少,筋萎縮
骨格	骨粗鬆症,関節線維化と強直
心血管	心拍数増大,心予備能力減少,起立性低血圧,静脈血栓症
呼吸器	肺活量減少,最大自動換気減少,換気拡散比の不均一,咳嗽力減少
内分泌・腎	利尿と細胞外液の増大,Na尿排泄亢進,高Ca尿症,腎結石症
皮膚	皮膚萎縮,褥瘡

(文献2より)

2) 循環器系の廃用

起立性低血圧に注意する.症状は,発汗,めまい,ふらつき,収縮期血圧の低下(20 mmHg以上),心拍数の増加,脈圧の減少,失神を認める.高齢者では数日で発生して回復には数週間～数か月かかる場合がある.

循環器系の廃用は,起立性低血圧のほかに,循環血漿量の減少,心臓血管機能の低下,血栓症がある.臥床により,四肢や体幹の血管に存在していた血液が肺と右心系に流入すると,大血管における血液量が増加して,圧受容体が刺激され,抗利尿ホルモンの分泌が抑制される.臥床が続くと利尿が亢進した状態が続き,循環血漿量は2週間で8～12%,4週間で15～20%減少する.血液の粘性は上がり,血栓症を引き起こしやすい状態になる.深部静脈血栓症は弾性包帯による圧迫や弾性ストッキングの着用で予防する.

3) 呼吸器系の廃用

呼吸数を計測し,安静時にもかかわらず20回/分以上の頻呼吸の場合や,軽い運動で呼吸数が増加する場合は,心拍数・血圧と合わせて観察し,軽い運動負荷から訓練を開始する.

臥位により,横隔膜の運動範囲が減少すると胸郭の拡張が制限され,浅い呼吸となり,呼吸数が増加する.運動耐容能は低下して,ADLの低下は酸素消費量の多い動作から始まり,ADL全般に拡大していく.

3 本症例の所見のまとめ

- 呼吸循環機能:座位では血圧105/64,心拍数90,呼吸数20回/分,起立時には血圧85/69,心拍数104で,起立性低血圧を認め,めまい感を訴えた
- 筋力:主な筋のMMTは,中殿筋:右4左4,腸腰筋:右4左4,大腿四頭筋:右4左4,腓腹筋:右4左4,前脛骨筋:右5左5であった.握力は,右15 kg,左15 kgであった
- 関節可動域(ROM):制限なし,疼痛なし
- 感覚障害:なし
- 認知機能・精神状態:集中治療室での治療中に一時的にせん妄がみられたが,現在は消失し,精神状態も認知機能も異常はない
- ADL:起き上がり動作はベッド柵を使用して自立.座位保持は背もたれなしでも安定.立ち上がりは手すりを使用して自立.車いすへの移乗は,看護師の監視下で実施.移動は,病棟生活では車いすを使用.トイレ動作は看護師の介助で,入浴は全介助で行っている.まだ,立位保持と歩行は行っていない(リハ開始時FIM 102,運動項目67)
- 社会背景:定年退職後で年金暮らし,妻と2人で生活.子どもは2人,うち1人が近所で家族と暮らしている.住居は集合住宅の借家で,2階に居住しているが,エレベーターはない
- 肺炎:CRP2,抗生剤の投与は続いているが,酸素投与は終了.解熱傾向を認めているものの,37.0℃の微熱が続いている.嚥下機能は良好

4 何を評価するか?

- 治療中の疾患の状態(肺炎例では嚥下機能の評価も重要)
- その他の内科的問題の有無
- 呼吸循環機能
- 運動機能
- 感覚機能
- 認知機能
- ADL
- 社会的背景と生活環境の問題

これだけは外せない!!

- **治療中の疾患の状態**:治療継続中か終了後か,不安定な要素はないか,再発や再燃がないかを確認する.主科のカルテの内容,経過表のバイタルサイン,血液検査所見,主治医の処方箋や注射箋を確認する.主科が考えている安静度とその根拠につき,情報を共有し,必要に応じてリハ医の立場から安静度を提案していくことも重要である.また,肺炎例では,常に誤嚥の可能性も念頭に置

き，嚥下機能も評価する．
- **呼吸循環機能**：血圧・心拍数・呼吸数を経過表で確認する．起き上がり（臥位→座位）と起立時に測定し，起立性低血圧を認めるときは，安全面に留意しながら段階的に訓練を進める．失神による転倒の危険性を考慮して，マット上での訓練，平行棒内での立位・歩行訓練，程度によっては斜面台での起立訓練を検討する．安静時や運動時の心拍数の増加および運動後の心拍数の戻りの遅延は，運動耐容能の低下を示唆する．
- **運動機能**：筋力，ROMを測定する．下肢近位筋の筋力低下は，様々なADLに影響するため，軽度の筋力低下でも注意が必要である．ROMは，前述の拘縮が生じやすい部位をよくチェックする．
- **感覚機能**：感覚障害を認めるときは，何らかの神経障害を合併していることが推測される．様々なADLに影響するため，注意する．
- **認知機能**：改訂長谷川式簡易知能評価スケールやMMSE（Mini-Mental State Examination）を用いてスクリーニング評価を行う．また，FIM（Functional Independence Measure）の認知項目を採点する．経過を見ながら必要に応じ，詳細な検査を加える．
- **ADL**：廃用症候群の原因になった疾患の治療前後のADLを比較することはゴールの設定上，重要である．FIMやBarthel Indexで定期的に評価し，経過を確認する．
- **社会的背景と生活環境**：本人や家族，その他の生活や介護にかかわった人から情報を集める．家屋構造，周囲の環境，家族関係や家族の健康状態を確認する．

評価をまとめよう！！

1. **治療中の疾患の状態**
   抗生剤投与中で，CRPは軽度上昇しており，不安定な要素が残存．誤嚥性肺炎を示唆する嚥下機能の問題はない
2. **呼吸循環機能**
   起立性低血圧あり．座位で呼吸数が正常上限
3. **運動機能**
   下肢近位筋の軽度の筋力低下．ROM制限はなし

4. **感覚機能，認知機能**
   問題なし
5. **ADL**
   移乗動作は監視下で実施．立位を含む動作は介助を要していたが，起立性低血圧があるため転倒や失神に注意が必要
6. **社会的背景と生活環境**
   問題なし

いざ処方へ！！

リハ処方にあたり，診療報酬上の廃用症候群の規定を踏まえ，本例を「廃用症候群」としてリハを開始して良いかを確認する．

本症例では，肺炎の治療のために1週間の活動を制限された期間があり，結果として自立していたADLが低下し，依頼時点には日常生活全般に要介助の状態となったために，脳血管疾患等リハ料に規定する「廃用症候群」としてリハを実施可能である．

「診療報酬上の廃用症候群」[1]とは，「治療に伴う安静により，基本動作能力，応用動作能力，日常生活能力の低下をきたしている患者」と定義されている．条件は内科的治療や外科手術後という経過以外は，病態的要素は問われていない．「治療開始時のFIM 115以下，Barthel Index 85以下の状態」とされている．

<PT>

筋力増強訓練，ROM訓練，基本動作訓練，起立訓練，立位歩行訓練，ADL訓練，呼吸訓練．

開始前・実施中・終了後の血圧と脈拍を測定．起立性低血圧に注意．状態により斜面台による起立訓練の導入を検討．

下肢近位筋，体幹筋の筋力訓練を積極的に進める必要があるが，起立性低血圧があるので，しばらくはマット上での臥位か車いす上の座位での訓練を中心に対応．

訓練による疲労に注意し，運動強度，訓練頻度を調整．

<OT>

筋力増強訓練，ROM訓練，基本動作訓練，ADL訓練，呼吸訓練，認知機能評価・訓練．

開始前・実施中・終了後の血圧と脈拍を測定．

起立性低血圧があるので，しばらくはマット上での臥位か車いす上の座位での訓練を中心に対応．循環動態が安定したら立位・歩行を含めた ADL 訓練を積極的に開始．

認知機能のスクリーニング評価を行い，問題があれば対応．

結果

起立性低血圧に対し，斜面台による起立訓練から開始．約1週間で血圧の変動は改善し，座位での血圧 134/67，心拍数 76→起立時は血圧 124/62，心拍数 76 で，収縮期血圧の低下は 10 mmHg になった．起立時のめまいの訴えはなくなった．その後，安全面に留意しながら段階的に，平行棒内での立位・歩行訓練→歩行器と杖での歩行訓練→独歩へと進んだ．

過負荷や疲労に注意しながら運動療法を行い，筋力は約2週間で改善し，下肢筋の MMT はすべて5となり，握力も右 23 kg，左 20 kg へと増加した．

立位と歩行が安定し，ADL はほぼ自立したが，入浴は一部介助であった（退院時 FIM 121，運動項目 86）．

自宅が集合住宅の2階でエレベーターは設置されていないため，訓練室で階段昇降訓練を開始．その後は院内の2階までの階段を使用して訓練を実施．

肺炎に関しては，その後，発熱はなく CRP は陰性化して抗生剤の投与は終了．

退院日の決定にあたり，家族から ADL に関する不安の訴えがあり，一度，家族と自宅に外出して動作を確認することになった．特に問題がないことが確認され，その後自宅に退院．

退院にあたり，30分程度の自宅周囲の散歩を目標に，段階的に時間を延長するように指導．疲労に注意しながら2日に1回は散歩を継続するように説明．

知っ得 サイドメモ

<加齢に伴う神経と筋の変性>

加齢に伴い健常成人でも筋肉量が失われる[3)4)]とされ，50歳以降では1年ごとに1%の筋力低下と1%の筋肉量減少が起こる．筋肉量は20〜70歳の間に40%減少し，筋力は30〜80歳の間に30〜50%低下する．組織学的に，筋線維の配列や細胞内の構造異常はなく，small angulated fibers の増加や grouped atrophy を認める．つまり，高齢者の神経・筋の状態は神経原性変化に準じた状態を呈し，低活動により筋力低下と筋萎縮が進行しやすい特徴がある．回復には時間を要し，ADL 障害が後遺症として残存することもある．

文献

1) 杉本恵申（編）：リハビリテーション．診療点数早見表［2012年4月］，pp. 421-457，医学通信社，2012．
2) 梶原敏夫：廃用症候群，千野直一（編），現代リハビリテーション医学，第3版，pp. 516-521，金原出版，2009．
3) 高橋秀寿：老化，千野直一（編），現代リハビリテーション医学，第3版，pp. 477-481，金原出版，2009．
4) 石川愛子ほか：Disuse syndrome（廃用症候群）と Sarcopenia．*Geriatric Medicine*，42：895-902，2004．
5) 小川真司ほか：廃用症候群，評価・治療・訓練，訓練治療におけるポイント．総合リハ，41：445-451，2013．

大好評発売中!!

最新 義肢装具ハンドブック

B5判 258頁
ISBN978-4-88117-038-0
定価￥7,350円（本体7,000円＋税5％）

＜編　集＞
三上真弘（帝京大学教授）
飛松好子（広島大学大学院教授）
大石暁一（国立身体障害者リハビリテーションセンター学院主任教官）
高嶋孝倫（国立身体障害者リハビリテーションセンター学院主任教官）

目　次

＜臨　床＞
Ⅰ．切　断
1．切断術と断端管理／2．義肢の適用と処方／
3．下肢切断の理学療法／4．上肢切断の作業療法／
5．小児切断
Ⅱ．装　具
1．頸椎疾患の装具／2．胸腰椎疾患に対する装具療法／3．肩の疾患と装具／4．手指腱手術後の装具療法／5．頸髄損傷／6．膝疾患装具／7．足部疾患と装具／8．骨折と装具／9．リウマチと装具／10．小児整形外科疾患装具／11．脳性麻痺装具／12．片麻痺装具／13．脊髄損傷と装具／14．末梢神経障害の装具療法／15．杖の適応／16．車いすの適応／
17．リハビリテーションと義肢装具

＜義肢装具の基本的知識＞
Ⅰ．義　肢
1．総論／2．義手／3．義足
Ⅱ．装　具
1．装具総論／2．上肢装具／3．体幹装具／4．下肢装具／5．靴型装具／6．歩行補助具／7．車いす
Ⅲ．材　料
義肢装具の素材

＜義肢装具と医療福祉制度＞
義肢装具と医療福祉制度

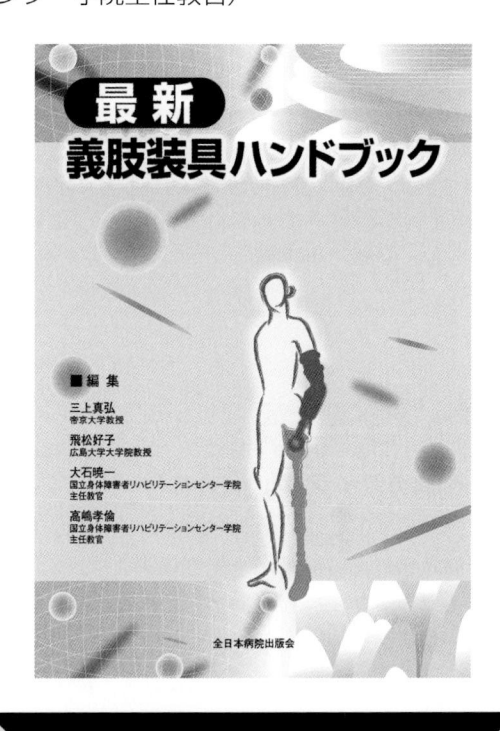

義肢装具の基本的知識と臨床における使われ方をわかりやすく解説。義肢装具士のみならず、義肢装具を学ぶ理学療法士、作業療法士などにもオススメの1冊!!

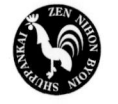

問い合わせ先

（株）全日本病院出版会
〒113-0033　東京都文京区本郷3-16-4
Tel (03)5689-5989
Fax (03)5689-8030
HP http://www.zenniti.com

〈各論〉
Ⅷ．切断・義肢
症例 57　大腿切断

近藤国嗣*

ポイント

- 大腿切断は，下腿切断と比較して義足歩行獲得の難易度は高く，義足装着訓練の適応判断が重要となる．年齢や元々の活動性，認知機能や全身・健側機能などを考慮する．
- 早期義足作製に向けては断端成熟方法の選択が重要となるが，切断の原因や断端の性状だけではなく，施設・義肢装具士の体制を十分に考慮する．
- ソケットおよび懸垂方法の選択は，認知機能ならびに視力や上肢機能の評価が重要となる．
- 膝継手の選択には断端肢の機能だけでなく，年齢，全身機能，バランスを含めて判断する．
- 義足には健康保険を適用する「仮義足（訓練用）」と，障害者総合支援法を適用する「本義足（更生用）」がある．通常は，仮義足にて義足装着訓練を施行した後に，本義足を作製する．労働者災害補償保険にこの区別はない．

症例

72歳，男性，長期にわたるコントロール不良の糖尿病歴あり．左足趾の糖尿病性壊疽が拡大し，入院加療するも改善がみられず，2か月後，左下腿切断を施行した．しかし，創部の治癒が得られず，さらに2か月後に大腿切断術を施行した．大腿切断術後は創部が治癒し，術後3週間後に回復期リハ病院に入院となる．前医入院中，閉塞性動脈硬化症（ASO）の診断も受ける．

さぁ，どうする？

1　問診のポイントは？（表1）

入院前の壊疽による活動性低下，さらに入院中の安静臥床による廃用が予測されるため，これまでの身体活動状況について確認する．糖尿病やASOでは，健側にも血流障害が生じている場合が多いので，健側の創傷歴や感覚障害，異常知覚，疼痛の有無なども確認する．あわせて糖尿病性網膜症，心・腎機能障害などの併存疾患を確認する．また，退院後の生活を想定するために住環境，職業，家族状況などの確認も重要となる．

2　診察のポイントは？（表2）

- **認知機能・うつ状態の評価**：患者自身で義足および断端管理ができるか，訓練が可能かを判断するための重要な評価である．
- **全身状態**：体型や運動阻害因子となる内科的疾患の有無・程度を評価する．

表1．問診のポイント

切断原因	糖尿病，末梢性血管性疾患，感染症，外傷，腫瘍，先天奇形，神経疾患
活動歴	入院までの活動歴，入院後の安静臥床期間
併存疾患	末梢神経炎，心・腎機能障害，糖尿病性網膜症，その他の内科，外科的疾患
健側機能	異常感覚や疼痛，間欠破行の有無，創傷歴
家族・社会背景	同居人数，生活介助者の有無，職業
家屋	階段の必要性，スロープの有無，トイレの形式，ベッドまたは布団

- **断端の評価**：断端の形状，断端長，断端骨長，創治癒の程度，皮膚の状態（創傷，発赤など）の有無，断端の成熟度，骨突出の有無，関節可動域（ROM），筋力，幻肢の状態，幻肢痛や断端神経腫による疼痛の有無を確認する．
- **断端肢の機能**：ROM，筋力を評価する．
- **健側下肢の機能**：麻痺の有無，筋力，ROM，感覚機能，変形性関節症，浮腫や血流障害の有無を評価する．

---

* Kunitsugu KONDO, 〒275-0026　千葉県習志野市谷津4-1-1　東京湾岸リハビリテーション病院，院長

表2. 診察のポイント

認知機能	MMSE, HDS-R, コース立方体組み合わせテストなど
全身状態	心肺機能(バイタルサイン, 酸素飽和度, 心電図, 心エコーなど) 腎機能(血液, 尿検査), その他の内科的, 外科的問題の有無
断端の状態	断端長, 断端骨長, 縫合部創, 皮膚の状態(潰瘍, びらん, 発赤, 熱感, 腫脹, 浸出液), 断端形状・成熟度, 骨突出, 幻肢の状態, 断端痛や幻肢痛の有無
骨の状態	骨断端の形状, 異所性骨化 X線所見を必ず確認
股関節可動域	屈曲・伸展・内転・外転
断端肢の筋力	股関節周囲筋力(徒手では定量的評価が困難である)
健側下肢機能	麻痺, 筋力, 関節可動域, 感覚, 変形性関節症の有無, 浮腫や血流障害の有無
その他の身体機能	体幹筋力, 上肢筋力(握力), 上肢巧緻性, 視力
基本動作	起き上がり, 座位, 移乗, 立ち上がり, 立位保持, 松葉杖歩行

- **他の身体機能(体幹・上肢・視力)の評価**: 体幹筋力や握力, 体力ならびに上肢巧緻性や視力などを評価する.
- **基本動作**: 寝返り, 起き上がり, 座位バランス, 車いす移乗動作, 立ち上がり, 立位バランス(片側立位)を評価する.

3 本症例の所見のまとめ

- 身長171 cm, 体重63 kg, アパートの2階に独居, トイレは和式
- 切断前は無職で, 足部潰瘍のため外出頻度は低下していた
- 認知機能: MMSE 26/30, 記銘力低下軽度あり, うつなし
- 心機能は良好, 腎機能障害はあるが浮腫はなし, 糖尿病性網膜症があるも視力に大きな問題はなし
- 断端の創部の術後感染なし, 骨髄炎なし, 切断術から3週間経過
- 断端長28 cm(坐骨結節レベルから), 断端周径52 cm(坐骨結節から10 cm部分)
- 断端は棍棒状, 軟部組織は未成熟, 著しい骨突出なし
- 縫合創は抜糸済み, 一部黒色痂皮化があるも発赤・熱感, 浸出液なし
- 幻肢は, 非切断側より短い. 幻肢痛, 局所の疼痛なし
- 股関節に屈曲・外転拘縮あり(伸展-10°, 内転10°), 股関節周囲筋力はMMT 4レベル
- 健側下肢筋力はMMT 4レベル, ROMは正常範囲, 足底の触覚, 振動覚低下あり, 皮膚色調は良好も足背動脈は触知できず
- 腹筋力はMMT 3レベル, 握力: 右25 kg, 左20 kg
- 起き上がり, 端座位保持, 車いす移乗は自立, 立ち上がりは手すりを使用して中等度介助, 3回程度で息切れあり. 片側立位保持は平行棒使用にて軽介助レベル

4 何を評価するか?

- 切断前の活動および生活状況
- 全身状態
- 認知・精神機能
- 切断の原因
- 断端の状態
- 骨の状態
- ROM
- 切断肢(股関節周囲)筋力
- 健側下肢および全身の筋力・体力, 上肢機能, 視力
- 基本動作

これだけは外せない!!

1 断端形状, 周径, 皮膚の状態も評価

断端ケアの方法やソケット作製時期を判断するために, 断端周径は日内変動も含めて定期的(毎日)に評価する. 測定位置は5 cm刻み程度でマーキングし, 同一部位を同一方法で計測するように留意する. 術直後の断端の形状は皮下組織が多く浮腫も存在し, 棍棒状に先端が膨大していることが多い. 皮膚に創傷, 潰瘍, びらんなどの問題がある場合には, 症状が改善するまで義足装着訓練を遅らせるか, 悪化しないかを慎重に観察しながら義足装着訓練を行う. また, 問題となる皮膚の部位を除圧したソケットを作製することもある.

2 断端ケア(表3)

より早期に義足作製, 装着訓練を開始するためには, 早期の断端成熟が重要となる.

弾性包帯による断端成熟は, どの施設においても可能であり患者自身でもできるが, 不適切な状態で巻かれることも多い. 患者自身で義足歩行獲

表3. 切断後の断端ケアの方針

断端部の血行（皮膚弁からの出血）	精神状態（荷重のコントロール）	合併症	熟練スタッフ（チームアプローチ）	術直後の断端ケアの方針	創治癒（抜糸後）の断端ケア	義足作製時期
良好	正常	−	+++	術直後義肢装着法（IPPF）	弾性包帯，シリコンライナー（断端周径変化に応じてサイズ交換が可能な施設に限って）	術直後義肢装着法
不良	正常	−	+	ギプスソケット rigid dressing, 取り外し可能式 rigid dressing		早期義肢装着法
良好	不良	−	+	ギプスソケット，取り外し可能式 rigid dressing		早期義肢装着法
良好	−	両下肢障害，重度心疾患，聴力障害／精神障害	±	ギプスソケット，取り外し可能式 rigid dressing		早期義肢装着法もしくはdelayed prosthetic fitting
		感染例（骨髄炎，軟部組織の炎症）	±	弾力包帯 soft dressing（ギプスソケットは禁忌）		

（文献1より，太字は筆者が加筆）

得後も巻き続ける必要があることも多く，十分な患者教育が必要である．シリコンライナーを用いた断端成熟は技術に依存しないが，断端萎縮に合わせてライナーのサイズの変更が必要であり，体制の整っていない施設や義肢製作者では困難となる．

3 断端長

長いほど力学的に有利であり，短断端ではロック膝使用以外では歩行獲得が困難となる．長すぎる断端では，膝継手による見かけ上（特に座位時）の問題から，リンク膝継手を選択することが多い．

4 ROM

股関節の屈曲・外転拘縮は，膝継手の立脚期制御や義足のアライメントを困難とするため，うつぶせ寝の励行やベルトや砂のうを用いた持続伸張を早期から施行する．

5 断端肢の筋力

外転筋力は立脚時の支持性に，伸展筋力は膝の随意制御（膝折れ防止）に重要である．断端肢の筋力は，支点と作用点の距離が短縮して，徒手では定量的評価が困難となるため，ハンドヘルドダイナモメーターなどを用いるのも一法である．

6 基本動作：特に座位，立位バランス

義足歩行獲得はバランス機能が最重要である．端座位保持ができない例での歩行獲得は困難であり，義足作製の適応判断が必要となる．片側立位バランスと義足歩行能力とは密接な関連が報告されており，特に大腿切断患者では重要である．立位保持には健側下肢機能が重要であり，訓練介入にて改善可能な要素の抽出を含めて，詳細な評価を行う．

7 視力と上肢機能

ソケットや懸垂方法の選択には，認知機能と上肢機能ならびに視力が重要である．握力低下例では吸着式ソケットの使用は困難であり，視力低下例ではピン式ゲルライナーの装着が困難となる．

8 疼痛（断端痛・幻肢痛）

疼痛の存在は義足装着訓練の大きな阻害因子となる．術後の急性疼痛，神経腫や骨突出による疼痛，幻肢痛の有無や，疼痛コントロールのための投薬内容を把握する．

評価をまとめよう!!

1. **原 因**
   - 糖尿病性壊疽による切断
2. **活動歴**
   - 元々低活動，さらに長期の安静臥床による全身性の廃用状態
3. **家族・社会背景**
   - 独居，エレベーターのない2階に居住（手すりあり）
4. **認知機能**
   - 若干の低下はあるものの，義足管理は可能と判断
5. **全身状態**
   - 義足装着訓練への大きな阻害因子はなし
6. **断端の状態**
   - 自身で弾性包帯による圧迫を行っていたが，棍棒状で未成熟，皮膚の状態に問題はなし
7. **切断肢の関節拘縮と筋力**
   - 股関節屈曲拘縮があるが，義足作製が困難なレベルではない．筋力はMMT 4レベルであるが，拘縮，健側下肢機能（下記）とあわせて考えると，遊動膝使用

での歩行獲得は困難と判断
8. **健側下肢機能**
   - 筋力低下が著明であり，糖尿病性の感覚障害に加えてASOがあり，運動継続時に疼痛が出現
9. **他の身体機能**
   - 体幹筋力の低下はあるものの，上肢機能，視力は良好
10. **基本動作**
    - 起き上がりから座位までは安定，健側下肢筋力低下のため立ち上がりは介助が必要であるが，片側立位バランスの低下は軽〜中等度であり，義足歩行獲得は可能と判断

いざ処方へ!!

〜本症例の問題点〜

#11 左大腿切断　#12 左股関節拘縮　#13 筋力低下（断端肢，健側とも）　#14 健側下肢の感覚障害　#15 立位バランス　#16 内科的問題（健側下肢ASO）　#21 歩行障害　#22 日常生活動作（ADL）障害　#23 義肢　#24 運動負荷　#31 家屋　#32 独居

<PT>
- ROM訓練（持続伸張を含む），断端成熟訓練（療法士による弾性包帯での圧迫より開始し，シリコンライナー装着へ），筋力増強訓練，立ち上がり訓練，片脚立位バランス訓練，義足装着・歩行訓練，応用歩行（階段昇降）・外出訓練

<義足処方>
- 骨格構造
- ソケット：四辺形ソケット（シリコンライナー，ピン式）
- 膝継手：手動ロック膝
- 足部：単軸足

結果

療法士による弾性包帯による圧迫を開始したところ，断端周径は急速に減少，入院10日目よりシリコンライナー装着を開始．2週間目にソケット採型を行い，3週目より仮義足による義足装着訓練を開始した．義足装着訓練開始後，さらに断端の萎縮は進行したため，作製2か月後にライナー変更とソケットを再作製した．歩行は健側ASOによる疼痛のため耐久性に乏しく，両側ロフストランド杖使用にて連続50m程度にとどまったが，階段昇降は手すり使用にて可能となった．自宅のトイレを簡易洋式に変更し，介護保険によるヘルパーを利用して，入院4か月後に自宅退院となる．

知っ得 サイドメモ

断端管理は1960年代まではsoft dressingのみであったが，術直後義肢装着療法の登場によりrigid dressingが普及し，1970年代後半〜80年代前半では，rigid・semi rigid dressingならびにCET（controlled environment treatment）などが弾性包帯によるsoft dressingに代わりうる断端管理法として考えられていたようである．しかしその後，骨髄炎や軟部組織の炎症などの感染例ではギプスソケットは禁忌となり，現在では感染例に対しては弾性包帯・soft dressingが用いられている．一方，欧州ではシリコンライナーを用いた断端管理が90年代後半以降普及している．本邦でも近年普及しつつあるが，ライナー使用後や義足装着訓練開始後にも断端萎縮は進行するため，複数のライナーを用意できない施設での使用は回避すべきと考えられる．

文献

1) 日本整形外科学会・日本リハビリテーション医学会（監修）：義肢装具のチェックポイント，第7版，医学書院，2007．
2) 日本義肢装具学会（監），澤村誠志（編）：義肢学，医歯薬出版，1988．
3) 陳　隆明：切断のリハビリテーション，日本リハビリテーション医学会（監），リハビリテーション医学白書2013年版，pp. 194-200，医歯薬出版，2013．
4) 細田多穂（監）：義肢装具学テキスト，南江堂，2009．
5) 近藤国嗣：義足装着訓練の変遷．POアカデミージャーナル，13：62-69，2005．

〈各論〉
Ⅷ. 切断・義肢
症例 58　下腿切断

興津太郎*

ポイント

- 「義足作製お願いします」のような依頼に対しては，まず義足の適応そのものを考える．
- 患者は切断の機能予後についてきちんとした説明を受けておらず，「義足を作って足に付ければすぐ歩ける」と漠然と考えている場合がある．
- 高齢者の切断では内科的合併症の存在，潜在的な廃用症候群，認知力低下など，特有のリハ阻害因子を考慮し，義足の適応を慎重に検討する．
- 断端成熟後の義足処方に代わり，近年ではライナー式ソケットを用い，断端の成熟をはかりながら訓練を進めることが多い．
- 義足には健康保険を適用する「仮義足（訓練用）」と障害者総合支援法を適用する「本義足（更生用）」がある．労働者災害補償保険にこの区別はない．交通事故では自動車損害賠償責任保険を適用ないし併用する場合がある．

症例

工事現場作業中に，落下物によって左下腿を挫滅損傷した 56 歳，男性．急性期病院で左下腿切断術を行い，術後 3 週目に義足作製のため受診した．全身状態は良好で，前医での抜糸を待って 5 週目に入所となった．

さぁ，どうする？

1　問診のポイントは？

外傷性の切断は傷が汚染されていることが多く，術創部感染や骨髄炎の既往を確認する．悪性腫瘍では化学療法等による貧血，血小板・白血球減少や，長期入院による廃用症候群の合併に注意を要する．糖尿病，糖尿病性網膜症などの有無，末梢循環障害では血管病変に起因する合併症（心機能・腎機能障害）を確認する．

切断前の身体状況や活動能力，生活環境は義足処方を決定するために重要である．

2　診察のポイントは？

断端長，創治癒の程度，皮膚性状（潰瘍，びらん，浸出液，湿疹，乾燥・角化，搔痒感による擦過傷），断端形状，軟部組織の成熟度，骨突出の有無，関節可動域，断端および健側下肢の筋力，幻肢痛や断端神経腫による疼痛の有無を評価する．

心肺機能低下や変形性関節症等で片脚立位などの基本動作に支障がないか確認する．

3　本症例の所見のまとめ

- 外傷による切断．創部の術後感染なし．骨髄炎なし．切断術から 5 週間経過
- 断端長 20.5 cm（膝蓋骨下端から），断端周径 32.5 cm（断端末から 4 cm 部分）
- 断端末は円柱状．軟部組織は未成熟．皮膚の乾燥や角化なし．著しい骨突出なし
- 縫合傷は一部黒色痂疲化している．浸出液なし
- 断端の圧迫時痛は自制内．幻肢痛なし
- 股関節に屈曲拘縮あり（伸展 0°）
- 膝立ち保持，膝立ち歩行，片脚立位保持はいずれも安定．患側下肢 MMT4，健側下肢 5
- 身長 163 cm，体重 68 kg．切断前は肉体労働に従事し，高い活動性を有していた

4　何を評価するか？（表 1）

- 切断の原因
- 断端の状態
- 骨の状態

* Taro OKITSU，〒 116-0003 東京都荒川区南千住 4-3-3 鉄道弘済会義肢装具サポートセンター，付属診療所長

表1. 切断の評価（下腿）

切断の原因	外傷，末梢循環障害，感染症，腫瘍，先天奇形，神経疾患
断端の状態	断端長，縫合創，皮膚性状（潰瘍，びらん，浸出液，湿疹，乾燥・角化，掻痒感による擦過傷），断端形状・成熟度，骨突出，断端痛や幻肢痛の有無
骨の状態	骨断端の形状，異所性骨化
関節可動域	膝関節（屈曲・伸展），股関節（屈曲・伸展・内転・外転）
筋力	断端筋力，健側下肢筋力
基本動作	膝立ち保持，膝立ち歩行，片脚立位保持
受傷前の身体・生活状況	体重，身長，ADL，社会活動性（就労の有無を含む）

表2. 切断の原因

循環障害	閉塞性血栓性血管炎，バージャー病，閉塞性動脈硬化症，外傷による血管損傷
腫瘍	骨肉腫，軟骨肉腫，軟部悪性腫瘍軟部，良性巨大腫瘍摘出後の機能再建困難例
感染症	ガス壊疽，破傷風など（救命目的） 慢性骨髄炎，化膿性関節炎（局所の感染制御困難例，骨関節の高度破壊例）
外傷	広範囲な組織欠損（挫滅，電撃，火傷，凍傷），患肢温存不能な血管損傷
先天奇形	先天性切断（絞扼輪症候群など），先天性脛骨欠損などの足部再建困難例
神経疾患	二分脊椎，脊髄損傷などにおける難治性潰瘍や矯正困難な変形例

- 関節可動域
- 断端筋力および健側下肢筋力
- 受傷前の身体および生活状況

これだけは外せない!!

1 切断の原因（表2）

外傷，感染症，腫瘍による若年者の切断が減少し，末梢循環障害（閉塞性動脈硬化症，糖尿病など）による高齢者の切断が増加している．高齢者では内科的・整形外科的合併症や廃用症候群，認知低下がリハビリテーション（以下，リハ）の阻害因子となり，義足の適応とならない場合もある．

2 断端長

長いほど膝屈曲が容易となり，力学的に有利である．足部の取付けスペース確保のため，膝蓋骨下端より約15 cmが最良とされる．

3 断端形状・皮膚性状

周径は断端末から約4 cm近位の点で評価する．術直後の断端は皮下組織が多く浮腫も存在し，先端が膨大していることが多い．

皮膚に潰瘍，びらん，浸出液，湿疹，乾燥・角化，掻痒感による擦過傷，ケロイド瘢痕などがないかを確認する．症状が改善するまで義足の採型を遅らせることもある．著しく不整な断端や治癒が見込めない場合には，断端形成術や皮膚・筋皮弁移植術を検討する．

4 骨の評価

X線写真で鋭い縁の残存や異所性骨化の有無を確認する．

5 断端痛・幻肢痛

術後の急性疼痛，神経腫による疼痛，骨突出による疼痛，幻肢痛の有無や，疼痛コントロールの投薬内容を把握する．抗うつ薬に加えて，慢性末梢神経障害性疼痛に用いるリリカ®やトラムセット®が処方される．NSAIDは効果がない場合も多い．

6 関節可動域

膝関節の屈曲拘縮，股関節の屈曲・外転拘縮は義足のアライメントを不良にする．高度の可動域制限では歩行能力が十分に得られない場合がある．

7 断端肢および健側下肢筋力

膝立て立位保持および歩行や，健常側下肢で30秒程度の片脚立位が可能かを評価する．

8 受症前の身体および生活状況

若年者で高活動性の場合は歩行能力と義足の耐久性を，高齢者で低活動性の場合は歩行の安全性と義足の軽量化，装着のしやすさを考慮する．

表3. 下腿義足の構造

ソケット	差し込み式	PTB 式	PTS 式	KBM 式	TSB 式*
下腿部	殻構造	骨格構造			
足部	SACH	単軸	多軸	エネルギー蓄積	
懸垂用部品	PTB 膝カフ	大腿もも締め	横吊り帯	腰バンド	

*補装具基準表の下腿義足にTSB式の項目はない（大腿義足には収載されている）

評価をまとめよう!!

1. **原因**
   - 外傷による切断
2. **断端長**
   - 20.5 cm と十分な長さ
3. **断端形状・皮膚性状**
   - 断端周径 32.5 cm. 切断術後5週間経過. 断端末は円柱状で軟部組織は未成熟
   - 皮膚の乾燥，角化なし
   - 著しい骨突出なし
   - 縫合傷は一部黒色痂疲化しているが，浸出液なし
4. **骨の評価**
   - 脛骨端は外側縁が45°にトリミングされ，腓骨は脛骨より2 cm短く処理されている
   - 異所性骨化なし
5. **疼痛**
   - 断端の圧迫時痛は軽度で自制内，創部痛なし，幻肢痛なし
6. **関節可動域**
   - 左膝屈曲120°，伸展0°，股関節屈曲120°，伸展0°，内転15°，外転30°
7. **筋力**
   - 左膝屈曲・伸展 MMT4，股関節屈曲・伸展・内外転 MMT4
   - 右下肢 MMT5．片脚立位45秒可能
   - 膝立て立位および歩行可能
8. **受傷前の身体および生活状況**
   - 身長163 cm，体重68 kg．工事現場に就労し高活動性

いざ処方へ!!

問題点をまとめると，以下のようになる．
#11 左下腿切断　#12 関節可動域障害　#13 筋力低下（断端）　#14 創傷治癒遅延　#21 歩行障害　#22 ADL障害　#31 復職

＜PT＞

- 関節可動域訓練，断端成熟訓練（弾性包帯指導，スタンプシュリンカー・シリコンライナー装着）筋力増強訓練，持久力訓練，片脚立位バランス訓練，義足装着・歩行訓練，応用歩行・外出訓練

＜義足処方＞（表3）

- ソケット：TSB式（ライナー式）
- 下腿部：骨格構造
- 足部：低床型，エネルギー蓄積型足部
- 懸垂用部品：TSB式のため不要

結果

　入所時は断端に痂疲が付着しており，荷重時に浸出液を認めた．ドレッシング材とガーゼ保護のうえでシリコンライナー式ソケットを装着し，訓練を開始した．痂疲の一部が褥瘡化したが，デブリードマンを実施し，6週間で完治した．断端末は円柱状からやや円錐状へと変化した．幻肢痛や強い断端痛は出現せず，高い歩行耐久性が得られた．足部は高活動性に適したパーツを選択した．2か月で退院し，元の職場に復帰した．

> **知っ得 サイドメモ**
>
> 　義足を作製する際に，健康保険では処方医の交付する「補装具装着証明書」に業者発行の見積書を添え，国民健康保険組合や企業等の健康保険組合に申請する．支援法では更生相談所等で指定医(15条指定医，厚生労働省義肢装具判定講習会修了者等)による医学的判定を必要とする．指定医作成の「補装具費支給意見書・診断書」に見積書を添付し申請が可能な場合もあり，「支給決定通知書」の交付をもって許可される．労災保険では管轄の労働局に申請し，支給承認書の交付を受ける．義足の部品は補装具基準表に掲載のものに限定され金額も定められている．
> 　義足の処方効果は「歩行」に限られ，「走る・跳ぶ」ためのスポーツ用義足は自費となる．
> 　TSB(Total Surface Bearing)式は，ライナーが義足部品として認められた1997年以降急速に広まり，新たに製作される義足の多くはこの方式をとる．シリコンやウレタンで造られた袋(ライナー)を断端に密着させ，その表面全体で荷重と懸垂を行う．断端形状への適合性が高く術後の未成熟な断端にも使用でき，早期からのリハ訓練が可能である．

文　献

1) 日本整形外科学会・日本リハビリテーション医学会(監)：義肢装具のチェックポイント，第7版，医学書院，2007.
2) 陳　隆明：切断のリハビリテーション．日本リハビリテーション医学会(監修)リハビリテーション医学白書2013年版，pp.194-200，医歯薬出版，2013.
3) 辻　哲也(編)：実践！　がんのリハビリテーション，第1版，メヂカルフレンド社，2007.
4) 【特集】　切断と義肢—最新の臨床，総合リハ，41(6)：517-541，2013.
5) 【特集】　高齢者の下肢切断とリハUpdate，臨床リハ，13(8)：696-729，2004.

特集 もう悩まない！100症例から学ぶリハビリテーション評価のコツ

〈各論〉
Ⅷ．切断・義肢
症例59　上肢切断：前腕切断（極短断端）例

陳　隆明*

ポイント

- 上肢切断において，切断レベル（肘関節より近位か遠位）により，獲得できるADLに大きな差異がある．
- 上肢切断において，義手に対するニーズの有無は訓練意欲に大きく影響する．
- 機能的義手（能動義手や筋電義手）の訓練経験を提供することが，義手のニーズの発掘に直結する．
- 非切断肢が利き手でない場合は，義手訓練と並行して利き手交換訓練を行う．
- 最終的な義手の処方は，本人のニーズを最大限に考慮すべきである．

症例

作業中に右上肢を機械に巻き込まれて受傷（労災）し，救急搬送された．40歳，男性．右上肢の挫滅創著しく，同日右上肢を前腕部で切断（断端長5.5 cmと極短断端）．創治癒後に義手訓練目的で紹介され来院した．

さぁ，どうする？

1　問診のポイントは？（表1）

上肢切断の受傷原因として圧倒的に作業中の事故が多い．一般的には中枢神経症状はなく，リハビリテーション（以下，リハ）への導入は困難ではない．しかし，高齢者の場合は義手訓練に消極的なケースも存在する．

1）受傷原因

受傷原因，特に労災であるかどうかについて確認しておくことが重要である．現行制度下では，義手の公的支給制度は労災法と障害者総合支援法のみである．

2）利き手

切断肢が利き手であるかどうかは，機能的予後に影響する重要な因子である．利き手が非切断側であれば，書字や箸を使うなどといった巧緻動作に問題は少ない．

3）受傷前の生活状況

受傷前の日常生活活動（ADL）能力を把握しておくことは重要である．切断前と同等のADLの獲得は困難である．義手のニーズを大きく左右す

表1．問診のポイント

1．受傷原因
2．利き手
3．受傷前の生活状況 ・ADL ・就労状況 ・趣味，スポーツなど
4．既往歴，併存疾患 ・骨関節疾患 ・理解力 ・視力障害

る因子は，復職（主婦の場合は家事）や趣味などへの要求である．

4）既往歴，併存疾患

切断以外の上肢運動器障害の存在は，義手の操作能力に大きく影響する．義手訓練を理解し再現できるだけの知的能力は必須である．義手操作において視力障害は大きな妨げとなる．

2　診察のポイントは？（表2）

1）切断レベル

切断レベルが肘関節より近位か遠位かは，最終的に獲得する義手の操作能力に大きく影響する．

2）断端の状態

断端長を計測する．通常，前腕切断の標準断端

---

* Takaaki CHIN, 〒651-2181 兵庫県神戸市西区曙町1070　兵庫県立リハビリテーション中央病院ロボットリハビリテーションセンター，センター長

表2. 診察のポイント

1.	切断レベル
2.	断端の状態 ・断端長 ・断端皮膚 ・幻肢・断端痛
3.	関節可動域
4.	理解力
5.	義手のニーズと訓練意欲

長（健側前腕長の55～80%）であれば，ソケットの適合や肘関節屈曲角度に問題はない．しかし，短断端や極短断端ではソケットの適合に工夫が必要であり，肘関節屈曲角度も大きく制限される．断端の皮膚状態（ケロイドや脆弱性の有無，創治癒状態，皮膚炎など）は義手作製時期やソケットの適合に大きく影響する．幻肢痛や断端痛の有無とその程度の把握も必要である．通常はいずれかの症状を有していることが多いが，リハに支障をきたすことは少ない．

3）関節可動域

切断側のみならず，非切断側の肩，肘関節の可動域をチェックする．ADLの多くを非切断側上肢で代償するのが一般的である．切断側の肩，肘関節の可動域制限をきたしていることが多くの症例でみられ，注意が必要である．

4）理解力

義手訓練は繊細で複雑な動作も要求されるので，訓練内容を理解できるだけの知的能力を有していることが必要である．

5）義手のニーズと訓練に対する意欲

問診と重複するが，再確認しておくべきである．繰り返すが，これら2つの要素が欠如している場合，義手訓練の継続が困難な場合が多い．

3 本症例の問診，診察所見のまとめ

- 労災（作業中の外傷）による右前腕切断である
- 極短断端（断端長5.5 cm）であり，手術創は治癒している
- 断端は未成熟であり，断端屈側に植皮痕が存在し，易損傷性である
- 非切断側（左側）の肩と肘関節の可動域は正常である．右側肩関節の可動域は正常であるが，右側肘関節の可動域は10～95°と屈曲制限を認めた
- 利き手は右であるが，左手でADLのほとんどが行える
- 復職のために義手を使いたいとの明確なニーズがあり，リハに対して意欲的である

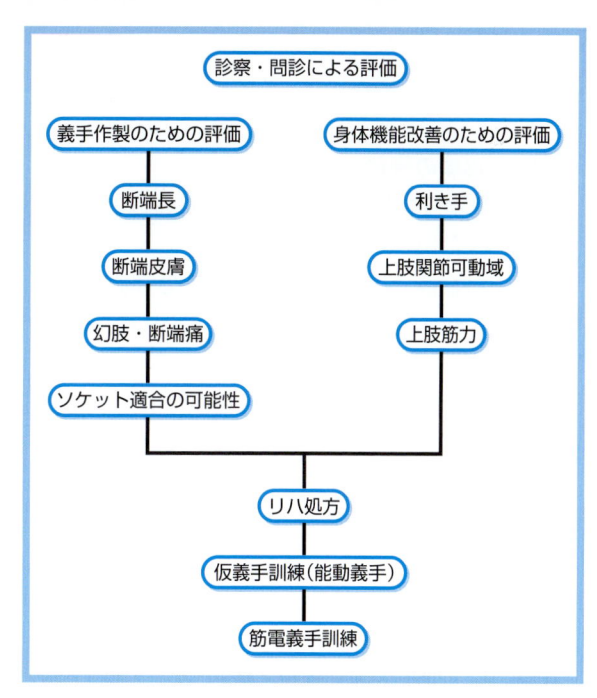

図1. 評価の流れ

- 義手訓練に関する理解力に問題はない
- 幻肢痛を有するが，日常生活やリハに支障をきたすほどではない

4 何を評価するか？（図1）

評価目的は2つある．

＜代替療法である義手適合作製のための評価＞
- 断端長
- 断端皮膚状態
- 断端痛
- 切断側の肘関節可動域

＜身体機能改善（義手操作）のための評価＞
- 利き手が切断側かどうか
- 両上肢の関節可動域
- 両上肢の筋力

これだけは外せない!!

1 断端長の評価
ソケットの種類や手継手の決定に欠かせない．

2 断端皮膚の評価
- 断端皮膚の易損傷性は義手適合の阻害因子である．しかるべき工夫をすることで，義手装着訓練が早期に可能となる場合がある．
- 断端皮膚の状態が著しく悪い場合は，義手訓練を延期する．

3 断端痛の評価

神経腫障害や皮膚ケロイド，植皮痕に基づく断端痛は義手訓練の阻害因子である．

4 上肢機能（切断側と非切断側）の評価

- 切断側が利き手であれば，利き手交換訓練が必要となる．
- 切断側の肩や肘関節の可動域制限は有効な義手使用の阻害因子となるため，積極的な対応が必要である．

5 義手のニーズ

切断者が義手を用いて何がしたいのかを知ることである．その実現のために具体的な工夫や方策を考えることが重要である．

評価を まとめよう‼

1. **断端長**
   前腕断端長 5.5 cm と極短断端である
2. **断端皮膚の評価**
   断端屈側（つまりソケット開口部の縁に相当するところ）に植皮痕があり，皮膚は易損傷性である．ただし，義手装着訓練を延期するほど深刻な状態ではない．断端は未成熟な状態である
3. **断端痛の評価**
   幻肢痛を有するが，日常生活に支障をきたすほどではなく，自制内である．植皮痕部に異常知覚（ヒリヒリや灼熱感）を有する
4. **上肢機能の評価**
   切断側は利き手である．非切断側上肢の機能は正常である．切断側の肩関節機能は良好であるが，肘関節の屈曲制限が認められる
5. **義手のニーズ**
   復職に対する強い意欲があり，そのために義手が必要と認識している

いざ 処方へ‼

本症例において留意すべき事項は，以下のようになる．

- 極短断端
- 断端皮膚の易損傷性
- 切断側肘関節屈曲制限
- 切断側が利き手
- 義手を用いての復職希望

<PT>

- 切断側肘関節屈曲制限に対する可動域改善訓練
- 全身のフィットネス向上，維持訓練（OT における訓練のみでは運動量が不足）

<OT>

- 切断側肘関節屈曲制限に対する可動域改善訓練
- 利き手交換訓練
- 断端皮膚状態の把握

〜仮義手訓練の場合〜

- 仮義手（能動義手）作製のためのパーツの準備
- 仮義手作製（医師あるいは義肢装具士による）とハーネス・コントロールケーブルの調整
- 仮義手訓練の指導
  - 基本訓練
  - 応用訓練
- 義手操作能力の評価
  - STEF（Simple Test for Evaluating Hand Function）
  - ADL 評価
- 復職のための訓練と評価
  - ニーズの把握
  - 職場訪問

〜筋電義手訓練の場合〜

- 筋電信号採取部位の評価と決定（通常断端において 2 か所）
- 筋電信号の分離と再現訓練
- 筋電義手装着訓練（義手の作製は義肢装具士による）
  - 基本訓練
  - 応用訓練
- 義手操作能力の評価
  - STEF（Simple Test for Evaluating Hand Function）
  - ADL 評価
- 復職のための訓練と評価
  - ニーズの把握
  - 職場訪問

<義肢処方のポイント>

〜能動義手〜

- ミュンスター型ソケットを採用
- 易損傷性植皮部に対して，シリコーンライナー

をインナーソケットとすることで対応
- 肘関節屈曲制限に対して屈曲手継手を採用

～筋電義手～
- ミュンスター型ソケットを採用
- 電極採取部(2か所)の位置決めは OT 評価により決定
- 電動手関節回旋装置を採用

結果

本症例はまず仮義手訓練(能動義手)より開始した．易損傷性植皮痕が断端屈側のソケット開口部縁に相当するところに位置するため，義手訓練を開始する際にその対応が必要であった．訓練当初よりシリコーンライナーをインナーソケットとして，ハードソケットを組み合わせることで植皮痕の保護を行った．さらに，極短断端であることと肘関節の屈曲制限のため，手先具が口元に届かないことや前腕の回内外の機能の喪失を補うため，屈曲回旋機能を有する手継手を採用した．最終的には良好な能動義手操作能力を獲得した．

仮義手訓練終了後に，筋電義手訓練を実施した．ハーネス・コントロールケーブルによる上肢の束縛がないため，あらゆる上肢肢位において筋電義手を有効に使用することが可能であった．前腕の回内外の機能の喪失を補うために電動式手継手回旋装置を採用した．最終的には良好な筋電義手操作能力を獲得し，退院後は原職に復帰を果たした．

知っ得　サイドメモ

上肢切断者の多くは手術加療を受けた病院において義手の説明を受けていない．また，同じ障害を持つ患者に接する機会もほとんどない．上肢切断者は情報がなく，不安な気持ちであることを忘れずに！　したがって，切断者が専門病院を紹介され受診した際には，できる限り義手や訓練について具体的な説明を行うことが重要である．義手そのものの提示や義手使用場面を動画でみせたり，ユーザに協力してもらい実際に義手操作をみていただくなど，このようなことがオリエンテーションには有効である．

文　献

1) 陳　隆明ほか：筋電義手への取り組み―片側前腕切断者を対象として―．臨床リハ，12：270-275，2003．
2) 陳　隆明：義手の現在，上肢切断者のリハビリテーションの今後．義装会誌，20：37-41，2004．
3) 陳　隆明(編)：筋電義手訓練マニュアル，全日本病院出版会，2006．
4) 陳　隆明：リハビリテーション治療学　義肢，NEW MOOK 整形外科　No.20　リハビリテーション，pp.119-145，金原出版，2007．
5) 陳　隆明：切断肢に対する筋電義手．臨床整形，62(8)：815-822，2011．
6) 陳　隆明：Ⅶ 切断　46. 義手．総合リハ，40(5)：699-703，2012．

特集 もう悩まない！100症例から学ぶリハビリテーション評価のコツ

〈各論〉
VIII．切断・義肢
症例60　小児切断（筋電義手）：先天性前腕欠損例

陳　隆明*

ポイント

- 小児においては筋電義手の適応は前腕切断，手関節離断，手部切断（一部）である．
- 訓練意欲は本人の意思は反映されず，両親の意向に基づいて義手訓練は開始される．
- 児は成長に伴い，義手継続について自ら判断を下せるので，その意思を尊重する．
- 乳児期から訓練を開始すると，児は3歳頃には義手を上手に使えるようになる．
- 義手訓練は両親の協力なくしては成り立たない．

症例

先天性左前腕欠損の児である．生後3か月，女児．小児科医師より義手訓練目的で紹介され来院した．断端長は4 cmであり，肩や肘関節の動きに問題なし．上肢欠損以外に併存疾患は有さない．

さぁ，どうする？

1　問診のポイントは？（表1）

小児の筋電義手訓練は年長児を除けば，児の意思は反映されず，両親の意向に基づくものである．家族が筋電義手に対して過剰な期待を抱かないように，初診時に正しく情報を提供することが大切である．

1）筋電義手を知ったきっかけ

筋電義手の情報源はどこなのかを確認する．医師，セラピスト，あるいはインターネットを通じてなのか．両親がどの程度筋電義手について知識を持っているかを把握する．

2）上肢欠損以外の併存疾患

重篤な内臓器疾患の有無，成長発達の遅滞の有無，非切断側上肢機能障害の有無の把握は重要である．上記のいずれの病態も筋電義手訓練の大きな阻害因子となり，特に1歳以下からの訓練開始は困難となる．

3）家族構成と協力体制

通院でのリハビリテーション（以下，リハ）を原則としているため，通院に際しての家族の協力が

表1．問診のポイント

1．	筋電義手を知ったきっかけ
2．	上肢欠損以外の併存疾患の有無
3．	家族構成と協力体制
4．	病院へのアクセス

表2．診察のポイント

1．	切断レベル
2．	断端の状態 ・断端長 ・断端皮膚
3．	関節可動域（特に肘関節の動きの有無）
4．	成長・発達
5．	家族の協力体制

不可欠である．特に，母親の役割は極めて重要である．できれば母親の代役となる人の確保をしておくことが望ましい．

4）病院へのアクセス

病院への通院手段とそのために要する時間を聞いておく．あまりにも長時間を要する場合は，訓練の継続は困難である．ちなみに，当施設では片道2時間半以内を目安としている．

---

* Takaaki CHIN, 〒651-2181 兵庫県神戸市西区曙町1070　兵庫県立リハビリテーション中央病院ロボットリハビリテーションセンター，センター長

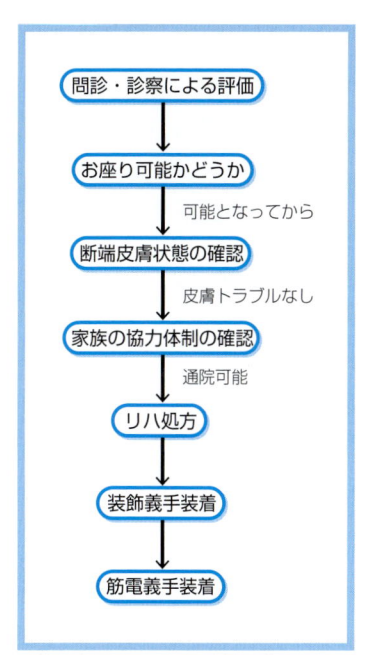

図1. 評価の流れ

2 診察のポイントは？（表2）

1）切断レベル
小児においては筋電義手の適応は前腕切断，手関節離断，手部切断（一部）である．

2）断端の状態
断端長を計測する．成人とは異なり，児の成長とともに断端長は変化するので，定期的に計測し記録しておく．断端皮膚の状態の把握は極めて重要である．アトピー性皮膚炎や乳児湿疹など皮膚に問題がある場合は，皮膚科や小児科と連携のうえ，訓練適応を判断する．

3）関節可動域
欠損側の肘の動きがあることの確認が極めて重要であり，義手の操作に大きく影響する．母親でさえも，時に肘の動きについて明確に把握していない場合がある．肘の動きがない場合は，1歳以下からの義手装着訓練は困難である．成長を待って開始時期を再判断する．

4）成長・発達
首が据わっているか，お座り可能な時期，立ち上がり時期などを逐次把握する．義手装着訓練は，お座り可能となってから開始する．

5）家族の協力体制
問診と重複するが，再確認が是非必要である．家族の協力なくして成功はあり得ない．

3 本症例の問診，診察所見のまとめ

- 先天性の前腕欠損
- 断端長は4cmであり，断端皮膚に問題はない
- 健側（右側）上肢の機能は正常である．左側の肘関節の動きを確認できた．併存する重篤な疾患は認めない
- 利き手は不明である
- 家族は協力的であり，キーパーソンは母親である　母親の代役として祖母と父親が協力する
- 筋電義手についての情報は全くない

4 何を評価するか？（図1）

- 断端長
- 断端皮膚状態
- 切断側の肘関節の動き
- 成長・発達
- 健側の上肢機能と断端の機能

これだけは外せない!!

1 断端長の評価
まず最初に作製するのは装飾義手（差し込みソケット）である．少なくとも装飾義手が適合できる断端長が必要である（義肢装具士と連携）．

2 断端皮膚の評価
アトピー性皮膚炎や乳児湿疹など皮膚に問題がある場合は，皮膚科や小児科の診察を勧めている．その結果を踏まえて訓練適応を判断する．

3 切断側の肘関節の動きの評価
切断側の肘関節の動きがあることは，児が筋電義手を有効に使ううえで必要な条件である．必ずチェックする．

4 成長・発達のチェック
児が1人でお座りができる時期を目安として，まず装飾義手を作製する．装飾義手を装着し，健側手と同じリーチで玩具を用いて遊ぶことで，上肢の対称性を児に経験させることが目的である．

5 健側上肢機能と断端機能の評価
健側手を有効に利用しているか，あるいは断端を使用した動作を器用に行っているかなどを把握する．義手の装着時間は多くとも3～4時間／日程度であり，義手非装着下でのADLを阻害しないように留意すべきである．

表 3. 児に対する標準的筋電義手訓練プログラム

時期	訓練プログラム
当センター初診時	カウンセリング
生後 3～6 か月の間	装飾義手装着開始
生後 10～15 か月の間	筋電義手(1 電極)装着開始
筋電義手装着開始後	外来での訓練 　装着開始後 1～2 週間は毎日訓練 　それ以降の 3～6 か月は 1 回／週の訓練 定期的フォローアップ 　ソケットのチェックアウト 　使用状況のチェック
3～4 歳の間	2 電極の筋電義手へ移行

（文献 5 より引用）

評価をまとめよう!!

本症例は初診時生後 3 か月の乳児であり，筋電義手訓練の適応を判断するには時期尚早である．生後 7 か月の時点で再診指示し，評価を行った

1. **断端長**
   前腕断端長 4.0 cm と初診時と大差なく，装飾義手を適合させるには問題ない
2. **断端皮膚の評価**
   断端皮膚は特に問題がない
3. **切断側の肘関節の動きの評価**
   義手を有効に使用するに足る肘関節の動きを有している
4. **成長・発達のチェック**
   生後 7 か月の時点で，両手離しでお座りが可能である
5. **健側上肢機能と断端機能の評価**
   健側上肢を上手に使えている．また，断端も有効に利用し，両側上肢を用いて「遊び」を行えている

いざ処方へ!!

乳児に対する筋電義手訓練プログラムは**表 3**の如くである．

<PT>

一般的には PT の関与はない．

<OT>

OT 訓練が自宅でも同様にできるように母親を教育する．訓練当初は OT が訓練提供の主体となるが，徐々に訓練提供者は母親に移行する．OT は母親の支援にまわる．訓練中は，成長発育段階や断端の皮膚状態をチェックする．

～装飾義手装着訓練の場合～

- 装飾義手を装着することで，児が両手を同じリーチで使う（遊ぶ）ことを学んでもらう．
- ソケットによる皮膚のトラブルの発現をチェックする．
- 母親に義手の扱いに慣れてもらう．

～筋電義手訓練の場合～

- 筋電信号発生の評価と採取部位の決定（通常断端において 1 か所）
- Parental switch（第三者がハンドを強制的に開くことができるスイッチ）を利用し，児にハンドの開閉を意識づけする．
- 筋電義手装着訓練（義手の作製は義肢装具士による）
  ・基本訓練
  ・両手動作訓練
- 3 歳以降になると，成人と同様に 2 電極制御の筋電義手訓練に移行する．

<義肢処方のポイント>

～装飾義手～

- ミュンスター型ソケットを採用
- 装着期間は 3～4 か月であるために，初期適合をしっかり行う（義肢装具士と連携）．

～筋電義手～

- ミュンスター型ソケットを採用
- 電極採取部（1 か所）の位置決めは OT 評価により決定
- 少なくとも 6 か月に 1 回はソケットの適合チェックを行う．
- 必要に応じてソケットの修理，再作製を行う（児は成長することを忘れずに）

表 4. 達成度の目安

装着後数分〜数日	ハンドの開閉を意識
児が 1 歳半〜2 歳	自発的両手動作が可能
児が 2〜3 歳	複雑な両手動作が可能(紙とハサミを使うなど)

結果

　本症例は生後 7 か月でお座りが可能となった時点で，まず装飾義手を装着した．装飾義手と健側手を用いて「遊び」を行うことができるようになり，上肢の左右対称を意識づけできたと考える．生後 11 か月より筋電義手(1 電極制御)の装着訓練を開始した．当初は Parental switch を用いて児にハンドの開閉を意識させるのに手間取ったが，最終的には表 4 に示す「達成度の目安」とほぼ同じ過程を示した．その間に断端皮膚のトラブルは認めなかった．3 歳になった時点で成人と同じ仕様の 2 電極制御の筋電義手訓練に移行した．その後の訓練は原則として成人の筋電義手訓練プログラムに準じて行った．現在，保育所において筋電義手を有効に使用している．

知っ得サイドメモ

　小児筋電義手開始年齢は一般的に 2 歳以下(特に 1 歳以下)が良いとされている．本症例においては，理想的な訓練経過を達成することができた大きな要因として，1 歳以下からの開始が挙げられる．しかし，10 歳代前半において約 30〜40%の児が筋電義手の使用を中止するという現実がある．いずれにしても，保育園から幼稚園，小中学校へと変化する生活環境に対して細やかな対応が必要である．

文　献

1) 兵庫県立福祉のまちづくり工学研究所(編)：特集　筋電義手—小児筋電義手を中心に．アシステック通信，第 35 号，2002.
2) 陳　隆明：筋電義手，陣内一保ほか(編)，こどものリハビリテーション医学，pp. 440-443，医学書院，2008.
3) 陳　隆明ほか：小児における電動義手の使用状況．臨床リハ，17：608-610，2008.
4) 柴田八衣子ほか：小児の四肢欠損・切断と義肢—発達に視点をおいた適応と事例— 上肢欠損に対しての義手使用，訓練—乳幼児からの筋電義手アプローチ—．日本義装会誌，25：39-43，2009.
5) 陳　隆明ほか：乳幼児に対する筋電義手装着訓練プログラムの検証．総合リハ，37：239-244，2009.

特集 もう悩まない！100症例から学ぶリハビリテーション評価のコツ

〈各論〉
IX．装　具
症例61　**下肢装具の選択**

小林由紀子*

ポイント

- 脳血管障害では短下肢装具，長下肢装具をよく用いる．
- 装具使用の目的に合わせ，種類や構成を決定する．
- 装具で麻痺側支持性を代償するにあたり，麻痺，筋緊張，関節可動域，立位・歩行能力などを評価する．変形や皮膚の状態も観察する．
- 適切に使用できるか，認知機能，脱着可否，使用環境，受容についても，十分に検討する．
- 処方，仮合わせ，試用ののち完成だが，その後も使用状況や不具合の有無について長期的対応が必要である．

症例

62歳，男性．会社員，営業職．脳出血，左片麻痺．発症後20日で急性期病院から回復期リハ病棟へ転院．屋外歩行獲得が目標．発症から5か月程度で自宅退院，社会復帰を見込んでいる．当初は評価用短下肢装具と膝固定装具を組み合わせて歩行訓練をしていたが，発症後3.5か月で麻痺の改善に伴い，短下肢装具のみで歩行訓練が可能となってきた．

さぁ，どうする？

1　問診のポイントは？（表1）

　装具の種類や構成は，使用目的や使用者の機能と能力により決まる．装具療法の目的は，関節自由度の制限による機能の代償，変形の矯正，疼痛の予防にある．障害が変化すれば，装具に求める代償機能も変わってくる．装具には治療用と更生用（生活用）の区分があるが，治療用を生活でも使うことが多い．実際の使用に合うよう種類や構成を決める．

　必要な代償機能を見極めるため，療法士や看護師らと，想定される日常生活動作（ADL）や立位・歩行能力，訓練の進行具合を検討する．本人や家族には，今後の生活や装具使用が想定される状況について考えを聞く．装具に対する心理も重要である．

　装具処方に伴う手続きや費用負担に関する説明は事前にしておく．

表1．問診のポイント

1．装具の目的	・治療用（立位・歩行訓練用）／更生用（日常生活用） ・実際は両方を兼ねることも多い
2．疾　患	・主疾患（脳卒中，整形外科疾患，神経筋疾患など） ・発症からの期間（変化の見込みにかかわる） ・併存疾患（関節・皮膚・神経症状を伴う疾患，活動度に影響する疾患）
3．医療スタッフの評価	・現在のADL，装具使用時のADL，到達予測ADL ・立位・歩行訓練の進行具合
4．本人と家族の想定	・想定されるADL，活動度 ・装具の使用場面（訓練時のみ／生活で，介助者の有無など） ・環境（床面，屋内／外，段差や傾斜，社会的状況など） ・装具の受け入れ，美容面での希望 ・評価用装具または過去に作成した装具の使用感
5．手続きや費用負担についての理解	・申請から完成までの手続き，費用負担（治療用と更生用で異なる） ・治療用では償還払い（一旦全額支払いが必要）につき事前に了承を得る

---

* Yukiko KOBAYASHI，〒272-0802　千葉県市川市柏井町4-229-4　市川市リハビリテーション病院リハビリテーション科，医長

表2. 診察のポイント

1. 下肢機能
   - 麻痺
   - 筋緊張
   - ROM(足関節は膝屈曲／伸展位の両方で評価)
   - 感覚障害
   - 非麻痺側下肢や体幹の筋力
2. 下肢の関節や皮膚の状態
   - 足趾や足，膝，股関節の変形，脚長差の有無
   - 骨突出の有無
   - 創傷や皮疹の有無
   - 浮腫
3. 運動機能・能力(裸足と，可能なら装具装着，両方の状態を評価)
   - 立位バランス，麻痺側への荷重
   - 歩容(歩行様式，接地／離地の状態，膝折れ／反張膝の有無など)
   - 立位・歩行時の足の異常(尖足，内反，槌趾など)
   - 起立／着座，歩行時の足関節可動性
4. 上肢・体幹機能(装具脱着可否に影響)
   - 麻痺
   - 非麻痺側上肢機能
   - 座位バランス
5. 認知機能(麻痺肢や装具の管理能力を反映)
   - 病識
   - 知能
   - 注意障害，半側空間無視
6. 体格
   - 身長，体重
   - 変化の見込み

2 診察のポイントは？(表2)

装具に求める代償機能は，立位での麻痺肢の支持性によって決まる．経時的に変化しうるので，定性的・定量的評価をもとに処方時期を決定する．

3 本症例の所見のまとめ

- 脳出血発症から3.5か月
- 大柄で少し太り気味，糖尿病
- 端座位保持，手すり把持での立位保持が可能．評価用短下肢装具を用いて訓練室内歩行訓練中
- 左痙性片麻痺．麻痺は上肢重度だが，下肢は中等度まで改善，筋弛緩薬を内服
- 意思疎通良好，病識あり，多少せっかちだが，知能低下や半側空間無視はなし
- 屋外活動自立と社会復帰は可能な見込み，復職を希望
- 本人談「装具をつけると足が床にきちんとつくし，膝が安定して歩きやすい．駅の階段は上れるかな？通勤や外営業でもつけることになりそう」

4 何を評価するか？

麻痺側支持性に関わる機能として，麻痺や筋緊張，関節可動域(ROM)などを評価する．支持性は立位・歩行で評価する．評価用装具を用いて代償の効果を検討できると良い．関節や皮膚の状態，体格に応じ，装具の形状や材質に配慮する．装具を適切に使用するには上肢機能や認知機能もかかわってくる．

これだけは外せない!!

1 麻痺

SIAS(Stroke Impairment Assesment Set)-motor，Brunnstrom stage が代表的．分離運動が十分可能な軽い麻痺の場合はMMT(Manual Muscle Test)で筋力を評価することもある．

2 筋緊張

脳卒中では低下する場合と亢進する場合があり，時期によっても変化する．MAS(modified Ashworth scale)で表す．他関節は緩めた状態で目的の関節を速度を変えて繰り返し動かし，抵抗の変化を徒手的に感じる．関節拘縮や筋短縮と区別する．動作時には筋緊張が高まり，特有の姿勢異常を生じる．

3 ROM

単関節筋と多関節筋があり，立位や歩行時のROMを推測するため，他関節を緩めての評価と，あえて緊張させての評価(例：膝伸展位での足関節背屈)を両方行う．

4 変形・骨突出の有無，皮膚の状態

装具による創傷や不適合の要因となる．胼胝は第5中足骨頭付近(内反足)，足趾先端(槌趾)，前足部足底中央(開帳足)などにできやすい．

5 立位・歩行

裸足と，可能であれば評価用装具装着時の両方を評価する．

麻痺側支持性は，立位・歩行での麻痺側への荷重，膝折れや反張膝の有無をみる．動作時に強まる異常として，尖足，内反足，槌趾がよくみられる．

片麻痺の歩行様式で多いのは，揃い型(麻痺側から踏み出し，非麻痺側はその横に並べて接地)，前型(麻痺側よりも非麻痺側は前方に接地)である．後ろ型や，ときに非麻痺側から進むパターンもある．これは装具の足関節制動や角度を決めるのに重要である．前型で麻痺肢の膝折れがなく立脚支持ができれば，可動性足継手を使用できる可能性がある．

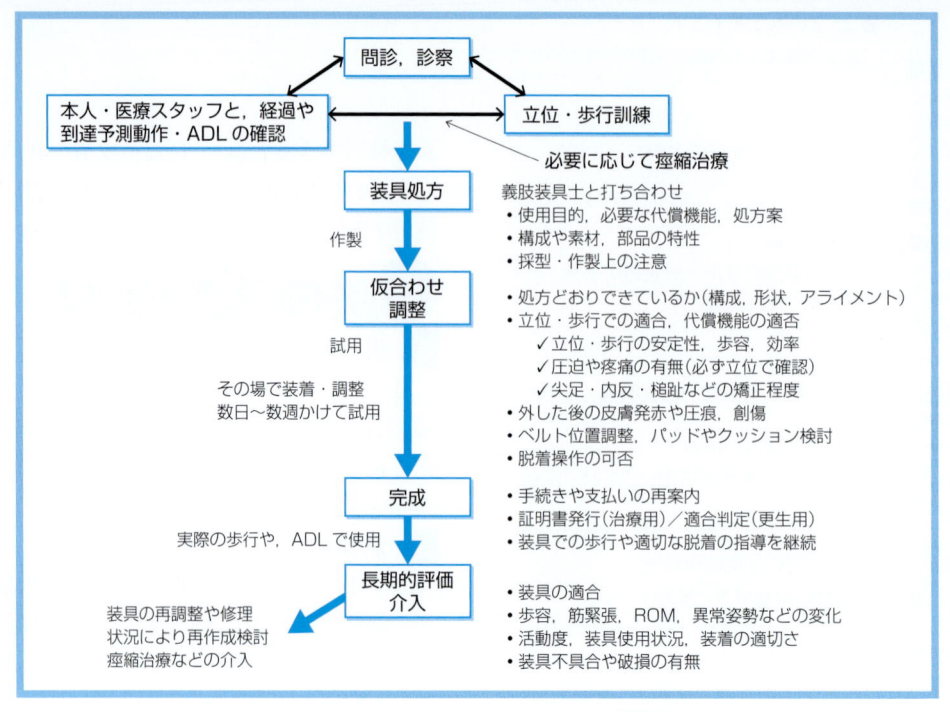

```
                    問診，診察
                       ↕
本人・医療スタッフと，経過や  ↔  立位・歩行訓練
到達予測動作・ADL の確認
                       ↓         必要に応じて痙縮治療
                    装具処方      義肢装具士と打ち合わせ
                                 ・使用目的，必要な代償機能，処方案
                     作製        ・構成や素材，部品の特性
                                 ・採型・作製上の注意
                    仮合わせ
                     調整        ・処方どおりできているか（構成，形状，アライメント）
                                 ・立位・歩行での適合，代償機能の適否
                     試用           ✓立位・歩行の安定性，歩容，効率
                                    ✓圧迫や疼痛の有無（必ず立位で確認）
              その場で装着・調整       ✓尖足・内反・槌趾などの矯正程度
              数日〜数週かけて試用   ・外した後の皮膚発赤や圧痕，創傷
                                 ・ベルト位置調整，パッドやクッション検討
                                 ・脱着操作の可否
                     完成        ・手続きや支払いの再案内
                                 ・証明書発行（治療用）／適合判定（更生用）
              実際の歩行や，ADLで使用 ・装具での歩行や適切な脱着の指導を継続
                    長期的評価
                     介入        ・装具の適合
                                 ・歩容，筋緊張，ROM，異常姿勢などの変化
       装具の再調整や修理          ・活動度，装具使用状況，装着の適切さ
       状況により再作成検討         ・装具不具合や破損の有無
       痙縮治療などの介入
```

図1．評価から装具の処方，完成までの流れ

評価をまとめよう‼

- 身長 168 cm, 体重 71 kg（発症前 76 kg, ここ 1 か月は変化なし）
- 糖尿病性神経症は軽度．脳出血発症を契機に食事療法を真面目に継続
- 左片麻痺：SIAS-motor（1, 1A, 2, 3, 0），Brunnstrom stage 上肢Ⅱ，手指Ⅱ，下肢Ⅲ
- 左下肢感覚は表在・深部とも軽度鈍麻だが，接地や荷重感覚はわかる
- 筋緊張：MAS　足関節底屈筋群 2／背屈筋群 1+，膝関節屈筋群 1+／伸筋群 1+，股関節伸筋群 1／屈筋群 1+．足クローヌス 10 beats 以内
- 他動的 ROM：足関節背屈 10°（膝屈曲位）／背屈 5°（膝伸展位）／底屈 40°，膝関節伸展 0°／屈曲 130°，股関節屈曲 120°（膝屈曲位）／伸展 10°
- 皮膚異常なし．浮腫は足背のみで軽度
- 裸足立位：左下肢荷重して保持可能，重心やや右寄り．左尖足で軽度内反．槌趾
- 裸足歩行：前型だが右歩幅は小さい．左遊脚期に左股・膝屈曲や足関節背屈が不十分で軽く分回しで振り出す．左立脚初期に踵は着かず前足部外側から接地し，中期に反張膝となる．立脚時に内反と槌趾増強，足趾先端に疼痛
- 評価用装具での歩行：前型で左右とも歩幅が大きくなる．左遊脚期の足先離れは良好で分回し軽減．踵接地．底屈 0°固定では軽く反張膝となるが，背屈パッドを下腿に入れると解消．下腿ベルトを緩めても膝折れなし．内反は矯正，槌趾疼痛は軽減
- 装具脱着：多少時間がかかるが自立．装着やベルト固定は適切に可能
- 今後，営業職への復帰を想定．スーツ着用，屋外歩行・階段昇降が必要

いざ処方へ‼

　左プラスチック短下肢装具（ポリプロピレン，4 mm 厚，黒）を処方．足関節底屈は 3°背屈位で停止するよう採型．heel cut せず，toe spring あり．趾枕貼付．

　足継手はタマラック^{TR}（背屈補助，硬め），足関節背面の底屈制動部（ストップ部）は靴を履くため厚みを抑え，衝撃緩衝にゴム貼付．モーションコントロールリミッター（ロッド）は活動度が高いので破損の危険を考慮してつけない．

　ベルト計 4 本．下腿ベルト 2 本（近位と遠位）．足関節ベルトは内起こし（外果側のベルト基部を装具内面に止める）．足背ベルトは薄い素材で折り返しなし．

　装具は，仮合わせ，試用を経て完成に至る（図1）．処方と相違ないかチェックし，適合と機能代償の効果を立位・歩行で確認する．圧迫を受けやすいのは，内・外果，舟状骨，第1・5中足骨頭側面で，必ず荷重時に確認する．当たっている場合，単に装具の縁を押し広げるだけでなく，縦アーチパッドや中足骨パッドの追加，装具内面のクッション貼付といった工夫も検討する．

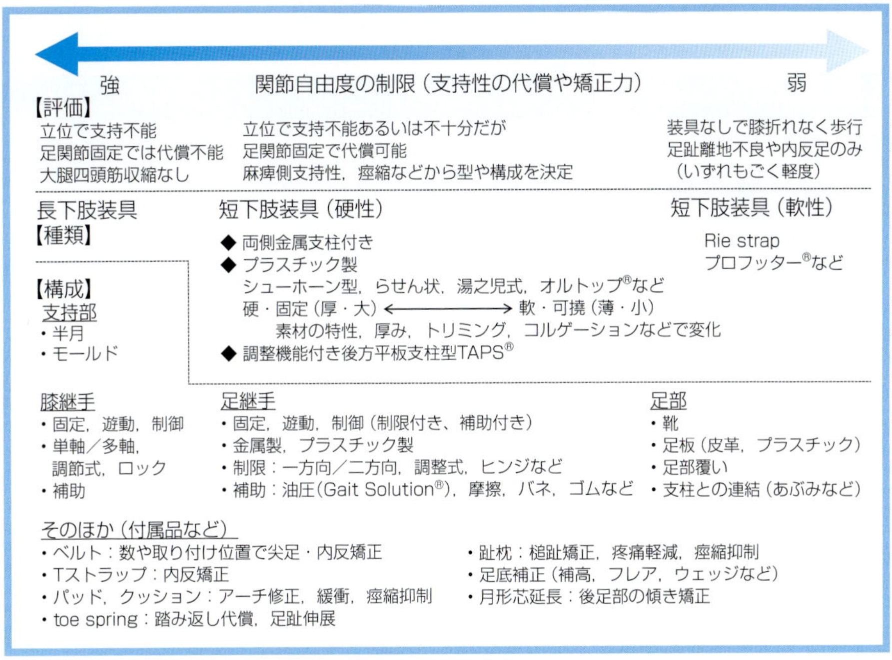

```
←―――――――――――――――――――――――――――――――――――――――――→
        強           関節自由度の制限（支持性の代償や矯正力）         弱
【評価】
立位で支持不能          立位で支持不能あるいは不十分だが        装具なしで膝折れなく歩行
足関節固定では代償不能     足関節固定で代償可能              足趾離地不良や内反足のみ
大腿四頭筋収縮なし       麻痺側支持性，痙縮などから型や構成を決定     （いずれもごく軽度）

長下肢装具      短下肢装具（硬性）                  短下肢装具（軟性）
【種類】       ◆両側金属支柱付き                   Rie strap
           ◆プラスチック製                    プロフッター®など
【構成】        シューホーン型，らせん状，湯之児式，オルトップ®など
 支持部        硬・固定（厚・大）←―――――→ 軟・可撓（薄・小）
 ・半月          素材の特性，厚み，トリミング，コルゲーションなどで変化
 ・モールド     ◆調整機能付き後方平板支柱型TAPS®

膝継手          足継手                    足部
・固定，遊動，制御   ・固定，遊動，制御（制限付き，補助付き）    ・靴
・単軸／多軸      ・金属製，プラスチック製            ・足板（皮革，プラスチック）
  調整式，ロック   ・制限：一方向／二方向，調整式，ヒンジなど    ・足部覆い
・補助         ・補助：油圧（Gait Solution®），摩擦，バネ，ゴムなど ・支柱との連結（あぶみなど）

そのほか（付属品など）
・ベルト：数や取り付け位置で尖足・内反矯正       ・趾枕：槌趾矯正，疼痛軽減，痙縮抑制
・Tストラップ：内反矯正                ・足底補正（補高，フレア，ウェッジなど）
・パッド，クッション：アーチ修正，緩衝，痙縮抑制    ・月形芯延長：後足部の傾き矯正
・toe spring：踏み返し代償，足趾伸展
```

図 2. 評価に基づく装具の選択，処方に必要な装具の構成

結果

仮合わせ時，装具での歩行は前型で安定．踵接地．反張膝や膝折れなし．適合は基本的には良いが，起床直後で筋緊張の高いときや，急いで装着してベルトが緩いとき，たまに外果が当たる．糖尿病があり創傷を避けるため，外果周囲の内面に薄いクッションを追加して完成．

発症から5か月で自宅へ退院．機能・歩行の変化や装具適合につき定期的に診察．屋外活動や通勤・業務のシミュレーションを経て，退院後2か月弱で復職．自宅内でも会社でも装具を装着．可動性足継手で，坂道移動や階段昇降，起立や着席が行いやすい．黒なのでスーツ着用時に目立たない．冬に内反と槌趾が強くなり，外来でボツリヌス療法を施行（後脛骨筋，長母趾屈筋，長趾屈筋）．治療後は内反と槌趾が軽減して，装具適合と歩行が改善した．

知っ得 サイドメモ

装具の継手や材質は年々進化している（図2）が，特性や適応をよく知って処方しないと不適合を招くこともある．特に，調整式継手や制動補助機構は，機能や歩行能力の変化に合わせて専門家が適切に調整し，定期的な点検・修理を行ってこそ効果を発揮する．脳卒中急性期～亜急性期に，早期からの立位・歩行訓練のため長下肢装具を処方する試みもあるが，治療用装具をその後も長く用いるのが実情であり，回復期～慢性期では，痙縮や歩容の変化で不適合となった装具や，部品の欠落や破損に気づかないまま使用されている装具をみることは多い．生活様式に合わず使わなくなる場合もある．治療段階で変化や未定の要素が多い時期には評価用装具を積極的に活用したい．

文献

1) 飛松好子，高嶋孝倫：下肢装具，日本整形外科学会，日本リハビリテーション医学会（監修），義肢装具のチェックポイント，第7版，pp.230-262，医学書院，2007．
2) 浅見豊子：装具マネージメントの実際．装具―最先端と臨床．総合リハ，40：1277-1284，2012．
3) 大田哲生：脳卒中の下肢装具．装具―最先端と臨床．総合リハ，40：1285-1290，2012．

〈各論〉
Ⅸ. 装具
症例62 上肢スプリントの選択

阿部　薫[*1]　藤原俊之[*2]

ポイント

- 上肢装具の目的（表1）は，大別すると，① 固定，② 矯正，③ 機能補助である．装具の処方目的を明確にする必要がある[1]．
- 装具は使用されなければ意味がない．装具の目的と患者のニード，日常生活状況や社会的背景を吟味して処方する[2]．
- 患者や家族に装具療法を説明・指導し，適宜，装具や装具療法に修正を加える必要がある．
- 装具療法の効果の限界を知ることも重要である．

症例

40歳代，女性．関節リウマチ（以下，RA）の診断を受けてから5年経過．Stage Ⅲ，Class Ⅱ．最近，痛みが全身性に増大し内服薬を調整中．痛みの増大とともに，手指の変形が増悪．指の形が変わってきたことを憂いている．

さぁ，どうする？

1 診察前のチェックポイントは？（表2）

装具の目的を明確にするため，これまでの治療経過や内容を把握し，今後の治療方針について明らかにしておく[2]．

2 診察のポイントは？（表3）

観察や面接，触診や検査などの手段を用いて，病態や障害，機能の評価を行い，現状の問題点を把握する．そして，その機序や成因，構造を分析・解明し，治療経過や方針を踏まえて，改善の可能性や今後予想される問題，患者自身のニードなどを吟味し，装具の処方を判断する[3)4]．

3 本症例の所見のまとめ

- RA炎症期の再燃であるが，内服薬調整により，痛みや腫脹は軽減できる見通しである
- 以前より，両肩・肘関節の拘縮や手関節・手指の変形・拘縮を認めていた
- 今回，左手関節とMP関節に強い疼痛と腫脹を生じ，手指変形が増大した印象を受け，さらなる変形

表1. 装具の目的

1. 固　定
・機能的な肢位の保持
・変形の予防
2. 矯　正
・変形の矯正
3. 機能補助
・脱力筋の補助
・特定の動作の補助

の進行を憂いている
- X線所見上，左手関節・MP関節には，骨破壊と掌側脱臼所見を認める
- 肉眼的には，左手関節橈屈偏位・MP関節尺側偏位を認める
- 身の回りのことは自身で行える．家事は適宜，家族の援助を受けながら行っている．仕事はPC操作が主体である

4 何を評価するか？（図1）

- 病態・障害評価
- 機能評価
- 日常生活動作（ADL）/手段的ADL（IADL）評価
- 社会的背景
- その他（患者のニード，患者の知識や意識など）

[*1] Kaoru ABE, 〒160-8582 東京都新宿区信濃町35　慶應義塾大学病院リハビリテーション科，作業療法士

[*2] Toshiyuki FUJIWARA, 同大学医学部リハビリテーション医学教室，講師

表2. 診察前のチェックポイント

- 発症・受傷日
- 受傷機転
- 診断名・障害内容
- 手術日・手術内容
- 損傷組織
- 治療内容・経過
- 治癒状況
- 禁忌事項
- 処方内容
- 今後の治療方針

表3. 診察のポイント

- 痛み・腫脹
- 皮膚・創部の状態
- 関節可動域
- 変形の程度
- 拘縮の程度
- 筋萎縮，筋力
- 腱固定効果
- 感覚障害
- 手指機能
- 全身機能（ADL）
- 仕事・趣味
- 装具への希望
- 装具への理解

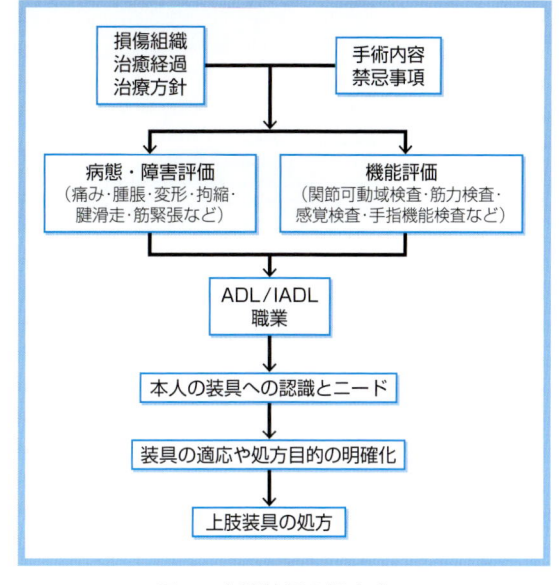

図1. 上肢装具の処方まで

これだけは外せない!!

1 病態・障害評価[3]

病態や障害を解剖学的，運動学的，生理学的に分析・把握する．

- 炎症，腫脹，痛み
- 修復組織の不安定性
- 異常な可動性
- 変形，拘縮
- 筋力低下，アンバランス
- 腱滑走性の低下
- 再建術後機能の仮想など

2 機能評価

関節可動域（ROM）や筋力，感覚，手指機能，リーチ機能などを評価し，問題の所在を明らかにする．

3 ADL/IADL 評価

ADLやIADLにおける患側上肢の使用状況やその方法について，聴取や実際場面の観察により評価する．また，病態によっては，全身的なADL状況も把握する．

4 社会的背景

職業や社会的な役割，そこで必要とされる上肢機能について評価する．

5 その他

治療に関する患者のニード，装具に対する患者のニードをたずねる．さらに，装具に対して，どのような意識を持ち，どの程度の知識を有しているかも把握する．

評価をまとめよう!!

1. 病態・障害評価
- 痛みと腫脹：左手関節・MP関節部に安静・運動時痛と軽度の腫脹あり
- 変形
  左MP関節尺側偏位：MP関節の尺側偏位は明らかなるも，徒手でMP関節を伸展することにより偏位の矯正が可能である
  左手関節橈屈偏位：徒手で手関節を正中位まで矯正することが可能で，MP関節の尺側偏位も若干修正できる

2. 機能評価
- ROM検査（自動/他動）：全身性にROM制限あり．手関節は掌橈側に脱臼し特に背屈域の制限が目立つも，掌背屈は40〜20°，橈尺屈は20〜0°の自他動可動域は有している．手指の自他動屈曲は正常可動域の2/3程度，手指の伸展（MP関節）は自他動可動域−40と−5°である
- 筋力：総じてMMT4レベル
- 感覚：明らかな感覚障害はなし
- 手指機能：握力：右11 kg/左4 kg，ピンチ力：右2.5 kg/左1.5 kg，尺側偏位により，つまみは側副つまみが主となり，握りは尺側指に力が入らないことを実感している
- リーチ：左で同側肩へのリーチが不十分

3. ADL/IADL検査
- ADL：日常全般で工夫や回避，配慮を受けながら，身の回りのことは自身で行っている．左手は，非利き手として日常使用も可能だが，力が入らないことを自覚されている

4. 社会的背景およびその他
- 職業：事務職で長時間PC操作を行っている．時に，

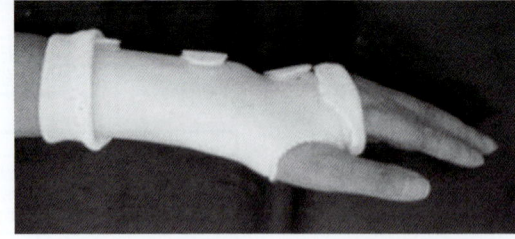

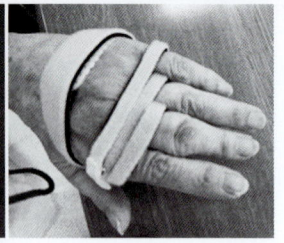

図 2. 装具例

a：手関節・MP 関節固定装具．手関節を正中位にすることで，手関節〜MP 関節のジグザグ変形を矯正し，MP 関節を伸展固定することで，さらに尺側偏位を軽減させる．
b：MP 関節尺側偏位矯正装具．日中使用することを考慮し，プラスチック樹脂のハンドベースに，カフは伸縮素材を使用して尺側偏位を矯正するタイプとする．

> 書類を運ぶなどの力作業あり
> ● ニーズ：装具について，患者間コミュニケーションや本などから，ある程度の知識を得ている．装具により，変形が少しでも緩和されたり，進行が遅らせられれば試したいと考えている

いざ処方へ!!（図2）

RA では，まず病期から装具の処方を判断する．炎症期は安静・固定，炎症期を脱すれば，変形管理として装具処方を考える．変形管理では，矯正か，増悪予防か，または変形が機能に与える影響を考慮し機能を補助するかを明確にし，患者のニーズなども加味して処方を決定する．

本症例は，炎症期を脱しつつあるので変形管理に主眼を置く．MP 関節の尺側偏位・手関節の橈屈偏位は，いずれも外的に関節のアライメントを整えることにより偏位の軽減が可能で，さらに患者の装具への意欲も高く，また変形のさらなる増悪は握力の低下やピンチのやりにくさなど機能面への影響が危惧されるので，矯正を目的とした装具を処方する．MP 関節尺側偏位に対する装具は日中，手関節装具は夜間装着とし，さらに，1 日数回の ROM 訓練も加味した装具療法を立案し，指導する．

結果

炎症所見は程なく軽快．変形は維持的に推移．今後は，変形を増長する日常での動作の回避や運動療法の徹底により，装具療法終了の可否を判断していく．

> **知っ得 サイドメモ**
> 上肢装具は，「処方・作製したけれど，装着してもらえない」となってはいけない．軟性素材など幅広く素材を検討し，その組み合わせなども考えて装具をデザイン化し，使い心地の良い装具を追及することが重要である．また，装具療法の立案では，何のために(Why)，どこに(Were)，何を(What)，いつ(When)，どのように(How)行うかという点で考えを整理してみると良い．

文献

1) 藤原俊之：上肢装具，最新整形外科学大系リハビリテーション，pp. 291-294，中山書店，2008．
2) 矢崎　繁：手のスプリントのすべて，第 3 版，三輪書店，2006．
3) 対馬祥子：臨床におけるスプリンティング，日本ハンドセラピィ学会主催ハンドスプリントセミナー入門・実践コーステキスト，2004．
4) 大森みかよ：臨床におけるスプリンティング，一般社団法人日本ハンドセラピィ学会主催ハンドスプリントベーシックセミナーテキスト，2010．

特集 もう悩まない！ 100症例から学ぶリハビリテーション評価のコツ

〈各論〉

X. 呼吸

症例 63　慢性閉塞性肺疾患（COPD）

宮﨑博子*

ポイント

- 症状や所見の乏しい患者が多いため，診断はまず COPD を疑うことから始める．診断の確定には，スパイロメーターによる気流閉塞（閉塞性換気障害）の検出が必須である．
- 問診（情報収集）は，呼吸器症状，喫煙歴，生活状況，QOL にわたって広く行う．診察の際はあらかじめ，COPD の身体所見の特徴をよく理解しておき，見落とさないようにする．
- 画像診断等で COPD の病態ならびに病型を評価するとともに，栄養状態，ADL，日常生活活動性，健康関連 QOL，心理社会的状況ならびに全身合併症を総合的に評価し，患者の全体像やリスクを確認したうえで，運動処方を目的とした評価を行う．
- 進行例では低酸素血症を予防するために，SpO_2 モニタリングのもと，SpO_2 を 90％以上に保持できない ADL 動作を抽出し，低酸素血症を防ぐ動作指導を行うとともに，必要な酸素投与量を評価する．
- COPD は慢性進行性疾患であることを常に意識し，定期的または必要時に，病態ならびに生活全体の総括的評価を繰り返し行い，そのつど処方を修正する．

症例

72歳，男性．喫煙中．5～6年前から階段昇降時に息切れを感じていたが，加齢によるものと思い放置．半年前から少量の咳や痰が持続．3か月前から平地歩行時でも息切れを感じるようになり，呼吸器内科外来を受診した．COPD と診断され，呼吸器内科医からリハ科医に呼吸リハが依頼された．

さぁ，どうする？

1 問診のポイントは？（表1）

慢性閉塞性肺疾患（COPD）の特徴的な症状である咳や痰，息切れは，風邪や加齢によるものとして見過ごされることが多い．したがって診断は，まず COPD を疑うことから始まり，これらの症状に喫煙歴が伴えば COPD の可能性を念頭に置く．

COPD の病期と症状は必ずしも一致せず，症状には個人差があり患者の主観的な自覚や訴えに左右されやすい．客観的に評価するために，いくつかの質問票が用いられる．問診では，呼吸器症状のほか，禁忌やリスクとなる合併症や既往歴，喫煙の有無や職業歴，家屋環境や1日の過ごし方，趣味や生き方などの個人背景も確認しておく．

2 診察のポイントは？（表2）

視診，触診，打診，聴診により，体格（体重減少

表1．問診のポイント

1．呼吸器症状，全身の症状
・慢性の咳や痰
・息切れ：MRC 質問票，Borg スケール CR-10
・その他の症状（足のむくみなど）
2．個人の背景
・既往歴や合併症：特に禁忌やリスクになりうるもの
・喫煙歴：喫煙指数（タバコ本数／日×年数），現在喫煙か禁煙か，禁煙後年数
・職業歴：粉塵曝露（石材切出し業など）の可能性
・食事摂取の状況：食欲不振や体重減少の有無
・運動習慣の有無
・ライフスタイル：一日の生活パターンと日常の活動性
・息切れのためできなくなった運動（ゴルフなど）
・趣味，生きがい，人生観
3．生活の維持に必要な情報
・支援してくれる家族の有無
・住居の構造（階段やエレベーターの有無など）
・利用できる福祉・介護サービスの種類と頻度

の有無，栄養状態），姿勢，動作容量，運動機能，呼吸状態（呼吸パターン，胸郭運動，呼吸補助筋の活動，努力呼吸の有無など）を評価する．進行した

---

* Hiroko MIYAZAKI, 〒615-8256 京都府京都市西京区山田平尾町17 京都桂病院リハビリテーションセンターリハビリテーション科，部長

表2. 診察のポイント

1. 全身状態
   - 体格(体重減少の有無, 栄養状態)
   - 姿勢
   - 動作容量
   - 運動機能(握力◆, 上下肢の筋力◇)
2. 呼吸状態の評価
   - 呼吸パターン(呼吸数, 呼吸の深さ・頻度, 胸隔運動, 胸式(上部, 下部)呼吸か腹式呼吸か, 胸部と腹部の時間的なずれの有無)
   - 呼吸が努力性か否か
   - 胸郭の拡張性や柔軟性(左右対称か, 円背・側弯・胸隔形成術後陥没胸の有無)
   - 呼吸筋の収縮性, 緊張性(呼吸補助筋の収縮・肥厚の有無)
3. COPDの進行に伴う徴候
   - 痩せ(体重減少)の進行
   - 呼気の延長する努力性呼吸
   - 呼吸数の増加と口すぼめ呼吸
   - 胸鎖乳突筋の肥大と活動性増加
   - 外頸静脈の呼気時の怒張
   - 吸気時の鎖骨上窩や肋間の陥凹
   - Hoover 徴候, 奇異性呼吸
   - 胸郭の樽状変形(樽状肺, barrel chest)
   - 呼吸性胸隔運動の減弱
   - 胸郭打診で鼓音, 呼吸音減弱
   - チアノーゼ
4. 呼吸不全あるいは心不全の徴候
   - 頸静脈の怒張
   - 肝腫大
   - 下腿浮腫

COPDでは, 肺の過膨張による胸郭の拡張ならびに低肺機能や低酸素血症による呼吸仕事量増加の結果, 胸郭の樽状変形などの特徴的な身体所見を呈する. COPDの進行に伴う徴候と, 呼吸不全あるいは心不全に伴う徴候を理解しておく.

3 本症例の所見のまとめ

- 症状:MRC質問票でグレード分類3の息切れ, 少量だが持続する咳と痰
- 喫煙歴, 粉塵曝露歴:20歳から1日20本の喫煙を72歳の現在も継続. 喫煙指数:20本×52年=1,040(600以上). 粉塵を吸入する職業や環境の経歴なし
- 既往歴, 合併症:狭心症:PCI(Per Cutaneous Intervention)後. 高血圧:服薬中
- 体格:身長175.7cm, 体重56.3kg, BMI:18.23. 1年前から食欲低下が出現し, 1年間で5kgの体重減少
- バイタルサイン:血圧114/64, 脈拍88/分, 体温36.6℃
- 呼吸状態:呼吸数16回/分, 胸腹式呼吸. 異常呼吸パターンなし, 斜角筋の呼吸補助使用あり. 肺胞呼吸音:異常なし, 副雑音:特になし
- 筋力:握力:右24kg, 左20kg. MMT:上肢/下肢:右5/4, 左5/4. 筋瞬発力はあるが, 持久力は低下

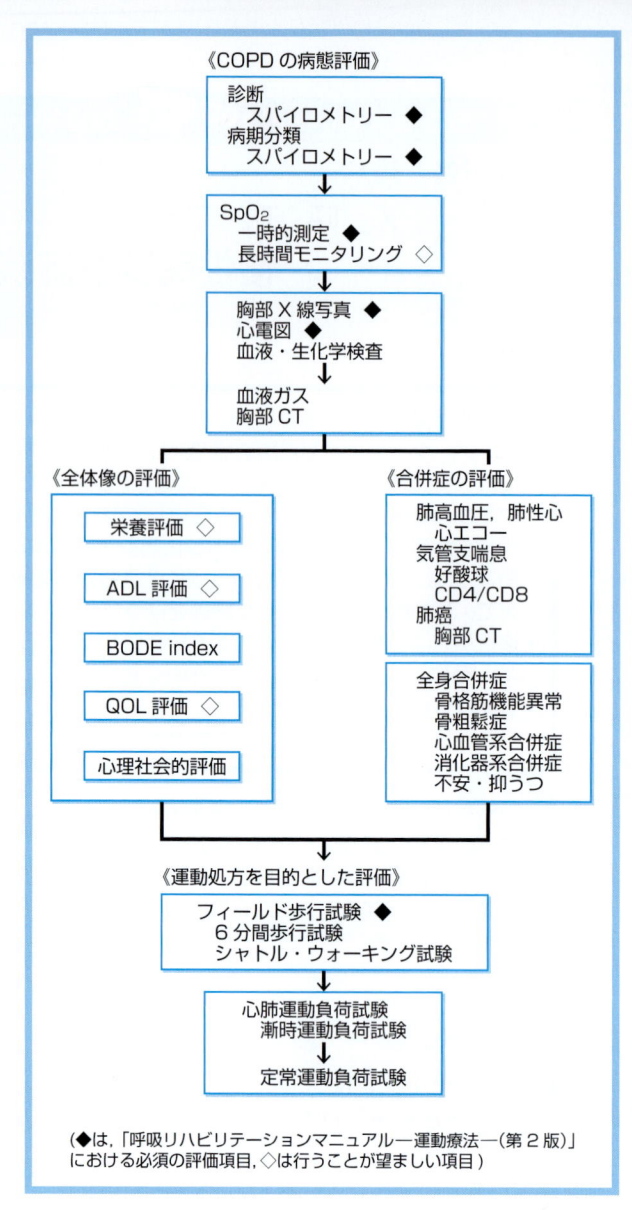

図1. 評価項目と評価の流れ

《COPDの病態評価》
- 診断
  - スパイロメトリー◆
- 病期分類
  - スパイロメトリー◆
- SpO₂
  - 一時的測定◆
  - 長時間モニタリング◇
- 胸部X線写真◆
- 心電図◆
- 血液・生化学検査
- 血液ガス
- 胸部CT

《全体像の評価》
- 栄養評価◇
- ADL評価◇
- BODE index
- QOL評価◇
- 心理社会的評価

《合併症の評価》
- 肺高血圧, 肺性心
- 心エコー
- 気管支喘息
- 好酸球
- CD4/CD8
- 肺癌
- 胸部CT

全身合併症
- 骨格筋機能異常
- 骨粗鬆症
- 心血管系合併症
- 消化器系合併症
- 不安・抑うつ

《運動処方を目的とした評価》
- フィールド歩行試験◆
  - 6分間歩行試験
  - シャトル・ウォーキング試験
- 心肺運動負荷試験
- 漸時運動負荷試験
- 定常運動負荷試験

(◆は,「呼吸リハビリテーションマニュアル—運動療法—(第2版)」における必須の評価項目, ◇は行うことが望ましい項目)

- 住居:70歳の妻と高齢夫婦2人の世帯. 居住空間は2階建ての2階. 階段あり
- 運動習慣:60歳頃までジョギングやゴルフをしていたが, 息切れで断念
- 趣味:読書, 鉛筆画
- 人生観:自分のことは時間がかかっても人の手を借りずに自分で行い, 他人に迷惑をかけたくない

4 何を評価するのか(図1)

まず, COPDかどうかを診断し, COPDであれば病期分類を行う. 次に, SpO₂や画像診断などでCOPDの病態や病型を評価し, 全身状態や日常生活活動度, 心理社会面などの全体的な評価ならびに肺合併症や全身合併症(COPDは血中TNF-α,

IL-6等が上昇する全身性炎症性疾患)の評価を行う．病態や全体像が把握でき，潜在するリスクや安全性が確認できれば，運動処方を行うための運動耐容能評価を十分なリスク管理のもとに実施する．

表2，図1に，「呼吸リハビリテーションマニュアル―運動療法―（第2版）」に収載された必須の評価項目◆と，行うことが望ましい評価項目◇を示す．◆にはこのほかに，息切れ（安静時，労作時）とフィジカルアセスメントが含まれる[1]．

これだけは外せない!!

1 COPDの診断と病期分類

COPDの診断には，スパイロメーターによる気流閉塞（閉塞性換気障害）の検出が必須である．1秒率（$FEV_{1.0}/FVC$）＜70％をCOPDと診断し，予測1秒量に対する比率（対標準1秒量：％$FEV_{1.0}$）により，％$FEV_{1.0}≧80％$を軽症，$50％≦％FEV_{1.0}<80％$を中等症，$30％≦％FEV_{1.0}<50％$を重症，％$FEV_{1.0}<30％$または％$FEV_{1.0}<50％$で慢性呼吸不全を合併するものを最重症に分類する．

2 息切れ（安静時，労作時）

MRC（Medical Research Council）質問票やBorgスケールCR-10（Category-ratio 10 scale）が使用される．

3 経皮的酸素飽和度（SpO_2）

全身状態の悪化を防ぎ生命予後を維持するには，日常生活のどのような動作場面においてもSpO_2を90％以上に保持することが必要で，SpO_2の評価は，在宅生活を維持するための極めて重要な指標である．スポットで評価する方法と，24時間または夜間など，長時間のモニタリングにより評価する方法がある．

4 栄養評価

栄養状態は極めて重要で，気流閉塞とは独立した生命予後規定因子である．BMI（Body Mass Index），％IBW（Ideal Body Wait）が簡便な指標になる．最近では体重よりも，LBM（Lean Body Mass；除脂肪体重）の減少のほうが予後を正確に反映することが明らかにされている．

5 ADL評価

呼吸障害を反映する評価法に，千住らのNRADL（Nagasaki University Respiratory Activities of Daily Living Questionnaire），後藤らのP-ADL（Pulmonary Emphysema-ADL）がある．

6 BODE係数

COPDの生命予後に相関する指標．B（Body-mass index：体格指数），O（airflow Obstruction：気流閉塞の程度，一秒量），D（Dyspnea：呼吸困難，息切れ指数），E（Exercise capacity：運動耐容能，6分間歩行距離）の頭文字を取り，それぞれの合計点数0点から最重症10点の間で評価したもの．Eの日常生活活動度や戸外活動量が，生命予後に最も相関するとされている[2]．

7 QOL評価（健康関連QOL）

SGRQ（St. George's Respiratory Questionnaire）や，簡便なCAT（COPD Assessment Test），VAS-8（Visual Analogue Scale-8）がある．

8 フィールド歩行試験

6分間歩行試験（6MWT：6-Minute Walk Test）とシャトル・ウォーキング試験（SWT：Shuttle Walking Test）がある．6MWTは日常生活の障害の重症度を評価するのに適した評価法で，6分間歩行距離（6MWD：6-Minute Walk Distance）は，生活の質（QOL：Quality of Life）や罹患率，死亡率に相関するとされる[3]．シャトル・ウォーキング試験は，$\dot{V}O_2$ peakとの相関が6MWTよりも高い．

9 心肺運動負荷試験

トレッドミルやエルゴメーターによる症候限界性運動負荷試験である．漸次運動負荷試験は，最大の運動強度を測定する検査方法で，定常運動負荷試験は運動耐久力の評価に用いる．いずれの負荷試験も心負荷がかかることを念頭に，虚血性心疾患や不整脈の潜在を慎重に検討し，実施の際は医師の監視下で心電図モニターを装着して行う．

評価をまとめよう!!

1. スパイロメーター
FVC：3.35 l（96.8％），$FEV_{1.0}$：0.86 l（31.9％），$FEV_{1.0}/FVC$：25.67％．診断はCOPD．病期分類はⅢ期，重症

2. 胸部X線写真
肺野の透過性亢進，肺野末梢血管影の狭小化，横隔膜の平坦化，滴状心による心胸郭比の減少，肋間腔の開大

3. **胸部 CT**
   気腫性病変が融合した低吸収域が肺野のかなりの部分を占める. 気道壁肥厚などの気道病変は少ない. 病型は気腫型 COPD
4. **心電図**
   異常所見なし
5. **心臓超音波検査**
   肺高血圧や肺性心の所見なし
6. **動脈血ガス分析**
   pH：7.446, PCO_2：40.8, PO_2：76.6, HCO_3：26.8, BE：2.6. 低酸素血症および高二酸化炭素血症を認めず
7. **6MWT**
   6MWD：348 m, SpO_2：開始時 95%→終了時 88, 修正ボルグ指数：息切れ/下肢疲労：開始時 0/0→終了時 4/4
8. **漸次運動負荷試験**
   最大運動負荷量：60 Watt Max, SpO_2：開始時 94%→終了時 87%, 30 秒後に最小値 SpO_2 値 85%を記録し, 酸素負債を認めた. 血圧(脈拍)：開始時 97/57(86)→終了時 180/88(133), 修正ボルグ指数：息切れ/下肢疲労：開始時 0/0.5→終了時 7/7
9. **定常運動負荷試験**
   3分コース(3分実施, 2分休憩)では息切れおよび下肢疲労ともに強いが, 2分コース(2分実施, 3分休憩)では自制内. 運動療法時の SpO_2 を 90%に保つには酸素投与 1l下では不十分で 2lが必要
10. **NRADL**
    76/100 点, 屋内 ADL 動作はゆっくり行えば息切れなく可能. 入浴, 階段, 床からの立ち上がりで息切れあり. 外出は妻の買い物に付き合う程度だが, 息切れのため数分ごとに立ち止まる
11. **BODE 係数**
    B：1点, O：3点, D：2点, E：1点. 合計 7 点
12. **CAT**
    27/40 点

いざ処方へ!!

外来通院リハに適した包括的呼吸リハを処方.

(1) 患者教育： 禁煙指導の徹底, COPD の病態と呼吸リハの目的や有効性ならびにリハの具体的内容を説明し, 資料を配布(医師, 看護師, PT, OT).

(2) 栄養状態の保持・改善： 定期的な体重管理と, 高カロリー食品の頻回少量摂取を勧める栄養指導, 補助栄養食品の紹介(医師, 栄養士).

(3) 呼吸理学療法： 運動療法実施前後に, 腹式呼吸や口すぼめ呼吸を行い呼吸調整(PT).

(4) 運動療法： 運動処方は FITT の原則に従って実施. F(Frequency；頻度)は週2回, I(Intensity；強度)は, 漸次運動負荷試験で得た最大運動負荷量 60Watt の 60%負荷となる 36Watt(合併症に狭心症や高血圧があるため, 運動負荷量を AT を越えない値に設定), T(Type；種類)はエルゴメーター自走, T(Time；1回の運動時間)は, 定常運動負荷試験の結果をもとに, 酸素 2l投与下で, 2分コースを5セット.

重錘を用いた上下肢の筋力訓練でウォーミングアップを行い, 終了後クールダウン. 自主トレーニングとして, 息切れを感じたら随時休憩する自己ペースの自由歩行(固定式自転車でも可. 本人の好きなもの, 続けられそうなものを選択)と, フリーウェイトによる筋力トレーニングを指導(PT).

(5) ADL 指導と訓練： 日常生活における呼吸仕事量を減らし, 息切れや SpO_2 低下を防ぐために, 患者の ADL 動作を, 動作内容(手順, 方法, 速度)や息切れ, 疲労感とその回復時間なども含めて詳細に評価. その上で, 望ましい動作速度や動作手順, 呼気の開始と同調させた動作の指導を行い, 習慣づけるための訓練を実施. ADL 動作に必要な上肢を中心とした筋群の, 筋力トレーニングを併用する(OT).

結果

外来呼吸リハを開始後は徐々に自覚症状が軽減し, 2週間後に, 2分コース5セットを3分コース5セットに変更した.

＜呼吸リハ算定上限日数(90日)終了時の評価＞

自覚症状：動きやすくなり, 妻との買い物がより楽しみになったと笑顔. MRC 質問票：3. 体重：60.2 kg, BMI：19.50, スパイロメーター：FVC：3.16 l(81.4%), $FEV_{1.0}$：0.92 l(29.3%), $FEV_{1.0}$/FVC：29.11%：病期分類がⅢ期重症からⅣ期最重症に進行. 6MWD：342 m, 漸次運動負荷試験：最大運動負荷量 Watt Max：60Watt. NRADL：80/100 点, BODE index 合計：7点, CAT：29/40 点.

COPD の病期は進行していたが, 自覚症状と体重の改善, 運動耐容能と ADL, BODE index の維持, QOL の拡大を認め, 呼吸リハが有効であったと判断した. 呼吸リハの継続が必要と考え, 算定上限日数超えで継続を指示.

さらに1か月を経過した頃から,訓練中や在宅労作時に時おり,SpO$_2$ が80%台に低下することが出現.24時間連続SpO$_2$モニタリングを実施したところ,入浴などの大きな動作でSpO$_2$ が85%前後に低下し,平均SpO$_2$:92.89%,最低SpO$_2$:79.00%であった.この結果を呼吸器内科主治医に伝え,在宅酸素療法(HOT;Home Oxygen Therapy)の導入を検討中である.

> **知っ得 サイドメモ**
>
> 進行したCOPD患者においては,低酸素血症をいかに防いで日常生活を送らせられるかが,呼吸リハを成功させ長期生命予後を獲得するうえで重要な目標になる.動脈血酸素分圧 PaO$_2$=60 Torr は,経皮的動脈血酸素飽和度 SpO$_2$=90%に相当するため,日常動作のどの場面においても,SpO$_2$ を90%以上に保持させることが重要である(動脈血二酸化炭素分圧 PaCO$_2$ の評価には動脈血液ガス分析が必須).
>
> リハ訓練中に SpO$_2$ が低下する患者には,訓練時のみ酸素を投与(HOTの患者には増量)しながら運動させる.日常生活でSpO$_2$低下が予想される患者には,在宅 SpO$_2$ をモニタリングし,SpO$_2$ が低下する動作を抽出して低下しない動作を指導し,習慣づけるための訓練をくり返す(指導だけでは身につかない).HOT患者の酸素投与量は,まず安静時に PaO$_2$ が60 Torr になるよう酸素流量を調節し,次に労作時の PaO$_2$ が60 Torr になるように調整する.動作ごとに必要な酸素流量をきめ細く評価し調整することが,低酸素血症を予防するための重要なポイントである.

文献

1) 日本呼吸ケア・リハビリテーション学会ほか(編):呼吸リハビリテーションマニュアル―運動療法―(第2版),照林社,2012.
2) Celli ER, et al:The body-mass index, airflow obstruction, dyspnea and exercise capacity index in chronic obstructive pulmonary disease. *N Engl J Med*, 350:1005-1012, 2004.
3) ATS Statement:Guidelines for the 6-minute walk test. *Am J Respir Crit Care Med*, 166:111-117, 2002.

〈各 論〉
X. 呼 吸
症例 64 間質性肺疾患

堀江温子*

ポイント

- 間質性肺疾患は様々な病型や原因が存在し，病気の進行も異なるため，個々の患者に応じた介入が必要である．
- 間質性肺疾患に対しても呼吸リハの効果は重要視されてきており，生じる障害や併存症を評価し，それぞれに対して適切に介入することでリハの効果が期待される．
- 間質性肺疾患の主要な症状に呼吸困難があるが，特に労作時の呼吸困難があり身体活動が制限されるため，安静時のみでなく労作時の評価が重要である．
- 呼吸困難は身体機能のみでなく健康関連 QOL にも関連しており，心理的な評価を行い，それに対する支援も必要である．

症例

67歳，男性．3年前に間質性肺炎（特発性肺線維症）と診断された．1年前から労作時の呼吸困難感の増悪を認めていたが，今回咳嗽と呼吸困難も増悪し，加療目的で入院となった．

さぁ，どうする？

1 問診のポイントは？

　間質性肺炎は肺胞隔壁や小葉間間質に炎症や線維化病変をきたす疾患の総称であり，原因の明らかなものと原因不明な特発性に分類される（**表1**）．間質性肺炎患者は高齢化に伴い増加しており，なかには進行性，難治性で予後不良である疾患も存在する．そのため，原疾患に関する情報を把握することが重要である．

　問診では咳嗽や喀痰量，呼吸困難などの現在の自覚症状を確認するが，特に呼吸困難の評価は必須である（**表2**）．本疾患では労作時において，換気血流比の不均衡分布や1回換気量の減少により低酸素血症を生じるため，息切れを生じ，身体活動が制限されるようになる．そのため安静時と労作時の両方の自覚症状を確認することが大切である．日常生活でどのような状況で呼吸苦を感じるか，また改善までどの程度時間を要するかなどの情報は，生活指導を行う際にも必要となる．また，

---

* Atsuko HORIE, 〒160-8582 東京都新宿区信濃町35 慶應義塾大学医学部リハビリテーション医学教室，助教

表1. 間質性肺炎の分類

特発性間質性肺炎，膠原病の肺疾患，薬剤性肺疾患，職業性・環境性肺疾患，放射線肺炎，腫瘍性肺疾患，感染症

他の疾患と同様に，呼吸リハビリテーション（以下，リハ）の介入の際に，家屋や家族の状況および社会的背景は重要な情報となるため，可能な範囲で把握しておく．さらに呼吸困難は健康関連 QOL を阻害する要因でもあり，心理的側面の問診も重要な要素である．

2 診察のポイントは？

　呼吸困難による活動性の低下による廃用性の筋力低下が生じることがあり，その評価は重要である．また上肢動作は頸部の呼吸補助筋の機能を阻害するため，呼吸困難感が増強する．したがって，上肢の筋力を評価することも必要である．

　また，軽症，中等症の間質性肺炎患者では，安静時の血液ガス所見やパルスオキシメーターの酸素飽和度は正常である場合もあり，労作時の評価と運動耐容能の確認は重要である．間質性肺炎のような拘束性換気障害では，胸郭の可動域制限が

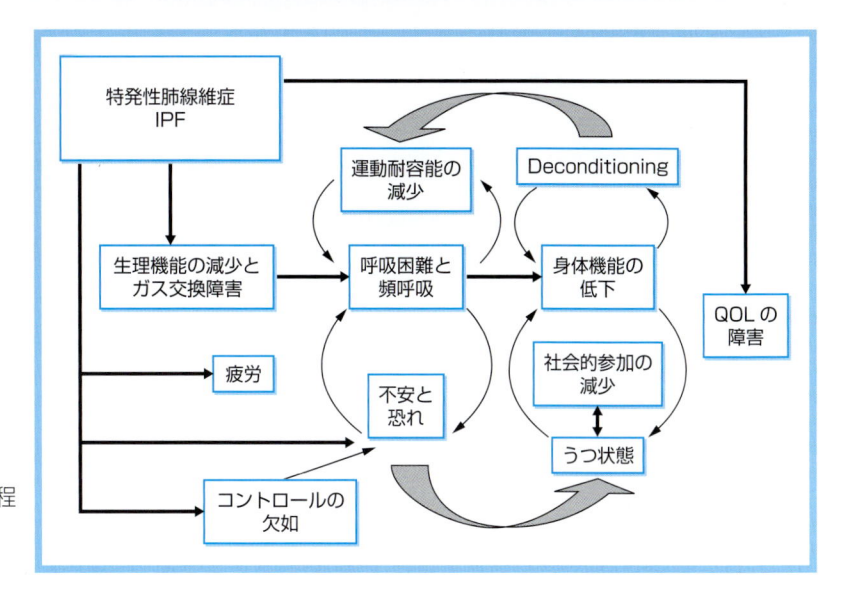

図 1.
IPF の障害と併存症に至る過程
（文献 1 より）

表 2. 問診・情報収集のチェックポイント

1.	原疾患の情報 原因，治療歴・治療内容（内服薬など），併存疾患（骨関節疾患，心疾患，麻痺性疾患，代謝性疾患など）
2.	身体情報 身長，体重，体重変化，栄養状態
3.	自覚症状 安静時の呼吸困難感 労作時の呼吸困難感　歩行距離，ADL 動作での呼吸困難感（具体的にどの動作で生じるか） 不安感，抑うつの有無，発熱，体重減少など
4.	検査所見 胸部画像所見（X-p, CT），肺機能検査（スパイロメトリー，肺拡散能検査），心電図，血液検査，動脈血ガス分析（A-aDO2 も含めて），安静時の経皮的酸素飽和度（SpO_2）
5.	社会歴，家族背景 職業歴，喫煙歴，家族構成，家屋情報（マンションの場合はエレベーターの有無）

みられる場合があり，胸郭の形，呼吸時の胸郭の動きなどの視診・触診も行う．

さらに肺高血圧による右心不全の症状の有無・程度は必ずチェックする．

3 本症例のまとめ

- 間質性肺炎の診断後，徐々に労作時の呼吸困難感が増悪してきており，今回，在宅酸素療法の開始と内服薬の調整目的にて入院となった
- 妻と 2 人暮らし，無職，1 戸建てで生活スペースは 1 階が中心
- 酸素療法は安静時なし，労作時 3 l/min　安静時 SpO_2 93%
- 最近は 100 m 程度の歩行で呼吸困難感が増悪するため外出の頻度が減り，屋内で過ごすことが多くなっている
- 入院時血液検査データ：PaO_2 51.0 Torr，$PaCO_2$ 37.0 Torr，肺機能検査；VC 1.90 l（% VC 49.0%），$FEV_{1.0}$% 92.0%

4 何を評価するか？

間質性肺炎の呼吸リハについてはこれまで明確なエビデンスが示されてこなかった．しかし近年，間質性肺炎，特に特発性肺線維症（IPF）を対象に，呼吸リハの臨床的な効果（運動耐容能や健康関連 QOL などの改善）が報告されるようになっている．COPD とは病態や運動制限の機序が異なり，進行も比較的早いことなどから，COPD と同様の呼吸リハをそのまま適用することは難しいが，図 1 のように生じる障害や併存症を評価し，それぞれに対して適切に介入することで，リハの効果が期待される．特に現在の日常生活動作（ADL）や呼吸困難を生じる動作を把握し，ADL の指導を行うことでなるべく活動度を落とさず，廃用性の変化を進めないように介入することが重要である．

- 四肢筋力
- 運動耐容能
- 呼吸困難感
- 不安感
- QOL

これだけは外せない!!

1 四肢筋力の評価

- 徒手筋力検査（Manual Muscle Testing）：下肢の筋力低下は，運動耐容能の低下に関与すると考え

表3. 修正版 MRC 息切れスケール

grade	症　状
0	激しい運動をしたときだけ息切れがある
1	平坦な途を早足で歩く，あるいは緩やかなのぼり坂を歩くときに息切れがある
2	息切れがあるので，同年代の人より平坦な途を歩くのが遅い，あるいは平坦な道を自分のペースで歩いているとき，息切れのために立ち止まることがある
3	平坦な道を約100 m，あるいは数分歩くと息切れのために立ち止まる
4	息切れがひどく家から出られない，あるいは衣服の着替えをするときにも息切れがある

られており，上肢の筋力低下は，上肢動作時の呼吸困難感を増強させるため，両上下肢の筋力の把握は重要である．特に全身の筋力を反映するといわれている握力や，特発性肺線維症（IPF）における運動耐容能の制限因子とされる大腿四頭筋筋力は簡便に測定でき，有用である．

2 運動耐容能の評価

・6分間歩行距離テスト（6MWT；6 minutes walking test）：定常負荷法．6分間の最大歩行距離を測定する．測定の際には SpO_2 の計測もあわせて行う．歩行持久力の評価が可能．

・漸増シャトルウォーキングテスト（SWT；shuttle walking test）：漸増負荷法．10 m のコースの間を歩く症候限界性テストで，総歩行距離または運動時間を測定する．テストの前後で呼吸数，SpO_2，心拍数などを計測する．最大運動耐容能の評価が可能．

3 呼吸困難の評価

・修正版 MRC 息切れスケール：臨床重症度を0～4までの5段階で評価する（表3）．

4 ADL の評価

機能的自立度評価法（FIM；functional independence measure），Barthel Index（BI）など．特に呼吸困難感を生じる ADL を評価し，実際どの程度，低酸素血症が生じるかの確認も行う．低酸素血症と呼吸困難感が必ずしも一致しないこともあるため，動作時の SpO_2 の評価が重要である．

さらに NRADL（Nagasaki University Respiratory Activities of Daily Living Questionnaire）や PFSDQ-M（Pulmonary Functional Status and Dyspnea Questionnaire modified）など慢性呼吸器疾患患者の ADL の評価方法もある．

5 QOL の評価

Medical outcomes study-short form-36（SF-36）は，①身体機能，②日常役割機能（身体），③身体の痛み，④全体的健康感，⑤活力，⑥社会生活機能，⑦日常役割機能（精神），⑧心の健康の8つの領域の測定を行う．

CRQ（Chronic Respiratory Disease Questionnaire）や SGRQ（St. George's Respiratory Questionnaire）は COPD に特異的な健康関連 QOL 尺度だが，間質性肺疾患に対しても用いられている．

評価をまとめよう!!

1. **呼吸機能障害**
   - 安静時 SpO_2 が93%，PaO_2 は 60 Torr 未満であり，重症度はIV度で，IPF としては重症
   - 歩行時には SpO_2 86%まで低下
2. **運動機能**
   - 四肢筋力低下：MMT 両上下肢 4 レベル，握力：右 18 kg，左 15 kg
   - 運動耐容能低下：6MWT 255 m
3. **呼吸困難感**
   - ヒュージョーンズ分類 IV度，修正版 MRC 息切れスケール grade 3
4. **ADL**
   - FIM 運動項目 86点，認知項目 35点．入浴，整容，排泄とも自立だが，下衣の更衣などで呼吸困難感が強く休憩を要し，時間がかかる
5. **QOL**
   - SGRQ Total 56点．呼吸困難により趣味の園芸も水やりが困難となってきており，楽しみが減っている

いざ処方へ!!

本症例の問題点をまとめると，以下のようになる．#1.1 呼吸障害　#1.2 四肢筋力低下　#2.1 ADL 障害　#2.2 運動耐容能低下

間質性肺疾患において，運動療法を行うことにより運動時の呼吸困難感の減少，運動耐容能の改善，さらには健康関連 QOL の改善が期待できる．リハの処方をする際には，患者各々の呼吸機能，運動機能，重症度に応じてプログラムを設定する必要があり，軽症例では筋力や持久力訓練を中心に，重症例では ADL 訓練やコンディショニングを中心に行う．本症例は重症度としては重度であ

り，労作時にSpO₂の低下を認めるため，運動は酸素吸入（3 l/min）をしながら行い，さらに，日常生活において酸素需要を軽減しうるADL動作方法の指導が重要となる．

低酸素血症と自覚症状が必ずしも一致しない場合も多く，運動時にはSpO₂をモニターしながら行うようにし，中止基準や運動時の酸素指示は処方時に記載しておくようにする．また，運動療法以外にも患者教育，心理的な支援も重要である．

<PT>
- 運動時酸素3 l/min 吸入
- 上下肢筋力訓練：フリーウエイトを用いたトレーニング，運動強度：60% 1RMで10回／1セット
- 下肢持久力訓練：平地歩行，自転車エルゴメータ，SpO₂＞90%を保つように
- 胸郭可動域訓練
- 呼吸法，排痰法指導

<OT>
- ADL評価，更衣，入浴，排泄動作について動作指導
- 家屋評価

結果

リハの介入開始時には労作時に息こらえがみられたため，呼吸法について指導を行った．入院後から酸素療法が開始となっており，労作時には酸素を3 l使用し，歩行訓練，筋力訓練を行ったところ呼吸困難感は減少し，病棟のトイレ歩行も息切れの増悪なく行うことができるようになった．入院時には下衣の更衣で特に呼吸困難感が強かったが，なるべく座位で行うことや息こらえを行わないことなどを指導し，改善を認めた．また，上下肢筋力訓練の自主訓練も指導を行った．園芸が趣味であるが，水やりに重いジョウロを持たないこと，花壇を高く作らないことなどを指導し，できるだけ趣味を継続できるようにアドバイスを行った．

間質性肺疾患ではCOPDに比べて症状のコントロールが難しく，進行も早いことなどから呼吸リハの継続が困難な場合が多い．定期的に評価を行い，肺高血圧や右心不全を増悪させないよう運動療法の適応を含めた適切な判断が必要である．

> **知っ得　サイドメモ**
>
> 間質性肺疾患患者では，運動時に著明な低酸素血症を生じる場合があるが，酸素療法を併用することによって運動強度を大きく下げずに運動を行うことができる．耐容能とリスクを考慮し，重症例では休憩をはさみながら可能な範囲でインターバル訓練を行うなど，強度を調整する．

文　献

1) 日本呼吸ケア・リハビリテーション学会ほか（編）：呼吸リハビリテーションマニュアル―運動療法―，第2版，pp. 80-85，照林社，2012．
2) 神津　玲ほか：間質性肺炎患者に対する呼吸リハビリテーションの現状と課題．日本呼吸ケア・リハビリテーション学会誌，20(1)：14-18，2006．
3) 杉山幸比古（編）：特発性肺線維症（IPF），pp. 207-214，医薬ジャーナル社，2010．

〈各論〉
XI. 循環器
症例 65　急性心筋梗塞

牧田　茂*

ポイント

- 心筋梗塞の急性期は，リスク管理のもとクリニカルパスにしたがって段階的負荷をかけていき，ADL 自立を目標にする．
- 運動療法（有酸素トレーニング）は，運動負荷試験の結果をもとにして個別に運動処方を行う．退院後は外来で行う回復期リハに移行する．
- 心臓リハの目標は再発（二次）予防，QOL 向上，生命予後の延長である．
- 多職種が関与する包括的リハを長期に実践することが重要である．

症例

59 歳，男性．早朝職場で突然，左前胸部に重苦しさを感じた．救急車にて救急病院に搬送され，心電図 V2～V6 にかけて ST 上昇を認め，前壁心筋梗塞の診断で緊急冠動脈造影が行われた．前下行枝 #6 に 99% 狭窄が認められ，同部位に対して PCI（経皮的冠動脈インターベンション）が施行され，ステントが挿入された．

さぁ，どうする？

1　情報収集・問診のポイントは？（表 1）

急性心筋梗塞入院時は緊急冠動脈造影が実施され，責任病変部位に PCI（経皮的冠動脈インターベンション）が行われるのが通常である．その後，1～3 日後に離床となり，リハビリテーション（以下，リハ）が開始される．したがって，リハ医や療法士が患者と接するのは，発症 1～3 日後ということになる．事前にカンファレンスや回診で大まかな情報を得ておくことが望まれる．リハ依頼が出されてからは，診療録から詳細を確認しておく．簡単な問診にとどめ，リハ介入に関して了解を取りつけておく．

2　診察のポイントは？（表 2）

患者はカテーテルやモニター類に囲まれてベッド臥床の状態にあるので，意識状態や理解の程度を把握し，バイタルサインをチェックし，胸痛・息切れ等の心循環系の症状を聞き出し，心音や肺の聴診を行い，末梢循環や浮腫の程度を観察する．

表 1．診察前のポイント（情報収集）

1．	発症日と発症時間，発症状況 ・年齢，性別
2．	診　断 ・梗塞部位と PCI の成功，ステントの種類
3．	重症度（心不全）と不整脈と冠動脈病変 ・残存狭窄，ピーク CK と EF
4．	現病歴と治療経過 ・不整脈の出現 ・安静時 12 誘導心電図（発症前と発症後と PCI 後） ・胸部 X 線検査，心エコー，血液検査データ，内服薬ならびに強心薬
5．	既往歴と冠危険因子と運動歴
6．	生活状況，家族構成，職業

Killip 分類といったベッドサイドで行える急性心不全の評価も重要である．

3　本症例のまとめ

- 発症後（PCI 後）2 日間が経過，バイタルは安定，水分イン・アウトは良好
- 食事が開始されている，受動座位については CCU で安全を確認
- 炎症反応は正常，感染徴候なし
- 中程度の前壁中隔梗塞で残存狭窄なし，心電図ではすでに Q 波形成
- EF は 51% でポンプ機能は比較的保たれている

---

* Shigeru MAKITA, 〒 350-1298 埼玉県日高市山根 1397-1　埼玉医科大学国際医療センター心臓リハビリテーション科，教授

表2. 診察のポイント

1.	意識状態
2.	バイタルサイン ・血圧，脈拍，体温，酸素飽和度
3.	カテーテルや強心薬
4.	症　状 ・胸痛，息切れ，疲労感
5.	診察所見 ・末梢循環，皮膚の温度と湿潤の程度，浮腫 ・心音，肺聴診 ・Killip分類
6.	体位による血圧の低下 ・特に端座位時の血圧低下に注意

- PVCは単発であり，回数は少ない
- BMI 25以上で肥満，糖尿病HbA1c 7.0%でコントロールは不十分（DM歴14年），LDLコレステロールは180 mg/dlで高値，喫煙習慣あり，運動不足

4　何を評価するか？

心機能，冠予備能と不整脈の3点について評価することが重要である．また，冠危険因子の評価も二次（再発）予防のために重要である．離床が進みジムでの有酸素運動が可能となったら，運動負荷試験を実施し，その結果をもとに運動処方を行い，有酸素トレーニングに移行していく．急性心筋梗塞の在院日数が短縮しているため，運動負荷試験は退院後の最初の診察日に設定することが多い．

これだけは外せない!!

1　心機能（ポンプ機能）
心エコー，運動負荷，心プールシンチ，冠動脈造影

2　冠予備能（虚血）
運動負荷，負荷心エコー，負荷心筋シンチ，冠動脈造影

3　不整脈
ホルター心電図，モニター心電図，運動負荷

4　冠危険因子
血圧，脂質代謝，糖代謝，BMI，喫煙習慣，運動習慣

5　運動耐容能
運動負荷試験，運動処方（種類，強度，時間，頻度，期間）

6　末梢の動脈硬化
ABI，頸動脈エコー

7　胸部X線
心陰影で心拡大の評価，肺うっ血の程度，大動脈の拡大・石灰化

評価をまとめよう!!

1. **ポンプ機能**
   - 左室機能：EF 51%．心機能は保たれており，心不全については問題なし，Killip I度
   - ピークCKは5958 IU/l：中等度の梗塞と判断されるリモデリングに注意
   - BNPは120 pg/ml：左房負荷の程度（心不全）を表しており，若干高めであるが，リハには影響しない程度である

2. **血液検査**
   - 白血球数やCRP，肝機能ならびに腎機能（CKDの有無）：本症例はいずれも異常は認められなかった

3. **残存狭窄**
   - 冠動脈造影：完全血行再建が行われており，残存狭窄はない
   - 運動負荷試験：心筋虚血を示唆する有意なST変化は認められない（運動負荷試験はジムでの有酸素トレーニングが開始される時期または退院後に行う）

4. **致死的不整脈**
   - PVCの頻発や連発ならびにVTは認められない

5. **冠危険因子**
   - 糖尿病：空腹時血糖140 mg/dl，75 g経口糖負荷試験2時間値200 mg/dl，HbA1c 7.0%．糖尿病で血糖コントロールは不十分であった
   - 脂質代謝異常：LDLコレステロール180 mg/dl，HDLコレステロール38 mg/dl．高LDL血症と低HDL血症を認めた
   - 肥満：身長160 cm，体重73 kg（標準体重56.3 kg），BMI 28.5．肥満と診断された．
   - 喫煙とアルコール：60～80本／日×25年間，アルコールは飲まない
   - 運動習慣：定期的な運動習慣なし
   - 職業：市場職員（肉体労働）

6. **運動負荷試験（退院後外来時）**
   トレッドミル（ブルース法）6分息切れにて終了，心拍数130 bpm（安静時50 bpm），SBP 210 mmHg，虚血性ST変化なし，PVCなし

いざ処方へ!!

1　急性期におけるクリニカルパス

クリニカルパスに従って，リスク管理のもと段階的負荷をかけて退院まで進めていく（図1）．心筋梗塞の重症度に応じてリスクを層別化して，プログラムを主治医もしくはリハ医が決定する．当

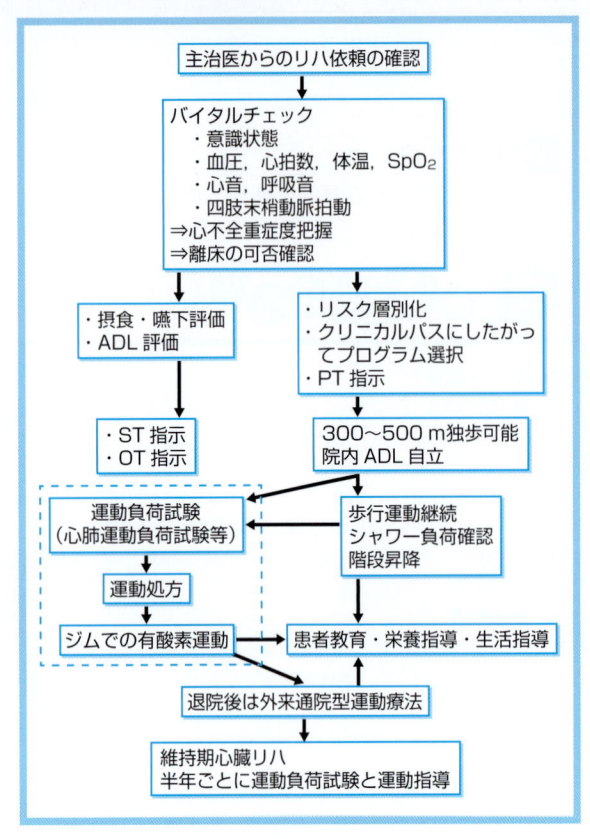

図1. 急性心筋梗塞に対する心臓リハの流れ
　　　　：退院後実施する場合もある．

院では3種類のパス(1週間，2週間，3週間プログラム)を作成している．日々のリハに関してはPTがパスに従って実施していく．本症例は2週間プログラムを選択した．

2　有酸素運動処方

カルボーネン法の係数を50％として，トレーニング心拍数90と負荷強度を設定した．退院後はボルグ指数11～13の強度のウォーキングを，1日最低30分毎日実施するように指導する．運動療法は最低3か月継続し，その後は運動負荷試験等で運動強度と量の見直しをすることとした．

3　職場復帰に向けての指導

市場勤務で肉体労働であったため，運動負荷試験での運動耐容能評価は非常に重要となってくる．メッツの情報や運動中の心拍反応や血圧上昇についての詳細な情報を得ておくことが的確な指導につながる．ただし，重量物を持つなどのアイソメトリックな要素が大きい職業の場合は，運動負荷試験のみでは判断できないこともある．この患者の場合は，トレッドミルのブルース法でステージ2まで実施して，心拍数130 bpm，収縮期血圧210 mmHgまで上昇したが，PVCの出現なく虚血性ST変化も認めなかった．6メッツ程度と判断し，職場復帰は1～2か月後，軽作業から開始可能と判断した．

結果

退院後，監視型集団スポーツリハ(心臓リハ)に参加している．当初3年間は，仕事のためコンプライアンスは不良であったが，退職後週3回の参加となっている．本格的に運動療法を始めた運動メニューは，準備体操20分，分速120 mのジョギング5分，ビーチボールバレー20分を2セット，そして整理体操10分である．運動強度の設定は，トレッドミルによる運動負荷試験(ブルース法)の結果からカルボーネンの式を用いて，係数を60～90％としてトレーニング心拍数を求めた．自宅では毎日1時間の歩行や普段でも歩く習慣を身につけ，1日合計10,000～17,000歩の運動を行った．1日の運動によるエネルギー消費量は平均300～700 kcalで，1週間の平均は3,884 kcalとなった．

体重は65 kg(BMI 25.4)と発症時より8 kgの低下を認めた．禁煙も継続しており，血糖コントロールも良好になり，高脂血症治療薬が処方されているが，内服の変化がなくLDLコレステロールの減少が認められた．

この症例においては，かなりの運動量をこなしているため，この先，運動が身体的，精神的ストレスにならないように加齢を考慮した処方を行っていきたいと考えている．

> **知っ得 サイドメモ**
>
> 急性心筋梗塞は院内死亡率が5%と依然高い疾患であることに注意する．運動障害は通常ないため，離床や日常生活動作（ADL）はスムースに進行するが，初期リスク管理が特に重要である．ポンプ失調，機械的合併症，致死的不整脈ならびに梗塞後狭心症（残存狭窄例）に注意する．しかし，心臓リハの目標は，ADL自立にあるのではなく，体力の向上ならびに維持をはかりながら，患者教育を通じて冠危険因子を是正し，再発・再入院を予防し予後を改善し，生活の質（QOL）の高い生活を送ることにある．したがって，退院後の運動療法を中心とした継続的な包括的アプローチが重要となる．

文　献

1) 野原隆司ほか：心血管疾患におけるリハビリテーションに関するガイドライン（2012年改訂版），日本循環器学会．http://www.j-circ.or.jp/guideline/pdf/JCS2007_nohara_h.pdf
2) 山崎宗隆，牧田　茂ほか：心臓リハビリテーションプログラム変更による合併症と入院期間の変化．心臓リハ，9：71-74，2004．

〈各論〉
XI. 循環器
症例 66　心不全

鈴木文歌[*1]　上月正博[*2]

ポイント

- 低心機能症例に運動療法を行う場合には，導入時に改めて医学的評価を行い，運動療法の適応や禁忌について検討する．
- 可能な限り心肺運動負荷試験でリスクを評価し，科学的根拠に基づいた運動処方を行う．
- 運動療法における基本的な運動強度は，ATレベル相当またはそれ以下である．
- 運動療法当日には，毎回問診およびバイタルチェックを行い，運動療法の中止または変更基準に相当しないか確認する．

症例

特発性拡張型心筋症による心不全の22歳，男性．6か月前より入院加療を受けたが，CRT-D(cardiac resynchronization therapy defibrillator)や心臓移植も検討され転院．心不全のリハのために紹介．

さぁ，どうする？

1　診察前のポイントは？（表1）

ベッドサイドに行く前に，まずは紹介科の依頼状やカルテの情報収集を行う．特に，心機能の評価や検査値，既往歴や併存疾患の管理状況についても確認する．廃用の進行評価のためにも，発症時期と入院期間や入院前の日常生活動作(ADL)などを把握したうえで診察に向かう．

2　診察のポイントは？

まずは意識状態，表情，姿勢，挿入されているライン類や酸素使用の有無を確認．さらに安静時のバイタルサインを確認する．

1) 自覚症状

日常生活において著明な息切れ，または倦怠感が進行性に増悪していないかを確認する．単純に自覚症状の有無を尋ねるだけでは，NYHA(New York Heart Association)心機能分類決定を誤る可能性がある．階段を2階まで健康な人と一緒のスピードで上がれるかなどの具体的な質問が必要となる．

表1. 診察前の情報収集のポイント

1. 病棟(CCU／ICU／一般病棟)
2. 依頼科(救急科，循環器内科，心臓血管外科，その他の科)
3. 発症時期，入院期間
4. 診断名，病名
5. 現病歴，治療経過 ・循環作動薬の内容 ・強心薬の使用の有無 ・検査所見の確認 　胸部X線：肺うっ血，心胸比増大や，胸水貯留など 　心エコー：心機能の評価．心筋梗塞や弁膜症，肺高血圧の合併の有無 　脳性ナトリウム利尿ペプチド(BNP)：絶対値よりも前値からの変化に注意 　安静時心電図：不整脈や虚血性変化の有無や安静時の脈拍数の確認 ・体重変化や症状進行の有無 ・安静度と実際の活動度 ・飲水制限の有無
6. 既往歴，併存疾患の管理 ・糖尿病や高血圧，脂質異常症，肥満，腎機能障害の有無と重症度 ・呼吸器疾患の有無とコントロール状況 ・腰痛など骨関節疾患の有無 ・家族歴
7. 発症前の生活状況，ADL，生活習慣や食習慣の聴取 ・歩行の状態・就労状況・介護者の有無

[*1] Fumika SUZUKI，〒980-8575 宮城県仙台市青葉区星陵町1-1　東北大学大学院医学系研究科機能医科学講座内部障害学分野
[*2] Masahiro KOHZUKI，同，教授

表2. 心不全に対する運動療法の禁忌

絶対的禁忌
1. 最近3～5日間で安静時,労作時の運動耐容能または息切れが進行性に増悪
2. 低強度(2 METs以下,軽い平地歩行)での明らかな虚血
3. コントロール不良な糖尿病
4. 急性全身疾患または感染症
5. 最近起こった塞栓症
6. 血栓性静脈炎
7. 活動性の心膜炎または心筋炎
8. 中等度から高度の大動脈狭窄
9. 外科治療を必要とする逆流性弁膜症
10. 3週間以内の心筋梗塞
11. 新たに発症した心房細動

相対的禁忌
1. 最近1～3日間に体重1.8 kg以上増加
2. 持続的または間歇的ドブタミン治療中
3. 運動による収縮期血圧低下
4. NYHA Ⅳ
5. 安静時または労作時に危険な不整脈の出現
6. 臥位安静時心拍数100/分以上
7. 以前より有する疾患の状態(貧血,喘息,末梢血管疾患など)

(ESC working groupによる勧告を一部改変)

表3. 運動療法の中止または変更を要する基準

1. 著明な息切れまたは倦怠感(Borg 14以上)
2. 運動中の呼吸数40/分以上,SpO_2の低下
3. Ⅲ音または肺ラ音の出現
4. 肺ラ音の増強
5. Ⅱ音肺動脈成分の増強
6. 脈圧の減少(収縮期,拡張期の差が10 mmHg未満)
7. 運動中の血圧低下(10 mmHg以上)
8. 運動による上室性または心室性期外収縮増加
9. 発汗,蒼白または意識混濁

(ESC working groupによる勧告を一部改変)

3 本症例の所見のまとめ

- 発症5か月の拡張型心筋症による心不全
- 既往歴,併存疾患は特になし
- NYHA Ⅳ度. 胸部X線:CTR 69%,肺うっ血,胸水あり. 心電図:HR88,洞調律. Ⅱ,Ⅲ,aVF,V4-6で陰性T波. 心エコー:EF10%,MRsevere,肺高血圧(−)
- 2か月前より入院加療され,BNP 2,132 pg/d*l* → 783 pg/d*l* まで改善を認めている
- 強心薬(ドブタミン3γ)持続点滴中で,血圧90/60 mmHg程度
- β blocker(アーチスト5 mg)を増量中

2) 他覚所見

心不全増悪時には安静時心拍数が増加していることが多く,注意が必要である. 病棟安静度を確認して,可能であれば起居動作や軽労作を行い,自覚症状の変化や倦怠感,呼吸数の増加,血圧の低下や運動による期外収縮の増加の有無を確認する. 呼吸器疾患の合併例でなくとも,肺うっ血や呼吸筋力低下などで運動中のSpO_2低下をきたすことがあるため注意する. 肺高血圧を合併している症例も過剰負荷を禁止する. ESC(European Society of Cardiology)の working groupによる心不全に対する運動療法の禁忌を表2に,運動療法の中止または変更を要する基準を表3に示す.

3) 基本動作能力の評価

ADLの評価とともに廃用による筋力低下や拘縮の有無を評価する. 筋力は運動耐容能を規定する因子の1つである. また,筋力に加え,柔軟性およびバランス機能は運動のパフォーマンス,ADLを規定するため,これらを評価することは,運動処方,運動指導ならびに生活指導に欠かせない指標となる.

4 何を評価するか?

まず,心機能の評価と,心不全が安定し運動療法の禁忌がないことを確認する. 大動脈疾患の有無は血圧の制限につながるため,確認しておく. その後,身体機能を評価する. モニター装着下が望ましいが,血圧や脈拍に注意しながら下肢筋力や体幹筋力を評価する. このとき,必ず紹介科の安静度の範囲で行う. 息こらえ下や等尺性運動では急な脈拍,血圧上昇をきたし,心負荷につながるため注意が必要である.

200 m程度の自主歩行が可能であれば心肺運動負荷試験を行い,リスク評価を行った後にAT(anaerobic threshold)を基準として,歩行や自転車エルゴメータを用いた有酸素運動を行う.

心血管疾患におけるリハビリテーション(以下,リハ)に関するガイドライン(2012年改訂版)における心不全の運動処方の決め方を表4に示す.

これだけは外せない!!

1 適 応

自覚症状,身体所見がここ1週間安定している. 禁忌に該当しない.

表4. 心不全の運動療法における運動処方

運動の種類	・歩行（初期は屋内監視下），自転車エルゴメータ，軽いエアロビクス体操，低強度レジスタンス運動 ・心不全患者には，ジョギング，水泳，激しいエアロビクスダンスは推奨されない
運動強度	【開始初期】 ・屋内歩行 50〜80 m/分×5〜10 分間，または自転車エルゴメータ 10〜20 W×5〜10 分間程度から開始する ・自覚症状や身体所見をめやすにして，1 か月程度をかけて時間と強度を徐々に増量する ・簡便法として，安静時 HR＋30 bpm（β blocker 投与例では安静時 HR＋20 ppm）を目標 HR とする方法もある 【安定期到達目標】 a）最高酸素摂取量（peak $\dot{V}O_2$）の 40〜60％のレベル，または嫌気性代謝閾値（AT）レベルの HR b）心拍数予備能（HR reserve）の 30〜50％，または最大 HR の 50〜70％ ・Karvonen の式（［最高 HR－安静時 HR］×k＋安静時 HR）において，軽症（NYHA Ⅰ〜Ⅱ）では k＝0.4〜0.5，中等症〜重症（NYHA Ⅲ）では k＝0.3〜0.4 c）Borg 指数 11〜13（自覚的運動強度「楽である〜ややつらい」）のレベル
運動持続時間	・1 回 5〜10 分×1 日 2 回程度から開始，1 日 30〜60 分（1 回 20〜30 分×1 日 2 回）まで徐々に増加させる
頻度	・週 3〜5 回（重症例では週 3 回，軽症例では週 5 回まで増加させてもよい） ・週 2〜3 回程度，低強度レジスタンス運動を併用してもよい
注意事項	・開始初期 1 か月間は特に低強度とし，心不全の増悪に注意する ・原則として開始初期は監視型，安定期では監視型と非監視型（在宅運動療法）との併用とする ・経過中は，常に自覚症状，体重，血中 BNP の変化に留意する

（文献 1 より引用）

2 心不全の重症度，臨床背景

左室機能，血中 BNP の推移，投薬内容などの心不全重症度や臨床背景を考慮に入れる．BNP が 400 pg/ml 以上を示す症例では，極めて低強度とし，運動療法開始後の心不全の推移に関して注意深い観察が必要である．ペースメーカ植込み症例は，設定を確認しておく．

3 心肺機能の評価，リスク評価

可能な限り心肺運動負荷試験で心肺機能を評価し，AT を算出して運動処方を行うべきである．また，運動負荷で心電図上の虚血性変化や不整脈の出現，血圧低下などがないことを確認する．心肺運動負荷試験を実施しない施設では Borg スケールや Karvonenn 法を用いた運動強度の設定が行われている．急性期治療を脱したばかりの患者や重症例では運動負荷試験が実施できないため，心電図や血圧をモニターしながら低強度の動作訓練から開始し，200 m 歩行が可能となった際に改めて運動負荷試験を予定する．

4 身体機能の評価（下肢筋力，柔軟性，バランス，ADL）

・下肢筋力の評価
・柔軟性の評価：長座位体前屈テストとともに関節可動域の評価を行う．
・バランステスト[3)]
　(1) Romberg 肢位テスト
　(2) Mann 肢位テスト
　(3) 片脚立位テスト
　(4) BBS（Berg Balance Scale）
　(5) FRT（Functional Reach Test）
　(6) Timed Up and Go Test
・基本動作能力：起居動作，立位，歩行能力の評価．腰痛，膝痛や感覚障害などの骨関節疾患の評価も行う．

5 生活習慣，社会背景の聴取，家族指導，心理面の評価

心不全に対する心リハおよび運動療法の目的は，運動耐容能を向上させるだけでなく，生活の質（QOL）を改善し，再入院を防止し，長期予後を改善することをも含む．社会背景や生活習慣についても聴取し，生活習慣の是正や退院後の生活について家族にも指導する．

評価をまとめよう!!

- 息切れなどの自覚症状は入院後改善し，心不全症状は安定している
- ADL 自立，独歩可能だが，下肢近位筋力 MMT4 レベルと低下し，片足立ちは 5 秒未満．明らかな関節可動域（ROM）制限なし
- トラックの積み荷おろしの仕事を行っていたが，体調不

- 良となって解雇されている
- 体調不良による気持ちの落ち込みはみられるが，リハに対しては積極的

いざ処方へ!!

～本症例の問題点～

#11 低心機能　#12 下肢筋力低下　#21 ADL障害　#31 社会復帰困難

<PT>

病棟安静度に合わせてβblocker 内服中のため，安静時 HR＋20 bpm 以下での有酸素運動（歩行と自転車エルゴメータ）を，はじめは5分×2/日から開始し，次第に 20～30 分×2/日に増やした．

筋力維持のためのレジスタンストレーニングも低強度から併用．

強心薬のサポートが外れてから運動負荷試験を行い，その後は AT レベルでの有酸素運動と，徐々に負荷を上げたレジスタンストレーニングを継続した．

毎回のリハ開始前には心不全症状の増悪がないかを確認した．

結果

本症例は若年の重症心不全症例であり，約3か月の安静により筋力低下をきたしていた．モニター装着下に HR 安静時＋20 bpm を限度に，有酸素運動（歩行，自転車エルゴメータ）とレジスタンストレーニングを行った．DOB の補助下でβblocker＋ACE 阻害薬を増量され，その後 DOB 中止．その後も心不全をきたし，両室ペーシング機能付き植込み型除細動器：CRT-D（DDD70-130）を装着．その後は低心機能ながらも，心不全増悪なく経過した．

200 m 歩行可能となった時点で自転車エルゴメータによる心肺運動負荷試験を実施．87 Watt まで負荷をかけ，下肢疲労で終了．血圧は 111/65→128/59 mm，心拍数は 80→141 bpm まで上昇した．peak$\dot{V}O_2$ 5.7 Mets，AT 3.3 Mets，HR at AT 98 bpm であった．ペースメーカの上限（130 bpm）を超えない範囲で日常生活を送るように指導した．また，負荷量が増えても血圧が上昇しないため，過負荷は避けるように指導した．AT レベルの有酸素運動としては目標 HR 100±5 bpm に設定し，自転車エルゴメータ，歩行運動を行った．

退院時指導は，AT レベルでの歩行運動を運動時間 40 分，週3～5回行うように指導した．同時に中等度のレジスタンストレーニングを週に2回継続するように指導した．若年であり，今後の就労に不安を抱いていたが，重症の心不全であるため，当分は心不全増悪なく自宅での活動範囲を広げていくことを目標にした．心不全再増悪を防止するため，毎日の体重測定・記録と塩分制限を指示した他，日常生活指導も行った．退院後，運動負荷試験や心機能の結果から運動処方の見直しを行うことが大切である．

知っ得 サイドメモ

心不全に対する運動療法を，安全かつ有効に実施するためには，経過中のモニタリングと定期的な運動処方の見直しが必須である．運動療法における運動負荷量が過大であることを示唆する指標を**表5**に示す．

表5. 運動負荷量が過大であることを示唆する指標

1.	自覚症状（倦怠感持続，前日の疲労感の残存，同一負荷量における Borg 指数の2以上の上昇）
2.	体重増加傾向（1週間で 2 kg 以上増加）
3.	心拍数増加傾向（安静時または同一負荷量における心拍数の 10 bpm 以上の上昇）
4.	血中 BNP 上昇傾向（前回よりも 100 pg/ml 以上の上昇）

文 献

1) 日本循環器学会ホームページ：心血管疾患におけるリハビリテーションに関するガイドライン（2012年改訂版）．http://www.j-circ.or.jp/guideline/
2) 上月正博：心臓リハビリテーション，医歯薬出版，2013.
3) 日本心臓リハビリテーション学会（編）：指導士資格認定準拠　心臓リハビリテーション必携，日本心臓リハビリテーション学会，2011.
4) 谷口興一，伊東春樹：心肺運動負荷テストと運動療法，南江堂，2004.

〈各論〉
XII. 顔面神経麻痺
症例 67　顔面神経麻痺

栢森良二*

> **ポイント**
> - 発症から何日経過しているか：3か月以内では急性期で，低運動性（hypokinetic）障害である．4か月以降は過運動性（hyperkinetic）障害が出現している．「顔面のこわばり」，病的共同運動，顔面拘縮の評価を行う．
> - 顔面神経麻痺の重症度の臨床評価で何点か：3か月以内では機能予後評価には柳原40点法が有用である．4か月以降では Sunnybrook 法での評価が必要である．
> - 電気生理学的検査で ENoG％はどのくらいか：発症から 10〜14 日以内の健側と患側の表情筋の複合筋活動電位の振幅比が ENoG である．迷入再生による病的共同運動の出現率（40−ENoG）％である．
> - どんな訓練をやっているか：ENoG＜40％の患者が筋力強化，低周波刺激を行っていると病的共同運動と顔面拘縮が著明に出現する．徹底的なストレッチングを指導する．

> **症例**
> 60 歳，男性．右 Bell 麻痺，発症後 14 日経過．ENoG＝28％であった．臨床的 Sunnybrook 法，柳原 40 点法，House-Brackmann グレードの発症から 2 週間，3 か月，11 か月後の経時的評価点数は表 1 に示す．

さぁ，どうする？

1 診察・問診のポイントは？

表情筋は皮筋であり，重力に抗してどのくらいの運動ができるかを基準にした徒手筋力テストは用いられない．撮影許可を取ってからビデオ，写真撮影を行う．これを用いて客観的に重症度評価を行う．

1）顔面神経麻痺の重症度

基本的に顔面神経麻痺の重症度の評価ができなければリハビリテーション（以下，リハ）は始まらない（**表 2**）[1]．ここでは頻度の高い Bell 麻痺や Hunt 症候群のリハについて記述する．

リハの観点から Sunnybrook 法が国際的に使用されている．このなかには，安静時非対称性，随意運動，病的共同運動の 3 つの要素が含まれている．日本では柳原 40 点法が耳鼻咽喉科医の間では一般的である．急性期の点数フォローアップによって予後診断が可能である．国際的に用いられている House-Brackmann グレード分類は，聴神経腫瘍摘出術後など術後性顔面神経麻痺の評価法として用いられ，頭頸部外科の専門雑誌のなかには必須評価法として要求されることもある．

2）回復経過について

顔面神経麻痺の一般的な臨床経過を知っておく必要がある．発症 1 日目は軽症である．2, 3 日で増悪する．これは神経炎から骨性神経管内での絞扼障害が進行するためである．多くの軽症例では，10〜14 日で改善が始まる．以降は，柳原 40 点法による経過によって予後診断が可能になる（**図 1**）．

発症 2 週間で 20/40 点以上であれば 3〜4 週間で完治する．4 週間で 20 点以上であれば 3 か月以内に完治する．8 週間で 20 点以下であると，4 か月以降に病的共同運動が出現する．この程度は，強力な筋力強化を行った程度と関連している．

表 1．顔面神経麻痺症例の経時的臨床的重症度

	2 週間	3 か月	11 か月
Sunnybrook 法	24−0−0 =24	68−0−0 =68	80−0−10 =70
柳原 40 点法	8	28	34
House-Brackmann グレード	V	III	IV

---

* Ryoji KAYAMORI, 〒 173-8605 東京都板橋区加賀 2-11-1　帝京大学医学部リハビリテーション科，教授

表2. 顔面神経麻痺の臨床評価表

〈Sunnybrook〉

安静時対称性			随意運動時の対称性					病的共同運動			
健側と比較			健側と比べて筋伸張の程度					各表情の不随意筋収縮の程度			
			標準表情	運動なし	僅かに動く	ある程度動く	ほぼ完全に動く	完全に動く	なし	軽度	中等度	重度
眼	正常	0	額のしわ寄せ	1	2	3	4	5	0	1	2	3
	狭小	1	弱閉眼	1	2	3	4	5	0	1	2	3
	開大	1	開口微笑	1	2	3	4	5	0	1	2	3
	眼瞼手術	1										
頬(鼻唇溝)	正常	0	上唇挙上・前歯を見せる	1	2	3	4	5	0	1	2	3
	欠落	2	口笛	1	2	3	4	5	0	1	2	3
	浅い	1	非対称性	著明	重度	中等度	軽度	正常				
	深い	1										
口	正常	0										
	口角低下	1										
	口角上昇/外側ひきつれ	1										

得点

随意運動スコア=得点×4

随意運動スコア□-安静時非対称性スコア□-病的共同運動スコア□=複合スコア□

安静時非対称性スコア=得点×5

病的共同運動スコア

〈柳原40点法〉

	正常 4	部分麻痺 2	高度麻痺 0		正常 4	部分麻痺 2	高度麻痺 0		正常 4	部分麻痺 2	高度麻痺 0
安静時対称性				ウインク				口笛			
額のしわ寄せ				鼻翼を動かす				口をへの字に曲げる			
軽い閉眼				頬ふくらまし							
強い閉眼				イーと歯を見せる				合計			

〈House-Brackmann〉

パラメータ	Grade I	Grade II	Grade III	Grade IV	Grade V	Grade VI
全体的印象	正常	詳しくみると軽度筋力低下	筋力低下はあるが,左右差は不明瞭	筋力低下明確,左右差あり	ほとんど動きがない	動きはない
安静時	正常対称的	正常対称的	正常対称的	正常対称的	非対称的	非対称的
前頭部の運動	正常	中等度〜良好	軽度〜中等度	なし	なし	なし
閉眼	正常閉眼	軽い努力で完全閉眼	強い努力で完全閉眼	強い努力でも不完全閉眼	強い努力でも不完全閉眼	動きなし
口	正常対称的	軽度非対称	強い努力で非対称	強い努力で非対称	僅かに動く	動きなし
病的共同運動,拘縮,顔面痙攣	なし	軽い病的共同運動,拘縮や痙攣はあってもよい	病的共同運動や拘縮は明確にあるが,左右差不明瞭	病的共同運動,拘縮,痙攣は重度で,左右差明確	病的共同運動,拘縮,痙攣は通常なし	動きなし

2 評価のまとめ

発症14日後のSunnybrook法24-0-0=24点,柳原40点法8/40点,House-BrackmannグレードV.この意味は,柳原40点法8点以下,あるいはHouse-BrackmannグレードVは完全麻痺を表している.3か月後のそれぞれの点数は68-0-0=68点,28/40点,グレードIIIは,順調に回復している.Sunnybrook法では顔面非対称性と病的共同運動はないことを示している.しかし,随意運動点は68点で完治していないことを表している.柳原40点法でも同様に28/40点,House-BrackmannグレードIIIで

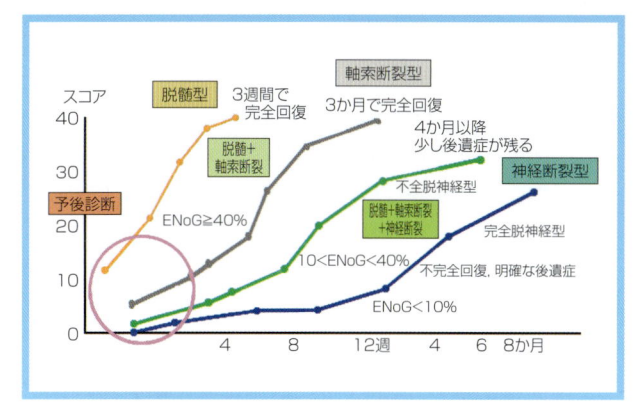

図1. 柳原40点法による機能予後診断

図2. ENoG＝15％の解釈

あり，ある程度回復してきているが，完治していないことを示している．3か月経過しても完治していない症例は，4か月以降に，神経断裂線維による迷入再生線維が表情筋に到達することになる．急性期の機能不全(dysfunction)による低運動症から，4か月以降は過運動症による機能異常(malfunction)が出現して，回復内容は直線的量的回復から，病的共同運動や顔面拘縮を含んだ質的回復に変化する．11か月経過したそれぞれの点数は，80-0-10=70点，34/40点，グレードIVになっている．随意運動はSunnybrook法で80点，柳原40点法で34点に回復している．顔面拘縮はないが，病的共同運動10点であり，機能異常が著明であることを物語っている．House-BrackmannグレードIVは病的共同運動，顔面拘縮が著明であることを反映している

では，軸索変性は85％と解釈して，そのうちの60％は軸索断裂であり，(40-ENoG)=25％が神経断裂と解釈して，リハを進めていく必要がある(図2)．この(40-ENoG)％が迷入再生出現の確率であり，これに伴う臨床的な過誤支配をいかに予防軽減するかが，リハの目標である[2]．

2 リハの原則

ENoG＜40％の症例では，表情筋筋力強化による迷入再生によって，4か月後に病的共同運動が出現する．これを予防軽減するためには，表情筋を伸張マッサージ(stretching and/or massage)することで，常に筋を伸張しておく必要がある．回復スピードは遅れるが，病的共同運動や顔面拘縮は軽減する．生理的「瞬き」20,000回／日や，喋る，食べるなど口周囲筋運動20,000回／日によって，眼や口への迷入再生がとりわけ顕著であり，口周囲運動による眼裂狭小化，閉眼による口角患側偏位の病的共同運動の頻度が高い．これを予防するには，眼輪筋の拮抗筋になる上眼瞼挙筋によってこれを伸張する必要がある．顔面神経麻痺のリハの原則は，① 筋力強化を行わない，② 表情筋を頻回に伸張マッサージを行う，③ 上眼瞼挙筋による開瞼運動を行うことである[3)4]．

これだけは外せない!!

1 ENoGとは何か

末梢神経損傷の予後は，病変遠位部刺激による支配筋から導出される複合筋活動電位(CMAP)振幅の大きさによって，軸索変性の程度を診断することができる．顔面神経麻痺発症10～14日で，茎乳突孔で神経幹を刺激して眼輪筋あるいは口輪筋から導出される患側／健側CMAPs振幅比をENoG(electroneurographyの略語で，日本語ではイーヌオージ／英語でエノーグと発音する)と呼んでいる．軸索変性の程度を反映している．

円筒形の骨性神経管内では量的損傷と質的損傷はほぼ一致している．ENoG≧40％では発症4か月以降でも，電気生理学的に迷入再生回路はなく，臨床的に病的共同運動は出現しない．これに対して，ENoG＜40％では迷入再生による病的共同運動が出現する．このことは，ENoG＝15％の症例

評価をまとめよう!!

● 本症例は(40-28)=12％の迷入再生が4か月以降に出現する危険性がある．発症2週間の時点で，強力な随意運動を禁止し，表情筋のストレッチングを頻回に行い，上眼瞼挙筋による眼輪筋のストレッチングを指導すれば良い．

いざ処方へ!!

　日本顔面神経研究会が毎年開催している「顔面神経麻痺のリハビリテーション技術講習会」を受講している訓練士に依頼を出すことが好ましい．リハの原則などを習得しており，臨床応用に熟知している可能性が高い．言語聴覚士が耳鼻咽喉科所属になっている施設では，「顔面神経麻痺のリハ指導」だけの記入で，顔面神経麻痺のリハは日常的に処方されている．

　発症からの時期，重症度に応じて，あるいは誤った強力な随意運動によって病的共同運動が著明なのかによって，処方内容に対するアプローチが変わる．筋力強化を回避する，マッサージのやり方や強度が問題なのか，口腔内からのストレッチングを加えるか，蒸しタオルを使用するのか，状況に応じてアプローチは千差万別である[5)6)]．

<顔面神経麻痺リハの留意点>

　急性期顔面神経麻痺による表情筋機能不全の治療アプローチは，いかにして「神経再生を促進するか」を考えるのが一般的である．この考え方の延長線上では「神経再生を促せば，顔面神経麻痺は回復する」と誤解する．治療対象は病的共同運動の予防軽減である．このためには神経迷入再生を抑制することが重要である．

結果

　発症から1年4か月後に「顔面のこわばり」と病的共同運動に対して，ボツリヌス療法を行い，その後に急性期と同様のリハの原則を行った．病的共同運動は改善した．

知っ得 サイドメモ

<病的共同運動や顔面拘縮とは何か>

　Bell麻痺の多くが，あるいはHunt症候群では膝神経節における単純ヘルペスⅠ型，帯状疱疹ウイルスの再活性化が原因である[7)]．この重症度によって，脱髄によるニューラプラキシー(neurapraxia)，血行障害-遡行変性(dying back)による軸索断裂(axonotmesis)，内膜まで断裂さるワーラー変性を伴う神経断裂(neurotmesis)の3つの変性が生じる[8)]．

　ニューラプラキシーや軸索断裂は内膜が損傷されないので，1mm/日のスピードで表情筋に向かって，3か月以内に完治する．これに対して，神経断裂線維は内膜も断裂しているために，迷入再生が生じ，最速で4か月で表情筋に達する．4か月以降に迷入再生線維が表情筋に順次達するために，臨床的に患側表情筋は一塊となって動く病的共同運動(synkinesis)が顕在化する．さらに随意運動を続けると，迷入再生回路のために患側表情筋全体は短縮して，眼裂狭小化や口角外転挙上化する．これを顔面拘縮(facial contracture)と呼んでいる．

文献

1) 古田　康：顔面神経麻痺評価法(柳原40点法，House-Brackmann法，Sunnybrook法)．MB Med Reha，126：15-20，2010．
2) 栢森良二：慢性期リハビリテーション：症状と徴候を含める．MB Med Reha，126：29-35，2010．
3) 栢森良二：顔面神経麻痺のリハビリテーション．総合リハ，40：758-763，2012．
4) 栢森良二：顔面神経麻痺のリハビリ，身につけたいリハビリテーションの最新スキル．耳鼻咽喉科・頭頸部外科，85(4)：306-312，2013．
5) 立花慶太ほか：顔面神経麻痺における理学的リハビリテーションの実際とその効果について．MB Med Reha，126：21-28，2010．
6) 森嶋直人：顔面神経麻痺に対するリハビリテーション診療の現状―診療報酬からリハビリテーションの提供体制まで―．MB Med Reha，126：51-58，2010．
7) 古田　康：Bell麻痺とHunt症候群の発症メカニズム．MB Med Reha，126：1-5，2010．
8) 栢森良二：顔面神経麻痺の急性期リハビリテーション．MB Med Reha，126：7-14，2010．

特集 もう悩まない！100症例から学ぶリハビリテーション評価のコツ

〈各 論〉
XIII. 神経筋疾患
症例68 **パーキンソン病（Hoehn-Yahr stage Ⅰ・Ⅱ）**

中馬孝容[*]

ポイント

- パーキンソン病と診断がついたときより，運動や生活に関しての指導が大切である．
- 前傾姿勢や体幹回旋の低下はほぼ生じるため，症状が目立つ前より指導する．
- パーキンソン病の進行とともに病期に応じた対応は必要である．
- Cue を利用した運動や体操は有効で，それをうまく利用した運動指導を行う．
- 疲労しやすい疾患なので，それを踏まえた生活指導を行う．

症例

70歳，女性．3年前に右手の振戦がみられ，パーキンソン病と診断されている．時間はかかるようになってはいるが，現在も家事はできている．家人とウォーキングをしているが，足がひっかかるようになり，家人にすすめられリハ科を受診した．

さぁ，どうする？

1 問診のポイントは？（表1）

パーキンソン病は進行性の疾患である．振戦や動作緩慢などの運動症状で発症しても，進行とともに様々な非運動症状を合併する．これらの問診が必要である．また，日常生活で患者自身が困っていることについても把握する．

1）パーキンソン病以外の疾患の有無について確認する

高齢発症のパーキンソン病が近年増えている．既往歴や現在治療中のパーキンソン病以外の疾患についての問診，例えば，骨関節疾患等がある，腰痛や肩関節周囲炎の痛みなどは，パーキンソン病による疼痛の場合もあり，評価は必要である．

2）発症前の歩行状況や日常生活動作（ADL）状況について確認する

普段の ADL や手段的日常生活動作（IADL）について確認を行う．また，歩行の状態，食欲，睡眠，排泄に関しても確認する．パーキンソン病の症状のなかでも便秘は発症早期よりみられる

表1．問診のポイント

1. パーキンソン病以外の疾患の有無について把握
   - 骨関節疾患，循環器疾患，呼吸器疾患，視覚障害，他の中枢神経疾患など
   - 食欲，睡眠，排泄についてもあわせて確認する
2. パーキンソン病発症前の歩行状況，ADL 状況について
   - 歩行レベル（杖や歩行器，押し車の有無等）
   - ADL の自立の有無（食事・更衣・排泄・入浴）
   - 家事や仕事の有無
3. 自律神経障害の有無
   - 起立性低血圧・食事性低血圧・排尿障害・便秘の有無など
4. 精神症状の有無
   - 幻覚・妄想
   - 認知障害
   - うつ状態
   - 不安状態
5. 現在の症状に関すること
   - 歩行障害の内容
   - 姿勢の状態
   - バランス能力の状態
   - 症状はどこで，どの時間帯に生じるのか，どういう状況下で生じるのか
   - 患者自身が困っていることについて尋ねること

ことがある．

3）自律神経障害の有無について確認する

排泄や便秘，起立性低血圧や食事性低血圧を合併していることがある．パーキンソン病は疲労し

---

[*] Takayo CHUMA，〒524-8524 滋賀県守山市守山5-4-30 滋賀県立成人病センターリハビリテーション科，部長

やすい疾患であるが，低血圧のために疲れやすいこともあり注意が必要である．

4）精神症状の有無について確認する

うつ状態，幻覚の有無，不安状態について確認する．

5）歩行障害や動作障害がある場合，どういったときにそれが生じるのかを確認する

歩幅の減少，すくみ足，突進歩行，前傾姿勢や側屈への体幹の傾きの有無について確認する．つまずくことが多いときは，その時間帯，場所，さらに，どういう状況下で起こるのかについて把握しておく．

2 診察のポイントは？

筋緊張の左右差，振戦や不随意運動の部位，姿勢反射障害の有無，姿勢の状態，歩行評価は必要である．高齢者では，廃用性筋力低下を合併していることがあるため，筋力評価は必要である．疼痛の合併がみられることがあり，一部の疼痛は抗パーキンソン病薬にて効果があるものもある．そのため，内服後に疼痛の状況が変化しているかについて確認する．また，リズムに合わせて歩行することで歩行の改善があるかについても確認すると良い．患者は歩行についての訴えだけかもしれないが，日常動作についても確認が必要である．寝返り動作や入浴動作，歯磨きの動作や家事のなかで特定の動作でのやりづらさを訴えることがある．

その他として，ADL/IADL の評価を行う．さらに，抗パーキンソン病薬の効果の持続時間や wearing off や on off の有無について評価する．自律神経障害および精神症状の有無，および嚥下障害や構音障害の有無についても評価を行う．

そして，患者を取り巻く環境について，屋内の環境や介護者の有無について確認する．

3 本症例の問診・所見のまとめ

- 3年前に右手の振戦で発症し，最近は歩行時につまずくことが増えている
- 著明な筋力低下はみられない．また，腰痛など，体のどこかに痛みはないとのことである
- 内科的な疾患等は指摘されていない
- 抗パーキンソン病薬の内服は診断とともに開始となり，今年で3年目になる．効果は自覚され，症状の変動は自覚されていない
- 物忘れを自覚されているが，年齢相応である．幻覚はない
- 歩行時の歩幅は小さく，腕ふりも小さい．明らかなすくみ足はない
- 歩行時に足がひっかかるのは，右足が多い．姿勢は前傾であり，股関節屈曲・膝関節屈曲が軽度みられる
- 固縮は右上肢下肢に優位に認め，前傾姿勢と右側への体幹の側屈傾向がある
- 体幹回旋の a-ROM は低下している
- 立ちくらみはあり，便秘のため下剤にてコントロール中である．不眠はない
- 嚥下障害と構音障害はない
- 寝返りはできるが時間がかかる．ADL は自立している．家事はできているが，卵焼きがうまく作れなくなったとのことである
- 夫と2人暮らしであり，夫の健康状況は問題ない
- 夫と健康維持目的でウォーキングを始めている．夫のウォーキングのスピードに最近ついていけなくなっていると自覚されている．また，疲労を自覚している
- 持ち家で，2階建ての住宅である．布団にて寝起きしている
- 趣味は編み物で，現在も1日に2～3時間は集中して行っている

4 何を評価するか？

以下について，順に評価を行う（図1）．

- パーキンソン病の症状としては何があるのか？
- 抗パーキンソン病薬の効果についてはどうか？
- パーキンソン病の症状以外に，病的な所見はあるのか？
- 廃用性の筋力低下等は合併していないか？
- 歩行障害や動作障害はいつ・どのような状況下で起こるか？
- 歩行および姿勢の状態はどうか？
- ADL の状況はどうか？
- IADL の状況はどうか？
- 家屋や家人などの環境についてはどうか？

これだけは外せない!!

1 パーキンソン病の症状の評価

1）運動症状

- Hoehn-Yahr の重症度分類の，どの stage かを判断する．
- UPDRS (unified Parkinson's disease rating

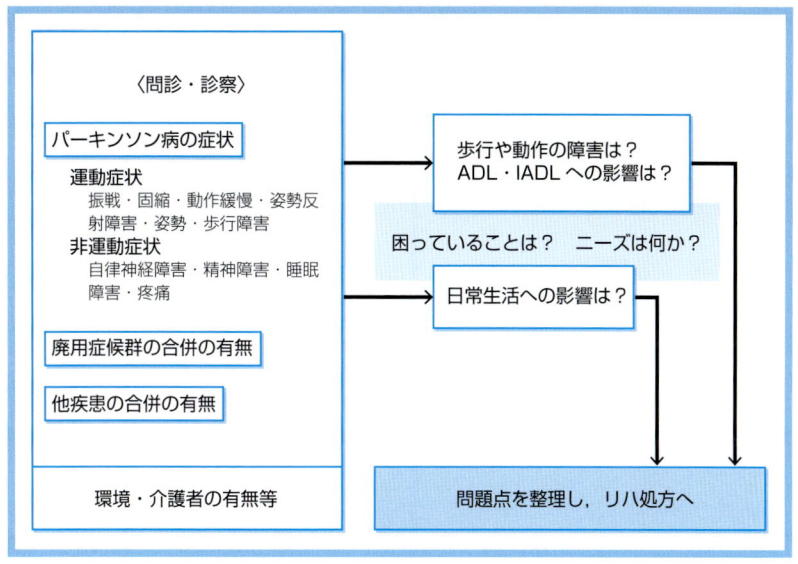

図1. パーキンソン病の診察から問題点整理までのフローチャート

〈問診・診察〉
- パーキンソン病の症状
  - 運動症状：振戦・固縮・動作緩慢・姿勢反射障害・姿勢・歩行障害
  - 非運動症状：自律神経障害・精神障害・睡眠障害・疼痛
- 廃用症候群の合併の有無
- 他疾患の合併の有無
- 環境・介護者の有無等

→ 歩行や動作の障害は？ ADL・IADLへの影響は？
→ 困っていることは？ ニーズは何か？
→ 日常生活への影響は？
→ 問題点を整理し，リハ処方へ

---

scale)の評価を行う．これは，partⅠ～Ⅳに分かれて評価し，partⅠは精神機能，行動および気分に関する部分，partⅡはADLに関する部分，partⅢは運動能力検査に関する部分，partⅣは治療の合併症に関する部分の評価となり，総合的な評価を行うことができる．

- 姿勢について評価する．安静時の立位姿勢（前傾姿勢，側屈の有無），pulsionの有無の評価を行う．
- 歩行について評価する．歩行時の腕ふりの状態，体幹の回旋，歩隔や歩幅，股関節・膝関節の関節可動域(ROM)，姿勢について評価する．すくみ足があれば，外発性Cueの効果を確認する．10 m歩行での歩行時間（秒）と歩数は簡便な評価である．Timed up and Go testは立ち上がる・歩行・方向転換・座るという一連の動作能力をみる検査である．椅子に腰かけた状態から3 m先にある目標のところまで歩き，方向転換し，元の椅子まで戻り腰かけるまでの時間を測定する．
- 転倒の有無について確認する．転倒時の場所や状況について尋ねる．
- 筋力の評価(MMT；Manual Muscle Testing)やROMを測定する．廃用による筋力低下の合併は多い．
- ジスキネジア等の有無について評価する．

2) 非運動症状

- 起立性低血圧の有無について確認する．臥位・座位・立位時の血圧と脈を測定する．
- これ以外の自律神経障害の有無について評価する．
- 精神症状では，認知機能の低下について評価する．早期より認知機能低下があるともいわれており，運動学習に影響があるときがある．
- MMSE (Mini-Mental State Examination)やFAB (Frontal Assessment Battery)は簡便であり，行いやすい．前頭葉症状の合併はみられ，必要に応じ，その他の高次脳機能障害について評価する．
- 幻覚や妄想，うつ状態の有無について確認する．また，不安状態やアパシーを伴うこともある．
- 嚥下障害の評価と同時に構音や呼吸状態についても評価する．

2 抗パーキンソン病薬の効果
- 日内変動の有無について確認する．

3 ADL
- ADLのなかでやりづらい動作について評価する．

4 IADL
- 患者が困っていることやニーズについて確認する．

評価をまとめよう!!

1. 運動症状
- 右手に振戦を認め，固縮は右上肢下肢に軽度認めている．姿勢は前傾姿勢で，体幹はやや右へ傾いている．歩行時，右手の腕ふりは小さく，右足が上がりにくい．

歩幅は狭く，右足の踵接地は意識すれば可能であるが，前足部から接地してしまうことがしばしばある．そのため，右足のひきずりがある．10 m 歩行時間は 15 秒，歩数は 30 歩であった
- Timed up and Go test は 12 秒である
- 下肢筋力低下は股関節周囲筋の筋力低下(MMT4)がみられている
- Pulsion は著明なものはなかった．転倒はないとのことであった
- UPDRS は総合で 15 点であった
- 自律神経障害では便秘の症状があり，起立性低血圧は著明ではなかった
- MMSE 29 点，FAB は 15 点であった

2. **抗パーキンソン病薬の効果**
抗パーキンソン病薬の効果はあり，症状の日内変動の自覚はない

3. **ADL**
ADL はすべて自立しているが，寝返りに時間がかかるという．また，歯磨きの際，右手での歯ブラシ操作が難しいとのことであった

4. **IADL**
IADL では，料理において，右手でかきまぜる動作ができなくなってきており，また，全般的に疲れやすくなり，時間がかかるようになったと自覚されている

いざ処方へ!!

右上肢下肢にパーキンソン症状があり，それによりADL/IADLは自立しているものの，動作障害がみられている．自覚はないが，前傾姿勢や側方への傾きを認め，歩行においてもパーキンソン症状の特徴がみられている．FABは15点／18点と軽度の低下を認め，これについては経過観察が必要である．夫と2人暮らしであるが，今後症状が進行していくなかで，夫の疾患に対する理解および協力は必須となる．また，屋内で転倒の危険性が高いのであれば，手すりなどの環境調整は必要である．

問題点をまとめると，以下のようになる．
#11 パーキンソン症状　#12 便秘　#21 歩行障害　#22 右手を用いた動作障害　#23 姿勢の障害

<PT>
- 体幹・下肢の ROM，MMT の評価および姿勢と歩行評価（10 m 歩行での評価，Timed Up and Go Test）
- 体幹・下肢の ROM 訓練と筋力訓練
- 姿勢矯正や体幹回旋を目的にした体幹筋のストレッチおよび筋力訓練，歩行訓練
- 自主訓練の指導

<OT>
- 上肢機能評価(STEF)や ROM，MMT の評価
- ADL 評価および IADL 評価
- 手指巧緻動作訓練
- 動作時の姿勢矯正の指導
- 生活指導(疲労に注意，家事の動線の確認，家事動作への具体的な指導)
- 家屋評価

結果

定期的な診察および訓練指導を繰り返し，自主訓練については習得できたようであった．体幹の回旋や体幹筋の筋力向上を目的とした訓練を取り入れている．姿勢が正中になるように，鏡を見てのフィードバックも必要であった．

歩行はリズムや音楽に合わせて行ったほうが，腕はふりやすくなり，歩行時歩幅は拡大し，より効果的であった．ADL/IADLでは，右手の巧緻性の低下を踏まえて，料理の際の道具の使用や疲労があるために，家事や生活指導を行った．また，趣味の編み物では，数時間同じ姿勢で行っており，前傾姿勢が強くなっており，意識して数十分に一度は姿勢を正すこと，体幹の伸びを行うことを指導した．

現在は構音障害や嚥下障害は目立っていないために今回，ST は導入していないが，姿勢を正して大きな声で歌うことや，朗読をすることを指導した．

患者および家族に，疾患の特徴および運動の効果について説明し，自主訓練を引き続き行うように説明している．

パーキンソン病はうまくつきあうことが大切で，普段からの自主訓練や生活指導が必要である．病期に応じた指導が必要であり，可能であれば定期的な評価と指導の継続が望ましい．

> **知っ得 サイドメモ**
>
> 　パーキンソン病では，外発性 Cue を利用した訓練効果についての報告が多く，それをうまく訓練に取り入れることがポイントである．また，ボディイメージが低下しており，リズムに合わせて手足を大きく動かし，隅々まで体を動かすように体操を指導することも大切である．運動学習は低下しているとの報告があり，適切な運動を繰り返し行うことが大切である．

文　献

1) 上田　敏(監修)：標準リハビリテーション医学，第3版，医学書院，2012.
2) 中馬孝容(編)：パーキンソン病のリハビリテーションガイド，*MB Med Reha*, 76, 2007.
3) 水野美邦，近藤智義(編)：よくわかるパーキンソン病のすべて，改定第2版，永井書店，2012.

特集 もう悩まない！100症例から学ぶリハビリテーション評価のコツ

〈各論〉
XIII．神経筋疾患
症例69　パーキンソン病（Hoehn-Yahr stage III・IV）

生駒一憲*

ポイント

- パーキンソン病の病期と症状をよく理解し，問診と診察を行う．
- 進行すると廃用症候群を起こしやすくなるので注意を要する．
- 廃用症候群の改善または予防をはかり，さらに生活指導を行う．
- 転倒，起立性低血圧，嚥下障害に対するリスク管理が必要である．

症例

72歳，男性．約15年前発症のパーキンソン病．現在まで徐々に増悪傾向で，歩行時にバランスを崩して転倒するようになり，外出の機会が減った．最近，歩行障害が増悪したため，リハを希望して受診した．

さぁ，どうする？

1　問診のポイントは？（表1）

患者の訴えをよく聞くことは当然であるが，患者が訴える症状以外に出現している症状がないかをよく問診する必要がある．このためには，パーキンソン病の経過と症状をよく理解しておくことが必要である．患者は自分の気になる症状はよく訴えるが，それ以外の症状には無頓着なことがある．例えば，構音障害があるにもかかわらず，異常を認識していないことがある．また，その原因は義歯が合わないためと思い込み，訴えないこともある．パーキンソン病では，認知症が合併することがよくあり，患者からの問診だけでは不十分なことがよくある．家族など周囲の人からも情報をできるだけ得るようにする．

1）病　歴

基本的事項として必要である．パーキンソン病では病歴が長いことが多く，病初期の状況は曖昧になりがちであるが，リハビリテーション（以下，リハ）においては，特に最近の変化についてよく聴取することが重要である．

表1．問診のポイント

1．病　歴
・特に最近の変化
2．現在の症状（服薬との関係も聴取）
・歩行：レベル（独歩，補助具，介助），場所（屋内，屋外，階段），距離
・転倒歴
・セルフケア：整容，更衣，食事動作，トイレ動作
・起立性低血圧（立ちくらみ）
・構音障害
・嚥下障害：所要時間，介助，食形態，むせ，痰，発熱
・認知機能障害・うつ
3．生活状況
・就労状況
・家族構成，介護者の状況
・通院状況，利用する交通機関
・特定疾患医療受給者証・身体障害者手帳・介護保険認定の状況
・介護サービスなどの利用状況
4．家屋状況
・一戸建て・マンション，エレベーターの有無
・入り口までの段差，家屋内の段差
・居室の階，手すりの設置状況

2）症　状

現在のリハの計画のみならず，今後の生活を考えていくうえでも重要事項である．パーキンソン病のリハで重要なものとしては，歩行状況，転倒の有無，セルフケアの状況，起立性低血圧，構音

* Katsunori IKOMA，〒060-8648　北海道札幌市北区北14条西5丁目　北海道大学病院リハビリテーション科，教授

表 2. 診察のポイント

- 歩行
- 姿勢（姿勢反射）
- 筋力
- 関節可動域
- 上肢動作
- 起立性低血圧
- 構音障害
- 嚥下障害
- 認知機能障害

障害，嚥下障害，認知症・うつがある．これらの症状と程度について問診する．姿勢反射障害で転倒しやすく，骨折につながるので，転倒歴をよく聞く必要がある．嚥下障害は肺炎を引き起こすため，重要である．嚥下障害が疑われるときは，痰の状態や発熱についても問診する．

服薬と症状との関係を聞くことも重要である．なぜなら，パーキンソン病が進行すると，L-ドーパの薬効時間が短くなり，服薬後の症状が改善しているとき(on)と，次の服薬前の症状が増悪しているとき(off)が出てくるためである．薬効時間が短縮し，症状の変動が起こる場合を wearing-off 現象，または up-and-down 現象という．なお，on-off 現象は服薬に関係なく，急に off が現れる場合をいう．

3）生活状況

就労状況，家族構成，介護者，特定疾患医療受給者証の有無，身体障害者手帳や介護保険の認定状況などについて聴取する．特に介護力の把握は重要である．

4）家屋状況

エレベーターの有無，段差，手すりの設置状況，居室の状況などを聴取する．

2 診察のポイントは？（表2）

リハでの診察は，以下のような項目がポイントとなる．

1）歩 行

実際に歩かせる．立ち上がり動作での安定性，歩行時の歩幅，腕の振り，速度，歩行のリズム，方向転換時の安定性などを評価する．また，歩き出し，目標に近づいたとき，方向転換時，狭い通路などでのすくみ足出現の有無について観察する．

2）姿 勢

起立時や歩行時の姿勢（前傾になりやすい），姿勢反射障害（体を押して反応をみる）を評価する．

3）筋 力

特に，腸腰筋などの下肢近位筋の筋力は廃用症候群で低下しやすく，重要である．

4）上肢の動作

巧緻動作に障害が出やすく，また，小字症（徐々に字が小さくなる）も起こりやすい．

5）起立性低血圧

パーキンソン病自体により起こるだけでなく，薬剤の副作用でも起こる．判定には臥位と起立時の血圧の差を測定する．正確に測定するにはチルトテーブルを用いる．なお，測定時は患者の状態に注意する．

6）嚥下障害

スクリーニングとして RSST(Repetitive Saliva Swallowing Test)などを行うが，日本語版嚥下障害質問票(SDQ-J)[1]の利用も勧められる．

7）認知機能障害

改訂版長谷川式簡易知能評価スケール(HDS-R)がスクリーニングとして頻用されている．MMSE(Mini Mental State Examination)は知的財産権（著作権）が認められており，使用には注意を要す（http://www4.parinc.com/Products/Product.aspx?ProductID=MMSE）．

3 本症例の所見のまとめ

- 最近歩行障害が増悪
- 独歩可能であるが小刻み歩行．歩行は不安定で，特に方向転換時にバランスを崩しやすい．すくみ足はみられない
- 通院は子が自家用車で送迎しているが，病院内では独歩
- 転倒歴は数回あり
- 両側腸腰筋の筋力低下を認める
- セルフケアは自立しているが，ボタンはめなど細かい動作はやや困難
- 起立性低血圧なし
- 構音障害なし
- 嚥下障害なし
- 認知障害なし
- ドパミンアゴニスト，L-ドーパ等を服用．症状の日内変動が軽度あり

4 何を評価するか？

歩行時の状態，筋力，上肢の巧緻性，認知機能，嚥下機能の評価が重要である．今回は行っていないが，嚥下障害が疑われるときは VF（video-fluoroscopic examination of swallowing）を行う．

これだけは外せない!!

1 病期の判定

リハにおいては，患者の病期を把握し，適切なリハや生活指導を行う必要がある．病期の分類では Hoehn-Yahr 重症度分類が頻用される．原法に 1.5 と 2.5 を加えた修正版 Hoehn-Yahr 重症度分類も使われる．

2 筋力

パーキンソン病では運動不足に陥りやすく，廃用症候群を合併することがよくある．筋力評価は基本的な診察項目であるが，廃用症候群との鑑別という点で重要である．パーキンソン病で症状が増悪した場合，廃用症候群に陥っていないか，常に注意しておかなければならない．パーキンソン病では素早い動きができないので，筋力評価にあたっては十分力が入るまで待たなければならない．

3 嚥下障害

自覚的な嚥下障害は患者の 1/3 以上，潜在的嚥下障害を含めると 4/5 にみられるといわれる[2]．誤嚥性肺炎はパーキンソン病の死因として重要なものであり，常に注意しておく必要がある．

4 統合パーキンソン病評価尺度（UPDRS；Unified Parkinson's Disease Rating Scale）

1987 年に導入され，世界的に広く使われている．信頼性が検証された日本語版が発表されている[3]．これは，心身機能と活動を含めて，パーキンソン病の重症度を総合的に評価する尺度で，4 つの part に分かれており，part Ⅰ は精神機能，行動および気分（最大 16 点），part Ⅱ は日常生活動作（on，off 別に評価，最大 52 点），part Ⅲ は運動能力検査（on 時に評価，最大 108 点），part Ⅳ は治療の合併症（最大 23 点）である．症状が重症であるほど得点は高い．評価項目が多いのが欠点であるが，詳細な評価が可能である．リハの効果判定に有用である．

評価をまとめよう!!

> 1. パーキンソン病で，病期は Hoehn-Yahr 重症度分類で stage 3 である．日常生活はほぼ自立しているが，積極的に運動するには困難があり，運動不足に陥りやすい
> 2. 下肢近位筋の筋力が低下しており，最近外出機会が少ないことを勘案すれば，廃用症候群により，下肢筋力低下で歩行障害が増悪していると考えられる

いざ処方へ!!

本症例は，前述のとおり廃用症候群による歩行障害の増悪と考えられ，下肢筋力増強訓練を含めた運動療法が必要である．パーキンソン病の理学療法の効果はメタ解析でも証明されている[4]．巧緻動作訓練も追加した．また，診察時には運動習慣の重要性を説明し，転倒への注意喚起と対策を指導した．また，介護サービスの利用について説明した．

～リハ処方～

＜PT＞
- 関節可動域訓練
- 下肢筋力増強訓練
- 歩行訓練
- バランス訓練
- ホームエクササイズの指導

＜OT＞
- 上肢機能評価
- 巧緻動作訓練

結果

下肢筋力の改善とともに歩行時の安定性が増大した．これとともにリハの重要性が患者に認識され，家庭で日課に組み入れ，積極的に運動（体操を含む）を行うようになった．また，デイサービスを利用するようになり，外出機会が増えた．

> **知っ得 サイドメモ**
>
> ＜理学療法の効果についてのエビデンス＞[4]
>
> 　理学療法の介入の有無による差異を比較した29論文について，メタ分析を行った報告を紹介する．
>
> 　実施されていた理学療法は，歩行訓練，バランス訓練，実地指導，筋力強化，リラクゼーション，トレッドミル，聴覚・視覚・振動によるキュー，ダンス（タンゴ，ワルツなど），武術（太極拳，気功），患者教育などである．メタ分析の結果，歩行速度の増加がみられ，6分間歩行距離やすくみ足にも改善傾向があった．移動能力では，Timed Up and Go test, Functional Reach Test, Berg Balance Scaleで改善が認められた．UPDRSの運動機能検査，ADLスコア，総合スコアが改善した．
>
> 　以上のように，理学療法の効果は認められるが，今後，有効性の高い介入方法の確立と長期的効果の検証が必要である．

> **押さえ得 サイドメモ**
>
> ＜すくみ足＞
>
> 　文字通り足がすくみ前に出なくなる．すくみ足に対しては，廊下に跨ぐためのテープを貼る，足を半歩後ろへ引いてから振り出す，まず真上に上げて足踏みをしてから足を前へ出す，などの対策が効果的である．

文　献

1) 山本敏之：パーキンソン病の嚥下障害とその治療．*MB Med Reha*, 135：37-44, 2011.
2) Kalf JG, et al：Prevalence of oropharyngeal dysphagia in Parkinson's disease：a meta-analysis. *Parkinsonism Relat Disord*, 18(4)：311-315, 2012.
3) 折笠秀樹ほか：Parkinson病の重症度を測る日本語版 unified Parkinson's disease rating scale（UPDRS）の信頼性評価．神経治療, 17：577-591, 2000.
4) Tomlinson CL, et al：Physiotherapy intervention in Parkinson's disease：systematic review and meta-analysis. *BMJ*, 2012 Aug 6；345：e5004. doi：10.1136/bmj.e5004.

特集 もう悩まない！100症例から学ぶリハビリテーション評価のコツ

〈各論〉
XIII. 神経筋疾患
症例70 **筋ジストロフィー（歩行可能レベル）**

大塚友吉*

ポイント

- 筋ジストロフィーは多種多様な病型があり，その特徴を踏まえた評価が必要である．
- 機能障害の評価としては，筋力・関節可動域・変形を中心に行う．
- 能力低下の評価としては，歩行を中心に行うが，歩行する時間・場所・機会によって異なることを踏まえて行う．
- 社会的不利の評価としては，学校生活や地域活動における歩行関連行為について行う．
- その他の評価としては，必要に応じて心肺機能などの内科的評価を行う．

症例

8歳，男児．処女歩行の遅延を機に小児神経内科を受診して，デュシェンヌ型筋ジストロフィーと診断された．定期的に経過観察されていたが，緩徐に歩行障害が進行したためリハを希望している．

さぁ，どうする？

筋ジストロフィーは多種多様な病型があり，ここではデュシェンヌ型筋ジストロフィーについて述べる．

1 問診のポイントは？（表1）

デュシェンヌ型筋ジストロフィーの多くは，伴性劣性遺伝する遺伝性疾患である．そのため現病歴だけでなく，家族歴について問診することが必要である．

1）現病歴

妊娠経過から始まり出生時の状況，その後の運動発達の状況，特に処女歩行の時期について確認する．次に，診断に至った経緯について確認し，本人・家族の疾患理解の程度についても確認する．また，現在では遺伝子検査で確定診断されるため，遺伝子検査実施の有無についても確認する．本人が幼少のために知らされていない場合や，遺伝性疾患であるために家族にとっても秘匿したい場合もあるので，問診にあたって十分な注意が必要である．

表1. 問診のポイント

1. 現病歴
・処女歩行
・診断の経緯
・遺伝子検査実施の有無
2. 転倒歴
・転倒の有無
・転倒の時間
・転倒の場所
・転倒の機会
3. 家族歴
4. その他
・家屋環境：階段・段差
・学校生活：通学・体育

2）転倒歴

過去に転倒したことがないかを確認する．転倒歴がある場合には，頻度，転倒した時間・場所・機会についても確認する．

3）家族歴

追跡可能な範囲で同病者の有無を確認する．兄弟で同病だったり，親類縁者のなかに早世した男子がいたりしないか確認する．

4）その他

家屋環境について，特に早期から困難となりやすい階段昇降や段差の状況について確認する．ま

---

* Tomoyoshi OTSUKA, 〒349-0196 埼玉県蓮田市黒浜4147 国立病院機構東埼玉病院機能回復部部長，リハビリテーション科

表2. 診察のポイント

1. 知的機能	・コミュニケーション
2. 変形	・脊柱（側弯・前後弯） ・足関節 ・足部変形
3. 関節可動域	・自動 ・他動
4. 筋力・仮性筋肥大	・抗重力可否 ・腓腹筋仮性肥大
5. 基本動作	・起居動作 ・座位姿勢 ・起立動作 ・立位姿勢 ・歩行 ・応用歩行（段差・階段昇降）
6. ADL	・歩行 ・移乗（椅子・トイレ・浴槽）

た，学校生活について，通学している学校の種別，通学の方法，体育の様子などについて確認する．

2 診察のポイントは？（表2）

診察室に入ってくる段階から歩行の様子を観察する．可能であれば，待合室の椅子からの立ち上がりも観察できればなお良い．また，患者が学童・幼児であるので，初見からうまくコミュニケーションを取るのが困難な場合も多い．1回ですべての情報を得ようとせず，何回かに分けて診察することも考慮する．

1）知的機能

どれだけのコミュニケーションが取れるか，どの程度の理解力があるかをまず評価・判断する．

2）変形

歩行や座位の様子から脊柱変形（側弯・前後弯）や足関節・足部変形の有無を評価する．
患者に触らなくてもできる評価を先に行う．

3）関節可動域（ROM）

自動・他動で評価する．特に重要なのは早期から障害される足関節・足部について評価することである．関節を動かす際には疼痛が生じないように配慮することが必要である．

4）筋力・仮性筋肥大

学童・幼児を対象に正確な評価を行うことは困難であるが，最低限抗重力できる筋力があるかどうか評価する．

5）基本動作

臥位からの起居動作，座位姿勢，座位からの起立動作，立位姿勢，歩行，可能であれば段差・階段昇降の評価を行う．

6）日常生活動作（ADL）

歩行や移乗動作（椅子・トイレ・浴槽）を中心にADL評価を行う．FIM（Functional Independence Measure）やFIMの小児版であるWeeFIM（Functional Independence Measure for Children）（7歳まで）を使っても良い．

3 本症例の所見のまとめ

- 妊娠経過・出産とも正常である
- 処女歩行は1歳6か月．運動発達遅滞を指摘され小児神経内科を受診し，遺伝子検査の結果，デュシェンヌ型筋ジストロフィーと診断された
- 兄弟姉妹，両親および追跡しうる親類縁者に同病者はなし
- 転倒歴はなし
- 人懐こく初見からコミュニケーションは良好である
- 診察中にふざけることもなく，理解力も良好である
- 脊柱変形や足部変形は認めない
- ROMは自動では両足関節背屈に軽度の制限がある．他動では両足関節背屈は保たれている
- 筋力は抗重力運動可能であるが，両足関節背屈筋力はMMTで4レベルである
- 両腓腹筋に仮性筋肥大を認める
- 基本動作は，臥位からの起き上がり，座位姿勢は問題なし．座位からの起立は通常の椅子であればまだ起立可能であるが，低い椅子からの立ち上がりは介助が必要である．立位姿勢は問題なし．歩行はいわゆる鶏歩で両足底接地は困難である
- ADLは，歩行自立，階段昇降も手すりなしで可能であるが，長距離では介助が必要である．移乗動作は時々壁を支えにするが，トイレ移乗・浴槽移乗・椅子移乗とも自立している

4 何を評価するか？

- 知的能力
- 変形
- ROM
- 筋力・仮性筋肥大
- 基本動作
- ADL

表3. 筋ジストロフィー厚生省機能障害度分類

ステージⅠ	階段昇降可能 a-手の介助なし b-手の膝おさえ
ステージⅡ	階段昇降可能 a-片手手すり b-片手手すり膝手 c-両手手すり
ステージⅢ	椅子からの起立可能
ステージⅣ	歩行可能 a-独歩で5m以上 b-1人では歩けないが物につかまれば歩ける（5m以上） 　1）歩行器　2）手すり　3）手びき
ステージⅤ	起立歩行は不能であるが，四つ這いは可能
ステージⅥ	四つ這いも不可能であるが，いざり行は可能
ステージⅦ	いざり這行も不可能であるが，座位の保持は可能
ステージⅧ	座位の保持も不能であり，常時臥床状態

（文献2より引用）

表4. Swinyard分類

1. 動揺性歩行と著明な前弯を呈するが，階段や坂を介助なしに登れる
2. 動揺性歩行と著明な前弯を呈し，階段や坂を登るのに支えが必要である
3. 動揺性歩行と著明な前弯を呈し，階段や坂は登れないが，普通の高さの椅子から立ち上がることができる
4. 動揺性歩行と著明な前弯を呈し，普通の高さの椅子から立ち上がれない
5. 車いす自立．座位姿勢が良く，車いすで日常生活動作が自立している
6. 車いす介助．車いす駆動はできるが，ベッドや車いす上での介助が必要
7. 車いす介助．車いす駆動は短距離のみ可能で，姿勢保持に背もたれが必要
8. 寝たきり．どの日常生活動作にも最大介助が必要

（文献1より引用）

これだけは外せない!!

デュシェンヌ型筋ジストロフィーの歩行可能期の評価は，ROM・筋力・歩行（歩容を含む）は必須であるが，簡易に病状を表している厚生省機能障害度分類（表3）やSwinyard分類（表4）が多用されている．

1 ROM

ROMは，自動・他動で日整会・リハビリテーション（以下，リハ）学会が制定した方式で評価する．疼痛や変形の有無についても評価する．

2 筋力

筋力は，MMTで評価する．また定量的な評価の代表として握力を評価してもよい．

3 歩行（歩容を含む）

歩行の評価は歩行周期のパラメータを用いて動作解析として行われることもあるが，FIMで評価するように介助の必要性，歩行補助具の使用の有無，歩容について評価する．

4 病期分類

厚生省機能障害度分類とSwinyard分類を行う．

評価をまとめよう!!

1. ROM
   両足関節背屈の自動関節可動域は背屈5°．その他は正常

2. 筋力
   両足関節背屈はMMT 4．両腓腹筋の仮性筋肥大あり．握力は右17 kg，左15 kg．その他は正常

3. 歩行（歩容も含む）
   歩行はFIMで7．階段昇降は5．歩容は両足足底接地が少ない．長距離歩行では手すりや介助が必要である

4. 病気分類
   厚生省機能障害度分類はステージⅡ-a，Swinyard分類は2

いざ処方へ!!

問題点をまとめると，次のようになる．
#11 筋力低下　#12 ROM制限　#21 歩行　#22 階段昇降　#23 持久力低下

筋力低下が緩徐に進行する疾患であることを考慮すると，できるだけ長期にわたる機能維持・能力維持を目的に，さらに筋への過度なダメージを与えることは避けることを踏まえてリハ処方を行う．療法士による訓練も必要であるが，日々の生活のなかで行うことも重要であるので，本人・家族指導も行う．

<PT処方>

- ROM訓練：他動的なROM訓練も良いが，ストレッチ（持続伸張）を合わせて行う．
- 維持的筋力増強訓練：普段から歩行機会を確保して疲労に注意しながら歩行を行うことが，結果として筋力維持につながる．重錘負荷はしない．
- 歩行訓練・階段昇降訓練：歩行・階段昇降の安

定性を確保しつつ，進行する筋力低下やROM制限に対応して歩行補助具や手すりの使用も検討しつつ，歩容・階段昇降方法の指導を行う．

病期が進行すれば，車いす操作訓練や起立訓練，浴槽・トイレ・椅子移乗訓練など，必要に応じて追加する．

結果

ROM制限や筋力低下は緩徐進行性であるが，PT訓練開始後から現在まで2年にわたり歩行している．ただし，両足関節背屈制限は進み，階段昇降も手すりを使用することが増えて，屋外の不整地で転倒するようになり，車いすの導入も検討している．

知っ得 サイドメモ

1990年代頃までは，平時は車いすを使用しても両下肢への重力(刺激)入力を目的に，歩行用長下肢装具を作製してPTの一環として平行棒内歩行訓練を行ったり起立訓練を行ったりしていた．しかし，最近では歩行困難となった場合には早期から車いすを作製して移動し，起立・歩行訓練を継続的に行う症例は減少してきている．代わりに生命予後の向上に伴って，心肺機能低下や嚥下機能低下の症例を対象にするリハが増加傾向にある．

文 献

1) 千野直一(編)：現代リハビリテーション，改訂第3版，金原出版，2009．
2) 筋ジストロフィーのリハビリテーションマニュアル，筋ジストロフィーの集学的治療と均てん化に関する研究班，2008． http://www.carecuremd.jp/images/pdf/reha_manual.pdf
3) 筋ジストロフィー患者さまのためのストレッチ運動と体幹変形の予防について，独立行政法人国立病院機構刀根山病院リハビリテーション科，2008． http://www.toneyama-hosp.jp/download/reha-05.pdf

特集 もう悩まない！100症例から学ぶリハビリテーション評価のコツ

〈各 論〉
XIII. 神経筋疾患
症例71 **筋ジストロフィー（車いすレベル）**

安西敦子*

ポイント

- 筋ジストロフィーとは，骨格筋の変性・壊死により，進行性に筋力低下と筋萎縮をきたす遺伝性筋疾患の総称である．このなかには，遺伝形式も臨床像も異なるタイプが含まれている．代表的なものとして，デュシェンヌ型筋ジストロフィー（DMD），筋強直性ジストロフィー（MyD）が挙げられる．
- 全身の四肢・体幹の筋力低下だけでなく，心機能・呼吸機能や嚥下機能も低下する．嚥下機能低下に関しては自覚症状がないことも多いため，定期的な評価・介入を行っていくことが，誤嚥性肺炎予防のためには重要である．
- 代償動作を使用していることも多いため，実際に行っているところを確認することが望ましい．
- 進行性の疾患であり，徐々に介助量は増加していく．家族への介助方法指導や，補助具・環境整備・福祉サービスの紹介なども早期より行っていく必要がある．

症例

デュシェンヌ型筋ジストロフィー，23歳，男性．発熱，喀痰を主訴に主科である神経内科外来を受診し，誤嚥性肺炎と診断され即日入院した．点滴加療が開始され，あわせてリハが依頼された．

さぁ、どうする？

1 問診のポイントは？（表1）

筋ジストロフィーには多様なタイプが含まれる．それぞれのタイプによって発症時期，筋力低下の分布，合併症などが異なる．

今回は，筋ジストロフィーのなかで最も頻度が高いデュシェンヌ型筋ジストロフィー（DMD）を症例として考えてみたいと思う．

1）臨床経過

まずは筋ジストロフィーについて，現在までの経過を確認する．これは問診ではなくとも，主科（神経内科）カルテからの確認でも良い．

2）リハビリテーション歴

これまでのリハビリテーション（以下，リハ）歴も確認する（**表1**）．

3）入院前の日常生活動作（ADL）

環境整備や補装具，介助方法も含めて確認する．最近のADL低下についての情報は有用であるが，緩徐に症状が進行することから，日々の変化

表1. 問診のポイント

1. 臨床経過
・家族歴，合併症の状態，現在の治療内容も含む
2. リハ歴
・行われた時期，頻度，場所（病院，障害者施設など）
・訓練内容，家族指導の内容
・実際に行っている home program の内容
3. 入院前のADL，生活パターン
・学生であれば，学校生活の内容も含む
4. 家族・社会的背景
・家族構成，キーパーソン
・介護力
・使用している福祉サービスの内容

に本人・家族が気づいていないこともあるため，詳細に質問する必要がある．

4）家族，社会的背景

進行性の疾患であり，徐々に介助量が増加していくことから，家族背景，社会的背景の確認は重要である（**表1**）．現在使用している福祉サービスについても確認する．

2 診察のポイントは？（表2）

筋ジストロフィーは知的障害を合併することが

---

* Atsuko ANZAI, 〒349-0196 埼玉県蓮田市黒浜4147 国立病院機構東埼玉病院機能回復部門，リハビリテーション科

表2. 診察のポイント

1. 知的障害の有無
2. ROM ・四肢・脊柱の拘縮・変形の有無
3. 筋力（MMT）
4. 上肢機能 ・手指によるつまみ動作 ・実際の携帯電話・パソコン操作時の動作
5. 嚥下機能 ・食事内容，一口量・ペーシング ・むせの有無，口腔残渣の有無
6. 基本動作能力，移動能力（歩行能力），ADL ・座位保持の状態，車いすのチェック

あり，また，特にDMDでは内向的な性格である症例も多いため，配慮する必要がある．本人からの問診・診察が困難であった場合にも，実際の生活場面を観察することで得られる情報も多い．

環境整備，代償動作により行っていることも多いため，制限された安静度および病棟の環境下ではできないこともあることに留意する．

DMDの場合，症状が進行しても上肢機能，特に手指機能が残存していることが多く，それによりパソコン操作や電動車いす操作を行っている症例も多い．できれば，上肢機能については詳細な診察を行いたい．

3 本症例の所見のまとめ

- 生下時，異常所見なし．処女歩行1歳1か月，2歳6か月で運動障害を指摘され，遺伝子検査により診断された．9歳2か月で歩行不能となり，普通型車いすを使用し始めた．15歳より電動車いすを使用している．リハ歴はなし
- なかなか目を合わせてくれず，口数は少ないものの，明らかな知的低下は感じない
- 巨舌あり，閉口は困難
- 左凸の側弯，前弯あり
- ベッド上端座位，ベッドアップ座位は不可能．電動車いすに座位保持装置を使用しており，車いす座位であれば2時間程度は可能である
- 食事動作：補高などの環境整備を行えば代償動作を用いて自己にて可能であったが，徐々に介助することも増えていた．整容：代償動作にて可能．排泄：尿意便意はあるも動作は全介助．移動：電動車いすを使用して，平地であれば修正自立．他は全介助
- 心肺機能：今回の入院後，肺炎治療のために非侵襲的人工呼吸器（NPPV）を導入した．現在のところ，今後も夜間のみ使用を継続する予定である．心不全は軽度であり，内服薬によりコントロール良好
- 嚥下機能：今回の入院前は，米飯・一口大の食事を摂取していた．むせなどの自覚症状はなし．ここ最近，食事時間が長くかかるようになっており，半年で5kgほどの体重減少を認めていた．実際の食事場面にて，後半になると喉頭挙上が弱くなり，視診では観察できないほどであった
- 両親，弟と4人暮らし．母は専業主婦であり，主介護者である．2歳年下の弟もDMDである

4 何を評価するか？

症状の進行により，筋力低下とそれに伴う関節変形・拘縮は重度となる．関節変形などを評価することは大事なことではあるが，能力を適切に評価し，その変化を問診にて本人・家族より聞き出せることが重要であると考える．

また，慢性呼吸不全，心不全などの状態によって安静度が制限され，ADLが影響を受けることもあり，全身状態には常に注意する必要がある．

これだけは外せない!!

1 機能評価，ADL評価

筋ジストロフィーの下肢・体幹の運動障害尺度として，厚生省障害度分類がある．これは，広く知られているNew York大学式障害ステージ分類をもとに，上田らが我が国の生活習慣（畳の生活）に合わせて変更したものである．そのため，四つ這いやいざり走行などが評価項目として入っている[1]．

上肢機能障害としては，肘・肩・手の運動を筋力低下の程度により9段階に分類した上肢機能障害段階分類（9段階法）がある[2]．また，わずかに残存した上肢機能，特に手指機能をより詳細に評価することが生活の質（QOL）向上につながるとの考えから，9段階目以降をより細分化した13段階法が麻所らによって発案された[3]．

ADL評価としては，筋ジストロフィーに特有なものはないため，FIM（Functional Independence Measure），Barthel Indexが用いられることが多い．

2 嚥下機能

- 巨舌の有無，噛み合わせの状態，舌運動の評価
- 反復唾液嚥下テスト（RSST；Repetitive Saliva Swallowing Test）

喉頭挙上が弱く，一横指挙上しないことも多い．RSSTは一横指挙上できた回数を記載するもの

ではあるが，どの程度の挙上が何回認められたのか記載しておく．
- 実際の食事場面における評価
一口量，ペーシング，咀嚼運動の評価，喉頭挙上のタイミング，口腔内残渣の有無，むせの有無，疲労の有無

3 呼吸機能
- 動脈血ガス分析の結果（CO_2の貯留の有無），起床時の頭痛の有無
- 気胸の既往歴の有無
- 可能であれば，肺活量の確認
- 可能であれば，最大呼気流速（PCF；peak cough flow），最大強制吸気量（MIC；Maximum insufflation capacity）の確認

PCFは咳をしたときに吐き出される呼気の速さのことである．健康成人では360～960 l/minほどであるが，12歳以上にてこの値が160 l/min以下になると気道からの排痰が難しく，270 l/min以下でも痰の量や粘稠度が増したときには排痰が困難となり，肺炎や無気肺，窒息の危険性が増すといわれている[4]．

MICは最大吸気を行った状態から，更に救急蘇生バッグなどを使用して強制的に送り込まれた空気を声門を閉じて息溜め（air stacking）を行い，その呼出される呼気量を測定したものである[4]．胸郭および肺のコンプライアンスの指標である．気胸の既往がある症例には禁忌である．

4 栄養状態
- 現在の体重，ここ1年程度の体重変動の有無
- 血液検査の結果（TP, Alb）
- 四肢・体幹の骨突出部分の確認

評価をまとめよう!!

1. **機能評価，ADL評価**
   - 厚生省機能障害度分類 stage Ⅶ．上肢機能障害分類（13段階法）7
   - 整容・食事動作は自立していたが，ここ最近，食事動作に介助を要することが増えていた
2. **嚥下機能**
   - 反復嚥下唾液のみテスト：30秒間に3回．かろうじて一横指の挙上を認める
   - 米飯・一口大を摂取中．咀嚼運動はあまりみられず．食べ始めは喉頭挙上のタイミングは良好であったが，半量ほどを摂取したところで挙上の減弱・遅延，および複数回嚥下がみられるようになり，疲労がうかがわれた
3. **呼吸機能**
   - 今回の入院時検査にてCO_2の貯留あり（PaO_2 78.5 mmHg, $PaCO_2$ 62.4 mmHg），NPPVを導入した．リハ科依頼時には，PaO_2 94.1 mmHg, $PaCO_2$ 51.0 mmHgと改善を認めていた
   - 気胸の既往なし
4. **栄養状態**
   - 半年ほどで5 kgの体重減少あり
   - 血液検査上は低下を認めない

いざ処方へ!!

本症例は問診・診察より，食事に関する能力低下（食事動作の低下，嚥下機能の低下，体重減少），および肺炎による呼吸機能低下を認めた．これまでリハを行ったことがないということもあり，全般的な評価もあわせて行った．

嚥下機能障害に関して，嚥下造影検査も施行することとした．

<PT>
- 頚部・胸郭・四肢の関節可動域（ROM）訓練
- 肺炎の治療→体位ドレナージ，スクイージング，排痰訓練
- 呼吸機能の維持→air stacking，舌咽呼吸
- ROM訓練・排痰介助法・air stackingに関する家族指導

<OT>
- 上肢機能・ADLの評価
- 補助具・環境整備の検討・紹介

<ST>
- 構音機能・嚥下機能の評価
- 食形態・食事動作・食事環境に関する家族指導

結果

嚥下造影検査にて，口腔期の食塊形成不良，送り込み不良と，咽頭期の咽頭残留，喉頭閉鎖不良が認められた．この嚥下機能低下が食事時間の延長，体重減少の原因であり，今回の誤嚥性肺炎を引き起こした原因であったものと考えられた．

咀嚼しやすい全粥・軟菜食（歯茎で噛める程度）

への食形態の変更と，体重減少に対しては補助栄養食品の導入が行われた．食事動作自体にも低下を認めたが，本人の「自分で食べたい」という希望を優先し，今回は食事姿勢の変更はしなかった．家族には，疲労がみられた際には，適宜介助するよう指導を行った．

今後の呼吸機能維持，肺炎予防を目的とし，air stacking を導入，家族指導を行った．

在宅生活を見据えた家族指導を早期から行ったことで，退院準備がスムーズに行われ，肺炎治療が終了したところで自宅退院が可能であった．

文　献

1) 上田　敏ほか：下肢機能の経過とその評価(disability stage の再検討を中心に)．総合リハ，11：253-257，1983.
2) 松家　豊：上肢機能の経過とその評価．総合リハ，11：245，1983.
3) 麻所奈緒子ほか：Duchenne 型筋ジストロフィーの上肢機能障害度分類に関する研究─最重度患者の新しい手指機能の評価法─．総合リハ，37：347-356，2009.
4) 石川悠加(編著)：非侵襲的人工呼吸療法ケアマニュアル～神経筋疾患のための～，日本プランニングセンター，2004.
5) Bach JR(著)，大澤真木子(監訳)：神経筋疾患の評価とマネジメントガイド，診断と治療社，1999.

特集 もう悩まない！100症例から学ぶリハビリテーション評価のコツ

〈各論〉
XIII. 神経筋疾患
症例72 **ギラン・バレー症候群**

古野 薫*

ポイント

- 急性期には廃用症候群を予防し，関節可動域を維持する．
- 急性期の呼吸筋麻痺には呼吸理学療法を行う．
- 末梢神経障害に伴う疼痛や異常感覚に対しては，薬物療法，物理療法の処方を検討する．
- 運動療法は過用に注意する必要があるが，負荷量は客観的な指標となるものがなく，自覚的疲労感と筋肉痛が目安となる．
- 慢性期には，歩行や日常生活動作の獲得のため，装具や自助具の使用，環境整備を検討する．

症例

入院3日前から四肢，舌のしびれを自覚していた37歳，男性．四肢不全麻痺，球麻痺，呼吸筋麻痺が進行して，入院翌日に気管内挿管，人工呼吸管理となった．経静脈的免疫グロブリン療法が施行された．入院5日目，人工呼吸管理中にリハの依頼があり，理学療法を開始．入院12日目に抜管．病前はADL自立，歯科医．

さぁ，どうする？

1 診察前のポイントは？（表1）

ギラン・バレー症候群は急性発症の両側弛緩性運動麻痺を主症状とする多発性神経炎である．臨床経過は単相性で，発症4週間以内に頂点に達し，極期を過ぎると軽快する[1]．生命予後は良好であるが，自律神経障害や肺塞栓を合併して，死亡する例もみられ，急性期のリハビリテーション（以下，リハ）においてはリスク管理が重要となる．

Walgaardら[2]は，22％の症例で入院1週間以内に人工呼吸器の装着が必要であったと報告している．人工呼吸管理中であれば，本人からの病歴聴取は困難な場合が多いため，ベッドサイドに診察に行く前に，診療科からの依頼状やカルテからの情報収集を行う．

また，約20％の患者は発症1年後も歩行介助が必要であり，社会経済的背景も確認しておく．

表1. 診察前の情報収集のポイント

1. 発症日
2. 診断名：亜型もあるので，確認が必要 (1) フィッシャー症候群：外眼筋麻痺と運動失調が主徴 (2) 純粋運動型GBS：感覚障害を欠く (3) Pharyngeal-cervical-brachial weakness：咽頭，頸部，上腕部に限局した脱力 (4) 対麻痺型
3. 現病歴，治療経過 (1) 人工呼吸器使用の要否 (2) 免疫調整療法（経静脈的免疫グロブリン静注療法，血液浄化方法）が施行されているか
4. 既往歴
5. 検査結果
6. 社会経済的背景 (1) 発症前のADL・IADL (2) キーパーソン，介護者の有無 (3) 社会的役割：就労の有無 (4) 家屋の状況：階段昇降の要否，トイレ（洋式か和式か），寝具（ベッドか布団か）

2 診察のポイントは？

人工呼吸管理中でも鎮静されていなければ，脳神経および運動機能・感覚機能の診察が可能である．運動機能は，四肢の筋力，関節可動域，筋緊

* Kaoru FURUNO, 〒152-8902 東京都目黒区東が丘2-5-1 国立病院機構東京医療センターリハビリテーション科，医長

張,基本動作および歩行能力を確認する.
　しばしば自律神経症状を伴い,重症例では致死的不整脈などを呈することもある[1].血圧変動の大きい例では,座位,立位練習の際に注意を要する.

3　本症例の所見のまとめ

- 経静脈的免疫グロブリン療法が行われている
- 経過中に人工呼吸管理を必要としている
- 進行の可能性のある四肢不全麻痺
- 発症前は日常生活動作(ADL)自立,歯科医
- 独居で,キーパーソンは両親

4　何を評価するか？

＜診断とその治療方針の確認＞

- 診断：中枢神経疾患から筋疾患まで,ギラン・バレー症候群と誤診される可能性のある疾患は多岐にわたっているため[1],初診以降も診療科とのコミュニケーション,カルテの確認が必要である.
- 治療経過
- リスク管理
- 予後予測

＜機能障害と能力低下の評価＞

- 呼吸機能の評価
- 嚥下障害の評価
- 運動機能・感覚機能の評価

これだけは外せない!!

1　呼吸機能の評価

- すでに人工呼吸管理が施行されている場合は,肺炎,無気肺の有無を確認する.胸部聴診を行い,胸部X線,血液ガスの所見を確認する.
- 人工呼吸管理が行われておらず,症状が進行中の場合は,診療科からの情報収集,注意深い経過観察が必要である.
- 気管内挿管・人工呼吸管理の適応決定には,個々の症例の詳細な臨床観察が最も重要とされているが,肺活量が12～15 ml/kg以下,予測値よりも30～40％低下している場合,室内空気でPaO$_2$が70 mmHg以下,4～6時間にわたって肺活量が低下傾向にある場合,高度の球麻痺があり誤嚥が認められる場合などに,気管内挿管,人工呼吸管理

を考慮するとされている.なお,現時点では,特に推奨される人工呼吸器設定はない[1].

2　嚥下障害の評価

- 顔面神経麻痺などの脳神経障害の有無をみる.顔面の筋力低下は約50％にみられ,両側性であることが多く,その他球麻痺,外眼筋麻痺がみられる[1].
- 誤嚥の有無を確認するため,ベッドサイドスクリーニング(改訂水飲みテストなど)や,全身状態により嚥下造影検査などの他覚的検査を施行する.

3　運動機能・感覚機能の評価

- 症状の進行の有無,治療や訓練効果を確認するため筋力低下を徒手筋力テストで評価する.
- 関節拘縮の有無を判断するため,関節可動域検査を施行する.
- 広義のギラン・バレー症候群には様々な特殊病型が含まれており,最も認識されているのはフィッシャー症候群である[1].特殊病型では運動失調を伴うこともあるため,体幹・四肢の運動失調の評価も行う.
- 感覚障害を認めることが多く,感覚検査を行う.通常,感覚障害は運動障害に比べて軽度である.
- 疼痛は全症例の72％に認めるという報告がある[3].下肢・腰背部の疼痛が多いため,運動療法を開始する前に疼痛の有無の確認が必要である.
- 神経伝導検査,針筋電図は診断および軸索の障害の有無の確認のために施行する.

4　リスク管理

- 下肢麻痺の強い症例は深部静脈血栓症のリスクがあるため,治療状況について確認する.
- 発症早期の死因としては,自律神経障害に伴う不整脈,心停止がある.
- 慢性期の死因としては,肺塞栓,肺炎がある.

5　予後予測

　ギラン・バレー症候群の予後に関与する因子として,下記のような要因が報告されている[4,5].

- 先行症状としての下痢(C. jejuni腸炎)
- サイトメガロウィルスの先行感染
- 50歳以上
- 治療開始の遅れ

- 球麻痺症状の早期出現
- 呼吸筋麻痺，人工呼吸器装着
- 急速に進行する四肢筋萎縮
- 強い自律神経症状，感覚障害
- 神経伝導検査で複合筋活動電位（CMAP；compound muscle action potential）が正常の20%以下
- 抗GM1抗体の存在

評価をまとめよう!!

1. **呼吸機能**
   自発呼吸は認めるが，浅く頻呼吸，動脈血液ガス分析では，pH 7.329，PaCO$_2$ 46.6 mmHg，PaO$_2$ 73.4 mmHg，酸素投与開始後も酸素飽和度が低下．呼吸筋麻痺がより進行することが予想されたため気管内挿管，人工呼吸管理（SIMV FiO$_2$ 0.6，RR 15回／分，PS 3 cmH$_2$O，PEEP 7 cmH$_2$O）となり，リハ科初診時は鎮静されていた．胸部単純X線写真では右下葉に無気肺を認めた

2. **嚥下機能**
   抜管後の反復唾液飲みテストは，4回／30秒と良好で，改訂水飲みテストでは，冷水3 mlを嚥下させたところ，嚥下反射あり，むせはなく，呼吸変化，湿性嗄声なく，「4」と判定した

3. **運動・感覚機能**
   四肢不全麻痺および感覚障害を認めた．入院5日目はまだ鎮静中で離握手は可能，四肢の随意性は認められたが，正確なMMTの測定は困難であった．入院12日目の抜管後，筋力はMMTで上肢近位2〜3，上肢遠位2，下肢1〜2．四肢遠位に異常感覚がみられた

4. **社会経済的背景**
   独居．両親のサポートはあり．家庭復帰，職業復帰についても検討が必要と考えられた

いざ処方へ!!

～本症例の問題点～

機能障害：#1 呼吸機能障害　#2 四肢不全麻痺　#3 感覚障害

能力障害：#1 歩行障害　#2 ADL障害

社会的不利：#1 独居のため介助者不足　#2 復職

＜理学療法＞

- 人工呼吸管理中は，体位ドレナージや胸郭の可動域維持などの呼吸理学療法を施行する．咳嗽力が低下して，分泌物の喀出が困難な症例にはMI-E（Mechanical In-Exsufflator）を用いた咳介助法を検討する.
- 運動麻痺が進行している急性期には，良肢位保持，関節可動域訓練が中心となる．手指や足関節の関節拘縮の予防が重要となる[6].
- この時点では筋力増強訓練は無効だが，進行が停止すれば，筋力に応じた筋力増強訓練を行う.
- 座位練習開始時は血圧変動に留意が必要である．起立性低血圧に対しては，下肢弾性包帯，腹帯の使用，ティルトテーブルでの起立訓練なども試みる.
- 歩行障害に対しては麻痺の経過により装具を処方するが，装具が過剰にならない，軽量であることを考慮する.
- 上肢の能力に合わせて，歩行補助具として歩行器やロフストランド杖の使用も検討する.

＜作業療法＞

- 上肢巧緻動作訓練，ADL訓練を行う.
- 上肢装具や自助具の要否検討，処方を行う.
- 社会復帰の問題は重要であり[7]，運動機能が比較的良好に改善しても，仕事や余暇活動に支障をきたす症例が多いとの報告もある[8]．ADLだけでなく，手段的ADL（IADL），生活の質（QOL）も評価して，その対応を検討する.

＜物理療法＞

疼痛に対して温熱療法が処方されることがあるが，その疼痛を逆に増悪させることがあり，注意を要す[9].

＜言語療法・嚥下訓練＞

- 症例では，スクリーニングテストが良好であったため，フードテストの後，段階的に経口摂取を開始した．個々の患者の状況に応じて，処方を検討する.

結果

本症例は，急性期には人工呼吸管理を要し，無気肺，肺炎を生じた．理学療法を処方し，呼吸理学療法を中心に施行した．抜管後に作業療法を追加．四肢不全麻痺は次第に改善して，発症1.5か月後の握力は左右とも23 kg，簡易上肢機能検査では右97点，左100点（30〜39歳では平均100点，最低98点）となり，セルフケアは自立した．

下肢筋力は3レベルとなり,杖を使用した屋内歩行は自立したが,復職に向けて上肢巧緻動作の改善,屋外歩行の自立,独居であることから環境整備の検討のため,発症から2か月で,回復期リハ病院に転院となった.

> **知っ得 サイドメモ**
>
> 疼痛に対しては,非麻薬性鎮痛剤だけでなく,神経ブロックが有効なこともある.カルバマゼピンは有効である.また,帯状疱疹後神経痛に使用されていたプレガバリンは,ギラン・バレー症候群に関する検討はないが,末梢神経障害性疼痛にも使用適応が拡大されたため,使用を考慮してもよい[1].

文献

1) 日本神経学会(監),「ギラン・バレー症候群,フィッシャー症候群診療ガイドライン」作成委員会(編):ギラン・バレー症候群,フィッシャー症候群診療ガイドライン 2013,南江堂,2013.
2) Walgaard C, et al: Prediction of respiratory insufficiency in Guillain-Barré syndrome. *Ann Neurol*, 67: 781-787, 2010.
3) Pentland B, et al: Pain in the Guillain-Barre syndrome: a clinical review. *Pain*, 59: 159-164, 1994.
4) The Italian Guillain-Barre Study Group: The prognosis and main prognostic indicators of Guillain-Barre syndrome: a multicenter prospective study of 297 patients. *Brain*, 119: 2053-2061, 1996.
5) Visser LH, et al: Prognostic factors of Guillain-Barre syndrome after intravenous immunoglobulin or plasma exchange. *Neurology*, 53: 598-604, 1999.
6) Soryal I, et al: Impaired joint mobility in Guillain-Barre syndrome: a primary or a secondary phenomenon? *J Neurol Neurosurg Psychiatry*, 55: 1014-1017, 1992.
7) 三輪隆子:GBS 患者の社会復帰.*MB Med Reha*, 56: 59-64, 2005.
8) 永島隆秀ほか:Guillain-Barre 症候群の転帰―運動機能評価尺度と生活の変化の対比.臨床神経,44: 50-53, 2004.
9) 尾花正義:Ⅵ 神経および筋疾患 43.ギランバレー症候群のリハビリテーション.総合リハ,40(5): 680-683, 2012.

特集 もう悩まない！100症例から学ぶリハビリテーション評価のコツ

〈各論〉
XIII. 神経筋疾患
症例73 **筋萎縮性側索硬化症（ALS）**

荒巻晴道*

ポイント

- ALSは，脊髄前角細胞の著明な脱落と錐体路変性を特徴とする疾患である．
- ALSは，上位および下位ニューロン症状，球麻痺症状を呈する運動ニューロン疾患である．
- 身体機能症状と同様に，早期より呼吸機能，嚥下機能の把握が重要．
- 主治医から疾患の告知後は，患者側が決断された内容に基づいてリハ側も対応する．

症例

55歳，男性．約2年前より左上肢の筋力低下が出現．その後，手指筋力低下，手指および上肢筋萎縮を認め来院．検査等の結果，ALS疑いと診断．同時にリハ訓練が必要なためリハ科受診．以後，外来通院していたが，徐々に労作時の呼吸困難を生じたため再度精査目的で入院．

さぁ，どうする？

1 問診・診察のポイントは？

筋萎縮性側索硬化症（以下，ALS）は運動ニューロン疾患であり，上位および下位ニューロン症状，球麻痺症状などの様々な症状を呈する．一方，末期に至るまで感覚障害や外眼筋障害，膀胱直腸障害は認めにくい特徴がある．

進行性の疾患であり，診察時の身体機能評価，患者・家族および家屋環境などの社会背景も聞き取ることが重要である．

1）身体機能評価

診察時に現在までの経過を聴取した後，以下の項目を把握する．

- 呼吸機能障害（自発呼吸状態，疲労時や夜間帯での呼吸器の必要性を判断）
- 嚥下障害（食事や唾液等の誤嚥程度，嚥下検査により胃瘻の必要性を判断）
- 構音障害（構音障害の程度，進行症例には意思伝達装置の活用）
- 基本動作（起居動作，歩行能力）
- 日常生活動作（ADL）（ADL各項目の自立度）

また，ALSは先行する病状により上肢および下肢麻痺先行タイプ，呼吸筋麻痺先行タイプ，球麻痺先行タイプに分類される．診察時には先行するタイプを把握することがリハビリテーション（以下，リハ）訓練上でも重要となる．

2）家族，社会背景

ALSでは診断確定後，主治医より患者および家族に病気告知がなされる．その時点で，将来，人工呼吸器装着や胃瘻を造設し在宅生活の継続を希望する患者には，家族内での介護可能なマンパワーの把握，家屋環境，在宅支援サービスなど，今後の在宅介護を考慮した調査を行う．

2 本症例の所見のまとめ

- 発症より数年経過したALS
- 上肢筋力低下：上肢筋力低下による上肢機能障害，手指巧緻性動作障害を認める
- 呼吸機能障害：夜間睡眠時 SpO_2（経皮的酸素飽和度）低下や入浴後の息苦しさなど，呼吸機能障害を認める
- 嚥下障害：食事の際，むせ込みはない．食事時間の延長は認めない
- 構音障害：会話明瞭度1
- ADL：食事，整容，排泄動作は可能．更衣，入浴動作は一部介助
- 家族：母親，妻，子どもとの4人暮らし．キーパーソンは妻
- 家屋環境：持ち家

* Harumichi ARAMAKI, 〒250-0032 神奈川県小田原市風祭412 国立病院機構箱根病院リハビリテーション科，医長

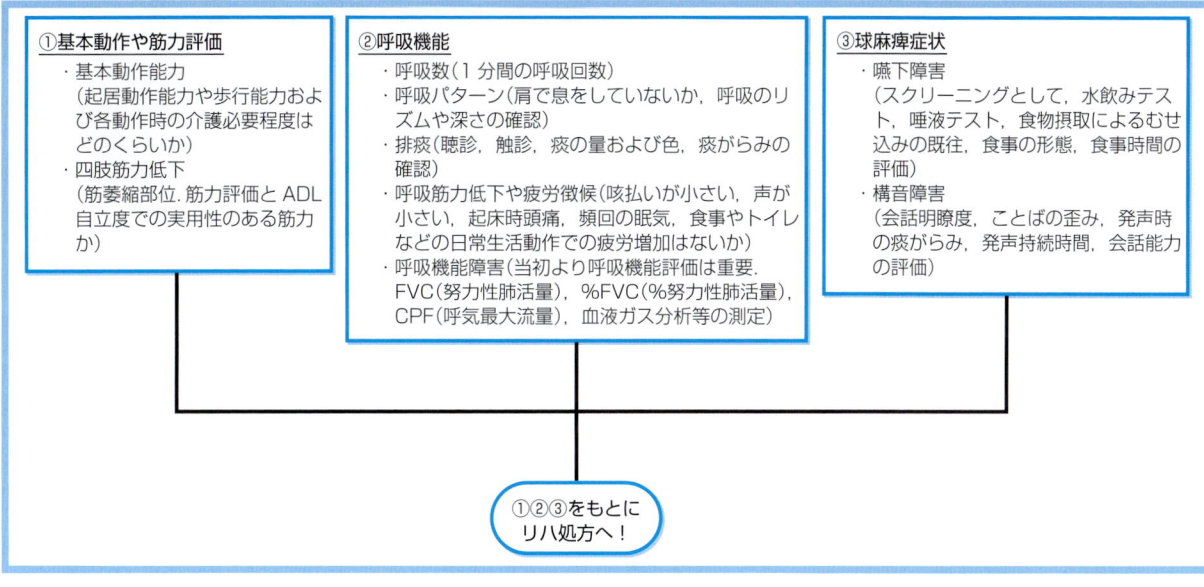

```
┌─────────────────────────┐ ┌─────────────────────────┐ ┌─────────────────────────┐
│ ①基本動作や筋力評価      │ │ ②呼吸機能                │ │ ③球麻痺症状              │
│ ・基本動作能力           │ │ ・呼吸数(1分間の呼吸回数) │ │ ・嚥下障害               │
│  (起居動作能力や歩行能力お│ │ ・呼吸パターン(肩で息をし │ │  (スクリーニングとして,水│
│  び各動作時の介助必要程度は│ │  ていないか,呼吸のリ    │ │  飲みテスト,唾液テスト,│
│  どのくらいか)           │ │  ズムや深さの確認)       │ │  食物摂取によるむせ      │
│ ・四肢筋力低下           │ │ ・排痰(聴診,触診,痰の量│ │  込みの既往,食事の形態,│
│  (筋萎縮部位.筋力評価とADL│ │  および色,痰がらみの    │ │  食事時間の評価)         │
│  自立度での実用性のある筋力│ │  確認)                   │ │ ・構音障害               │
│  か)                     │ │ ・呼吸筋力低下や疲労徴候  │ │  (会話明瞭度,ことばの歪 │
│                          │ │  (咳払いが小さい,声が    │ │  み,発声時の痰がらみ,  │
│                          │ │  小さい,起床時頭痛,     │ │  発声持続時間,会話能力 │
│                          │ │  頻回の眠気,食事やトイレ │ │  の評価)                │
│                          │ │  などの日常生活動作での   │ │                         │
│                          │ │  疲労増加はないか)        │ │                         │
│                          │ │ ・呼吸機能障害(当初より呼吸│ │                         │
│                          │ │  機能評価は重要.         │ │                         │
│                          │ │  FVC(努力性肺活量),%FVC(%努力性肺活量),│                 │
│                          │ │  CPF(呼気最大流量),血液ガス分析等の測定)│                 │
└──────────┬──────────────┘ └──────────┬──────────────┘ └──────────┬──────────────┘
           │                            │                            │
           └────────────────────────────┼────────────────────────────┘
                                        │
                              ┌─────────┴─────────┐
                              │ ①②③をもとに      │
                              │ リハ処方へ!       │
                              └───────────────────┘
```

図 1. 評価方法の流れ

3 何を評価するか?(図 1)

ALS では,① 基本動作能力,四肢筋力低下,② 呼吸機能障害,③ 嚥下障害,構音障害の 3 つに分けて評価する.

これだけは外せない!!

ALS では疾患の進行程度に応じて,以下の評価,検査を行う.

1 身体機能の評価

(1) 上肢,下肢の各筋力の評価は疾患の進行度を把握するうえで重要:ALS では,上肢筋力低下や手指の把握能力低下(手指協調性動作や手指巧緻性動作の障害)による上肢機能評価を行う.下肢筋力低下(特に大腿四頭筋および前脛骨筋の筋力低下)による歩行能力評価を行う.

(2) 日本版修正 Norris Scale:徒手筋力測定(上肢,下肢,頚部の筋力 12 項目;0~110 点),と四肢スケール(21 項目;0~63 点),球スケール(13 項目;0~39 点)の 3 部門で評価を行う.点数が低いほど重症度が高い.

(3) ADL 評価:FIM (Functional Independence Measure;機能的自立度評価法)や Barthel index 以外に下記のような評価法がある.

• ALS 機能評価スケール改訂版(ALSFRS-R;ALS Functional Rating Scale-Revised):会話,唾液分泌,嚥下,書字,摂食動作,階段,歩行,更衣,床上動作,呼吸困難,起座呼吸,呼吸不全などの 12 項目を 0~4 の 5 段階で評価する.点数が低いほど重症度が高い.

2 呼吸機能障害の評価

ALS では診断時当初より,労作時での呼吸苦が出現していなくても呼吸機能評価するのが重要.これは病状進行が急速で,外見以上に呼吸筋の筋力低下が生じているからである.

• **呼吸機能検査**:肺機能検査全般的な評価.努力性肺活量(FVC),%努力性肺活量(% FVC),拘束性肺疾患の進行程度等が確認できる.

• **CPF(呼気最大流量)**:呼気の強化程度を表し,ピークフローメーター使用により訓練室でも簡易に測定可能.

• **SNIP(鼻腔内圧)**:吸気筋の評価.評価機器があれば行う.

• **PImax(最大吸気圧),PEmax(最大呼気圧)**:口腔内圧であるが気道が十分に保たれていれば,前者は吸気筋力,後者は呼気筋力を表す.

• **血液ガス分析**:血液中の O_2,CO_2,HCO_3^-,BE などの測定.

• **SpO_2(経皮的酸素飽和度)**:パルスオキシメーターによる SpO_2 の経時的な変化の把握は,診察時やリハ訓練時でも簡単に装着し測定できる.

3 嚥下障害の評価

スクリーニング検査では水飲みテストや唾液テ

ストを行う．嚥下造影（VF；video fluorography）では，固体，液体を使用し，口腔期，咽頭期，食道期に分けて評価する．特に梨状窩への貯留，気管への誤嚥は重要な所見である．誤嚥のある患者では，むせやすい食物形態の把握，液体検査でとろみ（増粘剤）使用時の評価を行う．撮影は側面像だけでなく正面像も行う．

4 筋電図

ALSでは感覚神経伝導速度（SCV）は正常なことが多い．運動神経伝導速度（MCV）は病期により変化．初期は遠位刺激時の複合筋活動電位（CMAP；compound muscle action potential）の遠位潜時，MCV，CMAP振幅は正常．筋萎縮の進行に伴い，CMAP振幅は低下．

針筋電図では，安静時での自発電位が重要．これには急性脱神経電位と線維束性自発電位（FP；fasciculation potential）がある．急性脱神経電位として線維性自発電位（fib；fibrillation potential）や陽性鋭波（psw；positive sharp wave）を認める．

随意収縮時では神経原性変化所見である運動単位電位（MUP；motor unit potential）の動員（recruitment）の低下．神経再支配の際には高振幅，多相性，長時間のMUPを認める．

評価をまとめよう!!

1. **身体機能**
   - 運動機能：起き上がり，立位動作は自立．歩行能力は屋内歩行可能であるが，労作による呼吸困難を認めるため屋外は車いす介助
   - ADL：食事，整容，排泄動作は右上肢を主に使用し可能．更衣動作ではボタンの留め外しは介助．入浴動作は要介助
2. **呼吸機能障害**
   入浴後の息苦しさなど労作時での呼吸機能障害が出現し，夜間睡眠時SpO₂低下所見を認める．呼吸機能検査では，FVC 1.8 l，％FVC 48％，CPF 270 l/min
3. **嚥下機能障害**
   VF検査では軟口蓋挙上不良を認めるが，口腔期，咽頭期，食道期での異常所見は認めず．気管への誤嚥もなし
4. **筋電図検査**
   - 伝導速度検査：SCVは異常なし．MCVではCMAPの振幅軽度低下を認める
   - 安静時針筋電図所見：第一背側骨間筋でpsw，fibを高頻度に認める．安静時脱神経電位を認める
   - 収縮時針筋電図所見：第一背側骨間筋のMUPは2，3種類の多相性所見を認める．上腕二頭筋，僧帽筋等ではMUPの動員は認めず

いざ処方へ!!

問題点をまとめると，以下のようになる．
#1.1 上肢筋力低下　#1.2 呼吸機能障害　#2.1 上肢機能障害　#2.2 ADL障害　#3.1 家族の介護能力　#3.2 家屋環境

本症例では，呼吸機能障害に対する呼吸筋機能評価・訓練，上肢筋力低下に対する上肢機能訓練，ADL訓練などのリハ訓練が主となる．

<PT>
- 基本動作，歩行機能評価，訓練：筋力低下による歩行耐久性．補装具の作製検討（杖，短下肢装具，車いすなど）
- 呼吸筋評価，訓練：胸郭・肋間筋ストレッチ，排痰訓練，腹式呼吸訓練

疾患進行時には，患者の身体機能に適合した車いす作製（普通型，簡易電動式，介助型を選択）を行う．人工呼吸器使用患者ではQOLを考慮し，人工呼吸器搭載が可能なリクライニング式またはティルト式の介助型車いすを作製する．

<OT>
- 上肢機能評価，ADL機能評価，訓練：現時点での上肢機能やADL評価．上肢筋力低下や手指巧緻性障害が伴うADL低下に対し，食事や整容動作での自助具検討．衣服の修繕を行い，片手での更衣動作訓練
- 疾患進行に伴い，身体機能に適合した在宅環境調整を行う．

<ST>
- 構音障害の評価，訓練：発声訓練，排痰訓練．疾患進行時にはコミュニケーション手段（文字板，意思伝達装置など）の訓練を行う．
- 嚥下障害の評価，訓練：嚥下検査評価後，食物形態の指導を行う．

結果

本症例では身体機能上，発症時に認められた上

肢機能障害に加えて呼吸機能障害が生じている．特に，呼吸機能障害の増悪による低O_2血症，高CO_2血症状態をきたし呼吸苦を認める．SpO_2が日中に比べ夜間に低下し，％FVCが50％以下であることから，夜間のみ人工呼吸器NIPPV（押さえ得[*1]参照）の導入を試み，改善が得られた．

起居動作は立位・歩行ともに自立．屋外移動は労作時の呼吸機能障害もあるため車いす使用とした．

家族には呼吸機能障害に関する説明と，人工呼吸器の操作方法などの介護指導を行い，自宅退院となった．

ALSでは診断確定後，呼吸機能障害，嚥下障害，ADL障害が悪化した場合について，将来の方向性を患者側と相談する．特に，呼吸障害に対する気管切開の有無，人工呼吸器（押さえ得[*1]参照）の選択など呼吸管理方法の確認，嚥下障害では胃瘻造設の確認等は重要事項である．その後，再び呼吸や嚥下が増悪した際にも，患者側と再確認を行う．医療者側はあくまでも患者側の意思決定に応じて対応する．

最後に，ALSで人工呼吸器や胃瘻を使用し在宅生活を継続する患者では，レスパイト（押さえ得[*2]参照）の活用による介護支援を行うことが重要と考える．

知っ得　サイドメモ

難病申請手続き：ALSでは疾患の進行により，必要な人工呼吸器，介護用品など医療費軽減を考慮し，難病申請を早急に行う．

押さえ得　サイドメモ

[*1] 人工呼吸器について
（1）NPPV（Non-invasive Positive Pressure Ventilation；非侵襲的陽圧換気療法）：鼻マスクなどのインターフェイスを使用し，人工呼吸療法を行う．ALSでは球麻痺が軽度で気道狭窄のある患者にNPPVが適応する．
（2）TPPV（Tracheostomy Positive Pressure Ventilation；気管切開下陽圧換気療法）：気管切開を行い，人工呼吸療法を行う．ALSでは球麻痺が進行し，喀痰排泄困難な呼吸不全状態の患者にTIPPVが適応する．
[*2] レスパイト（在宅難病患者緊急一時入院制度）：在宅難病患者に対し，疾患の進行に適した治療を行うとともに家族の疲れを癒すための制度

文献

1) 小森哲夫：神経筋疾患の呼吸リハビリテーション，里宇明元ほか（編），リハビリテーション医学の新しい流れ，pp. 294-299，先端医療技術研究所，2005．
2) 特定疾患患者の生活の質（QOL）の向上に関する研究班（主任研究者：中島　孝），ALSにおける呼吸管理ガイドライン作成小委員会（委員長：小森哲夫）：筋萎縮性側索硬化症の包括的呼吸ケア指針―呼吸理学療法と非侵襲陽圧換気療法（NPPV），厚生労働省難治性疾患克服研究事業平成17～19年度，2008．
3) 特定疾患患者の生活の質（QOL）の向上に関する研究班，小森哲夫ほか：筋萎縮性側索硬化症の理学療法の進歩，2011．
4) 水野美邦：神経内科ハンドブック，第4版，pp. 998-1000，医学書院，2010．
5) 千野直一：臨床筋電図，電気診断学入門，第3版，p. 14，医学書院，1997．

特集 もう悩まない！100症例から学ぶリハビリテーション評価のコツ

〈各　論〉
XIII. 神経筋疾患
症例74　**電気式人工喉頭例**

羽飼富士男[*1]　辻　哲也[*2]

ポイント

- 喉頭全摘出術後だけでなく，重篤な呼吸器疾患，神経筋疾患などにより気道確保のため気管切開が行われ，人工呼吸器を装着したため発声できない症例であっても，電気式人工喉頭の適応の可能性がある．
- 電気喉頭の適応にあたっては，構音器官の運動機能，コミュニケーション意欲の評価が重要である．

症例

63歳，女性．2011年2月，ALS発病．2012年5月，気管切開に伴う人工呼吸器装着のため発声不能となった．身体機能は重度の四肢筋萎縮により全介助．認知・言語機能良好．球麻痺症状はほとんどなく，嚥下機能および構音器官の運動機能は良好であった．コミュニケーション手段としては，重度の四肢筋萎縮により筆談や文字の指差しは困難で，主に50音が書かれた透明のコミュニケーションボードや読唇法を使っていたが，伝達に時間がかかるだけでなく，伝達内容もかなり限定的であった．

さぁ，どうする？

1　問診のポイント

電気式人工喉頭(以下，電気喉頭)は，喉頭摘出術後に声帯に代わり発声源となる代用音声機器である（図1）．電気喉頭は，様々な原因により重篤な呼吸器障害をきたし，気管切開や人工呼吸器が装着され声が出なくても，構音動作が保たれていれば適応の可能性がある．特に急性期病院では，このような状況にある患者は少なくないが，電気喉頭が使われることはほとんどない．これは電気喉頭の存在が知られていないか，あるいは喉頭全摘出術後の患者にしか使えないと思われているためであろう．そこで問診のポイントは，患者が気管切開により発声できない状態にある場合，まずは構音機能が保たれているかをみたうえで，失語症，高次脳機能障害，さらには電気喉頭を使ってでも話したいというコミュニケーション意欲があるかなども確認して，電気喉頭の適応を見極めることである．

2　診察のポイント

診察のポイントは，舌，口唇などの構音器官の運動機能が良好かを見極めることである．電気喉頭はあくまで声帯の代わりをする機器で，構音機能が正常でないと使用できない．そこで下顎・口唇・舌の運動機能をチェックする必要があり，特に舌の巧緻性が保たれているか，構音器官を使って十分に口腔内圧を高め舌打ちするように破裂音（パ・タ・カ）が産生可能かチェックする．その際，チェック表を利用すると便利である（表1）．さらに意識状態，認知機能，言語機能（失語症の有無・程度），コミュニケーション意欲，上肢機能（患者自ら電気喉頭を使う場合）なども評価する．また，電気喉頭の振動体を当てる頚部の状態をみる．頚部は平らで少し軟らかい状態であるほど良い振動が得られる．症例のように患者が自分で使うことができない場合は，介助者が電気喉頭を操作することになるが，実際はこのようなケースが多く，介助者が高齢者の場合は聞き取りや操作能力のチェックが必要となる．なお，頚部に振動体を当てることができない場合は，口腔チューブ型の電気喉頭がある（図2）．

[*1] Fujio HAGAI, 〒160-8582 東京都新宿区信濃町35 慶應義塾大学病院リハビリテーション科，課長，言語聴覚士
[*2] Tetsuya TSUJI, 同大学医学部リハビリテーション医学教室，准教授

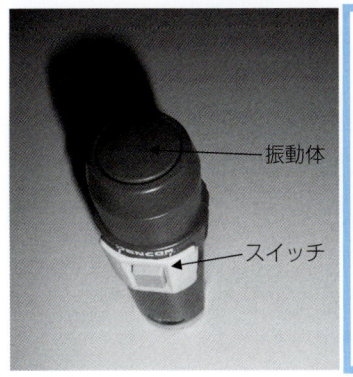

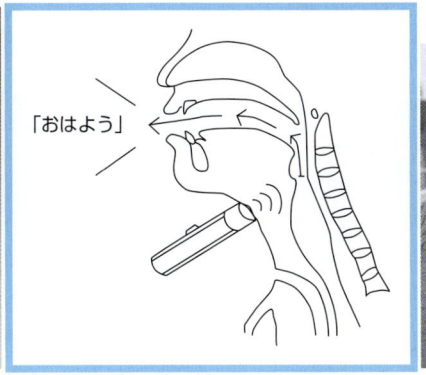

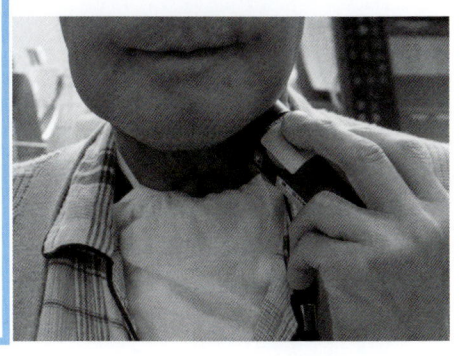

図1. 電気式人工喉頭

電気喉頭は，本来，喉頭がんの根治的治療として喉頭全摘出術が行われ，声を失った場合に適用される．音声言語は肺から送り出された呼気が喉頭内にある声帯を振動させることで発声され，それを咽頭から口腔内へ導き，下顎，口唇，舌，軟口蓋などの構音器官の運動により産生される．喉頭全摘出術が行われると，喉頭とともに声帯も摘出されるため声が出なくなる．電気喉頭は，声帯に代わり発声源となる代用音声機器で，基本的には振動体を頚部（口腔底部）に当て，そこで音を産生し，その音が咽頭から口腔に導かれ構音動作を行うことで言葉に変換される．

表1. 構音器官運動検査

構音運動機能	開口量	良好・不十分・不良
	舌突出	良好・不十分・不良
	舌の左右移動	良好・不十分・不良
	舌尖挙上	良好・不十分・不良
	奥舌挙上	良好・不十分・不良
	口唇を引く	良好・不十分・不良
	口唇の突出	良好・不十分・不良
反復運動速度	舌の突出-後退	良好・不十分・不良
	舌の左右運動	良好・不十分・不良
	連続舌打ち	良好・不十分・不良
	口唇の開閉	良好・不十分・不良

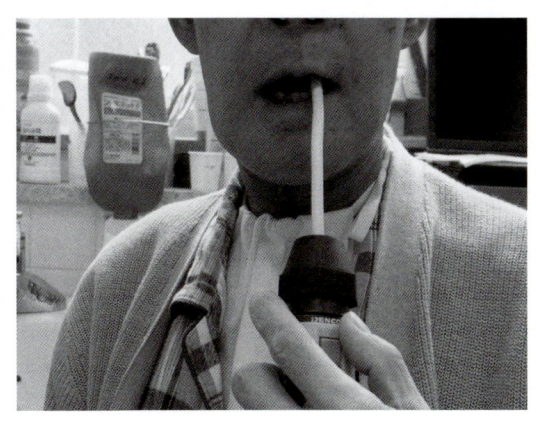

図2. 口腔チューブ型の電気式人工喉頭

3 本症例の所見のまとめ

- 本症例は，まず構音器官運動検査でチェックしたところ，構音運動機能，反復運動速度とも良好で下顎・口唇・舌の構音器官の運動機能は保たれていた
- 舌や口唇を使った舌打ち様の破裂音の産生は可能で，口腔内圧を高めることも可能であった
- その他，意識状態は清明で，認知機能および言語機能とも臨床的な印象から低下はみられず，頚部は左右とも平らで軟らかく，電気喉頭の振動体を当てるのに適していた
- コミュニケーション意欲は旺盛で，電気喉頭の使用について非常に積極的であった．しかし，重度の四肢筋萎縮のため自ら電気喉頭を使うことは困難であった．このため，電気喉頭は介助者が患者の頚部に振動体を当てる必要があった
- 介助者は同年代の夫と娘であったので，電気喉頭の操作能力に問題はなかった
- 以上の結果から，本症例は介助者が電気喉頭を患者の頚部に押し当てる方法で，意思を伝達することが十分可能であると思われた

4 何を評価するか

- 構音器官の運動機能
- 意識障害・認知機能・失語症
- コミュニケーション意欲
- 頚部の状態・上肢機能
- 介助者の操作能力

これだけは外せない!!

電気喉頭の適応にあたり最も重要なのは，構音器官の運動機能，特に舌運動の巧緻性が良好か否かの評価である．この点に問題がなければ適応の可能性はかなり高い．電気喉頭は他のコミュニケーション手段に比して情報伝達のスピードが速く，簡便に多くの情報量の伝達が可能となるが，その一方で，電気喉頭により得られる音は抑揚に乏しく機械的である．このため，初めて聞いた人

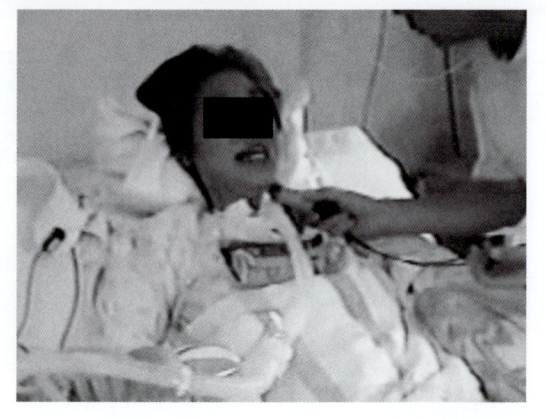

図3. 電気式人工喉頭の使用場面

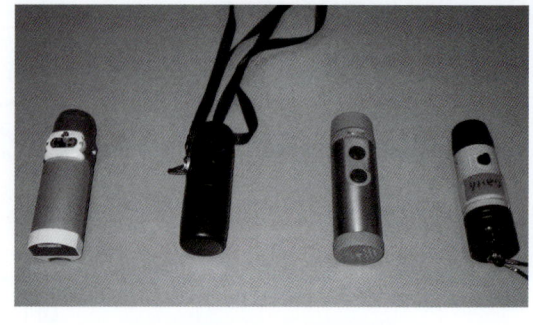

図4. 電気式人工喉頭の種類

は抵抗感を抱くことがある．そこで，評価に際しては患者に電気喉頭のメリットとデメリットをよく説明する必要がある．また，筋萎縮性側索硬化症(ALS)は進行疾患であることから，いずれ構音器官の運動機能も低下し，電気喉頭が使えなくなる日が来る．そのときを見据えて，他のコミュニケーション手段の検討も進める必要があろう．

評価をまとめよう!!

1. **構音機能**
   構音器官運動検査で運動範囲，巧緻性，筋力とも良好
2. **意識障害・認知機能・失語症**
   見当識などの問い掛けに対する反応から低下はみられなかった
3. **コミュニケーション意欲**
   実際に電気喉頭を提示し実演したうえで使用の意思を確認したところ，意欲的であった
4. **頚部の状態・上肢機能**
   触診にて確認したところ，頚部の状態は問題ないが，上肢機能は筋萎縮のため電気喉頭の自己使用は困難
5. **介助者の操作能力**
   面談を通じて介助者の操作能力に問題がないことを確認した．なお，介助者が高齢者の場合は，認知面の評価も必要なことがある

いざ処方へ!!

言語聴覚士に対して，まず電気喉頭の適応の可否を確認するための詳細な構音器官運動機能評価および訓練を処方する．介助者が使用する場合には，操作訓練も実施するよう依頼する．なお電気喉頭の訓練では，振動体を当てる位置の特定，適切な音量・ピッチの選択，適切なスイッチのon-offの指導を行う．さらに，会話の明瞭度を上げるため構音動作の明確化，文節ごとに区切って話すなどを指導する．

結果

介助者が電気喉頭の振動体を患者の頚部に当て発話することで，日常会話のほとんどが聴取可能となり，電気喉頭の使用は実用的となった(図3)．他のコミュニケーション手段と比べ伝達時間が短くなり，伝達内容も拡大し，積極的に会話するようになった．さらに，介助者もコミュニケーションにかかわる負担が軽減し，コミュニケーションに関する生活の質(QOL)は明らかに向上し，自宅退院となった．

知っ得 サイドメモ

電気喉頭を取得するには，① 難病患者等日常生活用具，② 身体障害者手帳による日常生活用具として，それぞれ給付を受ける方法がある．また，自費購入する場合もある．なお，電気喉頭は種々あり，価格は7万～7万5千円である(図4)．いずれの方法で電気喉頭を取得するかは，患者の経済状況などにより異なるが，②の身体障害者手帳による日常生活用具としての電気喉頭の給付を受けるには，身体障害の音声・言語機能障害3級に認定される必要がある．本症例のように回復困難な音声喪失の状態であれば，音声・言語機能障害3級と認定され，一部自己負担はあるが支給される可能性がある．

文　献

1) 羽飼富士男：喉頭摘出後の代用音声訓練，辻　哲也(編)，がんのリハビリテーション，メヂカルフレンド社，2007.
2) Boone DR, McFarlane SC(著)，広瀬　肇，藤生雅子(訳)：音声障害と音声治療，医歯薬出版，1992.
3) 野崎園子：ALS に対する電気式人工喉頭を用いたコミュニケーションの試み，2005(平成 17 年)年度 ALS 基金研究奨励金研究成果報告書．2005.
4) 小池美奈子：音声障害，小寺富子(監)，言語聴覚療法臨床マニュアル，改訂第 2 版，協同医書出版社，2004.

特集 もう悩まない！100症例から学ぶリハビリテーション評価のコツ

〈各 論〉
XIII. 神経筋疾患
症例75 脊髄小脳変性症(SCD)／多系統萎縮症(MSA)(軽症～中等度例)

堀江温子*

ポイント

- 多系統萎縮症は小脳性運動失調，パーキンソニズム，自律神経症状など症例により様々な症状を合併するため個別に十分な問診・診察が必要である．
- 症状は小脳失調・パーキンソニズム・錐体路症状・自律神経症状など各要素が重なって生じていることも多いが，大まかにどの要素が強いのかを把握することはリハ処方を考えるうえで大切である．
- 進行性疾患であり，症状・障害の推移を定期的に評価しながら，適切な介入をタイムリーに行っていく必要がある．

症例

55歳，男性．3年前から歩行時のふらつきがみられるようになり，多系統萎縮症(MSA-C)と診断された．現在，歩行は可能であるが，徐々に症状が進行してきたため，リハを希望して来院した．

さぁ，どうする？

1 問診のポイントは？(表1)

多系統萎縮症（以下，MSA）は進行性の神経変性疾患であり，孤発性の脊髄小脳変性症（以下，SCD）で最も頻度の高い疾患である．小脳性運動失調を中心に，疾患によりパーキンソニズム，起立性低血圧，神経因性膀胱など様々な症状を合併する．症例により症状は多様であり，十分な問診・診察が重要である．

歩行障害は自覚症状として現れやすいものであるが，その他の出現しうる症状についても，医療側から問うことで初めて明らかになることもあるため，詳細な問診を心がける．

1) 現在の症状を把握する：日常生活動作(ADL)・自覚症状から

初発症状とその経過を聴取したうえで，症状が診察時にどの程度出現しているかを把握することは今後の対処を考えるうえで重要である．MSAでは運動失調，錐体外路症状，錐体路症状，自律神経症状などによる機能障害がADLに影響を与えるため，まずは現在のADLを聴取することから始める．

歩行（移動）レベル，セルフケア（更衣・整容・入浴・食事），排泄などが主なところだろう．

起立性低血圧はリハビリテーション（以下，リハ）を行ううえで注意すべき症状であるため，立

表1. 問診のポイント

1. 症状の問診：ADL，自覚症状から
・歩行レベル（歩行補助具を必要とするか，歩行可能な距離，階段昇降可能か，転倒歴・転倒頻度など）
・セルフケア：更衣・整容・入浴・食事動作・トイレ動作（ボタンかけや脱ぎ着に介助を要するか，入浴に介助が必要かどうかなど）
・排泄（失禁・失敗の有無など）
・起立性低血圧
・嚥下障害（介助の有無，食事の形態，所要時間，むせの有無など）
・構音障害
・呼吸障害
・睡眠障害
2. 家族，社会的背景
・同居人数，介護可能な家族は何人いるか
・本人の社会的な役割
3. 家屋情報
・マンションか一戸建てか（エレベーターの有無），持ち家か賃貸か
・生活スペースの階（階段昇降が必要か），屋内の段差
・トイレ：洋式または和式
・ベッド：布団またはベッド

---

* Atsuko HORIE, 〒160-8582 東京都新宿区信濃町35 慶應義塾大学医学部リハビリテーション医学教室，助教

ちくらみなどの症状があるかどうかも押さえておきたい.

運動失調・パーキンソニズムの影響で嚥下障害をきたすことも多い. 嚥下障害があると患者のQOLはもちろん生命予後にも関わるため, そのスクリーニングは重要である.

呼吸の問題もMSAでは重要である. 中枢性呼吸障害や喉頭麻痺, 睡眠時無呼吸などを呈することがあるが, 自覚症状が乏しいことも多い.

これらの症状を問診しながら, 会話のなかで構音障害の有無や程度を評価する.

2）家族, 社会的背景を把握する

MSAは症状の進行により介護が必要となる疾患である. そのため将来的な介護体制を検討する際にも家族背景, 社会的背景は必要な情報となる.

3）家屋情報

歩行障害の進行により, 車いす生活も考慮しなければならないが, その際に自宅での生活が可能かどうか, 家屋に関する情報も把握する必要がある.

2 本症例の問診のまとめ

- 歩行障害：3年前から出現し, 最近では伝い歩きをするようになっている. 2～3か月に1回程度転倒する
- セルフケア：上肢機能の低下があり, 細かい動作は困難, 更衣のボタンかけには時間がかかる. 食事動作は箸は難しく, スプーンを使用して食べている. 食べこぼしはたまにある. トイレ動作は自立
- 嚥下障害：むせなど自覚症状なし
- 自律神経障害：排尿困難あり, 立ちくらみの症状あり
- 妻, 子ども2人と4人暮らし. 妻は日中働いている. 本人は昨年会社を退職
- 住居：エレベーター付きマンションの5階, ベッドを使用している

3 診察のポイントは？

問診で得られた歩行障害, ADL障害などに, それぞれ小脳失調・パーキンソニズム・錐体路症状・自律神経症状の要素のどれが大きく影響しているのかを評価する. 各要素が重なって症状が生じていることも多いが, 大まかにどの要素が強いのかを把握することはリハ処方を考えるうえで大切である.

4 何を評価するか？

＜主要な3つの要素を確認＞
- 小脳性運動失調
- パーキンソニズム
- 自律神経症状

＜機能障害・能力低下の評価＞
- 歩行を含めた基本動作能力
- 構音障害
- 嚥下障害
- 呼吸機能障害

これだけは外せない!!

1 主要な3つの要素を評価

1）運動失調

- 神経学的診察：鼻指鼻試験, 踵膝試験など四肢についての検査（SCD/MSAでは上肢と下肢に症状の差が出ることが多く, 上肢・下肢の評価が必要）. 測定異常, 反復拮抗運動の異常, 協働収縮不能などを評価する.
- 小脳性運動失調の評価スケール

（1）ICARS（International Cooperative Ataxia Rating Scale）：小脳失調の総合評価として信頼性が高く, 有用な小脳性運動失調の評価法とされている. 評価項目が19項目と多く, 現在ではより簡略化した次のSARAが用いられることが多い.

（2）SARA（Scale for the Assessment and Rating of Ataxia）：評価項目が8項目（歩行, 立位, 座位, 言語障害, 指追い試験, 鼻指試験, 手の回内回外運動, 踵すね試験）で施行時間が4分程度と短く簡便なスケールである. 同一評価者内および評価者間での評価のばらつきが少ないうえ, ICARS, Barthel Indexとの有意な相関も示されている.

2）パーキンソニズム

神経学的診察として振戦, 筋強剛, 運動緩慢・無動, 姿勢反射障害などを評価する.

3）自律神経症状

起立性低血圧の有無などを評価する.

- MSA臨床評価尺度

UMSARS（United Multiple System Atrophy Rating Scale）：4つのパートからなり, パート1

は病歴(12項目)，パート2は運動機能評価(14項目)，パート3は自律神経機能評価(4項目)，パート4は全体的な機能障害スケールとなっている．点数が高いほど障害の程度は強い．多彩な臨床的病態を呈するMSAにおいて，適切で有用な臨床評価尺度であるが，項目が多く検査に時間を要する．

2 機能障害，能力低下を評価

1) 基本動作(寝返り・起き上がり・座位・立ち上がり・立位)，歩行を評価

- **運動失調による障害**：Wide based gait，つぎ足歩行不能，体幹運動失調による座位・立位バランスの低下など
- **パーキンソニズムによる障害**：無動，すくみ足，小刻み歩行，前傾姿勢，突進現象など
- **自律神経症状による障害**：起立性低血圧など

2) ADLの評価

＜更衣・整容＞
- **運動失調による障害**：測定異常，協調運動障害など
- **パーキンソニズムによる障害**：振戦，動作緩慢など．巧緻性動作の低下などでボタンかけ，歯磨き，洗顔などが困難

＜食事動作＞
- **運動失調による障害**：測定異常，協調運動障害など
- **パーキンソニズムによる障害**：振戦，動作緩慢など．箸が使えない，食べこぼしがあるなど

3) 構音評価

- **運動失調による障害**：爆発性，開鼻声，音節が不明瞭など
- **パーキンソニズムによる障害**：小声，声の震え，舌の振戦など

4) 嚥下評価

- **運動失調による障害**：嚥下反射惹起のタイミング不良(協調運動障害)など
- **パーキンソニズムによる障害**：舌の振戦・無動による送り込み不良，咽頭残留など

診察室で可能な評価としては水飲みテスト，空嚥下があり，上記の要素を評価する．

5) 呼吸機能評価

喘鳴の有無，胸郭の可動性など

評価をまとめよう!!

1. **小脳性運動失調が主症状**
   指鼻指試験は拙劣(振幅は2 cm未満)，踵すね試験も拙劣(踵がたまにすねから離れる)
   - 基本動作：起き上がり，立ち上がりは自立
   - 歩行：wide based gaitでふらつきあり．方向転換時に特にふらつきあり
   - 上肢機能：協調運動障害により巧緻運動障害を認めるが，食事動作はスプーンを使って自立して可能なレベル
   - 構音障害：開鼻声を認めるが，容易に理解可能
   - 嚥下障害：水飲みテストではむせはみられず
2. **自律神経症状**
   排尿障害，起立性低血圧あり
3. **パーキンソニズム**
   目立たず
4. **廃用症候群の有無**
   全身の筋力は保たれ，関節可動域(ROM)制限は認めず

いざ処方へ!!

上記の問題点をまとめると，以下のようになる．
#1.1 小脳性運動失調　#1.2 構音障害　#1.3 起立性低血圧　#1.4 排尿障害　#2.1 歩行障害　#2.2 ADL障害

本症例では小脳失調が主症状であり，それに対するリハを主に行うことになる．体幹・四肢のバランス訓練を中心に行うことにより基本動作の安定をはかり，場合によっては歩行補助具も検討する．MSAそのものでは通常，筋力の低下は認めないが，運動失調などの症状による歩行障害，上肢運動障害による活動性の低下により廃用性の筋萎縮，ROM制限など二次性の障害をきたしやすい．そのため，廃用を進めないようできる限り自立した生活が送れるように対応することが必要である．また，本症例では起立性低血圧を認めたが，リハを行ううえでの注意点，中止基準を処方の際に記載する必要がある．

＜PT＞
- 歩行評価，訓練：歩行補助具の検討
- バランス訓練

- 基本動作訓練：起立性低血圧に対する対処指導
- 体幹・下肢の筋力訓練
- 体幹・下肢の ROM 訓練
- 筋力訓練，ROM 訓練のホームプログラムの作成・指導

<OT>
- 上肢機能評価
- 巧緻性動作訓練
- ADL 評価，訓練(更衣，整容，食事動作)，自助具の検討
- 家屋情報の収集，家屋評価

<ST>
- 構音障害の評価・訓練，ホームプログラムの指導

結果

歩行障害については，受診時には症状の進行により，伝い歩きレベルで活動範囲は屋内が中心となっていたが，体幹・四肢のバランス訓練と方向転換時や階段昇降時の留意点の指導，屋外での歩行補助具(歩行器)の利用および家屋評価をもとに手すりや踏み台の設置を行うことで屋外を見守りレベルで歩行可能となり，活動範囲が広がった．

起立性低血圧については，動作をゆっくり行うことを指導し，その頻度が減少した．食事動作は，自助具(改良箸，スプーン)を使用することにより食べこぼしが少なくなった．

できるだけ活動度を落とさないように，家族も含めてホームプログラムを指導した．進行性疾患であり，症状・障害の推移を定期的に評価しながら，適切な介入をタイムリーに行っていく必要がある．

知っ得 サイドメモ

MSA は病型により MSA-C，MSA-P に分類されるが，症状の進行により運動失調・パーキンソニズム両方の要素を合併するようになる．ADL が低下し，介助が必要となってくるのはそうした障害の要素が多様になる時期である．経過をみるなかで症状・障害の要素を適切に評価し，対応を検討していくことが重要となる．

文献

1) Schmitz-Hübsch T, et al：Scale for the assessment and rating of ataxia：development of a new clinical scale. *Neurology*, 66：1717-1720, 2006.
2) 佐藤和則ほか：新しい小脳性運動失調の重症度評価スケール Scale for the Assessment and Rating of Ataxia (SARA)日本語版の信頼性に関する検討．*BRAIN and NERVE*, 61(5)：591-595, 2009.
3) Wenning GK, et al：Development and validation of the Unified Multiple System Atrophy Rating Scale (UMSARS). *Mov Dis*, 19(12)：1391-1402, 2004.
4) 大友 学ほか：統一多系統萎縮症評価尺度 UMSARS の邦訳とその信頼性・妥当性．*IRYO*, 62(1)：3-11, 2008.

〈各論〉
XIII. 神経筋疾患
症例76 脊髄小脳変性症（SCD）／多系統萎縮症（MSA）（重症例）

大高恵莉*

> **ポイント**
> - 失調やパーキンソニズムによる歩行障害や嚥下障害，自律神経障害による排尿障害や起立性低血圧など，疾患特異的に生じる機能障害・能力低下の全体像とその推移を，問診でまず把握する．
> - 廃用によって二次的に生じる機能障害・能力低下は可逆的に改善しうる要素なので，問診および評価によって把握し，介入につなげる．
> - 現在の身体機能に応じた適切な動作，介助，環境設定がなされているかどうかを評価し，介入につなげる．

> **症例**
> 69歳，女性．5年前に多系統萎縮症（MSA-C）と診断された．1週間前より肺炎に対し入院加療中であるが，ADL低下が著しく，リハ科依頼となった．

さぁ，どうする？

1 問診のポイントは？（表1）

　脊髄小脳変性症（以下，SCD）の生命予後は病型によって様々であるが，比較的早く進行する多系統萎縮症（以下，MSA）でも発症後10～15年の生命予後を有しており，その間の生活の質（QOL）・日常生活動作（ADL）の維持が課題となる．

　多くの進行性の神経筋疾患と同様に，まずは発症後からの大まかな機能障害・ADLの推移を把握する．そのうえで，最近生じた変化は何か，そのなかに廃用など可逆的に改善しうる要素や，適切な環境設定（福祉器具，家屋改修，介助方法，サービス導入）により改善しうる部分がないかどうかを明らかにする．一般に機能障害が重度になるにつれ，外部環境の調整に主眼が置かれるようになる．

表1. 問診のポイント

1. 病態および日常生活の現状とその推移
   - 病歴（発症時期，診断時期，その後の入院歴）
   - 移乗・移動能力（手段，補助具の有無，介助の有無，転倒の既往）
   - 摂食・嚥下状況（食形態，食事時間，介助の有無，摂食量や体重の変化）
   - セルフケアの状況
   - 排泄管理の状況
   - 起立性低血圧（座位性低血圧，失神）の有無
2. 家族背景
   - 家族構成
   - 介護力（主介護者の健康状態，問題処理能力）
   - 介護者の身体的・精神的負担
3. 居住環境
   - 居住スペースの状況（寝具の種類，手すりの有無，段差）
   - 日常生活における動線，活動範囲
4. 社会的資源の利用状況
   - 特定疾患の申請，身体障害者手帳の取得状況，介護保険の申請の有無
   - 介護福祉サービス利用状況（福祉器具，通所・訪問サービス，ヘルパー，ショートステイの利用の有無とその頻度）

---

* Eri OTAKA，〒193-0942 東京都八王子市椚田町583-15　永生病院リハビリテーション科

2 本症例の問診のまとめ

主訴は「自力でトイレに行きたい」であった．意識清明で意思疎通可能．本人および主介護者である夫に問診し，以下を聴取した．

- 病態および日常生活の現状とその推移：発症後5年間で徐々に機能は低下してきた．特に，6か月前に自宅内で転倒し，右大腿骨頸部骨折の診断で2か月間入院してから機能の低下が著しい．退院後も数回転倒し臥床がちの生活となり，今回の入院直前には，夫の全介助で移乗を行っていた．入院前の食事は軟飯・軟菜で，水分にとろみはつけていなかった．スプーンで自力摂取可能でむせもなかった．今回の入院前に発熱や肺炎の既往はないとのこと．排泄については尿意がありトイレで排泄しているが，失禁がありパットをし，内服処方もされている．離床時の立ちくらみなどは今までなかったとのこと．今回，入院後はベッド上の生活で，基本動作は看護師の全介助となっている
- 家族背景：夫と2人暮らしで，家事や介護はすべて夫が担っている．トイレ介助が頻回で介助量も多いため，負担が大きく，最近腰を痛めた
- 居住環境：廊下に手すりをつけてあるが，最近はほとんど使用していない．ベッドは手動で2点柵が設置されている．トイレに手すりはない
- 社会的資源の利用：要介護3の認定を受けているが，実際のサービス利用はしておらず，ケアマネージャーも決定していない

3 診察・評価のポイントは？

問診に続き診察・評価においても，廃用性変化など可逆的に改善できる要素や，適切な環境設定で改善できる部分がないかどうかを把握し，介入に結びつけることが目的となる．

動作評価の際には，本人の最大の動作能力だけでなく，居住環境と同様の条件下での，実際の介護者による介助の評価が重要である．これにより，現在の身体機能に応じた適切な動作，介助，環境設定がなされているかどうかが明らかになり，介入に結びつけることができる．

嚥下障害，排尿障害，起立性低血圧など疾患特異的に生じやすい病態や障害をある程度予想し，患者や家族から明確な訴えがなくても，問診や経過から疑わしければ積極的に評価する．

4 何を評価するか？

問診や疾患から予測される運動機能障害，摂食・嚥下障害，排尿障害，自律神経障害などを評価する．また，ADLの評価を能力，安全性，介助方法，環境設定など包括的な視点から行う．

表2. 主な診察と評価項目

1. 運動機能	・神経学的所見(運動失調，姿勢反射障害，固縮) ・関節可動域 ・筋力 ・バランス機能 ・上肢巧緻性
2. 摂食・嚥下機能	・栄養状態の評価 ・実際の摂食場面の評価 ・嚥下造影
3. 排尿機能	・排尿記録(尿意，排尿回数，1回尿量，残尿量) ・一般尿検査所見，その他の排尿機能検査
4. 循環調節機能	・動作前後の血圧変化
5. 日常生活動作	・基本動作(起き上がり，端座位，車いす座位，動的座位，移乗，歩行) ・その他日常生活で必要な動作(トイレ動作，セルフケアなど) ・環境設定，介護者の介助法についても評価する．
6. 疾患特異的臨床評価スケール：(MSAに対して) UMSARS (United Multiple System Atrophy Rating Scale)	

これだけは外せない!!（表2）

1 運動機能の評価

原疾患による一次的な変化である失調やパーキンソニズムに加えて，介入のポイントである二次的な変化としての筋力低下や関節可動域(ROM)制限を評価する．また，日常生活に直結するバランス機能や上肢巧緻性についても評価を行う．失調の評価スケールとしてはICARS (International Cooperative Ataxia Rating Scale) (19項目)[1]やSARA (Scale for the Assessment and Rating of Ataxia) (8項目)[2]などがあり，後者がより簡便である．また，バランス機能の評価スケールとして，BBS (Berg Balance Scale) (14項目)[3]などがよく用いられる．

2 摂食・嚥下機能の評価

MSAでは多彩な障害を呈するため，嚥下の各相を網羅的に評価する必要がある．実際の摂食場面の観察は重要な評価の1つである．嚥下造影検査における標準的な観察項目は日本摂食・嚥下リハ学会の評価表[4]などが参考になる．

3 排尿機能の評価

排尿記録と一般尿検査が基本である．必要に応じて尿流動態検査（シストメトリー）や膀胱造影検査などを検討する．

4 循環調節機能の評価[5]

実動作のなかでの血圧の変動や観察が基本となる．客観的な評価としては，シェロング試験（安静臥位の後の能動的起立による血圧低下を評価），ティルト試験（傾斜台を用いた受動的起立による血圧低下を評価）などがある．

5 ADL の評価

日常生活に必要な基本動作を中心に，最適な環境下での本人の最大能力と，実際行っている動作や介助，環境の問題点を評価する．

6 疾患特異的臨床評価スケール

MSA には疾患特異的な臨床評価尺度として，UMSARS（United Multiple System Atrophy Rating Scale）[6] がある．① 病歴（12 項目），② 運動機能評価（14 項目），③ 自律神経機能評価，④ 全般的な能力低下の 4 つのパートからなり，網羅的に病状の経時的変化を捉えるのに有用である．

評価をまとめよう!!

1. 運動機能
両側上肢と右股関節に固縮を認める．立位姿勢は，体幹軽度屈曲位，重心の後方への偏倚あり．SARA 23/40 点，BBS 13/56 点（立位項目すべて要介助）と重度低下を認めた．筋力は，握力が右 8 kg，左 3 kg，両側股関節屈曲 MMT3 と低下しており，ROM は両側足関節背屈 5°と制限を認めた

2. 摂食・嚥下機能
体重は 3 か月で 5 kg 減少し，BMI 16 と低下を認めた．一口量が多く，咀嚼に時間がかかり疲労していた．嚥下造影検査では水分 3 ml で喉頭侵入，水分 10 ml で誤嚥あり．咀嚼嚥下では食塊形成不良で，軟飯・軟菜食を少量ずつ摂取することで，常食摂取時よりも咽頭残留が軽減した

3. 排尿機能
排尿回数 10 回／日，残尿 200 ml，尿意はあるが，2 回に 1 回はトイレでの排尿前に尿失禁を認めた．一般尿検査では白血球（3+）の所見を認めた

4. 循環調節機能
ベッド上で臥位から端座位をとると，収縮期血圧が 20 mmHg 低下した．自覚症状はない

5. ADL 評価

リハ室の固いベッドであれば，柵を把持することで起き上がりから端座位保持まで自力で可能であった．移乗動作は L 字柵を利用すれば最小介助で可能であった．夫の移乗介助は，力まかせに両側の腋窩を丸抱えして上方に引き上げる方法であった．セルフケアはベッド脇の机に必要物品を準備すれば自分で可能であった．下衣の更衣は，端座位で行うと骨盤後傾が著しいため後方転倒の危険があり，介助者が必要であった

いざ処方へ!!

発症後 5 年の MSA の症例である．立位保持は困難な状態であるが，転倒骨折さらには肺炎による入院で廃用性の機能低下の部分が大きいことが推察され，運動療法による改善が見込まれる．特に移乗動作は，さらに環境整備を適切に行うことにより，大幅な介助量軽減もしくは自立が得られる可能性もある．起立性低血圧については，現状では明らかな動作の妨げにはならないが，排尿障害に関しては残尿が多く対応が必要である．

また，今回のエピソードのような廃用の進行による負の循環に再び陥らないよう，誤嚥リスク軽減による肺炎予防，退院後の活動性維持の環境設定を行う．

<PT>
- 基本動作の練習
- ROM 訓練
- 立ち上がり訓練による下肢筋力増強
- 家屋環境評価および調整案検討
- 介助方法の家族指導

<OT>
- 上肢巧緻性評価
- セルフケアを中心とした ADL の評価
- 適切な動作方法指導と環境調整

<ST>
- 嚥下機能評価
- 食形態の選定，摂食方法の指導
- 家族への調理方法などの指導

<MSW>
- 介護保険利用方法の紹介や助言
- 退院後のケアプラン作成への助言（訪問リハやヘルパーの利用）

- 排尿管理に関する訪問看護の調整

結果

L字柵を用いたベッド移乗,L字型手すりを用いたトイレ移乗,壁にもたれた座位でのトイレ動作が安全に行えるようになった.また,歩行についても歩行器を用いれば軽介助で可能となり,夫に介助指導を行った.最終的に,水分への増粘剤,一口量調整,軟菜で安定した経口摂取が可能となり,夫への調理指導を行った.排尿障害については,1日2回の介護者による導尿が導入された.退院前にケアマネージャーとカンファレンスを行い,福祉用具,退院後の訪問リハ利用などの方針を決定した.

知っ得 サイドメモ

MSAの進行期には,声帯外転不全や睡眠時の呼吸障害が出現することが知られている.詳細な機序は不明であるが,夜間の突然死との関連が示唆されている.喉頭内視鏡検査における声帯機能評価や,ポリソムノグラフィーにおけるAHI(無呼吸/低呼吸指数)等の評価を参考にする[7].

文献

1) Trouillas P, et al：International Cooperative Ataxia Rating Scale for pharmacological assessment of the cerebellar syndrome. *J Neurol Sci*, 145(2)：205-211, 1997.
2) Schmitz-Hübsch T, et al：Scale for the assessment and rating of ataxia：Development of a new clinical scale. *Neurology*, 66：1717-1720, 2006.
3) Berg KO, et al：Measuring balance in the elderly：Validation of an instrument. *Can J Public Health*, 83(Suppl 2)：S7-11, 1992.
4) 日本摂食・嚥下リハビリテーション学会医療検討委員会：嚥下造影の検査法(詳細版)日本摂食・嚥下リハビリテーション学会医療検討委員会 2011 版案. 日摂食嚥下リハ会誌, 15(1)：76-95, 2011.
5) 日本自律神経学会(編)：自律神経機能検査,第4版,文光堂,2007.
6) Wenning GK, et al：Development and validation of the Unified Multiple System Atrophy Rating Scale (UMSARS). *Mov Disord*, 19(12)：1391-1402, 2004.
7) Shimohata T, et al：Frequency of nocturnal sudden death in patients with multiple system atrophy. *J Neurol*, 255：1483-1485, 2008.

特集 〈各論〉
XⅢ. 神経筋疾患
症例77 呼吸管理例

花山耕三*

ポイント

- 神経筋疾患の呼吸障害の本態は肺胞低換気であり，進行性であることが多く，夜間・睡眠時より障害が明らかになることが多い．
- 一般に移動能力等が低下している場合が多く，呼吸障害が進行していても非定型的な症状を呈することが多い．
- 呼吸不全が進行すれば，機械による換気が必要となる．これは，その条件を満たしている場合に，患者の意思により選択される．その場合，非侵襲的陽圧換気（NPPV）が第一選択となる．
- NPPV を成功させ，維持するためには必要な条件があり，その評価が重要である．
- リハ処方はその評価に基づき行われるが，神経筋疾患の呼吸管理・リハには，多職種からなるシステムが構築されることが望ましい．

症例

21歳，男性．デュシェンヌ型筋ジストロフィー．すでに歩行不能で，電動車いすまたは手押し型車いすで移動している．特に息苦しさなどの訴えはない．

さぁ、どうする？

1 問診のポイントは？

1）患者の全体像を知る

疾患の診断がついている場合がほとんどであるが，確認が必要である．移動能力，日常生活動作（ADL）の状況についてたずねる．知的問題がないか，意思表示が可能かどうかについては直接たずねなくても把握しておく必要がある．

2）疾患の予後，進行度を知る

疾患の自然経過を踏まえたうえで，全体的に現在の障害，予想される障害について評価する．特に嚥下障害の有無，栄養状態についてチェックしておく．

3）呼吸障害の状況を知る

歩行可能な状況であれば，歩行時の息切れの有無などを聴取する．多くの神経筋疾患患者は，呼吸障害を呈する時期には歩行不能となっていることが多いため，その症状は非定型的なものが多い．

神経筋疾患では肺胞低換気がその呼吸障害の本態であるが，進行性の肺胞低換気では夜間・睡眠時にその障害が現れてくる場合が多く，その症状は，換気障害，低酸素血症に起因すると考えられるもののほかに，睡眠障害に起因すると考えられるものがある．慢性肺胞低換気症状を**表1**に示す．

もう1つのポイントは，気道クリアランスである．気道分泌物が自力で喀出できるか，できなければどう対処しているか．過去に，急性上気道炎などで気道分泌物が増えた場合に喀出できなかった経験はないかなどについてたずねる．

4）家庭・社会環境を知る

遺伝性疾患であれば，同居家族に同疾患の発症があるかどうかをたずねる．これは介護状況に影響を与える．移動能力，介助量の増大に伴い在宅生活が維持できるか，特に呼吸管理を行うと介護負担はかなり増大するが，それが可能か，介護やその他の家庭状況などにより将来的に病院・施設などで生活する可能性があるか，そうであれば既にその病院，施設とコンタクトがあるかなど，予想される問題点を踏まえた長期的視野が必要になる．

* Kozo HANAYAMA，〒701-0192 岡山県倉敷市松島577 川崎医科大学リハビリテーション医学教室，教授

表1. 慢性肺胞低換気症状

疲労
息苦しさ
朝または持続性頭痛
日中のうとうと状態と頻回の眠気
息苦しさや動悸で睡眠時に覚醒
嚥下困難
集中力低下
頻回の悪夢
呼吸困難の悪夢
呼吸障害による心不全徴候や症状
下腿浮腫
イライラ感，不安
尿意による睡眠時の頻回の覚醒
学習障害
学業成績低下
性欲低下
過度の体重減少
筋肉痛
記憶障害
上気道分泌物の制御困難
肥満

5）呼吸管理の状況を知る

もし，すでに人工呼吸器管理が行われているのであれば，その状況を十分に評価・把握しておくことが必要となる．例えば，人工呼吸器の機種とモードは何か，インターフェースは何をどのように使っているか，装着時間はどうか，本人や家族はそれをどの程度理解しているか，管理やメンテナンスの体制はどうなっているのかなどである．

2 診察のポイントは？

1）呼吸障害の徴候

診察室で肺胞低換気の徴候がみられたら，呼吸障害は重度である．体幹の前後運動で呼吸をしている様子(舟漕ぎ呼吸)がみられたら，呼吸不全が疑われる．

2）四肢体幹機能

上下肢，体幹の可動域，筋力，変形の状況について評価する．

3）呼吸障害の評価

- 肺活量：VC(vital capacity)
- 胸郭の可動域：MIC(maximum insufflation capacity)
- 咳嗽・気道クリアランス：CPF (cough peak flow)
- ガス交換：動脈血酸素飽和度(SpO_2)，血中二酸化炭素濃度モニター，夜間の連続記録

3 本症例の所見のまとめ

- 知的に問題なく，上肢遠位筋以外は筋力2未満，脊柱変形があり，座位保持はごく短時間のみ可能で，通常座位保持の工夫が必要．仰臥位になることは可能．ADLは食事と電動車いすでの移動は自立しているが，他は要介助．常食を摂取しており，体重は測定されていないが，急激な変化はないとのことであった
- 問診では，明らかな肺胞低換気症状にかかわる訴えは得られなかった．肺活量は640 ml，CPFは120 l/分であった．初回評価時は，エア・スタッキングがうまくできず，MICは肺活量と同等であった．主介護者は母親で日中，夜間とも介護は可能で健康状態等にも問題なく，今後在宅生活を続ける意向であった

4 何を評価するか？

＜必要な情報＞
- 疾患の診断，自然経過，予後
- 本人・家族の意思，判断能力
- 家庭・社会環境：特に介護にかかわるもの

＜呼吸障害とその程度＞
- 慢性肺胞低換気症状の有無
- 麻痺性疾患における呼吸障害の各指標

＜呼吸管理の状況＞
- 呼吸リハの状況
- 人工呼吸器管理の状況

これだけは外せない!!

1 呼吸障害パラメータの評価

1）肺活量(VC；vital capacity)

肺活量は，麻痺性疾患の呼吸障害の基本的指標であり，最初に評価され，経時的に観察されるべき項目である．必ずしも検査室で行う必要はなく，診察室でマウスピースやフェイスマスクにハロースケールを接続して行う．通常の肺活量でも努力肺活量でも良い．臥位と座位の二姿勢で測定することが望ましい．

2）最大強制吸気量(MIC；maximum insufflation capacity)

肺活量は，一般に十代で生涯のピークを迎え減少に転ずるが，そのピークを過ぎて肺活量が2,000 ml以下になっていれば，救急蘇生バッグなどで空気を送り込んだ後，息こらえをさせ，溜めておける空気の量を測定する．量の測定は肺活量

同様ハロースケールで良い．患者が協力的できちんと声門閉鎖ができていれば，MICは肺活量より大きくなる．NPPV(non-invasive positive pressure ventilation)維持のためには肺活量が減少してもMICが保たれていることが重要である．

2 咳嗽・気道クリアランス

1) CPF (cough peak flow)

CPFは，咳のピークフローであり，気道クリアランス能力の指標である．口唇周囲からの漏れがなければ通常のピークフロー測定と同様のセッティングで，最大吸気から咳をしてもらい，その流速を測定する．口唇閉鎖が不十分であればフェイスマスクに接続して行う．十分な気道クリアランスのためには，CPFが160 l/分以上で，上気道炎等で気道分泌物が増えた場合には，270 l/分まで必要とされている．不十分な場合は，咳嗽介助 (assisted cough) や咳嗽前の強制吸気によりCPFを高めることが求められるが，それらの手技を用いたCPFも評価する．

2) ガス交換

ガス交換の指標としては，詳細であるが穿刺が必要で瞬間的な状況を反映する動脈血ガスよりも，非侵襲的で連続的に変化が追えるSpO_2モニターと血中二酸化炭素濃度モニターの組み合わせが良いとされている．前者は普及しているが，後者は呼気終末や経皮のものがあるが，まだ十分に普及していると言い難い．利用できる機器によっては，SpO_2モニターを頻回に用い，定期的に動脈血ガス測定を行うほうが現実的かもしれない．前述したように，これらの患者の呼吸障害は夜間・睡眠時に始まることが多いため，夜間の評価は重要である．評価にあたっては，第一段階として連続記録のできるSpO_2モニターによる酸素飽和度の低下の状況を検索する．

神経筋疾患の呼吸管理は，多面的なアプローチが必要であり，多職種によるシステムにより対応することが望ましい．

評価をまとめよう!!

1. **必要な情報**
   疾患の診断，自然経過，予後：デュシェンヌ型筋ジストロフィーで，年齢的には呼吸筋の筋力低下が進行している時期であり，今後さらに進行することが予測される

2. **本人・家族の意思，判断能力**
   今後，在宅生活を続けることが可能であり，人工呼吸器導入についても自分の意志で判断可能である

3. **家庭・社会環境：特に介護にかかわるもの**
   母親が主介護者であるが，人工呼吸器装着後も介護可能と思われる

4. **呼吸障害とその程度**
   慢性肺胞低換気症状の有無：認められなかった
   麻痺性疾患における呼吸障害の各指標：肺活量，MIC，CPFいずれも低値であり，呼吸リハを導入すべきである．夜間のSpO_2モニターによる低酸素血症の検索を検討

5. **呼吸管理の状況**
   呼吸リハの状況：まだ導入されていない．救急蘇生バッグは持っているが，使用していない

6. **人工呼吸器管理の状況**
   まだ導入されていない

いざ処方へ!!

<PT>
- エア・スタッキング，介助咳の指導
- ピークフローメータの購入を勧め，家でモニターしてもらう

結果

母親によるエア・スタッキング，咳嗽介助は習得され，前者はほぼ毎日，後者は必要時に行われた．介助によるCPFはその後最大300 l/分，MICは最大900 mlが得られた．24歳時には肺活量が500 mlとなり，夜間のSpO_2低下が顕著となってきたため，神経筋疾患専門病院にてNPPV (機種はBiPAP) が導入された．咳嗽介助にても去痰困難である場合が増えてきたため，MI-E (mechanical insufflation-exsufflation) の機器が導入された．

文 献

1) 石川悠加(編著):非侵襲的人工呼吸療法ケアマニュアル〜神経筋疾患のための〜, 日本プランニングセンター, pp. 10-21, 2004.
2) 非侵襲的換気療法研究会(編):慢性呼吸不全に対する非侵襲的換気療法ガイドライン, 2004.
   日本呼吸器学会NPPVガイドライン作成委員会:NPPV(非侵襲的陽圧換気療法)ガイドライン, 南江堂, 2006.
3) Ishikawa Y, et al : Duchenne muscular dystrophy : survival by cardio-respiratory interventions. *Neuromusc Disord*, 21 : 47-51, 2011.

〈各 論〉
XⅢ. 神経筋疾患
症例 78 ジストニア（体幹）

相場彩子[*1]　林 明人[*2]

> **ポイント**
>
> - 「ジストニア（Dystonia）」は病名ではなく運動異常症の症候名の 1 つである．Fahn らによると「捻転性・反復性のパターンをもった異常な筋収縮により姿勢や動作が障害される病態」と定義される．
> - 罹患部位による分類では，体幹ジストニアは分節性および全身性ジストニアの一部としてみられることがある．
> - ジストニア以外に明らかな症状がない一次性ジストニア（遺伝性，孤発性）と，二次性ジストニア（神経変性疾患，脳性麻痺，脳血管障害などの基礎疾患があるもの，および薬剤性など）に分類できる．
> - 体幹ジストニアは時間的な変動があることも多いため，状態の良いときと悪いときの双方の評価をする．感覚トリックなども診断の一助となる．不随意運動の関与により，姿勢異常が一定して変化が少ないタイプ（持続型），安静時には症状が軽度で，歩行などの特定の動作を行っている際に，異常姿勢や不随意運動が誘発され，症状が増強するタイプ（間欠型），常時，不随意運動がみられるタイプ（常動型）などに分類される．
> - 姿勢異常評価のため，歩行や ADL を実際にさせてみることで評価する．治療およびリハの効果を確認するためにビデオ記録し，経時的に評価，観察を続ける必要がある．

> **症例**
>
> 37 歳，男性．31 歳時に統合失調症を発症し，精神科にて内服治療を開始した．32 歳頃より背部の後屈を中心とした，体が間欠的に反り返る粗大な不随意運動がみられるようになった．34 歳からは後屈の増悪がみられ，デイケア通所もままならなくなった．遅発性ジストニアの診断で，アリピプラゾール（エビリファイ®）を減量したが，後屈を中心とするジストニアの改善なく，ボツリヌス毒素（BTX：Botulinum toxin）療法目的に当科を紹介受診した．

さぁ、どうする？

1 診察前のポイントは？（表 1）

体幹の姿勢異常が最もひどくみられるときの状況を問診にて聞き出す．また，日内変動の有無，治療歴や内服薬を確認する．介護を必要としている場合には，受けている介護サービスや身体障害者手帳の有無，主介護者など生活環境状況を把握する．

2 診察のポイントは？

患者の様子を観察し，機能障害を予測する．基礎疾患のある二次性のジストニアであれば，意識

表 1．診察前の情報収集のポイント

1．発症日	
2．診断名，病巣	
3．現病歴，治療経過	・ADL（食事，更衣，排泄，入浴）の状況 ・手術歴や内服薬 ・高次脳機能障害や認知面の評価
4．既往歴，併存疾患	・BTX 治療となった場合，筋疾患の既往がないかどうか ・抗血小板薬や抗凝固薬の内服状況 ・感染症や褥瘡の有無
5．生活状況，家族構成，経済状況	・受けている介護サービスの内容 ・身体障害者手帳や特定疾患の取得の有無 ・介護申請の状況 ・キーパーソン，介護者の有無

[*1] Saiko AIBA，〒 279-0021 千葉県浦安市富岡 2-1-1 順天堂大学医学部附属浦安病院リハビリテーション科，助教
[*2] Akito HAYASHI，同，教授

表2. Tsui 評価スケール（変法）

A．異常姿勢（運動）の偏倚角度	
1．回 旋　　0：なし，1：＜15°，2：＜30°，3：＜45°，4：＞45°	
2．側 屈　　0：なし，1：＜15°，2：＜30°，3：＜45°，4：＞45°	
3．前屈／後屈 0：なし，1：＜15°，2：＜30°，3：＜45°，4：＞45°	
合計点＝A	
B．異常姿勢（運動）の持続時間	
1．間欠的，2．持続的	
合計点＝B	
C．体軸偏倚	
側 弯　0：なし，1：＜15°，2：＜30°，3：＞30°	
肩挙上　0：なし，1：＜7°，2：＜15°，3：＞15°	
合計点＝C	
D．頭部不随意運動（振戦など）	
（i）重症度　　1．軽度または中等度，2．高度	
（ii）持続時間　1．間欠的，2．持続的	
合計点＝（i）＋（ii）＝D	
Tsui score＝（A×B）＋C＋D　　（最高34点）	

表3. 部位による分類

1．局所性ジストニア（focal dystonia）	
2．分節性ジストニア（segmental dystonia）	
頭頸部：頭頸部の2か所以上	
体軸：頸部＋体幹	
腕部：一側上肢＋体幹，または両側上肢±頸部±体幹	
脚部：一側下肢＋体幹，または両側下肢±体幹	
3．全身性ジストニア（generalized dystonia）	
4．多巣性ジストニア（multifocal dystonia）	
5．片側ジストニア（hemidystonia）	

（文献3より）

表4. 病因による分類

1．一次性ジストニア
1）遺伝性ジストニア
2）孤発性ジストニア
2．二次性ジストニア
1）神経変性疾患に伴うもの
2）代謝性疾患に伴うもの
3）脳性麻痺に伴うもの
4）薬剤性
5）その他（脳血管障害など）

（文献5より）

障害の有無や，麻痺があればその程度，痙縮についても観察する．また，ジストニアが持続的か間欠的か，どの部位にみられるのかを確認する．感覚トリックの有無も診断の一助となる．

3 本症例の所見のまとめ

- 統合失調症の治療を始めてから約1年後よりジストニアが出現し，経時的に悪化した
- 精神状態は被害的になったり，気になることへの固執傾向はあるが，おおむね安定している．説明理解も良好で日常生活動作（ADL）は自立し，デイケア通所している
- 精神科からの処方薬はアリピプラゾール（エビリファイ®），フルニトラゼパム（ロヒプノール®），ロルメタゼパム（エバミール®），ブロマゼパム（レキソタン®），塩酸ビペリデン（アキネトン®），ロラゼパム（ワイパックス®），ゾピクロン（アモバン®）であった
- 既往歴は統合失調症以外特記なし
- ジストニアの主症状は後屈で，間欠的に体幹の弓なり反張がみられる．感覚トリックはみられなかった

4 何を評価するか？

- 姿勢異常評価：Tsui 評価スケール（**表2**），TWSTRS（Toronto Western Spasmodic Torticollis Rating Scale）などで評価する．
- BTX 投与後の作用発現から持続期間
- 疼痛を伴う場合にはその改善の有無
- BTX の副作用
- 自覚的な満足度

これだけは外せない!!

1 ジストニアの分類

ジストニアの有病率は，我が国ではジストニア調査研究班（長谷川一子班長）による疫学調査で人口10万人あたり15～20人とされ，決して稀な病態ではない[1]．

1）部位による分類（表3）[2]

- **分節性ジストニアとは？**：隣り合う複数部位にジストニアを呈する場合をいう．頭頸部，体軸，腕部，脚部に大別できる．
- **全身性ジストニアとは？**：定義上は脚部の分節性ジストニア＋他部位のジストニアをいう．一次性の場合の多くは小児期発症の遺伝性ジストニア（DYT1）である．我が国では脳性麻痺による二次性ジストニアが頻度としてはずっと多い．

2）病因による分類（表4）[2〜4]

- **一次性ジストニアとは？**：原因が明らかでないジストニアの総称で，遺伝性と孤発性がある．孤発性が圧倒的に多い．遺伝性にはDYTシリーズとして19疾患があり，その多くが小児期発症で20歳以降の発症は稀である（**図1**）[5]．
- **二次性ジストニアとは？**：脳性麻痺，パーキンソン病，脳血管障害後など起こるジストニアの総

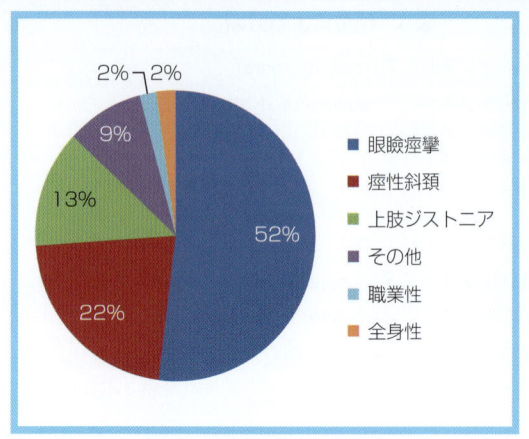

図1. 孤発性ジストニア
（文献5より抜粋）

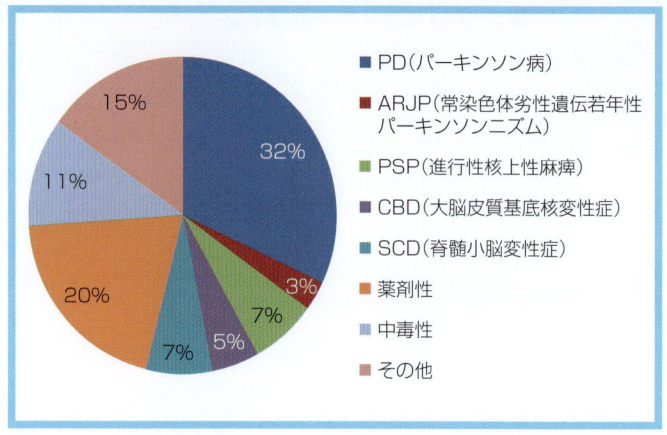

- 眼瞼痙攣 52%
- 痙性斜頚 22%
- 上肢ジストニア 13%
- その他 9%
- 職業性 2%
- 全身性 2%

図2. 二次性ジストニア
（文献5より抜粋）

- PD（パーキンソン病）32%
- ARJP（常染色体劣性遺伝若年性パーキンソニズム）3%
- PSP（進行性核上性麻痺）7%
- CBD（大脳皮質基底核変性症）5%
- SCD（脊髄小脳変性症）7%
- 薬剤性 20%
- 中毒性 11%
- その他 15%

3）遺伝性ジストニアの分類：DYTジストニアの遺伝様式による分類
(1) 常染色体優性遺伝
(2) 常染色体劣性遺伝
(3) 伴性劣性遺伝

4）遺伝性ジストニアの分類：症候による分類
(1) 一次性捻転ジストニア：全身性，局所性
(2) ジストニア-プラス：ジストニア-パーキンソニズム，ミオクローヌス-ジストニア
(3) 発作性ジストニア

5）二次性ジストニアの分類（図2）
(1) 神経変性疾患：家族性痙性対麻痺，ハンチントン病など
(2) 代謝性疾患：Wilson病など
(3) 薬剤性および中毒性ジストニア
(4) 脳血管障害性や多発性硬化症に伴うジストニア
(5) 外傷性ジストニア
(6) 心因性ジストニア

2 ADLの評価

治療により改善したい姿勢異常や不随意運動は何か．介護度の高い患者では，介護しやすくする目的は何かを明確にする．障害されているADLがあれば，適時リハビリテーション（以下，リハ）介入し，指導する．

3 ジストニアの責任筋を明確にする

異常収縮している原因筋を筋電図モニターや筋音計の使用により同定し，BTX施注量を決定する．

4 BTX投与前後での評価

痙性斜頚を伴う体幹ジストニアであれば前述のTsui評価スケール，TWSTRSで投与前後の評価をする．側弯のみられる患者ではCobb角の測定を行う．

介護度の高い患者ではBarthel indexなど改善項目を評価し，投与間隔を考慮し継続治療を計画する．

5 副作用の確認

全身倦怠感や，胸鎖乳突筋に施注時には嚥下障害の有無，抗血小板薬や抗凝固薬を服用している場合には血腫の有無についても確認する．

6 ビデオでの評価

BTX治療の場合，投与間隔が数か月間（2～6ヶ月程度）空くため，ビデオ撮影を行い，経時的に評価する．

7 経済的，社会的要素

高額な治療であり，継続の必要性もあるため，経済状況および身体障害者手帳や特定疾患など，受給状況についても確認する．

8 経時的観察，評価

内服やBTX治療で効果がない場合や，全身に及ぶ広範なジストニアを呈する場合には，患者と相談のうえ，深部脳刺激術（DBS；Deep Brain Stimulation）やバクロフェン髄注療法など，外科的治療法も考慮する．

いざ処方へ!!

本症例では2.5～3ヶ月の間隔でBTX治療を継続している．過去14回の投与歴があるが，頭半棘

筋に40 U(左右20 Uずつ)，頭板状筋に60 U(左右30 Uずつ)，肩甲骨の高さまでの傍脊柱筋に2～3 cm間隔で，両側ともに5～6か所に100 U(左右50 Uずつ)の施注を行い，良好な結果を得ている(BTX 100 U/Saline 2 mlで溶解)．しかし，寛解には至らず，持続は2か月程度であり，継続治療している現状である．

BTX以外のジストニアの治療としては，皮質線条体シナプスで直接路を抑制するアーテン大量内服のほか，近年進歩が目覚ましいDBSなどがある．全身性や軸性，一部の分節性ジストニアでは，両側淡蒼球内節(GPi)刺激法が著効を示すこともある[8]．

全経過を通じて，筋肉での体軸強化の補正は必要であると考えられるため，筋肉量の落ちないよう，リハを行う．外来診療が中心となるため，自宅でできる方法を療法士を通じて指導する．ミラーバイオフィードバック療法が効果的なこともある．

結果

後屈，弓なり反張は，治療後も残存するものの，不随意運動の粗大さは取れ，治療前よりも座位保持時間の延長，歩行改善がみられ，安定した日常生活を送れている．また，筋緊張が緩和したためか患者の表情が柔らかくなった．

押さえ得 サイドメモ

＜感覚トリック(sensory trick)とは？＞
　特定の感覚刺激を加えることにより，ジストニアが変化(通常は軽快)することを指す．痙性斜頚の患者は手で頭頸部のどこかを触れるなど，何らかの感覚トリックを経験的に使用していることが多い．また，生活での様々な状況によって，症状は変わりうる．精神的な面でのストレスや頭頸部の意識，歩行・書字・会話などの動作が症状を悪化する因子となり，リラックスや感覚トリックなどが症状を改善する因子となる[6)7)]．

＜臨床的によく遭遇する二次性ジストニア＞
- パーキンソン病によるジストニア：代表的なものとしてはパーキンソン病でみられるPisa症候群や，著明な前屈を呈するcamptocorniaがある．これらはドーパミンアゴニストの中止で改善することもある．
- 薬剤性ジストニア(遅発性ジストニア：tardive dystonia)：向精神病薬などドパミン受容体をブロックする薬剤(DRBA；dopamine receptor blocking agents)の副作用などで現れることが多いので，特に注意を要する．症状は一次性ジストニアとほぼ同じで，感覚トリックもみられる．一次性と異なる点は，遅発性ジストニアでは頚部の後屈，体幹の弓なり反張，肩関節内転，肘関節過伸展，手関節屈曲をとる比率が多い点である．
　DRBA投与の患者の約2％に遅発性ジストニアが発症するといわれ，一度発症すると1か月から1年の単位でジストニアが悪化し，83％の患者が全身型へ移行するとの報告もある[4)]．

知っ得 サイドメモ

- 携帯筋音計(クラヴィス®)は「音フィードバック」を有する神経刺激装置で，ハンディータイプサイズで携帯が可能．専用付属品ボジェクトニードルはポール針となっており，標的筋の検索，同定に優れる．筋音計での音の記録を筋音図化すると，筋電図のように筋収縮を描出することもできる．
- 歩行可能な患者では，BTX治療後の評価として，歩行速度や腰部，肘関節などの角度計測も有用と考えられる．

文　献

1) 「ジストニアの疫学，診断，治療法に関する総合的研究」平成 18〜20 年度　総括報告書．主任研究者：長谷川一子，平成 21 年 3 月．
2) Fahn S：Concept and classification of dystonia. *Adv Neurol*, 50：1-8, 1988.
3) 目崎高広，梶　龍兒：ジストニアとボツリヌス治療，改訂第 2 版，診断と治療社，2005.
4) 梶　龍兒：不随意運動の診断と治療　動画で学べる神経疾患，診断と治療社，2006.
5) 長谷川一子：ジストニア，中外医学社，2012.
6) Jahanshahi M：Factors that ameliorate or aggravate spasmodic torticollis. *J Neurol Neurosurg Psychiatry*, 68：227-229, 2000.
7) 目崎高広，梶　龍兒：攣縮性斜頚の病態．神経内科，53：1-8, 2000.
8) 梶　龍兒ほか：ジストニアの診断と治療—病態生理的アプローチ．臨床神経，48：844-847, 2008.

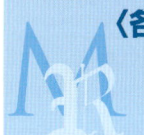

〈各 論〉
XIII. 神経筋疾患
症例 79 痙性斜頸

田中尚文*

ポイント

- 痙性斜頸とは頸部の局所ジストニアである.
- 痙性斜頸の重症度は頭位偏倚の角度や持続性などにより評価する.
- 頭頸部から肩甲帯に存在する筋の機能解剖を理解する.
- 頭位偏倚に関与する筋の異常収縮は視診や触診にて同定する.
- 痙性斜頸に対する治療の第一選択はボツリヌス療法である.

症例

2週間前より斜頸が出現し,徐々に増悪したため外来受診した26歳,男性.頭位は右回旋・後屈位に偏倚していて,頭位を正面に保持することが非常に困難である.斜頸に関連する症状以外には訴えはなく,頸部以外の身体部位に運動障害は認めない.

さぁ,どうする?

1 問診のポイントは?

1) 症状の経過

罹病期間を確認しながら,頭位偏倚に気がついた時期や日常生活に支障をきたすようになった時期をたずねる.また,頭位偏倚の方向など症状に変化がなかったかも確認する.

2) 増悪因子

斜頸が増悪する動作や作業,あるいは職場や家庭での心理社会的ストレスについてたずねる.特に心因的要因は斜頸発症の契機となったり,症状の変動に影響することが多い.また,起床時には症状が軽く,午後になると次第に悪化したり,特に誘因がなくても症状が変動したりすることがある.

3) 感覚トリック

頬や顎,後頭部など,ある特定の部位を患者自らが触ったり,異常頭位を矯正する方向へ押したりすると,異常頭位が改善することがある[1].そのような感覚刺激は感覚トリック(sensory trick)と呼ばれる.その効果は一時的であることがほとんどだが,患者自らが試行錯誤の結果,獲得していることが多い.

4) 疼痛

疼痛の部位と程度について,筋肉が持続的に収縮することによる"こり"と頸部変形性脊椎症の2つの原因を念頭に入れて聴取する.

5) 治療歴

これまでに受けた治療内容とその効果について整理する.特に,内服薬を投与されていた場合には薬剤名,ボツリヌス療法の治療歴がある場合には投与部位などの情報は,治療方針の決定に大いに役立つ.既往歴の治療歴についても,特に不安神経症や統合失調症などの精神科領域疾患がある場合には情報収集しておく.

2 本症例の問診のまとめ

- 斜頸:1年前より職業上カメラを構えると頭部の固定が困難となることが時々あった.2週間前より頭位は右回旋・後屈位への偏倚が増強し,頭位保持が非常に困難となった
- 増悪因子:仕事が繁忙期となるにつれて斜頸が増悪し,仕事を休んだ
- 感覚トリック:症状が消失する感覚トリックはないが,両手で両側の頬を押さえると症状が一時的に軽減する

---

* Naofumi TANAKA, 〒980-8575 宮城県仙台市青葉区星陵町2-1 東北大学大学院医学系研究科機能医科学講座肢体不自由学分野,准教授

- 疼痛：右の後頸部から僧帽筋上部にかけて訴える
- 治療歴：斜頸に関しては当院が初診であり，治療歴はない

3 診察のポイントは？

- 頭位偏倚の程度
- 筋の異常収縮
- 常同性
- 動作特異性
- 感覚トリック
- 頸部関節可動域
- 鑑別疾患

4 何を評価するか？

まず頭位偏倚に関して評価する．代表的な評価尺度には，Tsui の評価尺度[2]と TWSTRS(Toronto Western Spasmodic Torticollis Rating Scale)[3]がある．これらの評価は，痙性斜頸の重症度の評価だけでなく，治療の効果判定にも有用である．

異常収縮している筋の同定が困難な場合には，筋電図検査による評価[4]が有用である．

頸部の骨関節疾患，例えば，頸部変形性脊椎症の併存が疑われる場合には頸椎 X 線撮影を行う．

これだけは外せない!!

ジストニアとしての臨床的特徴を押さえながら，鑑別診断を念頭に入れて診察を行う．

1 頭位偏倚の程度

頭位の回旋，側屈，前後屈の方向や肩挙上の左右差を観察し，これらの偏倚角度を測定する．その際，患者には異常運動に抵抗しないように指示し，偏倚が最大となる頭位をとらせる．次に，頭位偏倚が持続性または間歇性なのか，さらに頭部振戦の有無も観察する．最後に頭位を正面に維持するように指示し，維持できた時間を測定する．

2 筋の異常収縮

視診や触診によって筋肥大や筋硬結の有無を調べながら異常収縮している筋を同定する．頭位偏倚に関与する可能性がある筋は，胸鎖乳突筋，頭板状筋，肩甲挙筋，後頭下筋群(頭斜筋など)，斜角筋群(前・中・後斜角筋)，僧帽筋上部などである．疼痛を訴えている例では，疼痛部位が異常収縮している筋と一致しているのかを確認する．随伴症状としての発汗は，広範囲の筋が強く持続的に収縮していることを反映していることが多い．

3 常同性

ジストニアの異常姿勢には常同性がある．つまり，一時的に症状が軽減あるいは消失することはあっても，症状が出現しているときには，常に同じ運動方向の異常姿勢をとる．

4 動作特異性

特定の運動(書字，食事や歩行など)や姿勢保持(座位，立位，仰臥位)により症状が出現したり，増悪したり，かえって軽減することがあるので，診察ではそのような動作時や姿勢時だけでなく，その前後での症状の変動を確認する．診察室では症状が軽減すると訴える患者もいるので，時には診察室を出て，これらの動作を観察してみると良い．

5 感覚トリック

患者が既に感覚トリックを利用している場合には，その方法と効果を確認する．患者が感覚トリックの存在に気がついていない場合には，感覚トリックとしてよく用いられている感覚刺激を試みる．

6 頸部関節可動域

頸部関節可動域は自動運動時と他動運動時に分けて測定し，運動障害だけでなく拘縮についても評価する．自動運動時には滑らかな運動を妨げる異常な筋収縮や作動すべき筋の筋収縮についても，姿勢の影響も考慮しつつ，視診や触診にて確認しておくと良い．

7 鑑別疾患

鑑別診断では二次性または偽性(非ジストニア性)の斜頸を考慮する(表1)．

評価をまとめよう!!

1. **頭位**
   - 右回旋・左側屈・後屈位に偏倚
   - 前後偏倚・側方偏倚・肩の前方偏倚：なし
2. **頭位偏倚の角度**
   - 回旋：右方へ 30°
   - 側屈：左方へ 20°
   - 前後屈：後方へ 30°
   - 肩挙上：右 5°
3. **頭位偏倚の持続**
   間歇性でなく持続性
4. **頭部の不随意運動(振戦など)**
   なし

表1. 斜頸の鑑別疾患

一次性(ジストニア性)	痙性斜頸
二次性(ジストニア性)	頭蓋内病変(脳卒中, 脳炎など) 脳性麻痺 薬剤性(遅発性ジストニア) その他(中毒・代謝異常など)
偽性(非ジストニア性)	先天性筋性 骨・関節性(頚椎奇形, 頚椎外傷, 頚部変形性脊椎症などによる) 脊髄・神経性(脊髄腫瘍, 後頭蓋窩腫瘍などによる) リンパ性(頭頚部リンパ節腫瘍による) 眼性(外眼筋麻痺による) 心因性 その他(迷路性, 瘢痕性, 習慣性など)

表2. 痙性斜頸の治療法

神経ブロック療法	ボツリヌス療法
経口薬物療法	トリヘキシフェニジル クロナゼパム ジアゼパム, エチゾラム バクロフェン, ダントロレン
外科的療法	選択的末梢神経遮断術 深部脳刺激
リハ	リラクゼーション 筋電図バイオフィードバック療法 他動的関節可動域訓練・持続伸張訓練

5. **感覚トリック**
   両手で両側の頬を押さえると症状は一時的に軽減し, 頭位は手で向けた方向に努力性に維持することができる

6. **正常な頭位の保持**
   感覚トリックを利用しないと, 頭位は数秒間も保持できない

7. **異常収縮している筋**
   左胸鎖乳突筋, 右頭板状筋, 右肩甲挙筋, 右後頭下筋群, 左後頭下筋群.
   疼痛は右後頚部の筋と右肩甲挙筋にあり. 発汗を大量に伴う

8. **頚部関節可動域(座位にて自動/他動運動時)**
   - 回旋:右70/80°, 左60/80°
   - 側屈:右30/40°, 左20/40°
   - 前後屈:前屈50/60°, 後屈40/40°

9. **一般身体所見および神経学的所見**
   特に異常なし

いざ治療へ!!

痙性斜頸の治療法を表2に挙げる. 現在のところ, 治療の第一選択はボツリヌス療法である[5]. 痙性斜頸を適応とするボツリヌス毒素製剤にはA型[6]とB型[7]があり, どちらにも初回投与量や追加投与量に制限がある. 2か月以内の再投与は避け, 効果不十分または症状再発の場合に再投与する. 副作用として嚥下障害と頚部筋力低下を認めることがあるが, ほとんどの場合, 軽度で一過性である. 投与の標的とする筋は, 異常な筋収縮を起こしているすべての筋に投与する必要はなく, 頭位偏倚への関与が大きいと判断した筋(主因筋)に限定する. 施注の際, 注射針が単極針電極となっているモノポーラ・ルーメン針を用いて筋電図ガイド下に施注を行うと, より確実に標的筋へ投与することができる.

痙性斜頸を適応とする内服薬はないが, 表2に挙げた薬剤により症状が軽減する症例がある. 疼痛に対しては非ステロイド性抗炎症薬の処方も検討する. ボツリヌス療法で十分な効果が得られない場合には, 外科的療法として選択的末梢神経遮断術や淡蒼球内節を標的神経核とする深部脳刺激が考慮される. リハビリテーションアプローチには, リラクゼーション, 筋電図バイオフィードバック療法, 他動的な関節可動域訓練および持続伸張訓練があり, 補助療法として診察時に指導するだけでなく, PTへ処方することも適宜検討する. リラクゼーションでは鏡や有効な感覚トリックがあれば利用する. 筋電図バイオフィードバック療法では, 筋電図バイオフィードバック機器を用いて, 主因筋の筋活動が小さくなるように訓練する. リラクゼーションの導入にも用いるが, 最終的には, 機器がなくても, 患者自らがコントロールできるようにする. 異常な筋収縮が持続して自動運動が制限されている場合には, 異常肢位を恒常化させないように軟部組織の拘縮に対して頚部の他動的関節可動域訓練や持続伸張訓練を指導する.

<治療内容>

A型ボツリヌス毒素を用いてボツリヌス療法

を筋電図ガイド下に実施した．初回投与では，右頭板状筋へ40単位，左胸鎖乳突筋へ20単位，計60単位を投与した．初回投与より4週後に，症状が残存しているため，右頭板状筋へ50単位，右肩甲挙筋へ40単位，右後頭下筋群へ25単位，左後頭下筋群へ30単位，左胸鎖乳突筋へ30単位，計175単位を追加投与した．

結果

追加投与より2週間後には頭位を正中に保持できるようになり，発汗は認めなくなった．視診や触診にて頚部の筋に異常収縮を認めず，頚部の自動運動はすべての方向で可動域に制限なく，ほぼ円滑に行うことができるようになった．表面筋電図でも異常な筋活動が生じていないことを確認した．本人によると，ごく軽度の斜頚は間歇性に出現するが，普段の生活でも作業に支障をきたすことはなくなり，痛みはなくなったという．追加投与より1年以上経過しても症状の増悪は認めず，治療は行わずに経過観察している．

知っ得 サイドメモ

＜表面筋電図＞

異常な筋収縮を起こしている筋の同定が，視診や触診だけでは難しい場合などには有用である．さらに，測定した筋活動が持続的なのか，間歇的なのか，あるいは振戦を伴うのかが判別でき，頭位偏倚との連動，姿勢の影響や動作特異性を確認することができる．このような病態解析だけでなく，治療効果の判定にも役立つ．

押さえ得 サイドメモ

＜遅発性ジストニア＞

抗精神病薬等を長期にわたり服用するとジストニアを生じることがある．その対応としては，まず，原因と考えられる薬剤の調整が可能であるかを検討する．ボツリヌス療法の適応に関しては一次性の痙性斜頚と同様に判断する．

＜心因性斜頚＞

斜頚症状に一貫性がない場合が多い．特にボツリヌス療法前後に回旋方向が左右反対になるなど，頭位の方向が変化する症例にはボツリヌス療法を継続しづらい．このように心因的要因の影響が大きいと疑われる症例にはミネソタ多面人格テスト（MMPI；Minnesota Multiphasic Personality Inventory）等の心理テストや心身症としての治療も検討すると良い．

文献

1) Müller J, et al：Clinical characteristics of the geste antagoniste in cervical dystonia. J Neurol, 248(6)：478-482, 2001.
2) Tsui JK, et al：Double-blind study of botulinum toxin in spasmodic torticollis. Lancet, 2(8501)：245-247, 1986.
3) 梶　龍兒ほか：痙性斜頚患者における Toronto Western Spasmodic Torticollis Rating Scale（TWSTRS）の評価者間信頼性の検討．脳と神経，61(1)：65-71, 2009.
4) 田中尚文：ジストニア―障害からみた臨床神経生理検査の組み立て方．臨床リハ，15(10)：982-988, 2006.
5) Nijmeijer SW, et al：Muscle selection for treatment of cervical dystonia with botulinum toxin- a systematic review. Parkinsonism Relat Disord, 18(6)：731-736, 2012.
6) A型ボツリヌス毒素製剤ボトックス®注用100単位添付文書情報，第16版（2012年11月改訂）．
http://glaxosmithkline.co.jp/medical/medicine/item/botox/botox.pdf（2013年8月10日アクセス）
7) B型ボツリヌス毒素製剤ナーブロック®筋注2500単位添付文書情報，第3版（2013年2月改訂）．
http://www.eisai.jp/medical/products/di/PI/PDF/NB_V_PI.pdf（2013年8月10日アクセス）

〈各論〉
XIII. 神経筋疾患
症例80 書痙

補永 薫*

ポイント

- 書字の際の異常運動や異常筋緊張をよく観察し，書痙に関与する筋を類推する．
- 手だけでなく，肩甲帯や体幹も観察し，書痙の主動筋およびそれに対する代償運動を全体的に評価する．
- 表面筋電図などを用いることにより，より具体的な治療対象の推定が可能となる．
- リハには限界があるため，装具，内服，ブロックなど適宜組み合わせて治療を行う．

症例

45歳，事務職，女性．数年前より字を書く際の上肢のつっぱり感を自覚．ここ数か月は字を書く際に手関節が硬直してしまい，字がうまく書けないと近医整形外科を受診．骨関節に問題がなく，ジストニアが疑われ当院紹介受診．

さぁ，どうする？

1 問診のポイントは？

　書痙は局所性ジストニア（FHD；Focal Hand Dystonia）の一形態であり，書字の際に片側または両側上肢に筋緊張異常が発生することにより動作に障害をきたす．書痙は書字動作のみで障害される単純型書痙と，書字以外の動作も障害されるジストニア型書痙とに分類される[1]．一般には書字動作を多く行っている人に生じやすく，直接的に日常生活動作（ADL）の阻害となることは少ないが，仕事や学業の阻害となるため適切に評価したうえで対応を考える必要がある．

　問診に際してはいつごろから症状が発生し，その後のどのように症状が進行していったのかを聴取する．また，症状の日内変動や症状悪化がみられる状況（自宅では大丈夫だが，職場では症状が強いなど）の有無等も確認する．また，精神面での不安定性が書痙に影響を与えることもあるため，心理的なストレス状況に関しても綿密に聴取を行う．

　そのうえで，現在生じている書痙が，患者自身の仕事・学業などにどの程度負の影響を与えているかを総合的に判断する必要がある．

2 診察のポイントは？

　実際の書字動作およびそれ以外の様々な動作を行わせ，異常な筋緊張を観察する．手指や手関節の異常な姿勢，動きからジストニアの原因となっているのが手内筋か前腕筋群かなどを観察し，可能であれば具体的な筋まで類推する．

　また，診療にあたってはジストニア運動を呈している関節・筋肉だけでなく，書字の際の体全体の姿勢や力の入り方を注意深く観察する．さらに，自覚的な筋肉のつっぱり感や疼痛，触診でわかる筋硬結の有無もチェックする．これは，体幹・肩甲体の異常姿勢から前腕・手指に無理な力がかかり，それが引き金となってジストニア運動が出現することもあるからである．

3 本症例の問診のまとめ

- 数年前から書字の際に右上肢につっぱりを自覚．3か月前に現在の部署に異動したころから症状が悪化し，字がうまく書けなくなった．その前後で業務量に大きな差はないが，デスクワークでの文書作成業務が多い
- 学生時代から字を書くときの筆圧は強いほうであったと自覚あり
- 現在，署名など単語レベルでの書字はなんとか可能だが，文章になってくると手が硬直し，疼痛も強く

---

* Kaoru HONAGA，〒275-0026 千葉県習志野市谷津4-1-1 東京湾岸リハビリテーション病院リハビリテーション科

- 数分で継続困難となる
- 箸の使用やハサミ，タイピングなどは症状が出現せず，大きな問題なく行えている
- 既往歴として神経筋疾患等の罹患はなく，現在加療中の疾患もない
- 両肩の肩こりを強く自覚するが，安静時はそれ以外の自発痛を認めない

4 何を評価するか？

書痙の臨床上の特徴は，特定の動作のみで症状が発現する，いわゆる動作特異性であるため，評価には書字などの特定動作時の評価が必須である．動作時の不随意収縮筋の同定や筋電活動の特徴を捉えるためには，表面筋電図が有用であるが，深部筋の同定が困難であるなどの欠点もある．また，ジストニアによる不随意収縮とそれを矯正しようとするための随意収縮との鑑別が困難であるため，患者の訴えや他の臨床的評価も併せて行う必要がある．書字の臨床的評価法としては，字体の均整さ，書字時間，筆速などが挙げられる[2]．また，疼痛などに対する評価としては本疾患に特異的ではないが，VAS(Visual Analog Scale)を使用する．

これだけは外せない!!

1 頭部器質的疾患および他の神経筋疾患の除外

書痙の多くは特発性に発症するが，なかには脳腫瘍などの器質的な脳疾患や神経筋疾患の初期症状として書痙に類似した症状を呈することが稀に存在する．そのため，頭部の画像検査(MRIやCT)を行い，器質的な疾患を除外する必要があるとともに，綿密な神経系の診察を行い他疾患の可能性を否定しなければならない．

2 書字のパフォーマンスの評価

書痙の定量的な評価は先に述べたように困難であり，どうしても質的な評価が主体となる．そのため，診察の際にはある程度評価する形式(書いてもらう単語や文章)を固定し，所要時間や筆圧，字体を継続的に観察する．

評価をまとめよう!!

1. 他疾患の否定
- 両上肢とも安静時の筋緊張，深部腱反射は正常，運動・感覚障害もなく神経学的な異常所見を認めない
- 頭部MRI上は明らかな器質的脳疾患を認めない

2. 書痙の評価
- 書字の際には手関節が強く背屈し，母指はIP関節が完全伸展となり，側方つまみのかたちで強くペンを押さえつけている．また，手関節屈筋群の腱(橈側手根屈筋腱や長掌筋腱)も強く浮き上がっており，同筋にも強い力が加わっていることがうかがえる
- 右肩は強く挙上しており，代償的に体幹は右方に軽度屈曲している
- 表面筋電図上は橈側手根屈筋および橈側手根伸筋に拮抗筋同時収縮を認める
- 署名(自分の名前)であれば25秒ほどで可能だが，文章は頻回にストレッチを入れなければ困難．また，小さな字を書く際は字が震え，疼痛も強くなり継続困難となる

3. 疼痛の評価
- 自覚的な安静時疼痛や明らかな硬結は認めないが，橈側手根伸筋および肩甲挙筋に圧痛を認める．書字の際には橈側手根伸筋付近に強い疼痛(重だるい感じ)を認め，VASで6であった

いざ処方へ!!

ジストニアは難治性の疾患であり，現在様々な治療が試みられているが，確実なものはなく個々の症例に応じて治療の選択を行っていく．患者にはそのことをしっかりと理解をしてもらったうえで治療の選択肢を考えていくことが重要である．

～本症例の問題～

#11 書痙　#12 疼痛

書痙は書字の際の手関節伸筋の異常緊張が中心で，手指前腕の異常姿位や肩甲帯・体幹の代償姿位をもたらしていると考えられた．また，強い異常筋緊張により同部位の疼痛や代償的に緊張をしている肩甲帯などに疼痛が出現していると考えられた．そのため，リハビリテーション(以下，リハ)による積極的なリラックスの学習と手関節の固定による異常運動の抑制がまず考えられ，その効果を見たうえでの薬剤による治療も検討事項となった．

\<OT\>
- 肩甲帯・上肢のリラックス指導およびストレッチ指導
- 書字の際の姿勢矯正

\<装具処方\>
- 手関節固定装具の着用

\<内服処方\>
- クロナゼパム（リボトリール®）0.5 mg，1日1回，朝食後内服

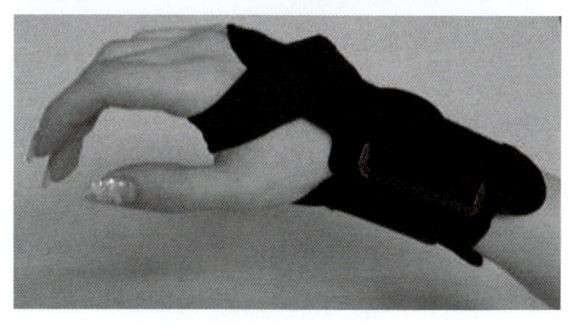

図1. 手関節固定装具の一例
本例では手関節を固定することにより，手関節背屈の異常筋緊張の抑制を試みた．装具の処方にあたっては，動的な書字に影響を及ぼさないように手関節角度等を調整する．

結果

本症例は手関節中心の異常筋緊張であり，その矯正が第一に考えられた．そのため，リハとしてリラックス指導や姿勢矯正を試みると同時に，手関節固定装具による異常筋緊張の緩和を試みた（図1）．その際には書字の妨げとならないように手関節背屈角度や母指・示指の対立位置を調整した．3週間の経過で書字の耐久性は向上し，署名も15秒程度で行えるようになったが，本人の満足のいくものではなかった．そのため，内服処方としてクロナゼパムを少量から開始した．その結果，装具着用下での書字のペースは向上し，文章の筆記もゆっくりとしたペースで可能となった．疼痛に関しても，ほぼ消失（VAS 0～1）したため定期的な経過観察とした．

知っ得 サイドメモ

書痙に代表されるFHDは難治性の疾患であり，治療に際してはリハ，薬物療法，装具療法，ブロック治療などを組み合わせて行うことが多い．

リハ：FHDに対してもリハはまず試みられるべき治療である．内容としては書痙の形態にもよるが，上肢帯もしくは体幹部分にまで異常姿勢をきたしている場合は，鏡などを用いて矯正を試みる．また，肩甲体や体幹の筋持久力の強化やストレッチにより，上肢にかかる負担が減少しFHDの軽減を認めることもある[3]．いくつかの症例では，意識的なリラクゼーションの習得により症状の緩和を認めることもある．

薬物療法：抗コリン薬であるトリキシフェニジルやベンゾジアゼピン系のクロナゼパムを用いることが多い．これらはいずれも中枢神経系の神経抑制機構に作用し，異常運動の抑制をもたらす．薬物療法では薬剤は少量から始め，症状の変化を見極めながら随時薬剤量を調節していく．ただし，いずれの薬剤も眠気や脱力，倦怠感といった全身性の効果を生じる可能性があるため注意を要する．

装具：関節の固定による異常運動の抑制と筋の伸張による緊張の抑制を目的として装具の使用が行われる．ただし，書痙は基本的に動作中に発生するため，着用のコンプライアンスの問題も考慮したうえで装具処方を行う必要がある．

ボツリヌス療法：他の局所性ジストニア同様，ボツリヌス療法は書痙に対する有効な治療となり得る．ただし，ボツリヌス療法を行うにあたっては他の治療以上に標的筋の同定をしっかりと行わなければならない．その際は視診や触診による観察のみでなく，表面筋電図や筋超音波検査での評価が望ましい．一見複数の筋が不随意に動いているように見えても，そのうちのいくつかはジストニアの筋に対して代償的に動いていることがあるからである[4]．ボツリヌス療法では「もぐらたたき現象」（後述）の発生に注意しなければならない．

FHDは以前は精神的原因によると考えられていたが，最近ではfunctional MRIや経頭蓋磁気刺激法など非侵襲的な脳の検査法が発達し，脳の抑制機構の異常によりもたらされることがわかってきている．そのため，反復経頭蓋磁気刺激や経頭蓋直流電気刺激法による治療も，近年試みられている．

> **押さえ得　サイドメモ**
>
> **拮抗筋同時収縮**：異常筋緊張の1つであり，動作の際に本来緩むはずの拮抗筋（例：肘を曲げる際の上腕三頭筋）に不随意の筋緊張が入ること．関節を固定するために主動筋・拮抗筋を同時に収縮させることはあるが，不随意に起こる拮抗筋同時収縮は動作の遂行を困難にする．
>
> **もぐらたたき現象**：ジストニアの中心となっている筋をボツリヌス療法などでブロックすると，近隣の別の筋にジストニア運動が発生し，同様の異常姿勢を再現してしまう現象である．

文　献

1) Sheehy MP, et al：Writer's cramp-a focal dystonia. *Brain*, 105：461-480, 1982.
2) 新藤恵一郎ほか：書痙患者に対する低頻度反復経頭蓋磁気刺激の効果　ペン型簡易筆圧計を用いた筆圧分析による検討．リハ医学，41：619-624, 2004.
3) Chamagne P：Functional dystonia in musicians：rehabilitation. *Hand Clin*, 19：309-316, 2003.
4) Hallett M, et al：Treatment of focal dystonias with botulinum neurotoxin. *Toxicon*, 54：628-633, 2009.

高齢者の誤嚥にどう対応するか

← No. 124 定価 2,625円
編集企画/久 育男(京都府立医科大学教授)
目 次 ◆◆◆◆◆
高齢者における誤嚥の評価と診断上の注意点/高齢者の誤嚥に対する口腔ケアの意義/高齢者の誤嚥性肺炎の疫学と病態/高齢者の誤嚥性肺炎に対する内科的アプローチ/高齢者に対する気管切開と誤嚥/高齢者誤嚥に対する外科的治療―適応と限界―/高齢者誤嚥に対する外科的治療後の管理/高齢者の栄養管理の問題点―誤嚥しやすい場合―/誤嚥を有する高齢者の在宅医療とリスクマネージメント/高齢者の誤嚥に対する嚥下指導とリハビリテーション

No. 147 定価 2,625円 ……………→
編集企画/加藤孝邦(東京慈恵会医科大学教授)
目 次 ◆◆◆◆◆
嚥下内視鏡検査の概要/嚥下内視鏡検査からみた高齢者の嚥下機能/嚥下内視鏡検査からみた不顕性嚥下性肺炎の診断/神経筋疾患における嚥下内視鏡検査所見/頭頸部癌治療における嚥下内視鏡検査の活かし方/NST(Nutrition Support Team;栄養サポートチーム)における嚥下内視鏡検査の役割/介護施設での嚥下内視鏡検査と嚥下指導での有用性/在宅での嚥下内視鏡検査の実際/嚥下内視鏡検査と治療計画―耳鼻咽喉科の場合―/嚥下内視鏡検査と治療計画―言語聴覚士の立場から―/嚥下内視鏡検査と治療計画―リハビリテーション科の場合―

診療所における嚥下内視鏡検査の実際

ENTONI
エントーニ
Monthly Book

編集主幹
本庄 巖 (京都大学名誉教授)
市川銀一郎(順天堂大学名誉教授)

口腔内ウイルス感染の診断と治療

← No. 129 定価 2,625円
編集企画/鈴鹿有子(金沢医科大学教授)
目 次 ◆◆◆◆◆
ウイルスの診断/口腔内ウイルス疾患の病理/ヘルパンギーナ,手足口病/伝染性単核球症/ヘルペス/ヒト乳頭腫ウイルス感染による口腔咽頭疾患/性感染症/歯科・口腔外科疾患/高齢者の口腔疾患/小児のウイルス性口腔疾患

No. 150 定価 2,625円 ……………→
編集企画/兵頭政光(高知大学教授)
目 次 ◆◆◆◆◆
嚥下障害治療における保存的治療の位置づけ/嚥下障害患者における栄養管理/摂食・嚥下リハビリテーションにおける栄養管理士の役割/嚥下障害患者における気道管理/嚥下障害に対する理学療法/嚥下障害に対する口腔ケアの役割/口腔期障害に対する嚥下障害リハビリテーション/咽頭期障害に対する嚥下障害リハビリテーション/嚥下障害に対する薬物的アプローチ/嚥下障害診療における医療連携

嚥下障害の保存的治療

全日本病院出版会
〒113-0033 東京都文京区本郷 3-16-4
Tel:03-5689-5989　Fax:03-5689-8030
おもとめはお近くの書店または弊社ホームページ(http://www.zenniti.com)まで!

- 骨転移部位の骨関連事象発症のリスク
- 生命予後

これだけは外せない!!

まず，病巣が荷重部位か否かを判断し，荷重部位の場合には，病的骨折のリスクを評価する．また，脊椎の場合は脊髄圧迫による麻痺のリスク・脊椎不安定性を評価する．リスク評価尺度として，以下が開発されている．評価の結果，リスクが高いと判断された場合や判断に苦慮する場合は，整形外科や放射線治療科へのコンサルトを主治医へ依頼する．

1 長管骨病的骨折リスクの評価

- Mirels' スコア(Mirels' Rating System for prediction of Pathologic Fracture Risk)[2]：12点満点で，高得点ほど骨折リスクが高く，9点以上は切迫骨折として予防的手術の適応，8点はborderlineとして予防的手術を考慮する．
- Harrington's criteria[3]：①皮質骨の全周50％以上の破壊，②適当な局所療法にもかかわらず，荷重時の痛みが持続，増強あるいは再燃，③大腿骨近位で，病変の径が2.5cmを超えるか小転子の剥離を生じているものを切迫骨折と定義している．
- Van der Lindenら[4]は，大腿骨骨幹部転移において，大腿骨長軸方向の長さが30mm以上と骨皮質の50％以上の破壊を，病的骨折の予後予測独立因子としている．

2 脊椎不安定性の評価

- SINS(Spinal Instability Neoplastic Score)[5]：18点満点で，13点以上は不安定，7～12点は中等度，6点以下は安定と判断され，整形外科コンサルトの適応は，7点以上としている．
- Taneichiら[6]は，胸椎(Th1-10)では肋椎関節の破壊と椎体の腫瘍占拠率，胸腰椎移行部以下(Th10-L5)では椎体の腫瘍占拠率と椎弓根の破壊を各々の椎体圧潰予後予測独立因子としている．

さらに，リハ処方の際は，生命予後を念頭にリハゴールを設定する．骨転移を有する患者の生命予後予測としては，片桐のスコア[7]が簡便で用いやすい．その他，徳橋ら[8]，富田ら[9]が予後予測法を提唱している．

評価をまとめよう!!

1. **意識状態・認知機能**
   意識清明で，認知機能は保たれている
2. **精神症状**
   明らかな抑うつ・せん妄なし，リハ意欲あり
3. **身体症状**
   - 腰部と左大腿外側に持続する鈍痛，体動時と荷重時に増強する左大腿部痛あり
   - 両上肢，右下肢に違和感や疼痛なし
   - 軽度の悪心と食欲不振，倦怠感を認めるが，リハは実施可能
4. **身体機能**
   - 既往歴・併存疾患に運動に影響を及ぼし得る疾患なし
   - 明らかな神経障害なし
   - 左下肢に中等度の筋力低下と軽度の関節拘縮あり
   - 起居動作は修正自立
   - 端座位保持は安定
   - 移乗動作は中等介助
   - ADLは軽～中等介助
   - DVTを示唆する所見なし
5. **骨転移部位のリスク評価**
   - 荷重部位の病変：右大腿骨遠位部，左大腿骨近位部，第9胸椎
     - 右大腿骨遠位部：Mirels' スコア7点(非手術的治療の適応)
     - 左大腿骨近位部：Mirels' スコア10点(切迫骨折状態)
     - 第9胸椎：SINS 5点(脊椎の安定性あり)
6. **生命予後**
   片桐のスコア6点(1年生存率10％)

いざ処方へ!!

問題点は以下のようにまとめられる．

#11 左下肢筋力低下　#12 左下肢関節拘縮　#21 基本動作能力低下　#22 移動能力低下(歩行障害)　#23 ADL低下　#31 家屋　#32 家族の介護力　#41 肺小細胞癌　#42 多発性骨転移(左大腿骨近位部は切迫骨折状態)　#43 多発性肝転移　#44 疼痛　#45 貧血　#46 低栄養　#45 腫瘍随伴症候群(SIADH)

本症例は，左大腿骨近位部に切迫骨折状態の骨転移を有し，1年生存率10％と予後不良な高齢女性の進行がん患者である．予後が限られた患者へのリハ介入の第1の目標は，ADL能力を含めたQOLの維持にある．手術適応は限られるため，左大腿骨近位部の疼痛増強予防と骨折予防が最重要課題となる．特に本症例は，局所への放射線治療よりも病

勢制御のための全身化学療法が優先との方針のため，細心の注意を要する．また，疼痛や安静度の制限に加え，腫瘍随伴症候群や化学療法に伴う副作用により活動性の低下をきたしやすい状況にあるため，廃用を予防することが第2の目標になる．

\<PT\>
- 関節可動域訓練：左下肢近位は控える．
- 筋力増強訓練：左下肢は大腿四頭筋の等尺性訓練と足関節底背屈訓練にとどめる．
- 基本動作訓練：痛みの誘発につながる骨転移部への急な衝撃や大きなモーメント，捻転力が加わらない方法の指導
- 移乗動作訓練：左下肢完全免荷
- 車いす自走訓練：両上肢の違和感や疼痛などの出現に注意
- 自主訓練方法の指導

\<治療が奏効し，左大腿骨の溶骨性病変に骨硬化性変化を認めた後\>
- 左下肢部分荷重訓練：移乗動作，立位，歩行（歩行補助具の選定）

\<OT\>
- ADL訓練：骨転移部に直接的に負荷のかかる動作や捻転，回旋力が生じる動作を避けるよう指導
- 家屋環境調整

結果

　全身状態を考慮しながら訓練を継続し，左下肢免荷での移乗動作，車いす自走，入浴以外のADLは修正自立レベルを獲得．車いす生活が可能なように家屋環境を調整し，その他の在宅療養調整を行ったうえで自宅退院．以後，骨関連事象を発症することなく，入退院を繰り返しての全身化学療法およびリハを継続．約6か月後，治療が奏功し単純X線所見で左大腿骨の骨硬化が確認されたため，段階的に左下肢荷重訓練を開始．最終的には，屋内T字杖歩行を獲得．その後，原病は再発したが，最期までADLおよびQOLの著しい低下をきたすことなく自宅療養を継続できた．

知っ得　サイドメモ

骨転移患者のマネジメントは，個々に応じて細かく異なるため，リハ専門職だけでなく，主治医，腫瘍専門の整形外科医，放射線治療科医，緩和ケア医，看護師等との多職種カンファレンスを行うなど，積極的な情報交換が望ましい．

文　献

1) 川井　章ほか：がん骨転移の疫学．骨関節・靱帯，17：363-367, 1989.
2) Mirels H：Metastatic disease in long bones. A proposed scoring system for diagnosing impending pathologic fractures. *Clin Orthop Relat Res*, 249：256-264, 1989.
3) Harrington KD：New trends in the management of lower extremity metastases. *Clin Orthop Relat Res*, 169：53-61, 1982.
4) Van der Linden YM, et al：Comparative analysis of risk factors for pathological fracture with femoral metastases. *J Bone Joint Surg*, 86B：566-573, 2004.
5) Fisher CG, et al：A novel classification system for spinal instability in neoplastic disease：An evidence-based approach and expert consensus from the Spine Oncology Study Group. *Spine*, 35：E1221-E1229, 2010.
6) Taneichi H, et al：Risk factors and probability of vertebral body collapse in metastases of the thoracic and lumbar spine. *Spine*(*Phila Pa 1976*), 22：239-245, 1997.
7) Katagiri H, et al：Prognostic factors and a scoring system for patients with skeletal metastasis. *J Bone Joint Surg Br*, 87：698-703, 2005.
8) Tokuhashi Y, et al：Outcome of treatment for spinal metastases using scoring systems for preoperative evaluation of prognosis. *Spine*, 34：69-73, 2009.
9) Tomita K, et al：Surgical strategy for spinal metastases. *Spine*, 26：298-306, 2001.

〈各論〉
XIV. がん・リンパ浮腫
症例82 リンパ浮腫

興津太郎*

ポイント

- リンパ浮腫とは「リンパの輸送障害に,組織間質内の細胞性蛋白処理能力不全が加わり,高蛋白性の組織間液が貯留した結果起きる臓器や組織の腫脹」と定義されている.
- リンパ浮腫が二次性か,原発性かは問診で判断できることが多い.
- 手術(リンパ節郭清術)からの潜伏期や発症後の経過は個人差が非常に大きい.
- いわゆる「むくみ」(心原性・腎性浮腫,肥満・脂肪浮腫など)の除外診断が重要である.

症例

子宮頸がんに対して広汎性子宮頸部摘出術と骨盤内リンパ節郭清術を行った35歳,女性.術後1年6か月後に右下腿から足部にかけてのむくみが出現した.

さぁ,どうする?

1 問診のポイントは?(表1)

1) 自覚症状

上肢(下肢)近位に腫脹を自覚する.当初は可逆的であった症状が固定化し,その範囲が徐々に遠位に拡大する.症状が進行すると明らかな周径の左右差として自覚される.

2) 原因

上肢では約90%が二次性,10%が特発性であり,下肢では約85%が二次性,15%が特発性である.二次性の多くはリンパ節郭清術の合併症であり,放射線照射の追加で発症頻度が上昇する.タキサン系薬剤による化学療法は全身性浮腫をきたしやすく,その鑑別が必要となる.

3) 浮腫の出現時期

リンパ浮腫が手術後いつ出現したか,特発性の場合は何歳頃に発症したか聴取する.リンパ浮腫の潜伏期間と発症後の経過は個人差が非常に大きい.術直後の発症もあれば,術後30年以上経過してからの発症も稀ではない.症状の可逆的な期間が長い場合や,発症後急激に症状が進行する場合もある.

表1. 問診・診察のポイント

1. 病歴聴取
・発症時期(一時的,継続的)
・手術(リンパ節郭清の有無)
・放射線治療
・化学療法の種類
・蜂窩織炎の既往
2. 身体所見
・片側性か両側性か
・四肢の近位に強いか,遠位に強いか
・下腹部や陰部の浮腫はあるか
・皮膚の性状
・四肢の周径(四肢の体積)
・ISL分類
3. 画像評価
・超音波エコー
・CT
・MRI
・リンパ管シンチグラフィー
・蛍光リンパ管造影検査

(文献1より)

4) 蜂窩織炎の既往

リンパ液の輸送が障害された患肢は感染に弱く,炎症が片側の上下肢全体に及ぶことがある.繰り返す蜂窩織炎の既往はリンパ浮腫の存在を疑う.

2 診察のポイントは?(表1)

視診・触診上の浮腫の有無,皮膚の状態(乾燥・角化,組織の硬結),炎症所見・感染徴候などを確

---

* Taro OKITSU, 〒116-0003 東京都荒川区南千住4-3-3 鉄道弘済会義肢装具サポートセンター,付属診療所長

表 2. 国際リンパ学会(ISL)によるリンパ浮腫の重症度分類(2009 年)

0 期	リンパ管の閉塞循環不全はあるが,臨床的には浮腫を認めないもの
I 期	タンパク濃度の比較的高い浮腫液の早期の貯留で,患肢の挙上で改善する
II 期	患肢の挙上のみでは改善しない圧窩性の浮腫
II 期後期	過度の線維化や脂肪蓄積を伴い非圧窩性となる
III 期	皮膚肥厚・角化,脂肪の沈着,疣贅の増殖など皮膚変化を認める

(文献 2 より)

表 3. 四肢の周径測定

上肢	下肢	下肢(治療前) 右/左	下肢(1 か月後) 右/左
肘上 10 cm	膝蓋骨上端上 20 cm	630/620 mm	625/620 mm
肘上 5 cm	膝蓋骨上端上 10 cm	535/510	530/505
肘下 5 cm	膝蓋骨下端下 10 cm[*1]	440/395	425/390
肘下 10 cm	膝蓋骨下端下 20 cm[*1]	360/300	340/305
手関節	足関節	255/225	240/220
手背部	足趾の付け根[*2]	235/225	225/225

[*1]:ふくらはぎの最大周径で下腿を代表する場合もある
[*2]:土踏まずアーチの最上部の周径とする場合もある

認し,客観的な浮腫の評価には周径測定を行う.また,浮腫による手指巧緻動作低下や衣類の着脱困難,歩行困難,うつ状態の存在など日常生活動作(ADL)・生活の質(QOL)を評価する.

腫脹,疼痛,熱感等を認めた場合は静脈血栓症の除外が必要である.受動的足関節背屈時の腓腹部の不快感(Homan's 徴候)が特徴的とされる.

3 本症例の所見のまとめ

- 子宮頸がん術後,骨盤内リンパ節郭清術から 1 年 6 か月後に発症(二次性)
- 右下腿から足部にむくみを自覚する.症状は夕方に強く,翌朝には軽減する
- 術後の放射線治療と化学療法の実施はない
- 蜂窩織炎の既往はない
- 子宮頸がんは無再発である
- 右下肢は左と比較して最大 6 cm の周径差あり
- 患肢に著しい形状の変化はない
- 下肢静脈血栓症を疑わせる所見はない
- 日常生活上の著しい支障はないが,むくみを気に掛けている

4 何を評価するか?

- 浮腫の部位
- 浮腫の重症度(ISL 分類)
- 四肢周径または体積
- 皮膚の状態と静脈血栓症の除外
- リンパ管機能(必要に応じて)

これだけは外せない!!

1 浮腫の部位

二次性リンパ浮腫では郭清部位でリンパ流が阻害されるため,浮腫は術側四肢の近位部から徐々に遠位に拡大する.上肢では上腕近位部に,下肢では下腹部,陰部,大腿近位部に出現するが,前腕や下腿の浮腫が強い場合もある.下肢では多くの場合で片側性だが,20~30%は両側性に移行する.特発性の場合は様々である.

2 臨床分類(表 2)

国際リンパ学会(ISL:International Society of Lymphology)は,リンパ浮腫を線維化,圧迫痕の有無(圧窩性),象皮症の有無による重症度で分類している.

3 四肢の測定

周径,体積,インピーダンス法,超音波エコーなどがある.簡便な周径測定が用いられることが多く,左右差 2 cm 以上は臨床的に有意と考えられる(表 3).体積は複数の周径から近似的に求める方法と,水を満たした容器に四肢を浸して溢れた体積を測定する方法(水置換法),赤外線スキャン装置(ペロメーター)による測定がある.左右差 10%以上が異常とされる.

4 皮膚の状態

乾燥・角化,組織の硬結,浮腫性圧痕,炎症所

見や感染徴候の有無などが重要である．

静脈血栓症を疑った場合にはリハビリテーション（以下，リハ）処方は禁忌である．D-ダイマー測定や超音波エコーで診断する．蜂窩織炎を合併している場合は WBC，CRP を測定し抗生剤の投与を行い，炎症が鎮静化した後にリハ処方を行う．

超音波エコーでは，表皮の肥厚，真皮・皮下脂肪・筋層の間質液貯留状態や線維組織の状態が確認できる．しかし，間質液の質的診断は不可能で，リンパ浮腫の診断はつけられない．

5 リンパ管の評価

リンパ浮腫診断のゴールドスタンダードは，リンパ管の機能評価が可能なリンパシンチグラフィーである．しかし，放射性核種使用による被曝，放射線防護設備の必要性，高額な検査費用などの問題で広く行われてはいない．近年これに替わるものとして蛍光リンパ管造影検査が行われている．理学所見で診断が難しい早期のリンパ浮腫の検出が可能である．検査は診察室にて可能であり，費用も安い．CT や MRI によるリンパ管の描出も可能であるが補助的診断の域を出ない．

評価をまとめよう‼

1. **原因**
   - 子宮頸がん術後，骨盤内リンパ節郭清術による二次性リンパ浮腫
2. **発症時期**
   - 術後 1 年 6 か月後に発症，当科受診までさらに 2 か月経過
3. **皮膚および浮腫の評価**
   - 右下肢は左と比較して最大 6 cm の周径差あり
   - ISL 分類のⅡ期に相当
4. **鑑別診断**
   - 下肢静脈血栓症は否定的
   - 全身性浮腫をきたす基礎疾患はない
   - 子宮頸がんの再発によるものではない

いざ処方へ‼

<PT>（リンパ浮腫予防指導として）
- スキンケア指導
- セルフドレナージ指導
- 圧迫療法（パンティーストッキングタイプの弾性着衣の装着を指示）
- 圧迫下での運動療法を指導（肩回し，肘屈伸，手関節掌背屈・回内外，手指屈伸，下肢開閉，膝屈伸，足関節底背屈など）
- セルフケア指導（患肢挙上，緩めの着衣，サイズの合う靴，外傷・虫刺されの対応，日焼け予防，肥満予防など）

結果

セルフドレナージの実施，弾性着衣（パンストタイプ）の着用により，約 1 か月後に周径が減少し自覚症状（むくんで足の張った感じ）が軽減した（表 3）．しかしながら，複合的治療はあくまでも保存的・対症療法であり，経過を定期的に評価することが不可欠である．

知っ得 サイドメモ

1)「複合的理学療法」とはスキンケア，ドレナージ，圧迫療法，圧迫下での運動療法からなる国際リンパ学会の定める標準的治療である．本邦では，日常生活におけるセルフケア指導を加えた「複合的治療」が推奨されている．

2) 平成 20 年の診療報酬改定から医師の交付する「弾性着衣等の装着指示書」があれば，弾性着衣を健康保険の療養費に申請できる．着圧 30 mmHg 以上の弾性着衣，または弾性包帯等のバンデージ資材が対象で上限価格が定められている．支給はリンパ節郭清術を伴うがんの術後患者に限定される．

文献

1) リンパ浮腫診療ガイドライン作成委員会（編）：リンパ浮腫診療ガイドライン，第 1 版，金原出版，2008．
2) 光嶋 勲（編）：よくわかる リンパ浮腫のすべて，永井書店，2011．
3) 辻 哲也（編）：実践！がんのリハビリテーション，第 1 版，メヂカルフレンド社，2007．
4) 真田弘美ほか（翻訳監修）：国際リンパ浮腫フレームワーク，リンパ浮腫管理のベストプラクティス，MEP Ltd，2006．

〈各論〉
XIV. がん・リンパ浮腫
症例83 食道がん周術期

田沼 明*

ポイント

- 胸部食道がんの手術は通常開胸・開腹で行われ，侵襲が大きい．
- 術後の呼吸器合併症発生のリスクが高いため，その予防を目的に術前から呼吸リハを導入する必要がある．
- 術前は，① 呼吸，② 活動性や持久力，③ 嚥下などについて確認しておくと良い．
- 術後嚥下障害が発生した場合には，嚥下リハを導入する．

症例

63歳，男性．食事のつかえ感を主訴に近医を受診．胸部食道がんと診断され当院を紹介受診．手術（右開胸開腹食道切除・胸骨後経路頸部食道胃管吻合・3領域郭清）を行う方針となり，手術予定の1週間前に周術期リハの依頼あり．

さぁ，どうする？

1 問診のポイントは？（表1）

食道がん周術期リハビリテーション（以下，リハ）の目的は，① 呼吸器合併症を予防すること，② 術前後の持久力の維持・改善をはかること，③ 安全に食事摂取をすること，である．がんのリハガイドラインでは，術前からリハを行うことを推奨している．

1）呼吸に関すること

術後にしっかり痰の喀出ができるかどうかが重要であるので，普段の痰の量や喀出の困難さの有無，喫煙歴などを確認する．また，呼吸器疾患の既往や合併についても確認する．

2）活動性や持久力に関すること

食道病変による通過障害や術前化学療法の影響などで食事摂取量が低下し，体重が減少し，活動性が著しく低下している症例がある．家のなかに閉じこもっているような生活になっていないか，運動（散歩などでも良い）の習慣はあるか，歩行するとすぐに息切れしてしまうことはないか，など

表1．問診のポイント

1．呼吸に関すること	・普段の痰の量や喀出の困難さの有無 ・喫煙歴 ・呼吸器疾患の既往や合併
2．活動性や持久力に関すること	・運動の習慣 ・活動時の息切れ ・体重の変化 ・循環器疾患などの既往や合併
3．嚥下に関すること	・食事時のむせや咽頭の残留感 ・脳疾患や頭頸部腫瘍の既往や合併

を確認して，身体活動性について大まかな把握をしておく．発症後の体重の変化や循環器疾患などの既往や合併についても確認する．

3）嚥下に関すること

食事の際にむせることはないか，むせる場合は固形物と液体のどちらでむせるかを問診する．咽頭での残留感も確認するが，よく聞いてみると食道でのつかえ感を訴えていることもあるので注意が必要である．また，脳疾患や頭頸部腫瘍の既往や合併についても確認する．

2 診察のポイントは？（表2）

術前の診察は著明な機能障害がないことを確認

* Akira TANUMA，〒411-8777 静岡県駿東郡長泉町下長窪1007 静岡県立静岡がんセンターリハビリテーション科，部長

表2. 診察のポイント

【術　前】著明な機能障害がないことの確認
・歩行
・嚥下
・検査データの確認　など

【術　後】術後経過の確認
・離床が順調に進んでいるか
・排痰がしっかりできているか
・安全に食事摂取ができているか　など

することが中心となる．

　診察室内での歩行の安定性を確認し，問題があれば筋力や（麻痺をきたすような疾患の既往や合併があれば）麻痺の程度などを評価する．持久力に関して定量的な評価が必要な場合には，6分間歩行テストやシャトルウォーキングテストなどを行う．問診で嚥下障害が疑われたら，舌や軟口蓋の動きの評価，空嚥下の評価，水飲みテストなどのスクリーニングを行う．肺機能検査・心電図検査・心エコー検査などのデータの確認も重要である．

　術後の診察は離床が順調に進んでいるか，排痰がしっかりできているかなどを確認する．安全に食事摂取ができているかどうかの確認も必要である．嚥下障害が疑われる場合は嚥下造影検査などによる評価も行う．

3　本症例の所見のまとめ

● 術　前
痰はほとんど出ないが，1日20本，40年の喫煙歴があり，禁煙期間は1か月程度である．呼吸器・循環器疾患の既往はない．診察室内の歩行は安定していた．日常生活で息切れはなく，1日5〜6時間の立ち仕事をしており，活動性は問題ない．ここ2か月で3kg程度の体重減少あり．頭部外傷の既往があるが後遺症はない．つかえ感があり固形物の経口摂取が困難だが，流動食は摂取できている．むせることはない
肺機能検査では％肺活量が87％，1秒率が80％と正常範囲内であり，心電図・心エコー検査でも明らかな異常がみられなかった

● 術　後
術後1日目より歩行訓練を開始することができた．排痰はやや困難であり，術後5日目の単純X線で肺炎像あり．術後8日目の食道造影の際に誤嚥あり．内視鏡検査で反回神経麻痺がないことが確認されていた．空嚥下は可能だが，喉頭挙上制限がみられた．嚥下造影検査を施行したところ，著明な咽頭残留・喉頭下降期型の喉頭侵入を認めた

4　何を評価するか？

● 呼吸に関すること
● 活動性や持久力に関すること
● 嚥下に関すること
● その他（検査データの確認など）

これだけは外せない!!

1　術　前

1）呼吸に関すること
　痰の量と喀出の困難さの有無，喫煙歴，呼吸器疾患の既往・合併などを評価する．

2）活動性や持久力に関すること
　歩行の安定性，身体活動性，体重の変化，循環器疾患の既往・合併などを評価する．必要があれば，6分間歩行テストやシャトルウォーキングテストなどの評価を行う．

3）嚥下に関すること
　舌・軟口蓋・喉頭などの動き，食事時のむせや咽頭残留感，脳疾患や頭頸部腫瘍の既往・合併などを評価する．

4）その他
　検査データ（肺機能・心電図・心エコーなど）を確認する．

2　術　後

　排痰の状況，離床の進行状況，食事摂取の状況を確認する．

　嚥下障害が疑われる場合は嚥下造影検査などによる評価を施行する．

評価をまとめよう!!

1. 術　前
呼吸面では喫煙歴が長く禁煙期間が短めであり，術後に痰が増加するリスクがある．身体機能や活動性は明らかな問題なし．嚥下機能についても明らかな問題はないようだが，通過障害のため食形態に制限がみられる

2. 術　後
離床は順調にできているが，排痰が困難．食道造影検査時に誤嚥もみられた．嚥下造影検査では，著明な咽頭残留・喉頭下降期型の喉頭侵入を認めた

いざ処方へ!!

1 術前

- **呼吸リハの導入**

　術前から呼吸訓練（腹式呼吸，インセンティブ・スパイロメトリー，ハフィングなどの訓練や胸郭のストレッチの指導）を行うことで，術後これらの訓練がうまくできるよう，慣れることを目的とする．

2 術後

- **呼吸リハの継続**

　術前に訓練しておいた内容を早期から実践する．
　早期離床をはかる（筋力・持久力の低下の予防だけでなく，荷重側肺障害の予防を目的とする）．

- **持久力訓練の導入**

　離床が順調に進み歩行が安定してきたら，エルゴメータなどを用いた持久力訓練を導入する．

- **嚥下リハの導入**

　間接訓練より開始

結果

　嚥下については，間接訓練より開始し，術後20日目から半固形物の摂取を行った．その後徐々に食形態を上げて全粥，副菜はきざみ食，液体はとろみなしで摂取できるようになり，術後30日目に退院した．

　全身の運動機能に関しては，術後7日目からエルゴメータによる持久力訓練を継続することができており，日常生活を送るうえでは大きな問題はないレベルに到達したものと考えられた．

知っ得　サイドメモ

＜食道がん術後の嚥下障害＞
　食道がん術後の嚥下障害の原因として，反回神経麻痺，前頸筋群の切離による喉頭挙上制限，残存食道と再建臓器の吻合部狭窄などが挙げられる．前二者はリハアプローチが有効と考えられ，適切な評価・訓練・指導が重要である．

文献

1) 日本リハビリテーション医学会／がんのリハビリテーションガイドライン策定委員会（編）：がんのリハビリテーションガイドライン，第1版，金原出版，2013．
2) 日本食道学会（編）：食道癌診断・治療ガイドライン，2012年4月版，金原出版，2012．

〈各論〉
XIV. がん・リンパ浮腫
症例84 造血幹細胞移植例

石川愛子*

> **ポイント**
> - 造血幹細胞移植患者は原病とその治療，様々な合併症により全身状態の変化が急峻であることを知り，患者の問題点の推移を理解する．
> - リハの中心は廃用症候群の予防・改善を目的とした運動療法であるが，経過により，神経系，筋骨格系，心肺系の問題に対する介入を必要とする．
> - リハ医の役割は，治療経過の把握，定期診察・評価，リスク管理，ゴール設定と見直しなどである．
> - リスクとしては，血球減少，骨髄抑制，血栓症，出血傾向，骨病変と切迫骨折，心肺機能障害，感染症，起立性低血圧，末梢神経障害，皮膚病変，その他の薬剤副作用，精神心理的問題（不安・抑うつ）などがある．
> - 侵襲の高い治療に生命をかけて挑んでいる患者の心理状態に配慮する．

> **症例**
> 45歳，男性．急性骨髄性白血病に対して寛解導入・地固め療法後に第一寛解期で血縁者間同種骨髄移植を施行した．今回，移植後第114病日，慢性肺移植片対宿主病（GVHD）にて再入院し，リハが依頼された．

さぁ，どうする？

1 診察前のポイントは？（表1）

(1) 治療経過と現在の病勢，今後の治療方針を確認する．
(2) 内科的に現在activeな問題点は何かを確認する．
(3) 血液検査所見から血球減少や骨髄抑制の有無と程度，凝固異常，炎症反応，その他問題となる生化学検査異常がないかを確認する．
(4) 胸部X線写真やCTなど画像検査結果を確認する．
(5) 肺機能検査などの生理検査結果を確認する．

2 問診・診察のポイントは？

廃用症候群を呈していないかどうかを評価する（筋力低下，柔軟性低下，関節拘縮，起立性低血圧など）．

診察前に収集した情報に基づき，不足する情報について問診するとともに，リハビリテーション（以下，リハ）施行におけるリスクについて評価する．

表1．情報収集・問診のポイント

1．病棟	（一般病棟・無菌室クラス10000・無菌室クラス100など）
2．診断名	
3．現病歴，治療歴，治療反応性	・化学療法既往の有無，使用薬剤（抗がん剤，ステロイド剤など），過去の入院期間・回数 ・寛解，再発歴，現在の病勢
4．リハ施行におけるリスクの有無（既往歴，併存症を含む）	・血球減少，骨髄抑制，血栓症，出血傾向，骨病変と切迫骨折，心肺機能障害，感染症，起立性低血圧，末梢神経障害，皮膚病変，その他の薬剤副作用，精神心理的問題（不安・抑うつ）など
5．社会的背景	・家族構成，職業，社会的役割 ・経済状態 ・運動習慣の有無や外来時の活動状況，運動が好きかどうか
6．治療方針と予後の見通し	

1）問診のポイント（表1）

易疲労（日中の活動・休息状況），筋力低下，貧血症状や起立性低血圧（立ちくらみやふらつき・動悸・息切れの有無など），出血傾向（紫斑の有無

---

* Aiko ISHIKAWA，〒160-8582 東京都新宿区信濃町35 慶應義塾大学医学部リハビリテーション医学教室，助教

や鼻出血のエピソードなど），骨を含めた疼痛の程度と部位，バイタルサイン異常などについて，診察前に収集した情報を参考に聴取する．

また，運動歴，社会的背景について確認する．

2）診察のポイント

関節可動域(ROM)，柔軟性，筋力，疼痛部位確認，末梢神経障害の有無（痺れ，感覚障害，巧緻性障害，深部腱反射）などについて評価する．

3 本症例の所見のまとめ

- 急性骨髄性白血病(M4)に対し，寛解導入，地固め療法でイダルビシン(IDR；idarubicin)，シタラビン(TBI；cytarabine，Ara-C)を使用した
- 第一寛解期で全身放射線照射(TBI；total body irradiation)，Ara-C，顆粒球コロニー刺激因子(G-CSF；granulocyte colony stimulating factor)を前処置として同種骨髄移植を行った
- 免疫抑制剤としてシクロスポリン(CyA；cyclosporin A)を使用している
- 移植後細胞遺伝学的完全寛解(CCyR；complete cytogenetic response)を維持している
- 移植後第114病日に胸水貯留にて呼吸苦を主訴に再入院
- 肺を中心とした慢性移植片対宿主症(GVHD)と診断され，methylprednisolone 投与が開始された．呼吸状態は改善傾向であるが，依然として体液貯留傾向にあり，心負荷も懸念される
- 体動時の呼吸苦と，易疲労，筋力低下の自覚がある

4 何を評価するか？

リスク管理のため，内科的問題点をよく評価する．血球減少，骨髄抑制，血栓症，出血傾向，骨病変と切迫骨折，心肺機能障害，感染症，起立性低血圧，末梢神経障害，皮膚病変，その他の薬剤副作用，精神心理的問題（不安・抑うつ）などにつき，必要な検査があれば依頼，施行する．

運動障害，日常生活動作(ADL)障害は軽度のことも多いが，関節可動域，柔軟性，筋力，持久力，感覚障害，バランス能力などを評価し，リハ処方の検討材料にする．

これだけは外せない!!

1 内科的問題点の把握

- 安静時および労作時の貧血症状および呼吸器症状の有無
- バイタルサイン（頻脈はないか）
- 本症例では，特に心肺機能障害，心負荷（検査結果，血圧，脈拍数，酸素飽和度，体重増加の程度）について評価する．

2 疼痛

- 痛みの自覚はないか，ある場合は部位，程度を確認し，画像評価を行う．

3 関節可動域(ROM)，柔軟性

- ハムストリングスやアキレス腱の短縮はないか
- 廃用症候群のみが原因で良いか
- 肩関節周囲炎などの合併はないか
- 慢性皮膚・筋膜GVHDを呈していないか

4 筋力・筋萎縮

- 握力，徒手筋力テスト(MMT)など
- 近位筋：ステロイドミオパチーはないか
- 遠位筋：末梢神経障害はないか

5 痺れ・感覚障害の有無とその詳細

- 末梢神経障害はないか（疑われる薬剤はあるか）

6 日常生活動作(ADL)

- FIM(Functional Independence Measure)など

評価をまとめよう!!

1. 内科的問題点の把握

- 入院直後の胸部CT：両側胸水貯留，すりガラス影，心嚢液貯留，肺水腫，両側下葉肺底部に軽度の受動性無気肺あり
- 1日前の胸部X線：心拡大あり，肺水腫の所見は改善傾向
- 投薬：メチルプレドニゾロン 125 mg/日，フロセミド 40 mg/日など
- 血液検査所見：
  白血球 7,900/μl（好中球桿状核球 4.0，好中球分葉核球 74.5，リンパ球 12.0，単球 8.5，好酸球 1.0%）
  ヘモグロビン 10.5 g/dl，網赤血球 2.1%
  血小板 16万 5,000/μl
  肝腎機能に大きな問題なし，C反応性蛋白(CRP) 4.3 mg/dl
- 咳・喀痰：少量あり
- 呼吸苦：安静時，ゆっくりとした労作では自覚なし
- 体重：前回退院時(2か月前)より 5.1 kg 増，1か月前より 3.9 kg 増
- バイタルサイン：血圧 115/60，明らかな起立性低血圧なし，安静時 HR 108 bpm，酸素飽和度 98%（酸素なし）
- 肺音：清，ただし呼吸音は両肺背側下部で減弱，呼吸は浅い
- 浮腫：両側下腿浮腫著明で弾性ストッキングを使用中

2. 疼痛
  - 特になし
3. 関節可動域(ROM), 柔軟性
  - ROMは明らかな制限なし
  - 立位体前屈：30 cm(床上30 cm)
  - ハムストリングスの軽度短縮・伸長痛あり
4. 筋力・筋萎縮
  - 握力：右21.4 kg, 左20.6 kg
  - MMT：上下肢において概ね4+レベル
  - 明らかな筋萎縮はなし
5. 痺れ・感覚障害
  - 特になし
6. 日常生活動作(ADL)
  - 入浴(短時間シャワー)が一部介助であることを除き自立(階段は入院後未施行)
  - FIM 合計115点

いざ処方へ!!

理学療法が主体となる.

リスク管理を念頭に, 注意事項, 制限事項を忘れずに明記する. 重度の末梢神経障害を伴う場合など, 必要に応じて作業療法を検討する.

〜本症例の問題点〜

#11 呼吸循環機能障害
  ・GVHDによる体液貯留および肺病変.
  ・メチルプレドニゾロン高用量投与中→改善傾向であり, 今後も改善が期待される.

#12 筋力低下
  ・廃用によると思われる軽度筋力低下あり.
  ・ステロイドミオパチーの徴候はないが, 今後出現のリスクあり.

#13 易感染状態
  ・移植後免疫抑制剤服用中および高用量ステロイド投与中.
  ・白血球数は保たれている.

#41 慢性移植片対宿主病(GVHD)
  ・急性骨髄性白血病, 骨髄移植後.
  ・今後, 皮膚・筋膜病変の出現にも注意が必要
血球減少, 骨髄抑制, 血栓症, 出血傾向, 骨病変と切迫骨折, 感染症, 起立性低血圧, 末梢神経障害, 皮膚病変, 精神心理的問題(不安・抑うつ)は現時点ではなし.

<PT>

- **ストレッチ, ROM訓練**：廃用予防, 慢性皮膚・筋膜GVHDに備えて.
- **筋力増強訓練**：心負荷とならない程度から. ステロイドが高用量のうちは過負荷を避け, ステロイド漸減とともに負荷を上げることを検討.
- **呼吸訓練**：呼吸筋ストレッチ, 必要に応じて排痰訓練
- **歩行, 応用歩行訓練および持久力訓練**：体液貯留あり, 酸素飽和度とHRは常にモニタリングを指示, 安静+10 bpmくらいから, 嫌気性代謝閾値(AT；anaerobic threthold)程度の負荷とする.

結果

利尿剤を使用した体液コントロールにより, 安静時頻脈は改善し, HR 80 bpm台となった. 心負荷に注意しつつ歩行訓練より開始し, 頻脈改善とともに低負荷エルゴメーター訓練を施行した.

高用量のステロイドが投与されたため, 用量漸減中に徐々に下肢近位筋筋力が低下し, ステロイドミオパチーが疑われた. そのため, 筋力増強訓練も過負荷を避けて筋肉痛が出現しない程度とし, 退院前には段差昇降や階段訓練も行った. 全身状態が安定し, 移植後第160病日, 自宅へ退院した.

知っ得 サイドメモ

一口に造血幹細胞移植といっても, 移植治療が選択される背景や原病の予後の見通しは様々である. 患者や家族も, 主治医からある程度そのあたりの話を聞いていることが多い. リスク管理のためのみでなく, 移植治療に挑む患者の気持ちに寄り添うためにも, 治療の経緯, 見通しや患者とのやりとりにつき, カルテや主治医から情報を得ておくことが望ましい.

> **押さえ得 サイドメモ**
>
> 移植片対宿主病(GVHD)は，過去には移植後100日を境にそれ以前のものを急性，それ以降のものを慢性とされていたが，最近は，その生物学的な特性により急性と慢性を分類をしたほうが良いと考えられるようになり，その区別には診察・検査所見が重視されている．

文　献

1) 井上順一朗ほか：造血幹細胞移植患者における理学療法介入の意義．PTジャーナル，45(5)：399-405，2011．
2) 井上順一朗ほか：リハビリテーションの実際．造血幹細胞移植．総合リハ，36(5)：453-459，2008．
3) 石川愛子：移植前後のリハビリテーション．神田善伸(編)，みんなに役立つ造血幹細胞移植の基礎と臨床　改訂版，pp.388-394，医薬ジャーナル社，2012．
4) 石川愛子ほか：臓器移植　リハビリテーションの新たな挑戦　造血幹細胞移植とリハビリテーションの実際．臨床リハ，17(5)：463-470，2008．
5) 日本造血細胞移植学会：造血細胞移植ガイドライン　GVHD．2008．日本造血細胞移植学会ウェブページ(http://www.jshct.com/guideline/)からダウンロード可能(2013年7月現在)．

特集 もう悩まない！100症例から学ぶリハビリテーション評価のコツ

〈各論〉

XV．小児

症例85　脳性麻痺（成長後の歩行困難例）

高橋秀寿*

ポイント

- 主訴，運動発達歴，治療歴，既往歴などを問診で聴取する．
- 脳性麻痺の病型を把握する．
- 痙縮の程度，関節可動域，不随意運動，歩容をチェックする．
- ボツリヌス毒素治療の適応について考察する．
- 装具療法の適応，リハ介入について考察する．
- 定期診察にて，経過を観察する．

症例

24歳，女性．脳性麻痺の診断，タイプは痙直型両麻痺で，幼少期よりつま先歩行，前傾歩行，はさみ歩行をしていたが，最近，頻回に転倒するようになったため，不安になりリハ外来を受診した．

さぁ，どうする？

1　問診のポイントは？（表1）

　脳性麻痺の問診には，出生週数，出生児体重，出生児体重や新生児仮死の有無（APGARスコア）が，重症度を知る上で重要な情報である．また，運動発達歴によって幼少期の状態を知る．

　脳性麻痺は，脳の損傷部位によって，痙直型，アテトーゼ型，強剛型，失調型，振戦型，無緊張型，混合型（痙直＋アテトーゼ型）に分類される．このタイプによって，リハビリテーション（以下，リハ）のアプローチは異なる．

　また，最も多い痙直型は，麻痺の程度によって，四肢麻痺，片麻痺，両麻痺（両上肢より両下肢に強い麻痺）などに分類される．脳性麻痺で歩行できるのは，両麻痺，片麻痺タイプが多く，特に両麻痺は装具なしでも，ある程度歩行可能であり，本症例のように成人期になってから歩行が困難になる例がある．また，治療歴によって，出生から現在までの病態の変化を把握できる．てんかん発作の有無も重要であり，抗てんかん薬による筋緊張

* Hidetoshi TAKAHASHI，〒350-1298　埼玉県日高市山根1397-1　埼玉医科大学国際医療センター運動・呼吸器リハビリテーション科，教授

表1．診察前の情報収集のポイント

1．	出生体重，出生週数，APGARスコア
2．	運動発達歴 ・定頸，座位，立位，独歩の月数
3．	診断名，病型，CT，MRI所見
4．	治療・療育歴 ・これまで行った治療（内服薬，注射薬），リハ訓練方法，使用してきた装具，杖など
5．	既往歴 ・てんかん発作など
6．	受診前の生活状況，家族構成，家屋状況 ・学歴，職歴

の低下も，今後の治療において考慮に入れる必要がある．また，てんかん発作が頻回に起きている場合には，転倒のリスクを考慮してヘッドギアの処方も必要となる．

　成人の場合，学歴や職歴によって，知的レベルや治療に対する理解力を推測することができる．

2　診察のポイントは？（表2）

表2を参照．

3　本症例の問診，診察所見のまとめ

- 24歳で歩行困難になった痙直型両麻痺である
- 右足関節の痙縮が強く，徒手的には容易に背屈できない

表2. 診察のポイント

1. 関節可動域
2. 筋緊張
3. 筋力（MMT）
4. 知覚障害の有無
5. 基本動作能力 　起き上がり，立位姿勢，歩行
6. 装具，靴の種類と摩耗の状態

表3. Modified Ashworth Scale

0：筋緊張に増加なし
1：軽度の筋緊張の増加あり．屈伸にて，引っかかりと消失，あるいは可動域終わりに若干の抵抗あり
1＋：軽度の筋緊張あり．引っかかりが明らかで可動域の1/2以下の範囲で若干の抵抗がある
2：筋緊張の増加がほぼ全可動域を通して認められるが，容易に動かすことができる
3：かなりの筋緊張の増加があり，他動運動は困難である
4：固まっていて，屈曲あるいは伸展ができない

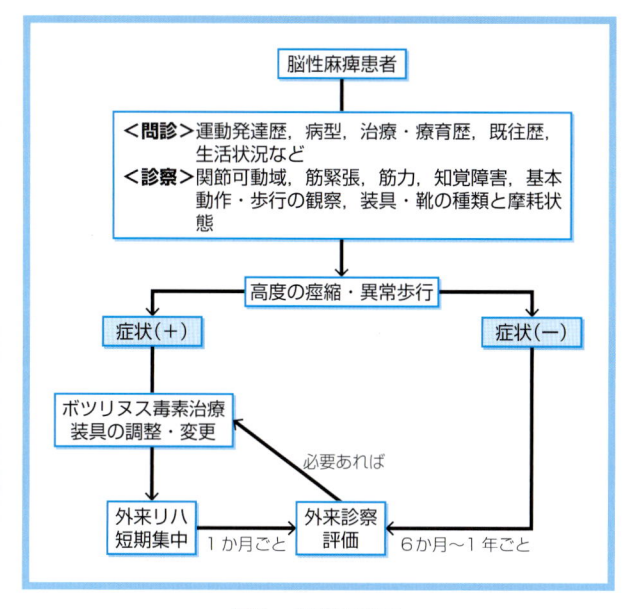

図1. 評価の流れ

- 特に，右足部の内反尖足変形が著明である
- これまで使用していたハイカット靴が合わなくなっている
- 歩行は，姿勢が悪く，よく転倒するようになった
- てんかん発作はない
- 一般企業で事務の仕事をしていて，収入を得ているので，知的には問題ない

これだけは外せない!!

1 脳性麻痺の病型の評価

痙直型，アテトーゼ型，混合型など，病型を確定する．また，痙縮，固縮の状態，不随意運動の有無，知覚障害などを観察する．

2 Modified Ashworth Scale[1] (MAS)（表3）

表3に示すように，痙縮の程度の評価として，MASを理解する．もし，評価した関節がMAS 3か4レベルであれば，ボツリヌス毒素治療の適応を考える．しかし，痙縮を抑制すればすべて良いわけではない．脳性麻痺患者は，痙縮をうまく利用して歩行している．したがって，歩行の状態をよく観察し，必要最小限の量で，最大効果を生むように投与筋，投与量を考察する．

3 関節可動域の測定，拘縮・変形のチェック

足関節，膝関節，股関節の可動域を測定する．また，膝関節過伸展，足関節の内反尖足変形の程度などを評価する．さらに，足底をよく観察して，胼胝や褥瘡などができていないか，よく観察する．

4 歩行の観察

歩行時の前傾姿勢，腰椎前弯，骨盤の傾き，左右の動揺性，踵（かかと）接地の有無，はさみ歩行など，異常歩行について観察する．さらに，各種歩行パラメータ（歩幅，歩隔，10m歩行時間など），安定性，実用性，上肢の動態なども観察する．

5 靴・装具の観察

靴・装具を使用しない場合とした場合で，まず歩行状態を比較する．その上で，装具歩行が歩行状態をどの程度改善させているかについて検討する．もし，靴・装具の修正点が見つかったら，理学療法士や義肢装具士と相談して，修正上で，もう一度，歩行状態を観察する．

装具の修正だけでは解決しない場合は，ボツリ

4 何を評価するか？（図1）

脳性麻痺患者の歩行状態を観察・評価し，高度の痙縮，異常歩行があれば，ボツリヌス毒素治療を検討する．足部の痙縮の状態に応じて，腓腹筋，ヒラメ筋，後脛骨筋などへの投与量を検討する．また，現在使用している装具の適合状態を判定する．その上で，外来で短期集中のリハを行う．1か月ごとの診察評価を行い，必要あれば，装具の調節やボツリヌス毒素の再投与を検討する．

症状がなければ，半年〜1年の経過観察を行う．

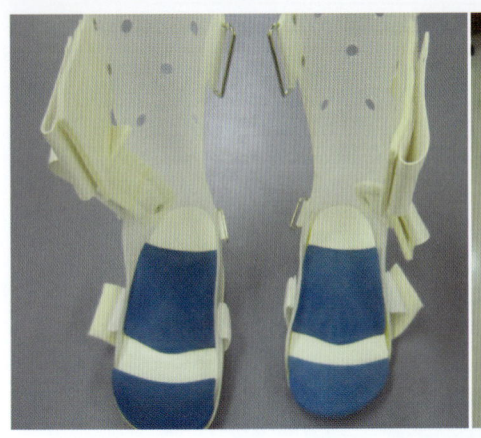

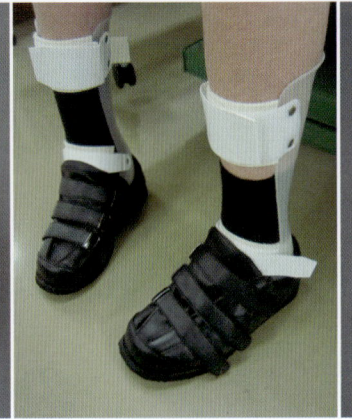

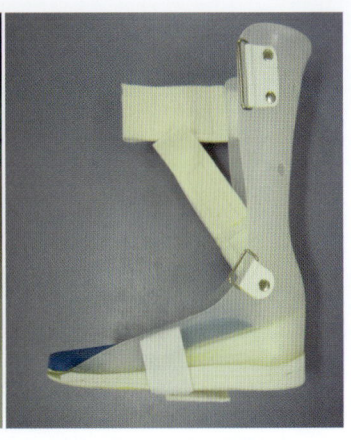

図 2. 装具の処方

ヌス毒素治療の併用も考慮する．

評価をまとめよう！！

1. 脳性麻痺の病型は，痙直型両麻痺であった．最近，平地歩行でも，転倒を繰り返すようになった．明らかな不随意運動なく，知覚障害もない．てんかん発作の既往もない
2. MAS は右足関節背屈 3，左足関節背屈 2 であった．右足関節のみ持続的クローヌスを認めた
3. 関節可動域は，膝関節伸展位で，足関節背屈 右 −10°，左 0°であった．また，右は内反尖足変形していた．足底を観察したところ，右足底外側に胼胝ができていた．本人は，胼胝の部分の痛みを訴えていた
4. 装具なしの歩行では，左足は踵接地していたが，右足は踵接地ができていなかった．また，歩行時，前傾姿勢，骨盤後傾，腰椎前弯姿勢であり，特に，右足立脚期に体が大きく右に傾いた．また，歩隔 30 cm，歩幅は 25 cm であった．また，10 m 歩行時間が 22 秒であった
5. これまで使用していたハイカット靴を使用した歩行でも，前述した異常歩行を改善できなかった．また，靴の足底部は，外側と，つま先が極度に摩耗していた．しかし，踵部分はほとんど摩耗していなかった

いざ処方へ！！

- 右足関節の内反尖足変形に対して，ボツリヌス毒素治療を行った．腓腹筋（内側，外側），ヒラメ筋，および後脛骨筋に，それぞれ 150，75，75 単位を注射した．
- 装具は，ハイカット靴を諦め，両プラスチック製短下肢装具を作製した（図 2）．ボツリヌス毒素治療後であるが，装具内で踵が浮くため，右側は踵部分に補高した．また，痙縮抑制目的で，足底部の MP 部分を除圧した[2]．
- ボツリヌス治療後により改善した足関節可動域を維持させ，また，新しく作製した装具に慣れることを目的として，外来リハを週 1 回行った．また，自宅での足関節のストレッチの方法，装具装着方法を指導した．

結果

(1) ボツリヌス毒素注射によって，右足関節背屈の MAS は 3 から 2 に改善した．足関節クローヌスは消失した．

(2) 新しい装具の使用により，歩行時の右足の踵接地は可能となり，前傾姿勢，左右の動揺性も改善した．また，歩隔 30 cm から 25 cm に，歩幅は 25 cm から 32 cm にそれぞれ改善した．また，10 m 歩行時間が 22 秒から 18 秒に改善した．

(3) 装具作製後の 1 か月間の評価では，一度も転倒しなかった．また，足底の胼胝の痛みも，徐々に改善した．また，前傾姿勢，骨盤後傾，腰椎前弯，体幹の動揺などがすべて改善した．会社では，姿勢が良くなったためか，"身長が伸びたね" といわれた．

> **知っ得 サイドメモ**
>
> 脳性麻痺の痙縮に対するボツリヌス毒素治療において，多くの研究がなされている．しかし，ボツリヌス毒素治療単独よりも，リハを併用した方が効果が持続し，治療成績も良いことが証明されている．したがって，可能であれば，ボツリヌス毒素治療後に，短期集中リハを行うことが推奨される．

文 献

1) Bohannon RW, Smith MB：Inter-rater reliability of a modified Ashworth scale of muscle spasticity. *Phys Ther*, 67：206-207, 1985.
2) 高橋秀寿：パネルディスカッション"小児リハビリテーション問題症例の検討"．痙縮抑制装具療法が有効であった痙直型両麻痺の1症例．リハ医学，47(9)：615-619, 2010.

〈各 論〉

XV. 小児

症例 86 脳性麻痺（座位保持困難例）

山口朋子[*]

ポイント

- リスクベビーまたは脳性麻痺として紹介された際には，発達遅滞の有無と程度，麻痺の有無と分類，筋緊張や異常運動パターンを経時的に評価していく．
- てんかん，呼吸循環器障害，誤嚥性肺炎などの合併症を有する場合も多いので，必要に応じて小児科専門医と連携しつつ状態を把握する．
- 訓練のため通院可能か，保育参加は可能か，保護者のレスパイトの必要性など療育環境を把握する．
- 関節拘縮や脊柱側弯，股関節亜脱臼などの骨格変形や拘縮に注意し，定期的なX線評価を行う．
- 認知面の発達は，運動障害のためわかりにくい場合も多いが，リハやコミュニケーションの手がかりとなるので代償方法を含め評価する．
- 摂食・嚥下障害に対しては，認知機能，感覚統合障害，運動障害を含めた総合的なかかわりが必要である．

症例

生後9か月．常位胎盤早期剥離のため，在胎27週1日，緊急帝王切開で出生．出生時体重1,008g．アプガースコア1分1点，5分4点．生後3日目に脳室内出血．生後5か月時，水頭症のためVPシャントを受けた．急性期病院小児科より療育導入のため紹介．

さぁ，どうする？

1 診察前のチェックポイントは？（表1）

座位保持困難な重度の運動障害を有する場合，紹介時までに頭蓋内病変，症候性てんかんの有無と投薬コントロール，循環呼吸器系合併症，その他合併症の評価がすでに行われていることが多い．結果を把握し，運動制限や経口摂取制限など不明の点があれば確認する．

2 診察のポイントは？（表2）

発達は月齢（早産児では修正月齢）より遅れることが多い．児の発達がどのくらいの月齢に相当するのか評価する[1]．体調や覚醒状態のため最適な状況で評価が行えないこともあるが，全身状態が許す範囲で定頸の度合，全身の筋緊張，刺激に対する反応などを評価する[2]．授乳時間であれば嚥下の様子をチェックする[3)4)]．遠城寺式などの発達スクリーニングテストを用いると，問診でもある

表1．診察前のチェックポイント

出生前後の病歴	在胎週数，母体合併症の有無，出産時の様子，出生時体重，アプガースコアなど
画像所見	脳室周囲白質軟化症，頭蓋内出血，水頭症，脳奇形など
合併症と治療	酸素投与，蘇生，呼吸器の使用，光線療法，保育器の使用，脳室腹腔シャント術，てんかん発作など
栄養手段	経管栄養の有無と方法および期間，身長体重の推移

表2．診察のポイント

全体像	全体的な発達，筋緊張，異常運動パターン，原始反射
合併症	てんかん発作（発作のタイプ，投薬状況），呼吸循環器障害（酸素投与，SpO$_2$，運動制限，チアノーゼ）
嚥下機能	誤嚥の所見，嚥下の発達段階
認知発達	対人・言語の発達段階，知覚過敏，感覚統合障害
療育環境	キーパーソン，通院可能な頻度，家族のサポート

---

[*] Tomoko YAMAGUCHI，〒910-0846 福井県福井市四ツ井2-8-1 福井県立病院リハビリテーション科，医長

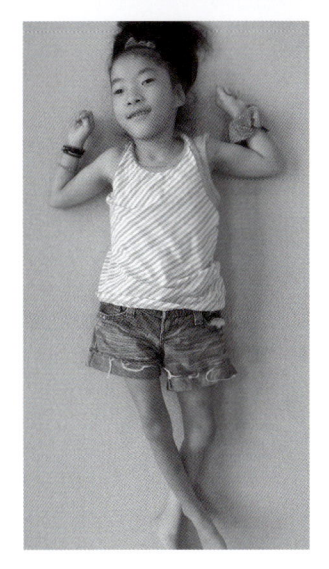

図1. 右下肢内転と短縮がみられ，大転子が突出してみえる．
（写真はご家族の了承を得て掲載）

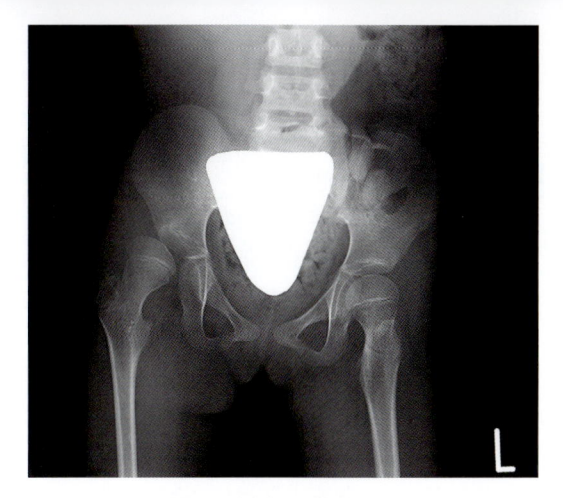

図2. 症例の股関節X線
右股関節は脱臼している．

程度の評価が可能である．合併症を有する児も多いので，かかりつけ医や専門医を定期的に受診するよう指導する．初回はキーパーソンと受診することが多いが，通常の訓練は他の家族メンバーが付き添うこともあるので，特に病状や治療方針説明の際には，家族間で誤解が生じないよう調整する．

3 本症例の所見のまとめ

- 呼吸循環状態は安定．目が合うが長くは維持できない．診察中，おおむね機嫌が良いが，急に体をびくっとさせて泣き出すことがある
- 未定頸．膝蓋腱反射，アキレス腱反射とも亢進，両手指を握り込み，両下肢伸展し尖足位となりやすい．手を口に持っていかない．寝返り不可．腹臥位では頭部挙上なし，胡座位は円背となり保持不可．モロー反射第1相陽性．手掌把握反射なし．足底把握反射陽性
- 症候性てんかんがあり，紹介医小児科を2週間に一度受診し，投薬コントロール中．関節可動域（ROM）に目立った制限なし
- 両親と受診．当院までは車で自宅から20分．今後，母と通院予定．出産後1年で育児休暇が終了し，その後は市内在住の父方祖母と通院する予定．ただし，育児休暇は3年まで延長が可能
- 追視なし．玩具の音を聞くと表情が変わる．抱っこ，揺さぶりで表情が和らぐ．手掌，足部，顔面，口腔内を触ると嫌がる
- 栄養はミルクを哺乳瓶から経口摂取，離乳食開始前．口唇から少量の飲みこぼしあり．むせなし．これまで誤嚥性肺炎の既往なし

4 何を評価するか？

- 発達段階：運動・認知，嚥下機能
- 小児科的合併症とそのコントロール
- 家庭環境，療育環境
- 関節変形・拘縮など整形外科的合併症

これだけは外せない!!

重度の運動障害を有する場合，リハビリテーション（以下，リハ）処方においては，① 運動発達を促進し随意運動を発揮しやすい環境を整える，② 合併症の予防と管理，③ 社会参加の支援等が大切である．

1 発達検査

外来診察時はデンバー式，遠城寺式などの乳幼児発達スクリーニングテストが簡便である．より詳細な評価としては，ウェクスラー児童知能発達検査（改訂版）や新版K式発達検査を，心理士に依頼する．いずれも標準的な発達からの遅れを判定するというより，前回からの変化や児の発達の不均一さの把握に用いる．

2 関節変形の評価

筋緊張の左右差や屈筋と伸筋のアンバランス，抗重力筋の麻痺のため脊柱側弯や四肢の関節変形・拘縮を生じる．股関節開排角度やJASPERの変形・拘縮評価表[5]のうち，股関節外転，膝窩角の左右差では，股関節亜脱臼に注意が必要である（図1, 2）．

関節可動域制限や変形がみられた場合には，装具処方，ボツリヌス毒素治療，手術などの適応を考慮する必要があるため，外来にて定期的な評価を行う．

3 摂食・嚥下機能評価

外来診察の際に，嚥下機能の発達段階，誤嚥を示唆する所見，身長体重の発育と皮下脂肪厚を，チェックする．変形拘縮の強い例では，三分割法による身長測定を行う(図3)[6]．肺炎を繰り返す例や発育不良例では，代償手段を検討する．摂食・嚥下障害には認知，麻痺，口蓋や歯列の変形などが影響するので，STだけでなく，OT，PT，歯科医や歯科衛生士，保育士などが総合的に関わることが望ましい．

4 認知発達の評価

重度の運動障害を有する場合，児からの表出手段が限られる[7]．児からのサインを見逃さず，作業療法や言語療法を処方する．重度の障害を伴う児でも，快／不快，二者択一，Yes/No の表出が可能であれば，本児の意思決定を尊重したかかわりへの手がかりとなる．理解の程度（実物，写真，イラスト，言語等），表出手段（視線，うなずき，指差し，スイッチ，発語，文字盤，携帯電話メール機能，ワープロ等）などについて，STやOTが評価・検討し，担当者との連携をはかる．

5 姿勢保持装置の処方

自力では仰臥位から姿勢を変えられない児には，側臥位，腹臥位，座位，立位などをセッティングして保持する必要がある．リクライニング座位が中心となる座位保持装置は，日常生活のなかで多く用いられるが，その他に腹臥位や側臥位を保持する装置の適応についてもPTを中心に検討する[8]．ADLを行いやすくする姿勢の検討は，OTを中心に行う．

評価をまとめよう!!

- 痙直型四肢麻痺．精神運動発達遅滞
- 症候性てんかんあり．投薬コントロール中．目立った関節変形や拘縮なし
- 母が療育のキーパーソン．家族の協力あり
- 音への気づきあり．音源の定位は未．抱っこ，揺さぶりが好き．知覚過敏あり
- 摂食・嚥下の発達遅滞あり．誤嚥を疑う所見はない

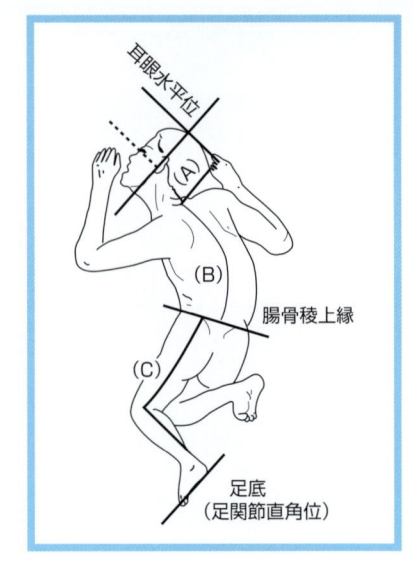

図3．三分割法
(竹下生子：第1章 栄養管理3節-c 栄養評価法，中村博志，田花利男(監)，重症心身障害児の栄養管理マニュアル，p.32，図2，日本小児医事出版社，1996より引用)

いざ処方へ!!

PT，STを処方し，6週間ごとの定期診察を継続した．

徐々に四肢の痙性が著明になった．1歳を過ぎたとき，脳性麻痺（痙直型四肢麻痺），症候性てんかん，知的障害と診断．母親が育児休暇を延長し，発達支援センターへの母子通園による保育参加を開始した．この際，幼児期に受けられる福祉サービスについて，ケースワーカーから説明を行った．作業療法を追加した．

<PT>
- ポジショニング，リラクゼーション，ROM訓練，運動発達訓練

<ST>
- 口腔周囲の知覚受容，口腔内〜周囲のマッサージ，離乳食指導

<OT>
- 感覚刺激の受容，聴覚／視覚刺激の定位，随意運動が行いやすいポジショニング．

<保育>
- 母子通園で集団遊び，育児支援

<ケースワーカー>
- 福祉制度・福祉サービスについての説明

結果

　小児のリハでは，年齢に伴い，あるいは就学などを契機に大きく成長する姿がみられ，子どもの有する能力を感じさせられる．一方で，経時的に変形や拘縮が悪化する場合，痛みや褥瘡などの合併症に注意が必要である．成長後には就学や家族の高齢化に伴い，訪問サービスを含めた在宅療育の環境を整える必要がある．さらに，社会参加や就労のサポートを念頭に置いた療育を心がけたい．

文　献

1) 前川喜平：小児リハビリテーションのための神経と発達の診かた，新興医学出版社，2002.
2) 穐山富太郎(監訳)：ブラゼルトン新生児行動評価，原著第3版，医歯薬出版，1998.
3) 金子芳洋(監)：障害児者の摂食・嚥下・呼吸リハビリテーション，医歯薬出版，2005.
4) 永井志保，小池純子：摂食・嚥下障害児の療育．総合リハ，39(3)：231-237，2011.
5) 全国肢体不自由児施設運営協議会(編)：障害児の包括的評価法マニュアル～JASPERの実践的活用法，メジカルビュー社，2006.
6) 中村博志，田花利男(監)：重症心身障害児の栄養管理マニュアル，日本小児医事出版社，1996.
7) 片桐和雄ほか(共著)：重症心身障害児の認知発達とその援助―生理心理学的アプローチの展開―，北大路書房，2004.
8) 日本リハビリテーション工学協会　SIG姿勢保持(編)：小児から高齢者までの姿勢保持　工学的視点を臨床に活かす，医学書院，2007.

特集 もう悩まない！100症例から学ぶリハビリテーション評価のコツ

〈各 論〉

XV. 小 児

症例 87　二分脊椎

芳賀信彦*

ポイント

- 二分脊椎のなかで開放性脊髄髄膜瘤は，障害の幅が広く，多職種によるチームアプローチが必須である．
- 移動機能に関与する多くの因子のなかで，運動麻痺レベルが最も関係が深い．
- 水頭症を合併する二分脊椎では，認知機能の低下などの高次脳機能障害を合併することがある．
- 排泄機能障害の管理は，合併症の予防，社会参加の面から重要である．

症例

9か月，男児．新生児期に開放性脊髄髄膜瘤の閉鎖術を，合併する水頭症に対しては脳室腹腔シャント術を受けている．手術を受けた病院で理学療法が開始されていたが，専門的なリハが必要として紹介された．現在，寝返り，お座りは可能であるが，立位をとることはできない．

さぁ，どうする？

1　問診のポイントは？（表1）

二分脊椎は，先天性の神経管閉鎖不全のうち，尾側の閉鎖不全を病態とするものの総称である．脊髄や馬尾神経が背側に脱出し瘤を形成する嚢胞性二分脊椎では，皮膚欠損を伴うことが多く開放性二分脊椎と呼ばれる．嚢胞性二分脊椎のうち嚢胞内に神経組織を含むものを脊髄髄膜瘤と呼び，水頭症，キアリ奇形，脊髄空洞症などの異常を伴うことがある．脊椎後方要素の癒合不全のみで髄膜や神経組織に脱出を伴わないものを潜在性二分脊椎と呼び，神経症状を伴わない場合と，脊髄脂肪腫のように神経症状を伴う場合がある．

1）初期治療の経過を把握する

上記の二分脊椎の分類を問診したうえで，二分脊椎そのもの，合併する水頭症，キアリ奇形，脊髄空洞症など中枢神経に関する治療歴を把握する．これは，児の神経障害のパターンを理解するうえで必須である．四肢の変形・脱臼の治療経過は，装具の処方や立位・歩行練習を進めていくうえで重要であり，状況により整形外科的治療を必要とする．膀胱・直腸障害，特に排尿障害の管理

表1．問診のポイント

1．初期治療の経過
・二分脊椎の分類に関する説明をどのように受けたか
・二分脊椎そのものに対する手術歴
・水頭症の合併と治療歴
・キアリ奇形や脊髄空洞症の合併と治療歴
・四肢の変形・脱臼の有無と治療歴
・膀胱・直腸障害の合併と治療歴
・その他の合併症の有無と治療歴
2．発達歴
・精神発達歴（あやすと笑う，発語の時期など）
・運動発達歴（頚定，寝返りの時期など）
3．診療とケアの状況
・脳外科，泌尿器科の診療状況
・小児科かかりつけ医の有無
・排泄管理の状況
4．家族背景・家屋状況
・二分脊椎の家族歴
・同胞の有無・家族の仕事状況
・マンションか一戸建てか（エレベーターの有無）
・トイレが洋式か和式か

は適切に行われている必要があり，膀胱の萎縮，膀胱尿管逆流などを生じていないかを確認する必要がある．その他に二分脊椎には鎖肛，側弯など様々な合併症がありうるので，確認しておく．

2）発達歴を把握する

二分脊椎では，精神運動発達の遅延を認めることがあり，発達歴の確認はリハの計画を立てるう

---

* Nobuhiko HAGA，〒 113-8655 東京都文京区本郷 7-3-1　東京大学大学院リハビリテーション医学分野，教授

表 2. 診察のポイント

| 1. 精神運動発達 |
| 精神発達，運動発達，高次脳機能 |
| 2. 運動機能 |
| 運動麻痺と四肢・体幹の変形・拘縮 |
| 3. 感覚機能 |
| 触覚，温痛覚など |
| 4. 基本的動作能力・ADL |

えで必須である．

3）診療とケアの状況を確認する

二分脊椎は多くの診療科がかかわる疾患であり，それぞれの診療が適切に行われていることを確認する．また，かかりつけ医としての小児科医の存在は，緊急時の対応，予防接種等の健康管理の面で重要である．また，排泄管理が間欠導尿などにより適切に行われているかを確認する．

4）家族背景・家屋状況を把握する

二分脊椎は多因子遺伝性疾患であり，家族歴を確認する．また，同胞の有無，家族の仕事状況は，児へのかかわりに関係する．家屋状況は，将来の移動手段によっては大きい問題になり，またトイレの状況は排泄管理の面からも大切である．

2 診察のポイントは？（表2）

1）精神運動発達

児の自発運動，表情，視線，声掛けに対する反応などを観察する．水頭症を合併する二分脊椎では，空間認知の低下や算数・数学の能力低下が報告されており，高次脳機能の面からも診察する．

2）運動機能

二分脊椎では，その高位に応じた下肢や体幹の運動麻痺を生じるが，外傷性脊髄損傷のように明確な横断性麻痺を示すとは限らず，またキアリ奇形など中枢神経の合併症の影響も受ける．一般的な徒手筋力検査を行うが，指示に従えない乳児では自発運動や筋収縮の視・触診，深部腱反射などにより判断する．運動麻痺の結果，四肢・体幹の変形や拘縮を生じていると，リハの阻害因子にもなるので，触診や関節可動域の計測を行う．股関節の脱臼を認めることもあり，X線検査が必要である．

3）感覚機能

二分脊椎の高位に応じた感覚障害を認めるが，運動麻痺と同様に，明確な横断性麻痺を示すことはない．乳児では，触覚，痛覚刺激に対する反応を観察する．

4）基本的動作能力・ADL

精神運動発達とも関係するが，幼児以降では生活機能の自立という面から基本的動作能力やADLを捉える必要がある．

3 本症例の所見のまとめ

- 家族歴のない開放性脊髄髄膜瘤の児で，脊髄髄膜瘤，水頭症の手術を受けている．キアリ奇形を合併するが軽度のため手術適応はなく，また脊髄空洞症はない
- 運動発達歴は，頚定4か月，寝返り6か月，お座り8か月であるが，立位をとることはできない．呼びかけに対して笑顔を見せるようになっているが，まだ明らかな喃語の発声はない
- 出生直後に両足の踵足変形があり，理学療法を受けていた．現在も踵足の傾向があり，足関節の底屈可動域が少ない．膝関節，股関節に明らかな変形や拘縮はなく，股関節脱臼の所見も認めない．体幹変形はない
- 両下肢の自発運動は認めるが，足関節の底屈はできないようである．股関節の屈曲，膝関節の伸展はできている
- 足底への痛覚刺激に対する反応が弱いが，それ以上の評価は児の協力が得られない
- 排尿障害に対して，前医で親による間欠導尿を指導されている．排便は摘便とオムツで管理している
- 前医で脳外科，泌尿器科の診療を継続しており，近隣の小児科がかかりつけ医になっている
- 同胞はなく，両親は仕事を持っているが，母親は育児休暇中である．自宅は賃貸マンションで，トイレは洋式である

4 何を評価するか？（図1）

- 発達
- 麻痺レベル
- 四肢・体幹の変形・拘縮
- 基本的動作能力・ADL

これだけは外せない!!

二分脊椎のリハに際して特に問題になるのが，運動麻痺レベルと移動機能である．移動機能には多くの因子が関与するが，なかでも運動麻痺レベルが最も関係が深いことが報告されており，これらの適切な評価は，リハゴールの設定，リハアプローチの選択，装具の考え方などの面で非常に重要である．

```
<問診等による医学的管理の状況把握>
脳外科：水頭症，キアリ奇形，脊髄空洞症
泌尿器科：排尿管理，膀胱尿管逆流の有無，腎臓機能
          ↓
<発達の評価>
遠城寺式乳幼児分析的発達検査法
日本版デンバー式発達スクリーニング検査
WPPSI, WISC-R
          ↓
<麻痺レベルの評価>
運動麻痺：Sharrard 分類
感覚障害
          ↓
<四肢・体幹の変形・拘縮の評価>
視診・触診
画像検査（X線，CT, MRIなど）
          ↓
<基本的動作能力・ADLの評価>
移動機能：Hoffer 分類
ADL：WeeFIM, S-M 社会生活能力検査
          ↓
      リハ処方
```

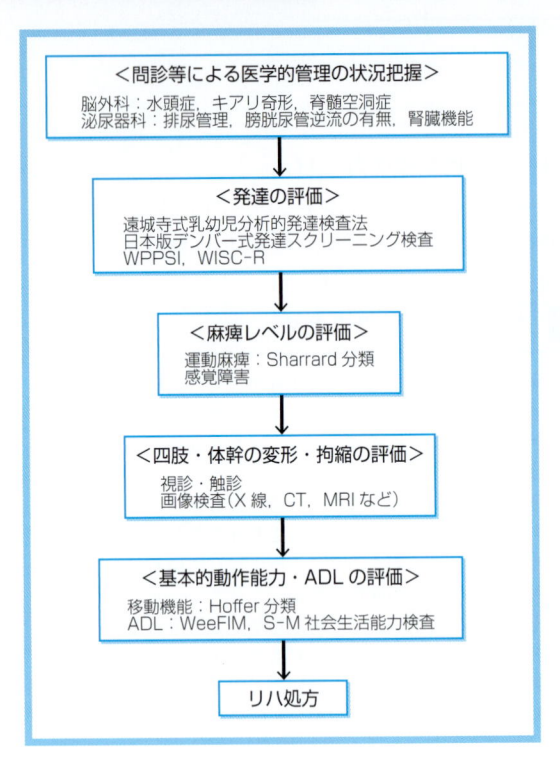

図1．評価の流れ

表3．Menelausの方法に基づく髄節レベルと筋力との関係

麻痺レベル	筋　力
T12	下肢の筋活動はない．攣縮を認めることもあるが，随意運動はない
L1	弱い（［2］以上）股関節屈曲
L2	強い股関節屈曲と内転（いずれも［3］以上）
L3	股関節屈曲・内転は正常．大腿四頭筋は［3］以上．内側ハムストリングもある程度効いている
L4	大腿四頭筋も正常．内側ハムストリングと前脛骨筋は［3］以上．殿筋と後脛骨筋もある程度効いている
L5	外側ハムストリングも効き（［3］以上），強い膝屈曲．中殿筋［2］以上，第3腓骨筋［4］以上，後脛骨筋［3］以上のいずれか．長母趾伸筋，長趾伸筋は正常
S1	下腿三頭筋［2］以上，中殿筋［3］以上，大殿筋［2］以上のうち2つを満たす．大腿二頭筋，FDLも強い．FHL, FHBも効いている
S2	下腿三頭筋［3］以上かつ，中殿筋・大殿筋は［4］以上．内在筋のみ低下し，claw toeを生じる

（文献2より引用改変）

1 運動麻痺レベル

運動麻痺レベルに基づく分類法としてSharrard分類が古くから使われており，下肢筋の神経支配図に基づく麻痺レベルが胸髄レベルのものを1群，L1～L2レベルを2群，L3～L4レベルを3群，L5レベルを4群，S1レベルを5群，運動麻痺のないものを6群としている[1]．Menelausはその後の研究に基づいて修正した神経髄節レベルの評価法を採用している[2]（表3）．

2 移動機能

二分脊椎患者の移動能力の評価にはHoffer分類[3]を用いることが多い．装具の有無にかかわらず屋内外を歩行できるcommunity ambulator，屋外は車いすを利用し屋内では歩行するhousehold ambulator，日常の移動には車いすを用いるが歩行訓練を行っているnon-functional ambulator，歩行不能で移動は車いすのnon-ambulatorの4群に分類し，さらに日本ではcommunity ambulatorを杖使用の有無により2群に細分することがある．

評価をまとめよう!!

1. **発達**
   - 運動：軽度の遅れ
   - 社会性・言語：中等度の遅れ
2. **麻痺レベル**
   - 運動麻痺：L3～L5（Sharrardの3群または4群）
   - 感覚障害：現時点では十分な評価不能
3. **四肢・体幹の変形・拘縮**
   - 四肢：両踵足変形と，足関節底屈可動域減少
   - 体幹：変形なし
4. **基本的動作能力・ADL**
   現時点では，移動，排泄を含めADLの多くは介助を必要とする

いざ処方へ!!

問題点をまとめると，以下のようになる．
#1.1 不全対麻痺　#1.2 踵足変形　#1.3 感覚障害　#1.4 水頭症　#1.5 キアリ奇形　#2.1 運動発達の遅れ　#2.2 社会性・言語の遅れ　#3.1 ADL障害

これらの問題点に対し，以下の評価オーダーとリハ処方を行う．STに関しては，現時点で処方せず，今後の言語発達をみて判断する．

<PT>
- 座位の安定化をはかる練習
- 立位・歩行の練習：陽性支持反応を利用した立位の経験により，ボディコントロール・バランス

の向上をはかり下肢の伸展を促す．足関節の安定性が不十分と評価すれば，短下肢装具を製作し，立位から歩行に向かう．

<OT>
- 発達の評価：遠城寺式乳幼児分析的発達検査法，日本版デンバー式発達スクリーニング検査
- 遊びを取り入れた両手動作と視覚認知を促す練習

結果

PTを週1回行い，まず1か月間は座位練習を中心に，一部立位練習を取り入れた．座位の安定が得られたので，その後は積極的に立位練習を行った．しかし，足底接地すると足関節背屈，膝関節屈曲のcrouching postureとなり立位を保持することができないため，継手なしのプラスチック短下肢装具を製作し立位練習を継続，1歳過ぎに伝い歩きが可能になった．その後，歩行器歩行から杖歩行へと進めている．

OTで行った発達検査では，社会性・言語の遅れが明らかになり，遊びを取り入れた作業療法を行った．

> **知っ得 サイドメモ**
> 水頭症を合併する二分脊椎の児は，算数や数学が苦手であることが知られており，特に空間の認知などに問題があるといわれている．これは学習面のみならず，排尿障害に対する自己間欠導尿の導入に際しても問題になる．

文献

1) Sharrard WJW：Posterior iliopsoas transplantation in the treatment of paralytic dislocation of the hip. *J Bone Joint Surg Br*, 46：426-444, 1964.
2) Broughton NS, Menelaus MB(eds)：Menelaus' Orthopaedic Management of Spina Bifida Cystica, 3rd Ed, W B Saunders, London, 1998.
3) Hoffer MM, et al：Functional ambulation in patients with myelomeningocele. *J Bone Joint Surg Am*, 55：137-148, 1973.

特集 もう悩まない！100症例から学ぶリハビリテーション評価のコツ

〈各論〉
XV．小児
症例88 **外反扁平足**

牛場直子[*1]　高橋秀寿[*2]

ポイント

- 小児の外反扁平足は荷重により出現する足部変形で，非荷重時にはほとんどみられない．
- 生理的なものでは変形の進行はみられず，症状を訴えることは少ないが，経過を観察して重度例や進行例では装具治療などを行う必要がある．
- 精神運動発達遅滞，発達障害，ダウン症などの遺伝性疾患，その他の基礎疾患がある際に外反扁平足を合併することが多い．
- 成長とともに自然軽快することが多いが，装具治療などでも悪化する場合，難治性の疼痛がある場合などに観血的治療が必要となることが稀にある．

症例

1歳2か月，男児．これまで健診で運動発達の遅れを指摘されず．10か月で伝い歩きを始めたところ，足部外側が接地していないことに家族が気づいたが，そのまま経過観察．しかし，つかまり歩きをするようになっても足部外側が浮いた状態が継続したため，当院を受診した．

さぁ，どうする？

1 問診のポイントは？

分娩時の状況，運動・言語発達歴の遅延の有無，基礎疾患の有無，保護者から普段の生活における歩行に関する訴え（転びやすい，歩きたがらないなど）を聴取する．

2 診察のポイントは？

小児においては普段と異なる雰囲気だと歩容などの所見がみられないばかりか，診察を拒否されることがあるため，できるだけ保護者と一緒に診察する必要がある．荷重時の内側縦アーチの消失，踵部の外反，距骨頭の内側への突出などで診断する．後方から見て外踝よりも外側に足指が見える too many toes sign（図1）が陽性となる．足部のみならず全身の関節の弛緩性・動揺性の有無，圧痛や胼胝の有無，下肢全体のアライメントもチェックする．普段履いている靴の底の減り具合なども

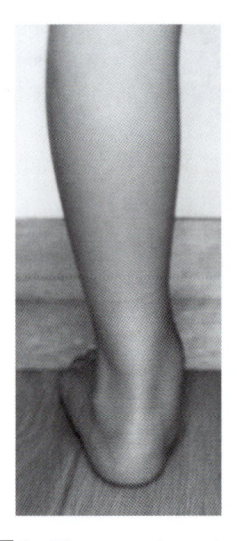

図1．Too many toes sign

参考になる．そのうえで荷重時の足部のX線を撮影する．

3 本症例の所見のまとめ

- これまで健診などで精神，運動発達の遅れを指摘されず
- 笑顔も多く，月齢相応のかかわりを求め，発達障害を疑う所見なし

[*1] Naoko USHIBA，〒131-0034 東京都墨田区堤通2-14-1 東京都リハビリテーション病院リハビリテーション科
[*2] Hidetoshi TAKAHASHI，埼玉医科大学国際医療センター運動・呼吸器リハビリテーション科，教授

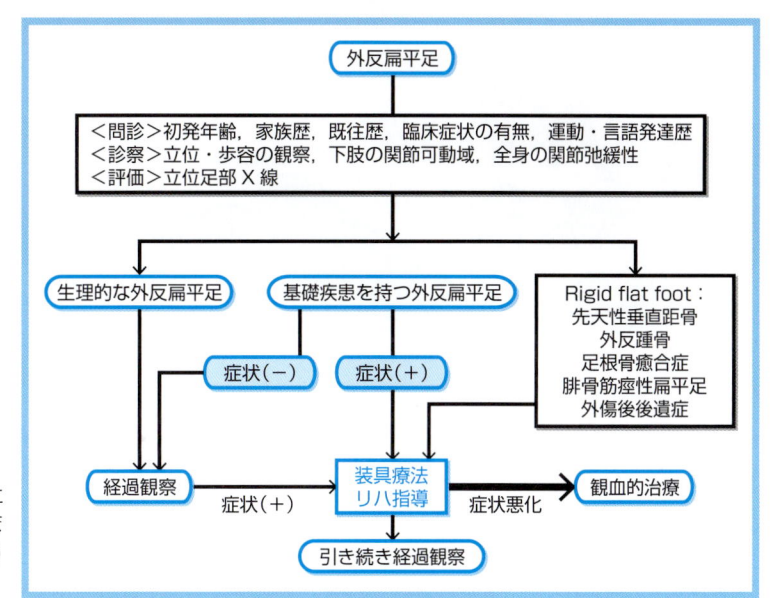

図2.
外反扁平足の評価
(こどもの整形外科疾患の診かた 診断・治療から患者家族への説明まで，医学書院，2011より一部改変)

- その他，基礎疾患を疑う所見なし
- 立位において下肢は軽度の反張膝，軽度のX脚を認める
- つたい歩きでは両側の足部扁平，踵骨外反を強く認める
- 上肢の関節などの明らかな関節の弛緩性・動揺性なし
- 足部X線では両側の足根骨の形成は未熟であり，踵骨の外反あり
- 歩行は嫌がることはなく，疼痛はないと思われる

4 何を評価するか？(図2)

- 基礎疾患の有無
- 非荷重時と荷重時の足部形態の観察
- 下肢全体のアライメント
- 他動的可動域の検査による足部での拘縮の有無
- 疼痛の有無
- 荷重時の足部X線
- 全身の関節の過伸展の有無

これだけは外せない!!

1 足部の評価

外反扁平足は荷重により初めて出現し，非荷重時には変形はみられない．荷重の有無に関係なく変形がみられる場合は，先天性垂直距骨や足根骨癒合症などに伴うrigid flat footを疑う必要がある．この場合には観血的治療をする可能性がある．足部内側縦アーチの低下，消失が起こるとともに，前足部には外転変形がみられる．このため，足部内側縁は距骨頭を頂点とした凸状となる．重度例では足部内側だけで接地する回内足や距骨頭部が足底に突出することもある．後足部では踵骨は外反し，too many toes sign (図1) を呈する．成長した足では評価方法として有用なfoot printも，幼児では足底全体の厚い足底脂肪によりアーチの評価は困難である．

2 基礎疾患

ダウン症，二分脊椎，発達障害，精神運動発達遅滞，脳性麻痺，その他の脳障害等．

3 X線像

立位で正面像，側面像を評価する．踵骨が距踵関節で外反外転位をとるため，正面像では踵骨と距骨の重なりが少なく，距踵角が大きくなる．前足部の外転変形のため舟状骨は極端に外側に位置するため，距骨第一中足骨角が負の値となる．

4 全身性関節弛緩性

Carterらは関節弛緩性の指標として，①手関節を他動的に背屈させたときに手指が前腕と平行ないしは接触する，②母指を他動的に掌屈させたときに前腕と接触する，③肘関節の過伸展，④膝関節の過伸展，⑤足関節が45°以上背屈する，という5つの徴候を挙げ，このうち3つ以上が陽性であれば全身関節弛緩性陽性としている．

評価をまとめよう!!

荷重時足部はアーチが消失し，重度に扁平しており，踵骨の外反も重度．足部内側のみで接地しており，回内足

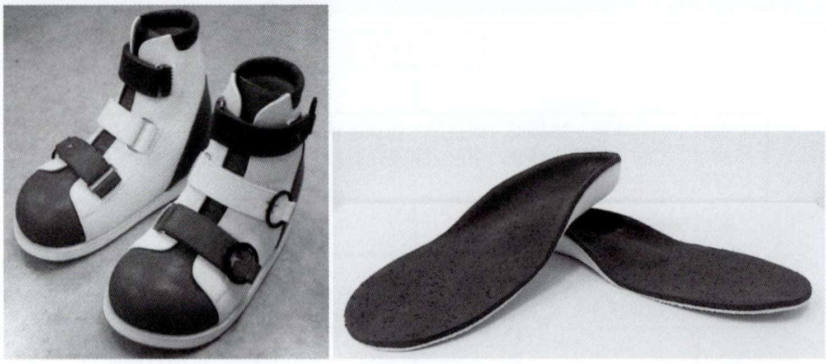

図 3.
整形靴, 足底板

となっている．Too many toes sign 陽性．非荷重時には変形は認めない．下肢のアライメントでは，軽度の X 脚，反張膝を認める．下肢の関節は弛緩傾向だが，他の全身の関節については弛緩性が低い．歩行開始は 1 歳 2 か月と遅延なし．その他の運動発達も月齢相応．発達障害を疑う所見なし

● 荷重時 X 線所見：月齢が低いために足部の軟部組織が多く，足根骨は未形成．中足骨も形成途上．このため，X 線から得られる情報は少なかった．踵骨は外反している

● 装具療法：後足部を支持し，踵骨の外反を矯正する．中足部では縦アーチを支持するアーチサポートを用い，中足部より前の足指部分は制限しないようにする．採型時には立位荷重時の足内側に突出する距舟部を支持するように注意する．後足部支持のために月型を入れた両側整形靴に，ヒールカップ，アーチサポート付き足底板を入れた（屋内用，屋外用を作製）（図 3）．

● リハビリテーション訓練：足部 intrinsic muscles の強化目的の訓練（タオルギャザー，足指じゃんけん，ビー玉つかみなど）を保護者に指導し，日常的に行ってもらう．

いざ処方へ!!

生理的外反扁平足の装具療法の可否，治療効果については議論の分かれるところである．Whitford ら[1]は，外反扁平足 160 例について無作為化比較試験を行い，装具使用群とコントロール群とでは，粗大運動熟達度，運動効率，自己認識，疼痛に有意差がなかったと報告している．また Mereday ら[2]は，装具療法は除痛や歩容の改善には非常に有用だが，足部骨格の永続的矯正能はないとしている．しかし，つかまり歩行の段階で踵骨が外反しているほどの重度の外反扁平足では，経過観察により症状の進行がなくても，本来の足部形態で歩行することで intrinsic muscle を強化し，足部の靱帯支持性を向上することができると考え，装具療法の適応になると判断された．

問題点を整理すると，以下のようになる．
#1.1 生理的両側外反扁平足

結果

本症例では外反扁平足が重度であり，やや肥満であったために，立位での足部への負荷を軽減する目的で整形靴と足底板を処方した．さらに，保護者に intrinsic muscle の強化訓練を指導した．この装具により足部が安定することで運動発達は順調に経過し，裸足での独歩も獲得した．その後，成長とともに外反扁平足は改善傾向にあるが，4 歳 4 か月の現在は走行可能となったものの，軽度反張膝，外反扁平足は残存している．現在はミドルカットで月型のしっかりした市販靴に，ヒールカップ，アーチサポートのついた足底板を挿入して使用している．

文 献

1) Whitford D, Esterman A：A randomized controlled trial of two types of in-shoe orthoses in children with flexible excess pronation of the feet. *Foot Ankle Int*, 28：715-723, 2007.
2) Mereday C, et al：Evaluation of the University of California Biomechanics Laboratory shoe insert in "flexible" pes planus. *Clin Orthop*, 82：45-48, 1972.

〈各論〉
XV. 小児
症例89 特発性側弯症

三森由香子[*1] 大高洋平[*2]

ポイント

- 患者は未成年であることが多く，平易な言葉での問診や説明を心がける．また，患者に加え，保護者への問診や説明も十分に行う必要がある．
- 思春期の女子が多く，身体機能とあわせ，心理面にも配慮しながら評価を進める．
- 脊柱変形の程度，成長段階，経過などから側弯の進行を予測する．
- リハでは，装具療法，運動療法，生活指導などを整形外科担当医と連携のうえ，適宜処方する．
- 保存療法においては，進行予防が治療の主たる目標となり，介入による改善に過剰な期待をさせないよう留意する．

症例

13歳，女児．体幹部のゆがみを母親に指摘され，整形外科を受診した．X線検査の結果，Cobb角30°の側弯症と診断され，保存的治療を目的にリハ科を紹介され，受診した．

さぁ，どうする？

1 問診のポイントは？（表1）

1）事前情報を収集する

特発性側弯症は，学校検診で指摘されるか，他の事由で胸部X線撮影時に偶然発見されるか，本人もしくは親などが気づき，整形外科を受診した後，リハビリテーション（以下，リハ）科を受診するのが一般的な流れである．よって，まずはそれまでの経緯や整形外科での治療方針を把握したうえで問診に臨むことが重要である．

2）問診上の配慮

特発性側弯症は未成年者が対象となることが多く，平易な言葉で具体的な質問を心がけ，あわせて保護者にも十分な問診を行う．また，特発性側弯症の約80～90％が思春期の女子に発生するため，体幹の変形など容姿に対するコンプレックスを抱えていることも多く，心理面への影響がないかも問診のなかでさりげなく把握することが大切

表1．問診のポイント

1．事前情報を収集
2．対象が未成年であることが多く問診をする際には配慮が必要
3．問診の内容 ・脊柱変形そのものの進行具合 ・脊柱変形の進行に関連する成長の状況に関する情報 　初経の有無や時期，身長の推移など ・脊柱変形に伴う症状や身体・精神機能および活動の変化 　痛みなどの症状，生活・活動への支障，精神・心理面への影響
4．本人および保護者の病態理解の程度を把握

である．

3）具体的な問診内容

脊柱の変形そのものの進行具合をまずは把握する．また，変形の進行は成長と関連するため，初経の有無や時期，身長の推移など成長の状況に関する情報を聴取する．次に，変形に伴う痛みなどの症状，身体機能および日常生活動作などへの影響がないかを問診する．すなわち，体育などを含む身体活動や遊びにおける問題点の把握，日常生活上の支障について問診する．また，精神・心理面を配慮したうえで，容姿が原因となり困ってい

[*1] Yukako MIMORI，〒160-8582 東京都新宿区信濃町35 慶應義塾大学病院リハビリテーション科，理学療法士
[*2] Yohei OTAKA，同大学医学部リハビリテーション医学教室，助教

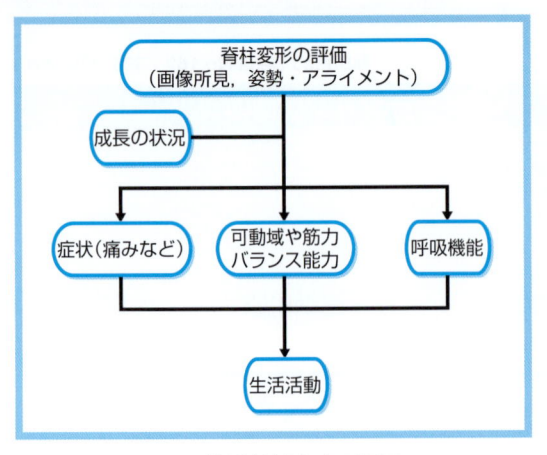

図 1. 特発性側弯症の評価

図 2. 姿勢・アライメントの評価
① 肩の高さの左右差，② 肩甲骨の突出の有無，③ ウエストラインの左右差，④ 骨盤高の左右差，⑤ 前屈時の肋骨部の隆起を体表から評価する．

ること，例えば洋服の着こなしや外出制限の有無などから，自分自身の身体に対する『自己イメージ』についても可能な範囲で把握する．さらに，治療を行っていく過程で本人および保護者の病態理解の程度が重要となるため，問診のなかでその点についても把握する．

2 本症例の事前情報と問診のまとめ

- 13歳，女児．コミュニケーションは問題なく，平易な言葉を用いれば十分に治療について理解と協力を得ることができる
- Cobb角30°の変形を認めており，母親からここ半年ほどで変形が急激に目立ってきたとの情報を得た
- 日常生活には問題ないが，授業で長く座っていると，ときどき腰が痛むことがある
- 肩の高さの左右差とウエストラインの左右差によりスカートの長さが違うことなどが気になり，外出に消極的である
- 主治医である整形外科の治療方針は保存療法である
- 治療方針や病態への理解は十分である

3 診察・評価のポイントは？

脊柱変形の状態を把握すること，そして，そこから生じる器官，機能，能力，活動などの障害を成長段階や治療方針に応じて，包括的に把握することが基本原則となる．

4 何を評価するか？

側弯症の評価に重要なX線などの画像，姿勢やアライメントの評価に加え，身長の変化など成長の状況をまずは評価する．そのうえで疼痛の部位や程度，四肢の関節可動域(ROM)や筋力，バランス能力，呼吸機能，学校生活も含めた日常生活上の問題など評価する(図1)．

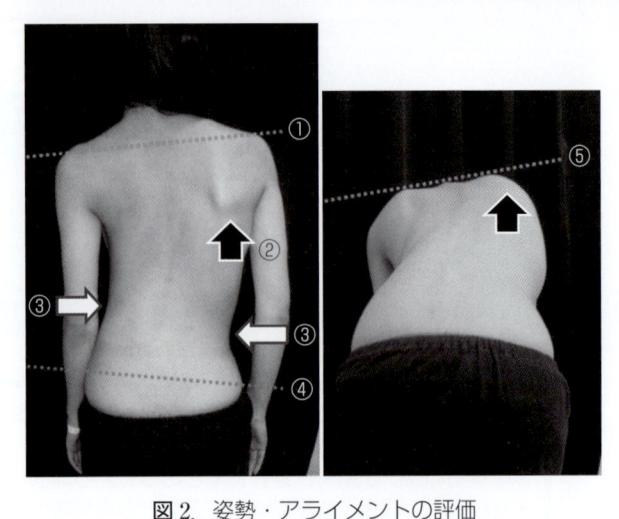

これだけは外せない!![1)2)]

1 画像による脊柱変形評価

X線などの画像評価は変形の重症度を評価するうえで最も重要な指標となる．一般的には，Cobb角を用いて前額面上から左右の変形度合いを評価することが多いが，側弯症は三次元的な変形を呈するため，肋骨部の隆起(hump)など矢状面・冠状面からの評価も十分に行う．

2 姿勢・アライメントの評価(図2)

立位での姿勢やアライメントの評価を行う．肩の高さの左右差，肩甲骨の突出の有無，ウエストラインの左右差，骨盤高の左右差，前屈時の肋骨部の隆起を体表から評価する．

3 成長の状況

成長の段階を知ることは変形の進行を予測するうえで重要な要素となる．身長の変化を経時的に計測し，初経の有無や時期などの情報などと合わせ成長の状況を判断する．さらにX線において，骨成熟度の評価(Risser signなど)もあわせて行う．

4 四肢の関節可動域や筋力

生活に支障をきたす程度のROM制限や筋力低下を呈することはないが，アライメント不良に起因する腹筋や背筋の筋力低下の有無，下肢筋力の左右差，また股関節や肩関節など四肢近位部のROMの評価を行う．

表2. 治療方針に応じたリハ処方

	手術療法（Cobb角≧45°）	保存療法（Cobb角：20〜45°）	経過観察（Cobb角≦20°）
装具療法	体幹の保護目的 ・硬性コルセットを日中着用	体幹変形の進行予防・改善目的 ・アンダーアームブレースなどの矯正用コルセット着用	
運動療法	早期離床，合併症予防，運動耐容能向上目的 ・筋力強化 ・基本動作練習，歩行練習 ・呼吸法，胸郭可動域訓練 ・有酸素運動など	体幹非対称性の進行予防，運動耐容能維持向上目的 ・体幹筋のストレッチや筋力増強訓練 ・立位姿勢・アライメントの指導 ・有酸素運動指導など	
生活指導	活動性の維持，創部の負担軽減目的 ・姿勢指導 ・日常生活指導	左右非対称な生活改善を目的 ・姿勢指導 ・日常生活の活動性維持	・活動性維持

5 疼痛

日常生活に影響を及ぼすほどの疼痛を有する者は稀であるが，腰背部痛を訴える場合がある．疼痛の部位，程度，増悪・緩解因子，対処方法などを評価する．

6 呼吸機能

一般に特発性側弯症が直接的に呼吸機能障害を引き起こすことは少ないが，Cobb角が80°を超えるような重症例においては呼吸障害を呈することもあり，肺活量や1秒率などの呼吸機能検査および最大酸素摂取量などの評価を行う必要がある．

7 日常生活の評価

年齢に応じた生活活動度と比較して，制限を受けている部分やその背景を評価する．

評価をまとめよう!!

- 画像：Cobb角30°の側弯症を認める
- 姿勢・アライメント：肩高さ，骨盤高の左右差を認める
- 四肢の関節可動域・筋力：腹筋筋力の低下あり
- 成長の状況：13歳，問診より半年で変形進行を認め，また，骨成熟度の指標となるRisser gradeは2（骨端線が閉鎖しておらず骨形成が未完了）であることから，まだ成長過程にあり，変形が進行する可能性がある
- 疼痛：長時間座位でいると疼痛が出現することがある
- 呼吸機能：問題なし
- 日常生活の評価：学校生活を含め問題ないが，容姿に対するコンプレックスがあり，外出機会が減少している

いざ処方へ!!

1 リハ処方の概要

治療方針は，主に手術療法，保存療法，経過観察に分類される．変形の重症度（Cobb角）は治療方針決定の主要な指標であり，20°程度までは経過観察，20〜45°は保存療法，約45°以上で手術療法の適応が検討されることが多いが，年齢や成長の度合いなど他の因子を含めて総合的に判断される[2)3)]．リハ処方はそれぞれの治療方針でなり，大きく分けて装具療法，運動療法，生活指導の介入手段がある（表2）．

現在のところ，側弯症の保存療法として科学的根拠の確立した治療は装具療法のみであり，運動療法は進行防止を目的とした補助的な治療にとどまっているのが現状であり，過大な期待を抱かせないようにすることも念頭に入れておく必要がある．一方で，姿勢指導等を含めた運動療法や生活指導は，進行防止のほか容姿にコンプレックスを抱える患者への対応として有効であることも多い．また，重症度や治療方針によっては呼吸機能障害を呈することもあり，症例の状態に応じて呼吸法，有酸素運動などを処方する．

2 本症例での処方

本症例は年齢やRisser gradeなどから推測される成長余力や変形が進行している背景から，さらなる変形の進行も予測されるが，現在はCobb角30°であり，保存的治療の適応となった．

＜装具療法＞

硬性のアンダーアームブレースを処方する．装具装着についてはコンプライアンスが得られにくい場合が多く，十分に必要性を説明したうえで，入浴時以外ほぼ1日中着用するよう指導する．

＜PT＞

保存療法における運動療法には，変形を改善さ

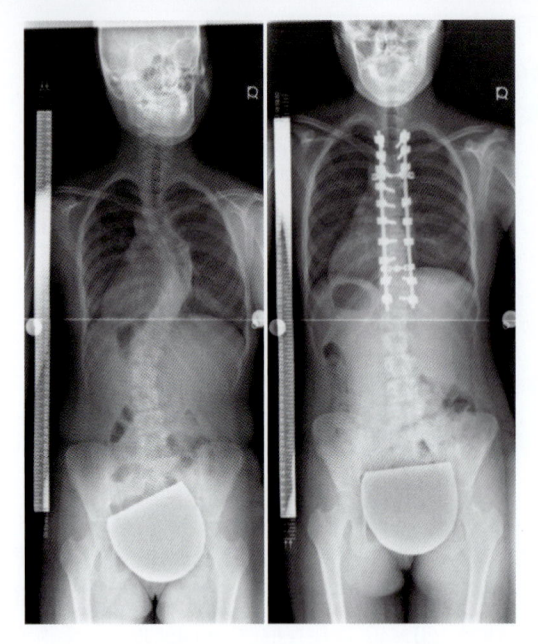

a．術前　　　　　b．術後
図 3．側弯症に対する手術療法

せるまでの効果は期待しにくいことを十分説明したうえで指導する．
- **運動療法**[4]：凹側のストレッチングと凸側の筋力強化，加えて腹筋力の筋力増強訓練を施行する．また，体幹の水平運動による自己矯正を目的としたサイドシフト法，骨盤挙上をさせるヒッチ法などを必要に応じて指導する．
- **生活指導**：鞄の持ち方などの左右非対称な生活習慣の是正，容姿改善に向けた立位や座位姿勢を指導する．また，活動性を維持するための助言を行う．

結果

ほぼ 24 時間の装具装着を継続したことで，その後，1 年間で身長は 4 cm 伸びたが，Cobb 角 30° と進行は防止された．また，運動療法の継続や左右非対称な生活の是正により疼痛が軽減し，立位姿勢の指導により容姿に対するコンプレックスも軽減がはかられ，外出機会も多くなった．

知っ得　サイドメモ

＜側弯症の手術療法について＞
　変形が重度の場合，ときに手術療法が選択される．手術方法は主に矯正固定術で，具体的にはロッドやスクリューを用いて脊椎椎体を三次元的に矯正，固定することで脊柱アライメントを矯正する（図 3）．

文　献

1) 馬場久敏：脊柱変形，内田淳正（監），標準整形外科，第 11 版，pp. 510-517，医学書院，2011．
2) 新井光男：脊髄・脊椎の理学療法，柳澤　健（編），理学療法学ゴールドマスターテキスト 4　整形外科系理学療法学，pp. 214-221，メジカルビュー社，2009．
3) 荒本久美子：小児疾患の運動療法―脊柱側弯症，武藤芳照（監），運動療法ガイド，第 5 版，pp. 94-98，日本医事新報社，2012．
4) 小野貴志：脊柱側弯症，伊藤利之ほか（編），今日のリハビリテーション指針，pp. 238-242，医学書院，2013．

特集 もう悩まない！100症例から学ぶリハビリテーション評価のコツ

〈各論〉
XV. 小児
症例90 **運動発達遅滞**

青木朝子*

ポイント

- 運動発達遅滞の原因疾患としては脳性麻痺，ダウン症，二分脊椎，先天性多発性関節拘縮症，筋ジストロフィーなど様々な疾患が挙げられるため，個々の疾患と症状を正確に把握する必要がある．
- リハを行うにあたり，運動発達遅滞のほかに言語・知的などの発達遅滞を合併しているかどうか評価する．
- 児によって個々の発達スピードは異なるため，今までの動作の獲得時期や日常生活動作の変化を十分に問診することが大切である．
- キーパーソンを見極め，きちんとした説明をして協力を得ることが重要である．

症例

2歳5か月，男児．2歳3か月頃に保育園の先生より歩き方がおかしいと指摘され来院．母からみると普通の歩き方だと思うが，他の子どもに比べると転びやすいとのこと．ジャンプもできない．4か月健診，10か月健診は特に指摘されたことはなかったが，1歳6か月健診は未受診である．

さぁ，どうする？

1 問診のポイントは？（表1）

1）出生時の状況

まずは出生時の在胎週数，体重を確認する．早期産であれば修正月齢が必要であり，低出生体重児・極低出生体重児・超低出生体重児であれば合併症の確認も必要である．今までに診断された疾患はあるか，合併症の有無など現在の状況を確認する．

2）各動作の獲得時期の把握

定頸・寝返り・お座り・四つ這い・伝い歩き・独歩などの各動作の獲得時期を把握することで，児の発達のスピードを大まかだが，予測することが可能である．

3）現在の日常生活の状況

自宅での移動方法，例えば四つ這いと歩行を併用していればどのくらいの割合で動いているのか，家族からみた印象を教えてもらうことで，実

表1. 問診のポイント

1．出生時の状況
・在胎週数，体重
・原疾患の有無
・合併症の有無
2．各動作の獲得時期の把握
・定頸
・寝返り
・お座り
・四つ這い
・伝い歩き
・独歩
3．現在の日常生活の状況
・自宅での移動方法
・幼稚園や小学校での様子
・食事方法
・言葉の遅れの有無
4．家族構成
・兄弟の有無
・キーパーソン

際に診察したときの様子と比較することができる．また，幼稚園や小学校に通っているのであれば，その様子を教えてもらう．食事方法や言葉の遅れがないかも聞き取りが必要である．

* Asako AOKI, 〒331-0052 埼玉県さいたま市西区三橋 6-1587 さいたま市総合療育センターひまわり学園リハビリテーション科

4）家族構成

兄弟の有無やキーパーソンを把握する．兄弟がいる児ではコミュニケーションが多く刺激が入りやすいという半面，家族が児に接する時間がどうしても少なくなる傾向がある．キーパーソンを知ることで自宅でのホームプログラムなどを計画しやすい．

2 本症例の問診のまとめ

- 2,785 g, 38週2日，普通分娩で出生．今までに指摘された疾患はなし
- 定頸4か月，寝返り6か月，お座り9か月，四つ這い12か月，伝い歩き13か月，独歩18か月
- 自宅での移動手段は歩行のみ．他の子どもより走るのが遅く転びやすい．右足はつま先歩行になることもある
- 階段昇降は段差が低ければ一足一段で可能
- 食事は右利きでほぼ自立
- 2語文は2歳．言葉によるコミュニケーションはスムーズ
- 兄弟はおらず，両親共働きである
- キーパーソンは母のようだが，母からみると歩き方は正常にみえる

3 診察のポイントは？

問診で得られた情報をもとに月齢ごとの発達をチェックする．立位バランスや歩行バランス，歩行できる児であれば，普段履いている靴の靴底をみると歩き方の特徴をつかみやすい．

筋力，関節可動域やクローヌスなどの深部腱反射，麻痺の有無など神経学的所見をとることで運動発達遅滞の原因や対応すべき部位を把握する．

特に，運動発達遅滞の児では外反扁平足の合併が多いため，足根骨（特に舟状骨）の落ち込みの有無はみる必要がある．

4 何を評価するか？

- 麻痺の有無，深部腱反射など神経学的所見
- 関節可動域
- 外反扁平足
- 基本動作および歩行

これだけは外せない!!

1 神経学的所見

麻痺の評価法としては脳卒中の機能評価に用いられる SIAS (Stroke Impairment Assessment Set) や Brunnstrom stage などが挙げられる．

麻痺がある場合は，四肢麻痺・片麻痺・対麻痺・単麻痺なのかを注意深く観察する．

併せて，感覚過敏や鈍麻などの感覚障害についても可能な範囲で評価する．

2 関節可動域

関節可動域制限がある場合には，それが筋緊張亢進によるものか，拘縮なのかを評価する．

3 外反扁平足

左右差があるか，足根骨の落ち込みがないかを確認し，必要であれば足部X線で評価をする．

4 基本動作・歩行

四つ這い，立ち上がり，立位，歩行時における荷重のバランスや左右差を確認する．

評価をまとめよう!!

1. **神経学的所見**
   - コミュニケーションは良好
   - 右利き
   - SIAS 運動項目の右下肢(5, 5, 4)（足関節の随意性がやや低下）
   - 足クローヌスは右で数回認めた
   - 右アキレス腱部の腱反射亢進
   - 明らかな感覚障害なし
2. **関節可動域**
   - 右足関節背屈が膝屈曲位で10°（左30°），膝伸展位で−5°（左20°）
   - 腓腹筋はかなり硬直している
3. **外反扁平足**
   - 明らかな外反扁平足はないが，X線上右足根骨の低形成が認められた
4. **基本動作・歩行**
   - 立位では両踵は接地しているが，右の反張膝が著明
   - 歩行時には右の踵が浮き尖足位となり，走るとさらに増悪

いざ処方へ!!

#11 右単麻痺，筋緊張亢進　#12 右足関節可動域低下　#21 歩行障害　#22 ADL障害　#31 家族の理解力低下

以上の問題点より，PT処方を行う．

＜PT＞
- 麻痺の評価
- 関節可動域訓練（家族へのホームプログラム含め）

- 歩容の指導
- 補装具の検討

結果

本症例では初診時に右下肢の筋緊張亢進と尖足での歩行が認められた．右単麻痺が疑われたが，母親に病識はなく，様子をみたいというため家庭での右足関節のストレッチを指導し，定期的に受診していただくこととした．3歳を過ぎ，徐々に関節可動域低下やクローヌスが増え，ジャンプや通常の段差の階段昇降もできず母親にも病識が出てきたため，父親にも受診していただき，PTと保育園の先生との面談も施行した．その後，父親により家でのストレッチも徹底できるようになり，4歳児の診察では右足関節背屈が膝屈曲位で10～20°，膝伸展位で0～5°と改善がみられた．

補装具は必要と考えたが，家族の受容もありハイカットシューズで対応していた．4歳時に足底装具と足底板を作製し，装具着用により歩行も安定し，走るスピードも速くなり転びにくくなった．

6歳の時点ではADL上困ることはないとのことである．

来年，小学1年生になるため学校生活などを含め，適宜介入していく．

> **知っ得 サイドメモ**
>
> 小児の場合は，歩くようにと指示をしても嫌がってなかなか歩かないことも多い．そのため，「おもちゃを取ってきて」「これをお母さんに渡してきて」など目的のある指示に変えると歩行などの動作を観察しやすい．
> また，自宅や保育園などでの各種動作場面のビデオを撮ってきていただくことも有用である．

文献

1) 前川喜平：小児リハビリテーションのための神経と発達の診かた，新興医学出版社，2005.
2) 伊藤利之(編)：発達障害児のリハビリテーション，永井書店，2008.

〈各論〉
XV. 小児
症例91 言語発達遅滞

梶縄広輝[*1] 半澤直美[*2] 佐竹恒夫[*3]

> **ポイント**
> - 言語発達遅滞とは，子どものことばの発達の概況を表す用語であり，特定の疾患名・障害名に対応するものではない．
> - 「ことばの遅れ」の背景には様々な要因が想定され，それらを適切に評価するためには，発達に関する多様な視点が必要である．
> - 「ことばの遅れ」の背景を知ることにより，治療・療育の方針を立て，予後を想定することが可能になる．

> **症例**
> 2歳10か月，男児．音声での発語はなかなか増えず，身ぶりでの表現が主である．1歳6か月健診で発達の遅れから福祉保健センター（保健所）でフォローとなり，その後，ことばの遅れを主訴に療育センターを受診．周産期は特記すべきことはなし．始歩は1歳4か月とやや遅く，始語は2歳0か月．

さぁ，どうする？

1 問診のポイントは？

保護者が子どもについて「ことばが遅い」と訴えるとき，そのなかには多様な内容が含まれているため，主訴の内容をよく聞き取り問題点を整理する必要がある．その際に必要なポイントは以下のとおりである．

(1) 聞こえに関する訴えがあるか
(2) 発音の不明瞭さや吃音に関する訴えがあるか
(3) 「ことば」以外の訴えがあるか（発達全般が遅い，コミュニケーション全般が弱いなど）
(4) 「ことば」のなかでも，発達のばらつきはあるか（理解は良いがしゃべらない，よくしゃべるが理解していないなど）

また，原因にかかわらず既往歴・家族歴と家庭状況についての聞き取りは重要である．妊娠中の母体の感染症や薬剤の使用，難聴や発達障害の家族歴，児の周産期障害や先天奇形症候群の合併，などである．

2 診察のポイントは？

平均的な言語コミュニケーションの発達については表1に示した．このめやすから大きくはずれる場合は，以下に示す様々な原因を鑑別するための検査・評価が必要である．1歳6か月健診で「全く発語や指さしがみられない」「身近な物の名称が理解できない」，また3歳健診で「指示に応じられない」「名前が言えない」「大小がわからない」などの場合は，保護者のニーズに応じて経過観察になることが多い．

ことばが遅れる要因ごとの診察のポイントと対応を以下に示す．どの場合も，既往歴・家族歴・環境についての情報は重要であり，十分に参考にする．

1）聴覚障害

早期発見が特に重要であり，新生児期からの聴力検査が広く実施されるようになってきている．音への反応が全くない場合は気づかれやすいが，振動を感じて反応する場合もある．また，周波数の高さによって聴力が残っている場合や，中等度～軽度の難聴では，「聞き返しが多い」「ことばが一度で理解できない」と捉えられる可能性もあり，臨床的に聴覚障害を疑う所見に乏しくても聴力検査を行うことが勧められる．小児の場合は，耳鼻科の診察とSTによる検査・評価を依頼する．

[*1] Hiroki KAJINAWA, 〒234-0056 神奈川県横浜市港南区野庭町631 よこはま港南地域療育センター診療課，言語聴覚士
[*2] Naomi HANZAWA, 同，センター長
[*3] Tsuneo SATAKE, 横浜市総合リハビリテーションセンター

表 1. 言語・コミュニケーションの発達のめやす

1〜2 か月	泣いているときに声をかけると，泣きやむ
2〜3 か月	あやすと笑うなど反応する
3〜4 か月	見えない方向から声をかけると，そちらへ顔を向ける
6 か月〜	家族に話しかけるような声を出す（難聴児でもみられる）
7 か月〜	音の繰り返しの喃語，音声の種類や量が豊かになる
10 か月〜	大人のことばや動作のまねをしたり，やりとり遊びを楽しむ
1 歳〜	単語が 2〜3 語出始める 状況を伴った簡単な声かけを理解する（バイバイ，おいで，ちょうだいなど）
1 歳 3 か月〜	音声だけで簡単な指示を理解する（○○もってきてなど）
1 歳 6 か月〜	簡単な問いに応答する（○○はどれ？に対して指さしで答えるなど）
1 歳 8 か月〜	2 語発話が出始める
2 歳 6 か月〜	自分の名前を言う，大小がわかる

2）知的障害

言語発達が受信（理解），発信（音声や身ぶり等での表現）ともに遅れ，非言語的な課題（積み木やパズルなど）への取り組みも困難な場合は知的障害（精神遅滞）を疑い，発達検査・知能検査を行う．

3）発達障害（特に自閉症スペクトラム障害）

発達年齢に比べて状況理解の弱さがある場合，人への関心の薄さが感じられる場合，発信が一方的で理解を伴わない場合などは，自閉症スペクトラム障害の他の特徴（集団活動への不適応，特定のものへの固執や行動上のこだわり，感覚面の異常など）について聞き取りを行う．発達障害が疑われる場合は，心理評価を行うとともに，児童精神科や療育機関など，発達障害を専門とする部門に紹介する．

4）著しい構音障害

子どもがさかんに何か話しているにもかかわらず，家族も含めて聞き取ることが困難な程度の構音障害では，早期から ST による評価を行い，経過をフォローするなかで適切なタイミングで構音訓練などの介入を行う．また，粘膜下口蓋裂や先天性鼻咽腔閉鎖不全が疑われる場合は，耳鼻科または口腔外科，形成外科の診察を依頼する．

5）いわゆる「言語発達遅滞」

1）〜4）以外，または1）〜4）の状況から想定される以上に言語発達に遅れのあるもの．言語理解や非言語的コミュニケーションは年齢相応であるが，音声発話のみが遅れているというパターンがよくみられる．その多くは，いずれ言語発達が追いつき，最終的に個人差と判断されるが，なかには幼児期の「話しことば」に続いて学齢期の「書きことば（書く・読む）」の問題が生じてくる場合もあり，学習障害（LD）の評価が必要になる．

6）環境によるもの

新生児期から入院が長引いている児，家庭での虐待が問題となっている児などについては，環境の影響は否定できないが，その判断は1）〜5）を十分に考慮したうえで慎重に行うべきである．

3 本症例の診察所見のまとめ

- 日常生活の様子からは，聴覚障害が明らかに疑われる所見はない
- 運動・受信（理解）面の発達はやや遅めであるが顕著ではなく，発信（身ぶりや表情での表現）はよくみられる．発信（音声での表現）の遅れが明確で，両者のギャップが大きい
- 行動観察からは，自閉症スペクトラム障害の特性は目立たない
- 構音障害を生じうる器質的な異常はない
- 家族歴は特記すべきことはなく，家族間のコミュニケーションも特に問題はない

4 何を評価するか？

診察場面での所見を確認する，またはさらに詳しく評価するために，①聴力検査（COR，遊戯聴力検査），②臨床心理士による発達検査または知能検査，③ST による言語発達や構音についての評価を実施する．

これにより，聴覚障害・知的障害・自閉症スペクトラム障害の有無，またはこれらが影響を与える程度の判断を行う．

これだけは外せない!!

聴力や言語コミュニケーションの評価は，医師の指示のもとに主に ST が担う．評価の目的は，

表2. 言語コミュニケーション検査

・国リハ式＜S-S 法＞言語発達遅滞検査（小寺ら，1998）
・LC スケール増補版（大伴ら，2013）

表3. 領域に特化した言語検査

語彙：絵画語い発達検査（PVT-R）（上野ら，2008）
会話：質問-応答関係検査（佐竹ら，1997）
構音：新版構音検査（今井ら，2010）
コミュニケーション：対人コミュニケーション行動観察フォーマット（FOSCOM）（東川ら，2013）
※音形の評価は，各検査の発話サンプルから評価・分析することが多い

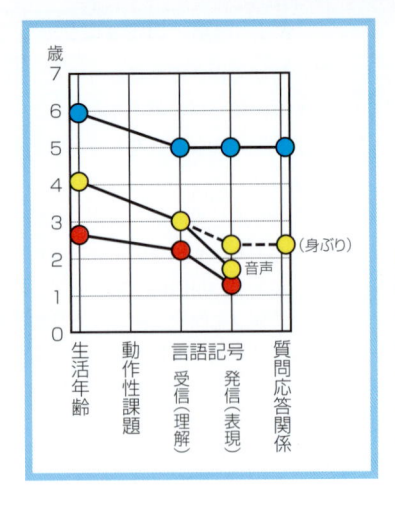

図1.
個体内プロフィール
（縦軸に年齢，横軸に領域を表す）
赤：ST 初期評価
黄：ST 療育開始時
青：ST 終期評価

言語発達遅滞の有無や程度の判定，発生機序や遅滞の様相の把握，働きかけの方向・目的の決定などを行うことにある．そのためには，検査を使った直接的な評価や，自由場面での行動観察に加え，日常生活場面での言語コミュニケーションの様子，生育歴や関連領域に関する情報を保護者より収集し，子どもの状況を総合的に捉える必要がある．

言語発達やコミュニケーションの評価は，理解面，表現面，会話，構音，コミュニケーションなど領域別の評価をまとめることで初めて，子どもの全体像が明らかになる．臨床場面では，複数の検査を組み合わせて評価することが多い．就学前の子どもを主な対象とした言語コミュニケーション検査と，領域に特化した言語にかかわる検査を，表2，3に紹介する．

評価をまとめよう!!

- 聴力検査：異常なし
- 田中ビネー知能検査Ⅴ：IQ82．全体としては境界域知能．領域別では視覚的認知や構成課題では明らかな遅れはみられない
- ST 評価：初期 ST 評価は**表4**ならびに**図1**（個体内プロフィールの赤）の通りである．

【初期評価のまとめ】
- 受信（理解）面に比し，発信（表現）面に遅れがややみられる．
- 発信（表現）面は，音声より身ぶりが優位な状態である．
- 低年齢であることや，限定的ながらも産生できる音はあることから，今後は音声の広がりも期待される
- 日常では，身ぶりや指さしなどを用いてコミュニケーションをはかっている．今後も，音声にこだわらず実物や写真などを使ってコミュニケーションをしていくことが望ましい

いざ処方へ!!

＜ST によるフォロー＞

当面 3 か月ごとの評価と助言を中心としたフォローを行う．

＜ST による療育＞

生活年齢が 4 歳を過ぎても，受信（理解）面＞発信（表現）面のギャップが大きく，発信面は音声より身ぶりが多い状態像に大きな変化はみられない場合，ST 療育（月 2 回程度）を導入する（**図1**：個体内プロフィールの黄）．

結果

＜ST 療育の主な経過：4 歳から就学まで＞

- 発信（表現）面：2～3 語文の受信（理解）課題後に，絵記号を使って音声による 2～3 語文の発信を促す．問診情報による発信語彙は，4 歳 2 か月では音声 71 語，身ぶり 123 語であったが，4 歳 9 か月では音声 226 語，身ぶり 54 語となり，音声が優位になると身ぶりは自然に減少した．
- 音形：2～3 音節レベルでの子音や音節の置換・省略（めがね［ネダネ］）や，音節の長音化（ばなな［バーナ］）がみられる時期が続くが，ひらがなの 1 音 1 文字対応が広がってきた時期に徐々に改善した．
- 文字：絵と文字単語の結合，文字単語の構成課題を通し，ひらがなの 1 音 1 文字の獲得が進んだ．

終期 ST 評価は，**表5**ならびに**図1**（個体内プロフィールの青）の通りであった．

表4. 初期 ST 評価および心理評価（CA2：10）（図1：個体内プロフィールの赤）

【国リハ式＜S-S 法＞言語発達遅滞検査などの結果】
受信（理解）面：語彙は事物名称・動作語・大小は成人語で可，色名は不可，語連鎖は2語連鎖が1形式で可，2歳前半レベル
発信（表現）面：語彙は事物名称・動作語が幼児語や身ぶりで一部可，保護者による発信語彙チェックリストの情報では音声23語，身ぶりが62語あるとのこと．1歳半レベル
音形：同音反復（犬［ワンワン］）やワードパーシャル（ばなな［バ］）が主である
構音：母音，半母音，口唇音（p，b，m），鼻音（n）が確認できる
コミュニケーション面：対人緊張の高さが顕著であるが，人からの働きかけには受身的に応じる．自発的な発信は，家族に限定される．身ぶり，指さし，視線などを用いて伝達する様子はある
【発達・知能検査】田中ビネー知能検査Ⅴ：IQ82

表5. 終期 ST 評価および心理評価（CA6：1）（図1：個体内プロフィールの青）

【国リハ式＜S-S 法＞言語発達遅滞検査などの結果】
受信（理解）面：語彙は PVT-R が VA（語彙年齢）5：0（SS7），統語は語順が可，助詞は不可
発信（表現）面：語彙は事物名称が可，多語発話は3語発話が可，助詞「が」「を」が可
質問-応答関係：全体的には5歳台レベル
音形：改善傾向にあるが，長音は省略される傾向にある．平板な発話が特徴的である
文字：読みは，ひらがなで清音・濁音レベルで可，特殊音節は不可である
構音：子音の置換が認められる（サ→チャ行，ツ→チュ，ザ→ジャ行）
コミュニケーション面：先生や友達に対しては受身的だが，家族など身近な相手には主張を強く出す．マイペースに自分の話を展開し，相手が理解していないとイライラする様子がある
【発達・知能検査などの結果】WISC-Ⅳ：IQ82

＜終期評価のまとめ＞
- 受信（理解）・発信（表現）・質問-応答関係は，概ね5歳台レベルに達し，子どものペースでの成長がみられる．
- 構音障害は残っており，就学後は通級指導教室（言語）での指導が決まっている．
- 音形面や文字習得の経過からは，今後は読み書きなどの学習での困難さが出てくることが予想される．
- 対人的なコミュニケーションの課題も含め，継続した専門的な対応が望まれる．

> **押さえ得 サイドメモ**
> 不明瞭な発話には，音形や構音（発音）の主に2つの問題が推測され，これらを明確に分けて評価する．音形は，1つずつの構音には問題がないが，単語になると音が混乱することをいう（例：エレベーター→エベレーター：1つずつは言えているが音が乱れる）．構音は，音自体が正しく産生できないことをいう（ハサミ→ハシャミ：サ行がシャ行になる）．音形も構音も個人差はあるが，言語発達が概ね4～5歳台レベルになるにつれ，改善されてくることが一般的である．

> **押さえ得 サイドメモ**
> 「ことばが遅い」「呼んでも振り向かいない」「人への関心が乏しい（物への関心が強い）」などの行動所見は，しばしば発達障害児に観察されるが，聴覚障害児にもみられ，両者の行動所見は重なる部分がある．特に，軽度難聴や高音急墜型の聴覚障害は，日常での声かけに反応するため，発見が遅れることがある（軽度な難聴であっても，ことばの遅れや社会性の形成に影響がある）．ことばやコミュニケーションにおける相談が主訴の場合，聴覚障害の疑いをなくすためにも聴力検査は必須である．

文献

1) 玉井ふみ，深浦順一（編）：標準言語聴覚障害学　言語発達障害学，医学書院，2010．
2) 佐竹恒夫ほか（編）：言語聴覚士のための言語発達遅滞訓練ガイダンス，医学書院，2004．
3) 伊藤元信，笹沼澄子（編）：新編 言語治療マニュアル，医歯薬出版，2002．

〈各論〉

XV. 小児

症例92 発達障害

井口陽子*

ポイント

- 広汎性発達障害とは，自閉症とアスペルガー症候群，レット症候群など，その類縁の自閉症に近い疾患の症候群である．
- 自閉症の基本症状は，ウィングの3つ組であり，
  - ・社会性の障害（人と相互的にかかわって場にふさわしい行動をとる能力不全）
  - ・コミュニケーションの質的障害（相手との相互的コミュニケーションを楽しみ発展させていく能力の不全）
  - ・イマジネーションの障害（思考と行動の柔軟性の不全）

  から成り立つ．
- 発達障害児のリハ科への依頼のなかには発達障害の診断がつけられていない児も含まれるため，診察に際しては（小児全般においても），上記のウィングの3つ組を念頭に置き，児のそれらの特徴からどんな支援が必要かを導き出す．

症例

3歳7か月，男児．新生児科よりの紹介，主訴は発音がはっきりしない．

生育歴，在胎38週4日1,886g，子宮内胎児発育不全（IUGR）にて出生，月齢8か月での頭部CTで軽度脳萎縮を指摘されている．運動発達は定頚5か月，寝返り8か月，四つ這い11か月，つかまり立ち1歳2か月，独歩1歳8か月と軽度発達遅滞を指摘されている．発音がはっきりしないとの主訴にて，言語療法の適応につき，リハ科に紹介となる．

さぁ，どうする？

1 問診のポイントは？

発達障害児の問診，診察に際しては，自閉症の基本症状であるウィングの3つ組が，児の問題点にどのようにかかわっているのかを考察することが重要である．

診断名がついていない児に関して，発達障害が疑われる場合に保護者に児の特性やその特性に合った支援の必要性の理解を促す必要があるが，突然考えてもみなかった児の特徴について説明を受けると保護者は困惑し，時には医療者側への不信感を抱き，リハビリテーション（以下，リハ）を含めた治療に支障をきたすこともある．保護者が児の特性をどのように，どの程度理解しているかを会話のなかから汲み取り，保護者の理解の状況に沿った説明を試みる必要がある．

発達障害はリハ科へ，乳児期では運動発達の遅れ，離乳食が進まないなどの摂食機能の問題，幼児期では言語発達遅滞や構音障害，手先が不器用，ブランコなど公園の遊具が上手に使えない，走り方が変であるなどの運動が稚拙さ，学齢期で字の読み書きや計算が習得できないなど学習困難を主訴として紹介される．

出生時の状況（出生週数，出生体重，Apgar score，手術など含めた既往歴など），発達の経過（定頚，座位，四つ這い，つかまり立ち，始歩，始語，哺乳や離乳食の進みなど）などの成育歴に関する情報を得る．自宅での日常生活上でこだわりや執着，切り替えの悪さなど育てにくくないか，困っていることはないか，保育園や幼稚園など集団生活に参加している場合はそこでの活動で支障がないかを聞く．

言語面では保護者とのコミュニケーションはど

---

* Yoko IGUCHI, 〒183-8561 東京都府中市武蔵台2-8-29 東京都立小児総合医療センターリハビリテーション科

うか，2語文，3語文など言語発達はどの程度か，一見流暢にみえても質的にはどうかに着目する．

生活面では年齢相応の日常生活動作(ADL)ができるか，遊びについて何が好きか，何が得意で不得意かなど，日常の児の特徴を捉えられるよう保護者から情報を得る．

言語についての主訴の場合は特に，視線が合わない，多動で1つの遊びに集中しない，食事中着席ができない，こだわりが強いなどの行動上の問題は，一見主訴とはかけ離れているようではあるが，重要なポイントである場合が多い．

2 診察のポイントは？

1) 直接行動観察

診察では，問診を重要な足がかりとし，児の発達段階に応じた対応を行う．問診と同様に，自閉症の基本症状，ウィングの3つ組をもとに，児の特性や程度を大まかに把握する．

時には診察室では，直接の行動観察を限られた状況で行うことが困難である．多動傾向のある児にとっては，診察室のような新しい場所，場面ではその傾向が際立ち，診察が困難となり，保護者への問診だけから必要な処方や支援を考える必要がある．初めての状況に慣れるのが難しい発達障害児は多く，また反対に，すぐに保護者から離れて医師の近くに寄るなども同様である．

診察室など特別な状況で児の持っている能力を出せないと思いがちであるが，年齢の発達に応じた場所や状況への適応，慣れがある．診察では，終了時間を教えるなど見通しを立てたり，荷物やおもちゃを置かないなどの環境調整により，着席できたり課題に取り組める場合もあり，必要なリハ，支援を提示する手立てとなる．

3 本症例の所見のまとめ

- こだわりがあり，切り替えが困難なため集団生活が送れずADLが向上しない
- 不器用
- 軽度言語含め，発達遅滞，構音障害の疑いあり

4 何を評価するか？

依頼内容，問診をもとに，リハ科での評価としては，以下が挙げられる．

- 運動発達(粗大運動，巧緻動作)
- 認知の発達
- 言語機能，コミュニケーションの状況
- 構音機能
- 摂食・嚥下機能(口腔機能，過敏の有無など)
- ADL
- 自閉性障害の特性の有無，行動面(多動，注意散漫，集中困難)
- 学習障害(読み書き，音読，算数の能力)

診察では，視線が合うか，挨拶に応じるか，名前を呼んで振り向くか，天井の電灯に手をひらひらさせる，天井や壁の模様，タイヤなど回るものを見続けるなど，常同的な動作はないか．ある音を嫌がったり，触られるのを嫌がったり，知覚過敏はないかなど，先に記述した発達障害児の特性を探る．

児との会話が成立すれば，児の持つ言語能力をなにげない日常の内容から大まかに読み取る．年齢相応の語彙数や言語理解が達成されているかどうかを探る．

発語は流暢なようでも，話がかみ合わない，内容に情報量が少ないなど，コミュニケーションとしては良好ではないことがある．

構音障害を主訴とする症例では，どのような種類か，発達途上で経過により改善されるものか，異常構音なのか，訓練が開始できる発達年齢かを検討する．

運動機能は着席時の座位，立位時の姿勢，歩容，走行，片脚立ち，片脚とび，ボール投げなどを診る．

手指の巧緻性は，線や丸などの図形やお絵かきを促すなどして評価する．食事動作，更衣動作などADLは問診にて，介助が必要か自立しているかの情報を得る．

学習障害が疑われる場合は，知的発達の遅れはないか，学習の何に支障があるのかを探り，また，書字，読みの評価のため，名前や文章を書かせる，本や教科書を読ませる，いま学習しているレベルの算数を解かせるなどを行う．

以上のような問診，診察をもとに，必要なリハを処方し，支援を選択する．

表1. 評価項目

発達検査	遠城寺式乳幼児分析的発達検査法 新版K式発達検査 津森式発達検査 グッドイナフ人物画知能検査（DAM；Goodenough draw-a-man intelligence test）
知能検査	WISC-Ⅲ，WISC-Ⅳ（Wechsler Intelligence Scale for Children-Ⅳ） 田中ビネー発達検査 WPPSI（Wechsler Preschool and Primary Scalel of Intelligence）知能検査 K-ABC（Kaufman Assement Battery for Children）
感覚統合のアセスメント	日本Miller幼児発達スクリーニング検査（JMAP） 南カリフォルニア感覚統合検査（SCSIT）
言語検査	S-S法言語発達遅滞検査（国立身体障害者リハビリテーションセンター） PVT（Picture Vocabulary Test）絵画語彙発達検査 ITPA（Illinois Test of Psychlinguistic Abilities）言語学習能力診断検査
	構音検査
適応能力	S-M社会生活能力検査
視覚認知検査	かな拾いテスト Frostig視知覚発達検査
学習障害のスクリーニングテスト	PRS

　就学前の児には，多くは地域の療育センターでの支援を受ける体制があり，リハ訓練，心理，通園など集団療育，就学支援など総合的な支援を受けることができる．

　リハ科に従事する医師が診察する施設では，小児，殊に発達障害に対するリハを実施していない場合も多く，発達障害のどのような問題に対して，各施設で対応できるかは様々である．それぞれの病院のリハ部門で発達障害児に対するリハの実施の有無や対象とする症状を把握し，スタッフ間でも確認を得ておく．例えば，構音障害のみの改善や学習障害の環境設定等は，小児専門の施設でなくとも対応可能な場合もある．リハ科の医師は地域の療育センターや小児のリハを施行する施設，病院の情報を把握しておくと良い．

これだけは外せない‼

　問診，診察の際に，前述のウィングの3つ組，
- 対人関係の障害（社会性の障害）
- コミュニケーションの障害（言語機能の発達障害）
- イマジネーションの障害（こだわり行動と興味の偏り，固執性）

があるかどうか，その状態，程度を把握し問題点を明確化する．

　表1にリハ関連職種が行う評価，検査項目を示す．児の問題点をさらに詳細に理解するために，どの検査が必要かを検討し，児の状態と検査結果を総合的に判断する．

評価をまとめよう‼

- 出生前ではIUGRを指摘されていたが，出生時のAPGAR score，呼吸器管理，保育器収容の日数などは不明
- 診察室で視線は合うものの，名前を聞いても答えない，座るなどの簡単な指示で着席するが，すぐに動き出し，診察室のおもちゃ箱にあったミニカーを取り出し，ベッド上に並べる．ミニカーを寝そべって動かし，回るタイヤを見つめる
- 診察室にあった太鼓をスティックで飽きることなく叩いている．診察の終わりに，太鼓を片付けるように母が促すと嫌がり泣き叫ぶ．外出先で同様のことが多く，切り替えが悪く困っている
- 服を脱ぐことはできるが，着ることはほぼ介助である．入浴の声かけにも遊んでいると動かない
- 遊びは室内が多く，外遊びは苦手である．ぎこちなく走行は可能だが，片脚立ちで5秒以上保持できない
- 3語文は出ている様子だが，構音不明瞭で一方的な要求が多く，コミュニケーション面で偏りがある．色の呼称はできず，ボールの数を数えられない
- 7か月から保育園に朝から午後7時までいる．保育園での様子は1人遊びが主体で，気になるものがあると集団の行動中でも1人で離れる，大声を出すなどがあり，散歩は周りの声掛けがあると参加できる．慣れない場所でトイレに行きたいといえず，おむつを使用している
- 遠城寺発達検査で，移動3歳0か月，手の運動2歳9か月，基本的習慣3歳0か月，対人関係2歳0か月，発語2歳9か月，言語理解2歳6か月と，生活年齢に比較し遅れを認める

いざ処方へ!!

＜作業療法＞
- 感覚統合訓練，ADL の指導
- 環境調整(集中できる環境，見通しを立てるなど)，指導

＜言語療法＞
- 構音および言語発達の評価

＜デイケア＞
- 週1回の小集団での訓練(スケジュールの把握や集団行動，個別での課題：ペグ差しなど)

結果

介入当初，5分以上の着席が困難で椅子上の座位姿勢は崩れやすかった．言語聴覚士の評価では，絵画語彙発達検査で語彙年齢3歳0か月，構音検査にて未熟構音およびイ列に促音化構音を認めたが，構音訓練は発達年齢，着席困難によりリハの効果はまだ期待できず経過観察とした．

小集団を通したかかわりで，行動を左右する刺激を調整して，落ち着いてADLや課題に取り組む姿勢を促し，生活のリズムをつけた．

自宅での環境調整を指導し，時間，空間の構造化を行うことで，かんしゃくが減り，通常の生活上での出来事に対して，見通しがつけられるようになった．それにより，更衣動作など落ち着いて取り組むようになり，介助量を減らすことができた．経過とともに課題に取り組む際に指示を与えることで着席ができるようになり，姿勢も崩れにくくなった．

保護者の児の特性の理解が深まり，就学に向けた準備，支援の体制を整えることができた．

知っ得　サイドメモ

発達障害は小児に限った疾患ではない．発達障害の特性を持ち成人となり，外傷や疾病によりリハが必要となり，訓練を進めるにあたって，こだわりなどにより入院生活にストレスを感じていたり，リハの進行が滞る症例も経験する．発達障害児への対応は，そのような成人に対しても有効である場合が多く，参考にすると良い．

視線が合わない，落ち着きがないなどの発達障害様の症状の原因として，被虐待児など環境要因であることもあり，注意を要する．

文　献

1) 伊藤利之ほか：発達障害児のリハビリテーション，pp. 244-303，永井書店，2008．
2) 吉田友子：高機能自閉症・アスペルガー症候群「その子らしさ」を生かす子育て，中央法規，2003．
3) 浅田和海：子どもの構音障害．日本音響学会誌，68(5)：248-253, 2012．
4) 橋本圭司ほか：小児のリハビリテーションポケットマニュアル，診断と治療社，2011．
5) 【特集】発達障害のリハビリテーション．総合リハ，41(1)：7-22, 2013．

〈各論〉
XV. 小児
症例 93　NICU 例

和田勇治*

ポイント

- 診察前のポイントは児の状況，家族の状況についてできるだけ情報を入手する．
- 診察のポイントでは依頼内容・児の情報を確認したうえで全体像を評価する．
- 哺乳に問題がある場合は，間接的な評価で哺乳のどの段階に問題があるのかを評価後，実際の哺乳場面を観察する．

症例

帝王切開にて出生（28 週 5 日，1,325 g，Apgar Score 1 分 3 点，5 分 5 点）した，新生児仮死を伴った早産，極低出生体重児．生後長期間の挿管・呼吸器管理や酸素投与・点滴管理を要したが離脱し，現在はコット内で経管栄養を併用．修正 35 週 2 日にて哺乳を開始したが，吸啜が続かず，むせて酸素飽和度が低下することを繰り返すため，修正 37 週 1 日，当科に依頼となった．

さぁ，どうする？

1　診察前のポイントは？（表 1）

（1）カルテより原疾患，併存疾患（特に呼吸・循環器疾患），画像診断（脳出血，脳室周囲白質軟化症（PVL）など），出生後の呼吸状態，栄養状況など，発達に関して危険因子が存在するかをチェック．

（2）依頼理由に関連した児の様子（哺乳に関してや落ち着き難さについてなど）を，受け持ち看護師に聞いておく．可能であれば，来院時の家族の様子（感情や病態の理解度など）や家族背景（副介護者の有無，扶養家族の有無，経済状況，自家用車の有無など）などについて情報を入手しておくと家族指導や外来フォロー時に有用である．

2　診察のポイントは？（表 2）

依頼内容・児の情報を確認したうえで簡単に全体像を評価する（Dubowitz 神経学的評価法，新生児行動評価などを用いると効率よく評価できる）．なお参考までに記すと，当院新生児科からの依頼で多いものは哺乳障害，四肢の緊張異常，落ち着き難さなどである．診察の際には訪室時の睡眠-覚醒状態（state）が低いとき，高すぎるとき（入眠時や泣いているとき）には評価を避ける．哺乳に関しては，間接的な評価で哺乳のどの段階に問題があるのか評価した後に，実際の哺乳場面を観察することが重要である（図 1）．

3　本症例の所見のまとめ

- 危険因子
  - 早産・低出生体重児であり，両側側脳室近傍に PVL あり
  - 呼吸・循環状態は問題なく，併存疾患なし
- 家族の状況
  - 両親は積極的に児の世話を行っており，経済状況や病態の理解度などは良好
- 看護サイドから見た児の様子
  - 寝ていることが多い．刺激に対しての反応性が低い．いったん啼泣すると鎮静しにくい
- 全体像の評価
  - 訪室時の state は 4（覚醒，わずかな自発運動）で顔面・四肢に明らかな奇形は認めない
  - 自発運動は四肢を伸長するような突発的な動きが多く，滑らかな動きは少ない
  - 四肢の筋緊張や腱反射は低下しているが，関節可動域制限はない
  - Dubowitz 評価スコアリングは 16.5 点
- 哺乳に関して間接的な評価
  - 口腔内の感覚過敏なし
  - 口腔周囲・内の筋緊張や探索・吸啜反射は良好

---

* Yuji WADA，〒 183-8561 東京都府中市武蔵台 2-8-29 東京都立小児総合医療センターリハビリテーション科，医長

表1. 診察前のポイント

1. 注意すべき新生児疾患の代表的なもの（危険因子）
   1）神経系疾患
      - 新生児仮死
        （低酸素性虚血性脳症：HIE；hypoxic ischemic encephalopathy）
      - 脳室周囲白質軟化症（PVL；periventricular leukomalacia）
      - 脳室内出血（IVH；intraventricular hemorrhage）
      - 水頭症
      - 高ビリルビン血症（ビリルビン脳症後遺症）
      - 脊髄髄膜瘤
   2）染色体・先天異常系疾患
      - 13トリソミー
      - 18トリソミー
      - 21トリソミー（ダウン症候群）
      - 口唇裂・口蓋裂
   3）呼吸・循環器系疾患
      - 慢性肺疾患（CLD；chronic lung disease）
      - 胎便吸引症候群（MAS；meconium aspiration syndrome）
      - 無気肺・肺炎（先天性心疾患術後など）
   4）早産・低出生体重児
2. 診察前に収集すべき情報の例
   1）児の状況
      - 原疾患
      - 併存疾患（特に呼吸・循環器疾患）
      - 画像診断（脳CT，MRI，エコー：器質的疾患，PVLなど）
      - 出生後の呼吸状態（酸素投与日数，呼吸器装着日数など）
      - 栄養状況（経管栄養の有無，とろみの有無，ミルクの量＜1回量，1日量＞，哺乳回数など）
   2）家族の状況
      - 来院時の両親の様子（感情や病態の理解度など）
      - 家族背景（副介護者の有無，扶養家族の有無，経済状況，自家用車の有無など）

○哺乳に関して直接的な評価
- 飲み始めに吸啜が出にくく，酸素飽和度が低下することが多いが，哺乳を止めると酸素飽和度は速やかに改善
- 準備したミルク50 mlのうち20 mlを10分で哺乳可能だが，次第に吸啜が続かなくなり，ミルクの残りは胃チューブより投与．とろみは不使用

4 何を評価するか？

- 呼吸状態，循環状態
- 姿勢や自発運動の状態
- 解剖学的要素
- 四肢・体幹の緊張
- 反射
- 間接的な哺乳評価
- 直接的な哺乳評価
- その他気になる点

これだけは外せない!!

1 Dubowitz神経学的評価法[1]

　特定の専門知識がないスタッフでも容易に行える単純な評価法で，新生児期の病状と児の全体像を表すには簡便で有用．早産児にも適用可能で，記録を含めて10～15分で施行可能．評価は全34項目からなり，①tone（10項目），②tone patterns（5項目），③reflexes（6項目），④movements（3項目），⑤abnormal signs（3項目），⑥behavior（7項目）の6つのカテゴリーから成る．34点満点で，正期産児の95%が30.5～34点に分布し，それ以下はハイリスク児とされるが，実際には30.5点以上の早産児は少ない．

2 新生児行動評価法（NBAS評価；neonatal behavioral assessment scale）[1]

　21項目の神経学的検査と37項目の行動を評価し，児の環境因子との相互作用能力を明らかにするもの．行動評価は慣れ現象，方位反応，運動能力，状態の範囲，状態の調整，自律神経の調整の6分野に分けられている．神経学的検査は4段階，行動評価には9段階のスコアがあり，採点表に基づいて合計点を出す．発達予後との関連性が高いとする報告が多く，両親への育児に関する情報が提供しやすいとされる．

3 口腔に関する原始反射[2]

1）乳児摂食反射

　乳児の摂食時の行動が連鎖的に起こるようにみえるための総称で，便宜的に4つに分けられる．意義としては，中枢神経障害や神経筋疾患の場合消失することがあり，逆に幼児以降のこの反射の陽性所見は前頭葉障害や大脳びまん性障害を示唆するとされる．

（1）探索反射：口唇あるいは口角などの口唇周辺の触刺激に対して，頭部を刺激の方向に向けると同時に口を開き，舌を突出させ刺激源を口腔内に取り込もうとする反応

（2）口唇反射：口唇に触刺激を加えると，上下の口唇をつぼめて前方に突出させ，刺激源を口唇で挟み込むようにして口を閉じる反応

（3）吸啜反射：口唇反射によって口腔内に取り

表2. 診察のポイント

全体像の評価	
◆呼吸状態, 循環状態	・具体的には, 喘鳴の有無(体位によって異なる場合もある)や, モニターでの酸素飽和度, 心拍, 呼吸数, エアウェイの有無, 経管栄養の有無など
◆姿勢や自発運動の状態	・蛙肢位や後弓反張, 振戦, 驚愕のしやすさなど
◆解剖学的要素	・口唇口蓋裂などの顔面や四肢の奇形などの有無について
◆四肢・体幹の緊張	・減弱・亢進の有無
◆反 射	・腱反射, 口腔以外の原始反射について. 減弱・亢進の有無, クローヌスの出現など
◆その他	・診察を通しての落ち着き難さ, 視覚・聴覚刺激に対する反応など. おしゃぶりや抱っこで容易に鎮静化が図れるかなどについても記載
哺乳に関して, 間接的な評価	
◆探索, 吸啜反射	・検者の指で診察. 十分に出現しているか, 弱いか, 持続するかなど
◆感覚過敏の有無	・嫌がったりのけぞったりしないかなど
◆口腔周囲・口腔内の筋緊張	・咬反射が強く吸啜が出ない, 舌が後退して出て来ないなど, 緊張が強い場合やだらんとして指を圧迫できないなど
哺乳に関して, 直接的な評価	・連続した吸啜回数, 口唇からのミルクのこぼれの有無, 落ち着いて哺乳が可能か, むせや酸素飽和度の低下があるか, 飽和度の低下は哺乳中断で短時間で改善するか, 哺乳の速度(5分間での哺乳量など), 哺乳量/準備した量, 哺乳にかかった時間, 介護者から見て何か哺乳時に困っていることがないのか, とろみ使用の有無など. まとまった評価法として新生児口腔運動評価(NOMAS; neonatal oral motor assessment scale)や哺乳行動スケール(PIBBS; preterm infants breastfeeding behavior scale)などがある

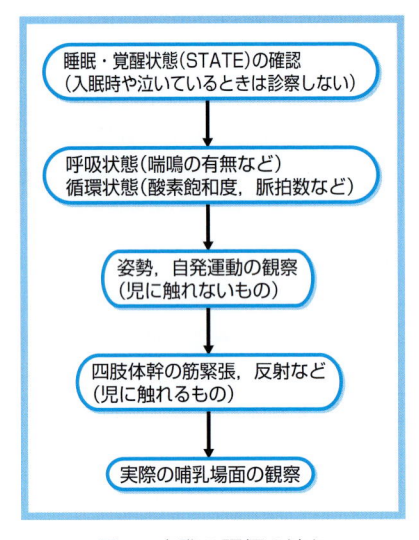

図1. 実際の評価の流れ

睡眠・覚醒状態(STATE)の確認
(入眠時や泣いているときは診察しない)
↓
呼吸状態(喘鳴の有無など)
循環状態(酸素飽和度, 脈拍数など)
↓
姿勢, 自発運動の観察
(児に触れないもの)
↓
四肢体幹の筋緊張, 反射など
(児に触れるもの)
↓
実際の哺乳場面の観察

込まれた刺激源を, 下顎を挙上して上顎中央部の吸啜窩に押しつけながら, 舌で包み込むようにしてリズミカルに口蓋に押しつけると同時に, 下顎の下制により口腔内に陰圧を発生させて吸引する反応

(4) 嚥下反射:吸啜運動により唾液や食物が口腔後方に送り込まれ, 嚥下反射の誘発域に達すると起きる反応

2) 咬反射

指などで歯肉を刺激すると下顎が開閉し, 弱い力でこれを咬もうとする反応. 著しく強く下顎が閉じてその状態が持続する場合は緊張性咬反射と呼び, 脳性麻痺などで認められる病的所見である.

4 睡眠−覚醒状態(state)の分類[3]

睡眠状態 state 1:深昏睡, 自発運動なし
睡眠状態 state 2:浅昏睡, わずかな自発運動
覚醒状態 state 3:まどろみ, 半眠り状態
覚醒状態 state 4:覚醒, わずかな自発運動
覚醒状態 state 5:はっきりと覚醒, 活発な自発運動
覚醒状態 state 6:啼泣状態, 刺激を受け付けない

5 長野県立こども病院 哺乳アセスメント[4]

哺乳障害児の哺乳不良の原因を特定し, 支援方法に結び付けられる簡便なチャート式の評価法. 哺乳中の安全性が明確でなく, 誤嚥を心配しながら哺乳を継続する場合や, 哺乳を開始できない場合に有効. 評価項目は, ①探索反射, ②吸啜反射, ③嚥下反射, ④吸啜/嚥下/呼吸の協調性, ⑤連続哺乳に分類されており, 評価項目に対応した原因, 支援方針, 具体的な支援方法が記され, 使用しやすい.

評価をまとめよう!!

- 早産・低出生体重児であり，両側側脳室近傍に脳室周囲白質軟化症（PVL）あり
- 刺激に対しての反応性が低いが，一度啼泣すると鎮静しにくい
- 自発運動は突発的な動きが多く，滑らかな動きは少ない
- 四肢の筋緊張や腱反射は低下している
- Dubowitz 評価スコアリングは 16.5 点と低く，ハイリスク児
- 飲み始めに吸啜が出にくく，酸素飽和度が低下することが多いが，哺乳を止めると酸素飽和度は速やかに改善．持久力は低い

いざ処方へ!!

問題点をまとめると，以下のようになる．

#1.1 筋緊張低下　#1.2 自発運動，自己調整能力の未熟性　#1.3 哺乳障害

#1.1，#1.2 に関しては，ポジショニングにより安静保持・睡眠を増加・ストレスからの保護をはかることで結果的に神経行動発達を促すことに加え，タッチケアにより反応性（覚醒状態）を高め，抗重力運動や相互作用を促進する目的で処方を行った．#1.3 に関しては，① 探索反射，② 吸啜反射，③ 嚥下反射には大きな問題がなく，哺乳を止めると酸素飽和度が速やかに改善したことより，乳児摂食反射の問題や誤嚥ではなく，④ 吸啜／嚥下／呼吸の協調性や，⑤ 連続哺乳に問題があると判断し，間接・直接訓練を処方した．

<PT>

(1) ポジショニング（看護師にも指導）

- **適切な体位交換**：1～3 時間毎に行う．仰臥位，側臥位，腹臥位など．行う際には児に過剰なストレスを与えず，呼吸・循環動態が不安定にならないようにハンドリング
- **良肢位保持**：保育器内では，胎児姿勢（腹臥位，頸部の軽度屈曲，肩甲帯の下制・前進，骨盤後傾，肩・股関節中間位，上下肢の屈曲位）をとらせる．正期産児の場合は児の体を囲い込む（nesting）ようにロールタオルや抱き枕を使用して良肢位保持

をとらせる．

(2) タッチケア（看護師，落ち着けば両親にも指導）

- 児に皮膚への圧を加えたマッサージと四肢運動の刺激を与え，迷走神経緊張を高めるとともに反応性を高め，子宮外での適応能力を増すもの．体重増加や入院期間の短縮，神経行動発達の向上などに加え，家族によるケアは愛着形成亢進につながるとされる．

<ST>

(3) 非栄養学的吸啜（NNS；nonnutritional sucking）

- NNS とは主に空乳首（おしゃぶり）や指などを用いて吸啜を促す方法である．規則正しい吸啜は哺乳成功の必要条件であり，吸啜が出ない児は口腔機能のみならず咽頭機能障害を合併していることが多い．NNS は哺乳瓶への移行時間，哺乳能力の改善，在院日数の縮小に関しては効果を認めているが，体重増加に関しては一致した見解がないとされている．

(4) 哺乳中の吸啜／嚥下／呼吸の協調性の改善（看護師にも指導）

- 休みを入れながら哺乳を行い，協調して飲める量を増加していく．場合によっては，乳首の穴が小さいものに変更することやミルクにとろみをつけることを検討する．

結果

覚醒時間が長くなり，啼泣しても介護者の抱っこやおしゃぶりの吸啜などで鎮静できるようになった．四肢の自発運動は増加し，全体的に流暢になってきたが，まだ単調な動きが多い．四肢の緊張や腱反射もやや低下気味ではあるが，下肢は屈曲した姿勢が認められるようになってきた．哺乳では準備した 60 ml をすべて哺乳可能で胃チューブは不要になり，リハビリテーション介入後 1 か月で自宅退院となった．退院後はリハ科でも定期的にフォローする予定である．

> **知っ得サイドメモ**
>
> ＜新生児期の哺乳障害について＞
> 　新生児期の哺乳障害はその後の何らかの神経発達障害につながるという報告が多く，特に経管栄養で自宅に帰る児については注意深い経過観察が必要である．

文　献

1) 北住映二ほか(編)：子供の摂食・嚥下障害—その理解と援助の実際—，永井書店，2010.
2) 大城昌平，木原秀樹(編)：新生児理学療法，メディカルプレス，2008.
3) 栗原まな(監)：小児リハビリテーションポケットマニュアル，診断と治療社，2011.
4) 木原秀樹(編著)：新生児発達ケアマニュアル，メディカ出版，2009.

〈各論〉
XV. 小児
症例 94　ダウン症候群

橋爪紀子[*1]　小池純子[*2]

ポイント

- ダウン症候群に多い合併症や罹患しやすい疾患についての知識を持ち，日常生活管理や医療管理に反映させることが重要である．
- ダウン症候群に限らないが，障害児を持った親の不安や孤立感をできるだけ軽減させるべく，育児支援には重点を置くべきである．
- ほとんどが歩行獲得可能であるが，一部には実用的歩行に至らないケースがある．歩行獲得前の体幹支持性強化は，座位・立位の姿勢や歩容，上肢機能にも影響するものと考えられ，リハ介入の意義がある．
- 精神発達上の特性を把握し，日常生活動作やコミュニケーション面など，発達段階に見合った親のかかわり方について助言する．
- 障害児のリハ（＝療育）は，医療機関だけでは完結できない．地域ごとのシステムに沿って療育機関への移行（あるいは併用）を検討する（療育の流れは図1に示す）．

症例

生後まもなく，特異的顔貌や低緊張により本症を疑われ，総合病院での染色体検査により確定診断を受けた．医療的管理や合併症などの精査加療が行われ，1歳前に療育センターを紹介受診した．

さぁ，どうする？

1　問診のポイントは？（表1）

新生児期〜乳児期早期に診断される合併症とその治療経過については，家族からの聞き取りおよび紹介元医療機関からの診療情報提供書により確認しておく．心疾患などでは治療が継続している場合や，日常の運動や飲水量に制限がある場合がある．また，視覚・聴覚の障害や整形外科的合併症については，発達面への影響が特に大きいうえに，早期には正確な診断が困難な場合もあるため，必要に応じて再評価を実施する．

この時期はまだ親が子どもの障害を理解しにくく，ダウン症候群という診断は聞いていても，実際に健常児とどこが違うのかという具体的なイメージが持てていないことも多い．

子ども本人へのかかわりと並行して親への育児

表1. 問診のポイント

1. 身体的合併症とその治療経過
   ダウン症候群に合併しやすいとされるものを以下に列挙する．心疾患や消化器奇形などは，出生後早期に発見され治療が行われることが多いが，成長とともに出現，発見される合併症もある
   - 先天性心疾患（約40%）：心内膜床欠損症（ECD），心室中隔欠損症（VSD），ファロー四徴症（TOF）など
   - 消化器疾患：十二指腸閉鎖（狭窄），ヒルシュスプルング病，鎖肛，輪状膵，口唇裂，口蓋裂など
   - 眼科的合併症：屈折異常（約60%），白内障，斜視，眼振，睫毛内反症など
   - 耳鼻科疾患：聴力障害（40〜75%），浸出性中耳炎，アデノイド増殖症，扁桃肥大など
   - 血液疾患：白血病（一般小児の頻度の15〜20倍）
   - 停留精巣
   - 甲状腺機能異常
   - てんかん
   - 整形外科的合併症：次項に述べる
2. 家族・社会的背景
   - 親，きょうだいなど同居家族
   - 上記以外の支援者（育児の協力体制）
   - 生活リズム（睡眠，食事，排泄の問題の有無など）
   - 福祉サービスの利用状況（訪問看護，訪問介護など）

[*1] Noriko HASHIZUME，〒222-0035　神奈川県横浜市港北区鳥山町1770　横浜市総合リハビリテーションセンターリハビリテーション科
[*2] Junko KOIKE，同センター，センター長

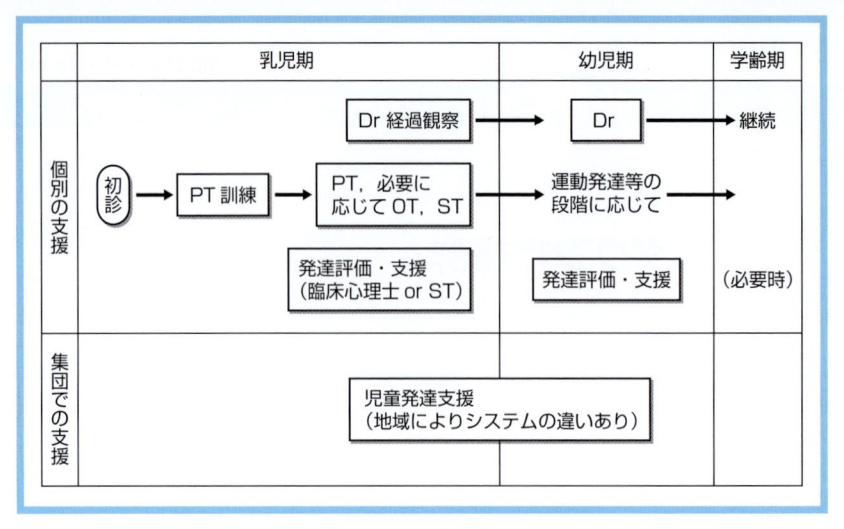

図1. ダウン症候群の療育の流れ

支援を実施していくための情報収集も重要である．

2 診察のポイントは？

1）顔貌や身体構造上の特徴

後頭扁平な短頭・小頭であり，顔貌は平坦で眼瞼裂斜上を認める．鼻が短く，鼻根部が平坦で内眼角贅皮が特徴的である．小さく丸い耳介，短頸で頸部の皮膚にたるみがある．皮膚紋理では猿線や軸三叉高位（母指球部と小指球部との中間掌面にみられる三叉線の位置が通常より遠位であるもの）を高頻度で認め，母趾球部脛側弓状紋は診断に有用である．

2）筋緊張

全身の筋緊張低下が特徴的である．新生児期・乳児期では腹筋の筋力低下が呼吸機能・哺乳機能の低下として現れる．腹直筋離開を伴うことが多い．胸郭が扁平で，しばしば漏斗胸を認める．呼吸が浅く気管支炎を生じやすい．

3）運動発達遅滞

筋緊張の低下により運動発達の遅れがみられる．遅れの程度には個人差があり，筋緊張だけでなく精神面や合併症の影響も受ける．歩行の獲得困難な例は稀であり，9割以上が3歳までに独歩可能となる．ダウン症候群では手膝這いの獲得が最も困難であり，手膝這い姿勢を経験することなく，座位での shuffling 移動（あぐら座位姿勢で臀部を床につけたままでの移動）から立位歩行へ移行するパターン（飛び越し現象）も多い．巧緻運動の遅れは精神遅滞の影響が大きい．

4）整形外科的合併症

新生児期から認められる骨関節系の特徴として，骨盤の低形成，寛骨臼角狭小を認め，中手骨・指節骨は相対的に短く，第5指は短く内弯している．全身の筋緊張低下と関節弛緩性により，環軸椎脱臼や股関節脱臼，膝蓋骨脱臼といった合併症を二次的に生じることがある．これらは放置すると重大な機能障害を引き起こす可能性があり，特に環軸椎脱臼は生命予後にもかかわるため早期の診断と適切な対応が求められる．具体的には，3歳を超えたら（軸椎歯突起の形成が進みX線上で確認できてから），環椎-歯突起間距離（AOI）の測定により環軸椎不安定性の評価を行い，不安定性が高い場合（屈曲位 AOI 4.5 mm 以上などの基準がある）にはマット運動やトランポリンなど，頸部に負担のかかる活動を制限する．そのほか，立位・歩行の時期には外反扁平足が多くみられ，程度により足底挿板（アーチサポート）などで進行を予防する．

5）精神発達遅滞

一般に中等度から軽度の知的発達の遅れがある．遅れの程度は染色体核型，生育環境や合併症などの影響を受ける．知的低下に伴い，言語発達の遅れもみられる．これは筋緊張低下による構音障害や聴覚-言語回路の障害も関連していることがある．幼児期以降では，遅れだけでなく発達障害の可能性についてもチェックしておきたい．ダウン症候群では，模倣が上手で社交的，朗らかな性格の児が多いといわれているが，自閉症スペクトラム障害も5～10％に合併する．

3 本症例の所見のまとめ

- 全身状態は安定しており，重篤な合併症なし
- 月齢対応の離乳食を経口摂取しているが，口の動きが少なく，飲み込み時に舌が突出する
- おもちゃや人への追視あり，声のするほうを向く
- 座らせればあぐら座位を保てるが，臥位から起き上がることは困難
- 寝返りをするが，腹臥位のまま移動することはできない
- おもちゃをつかみ，左右の持ち替えが可能
- 人に対し笑いかけ声を出すが，指さしや模倣はしない
- 「アー，アー」「キャー，キャー」などの発声はあるが喃語の発現は確認されていない
- 身辺動作は全面的に介助を要する

4 何を評価するか？

- 筋緊張低下
- 関節弛緩性
- 呼吸機能
- 哺乳，摂食機能
- 運動発達遅滞
- 精神発達遅滞

これだけは外せない!!

1 筋緊張の評価

- 手足の受動的運動：踵耳試験亢進，スカーフ徴候など
- 仰臥位では下肢の持ち上げが少なく，開排位(いわゆる frog posture に近い)をとる．
- 座位では体幹支持性低下による脊柱の後弯の程度をみる．また，仏像のあぐらのように足底をあわせた Buddha position も筋緊張低下の所見である．

2 関節弛緩性

- Carter らの 5 項目の基準：① 肘関節の 10°以上の過伸展，② 母指の前腕への他動的接触，③ 手指が前腕と平行になる他動的過伸展，④ 足関節の他動的な過背屈と足部の過外反，⑤ 膝の 10°以上の過伸展のうち，少なくとも 3 項目以上が陽性であり，かつ上下肢ともに陽性であるとき，全身の関節弛緩性があると判断される．

3 運動発達遅滞

- 仰臥位での下肢の持ち上げは，手-膝協調運動，手-足協調運動の出現に関連しており，その後の寝返り動作にもつながる．
- 定頸の有無：① 腹臥位での頭部挙上，② 引き起こしテストで頭部がついてくる，③ 頭部の立ち直り反応陽性の 3 つを確認する．
- 腹臥位からの発達過程：腹臥位での手掌支持→腹臥位での方向転換(ピボットターン)→ずり這い移動→手膝這い移動→つかまり立ち→つたい歩き→独歩の順で獲得していく．現在どの段階にあるのか，その姿勢や動作の完成度も含めて評価する．手膝這い移動の獲得に難渋しやすい．

4 精神発達遅滞

- 乳児期の発達スクリーニング検査としては，新版 K 式発達検査，遠城寺式乳児分析的発達検査法，津守・稲毛式乳幼児精神発達診断検査，日本版デンバー式発達スクリーニング検査などがある．
- 知能検査の代表的なものとしては，田中ビネー知能検査，WISC-Ⅲ(5 歳以上)などがある．ことばによる理解が困難な重度の遅滞がある場合には，乳児期以降でもこれらの知能検査ではなく，前述の発達検査(新版 K 式発達検査など)を実施することが多い．
- 幼児期以降では，遅れ以外の所見として，発達障害(自閉症スペクトラム障害)の有無についての評価も実施する．情緒・社会性・対人関係の発達や適応が順調かどうかを確認する．対人意識の低さ，興味の限局，音や味覚などの過敏さなどは早期から気づかれやすい所見である．

評価をまとめよう!!

1. **筋緊張低下**
   - 踵耳試験の軽度亢進，スカーフ徴候陽性
   - 床上座位では Buddha position を認め，脊柱が後弯し上肢による前方支持なしでは不安定
2. **関節弛緩性**
   - Carter らの 5 項目の基準：5 項目中 3 項目陽性(肘関節の 10°以上の過伸展，足関節の他動的な過背屈と足部の過外反，膝の 10°以上の過伸展)＝全身の関節弛緩性あり

> 3. **運動発達遅滞**
>   - 定頚あり
>   - 臥位から座位への起居動作は未獲得．腹臥位で手掌支持して頭部〜胸部まで持ち上げが可能で，ピボットターンも可能だが，前方へのずり這い移動は未獲得．腹臥位での骨盤挙上がみられない
> 4. **精神発達遅滞**
>   - 遠城寺式乳児分析的発達検査法：運動6〜7か月，社会性4〜5か月，言語5〜6か月＝軽度〜中等度の精神遅滞あり

いざ処方へ!!

問題点をまとめると，以下のようになる．
#1.1 筋緊張低下 #1.2 全身の関節弛緩性 #1.3 精神発達遅滞 #1.4 運動発達遅滞 #1.5 摂食機能障害 #2.1 移動能力の障害 #2.2 日常生活活動（ADL）障害

リハビリテーション（以下，リハ）は運動発達面と知的障害の両面に関して実施される．それぞれ，発達期（年齢）ごとのテーマとリハ処方のポイントをまとめる．

1 乳児期

運動機能，摂食機能を中心にリハ介入が開始される．また，親への育児支援にも重点が置かれ，親子遊びなどを通して子どもとのかかわり方を学んでもらい，看護師による日常生活の育てにくさの相談，ソーシャルワーカーによる福祉制度など社会資源の活用の助言を行う．

＜PT＞

筋緊張の低下や関節弛緩性を補うための訓練として，上肢・体幹支持性の強化や姿勢変換を促す指導などを行う．歩行が確立する乳児期後半までの介入が主体となる．

＜OT＞

座位や独り歩きが確立した頃を目安に介入を開始する．遊びを通して巧緻運動の発達を促し，ADL獲得に向けた指導を行う．

＜ST＞

摂食評価・指導（経過により幼児期以降も継続）
※摂食へのかかわりは，姿勢や介助法の指導も必要であり，PTやOTが担当する場合もある．

＜CP（臨床心理士）＞

発達検査，遊びや育児の助言

2 幼児期

体調の安定，体力の向上とともに，子どもの活動範囲が広がってくる時期である．知的障害や運動発達の遅れの程度によって，地域での統合保育が望ましい場合と，通園療育など個別の特性に合わせた対応を保障されたところを利用するほうが望ましい場合がある．リハの課題は生活面と余暇，コミュニケーション，集団活動などが挙げられる．

＜OT＞

基本的な日常生活の確立と安定をめざし，集団生活への参加をしやすくするための基礎を作る．遊びを通して，興味・関心の幅や理解を深めていくための支援をする．

＜PT＞

独歩獲得してからは継続的なかかわりは終了することが多い．外反扁平足が残存している場合には，その程度により半長靴タイプの靴の使用や，靴のなかに入れる足底挿板の作製を検討する．

＜CP＞

発達評価，集団生活への適応や問題行動への対応などについて助言を行う．

＜ST＞

コミュニケーションの評価，助言を行う．言葉のみでなく実物提示や身振りなどの視覚的手がかりを併用し，実用的なやりとりを増やすことを目標とする．

3 学齢期

子どもの発達支援の中心はそれぞれの学校教育の場となる．個々の発達レベルや健康状態に応じて適切な教育環境を選択する．リハ（療育機関）の立場からは，必要に応じて各職種が子どもの発達評価などを行い，生活や学習における課題や対応方法についての助言を行う．

結果

運動機能は手膝這い獲得が1歳8か月，始歩が2歳3か月であった．摂食評価により食形態をいったん下げ，口唇の閉じを促す介助方法を指導し，段階的に形態を上げていった．保護者からは

「この子とどうやって遊んで良いのかわからない」といった悩みが語られた．個別リハに並行して月1回の保護者支援グループへの参加をすることになり，そこで保育士やソーシャルワーカーによる相談や，保護者同士のグループワークの機会が得られた．3歳過ぎの4月からは知的障害児通園施設（旧称）を利用し，年中・年長の2年間は地域の保育所と通園施設を併用した．年長時の評価で中等度の精神発達遅滞を認め，身辺動作には部分的に介助や声掛けが必要なレベルであった．保護者は学校説明会や見学会に参加し，子どもへの個別対応が保障されている特別支援学校への就学を選択した．就学後も発達全般の相談の場として，療育センターでの診療を継続した．

> **知っ得 サイドメモ**
>
> ダウン症候群の出生頻度は母体年齢と相関があり，おおむね25歳で1,000人に1人，35歳で300人に1人，40歳で100人に1人である．毎年全国で1,000人以上が出生していると考えられる．近年，NIPT（Non-Invasive Prenatal Testing）により母体血漿中の胎児由来DNA断片を解析することで，ダウン症候群などの染色体異常をより早期に，かつ胎児への侵襲を伴わずスクリーニングする技術が向上している．出生前診断技術の進歩は様々な倫理的課題も伴っており，今後，遺伝カウンセリングの重要性が増すことが予想される．

文献

1) 伊藤利之ほか（編）：こどものリハビリテーション医学，第2版，医学書院，2008.
2) 岩谷　力，土肥信之（編）：小児リハビリテーションⅡ，医歯薬出版，1991.
3) 伊藤利之ほか（編）：発達障害児のリハビリテーション　運動発達系障害と精神発達系障害，永井書店，2008.
4) 伊藤利之ほか（編）：今日のリハビリテーション指針，医学書院，2013.
5) 大橋博文：ダウン症候群，18トリソミー，13トリソミー．周産期医学，43(3)：355-358，2013.

〈各論〉

XVI. 栄養

症例95　低栄養例

若林秀隆*

ポイント

- 栄養障害を認めるか，何が原因か評価する．
- サルコペニア（広義）を認めるか，何が原因か評価する．
- 摂食・嚥下障害を認めるか評価する．
- 現在の栄養管理は適切か，今後の栄養状態はどうなりそうか判断する．
- 機能改善を目標としたリハを実施できる栄養状態か評価する．

症例

腹部大動脈瘤破裂で搬送された75歳，男性．同日，人工血管置換術が施行されたが，術後に誤嚥性肺炎を合併して2週間，人工呼吸器管理であった．ICU入室中からベッドサイドリハを開始するも，歩行に介助を要する状況であったため，発症4週間後に回復期リハ病院に転院となった．

さぁ、どうする？

1　問診のポイントは？（表1）

栄養評価で最も重要な項目は，体重と食事摂取量である．現体重だけでなく，健常時体重と比較した体重減少率も評価する．体重不明の場合には，栄養障害を認めることが多い．食事摂取量の少ない患者では，食事摂取量を多めに自己申告しやすいことに留意する．高齢者，認知症，サルコペニア，低栄養の患者では，摂食・嚥下障害を見落とさないために入院時嚥下スクリーニングとして，EAT-10（図1）を実施する．重度の摂食・嚥下障害と判断できる場合には，実施しなくて良い．

2　診察のポイントは？（表2）

診察で重要な項目は，身体計測，筋力，歩行速度である．これらを評価することで，サルコペニアの有無を判断できる．握力は栄養指標でもある．認知機能や精神機能に問題のある場合，低栄養を認めることが多い．摂食・嚥下障害の認識が全くない患者の場合，EAT-10で0点となるため，水飲みテストや食物テストといったスクリーニングテストでの評価が必要となる．

表1．問診のポイント

1. 体重（現体重，健常時体重，体重減少率，BMI）
2. 食事摂取量，エネルギー摂取量（経管栄養，静脈栄養含め）
3. 食欲
4. 摂食・嚥下機能：EAT-10
5. 消化管機能（嘔吐，下痢，便秘）
6. 併存疾患（侵襲，悪液質の原因疾患）
7. 使用薬剤

表2．診察のポイント

1. 身体計測（体重，下腿周囲長，上腕周囲長，上腕三頭筋皮下脂肪厚）
2. 筋力（特に握力，四肢体幹のMMT）
3. 歩行速度（歩行の可否）
4. 浮腫
5. 認知機能（認知症）
6. 精神機能（抑うつ，不安，精神的ストレス）
7. 摂食・嚥下機能（水飲みテスト，食物テスト，頸部聴診法，パルスオキシメーター）

3　本症例の所見のまとめ

- 腹部大動脈瘤破裂術後4週間の廃用症候群
- 身長160 cm，現体重42 kg，BMI 16.4と，るい痩を認める
- 健常時体重47 kg，体重減少率10.6%（発症後4週間）
- 全粥食（1,500 kcal）を5割程度の経口摂取のみ
- 食欲はあまりない

---

* Hidetaka WAKABAYASHI, 〒232-0024　神奈川県横浜市南区浦舟町4-57　横浜市立大学附属市民総合医療センターリハビリテーション科，助教

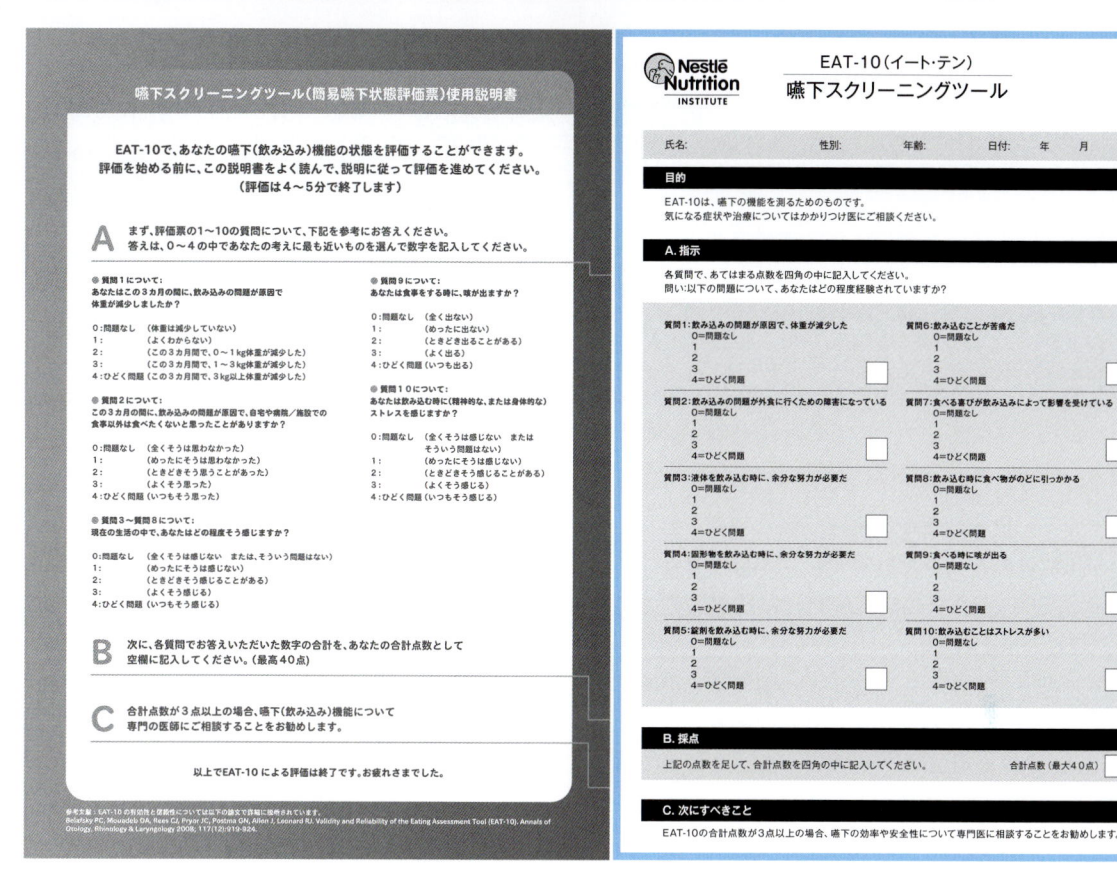

図1. EAT-10（Nestle Health Science）

- EAT-10 は 5 点で，嚥下の効率や安全性に問題があるかもしれないと判定
- 既往歴は高血圧症，脂質異常症のみで，腹部大動脈瘤破裂と誤嚥性肺炎以外の侵襲の原因疾患と悪液質の原因疾患は認めない
- 下腿周囲長 25 cm，上腕周囲長 21 cm，上腕三頭筋皮下脂肪厚 0.6 cm
- 握力は右 15 kg，左 13 kg，右利き
- 下肢筋力は MMT で 2～3
- 上肢支持で立位は監視で可能も歩行は困難
- 浮腫は両下肢に認めない
- 認知症は認めないが，抑うつ状態が疑われる
- 水飲みテストは 3 ml で正常だが，10 ml でムセあり

4 何を評価するか？

- 栄養障害の有無と原因
- サルコペニアの有無と原因
- 摂食・嚥下障害の有無と原因
- 現在の栄養管理の評価と栄養状態の予後予測
- リハビリテーション（以下，リハ）の目標：機能改善か機能維持か

これだけは外せない!!

1 エネルギーバランス

低栄養の原因は，飢餓，侵襲，悪液質に分類する．エネルギーバランスより飢餓の有無を判断できる．1日エネルギー消費量と1日エネルギー摂取量を計算する．基礎エネルギー消費量は Harris-Benedict の式で計算することが多い．

男性：$66.47 + 13.75\,W + 5.0\,H - 6.76\,A$

女性：$655.1 + 9.56\,W + 1.85\,H - 4.68\,A$

W：体重(kg)，H：身長(cm)，A：年齢(年)

本症例では 937 kcal となる．1日エネルギー消費量は以下の式で計算する．

基礎エネルギー消費量×活動係数×ストレス係数

活動係数は回復期リハ病棟入院患者では，機能訓練の質と量によって異なるが，1.5～2.0 に設定する．ストレス係数は炎症の有無と程度で 1.0～2.0 に設定する．

本症例では活動係数 1.7，ストレス係数 1.0 で計算して，1日エネルギー消費量は 1,593 kcal となる．

表3. 悪液質の診断基準

以下の2つは必要条件 ・悪液質の原因疾患の存在 ・12か月で5%以上の体重減少(もしくはBMI 20未満) そのうえで,以下の5つのうち3つ以上に該当する場合に診断 ① 筋力低下 ② 疲労 ③ 食思不振 ④ 除脂肪指数の低下(上腕筋周囲長:10パーセンタイル以下) ⑤ 検査値異常(CRP>0.5 mg/dl, Hb<12.0 g/dl, Alb<3.2 g/dl)

(Evans WJ, et al, 2008)

表4. サルコペニアの原因

原発性サルコペニア 　加齢の影響のみで,活動・栄養・疾患の影響はない **二次性サルコペニア** 　**活動によるサルコペニア**:廃用性筋萎縮,無重力 　**栄養によるサルコペニア**:飢餓,エネルギー摂取量不足 　**疾患によるサルコペニア** 　　**侵　襲**:急性疾患・炎症(手術,外傷,熱傷,急性感染症など) 　　**悪液質**:慢性疾患・炎症 　　**原疾患**:筋萎縮性側索硬化症,多発性筋炎,甲状腺機能亢進症など

(Cruz-Jentoft AJ, et al, 2010)

エネルギー摂取量は経口摂取,経管栄養,静脈栄養の摂取量のたし算で計算する.本症例では,全粥食(1,500 kcal)を5割程度の経口摂取のみであり,750 kcalとなる.

エネルギー摂取量からエネルギー消費量を引くことで,エネルギーバランスを計算できる.本症例では,−843 kcalとエネルギーバランスは負であり飢餓の状態と判断できる.そのため,機能改善目標のリハの実施は困難である.

2　CRP

CRPの数値で侵襲,悪液質の有無と程度を判断できる.侵襲とは,手術,外傷,骨折,感染症,熱傷など急性炎症である.代謝が亢進して骨格筋の分解が著明となる異化期と,骨格筋や脂肪を合成できる同化期に分類できる.CRPが3 mg/dl以下まで改善した場合,同化期と考える目安がある.本症例では,腹部大動脈瘤破裂,手術,誤嚥性肺炎と侵襲を認めたが,現在のCRPは0.8 mg/dlであり同化期と判断できる.

悪液質とは「多くの要因による症候群である.従来の栄養サポートでは十分な回復が難しい骨格筋減少の進行を認める.脂肪は喪失することもしないこともある.食思不振や代謝異常の併発で蛋白とエネルギーのバランスが負になることが,病態生理の特徴である」.悪液質は慢性炎症であり,原因疾患としてがん,慢性感染症(結核,エイズなど),膠原病・自己免疫疾患(関節リウマチなど),慢性心不全,慢性腎不全,慢性呼吸不全,慢性肝不全などがある.悪液質の診断基準を表3に示す.CRPが0.3〜0.5 mg/dl以上で持続する場合,慢性炎症があると考える.本症例では,悪液質の原因疾患が存在しないため悪液質ではない.

3　歩行速度

歩行速度には,普通に歩行する場合となるべく速く歩行する場合がある.サルコペニアの診断には普通歩行速度を使用する.下方らは,普通歩行速度1 m/s未満,もしくは握力が男性25 kg未満,女性20 kg未満である場合に脆弱高齢者と判断し,脆弱高齢者のうちBMI 18.5 kg/m^{2}未満もしくは下腿周囲長30 cm未満である場合をサルコペニアとする日本人高齢者の簡易基準を作成した[1].

評価をまとめよう!!

1. **栄養障害の有無と原因**
   中等度〜重度の栄養障害を認め,原因は飢餓と侵襲.悪液質は認めない
2. **サルコペニアの有無と原因(表4)**
   サルコペニアを認める.原因は加齢,活動,栄養,疾患(腹部大動脈瘤破裂,手術,誤嚥性肺炎による侵襲)のいずれも該当
3. **摂食・嚥下障害の有無と原因**
   EAT-10は5点で軽度の摂食・嚥下障害を認める.原因はサルコペニア
4. **現在の栄養管理の評価と栄養状態の予後予測**
   現在の栄養管理は不適切であり,今後,栄養状態は悪化すると予測
5. **リハの目標:機能改善か機能維持か**
   飢餓の状態を改善できるまでは機能維持.栄養管理が適切となったら機能改善

いざ処方へ!!

栄養障害を認める場合,栄養評価を行わない限り適切なリハ処方は不可能である.基礎エネルギー消費量以下のエネルギー摂取量の場合,筋肉量増加を目的とした積極的なレジスタンストレーニングや持久性トレーニングを行うと,トレーニ

ングで栄養状態がより悪化することで筋肉量や持久力は低下する．一方，安静臥床では廃用性筋萎縮によって筋肉量が低下するため，廃用性筋萎縮を生じない程度の活動は必要である．

～本症例の問題点～

#11 低栄養　#12 筋力低下　#13 摂食・嚥下機能障害　#14 抑うつ状態　#21 歩行障害　#22 ADL 障害　#31 家庭復帰困難

<PT>
- 飢餓の場合：関節可動域訓練，立位訓練，基本動作訓練，歩行訓練（平行棒内程度）
- 飢餓改善後：レジスタンストレーニング，持久性トレーニング，階段訓練を追加

<OT>
- 飢餓の場合：関節可動域訓練，立位訓練，ADL訓練，心理的作業療法
- 飢餓改善後：上肢のレジスタンストレーニング追加

<ST>
- 飢餓の場合：嚥下機能・食形態の評価，直接訓練
- 飢餓改善後：嚥下筋のレジスタンストレーニング追加（頭部挙上訓練，舌筋力増強訓練，嚥下おでこ体操）

結果

抑うつ状態に対して抗うつ薬を処方した．食形態を嚥下食ピラミッドのレベル3に変更したところ，誤嚥を認めなくなった．食形態の工夫とPT・OT・ST中の間食（ゼリー）で，1日食事摂取量が1,600 kcal まで改善した．この時点でPT・OT・STともレジスタンストレーニングを含めた積極的な機能訓練に変更した．その後，抑うつ状態と食欲が改善したため，低栄養とサルコペニアの改善を考慮して，1日食事摂取量を2,200 kcal まで増加した．発症から2か月半後に歩行ベースでADLが自立して自宅退院となった．退院時体重は46 kg と健常時体重まで回復した．

知っ得 サイドメモ

廃用症候群の入院患者の5～9割が低栄養であり，サルコペニアを認めることが多い．つまり，廃用症候群の病態には安静状態の持続だけでなく，低栄養の原因である飢餓，侵襲，悪液質が関与している．廃用症候群では低栄養，低アルブミン血症，悪液質を認める場合にリハの機能予後が悪い．そのため，廃用症候群に対してはリハだけ実施するのではなく，栄養管理を同時に行うことが重要である．栄養を考慮しない不適切なリハは，かえって患者の機能，活動，参加を悪化させる可能性があることに留意する．

文　献

1) 下方浩史，安藤富士子：サルコペニア―研究の現状と未来への展望―1. 日常生活機能と骨格筋量，筋力との関連．日老医誌，49：195-198, 2012.
2) 若林秀隆（編著）：リハビリテーション栄養―栄養はリハのバイタルサイン．*MB Med Reha*, 143, 2012.
3) 若林秀隆（編著）：リハビリテーション栄養ハンドブック，医歯薬出版，2010.
4) 若林秀隆（編著）：リハビリテーション栄養ケーススタディ―臨床で成果を出せる30症例，医歯薬出版，2011.
5) 若林秀隆，藤本篤士（編著）：サルコペニアの摂食・嚥下障害―リハビリテーション栄養の可能性と実践，医歯薬出版，2012.
6) Evans WJ, et al：Cachexia：a new definition. *Clin Nutr*, 27：793-799, 2008.
7) Cruz-Jentoft AJ, et al：Sarcopenia：European consensus on definition and diagnosis：Report of the European Working Group on Sarcopenia in Older People. *Age Ageing*, 39：412-423, 2010.

特集 もう悩まない！100症例から学ぶリハビリテーション評価のコツ

〈各論〉
XVII. 在宅・退院
症例 96 **退院に必要な評価（家屋評価など）**

堀田富士子*

ポイント

- 退院に向けての情報収集は入院時から必要．カンファレンスを通じ転帰先を明確にし，予測される問題に対して早期より対処していく．
- 退院後の主たる社会資源は介護保険である．
- リハだけで良い在宅療養は成り立たない．介護保険を上手に運用した医療と介護の包括的プランニングの支援がリハ専門医・専門職には求められる．
- 在宅療養のセッティングには食事，排泄，清潔保持は最低限必要．経済面も含めて安全で継続可能な実行性のある方法が優先される．
- 状態像が重度の場合，尊厳を重視し，ケアを中心とした提案を行う．
- 医療，介護，福祉などあらゆる領域でのフォーマル・インフォーマルなサービスの活用力が退院後の在宅療養継続に影響するため，各種社会資源と地域独自の関連情報の収集把握が重要となる．

症例

53歳，男性．脳梗塞左片麻痺を発症し，もうすぐ6か月になる．装具と杖にて病棟内ADL自立，屋外には車いすで外出されていた．軽度の記憶障害も残存する．2週間後に退院が決まった．独居で自宅はエレベーターのない賃貸アパートの2階．退院時の介護度は要介護2．以前は現場監督の仕事をされており，再就職を希望．

さぁ，どうする？

1 退院前情報収集のポイントは？（表1）

「退院のめやすがつく」ためには医学的に安定し，転帰先とのマッチングができなければならない．また，回復期リハビリテーション（以下，リハ）病床での診療報酬上の制約（脳血管障害で発症から180日，運動器障害で90日の算定上限）も念頭に置く．

1）医学的評価

社会資源利用のためにも年齢，発症日，病名，主たる機能障害などの基本情報を確認する．リスク因子，服薬管理，在宅で継続必要な医療処置も再確認が必要である．例えば，片麻痺の場合，薬袋がうまく開けられず薬が出せないなど，運動機能の問題で内服が確実にできないことも起こる．嚥下障害の場合も薬の内服に支障をきたす．さら

表1．退院前情報収集のポイント

1. 医学的問題評価
① 主病名，② 主障害名，③ 発症日，④ 筋力，⑤ 関節可動域，⑥ 服薬，⑦ 装置の使用，⑧ 褥瘡，排尿管理
2. 生活機能評価（生活環境を含む）
① 筋力（麻痺を含む），② 関節可動域，③ 感覚障害（視力・聴力を含む），④ 認知機能（知力・精神状態），⑤ コミュニケーション状態
3. 介護負担
① キーパーソン，② 主介護者，③ 医療介護福祉サービスの受け入れ
4. 経済的状況（住まいを含む）
① 家屋，② 収入保障状態
5. 利用可能な社会資源（表2）
6. 社会復帰
① 家庭内役割，② 就職／復職

に，インスリンの自己注射，酸素療法，胃瘻からの栄養や気管切開など，医療的処置を継続する場合には，必要物品の供給と施行者の技術獲得が必要で，入院期間設定に配慮を要する．

---

* Fujiko HOTTA, 〒131-0034 東京都墨田区堤通2-14-1 東京都リハビリテーション病院地域リハビリテーション科，科長

表2. 在宅で利用可能な社会資源の例

【インフォーマル】	サービスの種類	備考
	患者会，家族会，ボランティア（介護保険サポーター・ポイント制度（東京都千代田区）など），NPO（特定非営利活動法人 NPO 法人白十字在宅ボランティアの会など）	

【フォーマル】	サービスの種類	備考
医療保険	訪問診療，訪問リハ，訪問看護，訪問歯科診療，訪問歯科衛生指導，訪問薬剤指導，訪問栄養指導	介護保険の認定を持っている人は介護保険が優先される
介護保険	訪問介護（ホームヘルプ），訪問看護，定期巡回・随時対応型訪問介護看護，訪問入浴介護，訪問リハ，通所介護（デイサービス），通所リハ（デイケア），短期入所生活介護・短期入所療養介護（ショートステイ）	
	地域密着型サービス，小規模多機能型居宅介護（複合型サービス）	「通い」「訪問」「泊まる」サービスを柔軟に受けられる
	居宅療養管理指導，福祉用具貸与，福祉用具購入費，日常生活用具，住宅改修費	
障害者総合支援法	介護給付：居宅介護，重度訪問介護，行動援護，同行援護，短期入所，療養介護，生活介護，重度障害者等包括支援，施設入所支援，共同生活介護（ケアホーム）など	対象：障害適度によって対象者を決定．一定の年齢以上は軽い障害でも利用可
	訓練等給付費：自立訓練（機能訓練），自立訓練（生活訓練），就労移行支援，就労継続支援A型，就労継続支援B型，共同生活援助（グループホーム）	対象：障害の程度にかかわらず利用希望者
	地域生活支援事業：移動支援事業，日中一次支援事業，意思疎通支援事業，地域活動支援センター機能強化	
	補装具等を提供するサービス：補装具の給付，日常生活用具給付	
自治体独自サービス	配食サービス，外出支援サービス，軽度生活支援（在宅の1人暮らし高齢者や高齢者夫婦などの日常生活のサポート），訪問理美容サービス，住宅改修指導サービス，寝具洗濯乾燥消毒サービス，家族介護用品支援サービス	

注意：各社会資源は市区町村などの窓口に必ず確認が必要

2）生活機能評価（含生活環境）

院内での日常生活動作（ADL）を再確認し，転帰先で療養可能な状態か，シミュレーション評価をする．安全に無理なく継続して維持することが可能かどうかの見極めが必要となる．また，自立支援を阻害しない利用可能なサービスの導入を提案する．

3）介護負担

自立度の評価は介護度の評価でもある．キーパーソンおよび主介護者を確認のうえ，介護量を伝える．在宅介護のイメージを具体的に持てない家族もあり，介護者の評価も時には必要である．介護者の精神的・肉体的・経済的な問題を包括的にみて，介護負担をはかり，同時に負担軽減の方策も検討する．訓練士や看護師に囲まれ，病院という安全な場所で過ごしてきたことを考えると，退院された直後は環境変化が大きく，たとえ自宅であっても不安が大きい．心理的不安は転倒や移動能力低下，閉じこもりなどにつながりやすい．

4）経済的状況（含住居）

退院には住居も大きく影響する．賃貸の場合，家屋改修ができない．一方で独居高齢者も増え続けており，高齢者住まい法が改正され，サービス付き高齢者向け住宅制度（2011年10月から，賃貸制度）も開始されている．同様に介護保険等のサービスを外付けで医療と連携して受けられる障害者住宅を運営する法人も散見される．さらに経済的安定も重要で，年金や特別障害者手当の支給が受けられるかなど，入院中に確認する．その際，身体障害者手帳の取得が要件となる場合もある．

5）利用可能な社会資源（表2）

基本的なサービス内容や手続きについて，情報提供できるようにしておくことが望ましい．65歳以上の第一号被保険者の場合には介護保険が主体になる．病名にかかわらず，介護が必要な方は申請可能である．特定疾患の場合，40歳以上の第二号被保険者にも適応される．判定には約1か月かかるため，退院時から利用が可能なように逆算し

て申請する．障害内容と症状固定を見極め，身体障害者手帳（以下，手帳）の手続きも検討する．年金受給やサービスのなかには，手帳取得が原則のものもある．また2013年4月に施行された障害者総合支援法（http://www.mhlw.go.jp/seisakunitsuite/bunya/hukushi_kaigo/shougaishahukushi/sougoushien/）による障害福祉サービスがある．介護保険と異なり，政令で定める130疾病（http://www.mhlw.go.jp/seisakunitsuite/bunya/hukushi_kaigo/shougaishahukushi/hani/dl/index-01.pdf）でも手帳の有無にかかわらず，適用されることとなっている．疾病によっては新たに認められたものもある一方，サービス利用には特有の手続きと時間が必要となったものもあり，利用するようであれば準備が必要である．

6）社会復帰

就職・復職支援もリハ専門職の重要な責務である．時期をみて，今後必要と思われる施設関係者への情報提供を行う．主治医として，最低限のプロセスを知り，医療的支援を継続していく姿勢を示すことが重要である．

2 診察のポイントは？

- **最終的な身体機能**：片麻痺ならSIAS（Stroke Impairment Assessment Set）など．MMT（Manual Muscle Testing）や関節可動域（ROM）
- **高次脳機能障害や認知面での問題**
- **生活機能**：屋内生活での自立度を院内レベル，在宅レベルで評価．FIM（Functional Independence Measure）
- **介護必要度と介護力**：BIC-11（多次元介護負担感尺度），Zarit介護負担尺度
- **社会資源活用力**：介護保険の手続き済か，手帳申請予定
- **経済的状況**：経済保障の確認
- **家屋等住環境**

3 本症例の所見のまとめ

- 脳梗塞発症後約6か月の重度左片麻痺．回復期リハ病院で十分なリハを終えている
- 介護保険は第2号被保険者および特定疾患で適用あり
- 危険因子は高血圧，高脂血症．要服薬，要通院継続加療
- 軽度の記銘力障害あるが，自宅内での生活は装具と杖を利用し軽度の生活支援で可能．トイレ利用と入浴は在宅で要確認
- 外出には階段昇降が必要．階段は院内では監視レベル．環境設定要
- 復職希望だが易疲労性あり．体力向上をはかる必要あり
- 経済的保障も確認
- 復職に向けて情報収集

4 何を評価するか？（退院後も含め）

- **原疾患と医学的管理**：主病名，主障害，発症日
- **ADLの評価**：FIM，BI（Barthel Index）
- **生活関連動作の評価**：手段的ADL，FAI（Frenchay Activities Index）など
- **生活の活動度**：介護保険適応者の場合，障害高齢者日常生活自立度／寝たきり度
- **QOLの評価**：SF-8など
- **家族の評価**：Zarit介護負担尺度，BIC-11など
- **利用可能な社会資源**：介護保険，身体障害者手帳，障害者総合支援法の適用
- **家屋等生活環境の評価**：玄関，上り框，トイレ，浴室，屋内外の生活動線の確認

これだけは外せない!!

1 対応のポイント

在宅のセッティングはすべてがケーススタディであり，より複雑な多方面にわたる障害を俯瞰する視点を持ち対処する力量が求められる．

退院は医療から介護福祉へと，支える主体が変わる時期である．患者にとっても不安感は強く，可能な限り手厚いサービスで，特に人的サービスとして訪問看護や訪問リハの導入が退院直後には有効である．内服管理や新たな通院体制なども理解できていないことがしばしばあるため，外来通院など在宅療養体制が整うまで，最後まで責任を持ってフォローする体制を伝えたい．

評価をまとめよう!!

1. 運動・感覚機能
発症後約6か月で左麻痺は重度（SIAS運動項目00320，感覚障害も重度）．体重80kg．左上下肢の痙縮が強い．健側握力28kg

2. 日常生活動作
FIM 107点．補装具を用いてほぼ自立．記憶はFIM 5点

だが，屋内生活では特に支障はない．コミュニケーション障害，他の高次脳機能障害はない．排尿・排泄の問題はない．退院時，障害老人の日常生活自立度判定 A1（介助なしで外出していない）

3. **在宅準備**

介護保険認定結果要介護 2．キーパーソンは会社上司．介護者不在のため，ケアマネジャーと病院内で直接面談予定．まずは独居を安全に再開できることが目標．栄養，服薬／健康管理，排泄，清潔面を重視．外来受診先確保などもチェックする．退院直後は安全を優先し人的サービス（訪問介護，訪問看護，訪問リハ）を多く導入し，生活リズムを作る

4. **社会資源の利用，社会復帰準備**

手帳の手続きに入れる発症後 6 か月後が近いことを説明．申請準備を助言．手帳取得後は装具の不意の破損などに備え，手帳による作成も可能であることを伝える．復帰したい職務内容と本人の能力を勘案し，意見が求められれば病状および今後予測される問題点などを説明

いざ処方へ!!

＜MSW＞

ケアマネジャーへの連携，経済的保障を中心に社会資源の確認，キーパーソン，行政や介護職との間で必要事項の調整・連絡

＜PT/OT＞

在宅療養で安全に過ごせるような物品の選定，必要な動作についての介助方法指導，機能維持と体力向上のためのホームプログラム指導．在宅で利用予定のサービス提供者に対し，文書や面談で申し送り

＜Nrs＞

退院後の在宅療養における服薬管理・生活管理指導，脳卒中では特に再発予防のためのリスク管理が必要．通院加療継続の必要性について説明．退院後の生活のイメージが持てるよう解説

結果

退院時には，在宅生活再開が安全にできることを優先し，訪問介護を中心に配食サービスを導入，トイレはポータブルトイレ利用とした．訪問看護師には再度服薬管理を依頼し，訪問看護サービスとして療法士に入浴動作や階段昇降の評価と訓練，さらには訪問介護の方への介助指導を依頼．

ヘルパーの付添で階段昇降も可能になってからは，近隣クリニックに内科管理を依頼し，訪問看護は終了．その後は訪問リハサービスの利用に切り替える．リハ上の問題点については 1～3 か月に 1 回，当院を外来受診することになり，リハ処方について情報提供を行っている．まずは外来にて手帳の手続きを行った．現在は痙縮コントロールが課題で，かかりつけ医に服薬処方の情報提供を行った．今後，ボツリヌス療法も検討中である．また，再就職に関しても通勤手段の確保，職場異動，職務時間などに関し，必要時情報を提供予定である．

知っ得　サイドメモ

ケアマネジャーの 70％以上は非医療職とされ，医学的専門用語は避ける必要がある．最終的評価を，本人および各サービス主体となる介護福祉関係者へわかりやすく発信しよう．さらに，今後起こりうる可能性のある医学的問題などを伝える．多くの疾患で生活習慣が問題となるため，食事など生活の場での管理支援を依頼することも重要である．指示書等書類なども錯綜するが，可能な限りケアプランへの積極的な関与が望ましい．

文献

1) 千野直一（編）：現代リハビリテーション医学，改定第 3 版，金原出版，2010．
2) 木村彰男（編）：リハビリテーションレジデントマニュアル，第 3 版，医学書院，2010．
3) 社会福祉法人東京都社会福祉協議会（編集・発行）：障害者総合支援法とは…，2013 年 5 月 24 日．

特集 もう悩まない！100症例から学ぶリハビリテーション評価のコツ

〈各論〉
XVIII．その他
症例 97　遷延性意識障害

原　行弘*

ポイント

- 意識障害のレベル（重症度）を評価する．
- 摂食・嚥下機能の評価をし，経口摂取できる可能性を模索する．
- 原始反射・姿勢反射の評価は必ず入念にしたうえで対処する．
- 介助量を減らすためにも，痙縮・拘縮の評価を明確にし，褥瘡の予防も心がける．
- 骨盤傾斜を矯正することで座位保持が確保できそうか評価を行う．

症例

65歳，女性．乗用車を運転中に信号無視．スピード違反の自動車に横から衝突され車は大破し，頭部外傷を受傷．右大脳半球前頭葉脳挫傷，びまん性脳軸索損傷と診断され外減圧手術を受ける．受傷時よりJCS（Japan Coma Scale）300，両片麻痺の状態であり，受傷後2か月で回復期リハ病院に転院となる．受傷後4か月で開眼が認められるようになったが，発語はなく，尿便失禁状態である．

さぁ，どうする？

1 問診のポイントは？

遷延性意識障害の患者本人への問診は困難であり，家族，医療関係者から可能な限り情報を収集する（表1）．特に，これまでの意識障害の状態・変動，発熱・痙攣発作の既往，外部刺激に対する反応，摂食・嚥下の状況，車いす乗車の有無，姿勢反射の有無，褥瘡についての情報収集は欠かせない．今後，在宅介護になる可能性が高いので，身体障害者手帳の準備状況，家族背景，家屋情報も重要なポイントである．

2 診察のポイントは？

バイタルサインの確認，意識レベルの評価，神経学的検査が中心となる．詳細な診察項目を表2に示すが，意識レベルに応じて取捨選択をする．なかでも，眼に向かって検者の指を突っ込むような動作に対する閉眼検査は，視覚系，大脳皮質，顔面神経を含めた反射経路の機能を簡単にみることができて有用である．また，同様な手技を左右

表1．問診のポイント

1．症状について 　・これまでの意識障害の状態・変動 　・嘔吐の有無 　・発熱の有無 　・痙攣発作の既往 　・外部刺激に対する反応の様子 　・摂食嚥下の状況 　・車いす乗車の有無，車いす1日乗車時間 　・姿勢反射の有無 　・褥瘡の有無，既往
2．家族・社会背景 　・家族構成，家族の介護力 　・本人の家族内，社会的役割 　・身体障害者手帳申請・交付状況 　・介護保険申請状況
3．家屋情報 　・マンションか戸建か 　・持家か賃貸か 　・家屋改造は可能か

からの方向で行うことで，半盲の有無も判定できる．姿勢反射は関節可動域（ROM）運動にも利用できる場合があるので評価しておく．関節拘縮・変形と褥瘡は常につきまとう問題なので，こまめに確認しておく必要がある．

---

* Yukihiro HARA，〒 270-1694　千葉県印西市鎌苅1715　日本医科大学大学院医学研究科リハビリテーション学分野，教授

表2. 診察のポイント

1.	呼吸状態・脈拍・血圧
2.	意識レベル評価(JCS；Japan Coma Scale)，GCS；Glasgow coma scale)
3.	神経学的検査 ① 髄膜刺激症状 　・項部硬直 ② 眼症状 　・共同偏視 　・瞳孔異常 　・対光反射 　・角膜反射 　・Oculocephalic 反射 ③ 外部刺激に対する反応 　・眼球運動(光に対する追視反応) 　・眼に向かって検者の指を突っ込むような動作に対する閉眼反射 　・Simple command に対する反応(挺舌，閉眼，開口など) 　・疼痛刺激に対する反応 ④ 姿勢反射 　・除皮質硬直(Wernicke-Mann の肢位) 　・除脳硬直(四肢伸展内旋位) 　・原始反射の有無(対称性・非対称性緊張性頸反射) ⑤ 関節可動域，関節変形 ⑥ 随意運動の有無，麻痺評価(SIAS；Stroke Impairmeet Assessment Set，Brunnstrom stage) ⑦ 腱反射 ⑧ 褥瘡の有無・部位・程度

表3. 遷延性意識障害の定義(日本脳神経外科学会，1976年)

1.	自力移動ができない
2.	自力摂食ができない
3.	尿失禁がある
4.	声を出しても意味のある発語ができない
5.	簡単な命令には辛うじて応じることもできるが，意思疎通はほとんどできない
6.	眼球は動いていても認識することはできない

以上の6項目が，医療によっても改善されずに3か月以上続いた場合

表4. 最小意識状態(minimally conscious state)の定義

1.	単純な命令に従う
2.	正誤にかかわらず，身振りや言語で「はい」「いいえ」が表示できる
3.	理解可能な発語
4.	合目的な行動(意味ある状況での笑いや泣き，質問に対する身振りや発声，物をつかもうとする行為，物を触ったりする，何かを見つめたり，目で物を追ったりする等)

以上の1～4のうち，1項目以上が存在する

(文献2より)

3 本症例の所見のまとめ

- 意識障害レベル：自然に開眼をすることもあるが，外部からの刺激に反応をほとんど示さない．胸骨部圧迫に対して顔を若干しかめるが，振り払おうとする動作はない(JCS 200)
- 嚥下障害：開眼時に水飲みテストを行い，嚥下反射が惹起されることも時おりあるが，口腔内保持が不十分で，口角から漏れることが多い
- 原始反射・姿勢反射：両上肢は屈筋共同運動パターン，両下肢は伸筋共同運動パターンが強く出現し，除皮質硬直の状態である．両上下肢の筋緊張は著しく亢進している．頸部屈曲位にて対称性緊張性頸反射(STNR)が誘発される
- 関節拘縮：肩関節内転，内旋，肘関節屈曲，手関節屈曲，手指関節屈曲拘縮を認める．また，股関節屈曲，膝関節伸展拘縮を認め，著しい内反尖足変形となっている
- 座位姿勢と褥瘡：ハムストリングス短縮を認め，骨盤が後傾しており，端座位は困難．仙骨部に一時褥瘡を認めたが，軽快している

4 何を評価するか？

- 意識障害の状況・経過
- 機能障害の評価

- 摂食・嚥下機能障害
- 原始反射と姿勢反射
- 関節拘縮，関節変形と褥瘡
- 座位姿勢

これだけは外せない!!

1 意識障害レベルの評価

JCS，GCSにより意識障害の重症度を定量化するとともに時間的経過も評価し，表3の遷延性意識障害の定義に当てはまるか確認する．また，遷延性意識障害と高次脳機能障害の中間的表現である「最小意識状態」(minimally conscious state)(表4)への移行を注意深く観察する．

2 摂食・嚥下機能評価

遷延性意識障害者でも嚥下反射が惹起され，少量でも摂食・嚥下が可能な場合がある．十分な安全管理体制のもとで，改訂水飲みテスト，フードテスト，嚥下造影を可能な範囲で行う．遷延性意識障害だからといって経口摂取は不可能と決めつけずに，少しでも安全に経口摂取できる可能性を模索する．

3 除脳硬直・除皮質硬直・原始反射の評価

重度の関節変形，座位保持障害の原因となるの

で，必ず入念な評価を行う．

4 関節拘縮・筋腱短縮と褥瘡の評価

更衣介助やオムツ交換介助，移乗介助の障害の原因となっている関節変形，筋腱短縮の洗い出しを行う．そのなかから，介助量を減らすためにはどの関節変形・拘縮，筋腱短縮に対処したら良いのかを明確にする．褥瘡好発部位の皮膚の状態を常日頃入念にチェックして予防を心がける．

5 座位保持障害の評価

骨盤傾斜の状態，骨盤傾斜の原因を評価する．骨盤傾斜を矯正することで座位保持が確保できそうか評価を行い，座位保持装置・車いすの適応を考慮する．

評価をまとめよう!!

> **1. 意識障害**
> 3か月以上の昏睡状態が継続し，遷延性意識障害の定義に合致しており，最小意識状態にはいたっていない．疼痛刺激に対して顔を若干しかめるJCS 200の意識状態が持続している
>
> **2. 摂食・嚥下機能評価**
> 改訂水飲みテスト，フードテストで嚥下反射が惹起されることもわずかにあるが，ほとんどは口腔内に残留し口角から漏れ出てしまう．嚥下造影でも誤嚥は認めないが嚥下反射の惹起は乏しいため，日常の経口摂取は困難と判断した
>
> **3. 除皮質硬直・原始反射**
> 両上下肢は除皮質硬直の肢位を呈し，同時に頸部前屈位をとると対称性緊張性頸反射を示す
>
> **4. 関節拘縮・筋腱短縮・褥瘡，座位保持障害**
> ハムストリングス短縮を呈し，骨盤後傾状態により座位が不安定であるが，骨盤傾斜を矯正すると座位が安定する傾向にある．褥瘡は仙骨部に皮膚表皮剥離が認められたが，改善している

いざ処方へ!!

- 意識障害があると能動的なリハビリテーション（以下，リハ）は不可能であり，受動的なリハが中心となる．遷延性意識障害者では関節変形の進行，褥瘡の問題が常につきまとうことを念頭に置いて対処する．
- **摂食・嚥下訓練**：意識障害が遷延していても嚥下反射は若干残存しているので，慎重な安全管理のもとで直接嚥下訓練を試みても良い．その際に

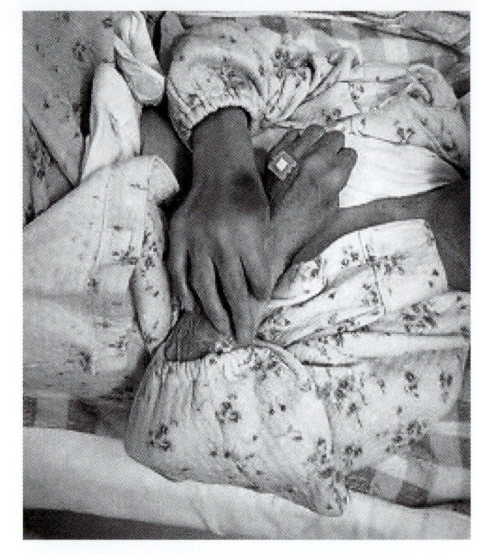

図1．重度の両上肢屈曲拘縮
肩関節内転内旋拘縮，肘関節屈曲拘縮が著しく，更衣介助が著しく困難であったが，ボツリヌス毒素注射にて関節可動域の改善がみられた．

代償嚥下法としてリクライニング姿位により誤嚥予防を行うほうが良いであろう．

- **関節可動域（ROM）運動**：遷延性意識障害のリハの中心は，関節拘縮に対する拘縮改善・進行予防のROM運動といっても良い．除皮質硬直に対して変形予防の上肢スプリント，下肢装具を作製しても良いが，除皮質硬直・除脳硬直による高度の筋緊張亢進に対しては無効であることも多い．頸部前屈位によって対称性緊張性頸反射が惹起される場合には，枕の高さに留意し，頸部屈曲位をできるだけ避け，良肢位を得るようにする．さらに，筋緊張の亢進により両側の肩関節内転，内旋，肘屈曲拘縮が著しく更衣介助が困難（図1）な場合には，大胸筋，肩甲下筋，大円筋，上腕二頭筋などへのボツリヌス毒素注射も考慮する．

- **座位保持訓練**：ハムストリングスの持続伸長を行い，座位での骨盤後傾を少しでも改善させ，股関節屈曲拘縮の左右差を改善させ骨盤傾斜を改善させることも必要である．

- **座位保持装置・車いす作製**：端座位訓練を行うだけでなく，車いす座位の良肢位保持のためにモジュラー型座位保持装置と，それに適合した介助型車いすの作製を考慮する．そのためには身体障害者手帳の申請が前提となる．

結果

　回復期リハ病院入院中の4か月間に呼びかけにわずかに反応することもあったが，遷延性意識障害に大きな変化は認められなかった．胃瘻が造設され，栄養の中心は経管栄養であるが，直接嚥下訓練では介助にて少量のゼリーを経口できるようになり，誤嚥性肺炎も認められていない．在宅介護へ移行する際に，ボツリヌス毒素を両側大胸筋，上腕二頭筋に各40単位ずつ注射し，上肢が開排するようになったため，2人がかりであった更衣介助が1人でも可能になった．身体障害者手帳が交付されたのちに，モジュラー型座位保持装置およびそれに適合した介助型車いすを作製し，在宅介護に移行することになった．家族介護者は訪問診療，訪問介護を利用して，可能であればデイサービス，ショートステイ等を利用しながら介護を行っていく予定である．在宅介護になって症状が改善し，最小意識状態に移行する例も皆無ではなく，今後もリハ的介入は必要であると思われる．

知っ得　サイドメモ

　遷延性意識障害の完治はなかなか難しいのが現実[1]であるが，脊髄硬膜外電気刺激，脳深部刺激，音楽運動療法等により改善し，最小意識状態に移行することがある．

押さえ得　サイドメモ

　くも膜下出血後の水頭症，抗てんかん薬の副作用など治療可能な意識障害を見逃さないようにする[1]．軽度意識障害が遷延する例では，認知機能障害，高次脳機能障害との鑑別が大切となり，高次脳機能障害は強調され，より重篤にみえる．閉眼傾向があり，日内変動が大きい場合には意識障害を考える．

文　献

1) The multi-society task force on PVS, Medical aspects of the persistent vegetative state：Second of two parts. *N Engl J Med*, 330：1572-1579, 1994.
2) Giacino JT, et al：The minimally conscious state：Definition and diagnostic criteria. *Neurol*, 58：349-353, 2002.

特集 もう悩まない！100症例から学ぶリハビリテーション評価のコツ

〈各論〉
XVIII．その他
症例98 **抑うつが問題となった例**

長田麻衣子*

ポイント

- リハビリテーション（以下，リハ）医療において，患者は身体機能の喪失，家族のなかでの立場の喪失，社会的立場や経済的自立の喪失を経験しており，抑うつ状態になりやすい．
- 脳卒中など脳損傷を伴う疾患ではより高率に抑うつ状態の発症を認める．
- 原則として，うつ病の診断は精神科医による診断面接により厳密に行われる必要がある．しかし，すぐに精神科医にコンサルトができない場合は，リハ医が対応する必要がある．
- 抑うつ状態への対応で最も重要なことは，治療可能なものを判別して適切な治療や対応をすることである．
- 一般に適切な抑うつ状態への対応は，"励まさない，休養させる，認知の修正を行う，十分量の抗うつ剤を数週間にわたって投与する"であるが，適度な訓練による機能向上や適切な励ましが良い効果を生む場合もあり，一概には結論づけることが難しい．

症例

70歳，男性．左MCA領域脳梗塞，右片麻痺，失語症．急性期加療の後，発症後4週で訓練目的に回復期病院に転院．発症後16週目頃より抑うつ状態が出現．

さぁ，どうする？

1 問診のポイントは？（表1）

抑うつ状態とは，抑うつ気分（気分が沈む，うつうつとしているなど）がみられる状態をいう．抑うつ状態を示す診断のなかに国際疾病分類（ICD）や米国精神医学会診断基準（DSM）で定義されるうつ病が含まれる．抑うつは原因別に表2のように分けられる．当初はこのどれに分類されるのか判別できないことが多く，また複数の合併や移行もあるので実際に分類するのは難しい場合も多いが，この分類を考えることは適切な対応の参考となる．

1）既往歴・内服薬

うつ病の既往があると内因性うつの可能性が高くなる．抗うつ薬を投与する場合，相互作用，併用禁忌薬があるため現在の内服薬を確認することが重要である．

表1．問診のポイント

1．既往歴・内服薬
2．病前ADL，病前性格，これまでのストレスなどへの対処法
3．社会的背景 ・家族背景：家族構成（同居の有無），家族との関係性，キーパーソンは誰か ・社会的役割（仕事），経済状況 ・介護保険等サービス利用状況，今後利用する予定の有無やどこまで手続きが進んでいるかなど

表2．うつの病因別の分類

(1) 内因性うつ：はっきりした原因がない．典型的なうつ病，脳内のセロトニン関連機能の低下がみられる
(2) 反応性うつ：ストレスとなる出来事が原因としてある．事故や発症，機能の喪失，能力低下，社会的立場の喪失のどれもが大きなストレスである
(3) 身体因性うつ：悪性腫瘍や内分泌代謝異常，脳機能・器質障害などを原因とする
(4) 神経症性うつ：病前性格や心理的な素因が原因となっている

---

* Maiko OSADA, 〒230-0012 神奈川県横浜市鶴見区下末吉3-6-1 済生会横浜市東部病院リハビリテーション科

表3. DSM-IV-TR 大うつ病エピソード

		以下の症状のうち5つ（またはそれ以上）が同じ2週間の間に存在し，病前の機能からの変化を起こしている（これらの症状のうち少なくとも1つは抑うつ気分または興味・喜びの喪失である）
A	1	その人自身の訴えか，家族などの他者の観察によって示される．ほぼ1日中の抑うつの気分
	2	ほとんど1日中またほとんど毎日のすべて，またすべての活動への興味，喜びの著しい減退
	3	食事療法をしていないのに，著しい体重減少，あるいは体重増加，または毎日の食欲の減退または増加
	4	ほとんど毎日の不眠または睡眠過多
	5	ほとんど毎日の精神運動性の焦燥または制止
	6	ほとんど毎日の易疲労性，または気力の減退
	7	ほとんど毎日の無価値感，または過剰であるか不適切な罪責感
	8	思考力や集中力の減退，または決断困難がほぼ毎日認められる
	9	死についての反復思考，特別な計画はないが反復的な自殺念慮，自殺企図または自殺するためのはっきりとした計画
B		症状は混合性エピソード（双極性障害）の基準を満たさない
C		症状の臨床的著しい苦痛また社会的，職業的，または他の重要な領域における機能の障害を引き起こしている
D		症状は物質（薬物乱用など）によるものではない
E		症状は死別反応ではうまく説明されない．すなわち愛する者を失った後症状が2か月を超えて続くか，または著明な機能不全．無価値への病的なとらわれ，自殺念慮，精神病性の症状，精神運動制止があることが特徴

2）病前性格，これまでのストレスなどへの対処法

内因性うつの場合，几帳面，真面目，完全主義，人に頼まれると背負いこむ，周囲に気を使う，勤勉家，仕事熱心，時間や階級の秩序を大事にするといった病前性格が確認できることが多い．またその人のストレスなどへの対処法のパターンを知ることは，今後のリハの進行予想や適切な対応の一助となる．

3）社会的背景

家庭内の立場や社会的立場の喪失は抑うつの大きな原因となっており，家族の構造，家族との関係・サポートの有無，仕事，介護保険等サービス利用状況などの情報は重要である．

2 診察のポイント

うつ病の診断基準（ICDやDSM，表3）を参考に抑うつ状態の有無を評価する．不眠，消化器症状，易疲労性，全身倦怠感，疼痛，自律神経症状（便秘，動悸，肩こり，めまい，など）は抑うつ状態ではよく認められるものであり，これらや訓練拒否などがみられた場合には抑うつ状態の可能性も視野に入れることが大切である．うつ病の評価尺度（後述）の利用も1つの方法である．なお，症状として易疲労性，頻尿などもうつ病の診断基準に含まれるが，脳卒中患者，高齢者でもよく見かける症状もあり，どちらによる症状なのか区別が難しいものもある．

3 本症例の所見のまとめ

- 既往歴：高血圧．内服薬：降圧薬（Ca-blocker）
- 発症前ADLは自立．病前性格は几帳面，真面目
- 妻と2人暮らし．子ども2人は独立して別居．妻との関係性は良好
- 退職後．町内会長．経済状況は良好
- 脳梗塞発症後16週頃より，訓練拒否が出現．ほぼ同時期に食欲低下，不眠も出現．この頃，右片麻痺はSIAS（3, 1c/3, 3, 3），ADLは移乗が軽介助，歩行は4点杖と金属支柱短下肢装具使用で中等度介助．失語は表出は単語レベル，理解は短文レベル
- 診察中に涙ぐみ，身体動作の評価は首をふり協力が得られないことあり

4 何を評価するか

前述のうつ病診断基準項目，後述の評価尺度を参照．

これだけは外せない!!

前述のうつ病診断基準に挙げられる症状の有無をチェックする．本人に症状を確認すること以外に，訓練時の様子や病棟での様子，在宅患者の場合は介助者・家族からみての様子も必ず確認する．評価尺度としてうつの自己評価スケール（SDS）（表4），失語症者のための評価法であるJ-SADQ10（日本語版 The 10-item Stroke Aphasia Depression Questionnaire）（表5）などを活用する．

表 4. Zung self depression scale(SDS)

		ないか,たまに	ときどき	かなりのあいだ	ほとんどいつも
1	気が沈んで憂うつだ	1	2	3	4
2	朝がたはいちばん気分がよい	4	3	2	1
3	泣いたり,泣きたくなる	1	2	3	4
4	夜よく眠れない	1	2	3	4
5	食欲はふつうだ	4	3	2	1
6	まだ性欲がある(独身の場合)異性に対する関心がある	4	3	2	1
7	やせてきたことに気がつく	1	2	3	4
8	便秘している	1	2	3	4
9	ふだんよりも動悸がする	1	2	3	4
10	なんとなく疲れる	1	2	3	4
11	気持ちはいつもさっぱりしている	4	3	2	1
12	いつもとかわりなく仕事をやれる	4	3	2	1
13	落ち着かず,じっとしていられない	1	2	3	4
14	将来に希望がある	4	3	2	1
15	いつもよりいらいらする	1	2	3	4
16	たやすく決断できる	4	3	2	1
17	役に立つ,働ける人間だと思う	4	3	2	1
18	生活はかなり充実している	4	3	2	1
19	自分が死んだほうがほかの者は楽に暮らせると思う	1	2	3	4
20	日頃していることに満足している	4	3	2	1

と良い.

評価をまとめよう!!

- J-SADQ10 にて,泣いていること,不眠,会話中に視線が合わない,怒る,社会活動参加の拒否,何もせず座っている,の項目で点数が高かった
- 抑うつ気分,活動への興味・喜びの減退,食欲低下,不眠,気力の減退の5つの症状を,2週間以上にわたり認めた

いざ処方へ!!

対応法の実際として,先崎は以下のように分類している.非常に優れた分類であるので以下に引用・抜粋させていただくが,詳細は原著をご参照いただきたい[1].

1 十分量の抗うつ剤を十分な期間(数か月)投与すべき抑うつ状態

1) 表2の内因性うつの場合

対応の原則:抗うつ薬の投与(少量より開始し,効果がみられるまでしっかり増量).本人の訴えを否定せず,確認して共感している態度を常に示すことが重要.内因性うつの対応の一般原則は,

表 5. J-SADQ10(日本語版 The 10-item Stroke Aphasia Depression Questionnaire)

最近1週間の患者さんの様子から以下の項目がどれくらいの頻度で観察されたかお答えください
1. しくしくと泣いていることがあったか
2. 夜落ち着きなく,十分に眠れないことがあったか
3. 会話中に視線を合わせないことがあったか
4. 急に泣き出すことがあったか
5. 様々な痛みで辛い様子だったか
6. 怒ることがあったか
7. 社会活動への参加を拒むことがあったか
8. 落ち着きがなくじっとしていられないことがあったか
9. 何もせずただ座っていることがあったか
10. 1日中同じことをくよくよ考え込んでいることがあったか

採点 しばしば:3点,ときどき:2点,まれに:1点,なし:0点

休息と睡眠薬での睡眠の確保,安定剤による不安・焦燥の緩和であり,評価・訓練は心理的に過度の負担にならないように配慮する.状況によっては適度な励ましや誘導が好影響を与えることもある.自殺行動あり・自殺の方法を真剣に考えているなどの場合は精神科医にコンサルトする.

2 適度の抗うつ薬を投与しながらも対応やチーム医療を工夫していくべき抑うつ状態

1）うつ病の診断基準を満たすが，発動性の低下が神経学的な症候にもよると疑われる場合

脳の損傷・機能不全による抑うつ気分を伴わない発動性の低下もうつ病の診断基準に当てはまる場合がある．この場合，抗うつ薬を投与しても発動性低下の症状はあまり改善しない．

対応：抗うつ薬を悪心・眠気などの副作用がリハの支障にならない量を4週間程度投与して反応をみる．効果がなければ3の対応へ．

2）神経症性うつによる抑うつ状態の場合

抑うつの出現は誰もが十分に理解できる，また周囲の援助や慰めにより一時的にでも抑うつが軽快する，気になっていること以外の活動には疲労を感じず参加できる，周囲に不満を訴える，周りが悪いと嘆く，別の場面では笑顔もみられるなどの特徴がみられる．

対応：抗うつ薬は効果なし（睡眠障害，不安焦燥感には効果あり）．しかし，内因性うつとの鑑別は困難であり，十分な期間の抗うつ薬投与で効果がないことで診断となる場合もある．障害適応・環境調整・指示的な精神療法により，症状が軽快することが多い．

3）他罰的な抑うつ状態の場合

うつを自称し，不平・不満をエネルギッシュに外に向ける場合は，内因性うつ病というよりは神経症に近い状態である．

対応：心理的サポートで安心感を育てる，適応できるように環境設定をする．抗うつ薬は効果が乏しいが，抗うつ薬で改善するうつを見逃さないために内因性うつ病に準じて抗うつ薬を開始するのが現実的である．

3 抗うつ薬を投与するより，対応法などを工夫すべき抑うつ状態

1）抑うつ症状がなく発動性のみが低下している場合

対応：意識障害の可能性は視野に入れながら対応．生活や訓練に対する心理的な意欲づけをはかる，ドパミン作働性ニューロンの増強をはかる（アマンタジン等）．

結果

抑うつ状態を考える症状が16週目より2週間続き，18週目より塩酸パロキセチン水和物の内服を開始．訓練は無理に参加を促すのではなく，本人の気持ちに合わせて行うようにした．病棟看護師，セラピストとも方針を検討・共有し，本人の訴えを拝聴し共感する態度を常に心がけることを徹底した．20週目頃より自ら訓練室に行き始め食欲・不眠の改善もみられ，その後は訓練も順調に進み，自宅退院となった．

知っ得 サイドメモ

抑うつと合併して存在することが多く，また症候の重なりもあるため，混同しやすいものとして意欲低下（アパシー）がある．これは"意欲に乏しく何事もやる気が起こらず億劫な状態"をいい，アルツハイマー病やパーキンソン病でもみられる症状である．うつ病の診断基準のなかに意欲低下が含まれており，意欲低下はあくまでうつ病の症状の1つとする見方もあったが，最近は別の症候として捉えられている．鑑別のポイントとしては，うつの意欲低下はやりたくてもできないのに対し，本来の意欲低下（アパシー）はやりたいという意欲そのものが起こらない状態といわれている．

文献

1) 先崎　章：精神医学・心理学的対応リハビリテーション，医歯薬出版，2011.
2) 先崎　章：抑うつ状態．総合リハ，35：357-364, 2007.
3) Zung WW：A self rating depression scale. *Arch Gen Psychiatry*, 12：63-70, 1965.
4) 辰巳　寛ほか：The 10-item Stroke Aphasia Depression Questionnaier 日本語版（J-SADQ10）の開発—信頼性と妥当性についての基礎的検討—．総合リハ，40：887-892, 2012.

特集 もう悩まない！100症例から学ぶリハビリテーション評価のコツ

〈各論〉
XVIII. その他
症例99 **転換症状例**

黒川真希子*

ポイント

- 転換症状例には，疼痛や痙攣発作も含まれるが，リハの領域で扱うことが多いのは運動障害を主症状とする転換性障害である．
- 転換性障害の診断は器質的疾患を除外することから始まる．診断に至るには問診から神経学的所見，検査・画像所見などの情報収集が大切である．
- 転換性障害は詐病とは異なり，意図的に作り出されたものではない．
- 転換性障害の患者では，神経学的に説明できない症状を呈することが多く，身体所見と実際の ADL 動作に解離があることが少なくない．
- 転換性障害の原因には，心理的葛藤，精神的要素が関係しているが，運動障害が主症状の場合，必ずしも精神療法の介入は必要ではない．
- リハ訓練を行ううえでは，患者の訴えにスタッフが巻き込まれないようにチーム内で統一した対応と情報共有を行い，運動障害の改善を目指す．

症例

48歳，女性．1年前から左足の脱力を自覚し歩行困難が生じていたが，歩行や仕事は可能であった．仕事中に腰痛を自覚し，その直後から左下肢が動かなくなったため，移動に車いすが必要となった．運動障害に対するリハ希望で紹介受診した．

さぁ，どうする？

1 問診のポイントは？（表1）

現病歴，既往歴，他院・他科への受診歴，合併症など一般的な問診を基本に沿って行う．本人だけでなく，同伴している家族からも病歴を聴取することが望ましい．問診を進めていくと，本人の障害に対しての訴えがどこか他人事のようであったり，訴える症状と実際の日常生活動作（ADL）状況に解離があることが多い．転換性障害が疑われる場合，心理的ストレス・発症の原因になりやすい家族関係や生い立ち，職歴なども聴取すると良い．

2 診察のポイントは？

1）精神面，性格

転換性障害を示す症例の人格特徴としては，表出が誇張的，演劇的，未成熟で子どもっぽい，外部からの暗示に影響を受けやすいなどの傾向がみられる．性格は真面目で，神経質な印象を受けることが多い．

表1. 問診のポイント

現病歴・既往歴
- いつから症状が出現したか．他院への受診歴・入院歴，その際の検査や診断名

社会的背景
- 家族構成（キーパーソンが誰か）
- 職業
- 職歴
- 学歴
- 家屋環境
  精神的ストレスとの関連性が考慮されるため，職歴，学歴についても可能な範囲で聴取する．発症の前後で仕事や家庭環境で変化や問題がなかったか，本人の自覚している範囲で確認する
- 発症前のADLと発症後のADL：発症前と後では，どのように生活が変化したかを確認する

---

* Makiko KUROKAWA, 〒190-8531 東京都立川市錦町4-2-22 立川共済病院リハビリテーション科，医長

2）身体的所見

徒手筋力テスト（MMT），腱反射，病的反射や筋萎縮の有無，感覚障害の程度など詳しく診察する．MMTの評価や握力計測を行う際に，計測する筋以外の部位に不自然な力が入っていることがある．

3）ADL状況

移乗動作や立位保持が右足のみで可能か，両上肢の筋力が保たれているかを評価する．診察上は握力低下が認められたとしても，日常生活の場面では手すりを強く握って移乗動作を行うことがあるなどの矛盾点を見逃さないことも大切である．診察所見とADL場面での能力に解離があれば転換性障害を強く疑う．

3 本症例の所見のまとめ

- **精神面，性格**
  - 心理検査としてMMPI（Minnesota Multiphasic Personality Inventory）を行い，Hy（ヒステリー）尺度が最も高かった
- **身体所見**
  - 左下肢の麻痺以外に，両上肢筋力低下と握力低下，書字の際に右手の震えを認めた
  - 左下肢は膝伸展，足関節は強い内反尖足を呈して自動運動不可能
  - 右下肢の筋力や随意運動は保たれるが，右片脚立位は不可能
  - 四肢の腱反射は両上肢・右下肢で亢進，左は評価困難
- **ADL**
  - 自宅では室内を這って移動し，日中1人で留守番可能．食事動作，更衣は自立
  - トイレ動作は自立，屋外は介助者に押してもらい車いすを使用
- **社会背景**
  - 主婦．夫・次男と一戸建てに3人暮らし．発症後，家事全般は夫が担当
  - パートで介護助手の職歴あり．発症後は退職したが職場環境は良好であった
  - 他院で精神科受診をすすめられた経験があるが，本人が受診を強く拒否している

4 何を評価するか？

転換性障害は，器質的疾患を除外したうえで診断されるために，可能な限り画像検査，電気生理学的検査を行うことが望ましい．転換性症状と考えられた患者が，実際の検査で重症筋無力症と診断された報告[1]もあるので，安易に転換性障害と決めつけることがないよう注意が必要である．国際疾病分類（ICD-10）の診断基準では，症状を説明する身体的障害の証拠がないこと，ストレス性の出来事や問題，あるいは障害された対人関係と時期的に明らかに関連する心理的原因の証拠（たとえ患者によって否定されても）が存在すること，とされている．鑑別診断として進行性の神経疾患の早期，とりわけ多発性硬化症が挙げられる[2]．

これだけは外せない!!

本症例に対して器質的疾患を除外するため，以下の検査を優先的に行った．

- **画像診断**：腰椎と左足関節X-p，頭部MRI，頚椎・胸椎・腰椎MRI
- **電気生理学検査**：筋電図，（体性感覚誘発電位）SEP

また，左下肢の内反尖足は不可逆性か，足関節の拘縮有無を確認するためキシロカインブロックを行うことを検討した．

評価をまとめよう!!

1. **検査所見**
   - 腰椎X-pでL4/5に軽度の前方すべり．左足関節X-pに異常所見なし
   - 頚椎・胸椎・腰椎MRIと頭部MRIに異常所見なし
   - 筋電図検査：左上下肢で神経伝導検査はすべて正常所見．針筋電図では左大腿直筋・左前脛骨筋は安静困難のため脱神経電位の存在は評価困難．右上肢，右下肢の被検筋には異常所見なし
   - SEP：異常所見なし
2. **身体所見**
   - 左足関節内反尖足に対して左脛骨神経にキシロカインブロックを行い，内反尖足は徒手的に矯正可能で左足関節に拘縮を認めない
   - 握力測定にて，右8kg／左10kg．測定の際，肩に力が入って不自然な力みを認める
   - 診察ごとに腰痛や頭痛，息苦しいなどの不定愁訴が聴取される
   - 早く麻痺を良くしたい，歩きたいと訴えるが，言動に切迫感がなく，他人事な印象を受ける
   - 移乗動作の際，手すりを掴み損ねたり，右膝の膝折れが出現して演技的な場面あり

いざ処方へ!!

　診察所見，検査など総合的に判断し，転換性障害と確定診断したうえで，患者と家族には運動障害に対して集中的リハビリテーション（以下，リハ）プログラムを行うことで，歩行可能になる可能性が高いと説明した．患者には毎日訓練を休まず行うこと，前日にできたことができない場合は途中で退院もあり得ると説明し，同意を得た．リハ医が中心となり，病棟やリハスタッフ間で転換性障害の病態を理解し，心理的・精神的側面にはあえて触れず，運動障害に対して必要な訓練を行う方針とした．

<PT>
　左足関節はシーネ固定のままで基本動作訓練，筋力訓練，起立・歩行訓練

<OT>
　上肢筋力訓練，上肢機能訓練，手指巧緻性訓練，ADL評価・訓練

結果

　左足関節は1週間シーネ固定した状態で，PTでは平行棒での立位→平行棒内歩行訓練→歩行器・杖歩行訓練とメニューを段階的に上げていった．OTではできているADL動作が失敗したりできなくなることがないように確認する意味で訓練を行うこととした．

　段階的に歩行可能な状態になるにしたがって，不眠，頭痛の不定愁訴の訴えが強くなり精神的動揺を認めたが，主治医が退院に向けての不安や心理的要因について触れると不定愁訴の訴えは徐々に軽減した．左足関節はシーネをはずしても内反尖足はみられず，歩容は振り出しがぎこちなく失調様歩行であったが，退院時はT字杖がなくても歩行自立した．発症の心理的葛藤として，腰痛を抱えながらも職場で頼りにされて休めない状況であったことや夫婦間の無関心が考えられた．

知っ得　サイドメモ

　患者は自分を治してくれる治療者に対して陽性感情を持ち，治療者から褒めてもらいたい，もっと気にかけてほしいために転換症状が改善していくことを転移性治癒と呼ぶ．転換性障害の患者にリハを行って改善がみられる背景には転移性治癒の現象が存在する．

　転換性障害に対するリハ介入の効果は総じて良好であるとの報告が多いが，なかにはリハ介入終了後に症状がぶり返したり，訓練終了＝治療者から見放された，という感情を持って通院しなくなるなど治療に難渋するケースもある．

文献

1) 園田　茂ほか：神経症（ヒステリー）としてリハビリテーション科に入院した重症筋無力症の1例．総合リハ，19：637-639，1991．
2) 融　道男ほか（監訳）：ICD-10 精神および行動の障害—臨床記述と診断ガイドライン—新訂版，医学書院，2009．

〈各論〉
XVIII. その他
症例 100　透析例

新城吾朗*

> **ポイント**
> - 透析患者は，腎性貧血，尿毒症症状，骨格筋減少，易疲労感など特有の問題を抱えている．
> - 適度な運動（5 METs 前後）が腎機能に悪影響を及ぼさず運動耐容能や QOL の向上，死亡率の低下につながることが報告されている．また，運動習慣のない透析患者の生命予後が悪いことが明らかになっている．
> - 透析患者の運動療法は，潜在的心不全状態などのため心負荷に注意し，透析日・非透析日の違いなどに配慮し行う．

> **症例**
> 腎硬化症による慢性腎不全で 10 年前より血液透析を導入され，他院で外来透析を継続していた 69 歳，女性．自宅で転倒し，左大腿骨転子部骨折を受傷．急性期病院で観血的整復固定術を施行され，リハ目的で当院転院．

さぁ，どうする？

1 問診のポイントは？（表1）

透析患者は様々な問題を抱えており，その点を考慮して問診を行う．本人・家族の希望（リハビリテーション（以下，リハ）の目標，退院先）についても聞き出す．

1）リハ依頼の理由

透析患者では心不全や脳血管障害など日常生活動作（ADL）が下がる原因がないとリハの依頼は少ない．そのため，リハ依頼の理由や治療経過を知ることが重要となる．

2）入院前の生活状況

透析患者はADLが自立していることが多いが，心不全やCOPD患者と同レベルまで運動耐容能が低下している[1]．そのため，運動や外出などの活動量，易疲労感についても聞く．

3）透析導入の原疾患

2012年の透析導入の主要原疾患は，1位：糖尿病性腎症，2位：慢性糸球体腎炎，3位：腎硬化症

表1. 問診のポイント

1. 現病歴，治療経過
2. 既往歴，併存疾患
3. 発症前の生活状況 ・ADL，普段の役割（仕事・家事），家族背景，住環境，透析通院手段
4. 透析特有の問題点 ・循環器系（心不全，高血圧，起立性低血圧など），腎性貧血，筋力低下（廃用性筋力低下，尿毒症性ミオパチー・ニューロパチー），腎性骨異栄養症，透析アミロイドーシス，易疲労 ・シャント部位の確認 ・透析日，非透析日の状態
5. 本人・家族の希望

となっている[2]．このうち，糖尿病性腎症は自律神経障害による起立性低血圧，高血圧性腎硬化症は高血圧に注意する．

4）透析患者特有の問題点

腎性貧血，尿毒症症状，骨格筋減少，易疲労感などの有無を知る必要がある．また，長期にわたり透析を行っていると，心不全や低血圧が起こりやすくなる．シャント部位も確認する．

---

* Goro SHINJO, 〒221-0821 神奈川県横浜市神奈川区富家町 6-6　済生会神奈川県病院リハビリテーション科，医長

表2. 診察のポイント

- 意識障害
- 認知機能
- 運動機能
- 循環器機能
- 栄養状態
- ADL

5）透析日，非透析日の状態

透析直前は心不全，高血圧を，透析直後は起立性低血圧などを合併しやすく，透析日，非透析日の状態が安定しているか確認する．

2 診察のポイントは？（表2）

問診で得た情報をもとに診察を行う．透析日・非透析日の違いも意識する．

3 本症例の所見のまとめ

- 左大腿骨転子部骨折術後
- 病前はマンションに独居し，屋内独歩，屋外T字杖歩行自立，家事は一部ヘルパーを利用していた．透析は介護タクシーを利用して通院していた
- 既往歴は高血圧症，腎硬化症，不眠症
- 10年前より透析導入（左前腕にシャント）
- 腎性貧血，心不全，不整脈なし
- 透析直後は血圧変動や起立性低血圧がある
- 透析後，入浴後は疲労感あり
- 歩けるようになって家に帰りたいとの意欲あり
- 左下肢全荷重可だが荷重時疼痛軽度あり
- T字杖歩行は軽介助で可能

4 何を評価するか？

- 意識障害
- Japan coma scale
- 認知機能
- MMSE（Mini Mental State Examination），HDS-R（Hasegawa Dementia Rating Scale-Revision）
- 運動機能
- 筋力，関節可動域（ROM），疼痛，基本動作
- 循環器機能
- 心電図，胸部X線写真，運動負荷試験（6分間歩行試験，トレッドミル負荷試験など），起立性低血圧・浮腫の有無
- 栄養状態
- 身長，体重，BMI，Alb，TC，電解質
- ADL
- FIM（Functional Independence Measure），Barthel Index

これだけは外せない!!

1 認知機能の評価

透析患者は平均年齢68.4歳であり[2]，高齢化のため認知症の合併が増えており，認知機能の評価が必要である．

2 筋力の評価

透析患者は，廃用性の筋活動低下や蛋白質摂取制限による蛋白質合成の低下，酸化ストレスや代謝性アシドーシスなどによる蛋白質分解の促進により，骨格筋量が減少する[3]．

3 骨関節障害の評価

腎機能低下に伴うビタミンD活性化障害や二次性副甲状腺機能亢進症が発生すると線維性骨炎などの骨代謝異常が出現する．また，透析アミロイドーシスは$β_2$-mを主要構成蛋白とするアミロイド線維が，主に滑膜，骨などに沈着し，初期は手根管症候群や弾撥指が多いが，進行すると破壊性脊椎関節症，骨嚢胞に伴う骨折などに帰結する[4]．

4 循環器障害の評価

透析患者は潜在的心不全状態にあり，冠動脈疾患の有病率も高く，心機能評価は重要である．心肺運動負荷試験を実施し，虚血性心疾患の有無や不整脈の状態を把握するとともにATを算出し安全な運動強度を設定することが理想であるが，設備の問題などがあり困難なことが多い．そのため，運動における純粋な循環器状態を評価できるものではないが，6分間歩行テストや3分間歩行テストを実施し，患者の運動耐容能の把握に努める[5]．

評価をまとめよう!!

- 意識：意識清明 JCS-0
- 認知機能：MMSE 28点
- MMT（右／左）：股関節　屈曲4/3，膝関節　伸展4/3
- 握力：右13 kg，左10 kg
- 疼痛：荷重時右股関節痛ありVAS 2/10，その他関節痛なし
- 感覚：両手足先にしびれあり
- ROM（右／左）：股関節　屈曲110°／100°，膝関節　伸展 −5°／−5°
- 基本動作：起き上がり，起立は修正自立

- 循環器機能：心電図　洞調律，不整脈なし
  胸部 X 線写真：CTR 52%，胸水なし
  起立性低血圧なし
- 栄養状態：身長 151 cm, 体重 42 kg, BMI 18.4, Alb 4.0 g/dl, Tc 178 mg/dl, Cr 5.56 mg/dl, Hb 10.2 g/dl, Ht 31.0%, 電解質異常なし
- ADL：FIM 104 浴槽移乗，階段昇降以外監視～自立

いざ処方へ!!

根拠に基づいた腎機能障害者のための運動療法ガイドラインは作成されておらず，現時点では「心疾患における運動療法に関するガイドライン」[6]に示されている禁忌・中止基準を適用することが勧められる．運動強度の指標として透析患者では心拍数の信頼性は低いので，自覚的運動強度を使用する[7]．Borg 指数で 11（楽である）～13（ややつらい）にあたる運動強度が適当とされる[4]．シャント部に直接体重をかけない限りは，シャント部がある腕で運動を行って良い[7]．また，運動療法施行時の管理にとどまらず，透析時間外と透析中の血圧変化，除水の状況とドライウェイト（透析後の目標体重）の設定状況，心機能，心胸郭比，浮腫状態，血液生化学データ，投薬状況，栄養状態などを把握し，絶えず運動負荷量を調整する必要がある[5]．

～本症例の問題点～

#11 筋力低下（特に左下肢）　#12 左股関節荷重時痛　#13 左股関節拘縮　#14 透析後の血圧変動・起立性低血圧　#21 歩行障害　#22 ADL 障害　#31 独居　#32 退院後のサポート

<PT>
- Borg 指数 11～13 の有酸素運動（歩行，エルゴメーター）
- 低強度の筋力増強訓練
- 関節可動域訓練

その他，MSW に退院後の介護サービスについてケアマネージャーとの連携，透析の通院について調整を依頼

結果

血圧，心拍数，経皮動脈酸素飽和度および自覚症状の変化に注意して，筋力訓練や自転車エルゴメーターなど身体負荷がかかりやすい運動は非透析日に行った．透析日は透析前に ROM 訓練など低負荷のリハを行い，透析後は行わないようにした．リハ中，過度の血圧変動は起こらなかった．骨折部の疼痛は消失し，筋力・ROM も軽快し，屋内独歩，屋外 T 字杖歩行監視，ADL 自立となった．退院後の自主訓練指導も行った．約 2 か月で自宅に退院し，家事はヘルパーを利用し，元の病院で透析を継続することになった．

知っ得 サイドメモ

<透析患者における運動療法の効果>

腎臓は，安静時心拍出量の 1/5 の血液供給を受けるが，運動時には筋肉・肺・心への血液分配率が高まるため，激しい運動は腎機能が悪化する恐れがある．しかし，近年適度な運動（5 METs 前後）が腎機能に悪影響を及ぼさず運動耐容能や QOL の向上，死亡率の低下につながることが報告されている．また，運動習慣のない透析患者の生命予後が悪いことが明らかになっている．

<透析中の運動療法>

近年，透析施行中に下肢エルゴメーターなどの運動療法を行うことで，運動耐容能の改善や透析効率の改善がみられ，安全面においても問題ないとの報告がある[8]．HD 中の運動を行うことで蛋白同化が促進され，リンなどの老廃物の HD 除去効率が高まり，1 回の HD 時間を 1 時間増やしたのと同程度の効果があると報告されている[9]．

> **押さえ得 サイドメモ**
>
> 腎性貧血は，腎からのエリスロポエチンの産生低下，尿毒症性物質による造血障害，赤血球寿命低下など多因子による．CKD 患者への赤血球造血刺激因子製剤(ESA)の投与開始は Hb 濃度 10 g/dl 以下とし，腎性貧血目標 Hb 値は 10〜12 g/dl として，12 g/dl を超えないよう配慮することが推奨されている[10]．

文　献

1) Painter P：Physical functioning in end-stage renal disease patients：Update 2005. *Hemodial Int*, 9：218-235, 2005.
2) 日本透析医学会ホームページ：図説　わが国の慢性透析療法の現況．http://docs.jsdt.or.jp/overview/index.html(2012 年 12 月 31 日現在)
3) 高島健太，上月正博：透析患者における運動療法．PT ジャーナル，42：527-530, 2008.
4) 上月正博：腎臓リハビリテーション，医歯薬出版，2012.
5) 小関祐二ほか：透析患者への理学療法の関わりにおけるリスク管理．理学療法，29：1106-1113, 2012.
6) 循環器病の診断と治療に関するガイドライン(2011 年度合同研究班報告)，「心血管疾患におけるリハビリテーションに関するガイドライン(2012 年度改訂版)」(班長：野原隆司)．http://square.umin.ac.jp/jacr/link/doc/JCS2012_nohara_h.pdf
7) American College of Sports Medicine：ACSM's Guidelines for Exercise Testing and Prescription, 8 th Ed, Lippincott Williams/Wolters Kluwer Health, 2011.
8) Koudi E：Exercise training in dialysis patients：why, when, and how？ *Artif Organs*, 26：1009-1013, 2002.
9) Vaithilingam I, et al：Time and exercise improve phosphate removal in hemodialysis patients. *Am J Kidney Dis*, 43：85-89, 2004.
10) 日本腎臓学会(編)：CKD 診療ガイド 2012. 日腎会誌，54(8)：1031-1189, 2012.

索引

欧文

A
ADL ……15, 109, 311, 324, 366
AIS；ASIA Impairment Scale
　……………………………151
ALS …………………136, 336
ARS；Attention Rating Scale
　………………………………86
ASIA；American Spinal Injury Association ……………155
AT ……………………………302

B
Barré 試験 …………………35
Barthel index ………………15
BIT；Behavioural Inattention Test ………………………82
BMI；Brain-Machine Interface
　………………………………50
Borg Scale …………………55
Brunnstrom Stage ………35, 114
BTX …………………………352
Buddha position …………417

C
C6 頚髄損傷 ………………145
CAS；Clinical Assessment for Spontaneity ……………106
CBS；Catherine Bergego Scale
　………………………………82
clonus ………………………113
COPD ……………………54, 289
CRP …………………………422

D
dystonia ……………………352

E
ENoG …………………………309
evidence-based medicine ……1

F
FAB；Frontal Assessment Battery ……………………313
FAM；Functional Assessment Measure ………………106
FHD；Focal Hand Dystonia
　……………………………361
FIM；Functional Independence Measure ……………15, 55
FRAX® ……………………223

G
GMFCS；Gross Motor Function Classification System ……121
GMFM；Gross Motor Function Measure ………………121
GVHD ……………………376, 379

H
HANDS；Hybrid Assistive Neuromuscular Dynamic Stimulation ……………………50
Hoehn-Yahr 重症度分類
　…………………………312, 318
HRQOL；Health-Related QOL
　………………………………19

I
IADL …………………………17
ISNCSCI；International Standards for Neurological Classification of SCI ……………151
ITB 療法 ……………………116

K
Killip 分類 …………………298

L
limb apraxia ………………100

M
MAS；Modified Ashworth Scale
　………………………109, 113, 121
Mingazzini 試験 ……………35
MMSE；Mini-Mental State Examination ………………313
MTS；Modified Tardieu Scale
　……………………………121

N
NICU 例 ……………………410

P
PCF；Peak Cough Flow ……152
PCI …………………………298
POMR；Problem-Oriented Medical Record ………………9
Pusher 症候群 ………………81

Q
QOL；Quality of Life ……19, 366
QOL 評価尺度 ………………19

R
RBMT；Rivermead Behavioural Memory Test ……………90
red flags …………………210
ROM 制限 …………………180

S
SCI-SET ……………………117
shuffling 移動 ……………416
SIAS；Stroke Impairment Assessment Set
　………………34, 55, 81, 114
SOAP 法 ………………………9
SpO₂ …………………………290
Sunnybrook 法 ……………307
Swinyard 分類 ……………322

T
Timed Up and Go Test ……313
too many toes sign ………392

U
UMSARS；United Multiple System Atrophy Rating Scale
　……………………………346
UPDRS；Unified Parkinson's Disease Rating Scale ………312

V
VAS；Visual Analog Scale …362

W
WMS-R；Wechsler Memory Scale Revised ……………90

Y
yellow flags ………………210

Z

Zancolli 分類 ……………… 146

和文

あ

アーチサポート ……………… 394
悪液質 ………………………… 421

い

意識障害 ……………………… 428
移植片対宿主病 ………… 376, 379
異所性骨化 …………………… 180
痛み …………………………… 3
意欲発動性の低下 …………… 104
胃瘻 …………………………… 136

う

ウィングの3つ組 …………… 406
ウェクスラーメモリースケール
 ……………………………… 90
運動障害 ……………………… 436
運動処方 ……………………… 300
運動発達遅滞 ………………… 399
運動負荷 ……………………… 248
運動負荷試験 …………… 300, 304
運動麻痺 ……………………… 25
運動療法 ……………………… 395

え

嚥下機能障害 ………………… 324
嚥下障害 … 124, 129, 136, 244,
 246, 248, 332, 384
嚥下リハビリテーション …… 375
延髄外側梗塞 …………… 124, 125

か

下位頸髄損傷 ………………… 145
介護保険 ……………………… 425
外発性 Cue …………………… 313
外反扁平足 ……… 392, 400, 416
回復期リハビリテーション …… 38
外来通院型運動療法 ………… 300
家族の思い …………………… 40
肩関節可動域制限 …………… 192
肩関節脱臼 …………………… 198
肩関節痛 ……………………… 192
肩関節不安定症 ……………… 199

肩手症候群 …………………… 240
活動性低下 …………………… 227
カルボーネン法 ……………… 300
感覚トリック ………………… 357
冠危険因子 …………………… 299
環境因子 ……………………… 189
環境調整 ……………………… 314
観察 …………………………… 4
環軸椎脱臼 …………………… 416
間質性肺炎 …………………… 294
関節可動域 ……………… 282, 283
関節可動域制限 ……………… 180
関節弛緩性 …………………… 417
観念運動失行 ………………… 102
観念失行 ……………………… 103
顔面神経麻痺 ………………… 307
冠予備能 ……………………… 299

き

記憶障害 ……………………… 89
義肢装具 ……………………… 12
義足装着訓練 ………………… 266
拮抗筋同時収縮 ……………… 364
機能再建手術 ………………… 256
機能的アプローチ …………… 76
急性期 ………………………… 28
球麻痺 …………………… 124, 125
強皮症 ………………………… 244
ギラン・バレー症候群 ……… 328
起立性低血圧 …………… 262, 344
筋緊張 …………………… 282, 283
筋ジストロフィー ……… 324, 348
筋ジストロフィー厚生省機能障害
 度分類 …………………… 322
筋短縮 ………………………… 121
筋電義手 ………………… 275, 278
筋力低下 ……………………… 261

く

屈筋腱損傷 …………………… 206
クッション …………………… 178
くも膜下出血 ………………… 85
車いす ………………………… 178
クロナゼパム ………………… 363

け

痙縮 ……………… 108, 116, 151
軽症 …………………………… 24

頸髄損傷 ………………… 141, 167
痙性斜頸 ……………………… 357
頸部郭清 ……………………… 132
血圧異常高値 ………………… 163
健康関連 QOL ………………… 19
言語聴覚療法 ………………… 12
言語発達遅滞 ………………… 402
言語モダリティー …………… 76
腱板機能訓練 ………………… 199
腱縫合術 ……………………… 206

こ

行為 …………………………… 101
高位脛骨骨切り術 …………… 219
膠原病 ………………………… 244
高次脳機能 …………………… 46
高次脳機能障害
 ……………… 72, 89, 232, 233
後十字靱帯 (PCL) 損傷 ……… 214
拘縮 …………………………… 236
肛門括約筋 …………………… 173
高齢者 ………………………… 158
誤嚥性肺炎 …………………… 128
股関節亜脱臼 ………………… 384
股関節脱臼 …………………… 252
呼吸器管理 …………………… 141
呼吸機能障害 ……… 244, 324, 332
呼吸筋麻痺 …………………… 328
呼吸障害 ……………………… 348
呼吸リハビリテーション …… 375
骨髄移植 ……………………… 376
骨折リスク …………………… 223
語の流暢性 …………………… 106

さ

座位姿勢 ……………………… 177
在宅介護 ……………………… 41
在宅ケア ……………………… 188
在宅療養 ……………………… 424
再発予防 ……………………… 128
座位保持訓練 ………………… 430
作業療法 ……………………… 12
サルコペニア ………………… 420

し

視覚失認 ……………………… 94
持久力訓練 …………………… 375
四肢麻痺 ……………………… 386

自主訓練……………………314
ジストニア…………………352
姿勢異常……………………227
疾患活動性…………………184
失行…………………………100
失語症………………………76
失調…………………………345
失認…………………………56
自動車運転…………………46
社会資源……………………424
社会復帰………………46, 274
尺度…………………………1
周術期リハビリテーション…373
重症度分類…………………371
修正版MRC息切れスケール
　　　　　　　　　……54, 296
受信(理解)…………………403
術前評価……………………135
障害者総合支援法…………425
使用環境……………………282
消去現象……………………81
上肢切断……………………274
上肢装具……………………286
小児…………………………410
小児切断……………………278
小脳性運動失調……………340
上腕骨小頭離断性骨軟骨炎…202
初期評価……………………29
褥瘡…………………………177
書痙…………………………361
処方…………………………288
自律神経過反射……………169
自律神経障害……………311, 329
自律神経症状………………340
心機能………………………299
神経因性膀胱………………62
神経筋疾患…………………348
人工関節置換………………188
人工呼吸器………………141, 336
人工骨頭置換術……………252
人工膝関節全置換術………219
診察・評価…………………4
腎性貧血……………………58
心肺運動負荷試験………59, 291
心不全………………………302

す
遂行機能障害………………72
すくみ足……………………319
スパスム……………………117

せ
生活期………………………42
生活指導……………………395
精神症状……………………312
成長…………………………395
生物学的製剤………………187
脊髄小脳変性症……………340
脊髄髄膜瘤…………………388
脊髄損傷……154, 172, 176, 180
脊柱変形……………………395
脊椎圧迫骨折………………227
舌がん………………………132
摂食・嚥下障害…………345, 421
切迫骨折……………………366
説明…………………………128
前十字靱帯(ACL)損傷……214
全身性進行性硬化症………244
漸増シャトルウォーキングテスト
　　　　　　　　　………296
先天性………………………278
前頭葉症状…………………72
線分二等分試験…………81, 82
線分抹消試験………………81

そ
早期運動療法………………206
早期離床……………………375
装具療法…………………380, 395
造血幹細胞移植……………376
ソケット……………………270

た
対応…………………………432
代償運動……………………2
大腿骨頚部骨折……………252
大腿骨骨折…………………439
大腿骨転子部骨折…………252
大腿切断……………………266
体動時痛……………………367
多系統萎縮症………………340
多発骨折……………………234
多発性筋炎…………………248

樽状…………………………290
段階的負荷…………………298
断端…………………………270
単麻痺………………………400

ち
チーム医療…………………128
蓄尿障害……………………63
遅発性ジストニア…………352
注意障害…………56, 72, 85
中心性頚髄損傷……………158
中心前回……………………26
長期的対応…………………282
聴力検査……………………403

つ
対麻痺………………………154

て
低酸素脳症…………………104
低周波刺激…………………110
手関節固定装具……………363
適応…………………………270
適性検査受検………………69
デュシェンヌ型筋ジストロフィー
　　　　　　　　　………320
転換性障害…………………436
電気式人工喉頭……………336
電気生理学的検査…………256
転倒リスク…………………223

と
統覚型………………………95
投球動作……………………202
統合型………………………95
統合パーキンソン病評価尺度
　　　　　　　　　………318
透析…………………………439
透析療法……………………58
疼痛…………………………240
頭部外傷……………………232
同名半盲……………………81
道路交通法…………………68
特発性肺線維症……………294
ドライビングシミュレーター
　　　　　　　　　………69

な

内側側副靱帯（MCL）損傷 …… 214
難病 …………………………… 335

に

日常生活動作 ………………… 311
二分脊椎 ……………………… 388
乳児期 ………………………… 278
ニューロリハビリテーション
　……………………………… 50
尿毒症性低栄養 ……………… 58
尿路感染症 …………………… 62
認知行動療法 ………………… 210

ね

熱傷 …………………………… 236

の

脳血管障害 …………………… 42
脳梗塞 ………………………… 24
脳性麻痺 ……………… 380, 384
脳卒中 ………………… 28, 53, 240
能動義手 ……………………… 275

は

パーキンソニズム …………… 340
パーキンソン病 ………… 311, 316
排出障害 ……………………… 63
肺線維症 ……………………… 244
排尿 …………………………… 165
排尿管理 ……………………… 170
排尿関連動作 ………………… 64
排尿筋過活動 ………………… 167
排尿障害 ……………………… 345
排便 …………………………… 165
排便障害 ……………………… 172
廃用 …………………………… 344
廃用症候群 …………… 261, 316
発信（表現） ………………… 403
半側空間無視 ………………… 56

ひ

ヒアルロン酸 ………………… 219
非運動症状 …………………… 313

引き抜き損傷 ………………… 256
肥厚性瘢痕 …………………… 236
ヒステリー …………………… 437
左橈骨遠位端骨折 …………… 54
非特異的腰痛 ………………… 210
皮膚硬化 ……………………… 244
評価 ………………… 267, 287, 428
描画試験 ……………………… 82
病期 …………………………… 192
標準意欲評価法 ……………… 106
標準高次視知覚検査 ………… 96
病態失認 ……………………… 82
病的共同運動 ………………… 309
表面筋電図 …………………… 362

ふ

フィールド歩行試験 ………… 291
フィッシャー症候群 ………… 329
複合的理学療法 ……………… 372
復職支援ミーティング ……… 46
腹部内臓血管 ………………… 164
不整脈 ………………………… 299
不全頸髄損傷 ………………… 158
不全四肢麻痺 ………………… 158
プリズム適応療法 …………… 84

へ

ヘルペス脳炎 ………………… 89
変形性関節症 ………………… 219
便秘 …………………………… 172

ほ

膀胱内結石 …………………… 169
ボツリヌス毒素 …… 352, 380, 430
ボツリヌス毒素療法 ………… 122
ボツリヌス療法 ………… 110, 357
哺乳 …………………………… 410

ま

抹消試験 ……………………… 82
麻痺側支持性 ………… 282, 283
麻痺レベル …………………… 388
慢性心不全 …………………… 58
慢性腎不全 …………………… 439

慢性閉塞性肺疾患 …… 54, 289

み

身ぶり ………………………… 403

め

メッツ ………………………… 300

も

もぐらたたき現象 …………… 364
模写試験 ……………………… 82
問診 …………………………… 4

や

野球肘 ………………………… 202
柳原40点法 …………………… 307
やる気スコア ………………… 106

よ

抑うつ状態 …………………… 432
予後予測 ……………………… 39
予防 …………………………… 240

り

理学療法 ……………………… 12
立位・歩行能力 ……………… 282
リバーミード行動記憶検査 … 90
リハビリテーション … 4, 42, 141,
　　　　　　413, 430, 432, 436, 439
流暢性 ………………………… 106
療育 …………………………… 384
臨床検査 ……………………… 3
臨床的寛解 …………… 184, 187
リンパ節郭清術 ……………… 370

れ

連合型 ………………………… 95

ろ

6分間歩行距離テスト ……… 296

わ

ワレンベルグ症候群 ………… 124
腕神経叢麻痺 ………………… 256

絶賛発売中!!

Monthly Book Orthopaedics　Vol 24 No 5（2011年増刊号）

運動器の痛み
ーその診断と治療ー

■編集主幹
糸満盛憲　戸山芳昭

■編集企画
牛田享宏（愛知医科大学 学際的痛みセンター教授）

編者には、『痛み研究』のパイオニアである牛田享宏先生をお迎えしました。整形外科外来を訪れる患者の多くが運動器の痛みを訴える実態のなかで、知っておきたい・知っておくべきと思われる知識と最新の情報を各分野の専門家がわかりやすく伝授。対応に苦慮した際の解決法が、この1冊の中にきっとあります！

《目　次》
- 頸部痛の診断
- 脊髄損傷と脊髄障害性疼痛症候群
- 肩関節拘縮と五十肩
- 胸郭出口症候群と斜角筋症候群
- Entrapment neuropathy（足根洞症候群を含む）
- 手指および手関節の痛み
- 脊柱の変形に伴う痛み（変性側弯症、強直性脊椎炎など）
- 椎間板障害と椎間関節痛
- 腰椎分離症
- 梨状筋症候群の診断と治療
- 半月板・靱帯障害
- 変形性膝関節症
- 股関節障害
- 足と足関節の痛み
- 関節リウマチと炎症性疾患
- リウマチと炎症性疾患（SAPHO症候群も含めて）
  —外科的治療（特に脊椎）—
- Enthesis アップデート
- 骨粗鬆症
- 筋痛の診断と治療
- 痛みを伴う末梢神経障害
- 難治性神経障害性疼痛と幻肢痛
- 手術後の痛み：瘢痕性の痛み
- 視床痛と肩手症候群
- 線維筋痛症
- 低髄液圧性頭痛（脳脊髄液減少症）についての最近の知見—硬膜穿刺後頭痛、特発性および外傷性脳脊髄液減少症—
- 事故や労災と運動器の痛み（頸部痛を中心に）—事故や労災から発生した痛みの実態およびその対応方法について—
- 天気と運動器の痛み
- 痛みの脳内機序
- 運動器疼痛の精神・心理学的な問題
- 薬物療法（プレガバリン、ガバペンチンおよびこれまでの薬物）
- 薬物療法（オピオイド）
- 運動療法

全246頁
定価5,985円

『痛み』に影響する器質的問題以外の因子もピックアップ！

遭遇することの多い四肢・体幹疾患をカバー。最新の画像診断・機能診断法や、外科治療と保存治療の実際が凝縮！

(株)全日本病院出版会
〒113-0033　東京都文京区本郷3-16-4
Tel (03)5689-5989
Fax (03)5689-8030
HP http://www.zenniti.com

FAXによる注文・住所変更届け

改定：2012年9月

　毎度ご購読いただきましてありがとうございます．
　読者の皆様方に小社の本をより確実にお届けさせていただくために，FAXでのご注文・住所変更届けを受けつけております．この機会に是非ご利用ください．

◎ご利用方法
　FAX専用注文書・住所変更届けは，そのまま切り離してFAX用紙としてご利用ください．また，注文の場合手続き終了後，ご購入商品と郵便振替用紙を同封してお送りいたします．**代金が5,000円をこえる場合，代金引換便とさせて頂きます．**その他，申し込み・変更届けの方法は電話，郵便はがきも同様です．

◎代金引換について
　本の代金が5,000円をこえる場合，代金引換(ヤマト運輸)とさせて頂きます．配達員が商品をお届けした際に，現金またはクレジットカード・デビットカードにて代金を配達員にお支払い下さい(本の代金＋消費税＋送料)．(※年間定期購読と同時に5,000円をこえるご注文を頂いた場合は代金引換とはなりません．郵便振替用紙を同封して発送いたします．代金後払いという形になります．送料は定期購読を含むご注文の場合は頂きません)

◎年間定期購読のお申し込みについて
　年間定期購読は，1年分を前金で頂いておりますため，代金引換とはなりません．郵便振替用紙を本と同封または別送いたします．送料無料，また何月号からでもお申込み頂けます．
　毎年末，次年度定期購読のご案内をお送りいたしますので，定期購読更新のお手間が非常に少なく済みます．

◎住所変更届けについて
　年間購読をお申し込みされております方は，その期間中お届け先が変更します際，必ずご連絡下さいますようよろしくお願い致します．

◎取消，変更について
　取消，変更につきましては，お早めにFAX，お電話でお知らせ下さい．
　返品は，原則として受けつけておりませんが，返品の場合の郵送料はお客様負担とさせていただきます．その際は必ず小社へご連絡ください．

◎ご送本について
　ご送本につきましては，ご注文がありましてから約1週間前後とみていただきたいと思います．お急ぎの方は，ご注文の際にその旨をご記入ください．至急送らせていただきます．2～3日でお手元に届くように手配いたします．

◎個人情報の利用目的
　お客様から収集させていただいた個人情報，ご注文情報は本サービスを提供する目的(本の発送，ご注文内容の確認，問い合わせに対しての回答等)以外には利用することはございません．

　その他，ご不明な点は小社までご連絡ください．

株式会社　全日本病院出版会
〒113-0033　東京都文京区本郷3-16-4-7F
電話03(5689)5989　FAX03(5689)8030　郵便振替口座00160-9-58753

FAX 専用注文書

5,000 円以上 代金引換
（前頁利用方法参照）

ご購入される書籍・雑誌名に○印と冊数をご記入ください

○	書 籍 名	定価	冊数
	医療・看護・介護のための睡眠検定ハンドブック **新刊**	¥3,150	
	肘実践講座 よくわかる野球肘 離断性骨軟骨炎 **新刊**	¥7,875	
	小児の睡眠呼吸障害マニュアル	¥7,350	
	達人が教える外傷骨折治療	¥8,400	
	症例から学ぶ 実践 脳卒中リハビリテーション	¥4,830	
	きずのきれいな治し方 改訂第二版	¥5,250	
	肩こり，首・腰の痛みを自分で治す・予防する	¥2,310	
	ここが聞きたい！スポーツ診療 Q&A	¥5,775	
	耳鼻咽喉科診療 私のミニマム・エッセンシャル	¥7,350	
	骨折に伴う静脈血栓塞栓症エビデンスブック	¥3,990	
	絵でみる最新足診療エッセンシャルガイド	¥7,350	
	老いを内包する膝―早期診断と早期治療―	¥5,775	
	スポーツ医学常識のうそ	¥2,730	
	見開きナットク！フットケア実践 Q&A	¥5,775	
	よくわかる臨床栄養管理実践マニュアル	¥7,350	
	実践肩のこり・痛みの診かた治しかた	¥3,990	
	図解よくわかる運動器疾患鍼灸診療マニュアル	¥3,360	
	高次脳機能を鍛える	¥2,940	
	多関節運動連鎖からみた変形性関節症の保存療法	¥5,575	
	最新 義肢装具ハンドブック	¥7,350	
	訪問で行う 摂食・嚥下リハビリテーションのチームアプローチ	¥3,990	
	神経・筋疾患 摂食・嚥下障害とのおつきあい	¥4,935	

バックナンバー申込（※ 特集タイトルはバックナンバー 一覧をご参照ください）

❀メディカルリハビリテーション(No)
No＿＿＿ No＿＿＿ No＿＿＿ No＿＿＿ No＿＿＿
No＿＿＿ No＿＿＿ No＿＿＿ No＿＿＿ No＿＿＿

❀オルソペディクス(Vol/No)
Vol/No＿＿ Vol/No＿＿ Vol/No＿＿ Vol/No＿＿ Vol/No＿＿

年間定期購読申込

❀メディカルリハビリテーション　　　No.　　　から

❀オルソペディクス　　　Vol.　　　No.　　　から

TEL：　（　　　）　　　FAX：　（　　　）

ご住所　〒

フリガナ

お名前　　　　　　　　要捺印　　診療科目

FAX 03-5689-8030 全日本病院出版会行

全日本病院出版会行
FAX 03-5689-8030

年　月　日

住 所 変 更 届 け

お名前	フリガナ	
お客様番号	☐☐☐☐☐☐☐☐	毎回お送りしています封筒のお名前の右上に印字されております8ケタの番号をご記入下さい。
新お届け先	〒　　　　　　都道 　　　　　　　府県	
新電話番号	（　　　）	
変更日付	年　月　日より	月号より
旧お届け先	〒	

※ 年間購読を注文されております雑誌・書籍名に✓を付けて下さい。
  ☐ Monthly Book Orthopaedics （月刊誌）
  ☐ Monthly Book Derma. （月刊誌）
  ☐ 整形外科最小侵襲手術ジャーナル （季刊誌）
  ☐ Monthly Book Medical Rehabilitation （月刊誌）
  ☐ Monthly Book ENTONI （月刊誌）
  ☐ PEPARS （月刊誌）
  ☐ Monthly Book OCULISTA （月刊誌）

FAX 03-5689-8030
全日本病院出版会行

Monthly Book Medical Rehabilitation
バックナンバー在庫
2013.10.現在

【2009 年】

No.104（増大号）　編集/林　泰史
高齢者の歩容と歩行障害―転倒を含めて―(4,095 円)

No.105　編集/白倉賢二
変形性膝関節症のリハビリテーション

No.107　編集/間嶋　満
メタボリックシンドロームとリハビリテーション

No.109（増刊号）　編集/藤島一郎
摂食・嚥下リハビリテーションと栄養管理(5,145 円)

No.110　編集/筒井廣明
肩関節疾患の診断からリハビリテーションまで

No.111　編集/片桐伯真
がんのリハビリテーションと緩和ケア

No.112　編集/平岡　崇
脳卒中回復期リハビリテーション

No.113　編集/宮野佐年
筋萎縮性側索硬化症（ALS）のリハビリテーション

【2010 年】

No.114　編集/里宇明元
脳卒中リハビリテーション update

No.115　編集/古澤一成
脊髄損傷のリハビリテーション―合併症に関する最近のトピックス―

No.116　編集/岸本裕充
口腔ケアと摂食・嚥下リハビリテーション

No.117（増大号）　編集/上月正博
糖尿病のリハビリテーション実践マニュアル(4,095 円)

No.118　編集/宮井一郎
脳の可塑性とリハビリテーションへの応用

No.119　編集/田谷勝夫
高次脳機能障害者の就労支援

No.120　編集/宮野佐年
リハビリテーションとリスク管理

No.121　編集/水落和也
関節リウマチ治療　新時代のリハビリテーション
―変わるもの，変わらないもの―

No.122　編集/弘中祥司
小児の摂食・嚥下リハビリテーションにおける連携医療

No.123　編集/佐浦隆一
変形性股関節症のリハビリテーション

No.124（増刊号）　編集/近藤国嗣
アンチエイジングとリハビリテーション(5,145 円)

No.125　編集/日原信彦
自閉症スペクトラム(ASD)のリハビリテーション科臨床実学

No.126　編集/栢森良二
顔面神経麻痺のリハビリテーション

【2011 年】

No.127　編集/川畑信也
認知症　最前線

No.128　編集/芳賀信彦
足部疾患のリハビリテーション

No.129　編集/水野勝広
半側空間無視のリハビリテーション

No.130　編集/久保俊一
リハビリテーション医に必要な関節疾患みかたのコツ

No.131　編集/武居光雄
腎透析リハビリテーション

No.132（増刊号）　編集/安保雅博
脳疾患画像読影のコツと pitfall(5,145 円)

No.133　編集/飛松好子
糖尿病切断とリハビリテーション

No.134　編集/志波直人
腰痛予防とリハビリテーション

No.135　編集/長岡正範
パーキンソン病のリハビリテーション

No.136　編集/青柳陽一郎
摂食・嚥下リハビリテーション update

No.137（増大号）　編集/白倉賢二
スポーツ障害のリハビリテーション
―運動連鎖からのアプローチ―(4,095 円)

No.138　編集/中島恵子
リハビリテーションの効果をあげる認知行動療法

No.139　編集/石田健司
人工関節のリハビリテーション

【2012 年】

No.140　編集/辻　哲也
がんのリハビリテーション―チームで行う緩和ケア―

No.141　編集/才藤栄一
ニューロリハビリテーション

No.142　編集/浅見豊子
装具処方のポイント

No.143（増大号）　編集/若林秀隆
リハビリテーション栄養
―栄養はリハのバイタルサイン―(4,095 円)

No.144　編集/木村彰男
ボツリヌス治療の各種疾患への応用

No.145　編集/金谷文則
手外科リハビリテーション
―腱損傷保存療法と修復後運動療法のポイント―

No.146　編集/片桐伯真・大野友久
リハビリテーション診療と歯科の連携

No.147　編集/寺本信嗣
COPD の病診連携と在宅管理

No.148　編集/仙石　淳
リハビリテーション患者の排尿・排便障害

No.149（増刊号）　編集/皆川洋至
臨床現場に必要な運動器画像診断入門(5,145 円)

No.150　編集/萩野　浩
骨粗鬆症予防とリハビリテーション

No.151　編集/蜂須賀研二
在宅患者のリハビリテーションと地域連携

No.152　編集/佐伯　覚
社会参加と職業復帰

【2013 年】

No.153　編集/渡邉　修
注意・遂行機能障害のリハビリテーション

No.154　編集/小林龍生
膝靱帯傷の治療および リハビリテーション

No.155　編集/宮尾益知・橋本圭司
発達障害へのアプローチ―子どもから成人まで―

No.156　編集/長谷公隆
臨床における歩行分析の活用

No.157（増大号）　編集/岩堀裕介
肩関節傷害　診療の真髄(4,095 円)

No.158　編集/稲川利光
その人らしさを支えるリハビリテーションの基本
―急性期から緩和ケアまで―

No.159　編集/真田弘美・芳賀信彦
リハビリテーション専門職が知っておきたい褥瘡の基本

No.160　編集/藤谷順子
誤嚥性肺炎の治療と再発予防のコツ

No.161　編集/原　寛美
脳卒中超早期リハビリテーション戦略

No.162　編集/石川　誠
回復期リハビリテーション―チームにおける動き方―

※各号定価(本体価格 2,500 円＋税)(増刊・増大号を除く)

全日本病院出版会　大好評特集号

手外科リハビリテーション
―腱損傷保存療法と修復後運動療法のポイント―

MB Medical Rehabilitation No. 145

各分野のエキスパートが豊富な図・写真でわかりやすく解説！！

編集企画／金谷文則（琉球大学教授）

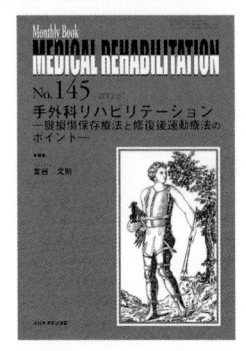

定価　2,625円（税込）

〈目　次〉
Ⅰ．伸筋腱損傷
　1．新鮮例
　　1）マレット指……………………………………普天間朝上ほか
　　2）伸筋腱脱臼……………………………………石突　正文
　2．陳旧性マレットならびにボタン穴変形に対する再建術後の
　　　リハビリテーション……………………………蜂須賀裕己ほか
　3．皮下断裂
　　1）関節リウマチ（RA）あるいは遠位橈尺関節（DRUJ）障害による断裂
　　　………………………………………………………池上　博泰
　　2）橈骨遠位端骨折に伴う長母指伸筋腱皮下断裂の腱修復術…安部　幸雄ほか
Ⅱ．屈筋腱損傷
　1．新鮮例…………………………………………………草野　望
　2．陳旧例―腱移植術後の後療法………………………越智　健介ほか
　3．皮下断裂
　　1）Jersey finger，有鉤骨鉤骨折偽関節，キーンベック病…岳原　吾一ほか
　　2）橈骨遠位端骨折後の腱断裂（特にFPL）後のリハビリテーション
　　　………………………………………………………今谷　潤也ほか
Ⅲ．屈筋腱・伸筋腱損傷合併
　1．再接着指のリハビリテーション……………………神田　俊浩ほか
Ⅳ．腱剝離術
　1．屈筋腱―剝離術におけるリハビリテーション―…土田　尚美ほか
　2．伸筋腱………………………………………………森谷　浩治ほか

肘周辺骨折の治療

MB Orthopaedics 26/8

編集企画／金谷文則（琉球大学教授）

定価　2,310円（税込）

成人肘骨折を中心に，小児骨折で外せない顆上と外側顆の診療も併せて極められる一冊！

〈目次〉
〈成人骨折〉
高齢者の上腕骨通顆骨折に対する治療戦略
上腕骨遠位骨折；関節内骨折
尺骨鉤状突起骨折を含むcomplex elbow instabilityとterrible triad
肘頭骨折
橈骨頭・頚部骨折
上腕骨内側上顆骨折
上腕骨小頭骨折
〈小児骨折〉
小児上腕骨顆上骨折
小児上腕骨外側顆骨折
小児上腕骨遠位骨端離開の診断および治療法
Monteggia骨折

CRPSの診断・治療ガイド

MB Orthopaedics 25/10

編集企画／浜田良機（みつわ台総合病院院長）

定価　2,310円（税込）

早期診断・早期治療のために必要なエッセンスが満載の一冊！

目次
CRPSの病態と徴候
CRPSの病態と徴候診断
CRPSの薬物療法
　（1）ノイロトロピンの可能性
　（2）カルシトニン
　（3）漢方薬
　（4）パミドロネート
　（5）ステロイドの局所静脈内投与
CRPSに対する交感神経節ブロック
CRPSに対する脊髄電気刺激療法
CRPSのリハビリテーション
CRPSの後遺障害等級認定

問い合わせ先

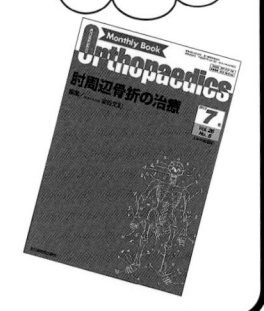

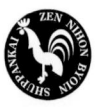

（株）全日本病院出版会

〒113-0033　東京都文京区本郷3-16-4

Tel（03）5689-5989
Fax（03）5689-8030
HP http://www.zenniti.com

新刊

患者の治療やケアの向上に… 自分の生活習慣を見直すきっかけに…

睡眠のことをもっと知りたい，すべての人へ

医療・看護・介護のための 睡眠検定ハンドブック

睡眠について正しい知識を身につけたい！ そんな声に応えて，睡眠検定のテキストができました．睡眠に関する多彩な分野のエキスパートを執筆陣に迎え，睡眠の基礎から，医療・看護・介護現場での実践的な知識まで，幅広く学べる一冊です．

監修 日本睡眠教育機構
編著 宮崎総一郎・佐藤尚武
B5判・216頁
定価3150円（税込）
2013年9月発行

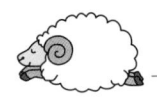

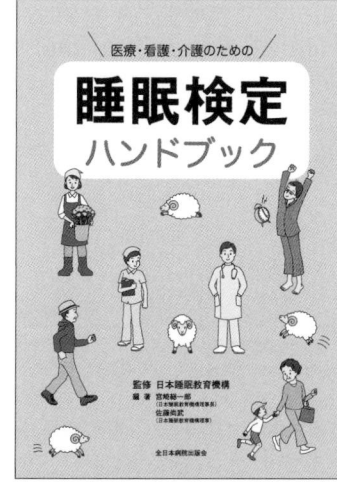

CONTENTS

はじめに
1. 睡眠学とは　　宮崎総一郎
2. 睡眠検定とは　　宮崎総一郎，佐藤尚武

第1章　睡眠の科学的基礎
Ⅰ　総　論
1. 睡眠の役割と多様性　　井上昌次郎
2. 睡眠と文化，暮らし　　堀　忠雄
3. 脳のメカニズム　　北浜邦夫
4. 睡眠と健康　　佐藤尚武
Ⅱ　睡眠の基礎知識
1. 睡眠のメカニズム　　北浜邦夫
2. 睡眠構築　　林　光緒
3. 睡眠時間　　宮崎総一郎
4. 睡眠の個人差　　宮崎総一郎，林　光緒
5. 生体リズム　　林　光緒
6. 睡眠環境　　林　光緒
7. 睡眠と嗜好品　　林　光緒
8. 睡眠と運動　　小林敏孝
9. 睡眠と学習　　堀　忠雄

第2章　睡眠知識の応用と指導
Ⅰ　睡眠知識の応用
1. 睡眠と社会　　森国　功，宮崎総一郎
Ⅱ　睡眠相談
1. 睡眠相談のための12の指針　宮崎総一郎，佐藤尚武
2. 睡眠相談技術　　田中秀樹
Ⅲ　看護・介護と睡眠
1. 看護・介護現場での睡眠　　尾﨑章子
2. 高齢者の睡眠に関する事例　　尾﨑章子ほか
Ⅳ　健やかな眠りのために
1. 睡眠衛生指導の実際　　宮崎総一郎
2. 仮眠の効用　　林　光緒
3. 緊急時の仮眠のとり方　　森国　功，宮崎総一郎

第3章　睡眠障害とその予防
Ⅰ　主な睡眠障害
1. 睡眠の評価　　田中秀樹
2. 不眠症　　原田大輔，伊藤　洋
3. 過眠症　　原田大輔，伊藤　洋
4. 概日リズム睡眠障害　　原田大輔，伊藤　洋
5. 睡眠不足症候群　　宮崎総一郎
6. 睡眠呼吸障害　　宮崎総一郎
Ⅱ　高齢者の睡眠障害
1. 高齢者の不眠症　　河野公範，堀口　淳
2. 睡眠時随伴症　　河野公範，堀口　淳
3. 睡眠関連運動障害　　河野公範，堀口　淳
Ⅲ　睡眠薬の効用と注意点
1. 睡眠薬はどのように効くのか　　青木　亮，伊藤　洋

睡眠健康指導士とは　　宮崎総一郎，佐藤尚武
睡眠健康指導士に期待すること　　粥川裕平

※睡眠検定…日本睡眠教育機構により今秋スタートされる．入門，3級，2級，1級の各段階の試験をHP上で実施予定．
詳細は睡眠健康大学のHP（http://sleep-col.com/）まで．

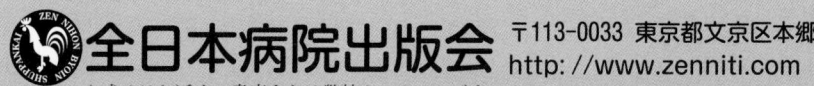

全日本病院出版会　〒113-0033　東京都文京区本郷 3-16-4　Tel：03-5689-5989
http://www.zenniti.com　　　　　　　　　　　　　　　　　　Fax：03-5689-8030
お求めはお近くの書店または弊社ホームページまで！

次号予告

認知症のリハビリテーション
―笑顔が生れる実践的アプローチ―

編集企画／群馬大学大学院教授　山口　晴保

認知症の本質を知りリハビリテーションに活かす	山口　晴保
認知症のリハビリテーションの 　アウトカムとその評価尺度	山上　徹也
認知症の生活障害の評価とリハビリテーション	小川　敬之
認知症のリハビリテーション： 　回想法と作業回想法	来島　修志
認知症のリハビリテーション： 　能力活用セラピー	多湖　光宗
回復期リハビリテーション病棟での認知症対応	伊古田俊夫
回復期リハビリテーション病棟と療養型病棟での 　認知症対応―生活障害への対応―	伊藤　隆
認知症病棟での認知症対応―包括的アプローチ―	下村　辰雄
精神科デイ，デイケア，デイサービスでの 　認知症対応	藤本　直規ほか
介護老人保健施設における 　認知症短期集中リハビリテーション	東　憲太郎
訪問リハビリテーションでの認知症対応 　―より適切なケアの提供のために―	中間　浩一
認知症予防のリハビリテーション： 　地域高齢者の歩行習慣化プログラム 　―高崎ひらめきウォーキング教室―	山口　智晴

編集主幹：宮野佐年　医療法人財団健貢会総合東京病院
　　　　　　　　　　　リハビリテーション科センター長
　　　　　　三上真弘　帝京大学名誉教授

No.163　編集企画：
里宇明元　辻川将弘　杉山　瑤　堀江温子

Monthly Book Medical Rehabilitation No.163

2013年11月5日発行
定価は表紙に表示してあります．
Printed in Japan

発行者　末　定　広　光
発行所　株式会社　全日本病院出版会
〒113-0033　東京都文京区本郷3丁目16番4号7階
　　　　電話（03）5689-5989　Fax（03）5689-8030
　　　　郵便振替口座　00160-9-58753

ⓒ ZEN・NIHONBYOIN・SHUPPANKAI, 2013

印刷・製本　三報社印刷株式会社　　　電話（03）3637-0005
広告取扱所　㈱日本医学広告社　　　　電話（03）5226-2791

・本誌に掲載する著作物の複製権・翻訳権・上映権・譲渡権・公衆送信権（送信可能化権を含む）は株式会社全日本病院出版会が保有します．
・JCOPY ＜（社）出版者著作権管理機構　委託出版物＞
　本誌の無断複写は著作権法上での例外を除き禁じられています．複写される場合は，そのつど事前に，（社）出版者著作権管理機構（電話03-3513-6969，FAX 03-3513-6979，e-mail: info@jcopy.or.jp）の許諾を得てください．
・本誌をスキャン，デジタルデータ化することは複製に当たり，著作権法上の例外を除き違法です．代行業者等の第三者に依頼して同行為をすることも認められておりません．